国家卫生健康委员会“十三五”规划教材
全国高等职业教育教材

供康复治疗技术专业用

基础医学概要

第2版

主　编　杨朝晔　倪月秋

副主编　王志亮　郭桂平　李宪孟

编　者（以姓氏笔画为序）

马玉梅（青海卫生职业技术学院）
马春玲（山东医学高等专科学校）
王　利（郑州澍青医学高等专科学校）
王志亮（枣庄科技职业学院）
王晓艳（哈尔滨医科大学大庆校区）
冯　玘（皖北卫生职业学院）
冯　蕾（泰州职业技术学院）
冯德日（沈阳医学院）
刘　巍（滨州医学院）
刘晓艳（益阳医学高等专科学校）
李　娜（郑州澍青医学高等专科学校）
李玉芳（沈阳医学院）
李宪孟（山东医学高等专科学校）
杨朝晔（江苏医药职业学院）
何　颖（大庆医学高等专科学校）
张　颖（承德护理职业学院）
范双莉（济源职业技术学院）
范晓梅（内蒙古医科大学）
赵英会（山东第一医科大学）
秦红兵（江苏医药职业学院）
夏春梅（黑龙江护理高等专科学校）
倪月秋（沈阳医学院）
徐丽丹（黑龙江护理高等专科学校）
郭桂平（廊坊卫生职业学院）
陶志文（四川卫生康复职业学院）
黄永平（合肥职业技术学院）
黄静芳（苏州卫生职业技术学院）
崔　鹤（山东医学高等专科学校济南校区）

人民卫生出版社

图书在版编目（CIP）数据

基础医学概要/杨朝晔，倪月秋主编. —2 版. —北京：人民卫生出版社，2020

ISBN 978-7-117-28476-9

Ⅰ.①基… Ⅱ.①杨…②倪… Ⅲ.①基础医学-高等职业教育-教材 Ⅳ.①R3

中国版本图书馆 CIP 数据核字(2019)第 234765 号

基础医学概要

第 2 版

主　　编：杨朝晔　倪月秋

出版发行：人民卫生出版社（中继线 010-59780011）

地　　址：北京市朝阳区潘家园南里 19 号

邮　　编：100021

E - mail：pmph @ pmph.com

购书热线：010-59787592　010-59787584　010-65264830

印　　刷：人卫印务（北京）有限公司

经　　销：新华书店

开　　本：850×1168　1/16　　印张：39

字　　数：1234 千字

版　　次：2014 年 8 月第 1 版　　2020 年 5 月第 2 版

2026 年 1 月第 2 版第 12 次印刷（总第 13 次印刷）

标准书号：ISBN 978-7-117-28476-9

定　　价：98.00 元

打击盗版举报电话：010-59787491　E-mail：WQ @ pmph.com

质量问题联系电话：010-59787234　E-mail：zhiliang @ pmph.com

修订说明

《“健康中国2030”规划纲要》指出：“加强康复、老年病、长期护理、慢性病管理、安宁疗护等接续性医疗机构建设”“加大养老护理员、康复治疗师、心理咨询师等健康人才培养培训力度”。近年康复治疗技术专业和康复治疗师职业显示了强劲的发展势头和成长的活力，反映了医疗和康复领域对专业人才培养及人力资源的迫切需要。为了认真贯彻落实党的二十大精神，更好地服务康复专业教育的发展，提升康复人才培养水平，人民卫生出版社在教育部、国家卫生健康委员会的领导下，在全国卫生职业教育教学指导委员会的支持下，成立了第二届全国高等职业教育康复治疗技术专业教育教材建设评审委员会，并启动了第三轮全国高等职业教育康复治疗技术专业规划教材的修订工作。

全国高等职业教育康复治疗技术专业规划教材第一轮8种于2010年出版，第二轮主教材17种于2014年出版。教材自出版以来，在全国各院校的支持与呵护下，得到了广泛的认可与使用。本轮教材修订经过认真的调研与论证，在坚持传承与创新的基础上，积极开展教材的立体化建设，力争突出实用性，体现高职康复教育特色：

1. 注重培育康复理念 现代康复的核心思想是全面康复、整体康复。整套教材在编写中以建立康复服务核心职业能力为中心，注重学生康复专业技能与综合素质均衡发展，使其掌握康复治疗技术的特点，增强实践操作能力和思维能力，能够适应康复治疗专业的工作需要。

2. 不断提升教材品质 编写遵循“三基”“五性”“三特定”的原则，坚持高质量医药卫生教材的一贯品质。旨在体现专业价值的同时，内容和工作岗位需求紧密衔接，并在教材中加强对学生人文素质的培养。本轮教材修订精益求精，适应需求，突出专业特色，注重整体优化，力争打造我国康复治疗技术专业的精品教材。

3. 紧密围绕教学标准 紧紧围绕高等职业教育康复治疗技术专业的教学标准，结合临床需求，以岗位为导向，以就业为目标，以技能为核心，以服务为宗旨，力图充分体现职业教育特色。坚持理论与实践相结合，实践内容并入主教材中，注重提高学生的职业素养和实践技能，更好地为教学服务。

4. 积极推进融合创新 通过二维码实现教材内容与线上数字内容融合对接，让学习方式多样化、学习内容形象化、学习过程人性化、学习体验真实化。为学习理解、巩固知识提供了全新的途径与独特的体验，体现了以学生为中心的教材开发和建设理念。

本轮教材共17种，均为国家卫生健康委员会“十三五”规划教材。

数字内容编者名单

主　编　杨朝晔　倪月秋

副主编　何　颖　郭桂平　李宪孟

编　者（以姓氏笔画为序）

马玉梅（青海卫生职业技术学院）
马春玲（山东医学高等专科学校）
王　利（郑州澍青医学高等专科学校）
王志亮（枣庄科技职业学院）
王晓艳（哈尔滨医科大学大庆校区）
冯　玘（皖北卫生职业学院）
冯　蕾（泰州职业技术学院）
冯德日（沈阳医学院）
刘　巍（滨州医学院）
刘晓艳（益阳医学高等专科学校）
刘琳琳（山东医学高等专科学校）
李　娜（郑州澍青医学高等专科学校）
李玉芳（沈阳医学院）
李宪孟（山东医学高等专科学校）
杨朝晔（江苏医药职业学院）
何　颖（大庆医学高等专科学校）
张　颖（承德护理职业学院）
陈文艳（江苏医药职业学院）
范双莉（济源职业技术学院）
范晓梅（内蒙古医科大学）
赵英会（山东第一医科大学）
秦红兵（江苏医药职业学院）
夏春梅（黑龙江护理高等专科学校）
倪月秋（沈阳医学院）
徐丽丹（黑龙江护理高等专科学校）
郭桂平（廊坊卫生职业学院）
陶志文（四川卫生康复职业学院）
黄永平（合肥职业技术学院）
黄静芳（苏州卫生职业技术学院）
崔　鹤（山东医学高等专科学校济南校区）

主编简介与寄语

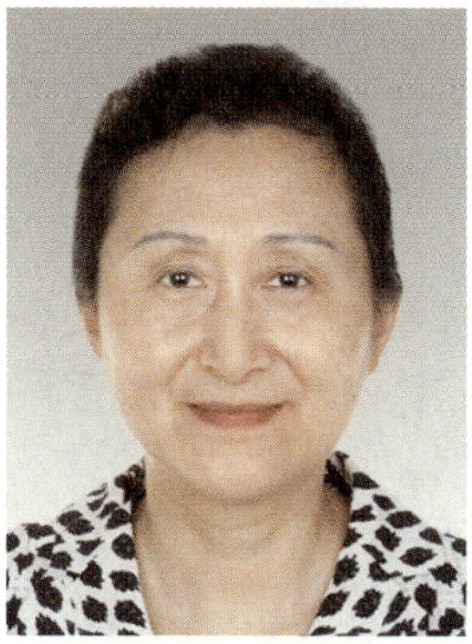

杨朝晔，教授，江苏医药职业学院病原生物学与免疫学教研室主任。兼任江苏省免疫学会常务理事、江苏省免疫学会卫生职业教育专业委员会主任委员。

从教 33 年，主要从事病原生物与免疫学、基础医学概要、医学心理学等课程的教学和科研工作。近十多年先后主编教材 12 部，其中《病原生物与免疫学》（临床医学专业用）为原卫生部规划教材、《基础医学概要》（康复治疗技术专业用）为原国家卫计委规划教材、《病原生物与免疫学》（护理专业用）为江苏省"十三五"高等学校重点教材。主持市、厅级科研项目 3 项，发表论文 40 余篇。获省级教学成果奖二等奖 2 项；市级科技进步奖一、二、三等奖各 1 项。

寄语：

基础医学概要是基础医学的综合性课程，其知识体系庞大，初学时难免会有艰辛、晦涩之感，而当你逆流而上、学有所成时，便会发现人体的奇妙以及基础医学的美妙。它是你步入康复医学殿堂的重要基石！

主编简介与寄语

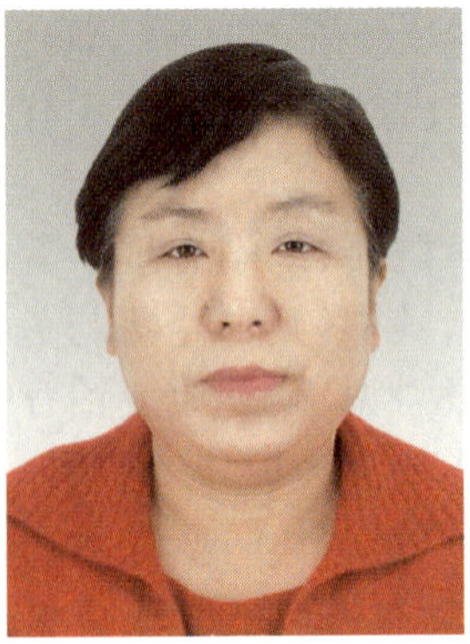

倪月秋，教授，硕士研究生指导教师。现任辽宁省级精品课生理学负责人，辽宁省生理学会常务理事、辽宁省康复医学会听力语言专业委员会委员、辽宁高层次科技专家库专家、《中国组织工程研究与临床康复》执行编委、《生理学报》审稿专家。

从事生理学教学及科研工作 29 年。主持完成国家自然科学基金 2 项，获辽宁省政府科技进步二等奖 1 项，国家发明专利 1 项；主持完成辽宁省教育科学规划课题 2 项，获辽宁省教育教学成果二等奖 1 项；主编、副主编《生理学》等国家规划教材 4 部，发表论文 30 余篇。获辽宁省普通高等学校教学名师、辽宁省"巾帼建功标兵"、沈阳市优秀教师、沈阳市优秀科技工作者等称号，并入选第四届辽宁省"百千万人才工程"百人层次。

寄语：

知识改变命运，勤学获取知识。你们要在大学期间努力培养自己的能力，不断地完善和发展自己，做人民满意的医学生。

生活不能一帆风顺，但不论如何，请你们永远记住：生活需要不懈的努力和追求！只要你们努力就会到达理想的彼岸。

前 言

《基础医学概要》(第 1 版) 为原国家卫生和计划生育委员会"十二五"规划教材之一,得到了使用学校师生的充分肯定。为进一步贯彻落实党的二十大精神以及《国务院关于加快发展现代职业教育的决定》《关于深化医教协同进一步推进医学教育改革与发展的意见》等有关文件精神,根据康复治疗技术专业教育教学改革的需要,按照基础医学概要教学大纲要求,对第 1 版教材进行修订。

基础医学概要是一门综合化课程,其包含了康复治疗技术专业所必需的生理学、生物化学、医学微生物学、免疫学、病理学与病理生理学、药理学六门医学基础学科的相关内容。学生通过对本门课程的学习,掌握本专业必需的基础医学理论和知识,为后期专业课的学习及岗位工作奠定基础。

本教材是按照三年制高等职业教育康复治疗技术专业人才培养目标要求,从康复治疗技术岗位的实际需要出发,坚持三基(基本理论、基本知识、基本技能)、五性(思想性、科学性、启发性、先进性、适用性)、三特定(特定对象、特定要求、特定限制)的原则编写的。本次修订在内容和形式上均进行了大幅修改和调整,尤其是增加了生理学的内容。另外,各学科增加了实验教学内容。主要有以下特点:一是精选内容,使教材内容与康复治疗技术专业工作岗位对接,以满足岗位工作任务需要;二是优化结构,使基础医学各学科章节顺序编排符合学科之间内在逻辑关系以及学生认知规律,促进学生更好地理解和掌握基础医学的基本理论、基本知识;三是"纸数"融合,通过手机扫描二维码,可获得"PPT""微课""思路解析""扫一扫,测一测"等数字内容,便于学生自主学习和移动学习。

在教材的编写过程中,我们汲取和借鉴了上一版编者的部分编写思路,相关著作、教材的研究成果,并得到了各参编单位的鼎力支持。在此,一并致以崇高的敬意和衷心的感谢。

限于学术水平及多种原因,书中不妥之处在所难免,敬请广大师生提出宝贵意见或建议,以便修订完善。

杨朝晔　倪月秋

2023 年 10 月

教学大纲
(参考)

目　录

第一篇　生　理　学

第三篇 医学微生物学

第四篇　免　疫　学

第五篇　病理学与病理生理学

第六篇　药　理　学

第一篇　生　理　学

第一章　绪论

01章 PPT

学习目标

1. 掌握：生命活动的基本特征；新陈代谢、兴奋性及反应、适应性的定义；内环境与稳态、正反馈、负反馈等基本概念。

2. 熟悉：人体功能活动的调节。

3. 了解：生理学的研究对象和任务；学习生理学的意义及其在康复治疗技术学科中的地位；生理学的研究方法和水平。

生理学是研究正常机体生命活动规律的科学。本章主要介绍生理学的研究对象、任务和方法，生命活动的基本特征，人体功能与内环境的关系等生理学的基本内容，为进一步学习生理学的其他内容打下良好基础。

第一节　概　　述

一、生理学的研究对象和任务

生理学(physiology)是生物学的一个分支，是研究正常机体生命活动规律的科学。因研究的对象不同而分为：细胞生理学、植物生理学、动物生理学、人体生理学等分支。人体生理学的任务是研究正常人体生命活动的过程、机制、意义以及机体内外环境的影响，从而认识和掌握生命活动规律，为防病治病、增进人类健康、延长人类寿命提供科学的理论根据。

二、学习生理学的意义及其在康复治疗技术学科中的地位

学习人体生理学的目的，就是从康复治疗技术专业的角度出发，掌握人体生命活动规律，为学习其他康复治疗技术专业的课程奠定基础。因为只有在充分认识正常人体生理功能的基础上，才能正确认识疾病的发生、发展和演变规律，进而采取相应的治疗和康复措施，协助病人康复。可以说，人体生理学是一门重要的医学基础课，是康复治疗技术专业学生走进康复医学大门的“敲门砖”，因此学好人体生理学十分必要。

三、生理学的研究方法与水平

生理学是一门实验性科学，即生理学的理论知识主要是通过实验获得的。

(一)生理学的研究方法

人同动物特别是哺乳动物，有许多结构和功能相似之处，因此可用动物实验的研究结果间接地探

笔记

讨人体的生理功能变化及其机制。生理学作为一门实验性科学,其研究方法多种多样,根据实验对象的不同,生理学实验方法分为动物实验和人体试验。

1. 动物实验　动物实验(animal experiment)通常可分为以下两大类:

(1) 急性动物实验:急性动物实验就是以完整动物或动物材料为研究对象,在短时间内对动物某些生理活动进行观察和记录的实验,实验通常是破坏性、不可逆的,可能会造成实验动物的死亡。由于急性实验的实验条件易于控制、无关因素的影响较少、所得结果易于分析等,所以实验结果相对准确。

(2) 慢性动物实验:慢性动物实验是在实验动物清醒状态下,长时间内观察动物的某些器官对机体内外环境变化的反应规律。慢性动物实验一般采取温和、非致死性的实验方法,动物存活时间长,在整体上进行实验观测。

根据实验的目的也可将动物实验分为离体(in vitro)实验和在体(in vivo)实验两种:

(1) 离体实验:指从活的或是刚被处死的动物体中摘取所要研究的器官、组织或细胞等,将其置于人工控制的实验环境中进行观察,分析其功能活动规律的实验。

(2) 在体实验:指用药物先将实验动物麻醉或破坏中枢神经系统后,施行手术暴露所需要进行实验的组织器官,对其施加各种因素的实验。在体实验较离体实验的结果更接近于生理状态,但其条件不易控制,结果分析比较复杂,对个别因素的作用和机制的深入研究往往受到一定的限制,不宜用来分析某一器官或组织细胞生理功能的详细机制。

2. 人体试验　人体试验(human subject research)是以人体为受试对象,通过人为的试验手段,有控制地对受试者的生理学活动进行研究和观察的试验方法。这种试验是生理学和医学研究的重要部分。人体试验由于受到伦理学的限制,主要进行人群资料调查,如人体血压、心率、肺活量、肺通气量、体温等能反映人体整体功能的指标测定。

(二)生理学的研究水平

人体是由不同细胞、组织、器官和系统相互连接而组成的有机整体。因此要全面探索人体生理功能,研究应在以下几个层次水平进行。

1. 细胞和分子水平　各器官的功能是由构成该器官的各种细胞的特性决定的,所以研究某一器官的功能首先要从细胞水平上进行。由于细胞和分子水平研究的结果是在某种特定的条件下获得的,因此不能简单地把在离体实验中得到的结果直接用来推测或解释该细胞在完整机体中的功能或作用。

细胞的生理特性是由构成细胞的各分子,特别是生物大分子的物理和化学特性决定的,例如肌细胞收缩,是基于钙离子浓度改变及某些酶的作用下肌细胞内若干种特殊蛋白质分子的排列方式发生改变的结果(详见第二章)。细胞的生理特性还要受到一些相关基因的影响,而在不同环境条件下基因的表达也会发生改变,因此生理学研究需进一步深入到分子水平。

2. 器官和系统水平　生理学的研究最早是从器官和系统水平开始的。要了解一个器官或系统的功能以及各种因素对其活动的影响,需要从器官和系统的水平上进行研究,如心脏的射血、肺的呼吸、小肠的消化和吸收等。

3. 整体水平　整体水平研究是生理学研究的一个重要方面。在整体情况下,体内各器官、系统之间发生相互联系和相互影响,各种功能互相协调,使机体成为一个完整的有机体。从整体水平上的研究,就是以完整的机体为研究对象,观察和分析各种环境条件下不同器官、系统之间互相联系、互相协调的规律。例如,研究运动时神经系统、心血管系统、呼吸系统、内分泌系统等功能改变、物质与能量代谢及肌肉组织利用氧能力等变化,这些都属于整体水平研究。

必须指出,上述三个水平的研究之间并非孤立,而是紧密联系、相互补充的。我们需将上述的细胞和分子、器官和系统、整体三个水平的研究结果有机地结合起来,进行分析和综合,才能全面、完整地掌握人体生理功能活动的规律。

第二节　生命的基本特征

笔记

生命的基本特征主要有新陈代谢、兴奋性、适应性、生殖、衰老和死亡等。

一、新陈代谢

机体与其周围环境之间不断地进行物质交换和能量转换而实现的自我更新过程，称为新陈代谢（metabolism），包括同化作用（合成代谢）和异化作用（分解代谢）两方面。同化作用是指机体不断从外界环境中摄取营养物质和能量来合成、转化为机体自身物质，并储存能量的过程；异化作用是指机体把自身物质分解，同时释放能量以供机体的生命活动需要，并将代谢终产物排出体外的过程。所以，新陈代谢过程中既有物质代谢，又有能量代谢，新陈代谢一旦停止，机体的生命活动将结束。因此新陈代谢是机体生命活动的最基本特征。

二、兴奋性

机体所处的环境是不断变化的，其中能被机体感受而引起机体产生一定反应的环境变化称为刺激（stimulus），如皮肤能感受温度刺激、耳能感受声波的刺激、眼能感受光的刺激等。刺激引起反应必备的三个条件：①一定的刺激强度；②一定的刺激作用时间；③适宜的刺激强度/时间变化率。三个条件进行不同的组合，可形成不同的刺激。电刺激在人体功能研究中最常用，因为刺激的三个条件最好控制。将电刺激的强度/时间变化率固定，作用时间（波宽）也保持一定，只有刺激强度可变，则引起组织细胞产生反应需要有一个最小刺激强度（电压），我们将引起组织细胞产生反应的最小刺激强度称为阈强度（threshold intensity），简称阈值（threshold）。刺激强度为阈值的刺激称为阈刺激（threshold stimulus），刺激强度低于阈值的刺激称为阈下刺激，刺激强度为高于阈值的刺激称为阈上刺激。

知识拓展

肌内注射时，为何要“两快一慢”？

在临床治疗工作中，护士在给病人做肌内注射时，常遵循“进针快、出针快、注液慢”的“两快一慢”原则。

刺激引起反应必备的三个条件：①一定的刺激强度；②一定的刺激作用时间；③适宜的刺激强度/时间变化率。进针快、出针快可以缩短刺激的作用时间；注液慢可以减少刺激强度/时间变化率，两者均可减小刺激作用，从而减轻病人的疼痛反应。

正常情况下，机体会对环境的变化作出适当的反应，如肌肉的收缩、腺体的分泌、神经纤维传导的神经冲动、红细胞在高渗盐水中的皱缩等。这种机体接受刺激后能出现的体内代谢和外部活动的功能变化，称为反应（response）。反应的形式有两种：一种是由相对静止转变为活动，或由活动较弱转变为活动较强，称为兴奋（excitation）；另一种是由活动状态转变为相对静止，或由活动较强转变为活动较弱，称为抑制（inhibition）。机体或一切活的组织对周围环境变化具有产生反应的能力或特性称为兴奋性（excitability）。

神经、肌肉以及腺体等组织接受刺激后，能迅速地产生可扩布的动作电位，即产生了兴奋，这些组织只需接受较小强度的刺激，就能产生动作电位，习惯上将它们称为可兴奋组织。对这些可兴奋组织细胞而言，兴奋性可定义为组织细胞接受刺激产生动作电位的能力。

各种组织兴奋性的高低不同，即使同一组织在不同的功能状态下，兴奋性高低也不一样，通常把阈强度作为衡量兴奋性高低的客观指标。它与兴奋性的关系呈反变关系：兴奋性越高，所需的阈值越小，反之亦然。

兴奋性是一切生物体所具有的特性，它使生物体能对环境变化作出适当反应，是生物体生存的必要条件，因此兴奋性也是机体生命活动的基本特征。

三、适应性

机体生存的环境是复杂多变的，各细胞、组织和器官在执行其功能的同时，要根据机体内外环境的变化，通过彼此间的密切配合和协调，来适应环境的变化。这种机体所具有的完善而精确的调整机

笔记

体功能活动和相互关系来适应环境变化的能力，称为适应性（adaptability）。

适应性可分为行为适应性和生理适应性。行为适应性属于本能行为，生物界普遍存在，如机体遇到伤害性刺激时的屈反射，机体在低温环境中通过增加衣物来抵御寒冷刺激使体温维持恒定等。生理适应性是指身体内部的协调反应，例如强光照射时通过瞳孔缩小来减少入眼的光线，防止强光对视网膜的损伤；在高原低氧环境中生活的人血液中的红细胞和血红蛋白增加，以提高血液运输氧的能力等。通过这些活动，避免了环境中不利因素对机体的伤害，进而保持机体功能活动的正常进行。

四、生殖

生长发育成熟的机体具有产生与自己相似的子代个体的能力称为生殖（reproduction）。人的生命是从受精卵开始到死亡结束，因此生命是有限的。只有通过生殖过程进行自我复制和繁殖，才能使生命过程得以延续。但 20 世纪末人类通过克隆技术成功地实现了生命复制，传统的生殖理论和观念受到了挑战。

五、衰老和死亡

衰老（senescence）是指机体生长发育成熟以后，随年龄增长而发生的组织结构、生理功能和心理行为上的一系列退化过程，表现为机体大脑的反应力下降；各种感觉功能减退；肌力减弱，骨和关节退行性变，动作迟缓，运动过程中整体的协调性降低；心血管和呼吸的功能减弱，储备能力下降，体力劳动或运动时易发生心悸、气急；消化道运动功能减弱，消化腺分泌减少，消化能力减退，肝的合成和解毒等方面的功能减弱；肾排泄功能和对尿的浓缩或稀释能力降低；内分泌功能低下，整体代谢水平和对外伤及感染的反应能力均减弱；由于神经和体液调节能力减弱，维持体内功能活动相对稳定的能力降低。衰老是个体生命活动过程的最后阶段，属于生理性变化，其进一步发展必然使整体对环境因素变化的调节和适应能力更加减弱，最终导致死亡。

综上所述，新陈代谢是一切生命活动的基础，兴奋性和适应性使机体对环境因素的变化具有产生反应和适应的能力，同时使机体发育成熟后获得创造新生命的能力。生命是一个单向运动的过程，衰老和死亡是生命活动的最后阶段，是生命活动发展的必然结果。

第三节　人体功能与内环境的关系

环境是人类赖以生存和发展的必要条件。当机体内、外环境发生变化时，机体内各组织、器官发生变化，以适应环境的变化，保证机体正常生理功能的进行。

一、人体内环境与稳态

多细胞生物乃至高等动物的细胞所面临的环境有两种，即内环境和外环境。外环境是指机体直接生存的环境，包括自然环境和社会环境。人体内绝大部分的细胞并不与外环境直接接触，细胞直接接触的环境是细胞外液，包括细胞间隙内的组织液、脉管中的血浆和淋巴、脑室和蛛网膜下腔的脑脊液等，其中血浆是各部分体液中最为活跃的部分。所以，细胞外液成为细胞生存和活动的直接环境，称为机体的内环境（internal environment）。

内环境对细胞的生存以及维持细胞的正常生理功能十分重要。细胞通过细胞膜从细胞外液（内环境）摄取氧和其他营养物质，同时将二氧化碳和其他代谢产物排到细胞外液（内环境）中，后者则通过机体的呼吸和排泄等途径排出体外，即内环境是细胞进行物质交换的场所，这也导致机体内环境理化因素的波动。外环境的变化也会扰乱内环境，但内环境与外环境明显不同的是，其理化因素如渗透压、温度、酸碱度、各种离子及营养成分的浓度等经常保持相对稳定。这种内环境的理化性质保持相对稳定的状态，称为内环境的稳态（homeostasis）。

稳态包括两方面的含义：一方面是指细胞外液理化性质总是在一定水平上保持相对恒定，不随机体外环境的变化而明显变化。例如：在自然环境的春夏秋冬季节中，温度发生了变化，但人的体温总是恒定在 37℃左右，变动范围不会超过 1℃。另一方面是指这个恒定状态并不是静止不动的，在正常生理状态下有一定的波动，但其变动范围很小。因此，内环境稳态是一个动态、相对稳定的状态。稳态不仅为机体各种组织细胞生化代谢和生理功能的正常进行提供了必需的条件，同时又是体内各细胞、器官正常生理活动的结果。

二、人体功能活动的调节及其控制

在生理情况下，人体内各细胞、组织和器官所进行的不同活动并不是彼此孤立和互不相关的，而是紧密联系、互相配合，使机体成为一个统一的整体，同时当环境发生变化时，人体内各系统、器官活动也将发生相应的变化，以适应外界环境的变化，保证机体正常生理功能的进行，这种适应性的反应过程是机体调节活动的结果。

（一）人体生理功能的调节

1. 神经调节　通过神经系统的活动对机体功能进行的调节称为神经调节（nervous regulation），它在机体的所有调节方式中占主导地位。神经调节的基本方式是反射。反射（reflex）是指在中枢神经系统参与下，机体对刺激产生的规律性应答反应。反射的结构基础是反射弧，它由感受器、传入神经、神经中枢、传出神经和效应器五个部分组成（图 1-1）。感受器能够感受机体内、外环境的变化，并将这种变化转换成神经信号（第九章 感觉器官），通过传入神经纤维传到相应的神经中枢，中枢对传入信号进行分析综合后作出反应，再经传出神经纤维传至效应器，改变后者的活动状态。反射的完成有赖于反射弧结构的完整性，如果其中任何一部分被破坏，都将导致反射活动消失。

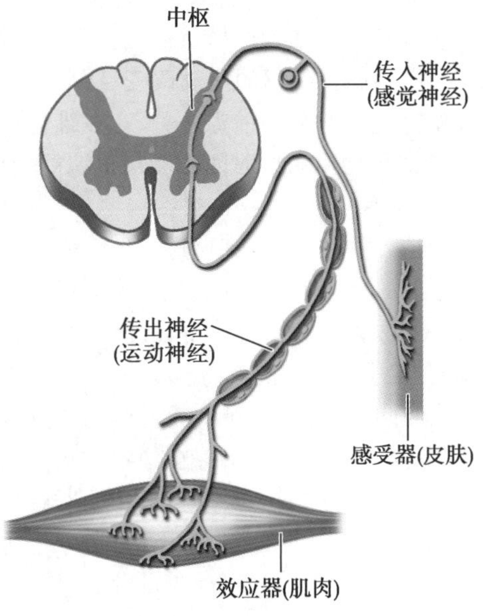

图 1-1　反射弧模式图

神经调节的特点是产生效应迅速、调节作用精确、作用时间短暂。

2. 体液调节　体液调节（humoral regulation）是指体内细胞产生和分泌的某些特殊的化学物质通过体液运输，对机体器官或组织细胞的功能活动进行调节。这些化学物质有内分泌腺分泌的激素、某些组织细胞分泌的肽类和细胞因子等。激素等物质往往是经血液运输到全身各处进行调节，称为全身性体液调节。某些组织细胞产生的一些化学物质，一般是通过组织液扩散到相邻组织细胞，而改变邻近组织细胞的功能活动状态，这种调节称为局部性体液调节。此外，人体内有不少内分泌腺或内分泌细胞还直接或间接地接受神经系统的调节，这时体液调节成了神经调节的一个传出环节，是反射弧传出道路的延伸，这种调节称为神经-体液调节。例如，当交感神经兴奋时，可促使它所支配的肾上腺髓质分泌肾上腺素和去甲肾上腺素，经血液运输，调节有关器官的功能活动。

体液调节的特点是产生效应较缓慢，作用广泛，作用的持续时间较长。

3. 自身调节　自身调节（autoregulation）是指体内某些组织、细胞或器官在不依赖于神经或体液调节的情况下，自身对刺激产生的一种适应性反应，例如血管壁的平滑肌在受到牵拉时，会发生收缩反应；心肌被拉长后，心肌收缩力量将发生改变。自身调节是一种局部调节，其局部调节幅度较小，灵敏度较低，但对组织、器官的生理功能仍有一定的调节意义。

（二）人体生理功能调节的自动控制

人体生理功能的调节过程与工程技术的控制过程具有共同的规律，按照控制论的原理，可将人体的各种功能调节系统看作是自动控制系统。将反射中枢或内分泌腺等看作是控制部分，将效应器或靶细胞看作是受控部分，而将后者的状态或所产生的效应称为输出变量。

从控制论角度分析，机体内的控制系统可分为以下三种形式。

1. 非自动控制系统　控制部分发出指令控制受控部分的活动，而其自身的活动不受来自受控部分或其他纠正信息的影响，因而它不起自动控制的作用，机体内这种调节方式较为少见。

笔记

2. 反馈控制系统　在控制部分和受控部分之间，通过不同形式的信息传递，形成一个闭合回路，即存在着控制部分发出信息到受控部分改变其活动状态和受控部分也不断有信息传递到控制部分，不断纠正和调整控制部分活动的双向信息联系，从而达到精确的调节。这种由受控部分发出的信息反过来影响控制部分活动的调节方式称为反馈(feedback)调节(图 1-2)。反馈调节有负反馈和正反馈两种方式。

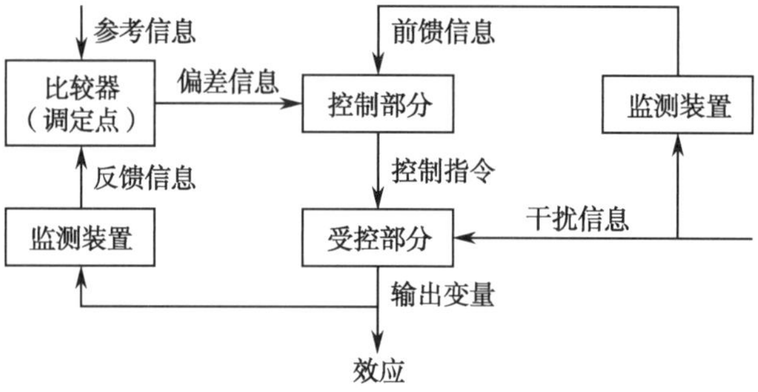

图 1-2　反馈控制系统和前馈控制系统示意图

(1) 负反馈：负反馈(negative feedback)是指反馈作用与原效应作用相反，使反馈后的效应向原效应的相反方向变化。也就是说当某种生理活动过强时，通过反馈调控作用可使该生理活动减弱；而当某种生理活动过弱时，又可反过来引起该生理活动增强。当动脉血压(输出变量)高于正常时，压力感受器(监视装置)立即将信息通过传入神经纤维反馈到心血管中枢(控制部分)，使心血管中枢的活动发生改变从而调节心脏和血管的活动，使动脉血压向正常水平恢复；反之，如动脉血压低于正常时，对压力感受器(监视装置)的刺激减弱，传向中枢的神经冲动减少，使心血管中枢的活动改变，继而改变心脏和血管的活动，使血压恢复正常。负反馈调节在机体各种生理功能调节中最为常见，它在维持机体各种生理功能活动的相对稳定中具有重要意义，但是这种调节总要滞后一段时间才能纠正偏差，而且容易因矫正而产生一系列波动。

(2) 正反馈：正反馈(positive feedback)是指反馈作用与原效应作用一致，起到促进或加强原效应的作用，如血液凝固过程、排尿过程、分娩过程都是正反馈的例子。这些过程一旦被发动，就会通过正反馈使这些过程加强加快，直至全部过程完成。在生理情况下，体内这类反馈为数不多；但在病理情况下，如心力衰竭失代偿期、癌症后期机体功能的恶性循环等均有正反馈机制的参与。

3. 前馈控制系统　近年来了解到干扰信号作用于受控系统的同时，还可以直接通过监视装置作用于控制系统，调整控制信息以对抗干扰信息对受控系统的作用，从而使输出变量保持稳定。我们把干扰信息通过监测装置对控制部分的直接调控作用称为前馈(feed forward)(图 1-2)。条件反射就是前馈调节的例子。如冬泳前见到的河水及其周围的寒冷环境，通过监测装置(视觉器官)将信号传送到体温调节中枢(控制部分)，后者发出控制信息到产热和散热器官(受控部分)，对受控部分进行前瞻性调节，加快机体稳态反应的速度，防止干扰信号对输出变量的影响。

本章小结

生理学是研究正常机体生命活动规律的科学。人体生理学是一门重要的医学基础课，是康复治疗技术专业学生走进康复医学大门的“敲门砖”。

生命的基本特征主要有新陈代谢、兴奋性、适应性、生殖、衰老和死亡等。正常情况下，机体对环境的变化作出适当的反应，即具有兴奋性。其中神经、肌肉以及腺体等可兴奋组织，接受刺激后能迅速地产生可扩布的动作电位。

内环境稳态的维持源于体内的神经调节、体液调节和自身调节以及反馈调节。负反馈调节是维持机体稳态的主要调节方式。正反馈生理情况下在体内为数不多，是不可逆的过程。

笔记

（倪月秋）

扫一扫，测一测

思考题

1. 试述刺激与反应的关系。
2. 内环境稳态有何重要意义？
3. 试述正反馈、负反馈在生理功能活动调节中的意义。

思路解析

笔记

第二章 细胞的基本功能

学习目标

1. 掌握：细胞膜的物质转运方式及机制；静息电位、动作电位的概念及形成机制；动作电位在同一细胞上的传导机制；神经-骨骼肌接头兴奋的传递过程。

2. 熟悉：动作电位的引起；兴奋性的周期性变化；兴奋收缩耦联的概念及过程；骨骼肌收缩的机制；骨骼肌的收缩形式及影响因素。

3. 了解：出胞和入胞的概念；骨骼肌的特征；肌纤维的类型和运动能力；肌电图及应用；骨骼肌功能康复的生理学基础。

4. 运用生理学知识，初步具备分析肌无力、肌萎缩和肌损伤等疾病的形成原因及康复机制的能力；初步了解临床上广泛使用的心电图、脑电图和肌电图等原理。

细胞是构成人体的基本结构和功能单位。人体的多种生理功能和生化反应都是在细胞及其产物的基础上完成的。虽然细胞的种类繁多、功能各异，但具有一些共同的基本特征。本章节重在论述细胞的几种基本功能：细胞膜物质转运功能、生物电活动、神经-骨骼肌接头处的兴奋传递及骨骼肌的收缩功能。

第一节 细胞膜的结构和物质转运功能

一、细胞膜的化学组成及结构

细胞膜起到通透性屏障的作用，将细胞内容物与其周围环境分隔开来，使细胞成为一个相对独立的结构和功能单位。经化学分析表明，细胞膜主要由脂质、蛋白质和少量糖类组成，它们在细胞膜中的排列方式，比较公认的是 1972 年 Singer 和 Nicholson 提出的液态镶嵌模型学说：以液态的脂质双分子层为基架，其中镶嵌着具有不同结构和功能的蛋白质（图 2-1）。

细胞膜中的脂质以磷脂类为主，其次为胆固醇及少量鞘脂。所有的膜脂质分子都是由亲水端头部和疏水端尾部构成的双嗜性分子。脂质双层中每一个脂质分子的亲水端朝向细胞膜的内、外表面，疏水端朝向膜中央，其疏水性的内部可阻止非脂溶性的物质透过细胞膜。脂质熔点较低，在体温条件下呈液态，具有流动性。

脂质双分子层中镶嵌着结构不一的蛋白质，执行着不同的功能。例如，细胞膜上的载体、通道和离子泵等蛋白质与细胞膜的物质转运功能有关，有些膜蛋白与细胞识别功能和接受环境中某些特异性化学刺激有关，还有些膜蛋白起到酶的作用等。

笔记

细胞膜上糖链与脂质分子或蛋白质分子结合形成糖脂或糖蛋白，绝大多数都裸露在细胞膜的外

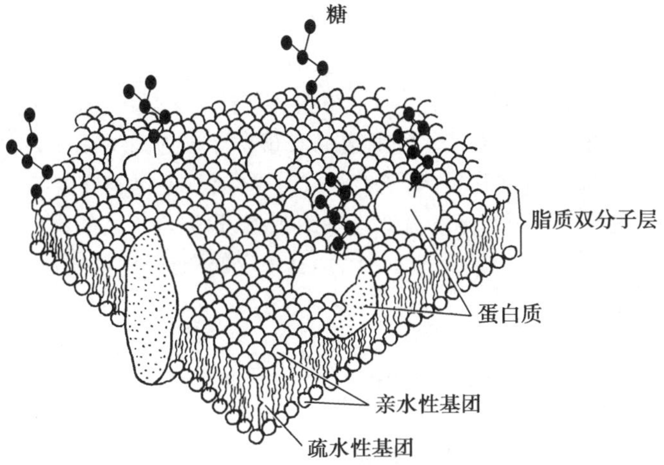

图 2-1　细胞膜的液态镶嵌模型

表面而且带有负电。糖链与细胞免疫识别的功能密切相关。例如，A 型血和 B 型血的抗原就是人红细胞膜上神经节苷脂的糖类部分。

二、细胞膜的物质转运功能

细胞的代谢活动需要细胞不断地与内环境进行物质交换，由于通过物质的脂溶性、分子大小和所带电荷不一样，因此不同性质的物质通过细胞膜的方式各异。物质通过细胞膜的方式有以下几种：

（一）单纯扩散

脂溶性小分子物质由高浓度侧向低浓度侧跨细胞膜转运的过程，称为单纯扩散（simple diffusion）。单纯扩散的过程不需要细胞代谢提供能量，也不需要膜蛋白的帮助。决定扩散通量的主要因素有：①与膜两侧该物质的浓度差成正比；②与膜的通透性成正比。人体内脂溶性小分子物质主要靠各自的浓度差驱动并以单纯扩散的方式进出细胞膜，如 O_2、CO_2、N_2、尿素、氨、类固醇激素等。

（二）易化扩散

非脂溶性或脂溶性很小的小分子物质，在膜蛋白质的帮助下，顺浓度差或电位差（顺电化学梯度）跨细胞膜转运的过程称为易化扩散（facilitated diffusion）。根据参与易化扩散的膜蛋白不同，可将易化扩散分为载体转运和通道转运。

1. 载体转运　载体转运指在细胞膜上载体蛋白的帮助下完成的跨膜物质转运形式。物质在高浓度侧与载体蛋白结合，引起载体蛋白分子构型发生改变，将物质转运到低浓度侧，然后与物质分离（图 2-2）。例如，葡萄糖、氨基酸等小分子亲水性物质由浓度较高的细胞外液进入细胞内即属于这种类型。

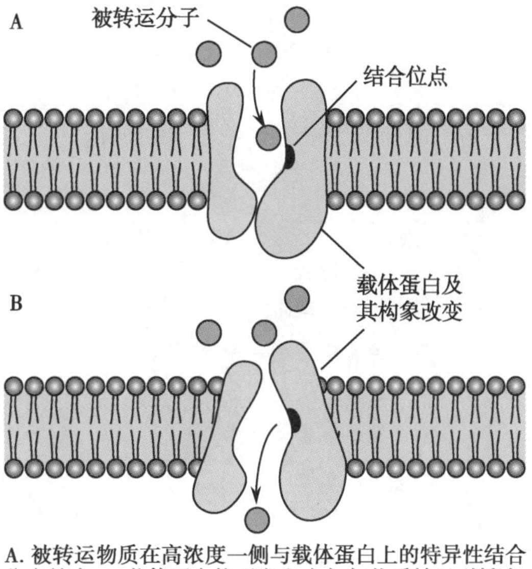

A. 被转运物质在高浓度一侧与载体蛋白上的特异性结合位点结合；B.载体蛋白构型发生改变，把物质转运到低浓度的一侧，并与物质分离。

图 2-2　载体转运示意图

载体转运具有以下特点：

（1）特异性：载体蛋白的结合位点只能选择性地与某种特定化学结构的物质结合。如葡萄糖载体可选择性结合右旋葡萄糖，而对分子量相同的左旋葡萄糖则不能或不易结合。

（2）饱和现象：膜两侧物质的浓度差增大到一定程度后，再增大该物质的浓度差，扩散通量不再随之增大。这是由于膜载体蛋白的数量是有限的，所能结合的物质的数量也因此受到限制。

（3）竞争性抑制：如果一种载体可以同时转运两种物质，当其中一种物质转运增多时，将更多地占据有限的载体蛋白，另一种物质的转运过程则受到抑制。

2. 通道转运　通道转运是指在细胞膜上通道蛋白的帮助下完成的跨膜物质转运形式。通道蛋白是一类贯通脂质双分子层的、中央带有亲水性通道的膜蛋白。当通道关闭时，即使膜两侧存在物质的浓度差或电位差，物质也不能通过细胞膜；当通道开放时，物质顺电化学梯度跨膜转运（图 2-3）。例如 K^+、Na^+、Ca^{2+}、Cl^- 等离子主要以通道转运的方式进出细胞膜，根据所转运的离子，将离子通道命名为钾通道、钠通道、钙通道、氯通道等。离子通道的活动具有一定的选择性，即每种通道都对某一种或几种离子有较高的通透能力。

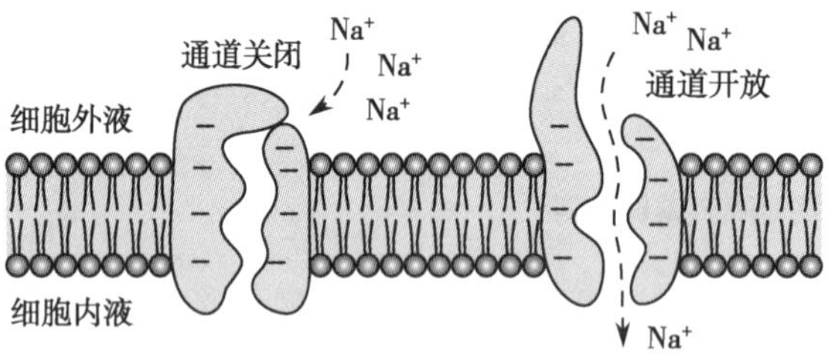

图 2-3　通道转运示意图

图左. 通道蛋白的闸门关闭时离子不能通过；图右. 通道蛋白的闸门开放时，离子顺浓度差通过通道蛋白中央的亲水性孔道。

离子通道的开放和关闭是通过“闸门”控制的。根据引起通道闸门开闭的机制不同，可将通道分为电压门控通道、化学门控通道和机械门控通道等。电压门控通道的开闭取决于膜两侧的电压变化；化学门控通道的开闭取决于特异性化学物质与通道蛋白结合；机械门控通道的开闭取决于机械牵张细胞膜，例如听觉感受器上的听毛细胞，其纤毛的机械摆动可引起耦联膜通道的开放，导致相应离子的跨膜流动而改变听毛细胞膜两侧的电位差。

（三）主动转运

细胞通过代谢提供能量，将物质分子（或离子）逆电化学梯度跨膜转运的过程称为主动转运（active transport）。根据能量来源不同，分为原发性主动转运和继发性主动转运。

细胞直接利用代谢产生的能量将物质分子（或离子）逆电化学梯度跨膜转运的过程称为原发性主动转运，它是通过镶嵌在细胞膜中的离子泵活动来完成的。例如转运 Na^+ 和 K^+ 的离子泵称为钠-钾泵（简称为钠泵），具有 ATP 酶的活性，可将 ATP 水解为 ADP，并利用高能磷酸键释放的能量将 Na^+ 和 K^+ 逆浓度差转运，故钠泵又被称为 Na^+-K^+ 依赖式 ATP 酶。钠泵的活性可被细胞内 Na^+ 浓度增加和细胞外 K^+ 浓度增加所激活。一般情况下，钠泵每分解 1 分子 ATP 可将 3 个 Na^+ 泵出细胞外，同时将 2 个 K^+ 摄入细胞内（图 2-4）。钠泵活动的意义主要是形成和保持 K^+、Na^+ 在细胞内外的不均匀分布，建立浓度势能贮备，为生物电产生、继发性主动转运等一些重要生理功能提供物质基础。其次，钠泵活动可维持细胞正常渗透压和形态。此外，细胞内高 K^+ 还是细胞许多代谢反应的必要条件。

小肠内的葡萄糖能够逆浓度差由肠腔内进入小肠上皮细胞，就是因为钠泵的持续活动，形成了

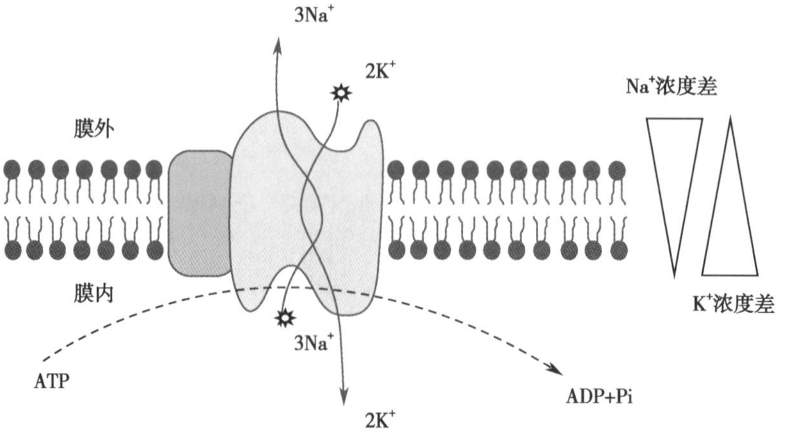

图 2-4　钠泵主动转运示意图

笔记

膜外 Na^+ 的高势能。当 Na^+ 顺浓度差进入膜内时，所释放的势能可用于葡萄糖分子的逆浓度差转运(图 2-5)。此时葡萄糖主动转运所需的能量间接来自钠泵活动时 ATP 的分解，故这种类型的转运称继发性主动转运(secondary active transport)或称联合转运。氨基酸在小肠也是以同样的方式被吸收的。

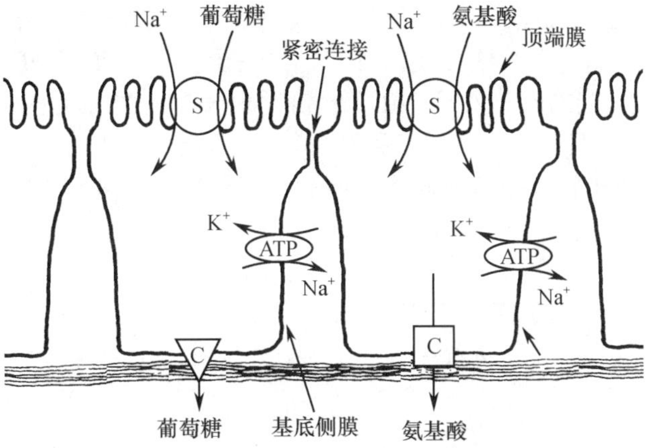

S:位于顶端膜区的Na^+-葡萄糖或Na^+-氨基酸同向转运体；C:位于基底膜区的葡萄糖或氨基酸载体。

图 2-5 继发性主动转运示意图

(四)入胞和出胞

物质跨膜转运都是小分子物质，大分子物质或团块状物质跨膜转运需要细胞进行更复杂的结构和功能变化，称之为入胞或出胞。

1. 入胞 又称胞吞(endocytosis)，是指细胞外大分子或团块状物质进入细胞的过程。例如，血浆中的脂蛋白颗粒、大分子营养物质、细菌、异物等进入细胞，这些物质被细胞识别并接触，接触处的细胞膜向内凹陷或伸出伪足将物质包裹，细胞膜融合断裂，使物质连同包裹它的细胞膜一起进入细胞(图 2-6)。如果进入细胞的物质是固态，称为吞噬；如果进入细胞的物质是液态，则称为吞饮。

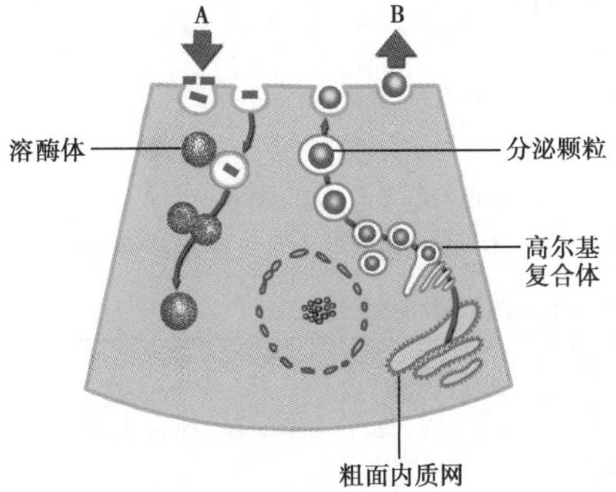

A. 入胞；B. 出胞。

图 2-6 入胞与出胞过程示意图

2. 出胞 又称胞吐(exocytosis)，是指细胞把大分子内容物排出细胞的过程。如消化腺细胞分泌消化酶、内分泌腺细胞分泌激素、神经末梢释放递质等。大分子内容物在细胞内形成后，在高尔基复合体被一层膜性物质包裹形成囊泡。当分泌时，囊泡向细胞膜移动，囊泡膜与细胞膜融合、破裂，囊泡内贮存的内容物一次性地倾囊排出细胞(图 2-6)。

综上所述，跨细胞膜的物质转运是细胞代谢和实现细胞功能所必需的活动。单纯扩散和易化扩散的动力来源于膜两侧的浓度差或电位差形成的势能，并不需要细胞直接提供能量，故可称为被动转运。主动转运则是逆电化学梯度进行，必须由细胞代谢提供能量。入胞和出胞主要依靠细胞本身的活动来完成，也需要细胞代谢提供能量。

第二节 细胞的生物电活动

细胞在生命过程中自始至终都伴随有电现象的发生，称为生物电。本节以神经细胞和骨骼肌纤维为例，讨论单个细胞生物电变化的一般规律。生物电现象主要包括静息电位和动作电位。

一、静息电位及其产生机制

(一)静息电位的概念

静息电位(resting potential,RP)是指细胞处于静息状态时存在于细胞膜两侧的电位差。它是一切生物电产生和变化的基础。

如图2-7所示,用电生理仪器测量细胞的带电状况。当电极A和B均置于细胞膜的外表面任意两点或均插入细胞内任意两点时,示波器荧光屏上的光点没有上下移动,说明细胞膜的外表面或内表面任意两点之间不存在电位差。当电极A置于细胞膜外表面而电极B插入细胞内时,就在电极B插入细胞的一瞬间,荧光屏上的光点立即向下移动,并停留在一个相对稳定的水平上。由此可见,细胞膜内外之间存在电位差,表现为细胞膜外带正电荷,细胞膜内带负电荷,这种"外正内负"的带电状态称为极化。

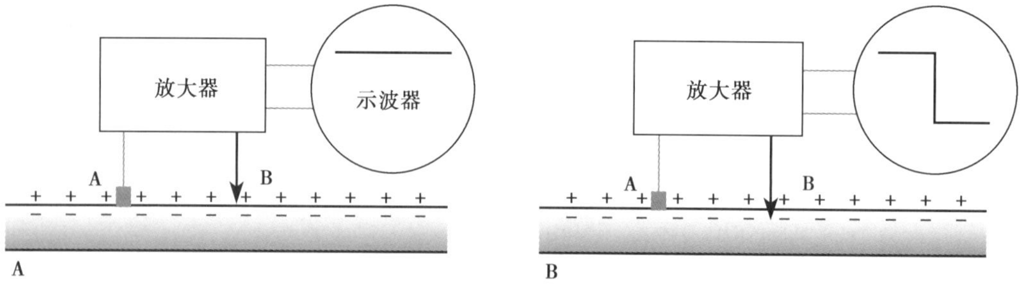

图2-7 静息电位测定示意图

A:电极A与B均置于细胞膜外表面;B:电极A置于细胞膜外表面,电极B插入细胞内的时刻,记录到细胞内外的电位差。

不管细胞处于何种状态,存在于细胞膜两侧的电位差统称为膜电位。如果规定细胞膜外电位为零,则处于静息状态的细胞膜内电位为负值。大多数细胞的静息电位都在-10~-100mV。例如,哺乳动物的肌纤维或神经细胞的静息电位为-70~-90mV;平滑肌纤维为-50~-60mV;人的红细胞为-6~-10mV等。当细胞受到某种因素的影响,使膜内电位向负值增大的方向变化时,则称为超极化;膜内电位向负值减小的方向变化称为除极或去极化;去极化至零电位后如果进一步变为正值,则称为反极化;细胞去极化后再向静息电位方向恢复的过程称为复极化。

(二)静息电位产生的机制

静息电位的形成需要具备两个前提条件:①细胞内外各种离子的浓度分布不均;②在不同状态下,细胞膜对各种离子的通透性不同。

哺乳动物骨骼肌细胞内的阳离子主要是K^+,阴离子主要是大分子的蛋白质离子(A^-);细胞外的阳离子主要是Na^+,阴离子主要是Cl^-(表2-1)。细胞内外Na^+、K^+离子的浓度差是由钠泵活动来维持的。

表2-1 哺乳动物骨骼肌细胞内外离子的浓度和平衡电位

离子	细胞内/($mmol \cdot L^{-1}$)	细胞外/($mmol \cdot L^{-1}$)	细胞内外浓度比	平衡电位
Na^+	12	145	1:12	+67
K^+	155	4	39:1	-95
Cl^-	4.2	120	1:31	-89
A^-	155			

在安静状态时,细胞膜主要对K^+有通透性,而对Na^+的通透性很小,对A^-几乎没有通透性。于是细胞内的K^+顺浓度差外流,细胞内A^-不能透过细胞膜而留在细胞膜内表面,这样就形成了细胞膜外表面带正电荷、细胞膜内表面带负电荷的"隔膜相吸"状态。K^+的外流并不能无限制地进行下去。随着流出膜外的K^+产生的外正内负的电场力,将阻碍带正电荷的K^+继续外流。当由浓度差形成的促使

笔记

K^+外流的扩散力与阻止K^+外流的电场力达到平衡时，K^+的净流量为零，此时膜两侧的电位差也就稳定于某一数值不变，即K^+平衡电位，相当于静息电位。因此，静息电位的大小主要是由细胞膜内外K^+的浓度差决定的。

0201
视频：静息电位产生的机制

二、动作电位及其产生机制

（一）动作电位的概念

细胞受到有效刺激时，在静息电位基础上产生的以去极化和复极化为主要表现的可传布快速连续电位变化称为动作电位（action potential，AP）。动作电位是细胞兴奋的标志，是大部分可兴奋细胞兴奋时的共同表现，例如发生在肌肉即可引起肌肉收缩，在腺体则可使其分泌，在神经细胞则为神经冲动。

用细胞内记录的方法测得神经纤维上动作电位的过程（图 2-8）：在安静状态下，细胞感受有效刺激后，膜电位首先由−70mV 迅速除极至+30mV，形成上升支；随后又迅速复极至接近静息电位水平，形成下降支。上升支和下降支形成尖锋样波形，故称锋电位。锋电位是细胞产生动作电位的标志。其中超过 0mV 以上的部分称为超射，此时膜两侧电位表现为“内正外负”的反极化状态。锋电位大约持续 1ms，之后膜电位还要经历微小而缓慢的波动，称为后电位，包括到达静息电位水平以前的负后电位和到达静息电位后膜电位继续下降并继之再回升到静息水平的正后电位。只有在后电位结束之后，细胞内电位才完全恢复到静息电位的水平。

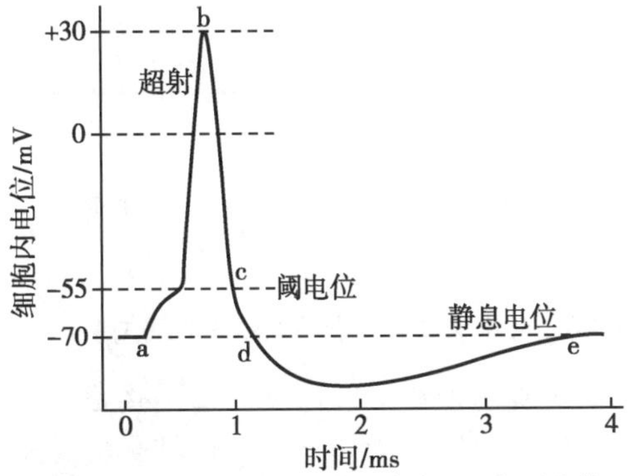

ab:锋电位上升支；bc:锋电位下降支；cd:负后电位；de:正后电位。

图 2-8　神经纤维动作电位模式图

（二）动作电位产生的机制

以神经纤维产生动作电位的过程为例：在安静状态下，细胞对Na^+相对不通透，当细胞膜受到有效刺激时，先有少量钠通道开放，引起少量Na^+内流，静息电位减小。当静息电位减小到某一特定水平时，膜上的钠通道几乎同时激活，此时的膜电位称为阈电位，膜外的Na^+顺浓度差和电位差迅速大量内流，导致膜内电位急剧上升，形成去极化和反极化，构成锋电位的上升支。膜内电位升高形成内正外负的电场力阻止Na^+继续内流，当由浓度差形成的促使Na^+内流的扩散力与阻止Na^+内流的电场力达到平衡时，Na^+的净流量为零，即达到了Na^+平衡电位，也就达到了锋电位上升支的顶点。随后大量钠通道进入失活状态而钾通道被大量激活，Na^+内流停止，K^+快速外流，使膜内电位迅速下降，形成复极化，构成锋电位的下降支。此时膜电位虽已基本恢复，但膜内外离子分布状态并未恢复，从而激活膜上的钠泵，排出细胞内增多的Na^+，同时将细胞外的K^+摄入细胞，恢复细胞膜内外Na^+和K^+的浓度分布。钠泵的活动是形成后电位的原因之一。

钠通道可被河鲀毒素特异性阻滞，钾通道可被四乙胺特异性阻滞。盐酸普鲁卡因和利多卡因可阻滞去极化时的Na^+内流来阻止动作电位的产生和传导，产生局部麻醉的作用。

0202
视频：动作电位产生的机制

三、动作电位的产生条件和传导

（一）阈电位

有效刺激作用于细胞，引起少量Na^+内流而产生去极化，当膜去极化达到一个临界值时，大量钠通道开放，Na^+爆发性内流而触发动作电位，这个能触发动作电位的膜电位的临界值称为阈电位（threshold potential，TP）。如果去极化没有达到阈电位水平，就不会出现大量钠通道开放，也就不出现动作电位。因此，膜电位去极化达到阈电位是产生动作电位的必要条件。一般可兴奋细胞的阈电位数值比静息电位的绝对值小 10~20mV。细胞兴奋性的高低与细胞的静息电位和阈电位的差距成反变关系，即差距越大，兴奋性越低；差距越小，兴奋性越高。

（二）细胞的兴奋性及其周期性变化

电压门控钠通道有 3 种状态：备用（静息）、激活和失活。其中备用状态下兴奋性正常，受到合适

笔记

刺激即可激活产生兴奋；激活状态下，通道正开放着，离子正流动着，这时再受到任何刺激也不会进一步开放，离子流也不会进一步增加，细胞不会做出新的反应，此时细胞膜对于新的刺激兴奋性等于零；而在通道失活状态下不能打开，不论接受任何刺激也不出现反应，此时兴奋性也是等于零。处于失活状态的钠通道不能直接被激活，必须先恢复到备用状态才可以激活，也就是说钠通道的开、闭具有严格的时间依赖性。

在一次动作电位时程中，因为通道状态发生周期性的变化，离子流以及膜电位也随之变化，故兴奋性必然出现周期性改变，依次为绝对不应期、相对不应期、超常期和低常期，最后恢复到静息期即正常状态。兴奋性的变化与动作电位的时程有对应关系。锋电位相当于细胞兴奋性变化的绝对不应期（ab），负后电位前段相当于相对不应期（bc），负后电位的后段相当于超常期（cd），正后电位相当于低常期（de）（图 2-9）。

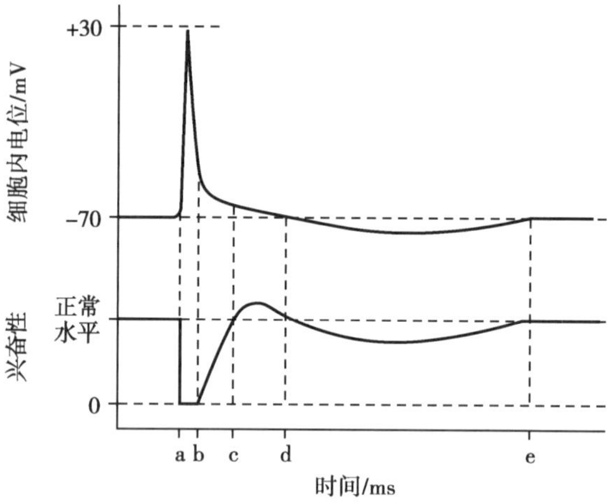

ab:锋电位(上图)/绝对不应期(下图)；bc:负后电位的前部分/相对不应期；cd:负后电位的后部分/超常期；de:正后电位/低常期。

图 2-9 动作电位与兴奋性变化的时间关系

绝对不应期内，几乎所有的钠通道处于正在激活的状态或失活状态，给予任何强度的刺激，细胞也不做出任何反应，兴奋性等于零；相对不应期内，大部分钠通道已经恢复到了备用状态，给予阈上刺激可以出现反应，给予阈下刺激，细胞无反应，兴奋性大于零小于正常；超常期内，几乎所有的钠通道已恢复到备用状态，而此时细胞膜电位没有恢复到原来静息电位的水平，它更接近阈电位水平，给予阈下刺激也可以出现反应，兴奋性高于正常；而低常期兴奋性又低于正常，是因为虽然钠通道已恢复到备用状态，但此时细胞膜电位比原来静息电位更远离阈电位水平，须给予阈上刺激才能出现反应。绝对不应期的时程决定了两次兴奋之间的最小时间间隔，或决定每秒钟产生兴奋的最大频率。

（三）动作电位的特点

1. “全或无”现象 动作电位一旦产生就达到最大值，其变化幅度不会因刺激的加强而增大，也就是说，动作电位要么不产生（无），一旦产生就达到最大幅度（全），称为“全或无”现象。动作电位的幅度与所受刺激强度无关，而决定于通道性状本身和细胞膜两侧 Na^+浓度比。

2. 不衰减性传导 动作电位一旦在细胞膜的某处产生，它就会立即向整个细胞膜传布，且其幅度不会因为传布距离的增大而减小。

3. 脉冲式 由于绝对不应期的存在，动作电位不能融合，它们之间总有一定时间间隔而形成脉冲样图形。

（四）局部电位

单个阈下刺激只能引起少量钠通道激活，产生少量 Na^+内流，局部去极化程度达不到阈电位水平，故不能产生动作电位。这种低于阈电位的局部去极化称为局部电位或局部反应（local excitation）（图 2-10）。

局部电位的特点是：①非“全或无”，局部电位的幅度随阈下刺激的增强而增大；②衰减性传导（电紧张性扩布），局部电位随传播距离的增加而减小，直至消失；③可以总和，在同一部位连续给予多个阈下刺激或多个阈下刺激同时在相邻的部位给予，产生多个局部电位在时间上或空间上叠加起来，就可能使膜的去极化达到阈电位而引发动作电位。

（五）兴奋在同一细胞上的传导

细胞膜上任何一处受刺激而兴奋时，动作电位沿着细胞膜向邻旁传播，使整个细胞膜都经历一次兴奋过程，从而完成兴奋在同一细胞上的传导。在神经纤维上传导的动作电位称为神经冲动（nerve impulse）。

神经纤维根据有无髓鞘可分为有髓神经纤维和无髓神经纤维两类。无髓神经纤维某一处受刺激

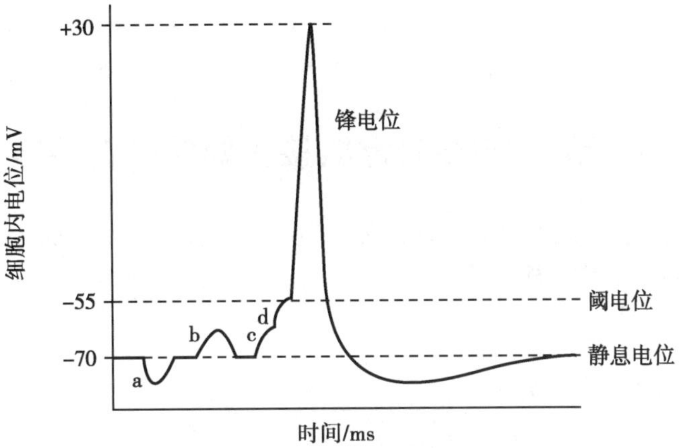

a:刺激引起膜超极化；b:阈下刺激引起的局部反应,达不到阈电位,不产生动作电位；c, d:均为阈下刺激,但d在c引起的局部反应的基础上给予,产生总和效应,达到阈电位,引发动作电位。

图 2-10 刺激引起膜超极化、局部反应及其时间总和

兴奋时，膜电位由外正内负的静息状态变为外负内正，而邻近尚未兴奋部位仍处于外正内负的静息状态，于是在兴奋部位与邻近未兴奋部位之间就出现电位差而产生局部电流。局部电流的方向，在膜外从未兴奋部位流向兴奋部位，在膜内由兴奋部位流向未兴奋部位（图 2-11A，B）。局部电流的流动造成未兴奋部位膜内电位升高，膜外电位降低，膜内外电位差减小而发生去极化。当膜电位去极化达到阈电位水平时，未兴奋部位细胞膜上钠通道大量开放产生动作电位，使它成为新的兴奋点。这样的过程在膜上依次连续传导下去，表现为动作电位在整个细胞膜上的传导，也可以说动作电位的传导是局部电流作用的结果。动作电位在其他可兴奋细胞膜上的传导机制与无髓神经纤维兴奋传导基本相同。

有髓神经纤维的髓鞘具有绝缘的作用，髓鞘间断处称为郎飞结（node of Ranvier），此处轴突膜与细胞外液直接接触，该轴突膜上有密集的钠、钾通道，容易产生动作电位。兴奋在有髓神经纤维上传导时，局部电流也只能发生在相邻的郎飞结之间，使之产生动作电位。这样动作电位从一个郎飞结传给相邻的郎飞结，称为跳跃式传导（saltatory conduction）（图 2-11C，D）。跳跃式传导不但速度快而且更节

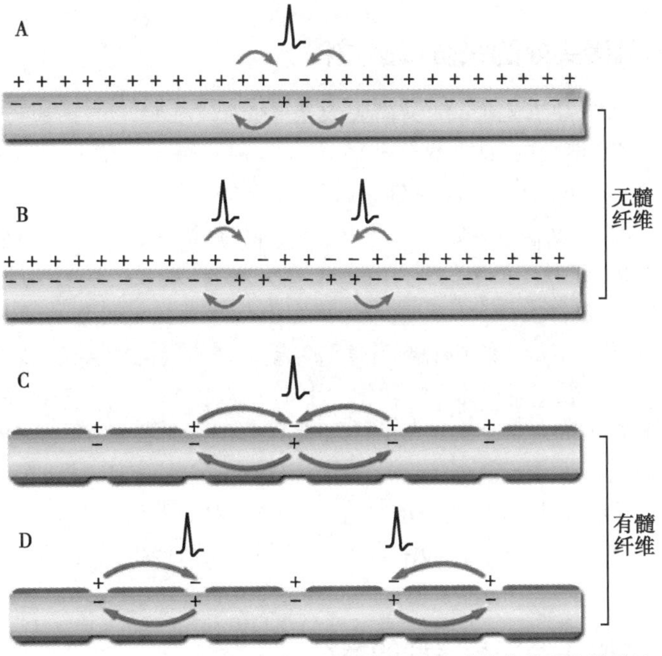

A,B.动作电位在无髓鞘神经纤维上依次传导；C,D.动作电位在有髓神经纤维上跳跃式传导；箭头表示局部电流的方向。

图 2-11 神经冲动传导机制的模式图

笔记

能，因为单位长度内每传导一个动作电位所涉及的跨膜离子运动的总数比连续传导要少得多，钠泵只需消耗较少的能量即可重建原有膜两侧的 Na^+、K^+ 浓度势能贮备。临床上多发性硬化可以出现脱髓鞘，当髓鞘破坏或缺乏时，神经冲动的传导速度减慢，甚至阻滞，后果严重。

第三节 神经-骨骼肌接头处的兴奋传递

运动神经纤维末梢和骨骼肌细胞接触的部位称为神经-骨骼肌接头(neuromuscular junction)，它是兴奋由神经传给肌细胞的部位。神经-骨骼肌接头是由接头前膜、接头后膜和接头间隙三部分组成(图 2-12)。

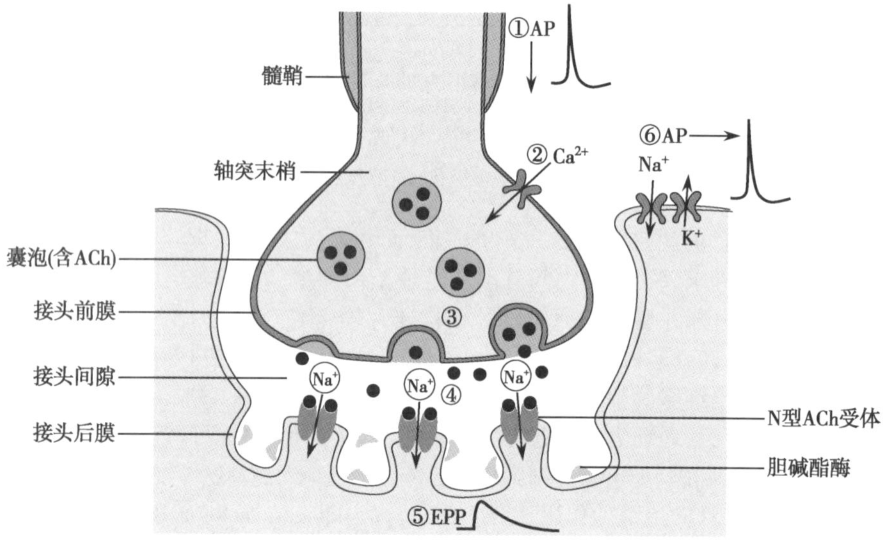

AP:动作电位；EPP:终板电位；①AP到达接头前膜；②Ca^{2+}内流入接头前膜；③囊泡前移并释放ACh；④ACh与N_2受体结合，引起Na^+内流；⑤产生EPP；⑥EPP局部扩散总和使邻近细胞膜达阈电位而产生AP。

图 2-12 神经-骨骼肌接头的结构及兴奋传递过程示意图

一、神经-骨骼肌接头处的兴奋传递过程

当动作电位传到运动神经末梢时，接头前膜去极化，使该处膜上的钙通道开放，细胞外液中的 Ca^{2+} 顺电化学梯度进入接头前膜内，促使囊泡前移，与接头前膜融合并破裂，以出胞的方式将乙酰胆碱(acetylcholine, ACh)释放，ACh 通过接头间隙扩散到接头后膜(终板膜)，与终板膜上的 N_2 受体结合，引起受体蛋白分子构型改变，其耦联的通道开放，使终板膜对 Na^+ 和 K^+ 通透性增加，以 Na^+ 内流为主，引起终板膜的局部去极化，称为终板电位(end-plate potential)。终板电位可以总和，并以电紧张形式向邻膜扩布，使邻膜也发生局部去极化。当这种局部去极化达到相邻肌膜的阈电位水平时，就会产生动作电位，并向整个肌膜传导，从而实现神经-骨骼肌肉接头处的兴奋传递(图 2-12)。综上所述，神经-骨骼肌接头处兴奋的传递过程可概括为电—化学—电的传递过程。

释放到接头间隙中的 ACh 迅速地被终板膜上的胆碱酯酶分解而破坏，避免骨骼肌细胞持续地兴奋和收缩而发生痉挛，保证一次神经冲动仅引起肌细胞兴奋一次，同时，接头处又做好了产生下一次兴奋传递的准备。在正常生理状态下，接头前膜每次释放的 ACh 的量非常多，超过引起肌细胞膜产生动作电位所需阈值的 3~4 倍，足以引起终板膜电位达到阈电位而产生兴奋，保证每次传来的神经冲动的有效性。

二、神经-骨骼肌接头处兴奋传递的特征

与神经纤维兴奋传导相比较，神经-骨骼肌接头处兴奋传递有以下特点：

1. 单向传递　兴奋只能由接头前膜传向接头后膜，而不能作相反方向的传递。

笔记

2. 时间延搁　兴奋通过神经-骨骼肌接头，至少需要0.5~1.0ms，比兴奋在同一细胞上传导同样距离的时间要长得多。因为神经-骨骼肌接头处兴奋传递包括ACh的释放、扩散以及与接头后膜上受体结合等过程，均需花费更多时间。

3. 易受药物或其他内环境因素的影响　递质的合成、储存、释放，与受体的结合、失活等均与许多因素有关，且接头间隙直接与细胞外液相通，因此易受药物或其他内环境因素的影响。

三、影响神经-骨骼肌接头处兴奋传递的因素

凡是影响神经-骨骼肌接头处兴奋传递过程的各个环节的因素都能影响传递过程。

在一定范围内，ACh的释放量和接头前膜Ca^{2+}内流的量成正比，Mg^{2+}可对抗Ca^{2+}的作用，使ACh释放减少，使肌肉收缩无力；梭状芽孢杆菌和肉毒杆菌毒素能选择性地阻止ACh乙酰胆碱释放，引起肌肉松弛。

美洲箭毒能与ACh竞争终板膜上的N_2受体，阻止ACh与N_2受体结合，使终板电位不能产生，使肌肉松弛；琥珀胆碱与N_2受体结合后引起终板膜长时间去极化而不能复极化，亦可阻断神经-骨骼肌接头处的兴奋传递，使肌肉松弛。临床上将有类似以上作用的药物称为肌肉松弛剂。重症肌无力病人则由于自身免疫问题导致终板膜上N_2受体数量不足，引起肌肉收缩无力。

有机磷农药可抑制胆碱酯酶的活性，使过多的ACh不能被及时清除而积聚，持续反复刺激肌细胞，导致肌肉痉挛，故有机磷农药中毒病人出现肌紧张过强、肌肉震颤等运动方面的症状以及瞳孔缩小、呼吸道分泌物增多、心脏活动抑制等胆碱效应增强的表现。解磷定可恢复胆碱酯酶的活性，故可用于有机磷农药中毒的解救。

第四节　骨骼肌的收缩功能

骨骼肌、心肌和平滑肌，其收缩机制有许多共同之处，本节以骨骼肌为重点来说明肌纤维的收缩机制和影响因素。

一、骨骼肌收缩的基本过程

骨骼肌主要由大量相互平行的肌纤维及结缔组织、血管、神经等组成。肌纤维肌质中含有丰富的肌原纤维及肌管系统，呈高度规则有序排列。肌原纤维直径1~2μm，其长轴与肌纤维平行。在光镜下，肌原纤维呈明带和暗带相间排列的横纹状。明带中央有一条横向暗线，称Z线。暗带中央可见一片着色较浅的区域，其中央亦有一条暗线，称M线。相邻两条Z线之间区域称肌小节(sarcomere)，是肌肉收缩和舒张的基本单位。

肌原纤维(myofibril)由粗肌丝和细肌丝规则平行排列构成。粗肌丝主要由肌球蛋白分子组成，其包括杆部和头部。头部又称横桥，其具有两个作用：一是具有ATP酶活性，可分解ATP获取能量，是横桥摆动做功的能量来源；二是可与细肌丝上的肌动蛋白分子可逆性结合，牵拉细肌丝往M线方向滑动。细肌丝由肌动蛋白、原肌球蛋白、肌钙蛋白三种蛋白质分子组成。肌动蛋白构成细肌丝主干，原肌球蛋白可产生位阻效应阻止肌动蛋白和横桥结合，肌钙蛋白可与Ca^{2+}结合而启动肌肉收缩过程。

0203

图片：骨骼肌微细结构示意图

肌膜内陷形成的与细胞长轴方向垂直的横向小管称横管(transverse tubule)，其功能是将肌膜的兴奋迅速传导到细胞内。肌质网(sarcoplasmic reticulum)是肌纤维内特化的滑面内质网，位于相邻两条横小管之间，纵行环绕在每条肌原纤维周围，又称纵管。纵管在接近横管处末端膨大形成终池(terminal cistern)，其内贮有丰富的Ca^{2+}。横管与两侧的终池共同组成三联体(triplet)。肌质网膜上有丰富的钙泵和钙通道，可调节肌质内钙离子的浓度。

当肌膜兴奋时，肌质网终池释放Ca^{2+}进入肌质，使肌质中Ca^{2+}浓度升高，Ca^{2+}与肌钙蛋白相结合，使肌钙蛋白分子构型改变，牵拉原肌球蛋白做侧向移动，从而暴露出肌动蛋白上的横桥结合位点，同时横桥的ATP酶也被激活，分解ATP释放能量，横桥得以朝M线的方向摆动，牵动细肌丝向M线方向移动；然后横桥与肌动蛋白分离，横桥复位，又与下一个结合位点结合，出现一次新的摆动，如此反复，牵引细肌丝不断向M线方向滑动，肌小节变短，肌纤维收缩(图2-13)。横桥的这种结合、摆动、脱离、

笔记

复位、再结合称为横桥周期，横桥周期的长短决定了肌肉收缩的速度。每个横桥的活动是彼此独立的，并非所有横桥都能同步与肌动蛋白结合（活化），活化的横桥数量越多，肌张力越大。因此，横桥的ATP酶活性和活化横桥数是控制收缩力的主要因素。

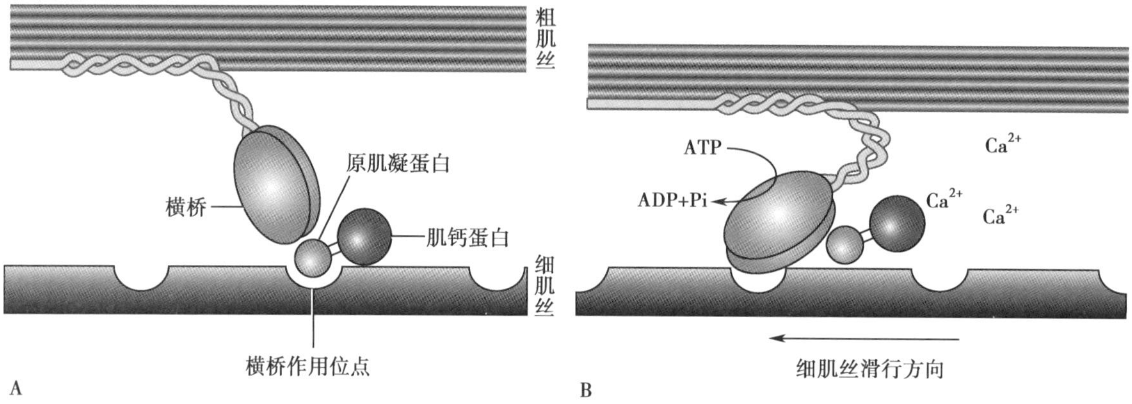

图2-13 肌丝滑行机制示意图
A. 肌舒张；B. 肌收缩。

当肌纤维兴奋传走后，肌质中的Ca^{2+}被钙泵主动转运回终池，肌质中Ca^{2+}浓度降低，Ca^{2+}与肌钙蛋白分离，肌钙蛋白构型恢复，原肌球蛋白归位将肌动蛋白上的结合位点掩盖起来，横桥与肌动蛋白分离并停止摆动，细肌丝恢复到收缩前的位置，肌小节变长，肌纤维舒张（图2-13）。因此，Ca^{2+}的浓度变化在细肌丝滑行中起着重要的作用。

二、骨骼肌的兴奋收缩耦联

将骨骼肌纤维兴奋时肌膜产生的电变化和肌肉收缩的机械变化联系起来的中介过程称为兴奋收缩耦联（excitation-contraction coupling）。实现兴奋收缩耦联的结构基础是三联体，耦联因子是Ca^{2+}。

当肌纤维兴奋时，动作电位沿肌膜迅速传播，经横管膜到达三联体，终池膜上的钙通道开放，Ca^{2+}顺浓度差进入肌质中，肌质中Ca^{2+}浓度升高，与细肌丝上的肌钙蛋白结合，引发肌丝滑行过程，肌纤维收缩。

肌纤维收缩时释放到肌质中的Ca^{2+}可将肌质网膜上的钙泵激活，将Ca^{2+}逆浓度差重新摄入终池，肌质中Ca^{2+}浓度降低，肌钙蛋白便与Ca^{2+}分离，肌纤维舒张。

0204
视频：兴奋收缩耦联的过程

如果肌质中缺少Ca^{2+}，纵然肌纤维的兴奋仍可以发生，但不能引起肌纤维的收缩，这种只产生兴奋而不能引发收缩的现象称为“兴奋收缩脱耦联”。因此肌质中Ca^{2+}浓度在一定范围内与肌肉的收缩力呈正变关系。

三、骨骼肌的特性

（一）骨骼肌的物理特性

骨骼肌在受到外力牵拉或负重时可被拉长，这种特性称为伸展性。而当外力或负重取消后，肌肉的长度又可恢复，这种特性称为弹性。肌肉的伸展程度和所受外力并不呈线性关系，而是随外力逐渐增大，其长度增加幅度逐渐降低。而且，当外力取消后肌肉的长度也不能立即恢复。这是因为骨骼肌在被拉长或回缩时肌肉，内部胶状物原生质成分之间的摩擦形成阻碍的力量，也就是说骨骼肌具有黏滞性。黏滞性与温度变化有关，温度越低，黏滞性越大；温度越高，黏滞性就越小，收缩越灵活。在运动实践中，运动前准备活动也叫做热身运动，可提高肌肉温度，降低黏滞性，提高肌肉伸展性和弹性，对提高运动能力、减少损伤有重要意义。

（二）骨骼肌的生理特性

笔记

骨骼肌具有兴奋性、传导性和收缩性等生理特性。兴奋性是一切活组织都具有的共性，传导性是肌肉组织和神经组织的共性,而收缩性则是肌肉组织独有的特性。

骨骼肌的兴奋性显著高于心肌和平滑肌,在正常情况下,它接受躯体运动神经传来的神经冲动而兴奋,兴奋后的不应期也较短。骨骼肌的传导速度比心肌和平滑肌快,但兴奋只能局限在同一条肌纤维上传播,而不能传播到其他肌纤维。这一特点是神经系统对骨骼肌进行精细调节的重要条件。

要使肌纤维兴奋,必须有足够的刺激强度时间变化率。如果用瞬间的电流刺激组织,只有通电和断电的瞬间可以引起组织兴奋,而在继续通电的过程中,由于电流强度没有发生变化,肌纤维不产生兴奋。同样电流强度,变化速率越大越容易引起肌纤维兴奋。

收缩性是肌肉的重要特性,表现为长度的缩短和张力的变化。肌肉收缩时,肌纤维长度可缩短1/3~1/2;有时肌肉收缩,但长度不变化,被称为等长收缩。即使在静息状态,也有少量运动单位轮流收缩,使肌肉保持一定的紧张度,以维持某种姿势。

由于肌肉是由许多肌纤维组成的,而且每条肌纤维的兴奋性是不同的,因此,给予肌肉较小的刺激强度,只能引起那些兴奋性较高的肌纤维兴奋。这时参加收缩的肌纤维数量较少,肌肉收缩力量也较小。如果逐渐加大刺激强度,兴奋并参加收缩的肌纤维逐渐增多,肌肉产生的力量也越来越大。当刺激强度适宜时,整块肌肉中的肌纤维全部兴奋而产生收缩,肌肉将产生最大的收缩力量。

四、肌纤维的类型和运动能力

根据肌球蛋白ATP酶的活性、收缩速度等特性不同,可将骨骼肌纤维划分为慢肌纤维(Ⅰ型)和快肌纤维(Ⅱ型),快肌纤维又可分为快氧化型(Ⅱa型)和快酵解型(Ⅱb型)纤维。此三类骨骼肌纤维的理化特征见表2-2。

表2-2 骨骼肌纤维的类型

特性	Ⅰ型	Ⅱa型	Ⅱb型
颜色	红	红	白
直径	细	粗	粗
毛细血管数量	多	多	少
肌红蛋白含量	高	高	低
肌球蛋白ATP酶活性	低	高	高
线粒体数量	多	多	少
氧化酶含量	高	很高	低
糖酵解酶活性	低	处于Ⅰ型与Ⅱb型之间	高
糖原含量	低	处于Ⅰ型与Ⅱb型之间	高
主要获能方式	有氧氧化	有氧氧化及糖酵解	糖酵解
收缩速度	慢	快	快
收缩强度	弱	处于Ⅰ型与Ⅱb型之间	强
抗疲劳性	不易疲劳	处于Ⅰ型与Ⅱb型之间	易疲劳

同一块肌肉中既有慢肌纤维,又有快肌纤维,慢肌纤维与耐力有关,而快肌纤维与速度、爆发力有关。两类肌纤维的分布比例是先天不变的,但其面积比可以通过锻炼而发生变化。如马拉松、长跑的运动员慢肌纤维占优势;短跑、跳跃的运动员快肌纤维占优势。一般情况下,人体骨骼肌轻微用力时,仅有慢肌纤维的运动单位参与收缩,由于慢肌纤维的不易疲劳,所以活动持续时间长;随着骨骼肌用

笔记

力强度的增加，快肌纤维的运动单位才逐步参与收缩，由于快肌纤维易疲劳，使得骨骼肌不得不因疲劳而缩短运动时间。

知识拓展

肌肉收缩性疲劳

当连续刺激骨骼肌时，肌纤维产生的张力和收缩速度降低、舒张减慢，不久肌肉完全丧失兴奋性和收缩能力，称为肌肉收缩性疲劳。这种收缩力的迅速降低主要是由于快肌纤维的无氧酵解能力较高，引起乳酸大量堆积于肌质有关。无论何种原因引起的肌肉疲劳，肌质网中的 ATP 都没有明显降低，所有细胞依然能获得 ATP 以维持正常的生命活动。如果没有疲劳，肌肉持久收缩，将引起 ATP 浓度降低到横桥不能脱离肌动蛋白的水平，导致肌肉僵直，对肌纤维造成巨大的损伤。因此肌肉疲劳是防止肌肉僵直发生的一种保护机制。

五、骨骼肌的收缩形式

肌肉的收缩表现为肌肉的长度变化和张力变化，取决于外加刺激的条件和收缩时所遇到的负荷的大小，以及肌肉本身的功能状态。

（一）单收缩和强直收缩

骨骼肌受到一次短促的有效刺激，发生一次动作电位，引起一次机械收缩，称为单收缩（single twitch）。

如果给予肌肉连续低频刺激，后一个刺激都落在前一次收缩的舒张期，就会出现前一次肌肉还未完全舒张，又发生新的收缩，这种情况下记录的收缩曲线呈锯齿形，称为不完全强直收缩（incomplete tetanus）（图 2-14）。不完全强直收缩的收缩幅度大于单收缩。如果刺激频率继续增加，肌肉在前一次收缩的收缩期结束以前开始新的收缩，于是各次收缩完全融合而叠加起来，只见收缩期而没有舒张期，形成一条平滑的收缩曲线，这就是完全强直收缩（complete tetanus）（图 2-14）。完全强直收缩所产生的最大张力可达单收缩的 3~4 倍。骨骼肌的绝对不应期甚短，为 0.5~2.0ms，故能接受较高频率的刺激而连续兴奋，正常生理状况下运动神经传至骨骼肌的冲动都是连续的，骨骼肌的收缩属于完全强直收缩。

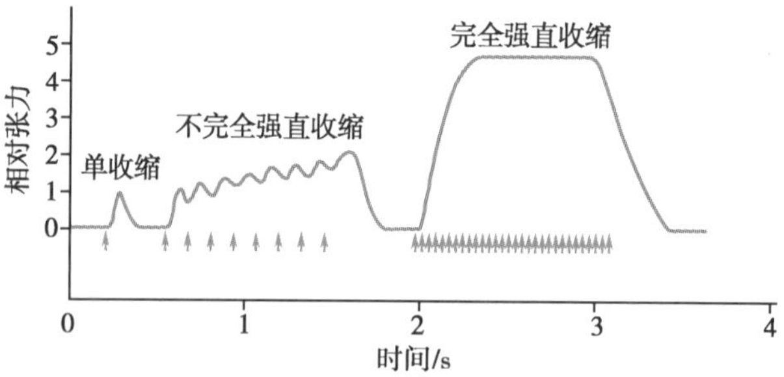

图 2-14 刺激频率对骨骼肌收缩形式影响的示意图

（二）等长收缩和等张收缩

等长收缩（isometric contraction）表现为肌肉的长度不变而张力增大，以便克服负荷。由于肌肉的长度没有缩短，即使产生很大的张力，也不会产生位移，肌肉做功为零。等长收缩的主要作用是维持人体的姿势。等张收缩（isotonic contraction）表现为肌肉的张力不变而长度缩短，使负荷发生位移。在人体运动过程中，一般肌肉收缩开始时为等长收缩，当肌张力等于或超过负荷时，肌肉才会出现等张收缩。

（三）离心收缩

笔记

肌肉在收缩过程中产生张力的同时被拉长的收缩称为离心收缩（eccentric contraction），也称拉长收缩。如下蹲时，股四头肌在收缩的同时被拉长，以控制重力对人体的作用，使身体缓慢下蹲，起缓冲作用,防止运动损伤。

(四)等动收缩

在整个关节运动范围内,肌肉以恒定的速度,且肌肉收缩时产生的力量始终与阻力相等的肌肉收缩称为等动收缩(isokinetic contraction)。由于在整个收缩过程中收缩速度是恒定的,等动收缩也称为等速收缩。如匀速拉弹簧拉力器即为等动收缩,有助于训练肌力。肌肉进行等动收缩时,在整个运动范围内都能产生最大的张力,且等动收缩的速度可以根据需要进行调节,因此等动力量练习是运动伤病康复期有效的训练方式。

六、影响骨骼肌收缩的主要因素

(一)前负荷

前负荷(preload)是指肌肉收缩前承受的负荷。初长度(initial length)是指肌肉在前负荷作用下所处的长度。在其他条件不变的情况下逐渐增加前负荷,在一定范围内,初长度的增长与肌张力的增加成正比,这是随着初长度的增加,横桥与细肌丝结合位点结合的数量逐渐增加所致。当初长度增加达到一定程度时,粗细肌丝处于最好的重叠状态,产生最大张力,此时肌肉的初长度称为最适初长度(optimal initial length)。在此基础上再增加初长度,肌张力不但不增大,反而相应减小,因为超过最适初长度后粗肌丝的横桥与细肌丝结合位点结合的数量减少(图2-15)。体内大多数骨骼肌在静息时的自然长度相当于它的最适初长度。

(二)后负荷

后负荷(afterload)是指肌肉收缩过程中所承受的负荷。它是肌肉收缩的阻力或做功对象。图2-16表示后负荷(亦可用相应的肌张力表示)与肌缩短速度之间的关系。当后负荷为零时,肌缩短速度为无限大(V_{max}),当后负荷大于一定限度(P_0)时则肌缩短速度为零。后负荷在零与P_0之间,则它与肌缩短速度呈反变关系。显然后负荷过小或过大对肌肉做功效率都是不利的,适度的后负荷才能获得肌肉做功的最佳效率。

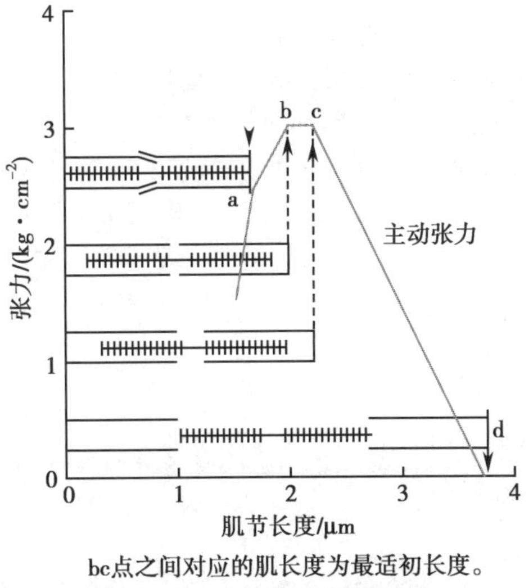

图2-15　肌节长度对肌张力的影响

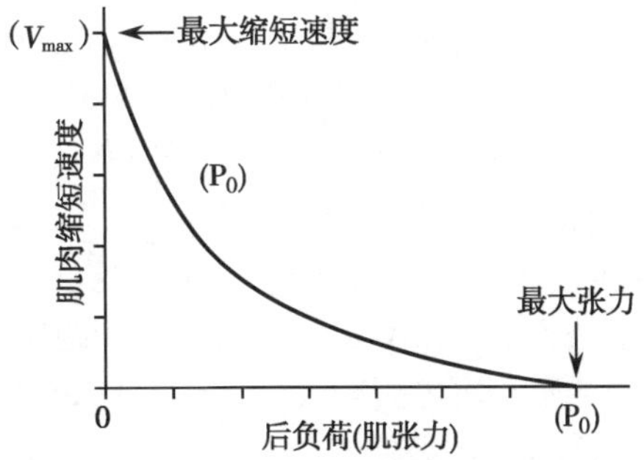

图2-16　骨骼肌张力-速度关系曲线

(三)肌肉收缩能力

肌肉收缩能力是指与前、后负荷都无关的肌肉本身的功能状态和内在能力,主要由Ca^{2+}浓度、粗细肌丝的结构特性、横桥ATP酶活性等因素决定。体内有许多因素能影响肌肉收缩能力,如缺氧、酸中毒、低Ca^{2+}、能源物质缺乏等,减弱肌肉收缩能力;而Ca^{2+}和肾上腺素等体液因素,则能增强肌肉收缩能力。

0205

文档:运动和制动对肌肉的影响

笔记

七、肌电图及应用

肌电图(electromyogram,EMG)是指应用电子仪器拾取单个或多个肌细胞在各种功能状态下的电活动并加以放大、显示和记录,通过波形分析来诊断疾病或进行功能评定的一种电生理检查方法。

(一)肌电图的基本参数

肌电图是变异极大的图形,基本波形如图 2-17 所示,并以此图形说明肌电图的基本参数。

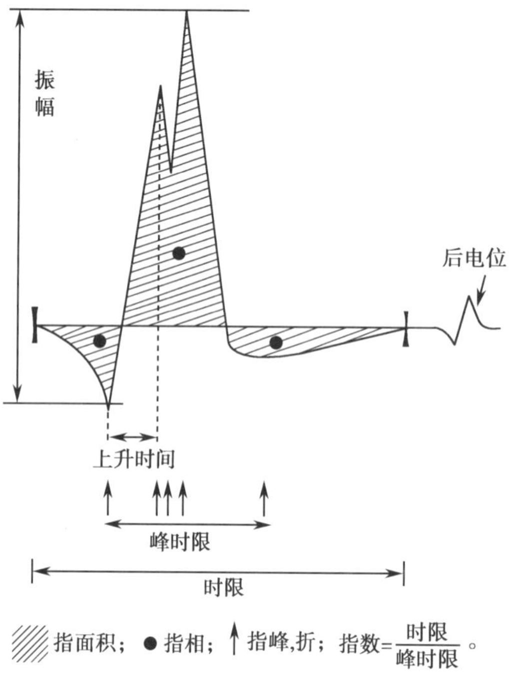

图 2-17 肌电图的基本波形

1. 相与峰 波形偏离基线(零电位)再回到基线为一相,图示波形为 3 相。无论是否过基线,每次电位转向幅度超过 20μV 为一峰(或折),图示波形有 4 峰。

2. 电位时限 自第一个相偏离基线开始,到最后一个相回归基线止,所经历的时间称为时限,以 ms 为单位。

3. 波幅 一般取峰与峰之间的电位差为波幅,即最大正峰和最大负峰之间的电位差,单位为 mV 或 μV。有时根据情况计算单边值或均值。

4. 频率 每秒钟单个电位发生的次数或电位群的发放次数。

5. 面积 肌电活动正负相与基线之间所含的面积,以 μV · ms 表示,其意义相当于波幅的积分值。

6. 峰间值或相间值 一般指干扰型肌电图中相邻两峰或相邻两相的间隔时间,可记录真值或均值。

(二)正常肌电图

临床上常规肌电图一般用针电极拾取肌电信号,观察针插入时、肌肉放松时、肌肉轻收缩时及不同程度用力收缩时的肌电图波形。

1. 插入电位 由于针插入对肌纤维及神经产生机械刺激引起的肌电活动,持续时间短,针极移动停止,插入电位即消失。

2. 肌肉放松时 正常肌肉在完全放松时没有任何电活动,称电静息。正常情况下还存在两种自发电活动,一种是在基线上出现 10~40μV 不规则的始相为负的双相短时限的终板电位;另一种是针极插入后伴有肌肉收缩而出现的短时限低波幅的束颤电位。

3. 肌肉轻收缩时 正常肌肉轻收缩时,出现一个个孤立的运动单位电位,它表示一个脊髓前角的 α 运动神经元所支配的一个运动单位同步兴奋的结果,时限和波幅因年龄、肌肉等差别较大,一般为 1~3 相,5~15ms,几十至几千 μV。

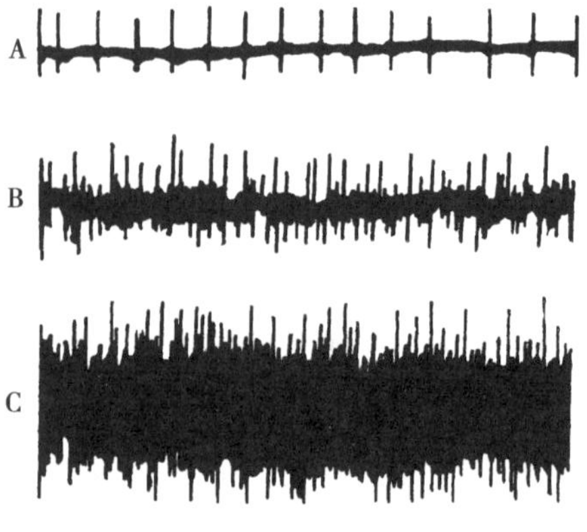

图 2-18 不同程度用力收缩时的正常肌电图
A. 单纯相;B. 混合相;C. 干扰相。

4. 不同程度用力收缩时 根据用力程度、频率和参与收缩的运动单位数量不一样,有以下几种肌电图波形(图 2-18)。①单纯型:轻度用力收缩,只有一个或几个运动单位收缩,肌电图上出现孤立的运动单位电位,称为单纯相。②中度用力收缩,参与收缩的运动单位数量增加,且收缩的频率增高,某些区域的运动单位电位变的密集,与单个运动单位电位相间出现,称为混合相。③最大用力收缩,许多高频运动单位电位重叠,无法区分单个运动单位电位,称为干扰相。

通过肌电图测定运动单位电位的时限、波幅,安静情况下有无自发电活动,以及肌肉用力收缩的波形及波幅,可区别神经源性、肌源性和失用性肌萎缩,评定骨骼肌的功能状态及肌力,并可利用肌电图对运动员进行动作分析。

知识拓展

神经-肌电图

临床上在检测肌电图时,常结合使用一定参数的电流刺激检查神经、肌肉兴奋及传导功能,合称为神经-肌电图。通过此检查可以测定神经的传导速度,观察神经的再生进程,直接评定脊髓前角细胞、轴突、神经肌肉接头、肌纤维等部位的功能状态,并间接地判断上运动神经元的情况,对指导瘫痪、肌无力、肌萎缩等疾病的康复治疗有重要意义。

八、骨骼肌功能康复的生理学基础

骨骼肌功能障碍常见的原因有肌萎缩和肌损伤。肌萎缩是由于长期营养不良、肢体的运动减少或缺失、失神经支配等原因,导致营养骨骼肌的激素、活性氧组织水平改变,或是出现细胞凋亡,使其蛋白质降解增加,功能降低。肌损伤往往是因为强烈的机械牵拉所产生的高张力引发细胞膜损伤或通透性增加,破坏其收缩蛋白及Z盘结构。多数受损的骨骼肌愈合经历三个阶段:先是肌纤维的破裂和坏死,出现局部出血,形成大小不一的血肿;随后出现炎症反应,毛细血管壁通透性增加,液体渗出形成组织水肿,损伤部位成纤维细胞增生形成肉芽组织,肌损伤初期治疗原则为休息、冰敷、加压和抬高,可明显减轻这些现象;最后肉芽组织机化形成瘢痕,再生肌纤维成熟,恢复肌肉的功能。

根据骨骼肌功能障碍的原因和程度不同,康复治疗的方法也会有所区别。骨骼肌康复以物理治疗为主要手段,辅以药物治疗、护具的应用或中国传统医学疗法等,对于影响日常生活的经久不愈的陈旧伤可手术治疗。本章简要论述常用的物理治疗手段,其他治疗手段将在相关学科中详细阐述。物理治疗包括运动治疗和理疗。

(一)运动治疗

运动治疗是骨骼肌康复治疗中最重要的部分。规律的有氧运动能增加线粒体和毛细血管的数量,使肌肉更高效地利用氧且不易疲劳,但不会改变肌纤维的大小。规律的无氧运动、高强度短时间的阻力训练能促进肌肉蛋白的合成,使肌肉肥大,收缩能力加强。肌细胞虽然不能作有丝分裂,但一方面肥大的肌纤维能沿着纵轴纵向分裂,使肌纤维数量增加;另一方面,肌肉表面的少量成肌细胞可以融合在一起形成新的骨骼肌细胞,起到有限的修复作用。临床上可根据病情程度,逐步应用被动运动、主动运动、主动助力运动、抗阻运动和等动运动等方法来训练病人,增强骨骼肌力量、恢复机体本体感觉、增大关节活动角度及运动的协调性。比如损伤初期制动部位的肌肉可进行肌肉等长收缩训练,慢性恢复期肌肉功能练习以等张抗阻或等长抗阻练习为主。

(二)理疗

理疗指利用电、光、磁等物理因子作用在人体特定部位改善其生理功能,达到辅助治疗的目的。主要表现为:改变细胞内外离子分布比例,引起某些组织结构或蛋白分子的结构变化,影响酶的活性,改善血液和淋巴液循环,消肿镇痛,提高药物向组织器官内透入等。骨骼肌康复治疗中常用的理疗方法有以下几种。

1. 按摩疗法　通过按摩增加局部血液循环,促进坏死组织的吸收,利于新生毛细血管的形成,促使成纤维细胞转化,使新合成的胶原纤维排列规整致密。按摩还可以松解组织粘连,减轻增生,尽快恢复受损肌肉的形态结构。

2. 温热疗法　常用的方法有红外线照射、蜡疗、中药熏蒸等。通过加热使局部温度升高、血液循环加快、代谢增强,促进炎症消除、肿胀吸收、组织愈合及解痉止痛。

笔记

3. 低、中频电疗法　常用的低频电疗法有感应电疗法、断续直流电疗法及经皮神经刺激疗法等；常用的中频电疗法有干扰电疗法、音频电疗法和调制中频电疗法。该疗法尤其适应肌肉随意收缩减弱的病人。

低、中频脉冲电流的主要治疗作用是兴奋神经肌肉组织。神经纤维的绝对不应期为 0.5ms，理论上其每秒内能产生和传导的动作电位数可达 2 000 次，但实际上神经纤维在体内传导的冲动频率低于理论上可能达到的最大值，一般认为每秒 1 000 次左右。1kHz 以下的低频脉冲电每个脉冲都可能引起一次兴奋收缩，频率在 1～100kHz 的中频电流需综合多个刺激的连续作用才能引起一次兴奋，称为中频电刺激的综合效应。通过不断变化的低、中频电流刺激可以兴奋神经肌肉组织，引起肌肉收缩。

0206

文档：低、中频电流的扩血管作用及镇痛功能

低、中频电流有明显的使小动脉和毛细血管扩张的作用，促进局部血液和淋巴循环，使皮肤温度上升。此外，低、中频电流还可以通过干预中枢神经系统和神经-体液对痛觉的调制作用，从而产生镇痛效应。

4. 高频电疗法　常用的方法有短波、超短波电疗法及微波疗法。

高频电疗法是利用体外电极对人体施加高频电流，人体组织感应形成涡电流而产生温热效应，而且在磁场的作用下，细胞膜的电位及一些离子在细胞内外的流动和分布都发生变化，从而影响细胞状态。表现为组织内的动脉静脉显著扩张，神经肌肉组织兴奋性降低，达到缓解肌疲劳、减轻局部疼痛、炎症消散、促进药物吸收等目的。目前高频电疗法的非热效应依旧不明确，有待进一步探索。

5. 超声波疗法　利用超声波的机械振动，其压力变化对组织细胞起到微细按摩作用，结合超声波的温热作用，可以提高细胞膜的通透性，增强细胞代谢，改善细胞缺血、缺氧状态，进而提高细胞的再生能力。超声波还可增强水解酶和还原酶活性以利于消肿消炎，增加胶原纤维组织的可延伸性，松解粘连的结缔组织，软化瘢痕，促进瘢痕的吸收和松解。

本章小结

本章主要讲述了细胞膜的结构和物质转运功能、细胞的生物电活动、神经-骨骼肌接头处的兴奋传递以及骨骼肌的收缩功能。

跨细胞膜的物质转运是细胞代谢和实现细胞功能所必需的活动，方式有单纯扩散、易化扩散、主动转运、入胞和出胞。单纯扩散和易化扩散的动力来源于膜两侧的浓度差或电位差形成的势能，称为被动转运。主动转运、出胞和入胞则必须由细胞代谢提供能量。

生物电现象主要包括静息电位和动作电位。静息电位是一切生物电产生和变化的基础，动作电位则是细胞产生兴奋的标志。动作电位在同一细胞上的传导是局部电流作用的结果。

从运动神经末梢兴奋到骨骼肌收缩依次要经历：神经细胞电活动→神经-骨骼肌接头处的化学传递（电—化学—电的过程）→骨骼肌的兴奋收缩耦联过程→骨骼肌纤维收缩。

骨骼肌的收缩形式有单收缩、强直收缩、等长收缩、等张收缩、拉长收缩和等动收缩等。影响骨骼肌收缩的主要因素是前负荷、后负荷和肌肉的收缩能力。

肌电图是临床上常用来诊断疾病或进行功能评定的一种电生理检查方法。骨骼肌康复以运动治疗和理疗为主，其中运动治疗是骨骼肌康复治疗中最重要的部分。

（刘晓艳）

0207

扫一扫，测一测

笔记

思考题

1. 试比较被动转运和主动转运的异同点。
2. 简述动作电位的形成过程。
3. 动作电位是怎样进行传导的？有髓神经纤维动作电位传导的特点是什么？
4. 简述从运动神经元发出神经冲动到引起其支配的骨骼肌收缩所经历的生理过程。
5. 简述前负荷和后负荷及其对肌肉收缩的影响。

0208

思路解析

第三章　血液

03章 PPT

学习目标

1. 掌握：血浆渗透压的分类及其生理意义；红细胞、血小板的生理特性；生理性止血的基本过程；血液凝固的基本过程；血型概念。

2. 熟悉：血液的组成及功能；血液的理化特性；各类血细胞的正常值及功能；红细胞的生成与破坏；ABO 血型系统的分类依据；Rh 血型系统；输血的原则。

3. 了解：内源性凝血途径和外源性凝血途径；抗凝血与纤维蛋白的溶解；运动对血液的影响；血液系统疾病康复的生理学基础。

4. 运用生理学知识，初步具备分析血液系统常见疾病产生的原因的能力，能够运用生理学知识分析血液系统疾病康复的生理学机制。

第一节　概　　述

血液（blood）是心血管系统中循环流动的液体，是体液的重要组成部分。血液的功能如下：①运输功能，运输 O_2、营养物质和激素到全身器官细胞，运输代谢产物、CO_2 以利于排出体外。②缓冲作用，血液中含有多种缓冲物质，缓冲血浆的酸碱变化，维持血浆 pH 的相对恒定。③防御和保护功能，血液中的中性粒细胞、单核细胞、淋巴细胞、血浆蛋白等构成机体的非特异性和特异性免疫系统，行使生理防御功能。④调节体温功能，血液中的水分能大量吸收体内产生的热量，并通过血液循环将机体深部热量带到体表散发，维持体温的相对恒定。很多疾病可导致血液组成成分或性质发生特征性的变化，通过检验血液可以帮助对某些疾病的诊断，故血液检验在医学诊断上有重要价值。

一、血液的组成

血液由血浆（plasma）和悬浮于其中的血细胞（blood cell）组成。新鲜抗凝处理的血液，以 3 000r/min 的速度离心 30min，由于血细胞和血浆的比重不同，血液分为三层（图 3-1）。上层淡黄色的透明液体称血浆，占总容积的 50%～60%；下层红色不透明的部分是红细胞（erythrocyte；red blood cell，RBC），占总

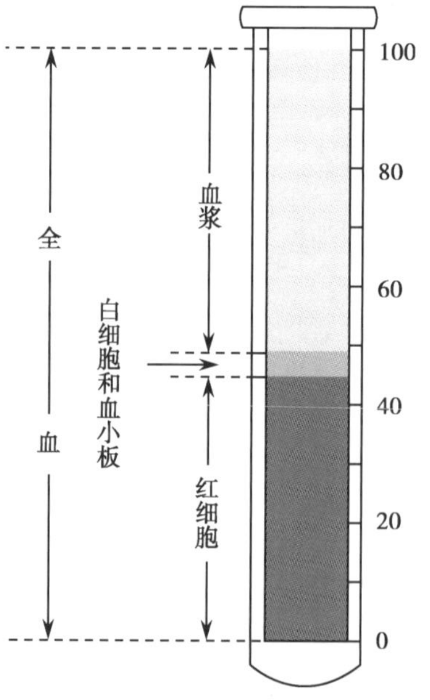

图 3-1　血液的组成示意图

笔记

容积的 40%~50%；中间灰白色的薄层是白细胞(leukocyte；white blood cell，WBC)和血小板(platelet；thrombocyte)，约占总容积的 1%。

血细胞在全血中所占的容积百分比称血细胞比容。正常成年人血细胞比容男性为 40%~50%，女性为 37%~48%。由于白细胞和血小板所占容积的百分比很小，血细胞比容主要反映血液中红细胞的相对浓度，故又称红细胞比容。临床上红细胞比容也称红细胞压积。

(一) 血浆

血浆中 91%~92%是水分，溶质包括蛋白质和一些低分子物质，如电解质、营养物质、代谢产物及激素等。血浆中电解质含量与组织液基本相同，但血浆蛋白的浓度和组织液相比有较大的差别。

1. 血浆蛋白　血浆蛋白(plasma proteins)是血浆中多种蛋白质的总称，用盐析法可将血浆蛋白分为 3 类，即白蛋白、球蛋白、纤维蛋白原。正常成人的血浆蛋白含量 65~85g/L，其中白蛋白 40~48g/L，球蛋白 15~30g/L。白蛋白和大多数球蛋白主要由肝脏产生，少数球蛋白由淋巴系统产生。正常人白蛋白和球蛋白的比值为 1.5~2.5，某些疾病如肝病可导致其比值下降，甚至倒置。

血浆蛋白的主要功能是：①协助运输激素、脂质、离子、维生素等物质；②形成血浆胶体渗透压；③参与血液凝固、抗凝和纤溶等生理过程；④抵御病原微生物的入侵；⑤营养功能。

2. 水和无机盐　血浆中的无机盐绝大部分以离子状态存在。阳离子以 Na^+ 为主，还有少量 K^+、Ca^{2+}、Mg^{2+} 等；阴离子主要是 Cl^- 及少量的 HCO_3^-、HPO_4^{2-} 等，这些离子的主要功能是形成血浆晶体渗透压、维持酸碱平衡和神经肌肉的正常兴奋性等。

3. 非蛋白含氮化合物　血浆中除蛋白质以外的含氮化合物总称为非蛋白含氮化合物，主要包括尿素、尿酸、肌酸和肌酐等，是体内蛋白质和核酸的代谢产物，经肾排出体外。这些化合物中所含的氮称为非蛋白氮(non-protein nitrogen，NPN)，其中 1/3~1/2 的 NPN 为尿素氮(blood urea nitrogen，BUN)。当肾功能不全时，血中 NPN 和 BUN 的含量都升高。因此，测定血中 NPN 和 BUN 的含量有助于了解体内的蛋白质代谢和肾功能状况。

(二) 血细胞

血细胞可分为红细胞、白细胞和血小板三类。因为红细胞数量远高于白细胞和血小板，故血液呈红色。

二、血量

人体内血液的总量称血量(blood volume)，是血浆量和血细胞量的总和。正常成年人血量占体重的 7%~8%，即每千克体重有 70~80ml 血液。其中大部分血液在心血管中流动，称循环血量；小部分血液滞留于肝、肺、脾及静脉丛等处，流动缓慢，称贮存血量。当机体需要时，贮存血量可释放出来，补充循环血量。

相对稳定的血量有助于维持正常的血压和血流，保证组织器官的正常血液供应。健康成人若一次失血不超过血量的 10%，机体可以代偿，无明显临床症状；若失血超过血量的 20%，机体难以代偿，将出现血压下降、脉搏加快、四肢厥冷、眩晕甚至晕厥等症状；若失血超过血量的 30%，必须及时输血，否则将危及生命。

三、血液的理化特性

(一) 颜色

血液的颜色取决于红细胞内血红蛋白的颜色。动脉血中氧合血红蛋白含量较高，呈鲜红色；静脉血中未携带氧的血红蛋白含量高，呈暗红色。血浆因含微量胆色素而呈淡黄色。空腹血浆相对清澈透明，进食后，尤其在摄入较多脂类食物时，血浆会因为吸收了脂类，形成较多的血浆脂蛋白而变得浑浊。因此，临床作血液化学成分检测时，要求空腹采血。

(二) 比重

正常人全血比重 1.050~1.060，血浆比重 1.025~1.030。血液比重的大小与血液中红细胞的数量和血红蛋白的含量等有关。

(三) 黏滞性

血液的黏滞性来源于血液内部分子或颗粒之间的摩擦。如以水的黏滞性为 1，全血的相对黏滞性为

笔记

4~5，血浆为1.6~2.4。全血的黏滞性主要取决于血细胞比容，血浆的黏滞性主要取决于血浆蛋白的含量。此外，当血流速度小于一定限度时，红细胞可叠连或聚集成其他形式的团粒，使血液的黏滞性增大。

（四）渗透压

渗透压（osmotic pressure）是指溶液中溶质分子通过半透膜吸引并保留水分子的能力。渗透压的大小与溶液中的溶质颗粒数成正比，与溶质的种类和分子大小无关。渗透压通常用压力（mmHg）或浓度（mOsm/L）表示。

正常人的血浆渗透压约为300mOsm/L，相当于5 790mmHg。血浆渗透压由两部分组成：①晶体渗透压（crystal osmotic pressure），由血浆中的电解质所产生，80%来自 Na^+ 和 Cl^-，占血浆总渗透压的99%以上；②胶体渗透压（colloid osmotic pressure），由血浆中的胶体物质（如血浆蛋白，主要是白蛋白）所形成，仅1.3mOsm/L（25mmHg），不足血浆总渗透压的1%。

由于血浆蛋白的分子量较大，一般不能通过毛细血管管壁，因此血浆蛋白浓度远高于组织液，故血浆的胶体渗透压高于组织液胶体渗透压，趋向于将组织液中的水分吸引到血管内以维持血容量。当血浆蛋白含量减少时，如肝硬化（血浆蛋白质合成减少）、慢性肾炎（血浆蛋白质丢失过多）或营养不良（蛋白质摄入不足），均可使血浆胶体渗透压下降，导致水分向组织液转移而形成组织水肿。因此，血浆胶体渗透压在调节毛细血管内外水平衡和维持正常的血浆容量中起重要作用（图3-2）。水和电解质可自由通过毛细血管壁，因而血浆与组织液晶体渗透压基本相等，所以血浆晶体渗透压对血管内外水的分布不产生显著影响。但这些晶体物质绝大部分不易透过细胞膜，而水分子可以自由通过。正常情况下，细胞内、外的渗透压相等，水分子进出细胞的量保持平衡，故细胞可保持正常的形态和功能（图3-2）。当细胞外液晶体渗透压升高时，细胞将脱水，体积变小，甚至皱缩；反之，细胞将吸水膨胀，甚至破裂。因此，血浆晶体渗透压的相对恒定对维持细胞内外水平衡和细胞的正常形态及功能极为重要。临床上静脉大量补液时，需采用等渗溶液。

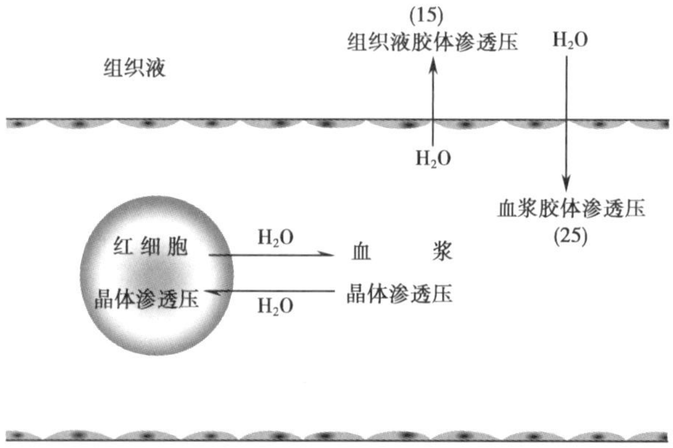

图3-2 血浆晶体渗透压与胶体渗透压作用示意图

在临床或生理实验所使用的各种溶液中，渗透压与血浆渗透压相等的溶液称为等渗溶液（iso-osmotic solution）（如0.9%NaCl溶液，5%葡萄糖溶液），高于或低于血浆渗透压的则分别称为高渗或低渗溶液。

（五）酸碱度

正常人血浆pH为7.35~7.45。血液中所含的各种缓冲物质，保证了血液pH的相对稳定。当血浆pH低于7.35时称为酸中毒，高于7.45时称为碱中毒。

第二节 血 细 胞

一、红细胞

（一）红细胞的形态、数量和功能

1. 形态 正常红细胞呈双凹圆盘形，直径7~9μm，中央薄，周边稍厚。成熟红细胞无细胞核及细胞器，细胞质内充满血红蛋白。

2. 数量 正常成年人，男性红细胞的数量为(4.0~5.5)×10^{12}/L，女性(3.5~5.0)×10^{12}/L；血红蛋白男性为120~160g/L，女性110~150g/L。在人体外周血液中，单位容积内红细胞数量或血红蛋白含量低于正常值，称为贫血(anemia)。

3. 功能 红细胞的主要功能是运输 O_2 和 CO_2，并对血液酸碱度的变化起缓冲作用。

(二) 红细胞的生理特性

1. 悬浮稳定性 红细胞在血浆中保持悬浮状态不易下沉的特性称为红细胞的悬浮稳定性(suspension stability)。与抗凝剂混匀的血液垂直静置于玻璃管中，红细胞由于比重较大而下沉，但正常时下沉速度十分缓慢。通常以红细胞在第一小时末下沉的距离来表示红细胞沉降的速度，称为红细胞沉降率(erythrocyte sedimentation rate，ESR)，简称血沉。正常男性血沉0~15mm/h，女性0~20mm/h。某些疾病，如活动性肺结核、风湿热等能引起红细胞叠连，而使血沉加快。影响红细胞叠连的因素主要在血浆中，其中白蛋白增多时，血沉减慢；球蛋白与纤维蛋白原增多时，血沉加快。

2. 可塑变形性 红细胞在血管中运行，通过直径比其小的毛细血管和血窦孔隙时，形态发生改变，通过之后又恢复原来的形状，这种特性称可塑变形性(plastic deformation)。红细胞的变形能力与红细胞的正常形态、膜的弹性和内容物的流动性等有关，衰老的红细胞、球形红细胞、血红蛋白异常均可降低红细胞的可塑变形性。

3. 渗透脆性 红细胞在低渗盐溶液中发生膨胀破裂的特性，称为红细胞的渗透脆性(osmotic fragility)。将正常人红细胞悬浮于一系列浓度递减的低渗 NaCl 溶液中，水将在渗透压差的作用下不断渗入红细胞，于是红细胞由正常双凹圆盘形逐渐胀大，直至破裂溶血。这一现象说明红细胞对低渗溶液具有一定的抵抗力。衰老的红细胞对低渗盐溶液的抵抗力变小，即脆性增大。临床有些疾病可影响红细胞脆性，如遗传性红细胞增多症病人的红细胞脆性增大，故测定红细胞渗透脆性可协助一些临床疾病的诊断。

0301

图片：血细胞生成模式图

(三) 红细胞的生成与破坏

1. 红细胞的生成

(1) 红细胞的生成部位：对于成年人，红骨髓是制造红细胞的唯一场所。若由于某些原因造成红骨髓的损伤而使之造血功能下降或丧失引起贫血，称为再生障碍性贫血。

(2) 红细胞生成所需的原料：红细胞的主要成分是血红蛋白，血红蛋白由珠蛋白和血红素结合而成，所以合成血红蛋白的主要原料是蛋白质和铁。成人每天需要20~30mg 铁用于红细胞的生成。铁的来源有两部分，一部分来自体内红细胞破坏后所释放出的铁，另一部分来自食物。食物中的铁多为 Fe^{3+}，必须在胃酸作用下转变为 Fe^{2+} 才能被吸收。机体缺铁时，可使血红蛋白合成减少，引起小细胞低色素性贫血，即缺铁性贫血。在红细胞生成过程中，需要有足够的蛋白质、铁、叶酸及维生素 B_{12}。

(3) 影响红细胞成熟的因素：叶酸和维生素 B_{12} 是红细胞发育过程中合成 DNA 所必需的辅酶。当机体缺乏维生素 B_{12} 和叶酸时，红细胞 DNA 合成减少，细胞核分裂异常，外周血中出现体积较大的幼红细胞，称为巨幼细胞贫血。正常情况下，食物中叶酸和维生素 B_{12} 的含量能满足红细胞生成的需要，但维生素 B_{12} 的吸收必须要有内因子的参与。内因子是由胃黏膜壁细胞分泌的一种糖蛋白，它与维生素 B_{12} 结合形成内因子-维生素 B_{12} 复合物，从而保护维生素 B_{12} 不受小肠内蛋白水解酶的破坏，并通过回肠黏膜吸收入血。当胃大部分切除或萎缩性胃炎时，内因子分泌减少，可导致维生素 B_{12} 吸收障碍，亦可引起巨幼细胞贫血。

(4) 红细胞生成的调节：红细胞的生成主要受促红细胞生成素(erythropoietin，EPO)和雄激素的调节。EPO 是红细胞生成的主要调节物，主要由肾脏产生，少量来自肝脏。组织缺氧时，由肾脏产生的 EPO 增多，EPO 作用于骨髓红系祖细胞，加速其增殖分化，促使骨髓释放网织红细胞，从而使血液中的成熟红细胞增加。雄激素可直接刺激骨髓造血，也可以促进肾释放 EPO。此外，甲状腺激素、生长素、糖皮质激素对红细胞的生成也有一定的作用。

2. 红细胞的破坏 红细胞平均寿命约120d。当红细胞逐渐衰老时，其变形能力减弱而脆性增加，在血流湍急处可因机械冲击而破损，在通过微小孔隙时易滞留在脾索和肝血窦中被巨噬细胞所吞噬。肝、脾是红细胞破坏的主要场所。衰老的红细胞被巨噬细胞吞噬消化后，铁被储存在体内重新利用。

二、白细胞

（一）白细胞的分类和正常值

1. 白细胞分类 根据白细胞的形态和功能可将其分为粒细胞、单核细胞和淋巴细胞，其中粒细胞又根据其胞质颗粒的嗜色性不同而分为中性粒细胞、嗜酸性粒细胞和嗜碱性粒细胞。

2. 正常值 正常成人外周血液中白细胞总数为$(4.0\sim10.0)\times10^9/L$。白细胞总数生理变动较大，一般下午比早晨稍高，剧烈运动时可明显升高，运动停止数小时后恢复原来水平。妊娠、分娩等特殊时期白细胞总数均可增加。

（二）白细胞的形态结构和功能

白细胞的主要功能是通过吞噬和免疫，实现对机体的防御和保护作用。白细胞具有变形、游走、趋化和吞噬特性。

1. 中性粒细胞 中性粒细胞是血液中的主要吞噬细胞，其吞噬消化细菌的能力很强。中性粒细胞还可吞噬体内衰老和受损的红细胞以及抗原-抗体复合物等。中性粒细胞吞噬细菌后，自身常死亡，称脓细胞。中性粒细胞破裂时，释放的各种溶酶体酶对周围的组织细胞产生溶解作用常形成脓肿。脓细胞与溶解的组织碎片及细菌一起形成脓液。临床上白细胞总数增多和中性粒细胞百分率增高，往往提示为急性化脓性细菌感染。

2. 嗜酸性粒细胞 嗜酸性粒细胞只有吞噬功能而无杀菌能力。嗜酸性粒细胞可限制嗜碱性粒细胞和肥大细胞引起的过敏反应，还参与对蠕虫的免疫反应。当机体发生过敏反应、寄生虫感染等情况时，常伴有血中嗜酸性粒细胞增多的现象。

3. 嗜碱性粒细胞 嗜碱性粒细胞胞质内含较大的嗜碱性颗粒，颗粒内有肝素、组胺、过敏性慢反应物质和嗜酸性粒细胞趋化因子等。肝素具有很强的抗凝血作用，使血流通畅，有利于吞噬细胞游走到炎症部位；组胺和过敏性慢反应物质能使小血管舒张、毛细血管壁通透性增大、细支气管平滑肌收缩等，导致局部充血水肿，引起哮喘、荨麻疹等过敏反应症状；嗜酸性粒细胞趋化因子吸引嗜酸性粒细胞聚集到病变局部，发挥作用。

4. 单核细胞 单核细胞是血液中最大的细胞，从骨髓进入血液时还未成熟，在血液中停留2~3d后穿过毛细血管壁进入组织中，继续发育为成熟细胞。进入组织中的单核细胞称巨噬细胞，大量存在于淋巴结、肺泡壁、骨髓、肝和脾等器官中。单核-巨噬细胞的吞噬能力较中性粒细胞强，能吞噬较大的细菌和颗粒。

5. 淋巴细胞 淋巴细胞主要分为T淋巴细胞、B淋巴细胞和自然杀伤细胞（NK细胞）。淋巴细胞在机体的特异性免疫应答过程中起着非常重要的作用，故又称为免疫细胞。在功能上，T淋巴细胞主要与细胞免疫有关，B淋巴细胞主要与体液免疫有关，NK细胞是机体天然免疫的重要执行者。

三、血小板

（一）血小板的形态结构和数量

血小板由骨髓中成熟的巨核细胞脱落的胞质碎块形成。血小板呈双面微凸的圆盘状，无核，形状不规则，有完整的细胞膜。正常成人血液中血小板的数量为$(100\sim300)\times10^9/L$个。当血小板数量超过$1\,000\times10^9/L$时称为血小板过多，易发生血栓，可导致心、脑血管栓塞；血小板低于$100\times10^9/L$时称为血小板减少。当血小板减少到$50\times10^9/L$以下时，毛细血管壁脆性增加，微小创伤或仅血压增高即可使皮肤和黏膜下出现瘀血点，甚至出现大块紫癜，称血小板减少性紫癜。

（二）血小板的生理特性

1. 黏附 血小板与非血小板表面的黏着称血小板黏附。血管内皮受损时，流经此处的血小板被内皮下组织激活，立即黏附于暴露出来的胶原纤维上。黏附是血小板在止血过程和血栓形成中十分重要的起始步骤。

笔记

2. 聚集 血小板与血小板之间的相互黏着，称血小板聚集。引起血小板聚集的因素称为致聚剂。

生理性致聚剂主要有 ADP、肾上腺素、5-羟色胺、组胺、胶原、凝血酶等;病理性致聚剂有细菌、病毒、免疫复合物、药物等。血小板聚集是形成血小板血栓的基础。

3. 释放 血小板受刺激后,将储存在颗粒中的物质排出的过程称为血小板释放。能引起血小板聚集的因素,多数能引起血小板释放,而且血小板的黏附、聚集与释放几乎同时发生。血小板释放的物质主要有 ADP、ATP、5-羟色胺、Ca^{2+}等。许多血小板释放的物质可以进一步促进血小板的活化、聚集、加速止血过程。

4. 收缩 血小板中含有收缩蛋白。血凝块中血小板收缩,可使血凝块回缩硬化,有利于止血。

5. 吸附 血小板表面可吸附血浆中多种凝血因子,如凝血因子Ⅰ、Ⅴ、Ⅺ、Ⅻ等。血管受损时,血小板黏附聚集于损伤部位,通过吸附作用使局部凝血因子浓度升高,促使血液凝固,加快止血。

(三)血小板的功能

1. 参与生理性止血 在生理性止血过程中,血小板通过黏附、聚集和释放反应,形成血小板血栓,实现初步止血(见本章第三节)。

2. 促进血液凝固 血小板通过吸附凝血因子和释放血小板因子,促进血液凝固。

3. 维持血管内皮的完整性 血小板能填补血管内皮细胞脱落留下的空隙,并与内皮细胞融合,促进内皮的修复,维持毛细血管壁的正常通透性,使红细胞不易逸出。

第三节 生理性止血与血液凝固

一、生理性止血的基本过程

正常情况下,小血管受损后引起的出血,在几分钟内就会自行停止,这种现象称为生理性止血(hemostasis)。用采血针刺破耳垂或指尖使血液自然流出,测定出血延续的时间,称为出血时间(bleeding time),正常为 1~3min。出血时间反映生理性止血功能状况,当血小板减少或血小板功能有缺陷时出血时间延长,甚至出血不止。

生理性止血包括三个时相:

(1) 小血管收缩:损伤性刺激及血小板释放缩血管物质,如 5-羟色胺、肾上腺素等使受损血管收缩,从而减缓出血并促进止血。

(2) 血小板止血栓的形成:血管损伤后,内皮下的胶原暴露,血小板黏附于胶原上聚集成团,形成松软的止血栓,暂时堵塞小出血口,实现初期止血。

(3) 血液凝固:血小板结合并激活多种凝固因子,启动凝血过程,形成坚实的血凝块,封住血管破口,最后完成生理性止血过程(图 3-3)。

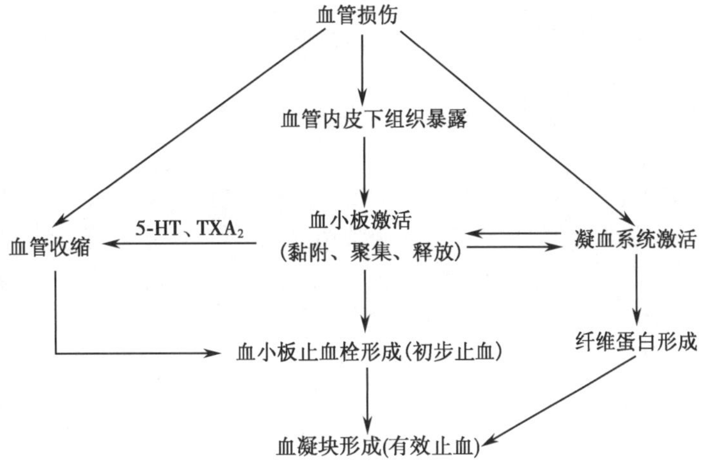

5-HT:5-羟色胺;TXA_2:血栓烷A_2。

图 3-3 生理性止血过程示意图

二、血液凝固

血液凝固(blood coagulation)是指血液由流动的液体状态变成不能流动的凝胶状态的过程。血液凝固是一系列复杂的酶促反应,需要多种凝血因子参与。

(一) 凝血因子

血浆与组织中直接参与血液凝固的物质,统称为凝血因子(coagulation factor;clotting factor)。目前已知的凝血因子有14种,其中按国际命名法依发现顺序用罗马数字编号的有12种(表3-1)。此外,还有前激肽释放酶、高分子激肽原以及血小板磷脂等。

表3-1 按国际命名法编号的凝血因子

因子	同义名	合成部位	因子	同义名	合成部位
Ⅰ	纤维蛋白原	肝细胞	Ⅷ	抗血友病因子	肝细胞
Ⅱ	凝血酶原	肝细胞(需VitK)	Ⅸ	血浆凝血活酶	肝细胞(需VitK)
Ⅲ	组织因子	内皮细胞	Ⅹ	斯图亚特因子	肝细胞(需VitK)
Ⅳ	Ca^{2+}		Ⅺ	血浆凝血活酶前质	肝细胞
Ⅴ	前加速素	内皮细胞和血小板	Ⅻ	接触因子	肝细胞
Ⅶ	前转变素	肝细胞(需VitK)	ⅩⅢ	纤维蛋白稳定因子	肝细胞和血小板

凝血因子具有以下特征:①通常大部分凝血因子是以无活性的酶原形式存在,必须经过激活才具有活性,这一过程称为凝血因子的激活,习惯上被激活的凝血因子在右下角用字母"a"标记,如活化的因子Ⅹ写成Ⅹa。②除因子Ⅳ是Ca^{2+}外,其余的凝血因子均为蛋白质,而且大多数具有蛋白水解酶的作用。③除因子Ⅲ(组织因子)外,其他凝血因子均存在于血浆中。④因子Ⅱ、Ⅶ、Ⅸ、Ⅹ在肝脏中合成时需要维生素K的参与,故称为维生素K依赖性凝血因子。当体内维生素K缺乏或肝功能受损时可引起凝血功能障碍。

(二) 血液凝固过程

血液凝固过程包括三个基本步骤:①凝血酶原激活物(也称为凝血酶原激活复合物)的形成;②凝血酶的形成;③纤维蛋白的形成(图3-4)。

1. 凝血酶原激活物的形成　凝血酶原激活物为因子Ⅹa、因子Ⅴ、Ca^{2+}和磷脂(PL)的复合物。它的形成首先需要因子Ⅹ的激活。Ⅹa的形成有两条途径,即内源性凝血途径和外源性凝血途径。

(1) 内源性凝血途径:参与凝血的因子均在血浆中,故称为内源性凝血途径,由因子Ⅻ被激活而启动。当血液与异物(如内皮下胶原等)接触时,因子Ⅻ被激活。Ⅻa可激活前激肽释放酶使之成为激肽释放酶,后者对因子Ⅻ的激活有正反馈作用。Ⅻa激活因子Ⅺ。Ⅺa在Ca^{2+}的参与下,将因子Ⅸ激活,Ⅸa与因子Ⅷa、Ca^{2+}和PL形成复合物,该复合物能将因子Ⅹ激活为Ⅹa。在此过程中,Ⅷa的参与可以使Ⅸa激活因子Ⅹ的作用加快20万倍。

临床实践中发现,缺乏因子Ⅷ、Ⅸ和Ⅺ的病人,凝血过程缓慢,轻微外伤常可引起出血不止,分别称为甲型、乙型、丙型血友病。

(2) 外源性凝血途径:由组织因子(因子Ⅲ)暴露于血液而启动的凝血过程,称外源性凝血途径。组织损伤血管破裂时,释放出因子Ⅲ,因子Ⅲ与血浆中的Ca^{2+}和Ⅶa形成复合物,激活因子Ⅹ。此外,该复合物还能激活因子Ⅸ,从而使内、外源性凝血途径相互联系,相互促进,共同完成凝血过程。

2. 凝血酶的形成　在凝血酶原激活物的作用下,凝血酶原水解为凝血酶。凝血酶是具有多功能的凝血因子,主要作用是把纤维蛋白原转变为纤维蛋白单体。

3. 纤维蛋白的形成　纤维蛋白原在凝血酶的作用下形成纤维蛋白单体。在Ca^{2+}帮助下,凝血酶还能激活因子ⅩⅢ,ⅩⅢa使纤维蛋白单体聚合成纤维蛋白多聚体,并交织成网,网罗血细胞形成凝血块,完成血液凝固过程。

血液凝固后析出的淡黄色液体,称血清(serum)。血清与血浆的主要区别在于血清中缺乏纤维蛋白原和凝血过程中消耗掉的一些凝血因子。

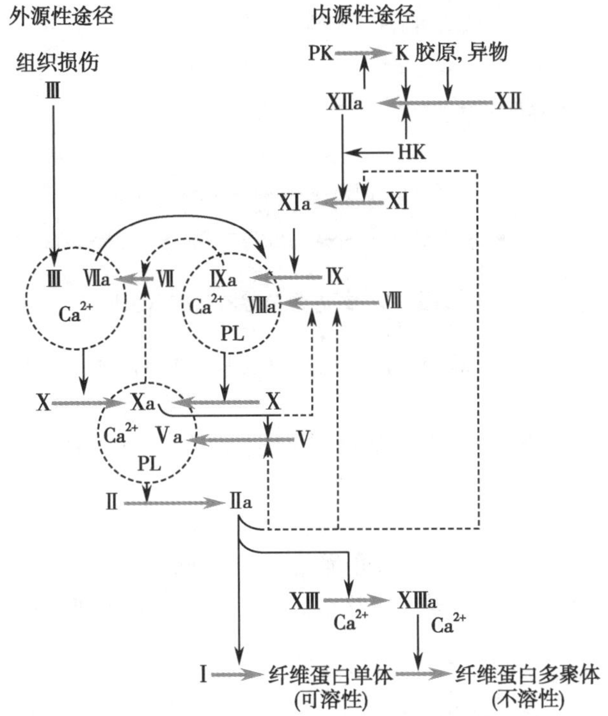

→:催化作用；⇒:变化方向；--→:正反馈促进；PL:磷脂；PK:前激肽释放酶；K:激肽释放酶；HK:高分子激肽原；罗马数字表示相应的凝血因子。

图 3-4　血液凝固过程示意图

三、抗凝血与纤维蛋白的溶解

（一）抗凝血系统

正常情况下血管中的血液不凝固，是多种因素共同作用的结果，包括血管内皮的抗凝作用；循环血液的稀释作用；纤维蛋白的吸附及单核细胞的吞噬作用；血浆中抗凝物质的作用等。这里主要介绍血浆中的抗凝物质。

血浆中最主要的抗凝物质是抗凝血酶Ⅲ和肝素。

1. 抗凝血酶Ⅲ　由肝细胞和血管内皮细胞产生，能与凝血酶结合形成复合物使其失活，还能与Ⅸa、Xa、Ⅺa、Ⅻa 等的活性中心结合抑制其活性，达到抗凝作用。正常情况下，抗凝血酶Ⅲ的直接抗凝作用弱而慢，与肝素结合后，其抗凝作用显著增加。

2. 肝素　肝素是一种酸性黏多糖，主要由肥大细胞和嗜碱性粒细胞产生。肺、心、肝、肌肉等组织中含量丰富。肝素主要通过增强抗凝血酶Ⅲ的活性而间接发挥抗凝作用。肝素还可刺激血管内皮细胞产生组织因子途径抑制物而抑制凝血过程。此外，肝素还能激活血浆中的脂酶，加速血浆中乳糜微粒的清除，因而可减轻脂蛋白对血管内皮的损伤，有助于防止与血脂有关的血栓形成。因此，肝素是一种很强的体内、外抗凝物质，并已在临床实践中广泛应用。

（二）纤维蛋白溶解

纤维蛋白在纤溶酶作用下被降解液化的过程，称为纤维蛋白溶解，简称纤溶。纤溶过程包括纤溶酶原的激活和纤维蛋白的降解。参与纤溶过程的物质构成纤维蛋白溶解系统，包括纤溶酶原、纤溶酶、纤溶酶原激活物和纤溶酶原抑制物（图 3-5）。

1. 纤溶酶原的激活　纤溶酶原主要由肝脏产生。正常情况下，血浆中的纤溶酶以无活性的纤溶酶原形式存在。纤溶酶原激活物有组织型纤溶酶原激活物和尿激酶型纤溶酶原激活物等。组织型纤溶酶原激活物主要由血管内皮细胞合成后释放于血液中；尿激酶型纤溶酶原激活物主要由肾小管、集合管上皮细胞产生。

2. 纤维蛋白的降解　纤溶酶是血浆中活性最强的蛋白水解酶，主要作用是将纤维蛋白或纤维蛋

笔记

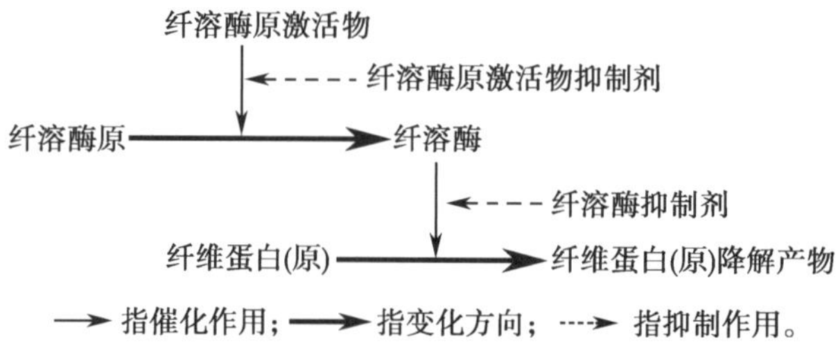

图 3-5 纤维蛋白溶解系统示意图

白原分解成许多可溶性的小分子肽，总称为纤维蛋白（原）降解产物。这些降解产物一般不会再凝固，而且其中一部分还有抗凝作用。

3. 纤溶抑制物 血液中能抑制纤溶的物质主要有两类，一类为抗纤溶酶，是一种 α-球蛋白，能与纤溶酶结合成复合物使其失活。另一类是激活物的抑制物，能与组织型纤溶酶原激活物和尿激酶型纤溶酶原激活物结合形成不稳定的复合物，使之失去活性。

文档：抗栓治疗

凝血与纤溶是两个既对立又统一的功能系统，二者之间的动态平衡，使人体在出血时既能有效止血，又能防止血块堵塞血管，从而维持血流的正常状态。在血管内，如果凝血作用大于纤溶，将会发生血栓，反之就会造成出血倾向。

第四节 血型和输血原则

一、血型与红细胞凝集

血型（blood group）通常是指红细胞膜上特异性抗原（即凝集原）的类型。将两种不同类型的血液滴加在玻片上使之混合，红细胞可凝集成簇，这个现象称红细胞凝集（agglutination）。人体输入血型不合的血液时，在血管内可发生红细胞凝集和溶血反应，严重者危及生命。

红细胞凝集的本质是抗原-抗体反应。红细胞膜上的特异性抗原在凝集反应中称凝集原，能与其发生反应的特异抗体称凝集素。凝集素存在于血浆中。

白细胞、血小板也有其血型抗原。人类白细胞抗原是一个极为复杂的抗原系统，在体内分布广泛，是器官移植后引起免疫排斥反应的最重要抗原。血小板抗原与输血后血小板减少症的发生有关。

二、红细胞血型

根据红细胞表面抗原特异性不同，目前已发现红细胞有 30 个不同的血型系统。其中与临床关系最密切的是 ABO 和 Rh 血型系统。

（一）ABO 血型系统

1. ABO 血型的分型 ABO 血型系统是第一个被人类发现的血型系统。ABO 血型是根据红细胞膜上所含凝集原的种类不同和有无而将血液分为四型：红细胞膜上只含 A 抗原的为 A 型；只含 B 抗原的为 B 型；同时含有 A 与 B 两种抗原的为 AB 型；不含 A 与 B 抗原的为 O 型。不同血型的人，其血清中含有不同的抗体，A 型人的血清中，只含有抗 B 抗体；B 型人的血清中，只含有抗 A 抗体；AB 型人的血清中无抗 A 和抗 B 抗体；O 型人的血清中同时含有抗 A 和抗 B 抗体。

已发现人 ABO 血型系统中有多个亚型，如 A 型中的 A_1 和 A_2 亚型。A_1 亚型红细胞膜上含 A 和 A_1 抗原，血清中只含抗 B 抗体；A_2 亚型红细胞膜上只含 A 抗原，血清中含抗 A_1 和抗 B 两种抗体。由于 A_1 和 A_2 亚型的存在，出现了 A_1B 和 A_2B 两个亚型。在测定血型和输血时应注意到 A 亚型的存在。

2. ABO 血型系统的抗体 ABO 血型抗体属于天然抗体，包括抗 A 抗体和抗 B 抗体 2 种。天然抗体多属 IgM，分子量大，不能通过胎盘。新生儿的血液中尚无 ABO 血型抗体，出生后 2~8 个月开始产生。因此，在母子血型不合的孕妇，由于体内天然的 ABO 血型抗体一般不能通过胎盘进入胎儿体内，不会使胎儿发生新生儿溶血病。

3. ABO 血型的遗传 人类 ABO 血型是由 9 号染色体上的 A、B 和 O 三个等位基因来控制的。对每个人来说,在一对染色体上只可能出现上述三个基因中的两个,父母双方各遗传一个给子代,从而决定子代血型的基因型,三个基因可组成六个可能的基因型。由基因型决定红细胞血型的表现型,由于 A 和 B 基因为显性基因,O 基因为隐性基因,故血型的表现型仅四种(表 3-2)。利用血型的遗传规律,已知双亲的 ABO 血型,就可以推导出其子女可能为什么血型和不可能为什么血型。

表 3-2 ABO 血型的基因型和表现型

基因型	表现型
OO	O
AA,AO	A
BB,BO	B
AB	AB

(二) Rh 血型系统

Rh 凝集原是人类红细胞膜上存在的另一类凝集原。最先发现于恒河猴(Rhesus monkey)的红细胞,故命名为 Rh 凝集原。现已知 Rh 血型系统有 40 多种凝集原,其中以 D 凝集原的抗原性最强。红细胞表面有 D 凝集原的称 Rh 阳性,无 D 凝集原的称 Rh 阴性。我国汉族 99%的人是 Rh 阳性,有些少数民族 Rh 阴性比例较大,如塔塔尔族为 15.8%,苗族为 12.3%。

Rh 血型系统无天然凝集素,经致敏后获得免疫凝集素。即 Rh 阳性和 Rh 阴性者,血浆中均无与 Rh 凝集原起反应的凝集素,在 Rh 阳性的红细胞输给 Rh 阴性者后,可使 Rh 阴性者的血浆中产生抗 Rh 凝集素。Rh 血型系统的抗体主要是 IgG,分子量较小,能透过胎盘。因此,当 Rh 阴性的母亲第一胎怀有 Rh 阳性的胎儿时,Rh 阳性胎儿的红细胞可在分娩时进入母体,使母体产生抗 Rh 的抗体。由于抗 Rh 的抗体出现缓慢,故第一胎通常不会发生新生儿溶血。但若 Rh 阴性母亲再次怀有 Rh 阳性胎儿时,母体体内的抗 Rh 抗体可透过胎盘进入胎儿血液,导致胎儿红细胞发生凝集,出现新生儿溶血,严重时可导致胎儿死亡。

三、输血原则

血量的相对稳定是机体维持正常生命活动的重要条件,对急性大失血、手术或患某些疾病的病人,输血是治疗的有效手段。输血治疗已经由输入全血发展到成分输血,可根据病人的病情需要,输入全血、血浆、血小板或红细胞悬液等。

输血的基本原则是保证供血者的红细胞不被受血者血浆中的抗体所凝集,即供血者红细胞膜上的抗原不与受血者血浆中的抗体发生凝集反应。为了保证输血的安全和提高输血的效果,必须遵守输血原则。

(1) 输血前必须鉴定血型:在准备输血时,首先必须鉴定血型,以保证供血者与受血者的 ABO 血型相合。对于生育年龄的妇女和需反复输血的病人,还必须使供血者与受血者的 Rh 血型相合,避免受血者在被致敏后产生抗 Rh 的抗体,导致输血反应。

(2) 必须做交叉配血试验:即使 ABO 血型系统中同型之间进行输血,输血前也必须进行交叉配血试验(cross-match blood test)。即将供血者的红细胞与受血者的血清相混合,称为交叉配血的主侧;再将受血者的红细胞与供血者的血清相混合,称为交叉配血的次侧(图 3-6)。这样既可以检验血型鉴定是否有误,又能发现供血者和受血者的红细胞或血清中是否还存在其他不相容的血型。如果主侧和次侧均无凝集反应,则为"配血相合",可以进行输血;如果主侧凝集,则无论次侧是否凝集,即为"配血不合",绝对不能进行输血。如果主侧不凝集而次侧凝集,称为"配血基本相合",一般不宜进行输血,只有在紧急时,一时无法得到同型血的情况下,才能考虑如将 O 型血输给其他血型的人(即异型输血),但必须坚持一少(<200ml)、二慢、三勤看(医护人员监督)的原则。

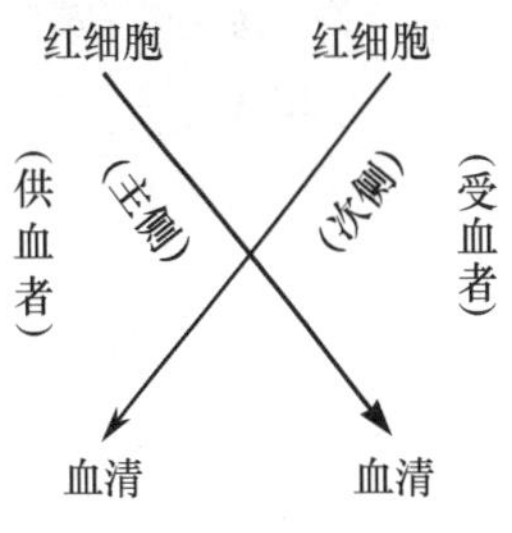

图 3-6 交叉配血试验

文档:全血输血和成分输血

如出现输血反应,应立即停止输血。

第五节 血液系统疾病的康复

一、运动对血液的影响

(一)运动对血量的影响

运动时,潴留在肝、肺、腹腔静脉等处的贮存血量被动员,循环血量增加。长期从事耐力运动,使得人体循环总量(血容量)增加,包括血浆容量和红细胞容量都增加,但血浆容量较红细胞容量增加更明显,所以血细胞比容减少,单位容积中的红细胞数量和血红蛋白含量减少,血液相对稀释。

(二)运动对血细胞的影响

1. 运动对红细胞的影响 一次性运动可引起红细胞数量暂时增加,其增加幅度与运动强度及持续时间有关。短时间运动因贮存血释放,使循环血中红细胞数量增多;大强度、长时间运动时,由于血液中代谢产物增多、大量出汗等因素,造成血浆中水分向血管外转移,导致血液浓缩,红细胞浓度相对增高,血细胞比容增大。在正常黏度范围内红细胞数量和血红蛋白浓度增加可提高红细胞的携氧能力。运动时红细胞数量的暂时性增加,一般在运动停止后1~2h恢复正常。

长期运动的人,安静时红细胞和血红蛋白总量略高于缺乏锻炼者,但由于血浆容量增加较红细胞容量增加更明显,所以血细胞比容减少,血液相对稀释,血液黏度下降,对防止各种心、脑血管疾病有积极作用。由于血液稀释造成血细胞比容和血红蛋白浓度降低,有的甚至低于正常值,临床上可能被诊断为"运动性贫血",并非真正贫血。

知识拓展

运动对红细胞流变性的影响

研究发现,科学的运动训练能加快体内红细胞的更新速度,使血液中新生的红细胞增多,红细胞膜的弹性增加,从而提高红细胞的变形能力,使其流变性增加,对降低血液的黏滞性,改善微循环起到积极作用。

2. 运动对白细胞的影响 由于运动中儿茶酚胺等物质分泌增加,促使血管内边缘池及肝、脾、淋巴结和胸腺等血管外组织白细胞池释放白细胞增加,某种程度上提高了机体的免疫力,降低了患病风险。但长时间、力竭性运动或长期过度训练,可使白细胞数量在运动过程中急剧增高,淋巴细胞亚群比例发生明显改变。运动后3~72h淋巴细胞降至安静水平以下,增殖分化能力及活性降低,免疫功能下降。

3. 运动对血小板的影响 大强度剧烈运动可引起血小板数量增加、血小板活性增强及循环血中血小板聚集趋势增加,导致血液呈高凝状态,特别对平时较少运动的心血管疾病病人,短时间剧烈运动可增加心肌梗死的危险性。但适宜的有氧运动可抑制血小板的活化,因而可减少血栓的发生。

(三)运动对凝血和纤溶能力的影响

1. 一次性运动对凝血和纤溶能力的影响 实验表明,以68% VO_{2max}(最大吸氧量)的强度运动时,凝血活性指标无明显增高,但能促使纤溶酶的形成;而以83% VO_{2max}强度运动时,凝血活性和纤溶酶活性均增高。可见中等强度的运动能提高血液纤溶性,大强度的运动可同时激活凝血系统和纤溶系统。

2. 长期运动对凝血和纤溶能力的影响 研究表明,经常从事体育运动的人血液凝固能力与一般人无差别,但纤溶能力高于一般人。纤溶能力的增强是长期系统的运动所引起的适应性改变,其改变的程度与锻炼年限呈正相关。心血管病流行病学调查显示,纤溶活性降低与冠心病、血栓性疾病密切相关,体力劳动者冠心病发病率较低。

笔记

二、血液系统疾病康复的生理学基础

造血系统疾病亦称血液病，包括主要累及造血系统的疾病（如贫血等）和原发于造血系统的疾病（如白血病等）。

（一）贫血

贫血是指外周血单位容积内血红蛋白的浓度、红细胞计数和/或血细胞比容低于正常值。贫血是一种症状，不是独立的疾病，临床常见的贫血有缺铁性贫血、巨幼细胞贫血和再生障碍性贫血等。

1. 缺铁性贫血　铁作为红细胞合成原料之一，当机体需铁量增加而铁摄入不足、铁吸收障碍或丢失过多时，则可形成缺铁性贫血，故补充铁剂是治疗缺铁性贫血的首选方法，同时应积极去除病因。青少年和孕妇营养不足引起的缺铁性贫血，应改善饮食；对确定有消化道溃疡病、肿瘤或痔疮等疾病应予以抑酸或手术治疗；对月经过多的病人应排查妇科疾病，给予月经调理等治疗。

2. 巨幼细胞贫血　叶酸和维生素 B_{12} 是合成 DNA 的主要辅酶，缺乏二者之一均可使红细胞 DNA 合成缺陷，而造成巨幼细胞贫血。体内不能合成叶酸，所需只能从食物中供给；肠道细菌虽然可合成维生素 B_{12}，但吸收甚微，体内代谢所需维生素 B_{12} 也几乎全部由食物供给，其吸收须在胃壁细胞分泌的内因子作用下完成，故体内维生素 B_{12} 的缺乏通常继发于一些胃部疾患。因此发生巨幼细胞贫血时，根据病因在选择叶酸或维生素 B_{12} 治疗的同时，应积极治疗原发病。

3. 再生障碍性贫血　造血干细胞具有自我复制和分化的能力，在多种细胞因子作用下，进一步分化成造血祖细胞后，自我复制能力减弱或消失，只能分化成各种血细胞的前体细胞。当造血干细胞受损或造血微环境改变等因素发生时，则可能造成造血干细胞数量和/或功能异常，从而导致全血细胞减少，称为再生障碍性贫血。病人通常以红细胞、中性粒细胞、血小板减少所致的贫血、感染和出血为主要临床特征。雄激素可直接刺激骨髓造血，因此临床上对于造血微环境健全、尚有残留造血干细胞的慢性再生障碍性贫血病人可采用雄激素疗法；严重型再生障碍性贫血治疗和根治的最佳方法当选骨髓移植。

（二）白血病

白血病是造血（或淋巴）干细胞的恶性疾病，病因尚不完全清楚，病毒、遗传、放射和化学毒物等均可能是其发病因素。干细胞具有向粒细胞、红细胞、巨核细胞等细胞系列定向分化的能力。白血病时，造血系统某一系列细胞将异常肿瘤性增生，在骨髓、肝、脾、淋巴结等脏器广泛浸润，外周血中白细胞异常、红细胞及血小板减少，导致病人出现感染、贫血、出血和浸润等临床特征性表现。因此，白血病病人在康复治疗过程中要注意防治感染、纠正贫血和控制出血。

本章小结

血液由血浆和血细胞组成。血浆渗透压包括晶体渗透压和胶体渗透压。晶体渗透压主要维持细胞内、外水平衡；胶体渗透压主要维持血管内、外水平衡。

血细胞包括红细胞、白细胞和血小板。红细胞的主要功能是运输 O_2 和 CO_2，其生成的主要原料是铁和蛋白质，促进红细胞成熟的因子是叶酸和维生素 B_{12}。红细胞的生成主要受促红细胞生成素和雄激素的调节。白细胞主要功能为吞噬并杀灭外来微生物和参与免疫反应。血小板的主要生理功能是参与生理性止血，促进血液凝固和维持毛细血管内皮完整性。

血液凝固包括三个基本步骤：①凝血酶原激活物的形成；②凝血酶的形成；③纤维蛋白的形成。血浆中还存在抗凝血系统和纤维蛋白溶解系统，使血液凝固只局限于病变部位，保证血流畅通。

血型是指红细胞膜上特异性抗原的类型，其中与临床关系密切的是 ABO 血型系统和 Rh 血型系统。每次输血前必须进行血型鉴定和交叉配血试验。

（范晓梅）

笔记

0304

扫一扫,测一测

思考题

1. 简述血浆渗透压的形成及其生理意义。
2. 根据血液凝固的过程,试分析延缓或加速凝血的方法。

0305

思路解析

笔记

第四章 血液循环

04章 PPT

学习目标

1. 掌握:心脏的泵血过程和机制,心脏泵血功能的评价指标及影响心输出量的因素;动脉血压的概念及正常值、动脉血压的形成及影响动脉血压的因素;心血管的神经支配及作用,压力感受性反射的过程及生理意义。

2. 熟悉:心室肌细胞与自律细胞动作电位的分期、特点及形成的离子基础;心肌细胞的生理特性;静脉血压和静脉回心血量及其影响因素;微循环血流通路及功能;组织液的生成与回流及其影响因素;体液因素对心血管活动的调节作用。

3. 了解:第一、第二心音的特点及形成原因;正常心电图波形所代表的意义;运动时循环功能的变化及心血管疾病的康复。

4. 运用生理学知识,初步具备分析血液循环系统常见疾病产生的原因的能力,能够运用生理学知识分析血液循环系统疾病康复的生理学机制。

循环系统是封闭的管道系统,由心血管系统和淋巴系统组成。心血管系统主要由心脏(heart)和血管(vessels)组成。心脏是血液循环的动力器官,终身工作不息;血管是血液运行的管道和物质交换的场所,并具有分配血量的作用。血液在心血管系统内按一定方向周而复始地流动称为血液循环(blood circulation)。淋巴系统由淋巴管道和淋巴器官组成,淋巴液沿淋巴管道向心流动,最终汇入静脉,故淋巴管道在功能上等同于静脉的辅助管道。

循环系统的主要功能是运输并分配必要的营养物质到组织和器官,同时把组织和器官的代谢产物排出体外,从而保证机体能不断地进行新陈代谢;运输内分泌细胞分泌的各种激素及生物活性物质作用于相应的靶细胞,实现机体的体液调节;通过参与体温调节、体液量的维持以及不同生理状态下机体氧气和养分的供应等生理活动,从而对维持机体稳态起到重要作用;心血管系统还具有重要的内分泌功能,如心肌细胞可合成并分泌心房钠尿肽,血管内皮细胞能合成和分泌内皮素与内皮舒张因子等活性物质,这些激素及生物活性物质参与体内心血管系统及其他系统的功能调节。

第一节 心脏的泵血功能

一、心脏泵血的过程和机制

心脏是血液循环的动力装置,在整个生命过程中不停进行收缩与舒张的相互交替活动。舒张时吸引压力较低的静脉血回心,收缩时为血液射入压力较高的动脉提供能量,推动血液沿单一方向循环流动。心脏的这种活动形式与水泵相似,故心脏的基本功能称为泵血功能。在心脏泵血过程中,心室

笔记

起主要作用。左右心室的射血量、活动过程和机制基本相似。了解心脏的泵血功能,需要弄清以下三个问题:①血液在心脏内的单方向流动是怎样实现的?②心脏是怎样将血液射入压力比较高的动脉的?③压力很低的静脉血液是怎样返回心脏的?

(一)心率与心动周期

1. 心率 每分钟心跳的次数称为心跳频率,简称心率(heart rate,HR)。正常成人安静时的心率为60~100次/min,平均约75次/min。心率有明显个体差异,并受年龄、性别及其他生理因素的影响。新生儿心率可高达130次/min以上,随年龄增长而逐渐减慢,至15~16岁时接近成人水平;成人中女性稍快于男性;在安静或睡眠时心率较慢,情绪激动或劳动时心率加快。

0401

图片:心动周期中心房和心室活动的顺序和时间关系

2. 心动周期 心脏收缩和舒张一次所构成的机械活动周期称为一个心动周期(cardiac cycle),包括收缩期(systole)和舒张期(diastole)。心房与心室的心动周期均包括收缩期和舒张期。每一个心动周期,首先是两心房同时收缩,然后舒张;心房开始舒张时,两心室同时收缩,继而舒张。心动周期持续的时间与心跳频率有关,如以正常成人平均心率75次/min算,则一个心动周期为0.8s。其中心房收缩期为0.1s,舒张期为0.7s;心室收缩期为0.3s,舒张期为0.5s。从心室开始舒张到心房开始收缩之前这段时间,心房、心室都处于舒张状态,称为全心舒张期,约0.4s(图4-1)。由于心室在心脏泵血活动中起主要作用,故通常心动周期是指心室的活动周期而言。

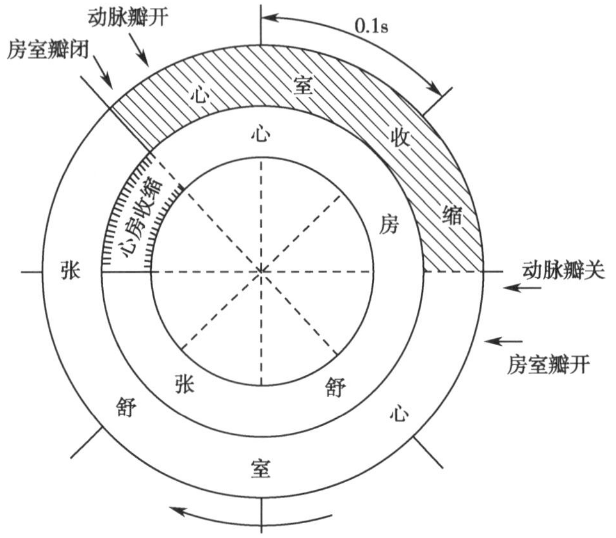

图4-1 心动周期示意图

可见一次心动周期中,心房和心室各自按一定的时程进行舒张与收缩相交替的活动,而心房和心室两者的活动又依一定的次序先后进行,左右两侧心房的活动是同步进行的,两侧心室的活动则也是同步进行的。另一方面,无论心房或心室,收缩期均短于舒张期。如果心率增快,心动周期持续时间缩短,收缩期和舒张期均相应缩短,但心舒期缩短更明显;因此,心率增快时,心肌工作的时间相对延长,休息时间相对缩短,这对心脏的持久活动是不利的。

(二)左心室的射血和充盈过程

心脏泵血过程,左心和右心的活动基本一致。现以左心为例来讨论心脏泵血过程和机制(图4-2)。

1. 心室收缩期 心室收缩期可分为等容收缩期和射血期。

(1)等容收缩期:心房收缩完毕进入舒张期后,心室开始收缩,心室内压力迅速增高,当室内压升高到超过房内压时,心室内的血液推动房室瓣使其关闭,血液不致倒流入心房。但此时心室内压力仍低于动脉压,因此动脉瓣仍处于关闭状态。这段时期内,心室暂时成为一个封闭的腔,这段时间里心室肌虽在持续收缩,但作用于不可压缩的血液,心室容积并不改变,故称等容收缩期(period of isovolumic contraction),约持续0.05s。这时心肌纤维虽不缩短,但肌张力和室内压急剧升高。若心肌收缩能力减弱或后负荷增大,则等容收缩期延长。

笔记

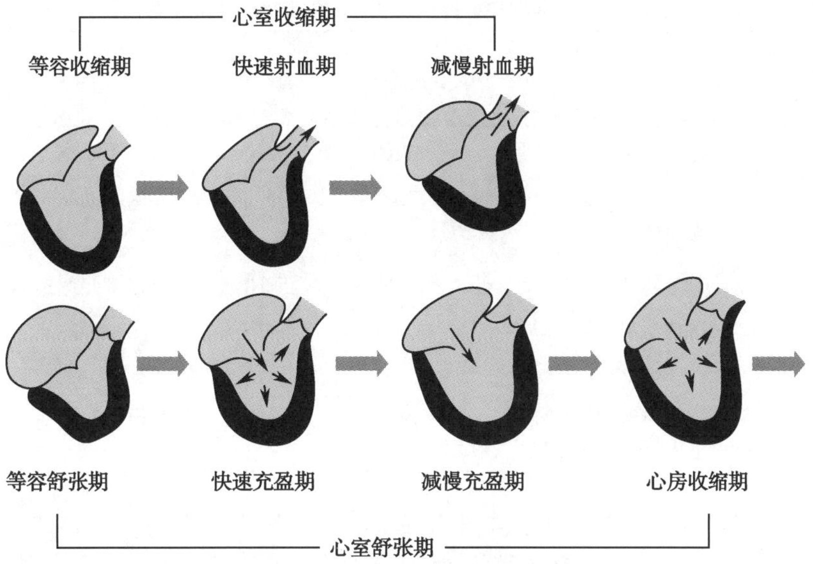

图 4-2 心脏泵血过程示意图

（2）射血期：随着心室继续收缩，室内压力继续上升，当超过大动脉压时，血液冲开动脉瓣，顺心室与动脉之间的压力梯度迅速射入动脉，进入射血期。射血期又可因为射血速度快慢分为两期。射血早期，血液射入动脉的速度快，该期称快速射血期（period of rapid ejection）。此期持续约 0.10s，射入的血量占心室一次射血量的 80%～85%，心室容积迅速缩小，但由于心室肌强烈收缩，室内压继续上升，并达到峰值。在射血期后期，心室收缩强度减弱，射血速度减慢，称减慢射血期（period of slow ejection）。此期约持续 0.15s，在减慢射血期，室内压和主动脉压都由峰值逐渐下降，室内压已经略低于主动脉压，但此时心室内的血液因具有较高的动能，故仍可以逆压力梯度继续进入主动脉。

图表：心动周期中的压力、瓣膜、容积、血流方向和心音变化

2. 心室舒张期　心室舒张期分为等容舒张期和充盈期。

（1）等容舒张期：心室开始舒张后室内压下降，当下降到低于大动脉压时，动脉内的血液向心室方向倒流，推动动脉瓣使其关闭，以防止血液倒流入心室，但此时室内压仍高于房内压，房室瓣仍处于关闭状态。这段时期亦无血液进出心室，心室容积不变，称为等容舒张期（period of isovolumic relaxation），持续 0.06～0.08s。

图片：心动周期各时项中左心室压力、容积和瓣膜等变化

（2）充盈期：随着心室继续舒张，室内压继续下降，当室内压低于房内压时，房室瓣开放，心房和腔静脉内的血液迅速被心室舒张产生的负压作用抽吸入心室，心室容积随之增大，称为充盈期，充盈时的速率也是先快后慢，故常分为快速充盈期（period of rapid filling）和减慢充盈期（period of slow filling），此期约占时 0.33s。

3. 心房收缩期　在心室舒张的最后 0.1s，心房开始收缩，使房内压升高，将血液挤入心室，心室容积进一步增大。心房收缩挤入的血量只占心室总充盈量的 10%～30%，在正常安静情况下对心脏的泵血功能影响不大。临床上心房颤动的病人，虽心房不能正常工作，但对心脏泵血功能却无明显影响。如心室发生颤动，则心脏的泵血功能明显减弱，后果十分严重。

由此可见，心脏泵血能按一定方向流动取决于心瓣膜的开闭，而心瓣膜开闭取决于心瓣膜两侧压力大小；心内压大小取决于心肌的舒缩，特别是心室肌的舒缩活动。现将心动周期中心腔内各种变化归纳如表 4-1。

（三）心音

心动周期中，心肌收缩、瓣膜启闭、血液加速度和减速度对心血管壁的加压和减压作用以及形成的涡流等因素引起的机械振动，可通过周围组织传递到胸壁；如将听诊器放在胸壁某些部位，就可以听到声音，称为心音。多数情况下只能听到两个心音，分别称为第一、第二心音。

1. 第一心音　发生在心缩期，是心室收缩开始的标志。其特点是：音调较低，持续时间较长，为 0.12～0.14s。第一心音主要是心室肌收缩、房室瓣关闭以及心室射出的血液冲击动脉壁引起振动而产生的。它的强弱可反映心室肌收缩强弱和房室瓣的功能状态。

表 4-1 心动周期中心腔内压力、瓣膜、血流、容积等变化

心动周期分期	压力比较 房内压、室内压、动脉压	房室瓣	动脉瓣	血流变化	心室容积变化
等容收缩期	房内压<室内压<动脉压	关闭	关闭	血存于心室	不变
射血期	房内压<室内压 室内压>动脉压	关闭	开放	心室→动脉	减小
等容舒张期	房内压<室内压<动脉压	关闭	关闭	血存于心房	不变
充盈期	房内压>室内压 室内压<动脉压	开放	关闭	心房→心室	增大
房缩期	房内压>室内压 室内压<动脉压	开放	关闭	心房→心室	增大

0404
图表:心音及其主要特征的比较

2. 第二心音 发生在心舒期,是心室舒张开始的标志。其特点是:音调较高,持续时间较短,为0.08~0.10s。第二心音是由于心室舒张时,动脉瓣关闭及血液冲击主动脉根部引起振动而产生的。它的强弱可反映动脉瓣的功能状态和动脉血压的高低。

多种先天性心脏病、心肌病变或心瓣膜开闭发生障碍等,均可出现心脏杂音,心脏杂音对某些心脏疾病的诊断有重要意义。

二、心脏泵血功能的评价

心脏的主要功能是射血,因而单位时间内从心脏射出的血液量是衡量心脏功能的指标。正常人左心和右心射出的血液量是基本相等的。

1. 每搏输出量和射血分数 一侧心室每收缩一次所射出的血量,称为每搏输出量(stroke volume),简称搏出量。在安静状态下,正常成人搏出量70ml(60~80ml),且左、右心室基本相等。每次心搏,心室内血液并没有全部被射出,心舒期末,心室腔内的血液约125ml,称为心室舒张末期容积。每搏输出量占心室舒张末期容积的百分比,称为射血分数(ejection fraction),健康成人安静时为55%~65%。心室异常扩大,心室功能减退时,其每搏输出量可能与正常人无明显差别,但射血分数却显著下降,故射血分数是评定心功能的重要指标。

2. 每分输出量和心指数 每分钟由一侧心室射出的血量称为每分输出量,也称心输出量(cardiac output)。它等于每搏输出量乘以心率。心率以75次/min计算,心输出量为4.5~6L/min。心输出量可受性别、年龄及其他生理因素的影响,如剧烈运动时可高达25~35L。正常人安静时的心输出量与体表面积成正比,每平方米体表面积的心输出量称为心指数(cardiac index),它是分析比较不同个体心功能常用的评定指标。中等身材的成年人,在安静和空腹时的心指数为3.0~3.5L/(min·m^2)。

3. 心脏做功量 血液在心血管内流动过程中所消耗的能量,是由心脏做功所供给的;换句话说,心脏做功所释放的能量转化为压强能和血流的动能,血液才能循环流动。心室收缩一次所做的功称为每搏功,可以用搏出的血液所增加的动能和压强能来表示。其中动能在整个搏功中所占比例很小,可以忽略不计。而压强能实际上是指心脏将静脉血管内较低的血压变成动脉血管内较高的血压所消耗的能量。心室每分钟收缩射血所做的功称为每分功,等于每搏功乘以心率。每搏功和每分功简化算式如下:

0405
图表:心输出量与心脏做功

$$每搏功(J)=搏出量(L)\times血液比重\times(平均动脉压-左心房平均压)(mmHg)\times13.6\times9.807\times(1/1\,000)$$

$$每分功(J/min)=每搏功(J)\times心率$$

用做功量来评定心泵血功能,较搏出量或心输出量更有意义。因为,心脏收缩不仅仅是排出一定量的血液,而且使这部分血液具有较高的压强能。在动脉压增高的情况下,心脏要射出与原先同等量的血液就必须加强收缩。如果此时心肌收缩的强度不变,那么搏出量将会减少。例如,两个人的搏出量同为70ml,但一人是高血压病人,另一人是正常血压者,显然只有前者心脏做功的量大于后者,才能

笔记

维持相同的搏出量。因此，心脏做功量作为评定心泵血功能的指标要比单纯的心输出量更为合理。

三、影响心输出量的因素

心脏泵血功能具体体现为心输出量。心输出量等于搏出量和心率的乘积，因此凡能影响搏出量和心率的因素都能影响心输出量。而搏出量又受心室肌的前负荷、后负荷和心肌收缩能力的影响。

0406

图表：心输出量的影响因素

1. 心室肌的前负荷　心室肌的前负荷是指心室肌收缩前所承受的负荷。心室前负荷由心室舒张末期充盈量决定。心室舒张末期充盈量是静脉回心血量和射血后留在心室内的剩余血量之和。在一定范围内，静脉回心血量增加，心室舒张末期充盈量增加，心肌前负荷增大，心室容积随着增大，心肌纤维初长（即收缩前的长度）增长，心肌收缩力增强，每搏输出量增多；相反，则每搏输出量减少。这种由于心肌纤维初长度的改变来调节心肌收缩力的调节方式，称为异长自身调节（heterometric autoregulation）。如果静脉血回心速度过快，量过多，可造成心肌前负荷过大，心肌初长过长，超过心肌最适初长度时，心肌收缩力反而减弱，导致每搏输出量减少，可引起急性心力衰竭。故临床静脉输液或输血时，其速度和量应掌握适当。

0407

图片：心肌细胞肌节组成结构示意图

2. 心室肌的后负荷　心室肌的后负荷是指心室肌开始收缩时才遇到的负荷，即动脉血压。在其他两种因素不变的条件下，动脉血压升高，即心肌后负荷增大时，因心室收缩所遇阻力增大而导致动脉瓣开放推迟，等容收缩期延长，射血期缩短，射血速度减慢，使每搏输出量减少。但每搏输出量减少造成心室内剩余血量增多，如果此时静脉回流量不变，将使心室舒张末期充盈量增加，心肌初长增加，又可通过异长自身调节来增强心肌收缩力，使每搏输出量恢复到正常水平。

0408

文档：Frank-Starling 定律

如果动脉血压长期升高，可导致心力衰竭。因此，对由后负荷增大引起的心力衰竭病人，可考虑用扩张血管的药物降低动脉血压，减轻心肌后负荷，增加每搏输出量，对改善心功能是有益的。

3. 心肌收缩能力　心室肌收缩能力是指心室肌细胞本身的功能状态。这种心肌收缩能力的改变与心肌初长度无关。在心肌初长度不变的条件下，心肌本身收缩活动的强度和速度的改变而引起每搏输出量的改变，这种调节方式称为等长自身调节（homometric autoregulation）。在心肌保持在同一初长度的情况下，心肌收缩能力增强，每搏输出量增多；心肌收缩能力减弱，每搏输出量减少。

人体的心肌收缩能力受神经和体液因素影响。例如运动时，交感神经活动增强，肾上腺素和去甲肾上腺素分泌增多，使心肌收缩能力增强，每搏输出量增多；迷走神经活动增强时，则引起相反效应。

4. 心率　心率在一定范围内变动时，心输出量随之增减。但如果心率太快（超过 180 次/min）时，因心舒期明显缩短，心室充盈量显著减少，将引起心输出量减少；心率过慢（低于 40 次/min）时，心输出量亦明显减少。

心输出量随机体代谢需要而增加的能力称为心力贮备（cardiac reserve）。健康成人有相当大的心力贮备，安静时心输出量约为 5L/min。强体力活动时最大心输出量可达 25~30L/min，为安静时的 5~6 倍。某些心脏疾病病人，安静时心输出量与健康人几乎相等，但活动增强时心输出量却不能相应增加，因而不能满足代谢增强的需要，表明心力贮备已减弱，这种状态称为心力衰竭（或心功能不全）。

第二节　心脏的生物电活动和生理特性

一、心脏的生物电活动

（一）心肌细胞的分类

1. 自律细胞和非自律细胞　根据是否能自动产生节律性兴奋，可将心肌细胞分为自律细胞和非自律细胞两类：一类是普通心肌细胞（又称工作细胞、非自律细胞），包括心房肌和心室肌，含有丰富的肌原纤维，主要执行收缩功能，具有收缩性、兴奋性、传导性，但一般不能自动地产生节律性兴奋，即不具有自动节律性。另一类是特殊分化了的心肌细胞（又称自律细胞），组成了心脏的特殊传导系统（specialized conduction system），主要包括窦房结 P 细胞和浦肯野细胞，它们除了具有兴奋性、传导性外，还具有自动发生节律性兴奋的特性，称为自律性，但因其含肌原纤维很少或完全缺乏，不具有收缩性。位于特殊传导系统结区的细胞，既无收缩性，又无自律性，只保留了很低的传导性，是传导系统中

笔记

图片：心脏各部分心肌细胞的跨膜电位

的非自律细胞。

2. 快反应细胞和慢反应细胞　根据动作电位去极化形成机制的不同，可将心肌细胞分为快反应细胞和慢反应细胞。快反应细胞去极化的形成主要与 Na^+ 通道活动有关，慢反应细胞去极化的形成主要与 Ca^{2+} 通道活动有关。快反应细胞包括心室肌、心房肌和浦肯野细胞；慢反应细胞包括房室细胞和窦房结细胞。

（二）工作细胞的跨膜电位及形成机制

1. 静息电位　以心室肌细胞为例，人和其他哺乳动物心室肌细胞的静息电位约为-90mV，其产生的原理基本和神经纤维相同，主要是由于安静时细胞内高浓度的 K^+ 向膜外扩散，而形成的电化学平衡电位。

2. 动作电位　心室肌细胞的动作电位比神经纤维的动作电位复杂，历时也长，动作电位的上升支和下降支不对称，通常将动作电位的全过程分为 0、1、2、3、4 五个时期（图 4-3）。

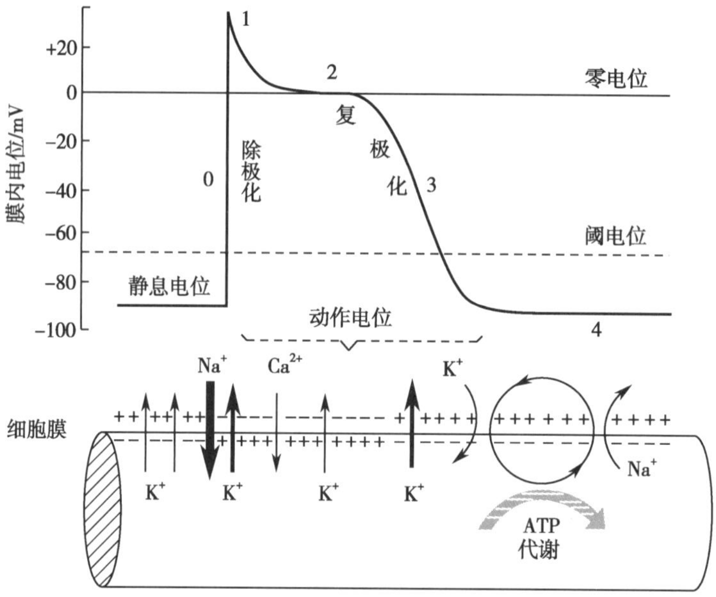

图 4-3　心室肌细胞动作电位与离子转运

（1）去极化过程（0 期）：此期是动作电位去极化过程，与神经纤维的去极化相似。当心肌细胞受刺激时，引起细胞膜上部分钠通道开放，少量 Na^+ 内流，造成细胞膜部分去极化，当膜电位由静息电位减小到阈电位（约-70mV）时，Na^+ 通道大量开放，Na^+ 迅速内流，使膜电位迅速由-90mV 上升到+30mV 左右，构成动作电位的上升支。0 期的特点是去极化速率快，历时 1~2ms，电位变化幅度大约 120mV。

（2）复极化过程：该过程形成动作电位下降支，包括 1 期、2 期、3 期、4 期，历时 200~300ms。

1）1 期（快速复极初期）：在复极初期中，膜电位迅速由+30mV 下降到 0mV 左右。K^+ 外流是 1 期快速复极的主要原因。1 期与 0 期共同形成心肌细胞动作电位的锋电位。

2）2 期（缓慢复极期）：此期膜电位下降速率非常缓慢，基本上停滞于 0 电位左右，历时 100~150ms，构成平台状，又称平台期（plateau），是心室肌细胞动作电位的主要特征，也是心室肌细胞的动作电位与神经纤维的动作电位的主要区别，又是动作电位持续时间长、有效不应期特别长的原因。膜上慢钙通道从 0 期开始便激活，但在 0 期后才表现为持续开放，Ca^{2+} 缓慢而持久地内流，此外，膜对 K^+ 也具有通透性。因此，本期的形成原因是由 Ca^{2+} 内流和 K^+ 外流同时存在，致使膜电位保持在 0mV 附近。

3）3 期（快速复极末期）：此期膜电位从 0mV 迅速下降到-90mV，完成复极化过程，历时 100~150ms。其产生原因是由于 K^+ 迅速外流而形成的。

4）4 期（静息期）：在 3 期后，膜电位基本上稳定于静息电位水平，故又称静息期。但由于在形成动作电位过程中有一定量的 Na^+、Ca^{2+} 内流和 K^+ 外流，以致细胞内外的原有离子浓度有所改变。因而 4 期开始后，激活了膜上离子泵，将内流的 Na^+、Ca^{2+} 泵出，并摄回外流的 K^+，以恢复细胞内外离子的正常浓度，保持心肌细胞的正常兴奋能力。

（三）自律细胞的跨膜电位及形成机制

窦房结细胞和浦肯野细胞都为自律细胞。非自律细胞在没有受到外来刺激时，其4期膜电位始终稳定在静息电位水平。而自律细胞动作电位的最大特点是3期复极化末达最大值（称为最大舒张电位）之后，4期膜电位不稳定，可自动缓慢地去极化，称为4期自动去极化（简称4期去极化）。4期自动去极化是自律细胞与非自律细胞生物电现象的主要区别，也是形成自律性的基础。根据0期去极化的速度和幅度的不同，窦房结自律细胞和浦肯野自律细胞的生物电又各有特点（图4-4）。

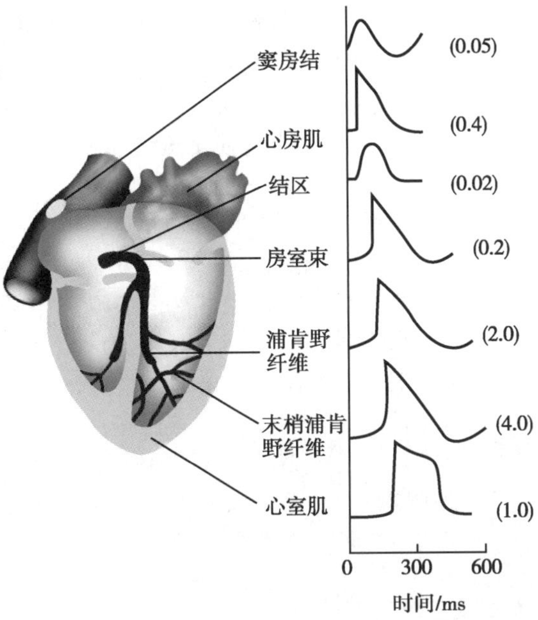

图4-4 窦房结、心房肌、结区、房室束、浦肯野纤维、末梢浦肯野纤维和心室肌的动作电位

1. 窦房结自律细胞 其动作电位分为0、3、4三个时期。0期去极化速度较慢，幅度较小，是由于 Ca^{2+} 内流所致。窦房结细胞复极化无明显的1、2期，主要表现为3期。这是由于复极化中膜对 K^+ 通透性增高，K^+ 迅速外流所致。在3期末复极化达到最大舒张电位后，膜内电位不稳定，出现4期自动去极化。窦房结P细胞4期形成净内向离子电流引起4期自动去极化。包括：

（1）K^+ 外流衰减。

（2）T型 Ca^{2+} 通道激活，引起少量 Ca^{2+} 内流。

（3）I_f：进行性增强的内向离子流，I_f 通道在P细胞4期自动去极化过程中所起的作用不大。

图片：窦房结P细胞4期自动去极化和动作电位发生原理示意图

2. 浦肯野自律细胞 其动作电位可分为0、1、2、3、4等5个时期。其中除4期外，其他时期成因与心室肌细胞基本相同。参与4期自动去极化的离子流有：I_K 的逐渐衰减和一种随时间而逐渐增强的内向离子电流（即 I_f 电流），两者构成4期进行性净内向离子电流，导致自动去极化。

图片：心肌细胞快反应动作电位和慢反应动作电位比较

二、心肌细胞的生理特性

心肌细胞的生理特性包括自动节律性、兴奋性、传导性和收缩性。前三者为电生理特性，后者为机械特性。

（一）自动节律性

组织、细胞在没有外来刺激作用下，能够自动地发生节律性兴奋的特性，称为自动节律性，简称自律性（autorhythmicity）。具有自律性的组织或细胞称为自律组织或自律细胞。

1. 心脏的起搏点 心脏的自动节律性来源于心脏特殊传导系统中的自律细胞，但心脏的特殊传导系统各部位自律细胞的4期自动去极速率并不相同，其中以窦房结的自律性最高（约100次/min），其次是房室交界（40~60次/min），浦肯野细胞最低（约25次/min）。正常心脏的节律性活动是受自律性最高的窦房结控制，从而使窦房结成为整个心脏活动的正常起搏点。由窦房结控制的心跳节律称窦性心律。窦房结以外的自律细胞在正常时，由于自律性较低，故不能表现出来，称为潜在起搏点。由潜在起搏点控制的心跳节律称异位心律。心脏内潜在起搏点的存在，一方面是一种安全因素，当窦房结不能产生兴奋或兴奋下传受阻时，它以较低频率发生节律性兴奋，继续引起心跳，不致因窦房结失控而引起心脏停搏。另一方面也是一种潜在的危险，如某些疾病导致潜在起搏点的自律性高于窦房结时，它可以控制部分或整个心脏活动，将导致心律失常，严重时可危及生命。

2. 决定和影响自律性的因素 自律细胞的自动兴奋是由4期膜自动去极化使膜电位从最大复极电位达到阈电位水平引起的。因此自律性的高低，既受4期膜自动去极化速度的影响，也取决于最大复极电位与阈电位的差距（图4-5）。

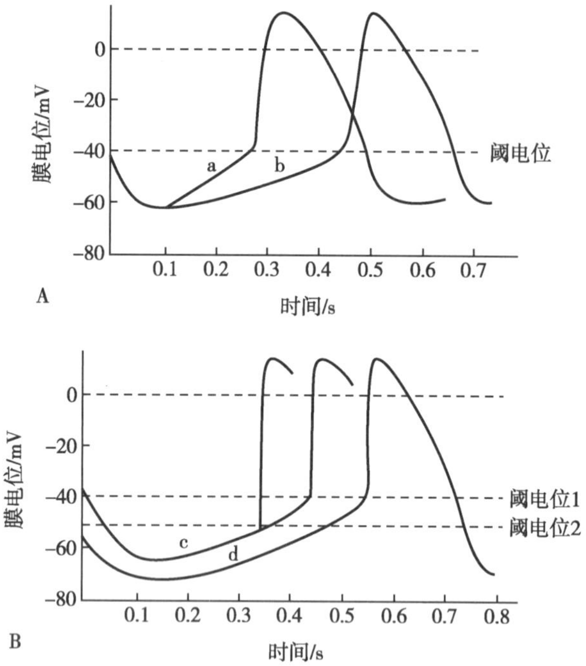

A. 去极化速度(a, b)对自律性的因素；B.阈电位水平(1,2)和最大复极电位(c,d)对自律性的因素。

图 4-5 影响自律性的因素

图片：影响自律性的因素示意图

图片：心室肌细胞动作电位、机械收缩曲线与兴奋性变化的关系示意图

（1）4 期自动去极化速度：4 期自动去极化速度与膜电位从最大复极电位水平达到阈电位水平所需时间密切相关。若去极化速度增快，达阈电位水平所需时间缩短，单位时间内发生兴奋的次数增多，自律性增高。例如，去甲肾上腺素可以加快窦房结细胞 4 期去极化速度，提高其自律性。

（2）最大复极电位和阈电位之间的差距：最大复极电位绝对值减小和/或阈电位下移，均使两者之间的差距减小，自动去极化达到阈电位水平所需时间缩短，自律性增高。例如，迷走神经兴奋使窦房结细胞 K^+ 通道激活，其复极 3 期内 K^+ 外流增加，最大复极电位绝对值增大，自律性降低，心率减慢。

（二）兴奋性

心肌细胞同其他可兴奋细胞一样，具有对刺激发生兴奋的能力，称兴奋性。兴奋性的高低也用刺激的阈值来衡量，阈值大表示兴奋性低，阈值小表示兴奋性高。

1. 心肌兴奋时兴奋性的周期性变化　心肌细胞在受到刺激而发生兴奋的过程中，其兴奋性会发生周期性变化，即经过有效不应期、相对不应期和超常期，而后恢复到原来状态（图 4-6）。

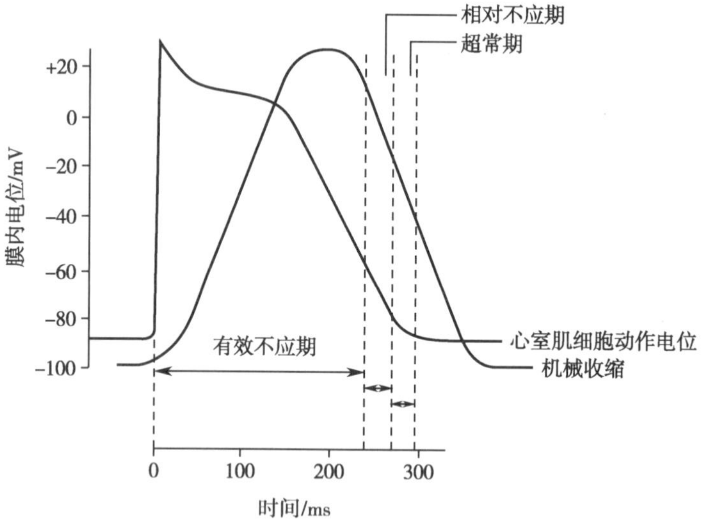

图 4-6 心肌兴奋性的周期性变化

（1）有效不应期：从去极化 0 期开始到复极化 3 期膜电位约-60mV 的期间内，心肌细胞不能产生动作电位，称为有效不应期（effective refractory period，ERP）。它包括绝对不应期（absolute refractory period，ARP）和局部反应期（local response period）两部分。绝对不应期是指从去极化 0 期开始到复极化 3 期膜电位约-55mV 的期间内，不论给予多么强大的刺激，都不能引起反应，表示此期兴奋性已降低到零。局部反应期是指从复极化 3 期膜内电位-55～-60mV 的期间内，受到足够强度刺激，可引起局部去极化（局部兴奋），但仍不能产生扩布性兴奋，表示此期心肌兴奋性稍有恢复。

（2）相对不应期：从 3 期复极化-60～-80mV 期间，给予阈上刺激，可产生动作电位，称为相对不应期（relative refractory period，RRP），该期心肌细胞的兴奋性继续恢复，但仍低于正常。

（3）超常期：膜电位从复极-80～-90mV 这段时期，给予阈下刺激也可产生动作电位，在这段时

期，表明兴奋性高于正常，称为超常期（supranormal period，SNP）。当膜电位复极至静息电位后，心肌细胞兴奋性也恢复正常。

2. 心肌细胞兴奋性变化的特点及意义　心肌细胞兴奋性的特点是有效不应期特别长，几乎占据整个收缩期和舒张早期，在这一期间，心肌对任何强大刺激都不再产生兴奋。因此，心肌不会像骨骼肌那样发生强直收缩，始终保持收缩与舒张交替进行，这样有利于心脏的射血和充盈。

3. 期前收缩与代偿性间歇　正常心脏是按窦房结的节律进行活动的。如果在心室的有效不应期之后，下一次窦房结兴奋传来之前，受到一次较强的额外刺激，心室可以对这一提前刺激产生一次兴奋和收缩，称为期前兴奋和期前收缩（premature systole）。期前收缩也有自己的有效不应期，当来自窦房结的下一次兴奋正好落在期前收缩的有效不应期内，就会造成一次正常窦性节律的脱失，只有等再下一次的窦房结兴奋传来时才能引起心室收缩，所以在期前收缩之后出现一个较长时间的心室舒张期，称代偿性间歇期（compensatory pause）。期前收缩是临床常见的一种异位心律（图4-7）。

图片：心室肌细胞复极电位与不应期、兴奋性的关系示意图

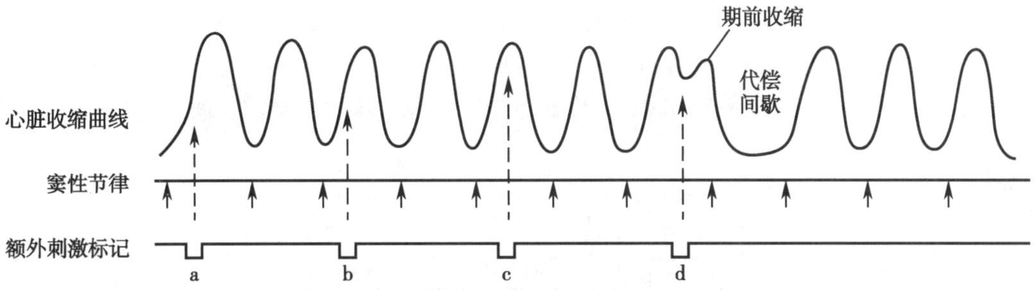

图4-7　期前收缩和代偿性间歇

（三）传导性

心肌细胞具有传导兴奋的能力称为传导性（conductivity）。兴奋在单个心肌细胞上传导也是局部电流作用的结果。动作电位沿细胞膜传播的速度可以作为衡量传导性的指标。

图片：心脏特殊传导系统

1. 心脏内兴奋传播的途径　正常心脏内兴奋的传播主要依靠特殊传导系统来完成，从窦房结发出的兴奋通过心房肌传播到整个右心房和左心房，引起左、右心房的兴奋和收缩。同时，窦房结的兴奋沿着心房肌内的“优势传导通路”迅速传到房室交界，再经过房室束及左、右束支和浦肯野纤维网传到左、右心室，引起整个心室兴奋。

2. 传导的特点及意义　兴奋在心脏内传导的过程中，各部的传导速率不一致，其中浦肯野纤维网的传导速率最快（4m/s），这样有利于将窦房结传来的兴奋迅速地通过浦肯野纤维网而广泛地传向两侧心室，以保证左、右心室的同步收缩。房室交界是正常兴奋由心房传入心室的唯一通路，但其兴奋传导速率缓慢（0.02~0.05m/s），兴奋在房室交界传导时间需0.1s，兴奋在房室交界处的传导延搁了一段时间，称为房室延搁（atrioventricular delay）。其重要生理意义在于使心房兴奋和收缩完毕之后，心室才开始兴奋和收缩，这有利于心室的充盈和射血。但当心脏传导兴奋的功能发生障碍时，房室交界又常是传导阻滞的好发部位。

图片：心脏特殊传导系统及传导速度

知识拓展

房室传导阻滞

房室传导阻滞是指冲动在房室传导过程中受到阻滞，分为不完全性和完全性两类。前者包括一度和二度房室传导阻滞，后者又称三度房室传导阻滞，阻滞部位可在心房、房室结，希氏束及左右束支。

引起房室传导阻滞的原因有：①以各种原因的心肌炎症最常见，如风湿性、病毒性心肌炎和其他感染。②迷走神经兴奋，常表现为短暂性房室传导阻滞。③药物如洋地黄和其他抗心律失常药物，多数停药后房室传导阻滞消失。④各种器质性心脏病：如冠心病、风湿性心脏病及心肌病。

房室传导阻滞临床表现：一度房室传导阻滞病人常无症状；二度Ⅰ型房室传导阻滞病人可有心搏暂停感觉；二度Ⅱ型房室传导阻滞病人常疲乏、头晕、晕厥、抽搐和心功能不全，常在较短时间内发展为完全性房室传导阻滞。

（四）收缩性

心肌细胞与骨骼肌细胞相似，具有收缩性（contractility），但是心肌收缩有其自身的特点。

1. 对细胞外液 Ca^{2+} 浓度有明显依赖性　心肌细胞的肌质网不发达，容积小，终池贮 Ca^{2+} 量少，因而心肌的收缩对细胞外液的 Ca^{2+} 浓度有明显的依赖性。

2. "全或无"式的收缩　当刺激达到阈强度时，由于心内特殊传导组织传导兴奋的速度很快，且细胞间闰盘电阻很低，兴奋容易通过，故心房或心室一旦兴奋，所有心肌细胞几乎同时收缩。因此，可以把心房和心室看作是两个功能性合胞体，表现为同步收缩或"全或无"式收缩。

3. 不发生强直收缩　心肌的有效不应期特别长，相当于整个收缩期和舒张早期。在此期间无论多大刺激均不能引起心脏兴奋而收缩，因而心肌不会发生强直收缩。

三、体表心电图

心脏活动时产生的生物电变化是无数心肌细胞生物电变化的综合，它不仅可直接从心脏表面测量到，而且可从身体表面测出来。将心电图机测量电极放置在人体体表一定部位记录出来的心电位变化的波形，称为心电图（electrocardiogram，ECG）（图 4-8）。它是反映心脏兴奋产生、传导和恢复过程的电位变化。心电图检查是临床常用的器械检查方法之一，对心血管疾病的诊断具有重要意义。

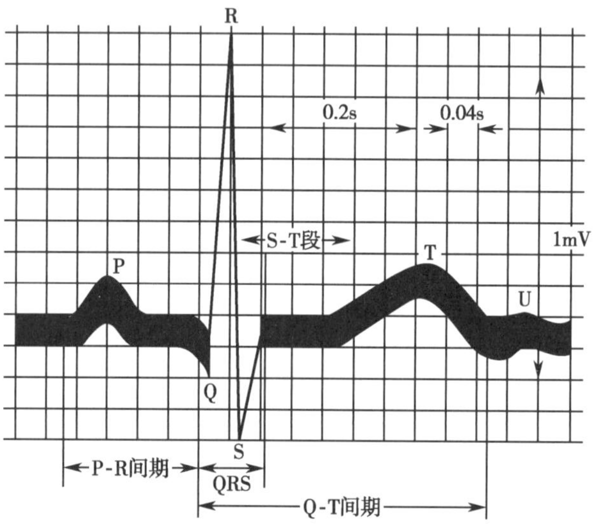

图 4-8　正常人心电模式图

（一）心电图导联

在记录心电图时，引导电极安放的位置和连接方式称为导联。为了便于分析、比较心电图，对导联作了统一规定。临床常用导联 12 个。

1. 标准导联（双极肢体导联）　有Ⅰ、Ⅱ、Ⅲ三种导联。Ⅰ导联是将两个电极分别放在左臂和右臂；Ⅱ导联是将两个电极分别放在右臂和左腿；Ⅲ导联是将两个电极分别放在左臂和左腿。

2. 加压单极肢体导联　把探查电极放在右臂，称为加压单极右上肢导联（aVR）；探查电极放在左臂，称为加压单极左上肢导联（aVL）；探查电极放在左腿，称为单极加压左下肢导联（aVF）。

3. 单极胸导联　将探查电极放置在心前的胸壁上记录心电图，称单极胸导联。常用记录位置有 6 个。探查电极放在胸骨右缘第 4 肋间处称 V_1；放在胸骨左缘第 4 肋间处称 V_2；放在 V_2 与 V_4 两点连线的中点为 V_3；放在左锁骨中线第 5 肋间处为 V_4；放在左腋前线，同 V_4 水平为 V_5；放在左腋中线，同 V_4 水平为 V_6。

（二）正常心电图波形及其生理意义

正常体表心电图是由 P 波，QRS 波群和 T 波及各波间的线段所组成。有时在 T 波之后还可出现一个小的 U 波。各波、段的含义和正常值如表 4-2。

1. P 波　代表两心房的去极化过程，其时程反映去极化在整个心房传播所需的时间，其波形小而圆钝。

表 4-2 心电图各波、段的含义和正常值

名称	含　义	幅度/mV	时间/s
P 波	两心房去极化过程的电位变化	0.05～0.25	0.08～0.11
QRS 波群	两心室去极化过程的电位变化	变化较大	0.06～0.10
T 波	两心室复极化过程的电位变化	0.1～0.8	0.05～0.25
P-R 间期	从 P 波起点到 QRS 波群起点之间的时间		0.12～0.20
S-T 段	QRS 波群终点与 T 波起点之间的线段 表示心室全部去极化	与基线平齐	
Q-T 间期	从 QRS 波群起点到 T 波终点，代表心室 开始去极化到全部复极化完毕所需时间		0.36～0.40

2. QRS 波群　代表两心室的去极化过程，表示心室肌兴奋扩布所需的时间。它包括三个顺序相连的电位波动：第一个向下的 Q 波，随后向上的 R 波和最后向下的 S 波。在不同导联中，这三个波不一定都出现，且波幅变化较大。

3. T 波　反映心室复极化过程的电位变化，其方向与 QRS 波群主波的方向一致。

4. P-R 间期(或 P-Q 间期)　是指从 P 波起点到 QRS 波起点之间的时程，代表去极化从窦房结产生并传到心室肌所需的时间。房室传导阻滞时，P-R 间期延长。

5. S-T 段　是指从 QRS 波终点到 T 波起点的线段，相当于平台期的时程，代表心室各部均处于去极化状态，电位差很小，所以曲线位于基线水平。

6. Q-T 间期　是指 QRS 波起点到 T 波终点的时程，代表心室开始兴奋到完全复极的时间。Q-T 间期与心率呈反变关系，心率愈快，Q-T 间期愈短。

第三节 血 管 生 理

根据各类血管不同的结构和功能，血管通常可分为：①弹性贮器血管，指主动脉和肺动脉主干及其大分支，这类血管的管壁厚且富含弹性纤维，有明显的可扩张性和弹性；②分配血管，指从弹性贮器血管以后到分支为小动脉前的动脉管道，其管壁中弹性纤维逐渐减少，而平滑肌成分逐渐增加；③阻力血管，指毛细血管前的小动脉和微动脉，其管壁富含平滑肌，是产生血流阻力的主要部位；④交换血管，指真毛细血管，其管壁仅由单层内皮细胞构成，外面有一薄层基膜，故通透性很高，是血液和组织液进行物质交换的场所；⑤容量血管，静脉壁薄腔大，数量多，容量大且易扩张，在安静状态下，循环血量的 60%～70%容纳在静脉中，故称为容量血管，静脉在血管系统中起着血液贮存库的作用。

0417 图片：各类血管基本组织比例及功能示意图

一、血流量、血流阻力和血压

1. 血流量　单位时间内流过血管某一横切面的血量，称为血流量(blood flow)。单位时间内流经某器官的血量，称为该器官血流量。其单位通常以 ml/min 或 L/min 表示。

2. 血流阻力　血液在血管中流动时所遇到的阻力，称为血流阻力(resistance of blood flow)。它来源于血液成分之间的及血液与管壁之间的摩擦力。血管的口径与长度影响血液与管壁之间的摩擦力；血液黏滞性影响血液成分之间的摩擦力。在生理情况下，血管长度和血液黏滞性很少有变化，血流阻力主要取决于血管管径，它与血管的口径成反比。故来自小动脉和微动脉的血流阻力，称为外周阻力(peripheral resistance)。

0418 图片：层流与湍流的比较

3. 血压　血管内的血液作用于单位面积血管壁的侧压力，称为血压(blood pressure，BP)。在整个血管系统中存在着压力差，即动脉血压>毛细血管血压>静脉血压，这个压力差是推动血液流动的基本动力。

血流动力学中血流量、血流阻力和血压之间的关系符合流体力学的原理。血流量(Q)与压力(血管两端压力差 ΔP)成正比，与血管内血流阻力(R)成反比。即 $Q \propto \Delta P/R$。由此可推导出：$R \propto \Delta P/Q$

和 $\Delta P \propto QR$ 的关系。对整体循环而言，Q 是心输出量，对某一器官而言，Q 是器官血流量。

二、动脉血压

(一) 动脉血压

动脉血压(arterial blood pressure)是指血液对单位面积动脉血管壁的侧压力。通常所说的血压就是指动脉血压。在一个心动周期中，动脉血压呈现周期性变化，心室收缩时，动脉血压升高所达到的最高值称为收缩压(systolic pressure)；心室舒张时，动脉血压下降所达到的最低值称舒张压(dias tolic pressure)；收缩压与舒张压之差称脉搏压(pulse pressure)，简称脉压。在一个心动周期中动脉血压的平均值，称平均动脉血压(mean arterial pressure)，因心动周期中心舒期长于心缩期，因此平均动脉压低于收缩压和舒张压两个数值的平均值，约等于舒张压加 1/3 脉压。

0419

图片：Korotkoff 音听诊法间接测量肱动脉血压的示意图

0420

图片：正常年轻人肱动脉压曲线

1. 动脉血压的正常值　测量血压通常是在上臂测量肱动脉血压。其测量结果习惯上书写方法为“收缩压/舒张压”，读数时也应将收缩压读在前，舒张压读在后。我国健康青年人在安静状态下的收缩压为 100~120mmHg(13.3~16.0kPa)，舒张压为 60~80mmHg(8.0~10.6kPa)，脉压为 30~40mmHg(4.0~5.3kPa)。动脉血压除存在个体差异外，还随年龄、性别、功能状态等情况而异；男性略高于女性；儿童低于成人，随年龄增长血压可逐渐升高；体力劳动或情绪激动时血压可暂时升高。

目前我国采用国际上统一标准，收缩压≥140mmHg(18.7kPa)和(或)舒张压≥90mmHg(12.0kPa)称为高血压；如收缩压<90mmHg(12.0kPa)，舒张压<60mmHg(8.0kPa)称为低血压。

2. 动脉血压相对稳定的生理意义　动脉血压正常是维持组织、器官血流量正常的重要条件。如果动脉血压过低，可致各器官血流量减少，特别是脑、心脏等重要器官，可因缺血缺氧造成严重后果；动脉血压过高，则因心室肌后负荷长期过重，可致心室肥厚，甚至发生心力衰竭，同时，长期高血压容易损伤血管壁，如脑血管受损可破裂出血造成脑出血。因此，动脉血压保持相对稳定，对保证重要器官的血液供给，减轻心血管的负担具有重要的生理意义。

3. 动脉血压的形成　动脉血压是流动着的血液使动脉血管达到一定程度的充盈时产生的血压。因此，在封闭的心血管系统中，足够的血量是形成动脉血压的前提，心脏射血和外周阻力是形成血压的两个根本因素。大动脉管壁的弹性能缓冲收缩压、维持舒张压。

心室收缩时射出的血液，由于外周阻力的存在，只有小部分(约 1/3)流至外周，大部分(约 2/3)暂时贮存在大动脉内，因此收缩期动脉血压升高；但由于大动脉管壁的弹性扩张，使收缩压不致过高。

心室舒张时射血停止，动脉血压下降，同时大动脉管壁弹性回缩，继续推动血液向外周流动。由于大动脉管壁的弹性回位和外周阻力的存在，使大动脉内仍充盈一定量的血液，因此舒张压仍能保持一定高度，并保持血流过程的连续性(图 4-9)。

4. 影响动脉血压的因素　凡能影响动脉血压形成的因素，都能影响动脉血压。

(1) 每搏输出量：如果其他因素不变，每搏输出量增大，心缩期射入主动脉的血量增多，心缩期中主动脉和大动脉内增加的血量变多，管壁所受的张力也更大，故收缩期动脉血压的升高更加明显。由于动脉血压升高，血流速度、外周阻力和心率的变化不大，则大动脉内增多的血量仍可在心舒期流至外周，到舒张期末，大动脉内存留的血量和每搏输出量增加之前相比，增加并不多。因此，当每搏输出量增加而外周阻力和心率变化不大时，动脉血压的升高主要表现为收缩压的升高，舒张压可能升高不多，故脉压增大。反之，当每搏输出量减少时，则主要使收缩压降低，脉压减小。可见，在一般情况下，收缩压的高低主要反映心脏每搏输出量的多少。

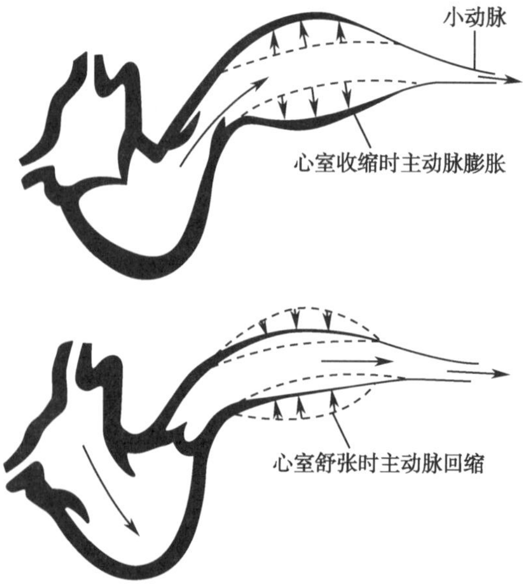

图 4-9　动脉血压形成示意图

笔记

(2) 心率:如果心率加快,而每搏输出量和外周阻力都不变,由于心舒期缩短,在心舒期内流至外周的血液就减少,故心舒期末主动脉内存留的血量增多,舒张期血压就升高。由于动脉血压升高可使血流速度加快,因此心缩期内可有较多的血液流至外周,收缩压的升高不如舒张压的升高显著,脉压比心率增加前减小。相反,心率减慢时,舒张压降低的幅度比收缩压降低的幅度大,故脉压增大。

(3) 外周阻力:若搏出量不变,外周阻力增大时,可使血压升高。由于外周阻力增大,使血流速率减慢,导致心舒末期存留于大动脉内血量增多,所以舒张压升高明显;反之,外周阻力变小,舒张压降低。因此,舒张压的高低主要反映外周阻力的大小。原发性高血压的发病,主要是由于阻力血管口径变小而造成外周阻力过高。此外,血液黏滞度也影响外周阻力。如果血液黏滞度增高,外周阻力就增大,舒张压就升高。故临床上常以舒张压的高低来判断高血压是否存在。

(4) 大动脉管壁的弹性:大动脉管壁弹性因能缓冲动脉血压的变化而使收缩压不致过高,舒张压不致过低,减小脉压。老年人大动脉管壁由于胶原纤维增加,弹性纤维减少,使管壁弹性减弱,缓冲血压的作用减小,造成收缩压升高而舒张压降低,脉压增大。但老年人的小动脉往往伴有硬化而致口径变小,使外周阻力增大,故舒张压也升高。

(5) 循环血量和血管系统容量的比例:循环血量和血管系统容量相适应,才能使血管系统足够充盈,产生一定的体循环平均充盈压。在正常情况下,循环血量和血管容量是相适应的,血管系统充盈程度的变化不大。失血后,循环血量减少。此时如果血管系统的容量改变不大,则体循环平均充盈压必然降低,使动脉血压降低。在另一些情况下,如果循环血量不变而血管系统容量增大时,也会造成动脉血压下降。

以上都是假设其他因素不变的前提下,分析某一因素对动脉血压可能发生的影响。实际上,在不同生理情况下,上述各种影响动脉血压的因素可同时发生改变。因此,在完整人体内,动脉血压的维持是多种因素综合作用的结果。

知识拓展

高 血 压

高血压是内科常见病、多发病之一。病因不明的高血压者称原发性高血压。世界卫生组织/国际高血压学会(WHO/ISH)是国际高血压的权威组织,在综合国际上有关高血压诊治的最新大规模临床试验和流行病学研究资料基础上,制订了 WHO/ISH 1999 高血压指南(第 4 次修订版),明确了高血压的诊断标准:成年人(大于 18 岁)收缩压≥140mmHg 和/或舒张压≥90mmHg 为高血压,(130~139)/(85~89)mmHg 为正常高限,小于 130/85mmHg 为正常血压,而小于 120/80mmHg 为理想血压。

高血压病因不明,与发病有关的因素如下:①年龄,发病率有随年龄增长而增高的趋势,40 岁以上者发病率高。②食盐,摄入食盐多者,高血压发病率高。③体重,肥胖者发病率高。④遗传,大约半数高血压病人有家族史。⑤环境与职业,有噪声的工作环境,过度紧张的脑力劳动均易发生高血压,城市中的高血压发病率高于农村。

总之,高血压的发生、发展与高级神经大脑皮质活动障碍密切相关,除过度的脑力劳动或精神紧张之外,种种的心理因素,如:心理不平衡、过度紧迫感、情绪不稳定、容易激动等,均是大脑皮质功能紊乱而引起本病发生的主要原因。此外,遗传、肥胖、寒冷、摄取过多食盐、动物食品也是造成此病发生的不可忽视的因素。

(二) 动脉脉搏

心动周期中,动脉管壁随心脏舒缩而产生的周期性搏动,称为动脉脉搏(arterial pulse)(简称脉搏)。搏动发生于主动脉起始部,能沿动脉管壁向外周传播,其传播速度远比血流速度快。用手指能扪及身体浅表部位的动脉脉搏。脉搏的频率和节律与心搏频率和节律一致,脉搏的强弱和紧张度能反映每搏输出量的多少,故扪诊脉搏可在一定程度上反映心血管的功能状态。脉诊是中医学诊断疾病的重要依据之一。

笔记

三、静脉血压和静脉回心血量

静脉是血液回心的通道，因容易扩张，容量大，对贮存血液起重要作用。而静脉血压的高低则能有效地调节回心血量和心输出量，以适应机体不同情况的需要。血液从大动脉流向心房的过程中，由于克服血流阻力而不断消耗能量，使血压逐渐下降，其中流经小动脉和微动脉时的血压降落幅度最大，到腔静脉时血压已接近于零。

（一）外周静脉压和中心静脉压

各器官或肢体的静脉血压，称为外周静脉压（peripheral venous pressure）。胸腔内大静脉或右心房内的血压，称为中心静脉压（central venous pressure，CVP），正常变动范围为 4~12cmH_2O（0.39~1.18kPa）。中心静脉压的高低取决于心脏的射血能力和静脉回心血量。心脏射血功能好或静脉回心血量少，中心静脉压较低；心脏射血功能减弱或静脉回心血量增多，可引起中心静脉压升高。故临床上测定中心静脉压有助于了解心血管功能状态，同时可作为临床控制补液速度和量的指标。

（二）重力对静脉压的影响

血管系统内的血液因受地球重力场的影响，产生一定的静水压。因此，各部分血管的血压除由于心脏做功形成以外，还要加上该部分血管处的静水压。各部分血管的静水压高低取决于人体所取的体位。在平卧时，身体各部分血管的位置大致都处在和心脏相同的水平，故静水压也大致相同。但当人体从平卧转为直立时，足部血管内的血压比卧位时高。其增高的部分相当于从足至心脏这一段血柱高度形成的静水压。跨壁压是指血管内血液对管壁的压力和血管外组织对管壁的压力之差。一定的跨壁压是保持血管充盈膨胀的必要条件。跨壁压减小到一定程度，血管就不能保持膨胀状态，即发生塌陷。静脉管壁较薄，管壁中弹性纤维和平滑肌都较少，因此当跨壁压降低时就容易发生塌陷。此时静脉的容积也减小。当跨壁压增大时，静脉就充盈，容积增大。当人在直立时，足部的静脉充盈饱满，而颈部的静脉则塌陷。

（三）影响静脉血回流的因素

单位时间内由静脉回心的血量取决于外周静脉压与中心静脉压之间的压力差，凡能改变这个压力差的因素，均能影响静脉血回流。

1. 循环系统平均充盈压　体循环平均充盈压是反映血管系统充盈程度的指标。实验证明，血管系统内血液充盈程度愈高，静脉回心血量也就愈多。当血量增加或容量血管收缩时，体循环平均充盈压升高，静脉回心血量也就增多。反之，血量减少或容量血管舒张时，体循环平均充盈压降低，静脉回心血量减少。

2. 心肌收缩力　心脏收缩时将血液射入动脉，舒张时则可以从静脉抽吸血液。如果心脏收缩力量强，射血时心室排空较完全，在心舒期心室内压就较低，对心房和大静脉内血液的抽吸力量也就较大。右心衰竭时，射血力量显著减弱，心舒期右心室内压较高，血液淤积在右心房和大静脉内，回心血量大大减少。病人可出现颈外静脉怒张，肝充血变大，下肢水肿等特征。左心衰竭时，左心房压和肺静脉压升高，造成肺淤血和肺水肿。

3. 重力和体位　平卧体位，全身静脉与心脏基本处在同一水平，重力大致相等，受重力影响不大。当人由卧位变为直立位时，因受重力影响，身体低垂部分的静脉血管扩张充盈，所容纳的血液约增多500ml，导致静脉回心血量减少。长期卧床或体弱久病病人，从卧位或蹲位突然站立时，其下肢静脉血管因紧张性降低而更易扩张，加之下肢肌肉收缩无力，挤压静脉的作用减弱，故而容纳更多血液，造成静脉回心血量比正常人更少，心输出量减少，便可引起黑矇（视网膜缺血）、头晕（脑缺血）等症状。

4. 骨骼肌的挤压作用　骨骼肌收缩时，位于肌肉内和肌肉间的静脉受挤压，促进静脉血回流；当骨骼肌舒张时，静脉瓣能阻止血液倒流，同时促进毛细血管血液流入静脉。所以，骨骼肌的节律性舒缩活动，加之静脉瓣的协助，具有肌肉泵的作用，从而促进静脉血回流。

笔记

5. 呼吸运动　吸气时胸膜腔内负压值增大，使胸腔内的大静脉和右心房更加扩张，由于容积增大，中心静脉压下降，促进静脉血回流；呼气时则相反，使静脉血回流减少。

四、微循环

（一）微循环的概念和组成

微动脉与微静脉之间的血液循环称为微循环（microcirculation），微循环的组成与形态在不同的器官有所差异。典型的微循环由微动脉、后微动脉、毛细血管前括约肌、真毛细血管网、通血毛细血管、动静脉吻合支和微静脉等七部分组成（图 4-10）。机体各器官、组织的结构和功能不同，微循环的组成也不同。

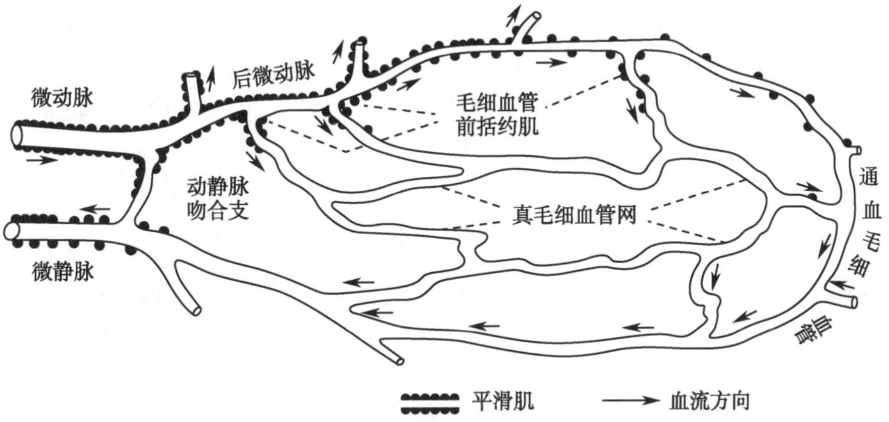

图 4-10 微循环示意图

（二）微循环的血流通路及功能

1. 直捷通路 指血液经微动脉、后微动脉、通血毛细血管到微静脉的通路。它经常处于开放状态。由于血流速度快，流经通血毛细血管时很少进行物质交换。这条通路的主要生理意义在于使部分血液迅速通过微循环及时回心。

2. 迂回通路 指血液经微动脉、后微动脉、毛细血管前括约肌、真毛细血管网到微静脉的通路。真毛细血管穿插于细胞间隙中，迂回曲折，相互交错成网，血流缓慢，血管轮流交替开闭，是血液与组织细胞进行物质交换的主要场所，故又称为营养通路。

3. 动静脉短路 指血液经微动脉通过动静脉吻合支流入微静脉，这条通路称为动静脉短路。血液流经此通路时不进行物质交换，故又称非营养通路。在一般情况下，这一通路经常处于封闭状态。在皮肤中，这类通路较多。当通路开放时，使皮肤血流量增加，促进皮肤散热，有调节体温的作用（表 4-3）。

表 4-3 微循环通路的主要途径、开放情况和生理功能

血流通路	血流主要途径	开放情况	主要生理功能
直捷通路	通血毛细血管	经常开放	保证静脉血回流
迂回通路	真毛细血管	交替开放	进行物质交换
动静脉短路	动静脉吻合支	必要时开放	调节体温

（三）微循环的调节

微动脉和微静脉主要受交感神经支配，毛细血管前括约肌主要受体液因素调节。

微动脉、后微动脉、毛细血管前括约肌是微循环的前阻力血管，在神经体液因素的调节下，通过其舒缩活动的改变，调节进入微循环的血流量。微动脉是微循环的“总闸门”，当交感神经兴奋和去甲肾上腺素增多时使总闸门关闭。毛细血管前括约肌是微循环的“分闸门”，它控制从微动脉进入真毛细血管的血量。血液中的缩血管物质，如肾上腺素、去甲肾上腺素等使毛细血管前括约肌收缩，而局部代谢产物如 CO_2、乳酸等使其舒张，后者是调节毛细血管前括约肌舒缩活动的主要因素。

微静脉是微循环的“后闸门”，它的舒缩决定毛细血管后阻力的大小，从而影响微循环的血液流

出量。

总之,正常体内主要通过毛细血管前阻力来控制微循环的灌流量,使灌入和流出保持动态平衡,血液与组织细胞之间的物质交换才能正常进行。

五、组织液及淋巴液的生成和回流

(一)组织液的生成

组织液是存在于组织间隙中的液体,是血浆经毛细血管滤出而形成的,是血液与组织细胞进行物质交换的媒介。组织液不断更新是维持内环境稳态和组织细胞正常新陈代谢的基本条件。

毛细血管壁的通透性是组织液生成的结构基础,血浆中除大分子蛋白质外,其余成分都可通过毛细血管壁滤出。组织液生成和回流的动力为有效滤过压,它取决于毛细血管血压、组织液静水压、血浆胶体渗透压和组织液胶体渗透压四个因素。其中毛细血管血压和组织液胶体渗透压是促进组织液生成的力量,而血浆胶体渗透压和组织液静水压是促进组织液回流的力量。促使组织液生成的力量与促使回流的力量之差,称为有效滤过压(effective filtration pressure,EFP),用下式表示:

有效滤过压=(毛细血管血压+组织液胶体渗透压)-(血浆胶体渗透压+组织液静水压)

人毛细血管动脉端血压平均为4.00kPa(30mmHg),血液经毛细血管动脉端流至毛细血管静脉端时,血压降低为1.60kPa(12mmHg),血浆胶体渗透压为3.33kPa(25mmHg),组织液胶体渗透压约为2.00kPa(15mmHg),组织液静水压约为1.33kPa(10mmHg)。根据上式计算,毛细血管动脉端的有效滤过压为1.33kPa(10mmHg);而毛细血管静脉端的有效滤过压为-1.07kPa(-8mmHg)。所以,在毛细血管的动脉端生成组织液,静脉端大部分组织液又回流入毛细血管,剩余一小部分的组织液进入毛细淋巴管生成淋巴液,再经淋巴系统回流入血液(图4-11)。

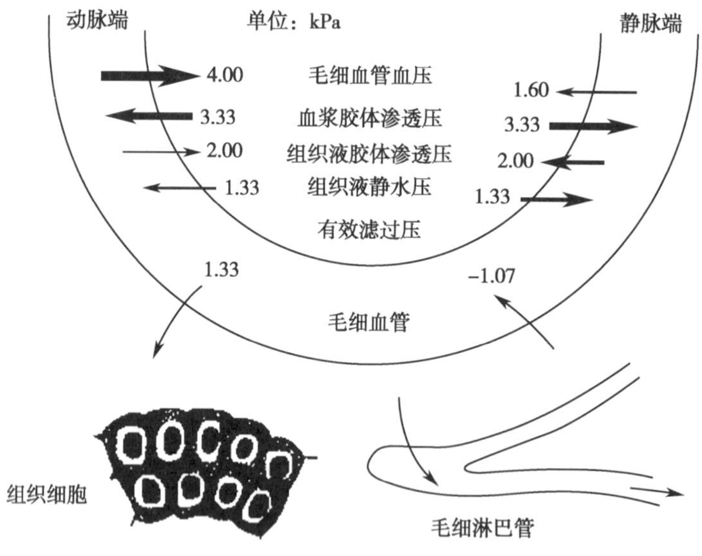

图4-11 组织液生成与回流示意图

(二)影响组织液生成的因素

正常情况下,组织液的生成与回流是处于动态平衡的。如果这种动态平衡遭到破坏,使组织液生成过多或者重吸收过少,就有过多的组织液潴留在组织间隙而形成水肿。

1. 毛细血管血压　毛细血管血压是促进组织液生成的因素。毛细血管血压升高时,组织液生成增多。例如,微动脉扩张时,进入毛细血管内的血量增多,毛细血管血压升高,组织液生成增多,在炎症局部就可出现这种情况而产生局部水肿。右心衰竭时,静脉回流受阻,毛细血管血压升高,引起组织水肿。

2. 血浆胶体渗透压　血浆胶体渗透压降低可使有效滤过压升高,组织液生成增多而引起组织水肿。例如,某些肾脏疾病时,由于大量血浆蛋白随尿排出体外或蛋白质性营养不良以及肝脏疾病导致蛋白质合成减少，均可使血浆蛋白浓度降低，血浆胶体渗透压下降，有效滤过压增加，使组织液生成增多，出现水肿。

3. 淋巴液回流 由于一部分组织液经淋巴管回流入血，如果回流受阻，在受阻部位以前的组织间隙中，则有组织液潴留而引起水肿，在丝虫病或肿瘤压迫时可出现这种情况。

4. 毛细血管通透性 正常毛细血管壁不能滤过血浆蛋白，而在通透性增高时则可滤出。在烧伤、过敏反应时，由于局部组胺等物质大量释放，血管壁通透性增高，致使部分血浆蛋白滤出血管，使组织液胶体渗透压升高，有效滤过压升高，组织液生成增多，回流减少，引起水肿。

（三）淋巴液及淋巴循环的生理意义

组织液渗入毛细淋巴管生成淋巴液，淋巴液经淋巴系统回流入静脉。淋巴循环视为血液循环的一个侧支，是血液循环的辅助系统。淋巴循环最重要的生理意义如下：

1. 调节血浆与组织液之间液体平衡 毛细淋巴管由单层内皮细胞构成，管壁无基膜层，故通透性极高，所以能将多余的组织液通过淋巴循环再返回血液。

2. 回收组织液中的蛋白质 毛细淋巴管管壁比毛细血管管壁的通透性大，由毛细血管壁逸出的微量蛋白质可随组织液透入毛细淋巴管运回血液，每天可回收蛋白质 75~100g，这对维持血管内外胶体渗透压及水平衡具有重要生理意义。

3. 运输脂肪等营养物质 由小肠吸收的脂肪，80%~90%通过淋巴循环运回血液。

4. 防御和屏障作用 淋巴液途经淋巴结时，淋巴结内的巨噬细胞能清除由组织进入淋巴液中的细菌及其他异物，淋巴结尚可产生淋巴细胞和浆细胞，参与免疫反应。

第四节 心血管活动的调节

人体在不同的生理状况下，各器官组织的代谢水平不同，对血流量的需要也不同。机体的神经和体液机制可对心脏和各部分血管的活动进行调节，从而适应各器官组织在不同情况下对血流量的需要，协调地进行各器官之间的血流分配。因此，本节同学们主要从以下三个方面的问题来学习：①心脏的神经支配及其作用如何？②压力感受性反射过程及生理意义如何？③肾上腺素和去甲肾上腺素对心脏和血管活动的调节作用有何不同？

一、神经调节

（一）心脏和血管的神经支配

1. 心脏的神经支配及其作用 支配心脏的传出神经为心交感神经和心迷走神经（图 4-12）。

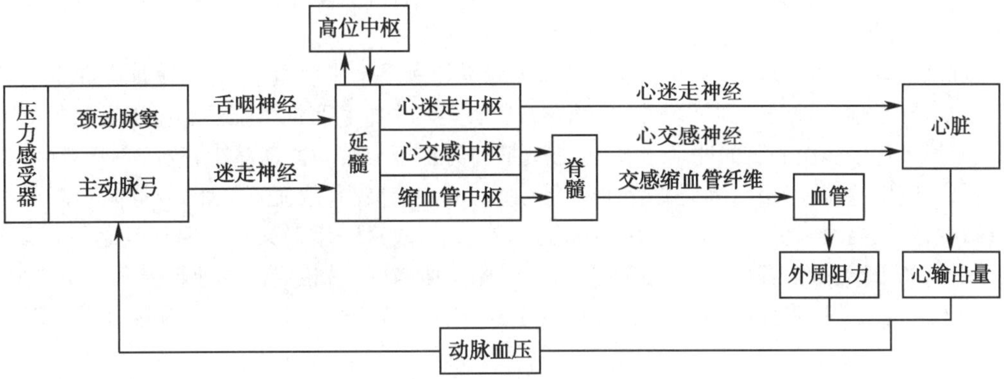

图 4-12 减压反射途径示意图

（1）心迷走神经及其作用：支配心脏的副交感神经节前纤维行走于神经干中。这些节前神经元的细胞体位于延髓的迷走神经背核和疑核，起始于延髓。节后神经纤维支配窦房结、心房肌、房室交界、房室束及其分支，其节后纤维末梢释放的乙酰胆碱（acetylcholine，ACh），与心肌细胞膜上 M 受体结合后抑制心脏的活动。表现为心跳减慢、房室传导速度减慢、心肌收缩力减弱，以致心输出量减少，血压下降。

(2) 心交感神经及其作用:心交感神经起始于脊髓胸段($T_1 \sim T_5$)侧角神经元,其节后纤维支配心脏各部心肌细胞。其节后纤维末梢释放去甲肾上腺素(norepinephrine,NE),与心肌细胞膜上 β_1 受体结合后加强心脏的活动。表现为心跳加快,房室传导速度加快,心肌收缩力增强,以致心输出量增多,血压上升。

2. 血管的神经支配及其作用　支配血管平滑肌的神经分为交感缩血管神经和舒血管神经。

(1) 交感缩血管神经及其作用:绝大多数血管只受交感缩血管神经的支配。它发自脊髓胸腰段侧角,其节后纤维末梢释放去甲肾上腺素,与血管平滑肌细胞膜上的 α 受体结合后使血管收缩,外周阻力增大,血压上升。

(2) 舒血管神经及其作用:有两类舒血管神经。一类是交感舒血管神经,它支配骨骼肌血管,其末梢释放乙酰胆碱,使骨骼肌血管舒张,保证肌肉足够的血液供应;另一类是副交感舒血管神经,支配脑、唾液腺、胃肠腺体和外生殖器的血管,其末梢释放乙酰胆碱,使血管舒张,起调节局部组织器官血流量的作用。

(二) 心血管中枢

中枢神经系统内与调节心血管活动有关的神经元集中的部位,统称为心血管中枢(cardiovascular center)。它分布在脊髓、低位脑干、下丘脑和大脑皮质等部位。

通常认为,调节心血管活动的基本中枢部位在延髓,延髓心血管中枢的神经元是指位于延髓内的心迷走神经元和控制心交感神经和交感缩血管神经活动的神经元。这些神经元在平时都有紧张性活动,分别称为心迷走紧张、心交感紧张和交感缩血管紧张。在机体处于安静状态时,这些延髓神经元的紧张性活动表现为心迷走神经纤维和交感神经纤维持续的低频放电活动,共同作用于心脏,使心脏的活动协调、统一。

延髓以上各级心血管中枢在调节心血管活动中所起的作用,比延髓心血管中枢更复杂、更加高级,它们使心血管活动与机体其他功能活动能彼此配合,相互协调。

(三) 心血管反射

当机体处于不同的生理状态如变换姿势、运动、睡眠时,或当机体内、外环境发生变化时,可引起各种心血管反射,使心输出量和各器官的血管收缩状况发生相应的改变,动脉血压也可发生变动。心血管反射一般都能很快完成,其生理意义在于使循环功能能适应于当时机体所处的状态或环境的变化。

1. 颈动脉窦和主动脉弓压力感受性反射

(1) 反射过程:在颈动脉窦和主动脉弓管壁外膜下有对牵拉刺激敏感的压力感受器(baroreceptor)。颈动脉窦压力感受器的传入神经是窦神经,加入舌咽神经进入延髓。主动脉弓压力感受器的传入神经是主动脉神经,行走于迷走神经干内,然后进入延髓。

当动脉血压升高时,颈动脉窦和主动脉弓压力感受器所受牵张刺激增强,沿窦神经和主动脉神经分别经舌咽神经、迷走神经传到延髓的冲动增多,使心迷走中枢紧张性增强而心血管交感中枢紧张性减弱,经心迷走神经传至心脏的冲动增多,经心交感神经传至心脏的冲动减少,故而心跳减慢,心肌收缩力减弱,心输出量减少;由交感缩血管神经传至血管的冲动减少,故血管舒张,外周阻力降低。因心输出量减少,外周阻力降低,使动脉血压回降至正常水平,故这一反射又称为降压反射(depressor reflex)。相反,如果动脉血压降低,压力感受器所受牵张刺激减弱,沿相应传入神经传入冲动减少,使心血管交感中枢紧张性增强而心迷走中枢紧张性减弱,则引起心输出量增多,外周阻力增大而使血压回升。

图片:颈动脉体和主动脉体化学感受性反射

(2) 生理意义:压力感受性反射是一种典型的负反馈调节,压力感受性反射在心输出量、外周血管阻力、血量等发生突然变化的情况下,对动脉血压进行快速调节的过程中起重要的作用,使动脉血压不致发生过分的波动,它的重要生理意义在于保持动脉血压的相对稳定。

2. 颈动脉体和主动脉体化学感受性反射　在颈总动脉分叉处和主动脉弓区域存在颈动脉体和主动脉体,能感受血中某些化学成分变化的刺激,称为化学感受器(chemoreceptor)。当血液缺氧、CO_2 增多或 H^+浓度增高时,它们均可刺激化学感受器,发放兴奋冲动沿窦神经和主动脉神经纤维传入延髓,主要兴奋延髓呼吸中枢，使呼吸加深、加快，肺通气量增多；其次通过提高缩血管中枢的紧张性，使交感缩血管神经传出冲动增多，使血管收缩，外周阻力增大，动脉血压升高。

颈动脉体和主动脉体化学感受性反射主要对呼吸具有经常性调节作用，对维持血中 O_2 和 CO_2 含量的相对稳定起着重要作用；对心血管活动的作用主要体现在机体缺氧、窒息、失血、酸中毒等异常情况下，能提高缩血管中枢的紧张性，使血压升高、血量重新分配，以保证心、脑的血液供应。

二、体液调节

心血管活动的体液调节是指血液和组织液中一些化学物质对心肌和血管平滑肌的活动发生影响。这些体液因素中，有些是通过血液运输，广泛作用于心血管系统；有些则在组织中形成，主要作用于局部血管，对局部组织的血流起调节作用。

（一）肾上腺素和去甲肾上腺素

血液中的肾上腺素和去甲肾上腺素主要由肾上腺髓质所分泌，在化学结构上都属于儿茶酚胺，两者对心和血管的作用有许多共同点，但并不完全相同，这是因为它们与心肌和血管平滑肌细胞膜上不同肾上腺素能受体的结合能力不同所致。

肾上腺素主要与心肌细胞膜上 β_1 受体结合，使心率增快，心肌收缩力增强，心输出量增多，临床常作为强心急救药；肾上腺素既可与皮肤、腹腔脏器血管膜上的 α 受体结合，使皮肤、腹腔脏器血管收缩，又可与骨骼肌、肝、冠状血管膜上的 β_2 受体结合，使骨骼肌、肝、冠状血管扩张，所以对总外周阻力影响不大。

去甲肾上腺素也可与心肌细胞膜上的 β_1 受体结合，但较肾上腺素对心脏的作用弱，去甲肾上腺素主要与血管平滑肌细胞膜上 α 受体结合，能使除冠状动脉外的血管收缩，尤其是小动脉的强烈收缩，使外周阻力显著增大，血压明显升高，因此临床上常用去甲肾上腺素作为升压药。肾上腺素和去甲肾上腺素对心脏和血管的作用比较见表 4-4。

表 4-4　肾上腺素和去甲肾上腺素对心脏和血管的作用比较

作用部位	肾上腺素	去甲肾上腺素
心脏	主要与心肌细胞膜上 β_1 受体结合，使心率增快，心肌收缩力增强，心输出量增多，临床常作为强心急救药	对心的直接作用与肾上腺素相似，使心率增快。但整体内，由于压力感受性反射作用，使心率减慢
血管	使皮肤、腹腔脏器血管收缩，而使骨骼肌、肝、冠状血管扩张，所以对总外周阻力影响不大	主要与血管膜上 α 受体结合，能使除冠状动脉外的血管收缩，外周阻力增大，血压升高，临床上常作为升压药

（二）肾素-血管紧张素系统

0422

图片：肾素-血管紧张素系统成员及其转换过程示意图

肾素-血管紧张素系统（renin-angiotensin system，RAS）是人体重要的体液调节系统，广泛存在于心肌、血管平滑肌、肾等多种器官组织中。其中肾素（renin）是由肾脏近球细胞分泌的，经肾静脉进入血液循环，以启动 RSA 的链式反应。血液中的血管紧张素有三种，即血管紧张素Ⅰ、Ⅱ、Ⅲ。因失血或肾疾病导致肾血流量减少或血 Na^+ 降低时，刺激球旁复合体的球旁细胞分泌肾素进入血液，作用于肝脏产生的血管紧张素原，使之转变成血管紧张素Ⅰ，后者经肺循环时，在血管紧张素转换酶的作用下变成血管紧张素Ⅱ，再在血液和组织中的氨基肽酶 A 的作用下成为血管紧张素Ⅲ。

血管紧张素Ⅰ一般不具有活性；血管紧张素Ⅱ能使全身小动脉收缩，外周阻力增大，血压升高；此外，还可刺激肾上腺皮质球状带合成分泌醛固酮，醛固酮作用于肾小管，起保钠、保水、排钾作用，从而引起血容量增多，血压升高；但血管紧张素Ⅲ的缩血管作用较血管紧张素Ⅱ弱，促进醛固酮分泌的作用却强于血管紧张素Ⅱ。

（三）血管升压素

血管升压素（vasopressin，VP）是下丘脑视上核和室旁核一部分神经元内合成的，经下丘脑-垂体束运送至神经垂体贮存，平时少量释放进入血液循环。血管升压素在肾集合管可促进水的重吸收，故又称为抗利尿激素（antidiuretic hormone，ADH）（见第八章）。血管升压素作用于血管平滑肌的相应受体，

笔记

引起血管平滑肌收缩，是已知最强的缩血管物质之一。在正常情况下，血浆中血管升压素浓度升高时首先出现抗利尿效应；只有当其血浆浓度明显高于正常时，才引起血压升高。这是因为血管升压素能提高压力感受性反射的敏感性，故能缓冲升血压效应。血管升压素对体内细胞外液量的调节起重要作用。在禁水、失水、失血等情况下，血管升压素释放增加，不仅对保留体内液体量，而且对维持动脉血压都起重要的作用。

三、自身调节

去除神经和体液调节因素时，各器官、组织仍能通过局部血管的舒缩调节血流量。这种基于器官组织或血管本身的调节机制，称为自身调节（autoregulation）。

第五节 心血管系统疾病的康复

一、运动时循环功能的变化

（一）运动时心输出量的变化

运动开始，心输出量就急剧增加，通常 1min 达到高峰，并维持在该水平。运动时心输出量的增加与运动量或耗氧量成正比。肌肉活动时，由于肌肉、关节等感受器发放大量冲动，经感觉神经传入，使大脑皮质的兴奋性增高，交感神经的兴奋性也相应提高，副交感系统兴奋性下降。交感神经的兴奋又促进肾上腺髓质分泌更多的肾上腺素和去甲肾上腺素。在交感神经和肾上腺髓质激素的作用下，心率加快，心肌收缩力加强，使心输出量增加。由于肌肉的节律性舒缩和呼吸运动加强，回心血量大大增加，这是增加心输出量的保证；运动时，肌肉强烈收缩对静脉的挤压作用以及呼吸运动增强使胸内负压增加，都能促进回心血量大大增加，使心输出量增加。此外，运动时交感缩血管中枢兴奋，使容量血管收缩，体循环平均充盈压升高，也有利于增加静脉回流。

（二）运动时各器官血液量的变化

运动时心输出量增加，但增加的心输出量并不是平均分配给全身各器官的。通过体内的调节机制，各器官的血流量将进行重新分配。其结果是使心脏和进行运动的肌肉血流量明显增加，不参与运动的骨骼肌及内脏的血流量减少。在运动开始时，皮肤血流也减少，但以后由于肌肉产热增加，体温升高，通过体温调节机制使皮肤血管舒张，血流增加，以增加皮肤散热。

运动时各器官血流量的重新分配具有十分重要的生理意义，即通过减少对不参与活动的器官的血流分配，保证有较多的血流分配给运动的肌肉。由于阻力血管舒张，肌肉中开放的毛细血管数量增加，使血液和肌肉组织之间进行气体交换的面积增大，气体扩散的距离缩短，从而能满足肌肉运动时增加的氧耗。有人曾经推算，人在做剧烈运动时，由于内脏器官、皮肤和不参与运动的肌肉的阻力血管收缩，可以从心输出量中省出约 3L/min 的血液，分配至运动的肌肉。即使心输出量不增加，仅通过血流量的重新分配，就可向运动的肌肉多提供氧。对于心脏功能不健全的人来说，运动时心输出量的增加有限，因此血流量的重新分配就显得更为重要。

（三）运动时动脉血压的变化

运动时的动脉血压水平取决于心输出量和外周阻力两者之间的关系。如果心输出量的增加和外周阻力的降低两者的比例恰当，则动脉血压变化不大，否则动脉血压就会升高或降低。在有较多肌肉参与运动时，如步行，肌肉血管舒张对外周阻力的影响大于其他不活动器官血管收缩的代偿作用，故总的外周阻力仍有降低，表现为动脉舒张压的降低；另一方面，由于心输出量显著增加，故收缩压升高，而平均动脉压则可能比安静时稍低。

收缩压主要是反映心肌收缩力量和每搏输出量，舒张压主要是反映动脉血管的弹性及外周小血管的阻力。人一开始运动，血液循环加速，心输出量急剧上升，这样才能保持运动量与耗氧量成正比，自然而然，运动时随血液输出量的增大，保证为机体正常供能，动脉血管的阻力自然就要降低，也就是说舒张压降低了。因此，运动后理想的血压反应应当是收缩压升高，舒张压适当下降或保持不变，同时也反映了心血管功能对运动负荷的适应情况。

笔记

人在剧烈运动时，机体对血氧量的需求增大，心脏通过加速跳动频率，提升血压来增加血流量，以满足机体的需求。通常测量血压时，医生会建议休息几分钟，以确保血压测量结果的准确性。

（四）心血管失健和健化

健化（conditioning）是指训练后增强的能力容量，失健（deconditioning）是指不运动后失去的能力容量。例如，经过健化运动而提高的功能发生退化，原有的心肺功能发生退化。心血管失健和健化时心血管功能的比较，见表 4-5。

表 4-5 心血管失健和健化时心血管功能的比较

心血管功能指标	失健	健化
摄氧量	下降	升高
心率	升高	升高（或下降）
每搏量	下降	升高
心输出量	下降	升高
心力储备	下降	升高
收缩压	升高	升高
舒张压	升高	下降
外周肌肉	下降	升高
动静脉氧压差	下降	升高

二、心血管疾病康复的生理学基础

（一）心血管疾病康复的含义

心血管疾病是指包含心脏、血管（动脉、静脉、微血管）器官和组织的疾病，主要的病理改变为动脉粥样硬化。心血管疾病属于全身性疾病，病变可累及重要脏器的动静脉，其病情演变及预后与病变的部位、进展速度、程度、并发症以及合并的危险因素等情况密切相关。心血管疾病的进展可引发的危害包括：血管硬化、心肌细胞缺血缺氧、心脏结构重塑、心功能降低，骨质疏松、猝死、卒中、并发症加重，由此引发的病人身体疼痛、生理功能减退、心理健康水平下降，这些将会降低病人的生活质量。

心血管疾病康复是指综合采用主动积极的身体、心理、行为和社会活动的训练与再训练，帮助病人缓解症状，改善心血管功能，在生理、心理、社会、职业和娱乐等方面达到理想状态，提高生活质量。同时强调积极干预心血管疾病危险因素，阻止或延缓疾病的发展过程，减轻残疾和减少再次发作的危险。

（二）心血管疾病康复的主要内容

1. 心血管疾病康复的目标　简单来说是提高病人生活质量；具体来说是预防病人长期卧床休息的并发症，调控心血管疾病的危险因素，提升病人对自身疾病的认识，预防和纠正病人心理问题（如焦虑、抑郁等），提高病人的自信和生存意志，通过有氧锻炼恢复病人体能，回归家庭及社会。心血管疾病的康复可降低再住院率、发病率及死亡率，提高生活质量。

2. 心血管疾病康复方法　心血管疾病康复是 20 世纪 80 年代初康复医学出现的一个分支，是以运动疗法为基础，以康复程序为主要内容，包括运动疗法、药物康复、心理治疗、饮食疗法和教育疗法等项目的综合治疗方法。

（1）运动疗法：按运动处方进行，主要包括运动的形式、强度、持续时间、频率及进行速度。有动态运动及阻力运动两种形式。

（2）药物康复：指在心血管疾病的康复中辅以必要的药物治疗。

（3）心理治疗：是建立在医学心理学及行为医学基础上的一种治疗方法。常用方法：心理疏导、暗示、认识、松弛、音乐疏泄、移情、脱敏、行为矫正及生物反馈等。

（4）饮食疗法：通过改变病人的饮食习惯达到减少心血管事件的发生、促进机体康复的目的。

（5）教育疗法：指定期或不定期地对病人进行康复知识教育。

（三）心血管疾病康复的治疗特点

1. 高血压康复治疗特点 ①降压药物的品种、剂量以及药物不良反应和相互作用需监测随访个体化。②良好的焦虑抑郁等心理辅导、睡眠管理可平稳血压波动幅度。③限制钠盐摄入是生活方式干预特殊的一方面。

2. 慢性心力衰竭康复治疗的特点 ①运动康复治疗的适应证以及禁忌证更要严格把关。②通过限制钠盐、饮水摄入以及日常体重监测来反映体液潴留情况。③监测和控制可导致心力衰竭加重的各种诱因，例如：感染、心律失常、甲亢、贫血等。

3. 急性冠脉综合征康复治疗特点 ①待病情稳定后鼓励病人早期康复治疗，减轻长期卧床的不良反应。②康复早期应密切监测，适度降低康复治疗力度。

4. 稳定型心绞痛康复特点 ①加强健康指导，普及心血管疾病需长期治疗的必要性，提高病人对医嘱的依从性。②心脏康复及药物治疗定期评估，调整实施康复和药物治疗的方案。

5. 心脏手术后 ①需要增加热量，蛋白质以及维生素的摄入，以促进手术后的尽快康复，但在这以后，对冠心病病人而言，膳食治疗即控制高脂血症则是一项长期的任务。②待病情稳定后鼓励病人早期康复治疗，逐渐增大运动量，促进心脏功能恢复。

6. 其他 如心律失常、肺源性心脏病及周围血管疾病等的康复治疗也在广泛开展并收到良好效果。

本章小结

本章主要介绍了心血管系统的功能及其调节。重点内容包括心脏的泵血过程和机制，心脏泵血功能的评价指标及影响心输出量的因素；动脉血压的概念及正常值、动脉血压形成及影响动脉血压的因素；心血管的神经支配及作用，压力感受性反射的过程及生理意义。难点是心脏泵血功能的调节；心力贮备；心室肌细胞和窦房结细胞生物电产生机制；影响心肌各生理特性的因素；动脉血压形成原理；颈动脉窦和主动脉弓压力感受器反射等。同学们在学习时应抓住重点和难点，采用理解记忆、图表背诵、问题学习、归纳学习、缩记学习等多种学习方法，注意重点内容的理解，加强各知识点之间的融会贯通。注重实验结果的观察和分析，加强理论与实践的联系。

（王晓艳）

0423

扫一扫，测一测

思考题

1. 期前收缩之后是否一定会出现代偿性间歇，为什么？
2. 为什么有人从卧位或蹲位突然站立时可出现头晕、黑矇但片刻即可恢复的现象？
3. 人站立过久常致下肢水肿，其机制是什么？

0424

思路解析

笔记

第五章 呼吸

05章 PPT

学习目标

1. 掌握:呼吸的概念、基本环节及意义;肺通气的动力;胸膜腔内压的形成及意义;肺泡表面活性物质的作用;肺活量与用力呼气量;肺换气的影响因素;O_2 和 CO_2 的运输形式;氧容量、氧含量、血氧饱和度的概念;氧离曲线及其影响因素;呼吸运动的化学感受性调节。

2. 熟悉:呼吸运动的概念及类型;胸廓的弹性阻力与非弹性阻力;肺容积和肺容量;肺通气量和肺泡通气量的概念;肺换气和组织换气的原理;肺牵张反射。

3. 了解:呼吸中枢与呼吸节律的形成;防御性呼吸反射;运动时呼吸功能的变化规律及调节机制。

4. 运用生理学知识,初步具备分析呼吸系统常见疾病产生的原因,能够运用生理学知识分析呼吸系统疾病康复的生理学机制。

机体在新陈代谢过程中需不断从外界环境中摄取 O_2,排出所产生的 CO_2,完成气体的"吐故纳新"。这种机体与外界环境之间的气体交换过程,称为呼吸(respiration)。呼吸是维持机体正常新陈代谢和功能活动所必需的基本生理过程之一。

人体和高等动物的呼吸过程包括三个既相互衔接又同步进行的环节(图 5-1)。①外呼吸:包括肺通气(外界环境与肺之间的气体交换)和肺换气(肺泡与肺毛细血管血液之间的气体交换);②气体在血液中的运输;③组织换气(内呼吸):指血液与组织细胞之间的气体交换。

呼吸的生理意义在于维持内环境中 O_2 和 CO_2 含量的相对稳定。呼吸过程的任何一个环节发生障碍,均可导致机体缺 O_2 和 CO_2 潴留,进而影响机体新陈代谢和其他的生理功能。

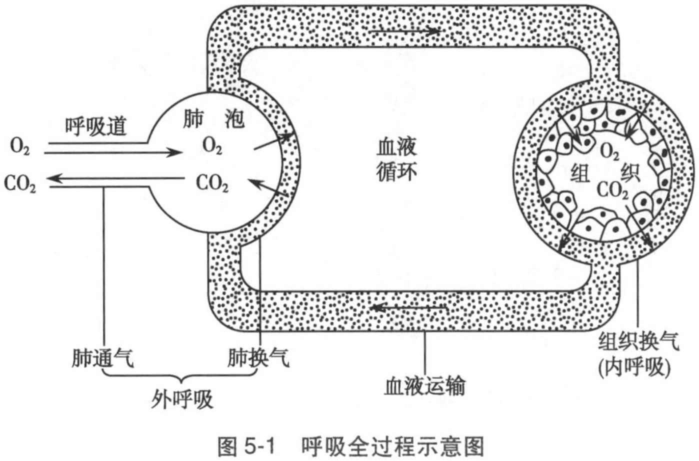

图 5-1 呼吸全过程示意图

笔记

第一节 肺 通 气

肺通气(pulmonary ventilation)是指外界环境与肺之间的气体交换过程。其作用是维持肺泡内一定的氧分压(PO_2)和二氧化碳分压(PCO_2),保证肺换气的正常进行。实现肺通气的结构包括呼吸道、胸廓、呼吸肌等。呼吸道是气体进出肺的通道,同时有加温、加湿、清洁和过滤作用。肺泡是肺换气的主要场所。

一、肺通气的原理

气体进出肺取决于推动气体流动的动力与气体流动时所遇到的阻力之间的相互作用。通气的动力须克服通气的阻力,才能实现肺通气。

(一)肺通气的动力

气体进肺或出肺取决于肺内压和大气压之间压力差的变化。在自然呼吸条件下,该压力差的形成是由于呼吸运动引起的肺的舒张收缩,造成肺内压的周期变化所致。由呼吸肌收缩和舒张引起的呼吸运动是肺通气的原动力,而由此造成的肺内压与大气压之间的压力差是肺通气的直接动力。

1. 呼吸运动 呼吸肌收缩和舒张引起的胸廓节律性扩大缩小称呼吸运动(respiratory movement),它包括吸气和呼气。每分钟呼吸运动的次数称呼吸频率,正常成人平静呼吸频率为12~18次/min。

根据呼吸的深度,呼吸运动可分为平静呼吸和用力呼吸两种形式,而根据参与呼吸运动的呼吸肌的主次,又可将呼吸运动分为腹式呼吸和胸式呼吸两种。

(1) 平静呼吸和用力呼吸:安静状态下的呼吸称为平静呼吸(eupnea)。平静呼吸是由吸气肌(膈肌和肋间外肌)收缩和舒张引起的平稳、均匀的呼吸运动。膈肌位于胸腔和腹腔之间,构成胸腔的底。静止时向胸腔方向隆起,形似钟罩。膈肌收缩时,隆起的中心部分被拉紧,出现向腹腔方向的移动,增大了胸廓的上下径。肋间外肌收缩时肋骨和胸骨上提,肋骨下缘向外侧偏转,使胸廓前后、左右径增大(图5-2)。胸腔容积增大引起肺容积增大,肺内压低于大气压,外界气体入肺,形成吸气(inspiration)。膈肌和肋间外肌舒张时,肺和胸廓弹性回位,胸腔容积和肺容积缩小,肺内压高于大气压,肺内气体出肺,形成呼气(expiration)。可见,平静呼吸时,呼气肌不参与呼吸运动,吸气是主动过程,呼气是被动过程。此外,由于胸廓是圆锥形,其下部横截面积明显大于上部,膈肌顶部稍有下降便使胸腔容积显著增大,所以在平静呼吸中膈肌所起的作用比肋间外肌重要。

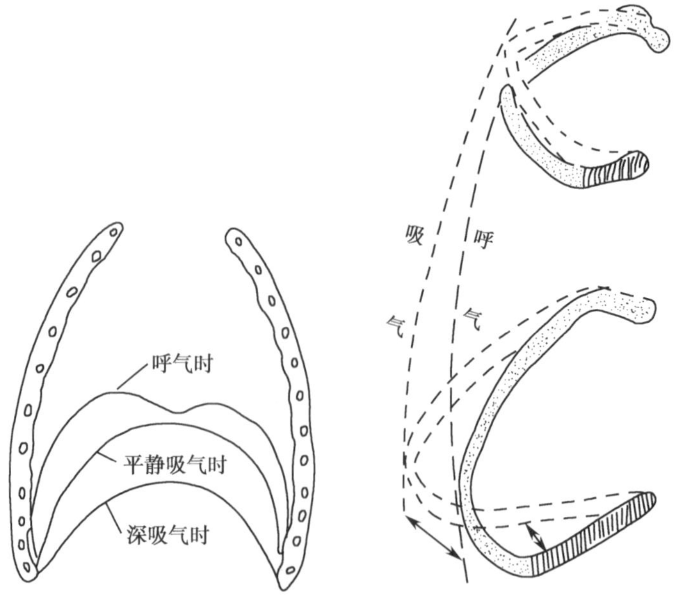

图5-2 呼吸肌运动引起的胸廓容积变化示意图

A. 膈肌收缩和舒张时的胸腔容积变化;B. 肋间外肌收缩和舒张时的胸腔容积变化。

图片:吸气过程

图片:呼气过程

用力呼吸(forced breathing)或深呼吸(deep breathing)是指在机体活动,或吸入气中 CO_2 含量增加或 O_2 含量减少时,所出现的加深、加快的呼吸运动。此时有吸气辅助肌(斜角肌、胸锁乳突肌等)参与吸气,增强吸气运动,呼气时肋间内肌和腹壁肌等呼气肌也收缩,以增强呼气运动。可见,用力呼吸时,吸气和呼气都是主动过程。在某些病理情况下,进行用力呼吸的同时,还出现鼻翼扇动和喘不过气来的主观感觉,称为呼气困难(dyspnea)。

(2) 腹式呼吸和胸式呼吸:根据引起呼吸的主要肌群不同,呼吸运动分为腹式呼吸、胸式呼吸和混合式呼吸。以膈肌舒缩活动为主的呼吸运动,腹壁起伏明显,称为腹式呼吸(abdominal breathing)。以肋间外肌舒缩活动为主的呼吸运动,胸壁起伏较大,称为胸式呼吸(thoracic breathing)。正常人呈腹式和胸式呼吸并存的混合式呼吸。婴幼儿胸廓尚不发达,肋骨倾斜度小,主要呈腹式呼吸。当胸廓发生病变致使胸廓活动受限,如胸膜炎、胸腔积液,病人也常呈腹式呼吸。妊娠或腹腔有肿物、积液时,主要以胸式呼吸为主。

2. 肺内压与胸膜腔内压

(1) 肺内压:肺内压(intrapulmonary pressure)是指肺泡内的压力。在呼吸运动过程中,肺内压随胸腔容积的变化而呈周期性波动。在平静呼吸过程中,吸气初,肺随着胸廓被动扩张,容积增大,肺内压随之下降,肺内压低于大气压时,气体顺着压力差进入肺泡,随着肺内气体的不断增加,肺内压也逐渐升高;至吸气末,肺内压升至与大气压相等,吸气停止。呼气初,肺容积随着胸廓的回缩而相应减小,肺内压随之升高,高于大气压时气体呼出,随着肺泡内气体的减少,肺内压又逐渐下降;至呼气末,肺内压与大气压再一次相等,呼气停止(图 5-3)。

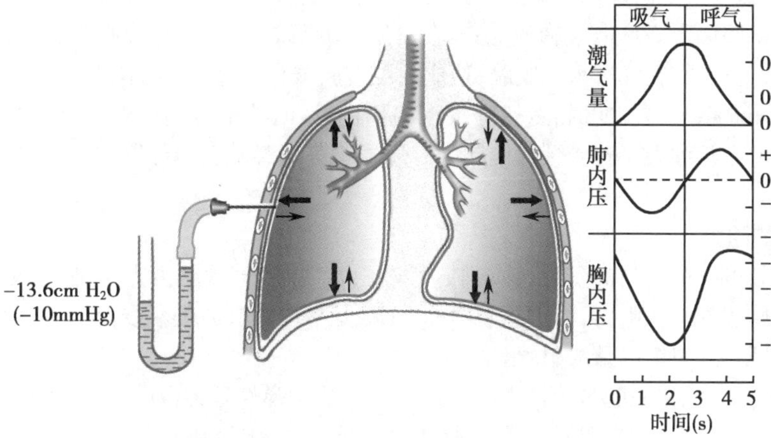

向外的箭头表示肺内压,向内的箭头表示肺回缩力。

图 5-3 胸膜腔内压的直接测量(左)和呼吸时肺内压、胸膜腔内压、呼吸气容积的变化(右)示意图

在呼吸运动过程中,肺内压的周期性变化形成了肺内压和大气压之间的压力差,这一压力差成为推动气体进出肺的直接动力。呼吸一旦停止,即可采用人为的方法改变肺内压,重新建立肺内压与大气压之间的压力差来维持肺通气,恢复自主呼吸。

(2) 胸膜腔内压:在呼吸运动过程中,肺容积随胸廓容积的变化而改变,使肺内压与外界大气压之间产生压力差,实现了肺通气。但肺与胸廓在结构上并不相连,肺为什么会随着胸廓的运动而舒张收缩呢? 这主要是由胸膜腔的结构和胸膜腔内压的特点决定的。

胸膜腔是由紧贴于肺表面的脏层胸膜及胸廓内表面的壁层胸膜共同围成的密闭、潜在的腔隙,其内没有气体,只有少量浆液。浆液的存在不仅起润滑作用及减轻呼吸运动时两层胸膜间的摩擦,而且由于液体分子的内聚力,可使两层胸膜紧贴在一起,不易分开,从而使肺被胸廓牵引,并随胸廓一起扩张和回缩,实现吸气和呼气。

胸膜腔内的压力即称为胸膜腔内压(intrapleural pressure)。胸膜腔内压可采用直接法和间接法进行测量。直接法是用连接检压计的针头斜刺入胸膜腔内直接测压的方法(图 5-3 左),间接法是通过测定食管内压间接反映胸膜腔内压的方法。测量表明,在平静呼吸过程中,胸膜腔内压始终低于大气压。若将大气压数值看作零,则胸膜腔内压为负值,因此习惯上称其为胸膜腔负压(或简称胸内负压)。

笔记

胸膜腔负压是在出生后形成的，与肺和胸廓的自然容积相关。在人体的生长发育过程中，胸廓的发育较肺更快，胸廓的自然容积大于肺的容积。由于两层胸膜紧贴在一起，因此肺总是受到胸廓的被动牵拉而处于被动扩张状态。另一方面，肺是弹性组织，借呼吸道与大气相通，当它被动扩张时，总存在回缩倾向。胸膜腔也因此受到方向相反的两种力的作用：一是使肺泡扩张的肺内压；二是使肺泡缩小的肺回缩力（图 5-3 左，箭头所示），胸膜腔内的压力就等于这两种方向相反力的代数和，即

$$胸膜腔内压=肺内压-肺回缩压$$

在吸气末和呼气末肺内压均等于大气压，因此：

$$胸膜腔内压=大气压-肺回缩压$$

若把大气压作为 0 参照，则：

$$胸膜腔内压=-肺回缩压$$

由此可见，胸膜腔负压实际上是由肺回缩力所决定的。吸气时，肺扩张引起肺回缩力增大，胸膜腔负压增大。呼气时，肺缩小引起肺回缩力减小，胸膜腔负压也减小。呼吸愈强，胸膜腔负压的变化也愈大。正常成人平静吸气末胸膜腔内压为-10～-5mmHg；呼气末为-5～-3mmHg。当紧闭声门用力吸气时，胸膜腔内压可达-90mmHg，而紧闭声门用力呼气时变为正值，可达 110mmHg。

胸膜腔负压的存在具有重要的生理意义：①维持肺的扩张状态，不致因肺的回缩力而萎缩；②促进静脉血和淋巴液的回流，如位于胸腔中的心房、静脉、淋巴管等，受到胸内负压的影响处于扩张状态，有利于外周静脉血和淋巴液的回流；③在呼吸运动与肺通气之间起耦联作用，使肺能随胸廓的扩大而扩张。临床上某些原因一旦造成胸壁外伤或其他原因导致胸膜破裂，使胸膜腔的密闭性遭到破坏，胸膜腔与外界大气相通，空气进入胸膜腔，造成两层胸膜被分开，肺将因本身的弹性回缩力而萎缩塌陷，形成气胸（pneumothorax）。此时，虽然呼吸运动仍进行，但肺不再随胸廓运动而扩张，使肺通气受阻。位于纵隔内的心脏和大血管受到两侧胸膜腔压力不等的影响，将导致循环功能障碍，甚至危及生命。

（二）肺通气的阻力

气体在进出肺的过程中遇到的阻力，称为肺通气阻力。肺通气的阻力有两种，一是弹性阻力，包括肺的弹性阻力和胸廓的弹性阻力，约占总阻力的 70%，是平静呼吸时的主要阻力；二是非弹性阻力，包括气道阻力、惯性阻力、组织的黏滞阻力。

1. 弹性阻力　是指物体对抗外力作用引起变形的力，称为弹性阻力（elastic resistance）。

（1）肺弹性阻力：吸气时由于肺扩张变形所产生的回缩力，称为肺弹性阻力，它由两个成分所组成。①肺组织本身的弹性回缩力，约占肺弹性阻力的 1/3；②肺泡表面液体层所形成的表面张力，约占肺弹性阻力的 2/3。

肺泡表面张力和肺泡表面活性物质：在肺泡的内表面覆盖着一薄层液体，与肺泡内气体形成液-气界面。在液-气界面上，液体之间的吸引力远大于液体分子与气体分子之间的吸引力，因此产生了使液体表面尽量缩小的力，称为肺泡表面张力。由于肺泡是半球形的囊泡，球形液-气界面各点上表面张力的合力指向中心，使肺泡趋于缩小，因而成为肺扩张时的阻力。根据 Laplace 定律：$P=2T/r$（P 为肺泡内压，T 为肺泡表面张力，r 为肺泡半径），依此公式，如果大、小肺泡表面张力一样，则大肺泡因半径大，肺泡内压就小；小肺泡因半径小，肺泡内压就大。而正常人的肺是由大小不等的肺泡构成，肺内的大小肺泡又是彼此连通的，若按此公式推导，气体将从小肺泡不断流入大肺泡，结果使大肺泡膨胀，小肺泡萎缩，肺泡将失去稳定性。但是，这种情况在正常人是不会出现的。因为肺泡内尚存在一种可降低肺泡表面张力的物质，即肺泡表面活性物质（alveolar surfactant）。肺泡表面活性物质由肺泡Ⅱ型细胞合成并释放，是一种复杂的脂蛋白混合物，主要成分是二棕榈酰卵磷脂，呈单分子层垂直排列于肺泡液体层的表面，其密度可随肺泡的舒张收缩而变化。其作用是降低肺泡液-气界面的表面张力。

0503

图片：肺泡表面活性物质稳定大小肺泡结构作用示意图

肺泡表面活性物质的生理意义：①稳定肺泡内压，维持大小肺泡容积和稳定性。②减少肺间质和肺泡内液体积聚，防止发生肺水肿，这是因为肺表面活性物质可减小肺泡表面张力对肺毛细血管内液体的吸引力，防止组织液渗入肺间质和肺泡内。③降低吸气阻力，增加肺顺应性，减少吸气做功。

知识拓展

新生儿呼吸窘迫综合征

成年人患肺炎、肺血栓等疾病时，可因表面活性物质减少而发生肺不张。胎儿在妊娠6~7个月后肺泡上皮细胞才开始分泌表面活性物质。因此早产儿可因缺乏表面活性物质而发生肺不张，以致出生时发生新生儿呼吸窘迫综合征，严重时可致死亡。在需要提前结束妊娠的情况下，为保证新生儿成活，应抽取羊水检查表面活性物质的含量。如果缺乏，则应尽量延长妊娠时间，同时使用某些药物（如糖皮质激素类）促进胎儿肺泡表面活性物质的合成。

肺弹性回缩力主要来自肺组织本身所含的弹性纤维和胶原纤维等弹性组织。当肺扩张时，这些纤维因被拉长而倾向于回缩。肺扩张程度越大，对这些弹性组织的牵拉越强，肺的弹性回缩力也越大，吸气阻力增大。肺弹性阻力只对吸气起阻力作用，而对呼气来说却是动力作用。肺充血、肺水肿、肺不张、肺纤维化或肺表面活性物质减少时，肺的弹性阻力增大，肺不易扩张，常引起吸气困难。肺气肿病人，肺的弹性纤维大量破坏，肺弹性回缩力减小，肺容易扩张，但不易回缩，从而导致呼气困难。

（2）胸廓弹性阻力：胸廓为一双向弹性体，故弹性回位力的方向随其所处的位置而改变。胸廓处于自然位置时，不存在弹性阻力。胸廓小于其自然位置时，其弹性阻力向外，是吸气的动力、呼气的阻力。胸廓大于其自然位置时，其弹性阻力向内，成为吸气的阻力，呼气的动力。

（3）肺和胸廓的顺应性：顺应性（compliance）是指在外力作用下，弹性组织扩张的难易程度。容易扩张即顺应性大，不易扩张则顺应性小，它与弹性阻力呈反比关系，即：$顺应性=\frac{1}{弹性阻力}$。

2. 非弹性阻力　非弹性阻力包括气道阻力、惯性阻力、组织黏滞阻力。健康人在平静呼吸时非弹性阻力仅占总阻力的30%，且主要来自气道阻力。用力呼吸时或在病理情况下非弹性阻力显著增大，成为制约肺通气能力的重要因素。

知识拓展

呼吸肌疲劳

因疾病等原因，使呼吸肌长期超负荷运转，进而不能产生和保持一定的肌力，即收缩无力，称呼吸肌疲劳。慢性肺气肿、支气管炎、哮喘等慢性阻塞性肺疾病病人，气道阻力持续增加，再加上长期处于低氧血症、二氧化碳潴留的状态，容易发生呼吸肌疲劳。由于呼吸肌收缩无力，使有效肺泡通气量下降，最终可导致呼吸衰竭。

二、肺通气功能的评价

（一）肺容积和肺容量

1. 肺容积　肺容积是指肺内气体的容积。包括潮气量、补吸气量、补呼气量和余气量四种互不重叠的基本肺容积。

（1）潮气量：每次平静呼吸时吸入或呼出的气体量称为潮气量（tidal volume，TV）。正常成年人平静呼吸时为400~600ml。

（2）补吸气量：平静吸气末再尽力吸气所能吸入的气体量称为补吸气量（inspiratory reserve volume，IRV）。正常成年人为1 500~2 000ml。

（3）补呼气量：平静呼气末再尽力呼气所能呼出的气体量称为补呼气量（expiratory reserve volume，ERV）。正常成年人为900~1 200ml。

（4）余气量：最大呼气末尚存留于肺中不能呼出的气体量称为余气量（residual volume，RV）。正常成年人为1 000~1 500ml。支气管哮喘和肺气肿病人的余气量增加。

2. 肺容量　肺容积中两项或两项以上的联合气体量为肺容量（pulmonary capacity）（图5-4）。

笔记

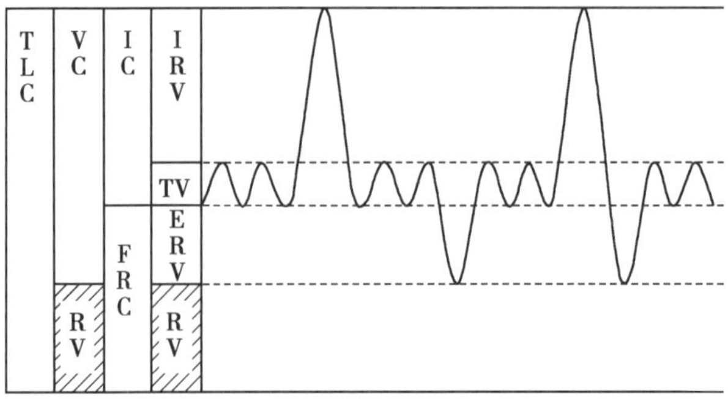

ERV.补呼气量；FRC.功能余气量；IC.深吸气量；IRV.补吸气量；RV.余气量；TLC.肺总容量；TV.潮气量；VC.肺活量。

图 5-4 肺容积与肺容量示意图

（1）深吸气量：平静呼气末，做最大吸气所能吸入的气体量称为深吸气量（inspiratory capacity，IC）。它是潮气量与补吸气量之和，是衡量最大通气潜力的一个重要指标。胸廓、胸膜、肺组织和呼吸肌等发生病变时，可使深吸气量减少，而降低最大通气潜力。

（2）功能余气量：平静呼气末肺内存留的气体量称为功能余气量（functional residual capacity，FRC）。它是补呼气量与余气量之和。正常成人男性 2 500ml，女性 2 000ml。老年人和肺气肿病人肺的弹性回缩力减小，功能余气量增大。支气管哮喘病人发作时，气道阻力增加，功能余气量增加，当症状缓解后，功能残气量逐渐减少或恢复正常。

（3）肺活量：最大吸气后再尽力呼气，所能呼出的最大气量，称为肺活量（vital capacity，VC）。肺活量是潮气量、补吸气量和补呼气量之和。正常成年男性为 3 500ml，女性为 2 500ml。肺活量反映了肺一次呼吸时的最大通气能力，常用于反映静态肺通气功能。

（4）用力肺活量与用力呼气量：用力肺活量（forced vital capacity，FVC）是指一次最大吸气后，尽力尽快地用力呼气所能呼出的最大气体量。用力呼气量（forced expiratory volume，FRV）是指在进行用力肺活量测定时，某一指定时程呼出的气体量，通常以第 1s、第 2s、第 3s 末呼出的气量占用力肺活量的百分数表示。正常成年人各为 83%、96%和 99%。用力呼气量既能反映肺活量的大小，又可反映肺通气阻力的变化。阻塞性肺疾病病人肺活量可能正常，但用力肺活量显著降低。

（5）肺总容量：肺总容量=潮气量+补吸气量+补呼气量+余气量，肺所能容纳的最大气体量称为肺总容量（total lung capacity，TLC）。肺总容量等于肺活量与余气量之和，正常男性约为 5 000ml，女性约为 3 500ml。

（二）肺通气量

肺通气量是指单位时间内吸入或者呼出肺的气体总量，它分为每分通气量和肺泡通气量。

1. 每分通气量　每分钟进或出肺的气体总量称为每分通气量（minute ventilation volume），等于潮气量×呼吸频率/min。安静时，正常成人呼吸频率为 12~18 次/min，潮气量平均 500ml，每分肺通气量为 6 000~9 000ml。

运动时呼吸频率和潮气量均增大，每分通气量随之增大。在尽力作深而快的呼吸时，每分钟吸入或呼出的气体量（在测定时一般测 15s，将所得值乘以 4），即为最大通气量。健康成人最大通气量可达 70~150L/min。最大通气量可了解肺通气功能的储备能力。

最大通气量与平静呼吸时的每分平静通气量之差值占最大通气量的百分比，称为通气储量百分比。通气储量百分比的正常值为 93%，比值减小表示通气不良。

2. 肺泡通气量　无效腔（dead space）是指从鼻到肺泡之间无气体交换功能的管腔，它包括解剖无效腔和肺泡无效腔两部分。从鼻至终末细支气管是气体进出肺的通道，但气体在此处不能与血液进行气体交换，称为解剖无效腔（anatomical dead space），其容积约为 150ml。进入肺泡内的气体也可因血液在肺内分布不均匀等原因而不能与血液进行气体交换，未能发生气体交换的这部分肺泡内的气体量称为肺泡无效腔（alveolar dead space）。解剖无效腔与肺泡无效腔合称为生理无效腔（physiological dead space）。正常人的肺泡无效腔接近于零，因此，生理无效腔与解剖无效腔几乎相等。肺泡通气量

(alveolar ventilation volume)是指每分钟吸入肺泡的新鲜气体量,每分肺泡通气量=(潮气量-无效腔气量)×呼吸频率。例如潮气量 500ml,解剖无效腔气量 150ml,呼吸频率 12 次/min,则每分通气量为 6 000ml,肺泡通气量为 4 200ml。肺泡通气量相当于每分肺通气量的 70%。

若无效腔气量增大(如支气管扩张)或功能余气量增大(如肺气肿),均使肺泡气更新率降低。肺泡通气量受潮气量和呼吸频率的影响,如浅而快的呼吸使肺泡通气量减少,深而慢的呼吸可使肺泡通气量增加,肺泡气更新率增大,有利于气体交换(表 5-1)。

表 5-1 不同呼吸频率和幅度的每分通气量及肺泡通气量

呼吸形式	呼吸频率/(次·min^{-1})	潮气量/ml	每分通气量/(ml·min^{-1})	肺泡通气量/(ml·min^{-1})
平静呼吸	16	500	500×16=8 000	(500-150)×16=5 600
浅快呼吸	32	250	250×32=8 000	(250-150)×32=3 200
深慢呼吸	8	1 000	1 000×8=8 000	(1 000-150)×8=6 800

第二节 肺换气和组织换气

气体交换包括肺换气和组织换气两个过程。肺换气是指肺泡与肺毛细血管之间 O_2 和 CO_2 的交换,其结构基础为呼吸膜;组织换气是指组织毛细血管与组织细胞之间 O_2 和 CO_2 的交换,其结构基础主要是毛细血管壁。

一、肺换气和组织换气的基本原理

气体分子不停地进行着定向运动,其结果是气体分子从压力高处向压力低处发生净转移,这一过程称为扩散(diffusion)。肺换气和组织换气就是以扩散方式进行的。

1. 气体分压差 在混合气体中,每种气体分子运动所产生的压力称为各该气体的分压(partial pressure),可用混合气体的总压力乘以该气体在混合气体中所占有的容积百分比来求得。例如,空气的总压力为 760mmHg,其中 O_2 的容积百分比约为 21%,则 PO_2 为 159mmHg;CO_2 的容积百分比约为 0.04%,则 PCO_2 为 0.3mmHg。分析安静状态下肺泡、血液及组织中的气体,各气体的分压如表 5-2 所示。

表 5-2 肺泡、血液及组织中各种气体的分压/mmHg

	PO_2	PCO_2	PN_2	H_2O	合计
空气	159	0.3	597	3.7	760
肺泡气	102	40	569	47	760
动脉血	100	40	573	47	760
静脉血	40	46	573	47	706
组织	30	50	573	47	700

区域之间的分压差是气体扩散的动力,分压差大,扩散快,扩散速率大;反之,分压差小,则扩散速率小。

2. 气体扩散速率 单位时间内气体扩散的容积,称为气体扩散速率(diffusion rate)。其影响因素有:①气体分压差,它是气体扩散的动力,与气体扩散速率成正比。②气体分子量和溶解度,其他条件不变时,气体扩散速率与气体分子量的平方根成反比,与气体在溶液中的溶解度成正比,CO_2 在血浆中的溶解度是 O_2 的 24 倍,故它的扩散速率大于 O_2。③扩散面积和扩散距离,气体扩散速率与扩散面积成正比,与扩散距离成反比。④温度,它与气体扩散速率成正比。

笔记

二、肺换气

（一）肺换气的过程

由于肺泡气 PO_2(104mmHg)远高于混合静脉血的 PO_2(40mmHg)，而肺泡的 PCO_2(40mmHg)低于混合静脉血的 PCO_2(46mmHg)。因此，当肺动脉的静脉血流经肺毛细血管起始端时，O_2 便由肺泡扩散入血液，而 CO_2 则由血液扩散入肺泡，形成肺换气过程。由于 O_2 和 CO_2 的扩散都极为迅速，仅需约 0.3s 即可达到平衡。通常情况下血液流经肺毛细血管的时间约 0.7s，所以当血液流经肺毛细血管全长约 1/3 时，已经基本上完成交换过程。可见，肺换气有很大的储备能力（图 5-5）。

（二）影响肺换气的因素

1. 呼吸膜的厚度和面积　呼吸膜平均厚度不到 1μm，有的部位仅 0.2μm，因此通透性很大。正常成年人呼吸膜总面积达 100m^2。安静状态时仅有 40m^2 参与气体交换；用力呼吸时，用于气体交换的呼吸膜面积可增大到约 70m^2，故仍有很大的储备面积。肺不张、肺气肿、肺叶切除等情况下呼吸膜面积减少，轻则导致运动能力下降，重则不能维持安静状态下的机体代谢需要。

2. 通气/血流比值　通气/血流比值(ventilation/perfusion ratio)是指每分肺泡通气量(V)和每分肺血流量(Q)的比值，简写为 V/Q。正常成年人安静时约为 0.84（肺泡通气量 4 200ml/肺血流量 5 000ml）。这表明，此时的肺通气量与血流量的匹配最适当，换气效率最高，经肺换气可使混合静脉血全部变为动脉血。V/Q 比值大于或小于 0.84，均使通气量与血流量的配合不当，降低肺换气效率。V/Q 减小，可发生肺通气不足或肺血流量相对过剩，例如支气管痉挛时，静脉血不能得到充分的气体更新便流回心脏，形成了功能性动静脉短路；V/Q 增大，可发生肺通气相对过剩或肺血流量不足，例如肺栓塞或心力衰竭，一部分肺泡得不到足够的血流灌注，使肺泡气不能与血液进行充分的交换，结果增大了肺泡无效腔。以上两种情况均可降低肺换气效率，导致机体缺 O_2 或 CO_2 潴留。可见，肺泡通气量与肺血流量之间必须保持恰当的比值，才能实现正常肺换气功能（图 5-6）。

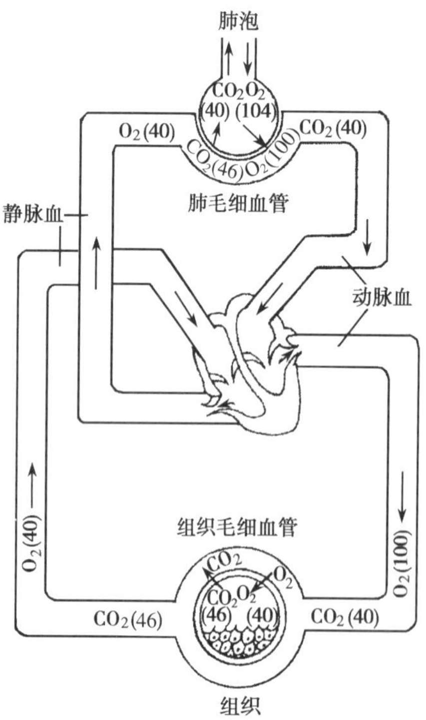

图 5-5　气体交换示意图
图中数字代表气体分压值/mmHg。

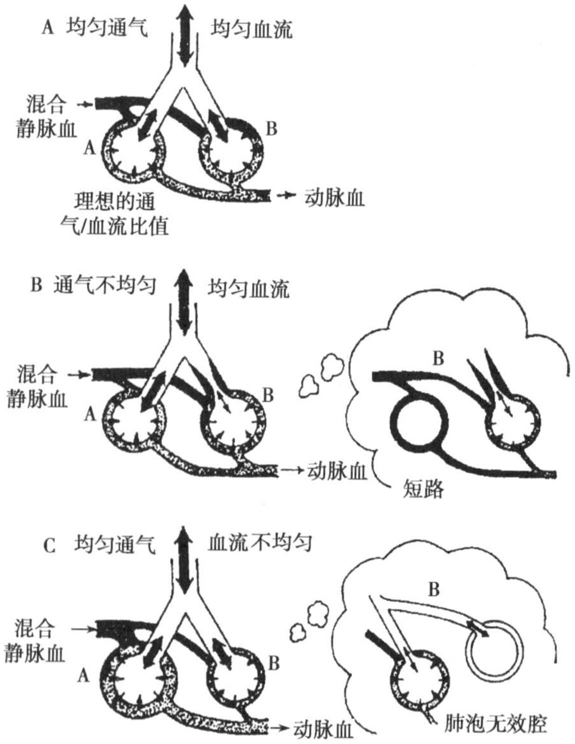

图 5-6　正常和异常肺通气/血流比值示意图

此外，O_2 和 CO_2 的分压差、溶解度、分子量等均可影响肺换气。CO_2 扩散速度约为 O_2 的 2 倍，所以当肺换气障碍时，机体首先表现为缺 O_2，而 CO_2 的潴留却不明显。

三、组织换气

(一)组织换气的过程

在组织部位,由于细胞代谢不断消耗 O_2,同时产生 CO_2,故组织内 PO_2 较动脉血的 PO_2 低,而 PCO_2 较动脉血的 PCO_2 高,当动脉血流经组织毛细血管时,在分压差的推动下,O_2 由血液扩散入组织细胞,CO_2 则从组织细胞扩散入血液,完成组织换气。结果使动脉血变成了含 O_2 较少、含 CO_2 较多的静脉血(图 5-5)。

(二)影响组织换气的因素

影响组织换气的因素,主要是组织细胞代谢水平及血液供应情况。当组织细胞代谢活动增强时,O_2 消耗量及 CO_2 产生量增多,使动脉血与组织间的 O_2 及 CO_2 分压差增大,气体交换增多,同时组织代谢产生的酸性产物增多,使毛细血管大量开放,血流量增多,也有利于气体交换。此外,组织细胞与毛细血管之间的距离也影响气体交换。例如,组织水肿时,细胞与毛细血管间的距离增大,换气将减少。如果水肿组织间隙压力过高,压迫毛细血管,则将使气体交换进一步减少。

第三节 气体在血液中的运输

O_2 和 CO_2 在血液中的运输形式有两种,即物理溶解和化学结合,化学结合是主要的运输形式。所谓物理溶解,是指气体直接以溶解于血液中的分子形式进行运输;化学结合是指溶解于血液中的气体分子与某些载体物结合进行运输。气体物理溶解形式的量虽然很少,但很重要,因为气体必须先溶解才能进行化学结合;解离时须经过物理溶解后再扩散。

一、氧的运输

血浆中溶解的 O_2 量极少,1L 动脉血浆中的溶解量不超过 3ml(0.1mmol),约占血液总量的 1.5%。扩散入血液的 O_2 绝大部分(98.5%)进入红细胞与血红蛋白(Hb)结合而运输。

(一)氧与血红蛋白的结合

O_2 与 Hb 的结合是可逆的,反应快,不需要酶的催化,反应的方向取决于 PO_2 的高低。在肺部,PO_2 较高,促使 Hb 与 O_2 结合。以上过程可用下式表示:

$$Hb+O_2 \underset{O_2\text{ 分压低时}}{\overset{O_2\text{ 分压高时}}{\rightleftharpoons}} HbO_2$$

O_2 与 Hb 的结合是氧合,而不是氧化。其原因是 O_2 与 Hb 的 Fe^{2+} 结合形成 HbO_2 后,Fe^{2+} 仍然是二价铁,离子价不变,两者既可迅速结合,又可迅速分离。

HbO_2 呈鲜红色,去氧血红蛋白呈暗红色。当每升血液中去氧血红蛋白含量达到 50g 以上时,在毛细血管丰富的表浅部位,如口唇、甲床等处可出现青紫色,称为发绀(cyanosis)。在严重贫血病人,当其 Hb 含量低于 50g/L 时,病人虽有缺 O_2,但并不出现发绀;相反,某些红细胞增多的人,虽不缺 O_2,因 Hb 含量较高,静脉血中去氧血红蛋白可多达 50g/L 以上,表现出发绀现象。在 CO 中毒时,CO 与 Hb 结合形成一氧化碳血红蛋白,此时病人虽有严重缺 O_2,但不表现发绀,而是呈樱桃红色。

(二)血红蛋白氧饱和度

在足够的 PO_2 下(PO_2 在 100mmHg 以上),每克 Hb 最多可结合 1.34ml 的 O_2。通常将每升血液中 Hb 所能结合的最大 O_2 量,称为 Hb 氧容量(oxygen capacity),也称血氧容量。每升血液中 Hb 实际结合的 O_2 量,称为 Hb 氧含量(oxygen content),也称血氧含量。Hb 氧含量占 Hb 氧容量的百分数,称为 Hb 氧饱和度,也称为血氧饱和度(oxygen saturation)。

血氧饱和度=(血氧含量/血氧容量)×100%

(三)氧解离曲线及影响因素

1. 氧解离曲线 在一定范围内,Hb 氧饱和度与 PO_2 呈正相关,但并不完全呈线性关系,而是呈近

笔记

似S形曲线。这种反映Hb氧饱和度与血液PO_2关系的曲线，称氧离曲线。氧离曲线的特点：①PO_2为60~100mmHg，Hb氧饱和度变化小，当PO_2由100mmHg降至60mmHg时，Hb氧饱和度仍有约90%；②PO_2为15~60mmHg，Hb氧饱和度变化显著。在此范围内，PO_2稍有降低，Hb氧饱和度就明显减小，即HbO_2的解离加速，可释放出更多的O_2。

血液PO_2与Hb氧饱和度的这种关系，具有重要的生理意义。高原（大气压较低）或当*V/Q*比值较低时，PO_2虽有降低，只要不低于60mmHg，Hb氧饱和度仍可以维持在90%以上，有利于组织的氧供应。在肺部，PO_2高达100mmHg，Hb氧饱和度达到约100%；血液流经组织时，PO_2降至40mmHg，Hb氧饱和度降至75%，意味着1L血液的Hb可释放50ml的O_2。当组织代谢增强时，组织PO_2进一步降低，则可释放更多的O_2供组织之需。

在某些缺氧的病人，开始由于动脉血液PO_2降低不多，Hb氧饱和度降低不大，缺氧症状不明显；当血PO_2降低到60mmHg以下时，Hb氧饱和度明显下降，缺氧症状即迅速变明显；随着血PO_2的下降，Hb氧饱和度迅速显著降低，缺氧症状即加重。

2. 影响氧解离曲线的因素

（1）血液pH降低或PCO_2升高，Hb与O_2的亲和力降低，氧解离曲线右移；反之，曲线左移。酸度对Hb氧亲和力的这种影响称为波尔效应（Bohr effect）。波尔效应的机制与pH改变时Hb的构型变化有关。PCO_2改变时，可通过pH改变产生间接效应。波尔效应有重要的生理意义，它既可促进肺毛细血管血液的氧合，又有利于在组织中毛细血管血液释放O_2（图5-7）。

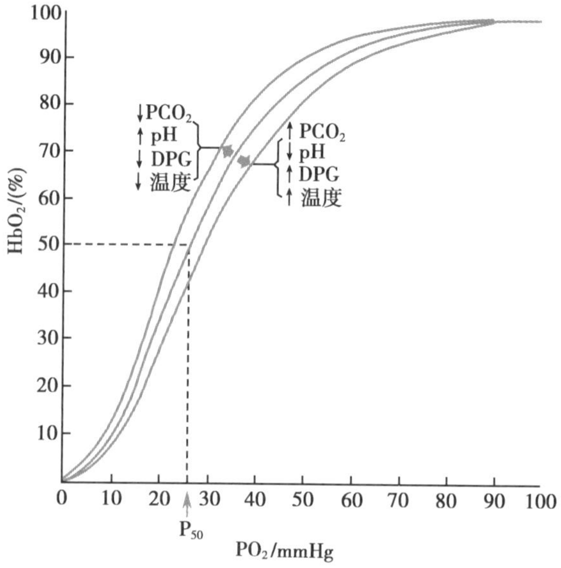

图5-7 氧解离曲线及其影响因素

（2）温度升高时，氧解离曲线右移，促进O_2的释放；温度降低时，曲线左移，不利于O_2的释放。温度对氧解离曲线的这种影响，可能与温度影响H^+活度有关。

（3）2,3-二磷酸甘油酸（DPG）是红细胞无氧糖酵解的产物，能降低Hb与O_2的亲和力，使氧解离曲线右移。缺氧时红细胞内DPG增加，有利于Hb向组织释放O_2。这可能是机体对缺氧的适应机制之一。但DPG也妨碍Hb在肺部与O_2的结合，不利于O_2的运输。

二、二氧化碳的运输

CO_2也是主要以化学结合的形式运输。血液中溶解的CO_2很少，仅占总量的5%。CO_2的结合形式有碳酸氢盐和氨基甲酸血红蛋白两种。

（一）碳酸氢盐的形式

以碳酸氢盐形式运输的CO_2，约占血液CO_2运输总量的88%。它是CO_2的主要运输形式，其中大部分为$NaHCO_3$。

组织细胞生成的CO_2扩散入血浆，溶解于血浆的CO_2迅速扩散入红细胞。在红细胞内碳酸酐酶的催化作用下，CO_2与H_2O结合形成H_2CO_3，H_2CO_3又迅速解离成H^+和HCO_3^-。生成的HCO_3^-除一小部分与细胞内的K^+结合成$KHCO_3$外，大部分扩散入血浆与Na^+结合生成$NaHCO_3$，同时血浆中的Cl^-向细胞内转移，以保持红细胞内外电荷平衡，这一现象称为氯转移（chloride shift）。在红细胞膜上有特异的HCO_3^-/Cl^-载体，介导红细胞内的HCO_3^-与血浆中的Cl^-跨膜交换，使HCO_3^-不会在红细胞内堆积，有利于CO_2的运输。由于红细胞膜对正离子通透性极小，在上述反应中解离出的H^+则与红细胞内的HbO_2结合，从而增加了Hb的酸性，同时促进HbO_2释放O_2（图5-8）。

（二）氨基甲酸血红蛋白的形式

以氨基甲酸血红蛋白形式运输的CO_2占运输总量的7%。进入红细胞中的CO_2能直接与Hb的氨

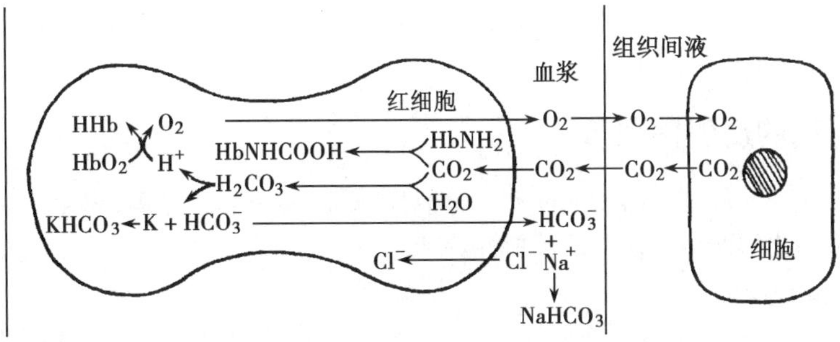

图 5-8 二氧化碳在血液中的运输示意图

基结合，形成的氨基甲酸血红蛋白又称碳酸血红蛋白。

$$HbNH_2O_2+CO_2 \underset{(肺)}{\overset{(组织)}{\rightleftharpoons}} HbNHCOOH+O_2$$

这一反应无需酶的参与，反应迅速、可逆。其结合量主要受 Hb 含 O_2 量的影响。HbO_2 与 CO_2 的结合能力比 Hb 与 CO_2 的结合力小，所以，当动脉血流经组织时，HbO_2 释放出 O_2 成为 Hb，Hb 容易结合 CO_2，形成大量的氨基甲酸血红蛋白；在肺部，由于 HbO_2 形成，减小 Hb 与 CO_2 的结合力，迫使 CO_2 从 Hb 解离，扩散入肺泡。

第四节 呼吸运动的调节

呼吸运动分为随意呼吸和自主呼吸。前者是在清醒状态下由大脑皮质控制下的随意性呼吸，后者是不受大脑皮质随意控制的、自发的节律性呼吸，受低位脑干的控制。正常节律性呼吸运动起源于中枢神经系统。机体内、外环境的变化可通过神经反射调节呼吸运动的频率和深度，以保持血液中 O_2 和 CO_2 含量的相对恒定。

一、呼吸中枢与呼吸节律的形成

（一）呼吸中枢

呼吸中枢（respiratory center）是指中枢神经系统内产生和调节呼吸运动的神经细胞群。呼吸中枢广泛分布在大脑皮质、间脑、脑桥、延髓和脊髓等各级部位，它们在呼吸节律的产生和调节中所起的作用不同，正常节律性呼吸运动是在各级呼吸中枢的相互配合下实现的。

1. 延髓呼吸中枢　动物实验中，在延髓与脊髓间横断，呼吸立即停止且不再恢复；在延髓与脑桥间横断，保留延髓与脊髓的联系，动物可保持基本的节律性呼吸，这说明延髓是基本的呼吸中枢部位。在延髓中线两侧的孤束核、疑核和后疑核，有相对集中的吸气神经元和呼气神经元，分别称吸气中枢和呼气中枢。它们左右相对称，交叉支配对侧脊髓的呼吸肌运动神经元。

延髓呼吸中枢神经元有节律性的兴奋活动，其机制尚未阐明。切断动物双侧迷走神经后，在延髓与脑桥间横断脑干，动物虽能保持基本的节律性呼吸，但与正常呼吸形式不同，表现为不规则的呼吸运动，如喘气样。说明正常的节律性呼吸运动还有赖于延髓以上高位神经中枢的参与。

2. 脑桥呼吸中枢　切断迷走神经后，在脑桥上 1/3 处横断脑干，动物出现长吸式呼吸，说明在脑桥下部有长吸中枢。若在脑桥上缘处横断，保留脑桥与延髓的联系，则呼吸节律基本正常。说明脑桥上部存在抑制吸气以免过长、调整呼吸节律的中枢，称呼吸调整中枢，其作用主要是抑制延髓吸气中枢的活动，使吸气不至于过深过长，及时转入呼气。

3. 上位脑对呼吸运动的调节　呼吸运动还受上位脑，如大脑皮质、边缘系统、下丘脑等的影响，尤其是大脑皮质对呼吸运动的控制作用十分强大。人在清醒时能随意改变呼吸频率及深度，如说话、唱歌、读书等发声动作都要呼吸运动的配合。

下丘脑、边缘系统是内脏活动的重要中枢，兴奋时可引起呼吸等内脏功能的变化。此外，下丘脑、边缘系统还是心理活动的高级整合部位。

（二）呼吸节律的形成

呼吸节律形成的机制迄今尚未完全阐明，目前主要有起步细胞学说和神经元网络学说。大多认为，起步细胞学说较好地解释了新生动物呼吸节律的形成，而神经元网络学说在阐述成年动物的呼吸节律形成中获得了较多的证据支持。

二、呼吸运动的反射性调节

中枢神经系统接受各种感受器传入冲动，实现对呼吸运动调节的过程，称为呼吸运动的反射性调节。主要包括机械和化学两类感受器的反射性调节。

（一）机械感受性反射

1. 肺牵张反射　肺扩张或缩小而引起呼吸的反射性变化，称肺牵张反射（pulmonary stretch reflex），也称黑-伯反射（Hering-Breuer reflex）。肺牵张反射包括肺扩张引起吸气抑制和肺缩小引起吸气兴奋的两种反射。

肺牵张感受器位于从气管到细支气管的平滑肌中，对牵拉刺激敏感。吸气时，肺扩张，当肺内气体量达一定容积时，牵拉支气管和细支气管，使感受器兴奋，冲动经迷走神经传入延髓，通过吸气切断机制使吸气神经元抑制，结果吸气停止，转为呼气。呼气时，肺缩小，牵张感受器的放电频率降低，经迷走神经传入的冲动减少，对延髓吸气神经元的抑制解除，吸气神经元兴奋，转为吸气。

肺牵张反射的意义是阻止吸气过深过长，促使吸气转为呼气，与脑桥呼吸调整中枢共同调节着呼吸频率与深度。

2. 呼吸肌的本体感受性反射　由呼吸肌本体感受器传入冲动所引起的反射性呼吸变化，称呼吸肌本体感受性反射。此反射的感受器是肌梭，存在于骨骼肌内。当肌肉受牵张时，肌梭受刺激而兴奋，其冲动经背根传入脊髓中枢，反射性地引起受牵张的肌肉收缩。呼吸肌通过本体感受性反射，可使呼吸增强，但在平静呼吸时，这一反射活动不明显。

呼吸肌本体感受性反射的意义在于随着呼吸肌负荷的增加而相应地加强呼吸运动，这在克服气道阻力上有重要作用。

（二）化学感受性反射

调节呼吸运动的化学因素主要是动脉血液、脑脊液或脑细胞外液的 PO_2、PCO_2 或 H^+ 的浓度的变化，各种因素均可刺激化学感受器，反射性地调节呼吸运动，改变肺通气量，以维持血液理化性质的相对稳定。

1. 化学感受器　参与呼吸调节的化学感受器因其所在部位不同，分为外周化学感受器（peripheral chemoreceptor）和中枢化学感受器（central chemoreceptor）。

（1）外周化学感受器：是指颈动脉体和主动脉体调节呼吸与循环两种功能的外周化学感受器。外周化学感受器在动脉血中 PO_2 降低、PCO_2 升高或 H^+ 浓度升高时产生兴奋，冲动经窦神经（舌咽神经分支，分布于颈动脉体）和主动脉神经（迷走神经分支，分布于主动脉体）传入延髓，反射性地引起呼吸加深加快和血液循环的变化。其中颈动脉体对呼吸调节的作用较主动脉体的大。

（2）中枢化学感受器：位于延髓腹外侧浅表部位，它的生理刺激是脑脊液和局部细胞外液中的 H^+（图 5-9）。血液中的 CO_2 能迅速通过血-脑屏障，在脑脊液中碳酸酐酶的作用下，CO_2 与 H_2O 形成 H_2CO_3 再解离出 H^+，从而刺激中枢化学感受器，再引起呼吸中枢兴奋。所以，外周血中的 CO_2 能兴奋中枢化学感受器。由于外周血中的 H^+ 不易通过血-脑屏障，故外周血 pH 的变动对中枢化学感受器的作用不大。中枢化学感受器与外周化学感受器不同，它不感受缺 O_2 的刺激，但对 H^+ 的敏感性比外周的高。

2. CO_2 对呼吸的影响　CO_2 是呼吸的生理性刺激物，是调节呼吸最重要的体液因素。事实证明，血液中维持一定浓度的 CO_2，是进行正常呼吸的必要条件。人若过度通气，可发生呼吸暂停，这是由于 CO_2 排出过多，使血液中 CO_2 浓度降低的缘故。适当地增加吸入气中的 CO_2 浓度，可使呼吸增强、肺通气量增多。例如当吸入气中 CO_2 含量由正常的 0.04%增加到 1%时，呼吸开始加深；吸入气中 CO_2 含量增加到 4%时，呼吸频率也增加，使每分通气量增加 1 倍；然而当吸入气中 CO_2 含量超过 7%时，肺通气量的增大已经不足以将 CO_2 完全清除，血液中 PCO_2 将明显升高，可出现头晕、头痛等症状；若超过 15%～20%，呼吸反而被抑制，肺通气量将显著降低，可出现惊厥、昏迷甚至呼吸停止。

CO_2 兴奋呼吸的作用，是通过刺激中枢化学感受器和外周化学感受器两条途径实现的，但以前者为主。实验表明，血液中 PCO_2 升高时，通过中枢化学感受器引起的通气增强约占总效应的 80%。由

笔记

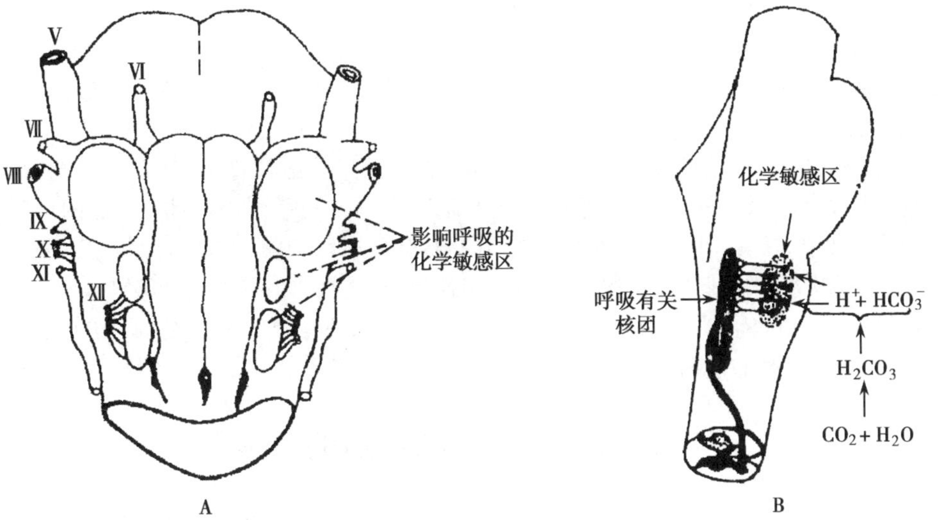

图 5-9　中枢化学感受器

A. 示延髓腹外区的 3 个化学敏感区；B. 示血液或脑脊液 PCO_2 升高时，刺激呼吸的中枢机制。

于血液中的 CO_2 能迅速通过血-脑屏障，在碳酸酐酶作用下与 H_2O 结合成 H_2CO_3，继而解离出 H^+。中枢化学感受器对 H^+ 非常敏感，因此血中 PCO_2 升高，是通过 H^+ 的作用使中枢化学感受器兴奋的。

3. 低 O_2 对呼吸的影响　低 O_2 也可引起呼吸增强，但需要血液 PO_2 降低到 60mmHg 以下时才有明显效应。低 O_2 兴奋呼吸的效应完全是由刺激外周化学感受器引起，摘除外周化学感受器，则低 O_2 兴奋呼吸的效应消失，呼吸反而抑制。低 O_2 对呼吸中枢的直接作用是抑制，可能是缺 O_2 导致中枢神经元代谢障碍所致。通常，由于低 O_2 刺激外周化学感受器引起的中枢兴奋效应，比其对中枢的直接抑制作用更强，所以表现为呼吸加强，通气量增加。其意义在于吸入更多的 O_2，以提高血液 PO_2。但在严重缺 O_2、动脉血 PO_2 降低到 40mmHg 以下时，来自外周化学感受器的兴奋作用已不足以抵消低 O_2 对中枢的抑制作用，则呼吸神经元活动减弱，表现为呼吸抑制。

一般情况下，血液 CO_2 增多比低 O_2 的刺激作用更强，但在一些严重的慢性呼吸功能障碍者，如严重慢性支气管炎、肺源性心脏病病人，既缺 O_2 又有 CO_2 潴留，由于血中长期保持高浓度的 CO_2，呼吸中枢对 CO_2 刺激的敏感性已降低，此时低 O_2 刺激所引起的外周化学感受性反射，已成为维持呼吸中枢兴奋的重要因素。对这种病人不宜输入高浓度 O_2，也不可快速给 O_2，应采取低流量持续给 O_2，以免突然解除低 O_2 的刺激作用，导致呼吸抑制。

4. H^+ 对呼吸的影响　动脉血 H^+ 浓度增高，可导致呼吸加深、加快，肺通气量增加；H^+ 浓度降低时，呼吸受到抑制。虽然中枢化学感受器对 H^+ 的敏感性较高，约为外周化学感受器的 25 倍，但由于 H^+ 不易通过血-脑屏障，因此血液 H^+ 对呼吸的影响主要通过外周化学感受器而实现的。

CO_2、低 O_2、H^+ 各项因素分别对呼吸起作用，三者间存在着相互影响，在整体内少有一个因素单独改变。例如，CO_2 增加时，血液 H^+ 浓度也增多（$CO_2 + H_2O \rightarrow H_2CO_3 \rightarrow H^+ + HCO_3^-$），从而大大增强了对呼吸的刺激作用；血中 H^+ 浓度增加，引起呼吸增强，肺通气量增大，使 CO_2 排出增多，血液 PCO_2 下降，抵消一部分 H^+ 刺激呼吸的作用；血液 PO_2 下降时，也可因通气量增加，排出的 CO_2 增多，血液的 PCO_2 和 H^+ 浓度降低，使低 O_2 对呼吸的刺激效应大为减弱（图 5-10）。

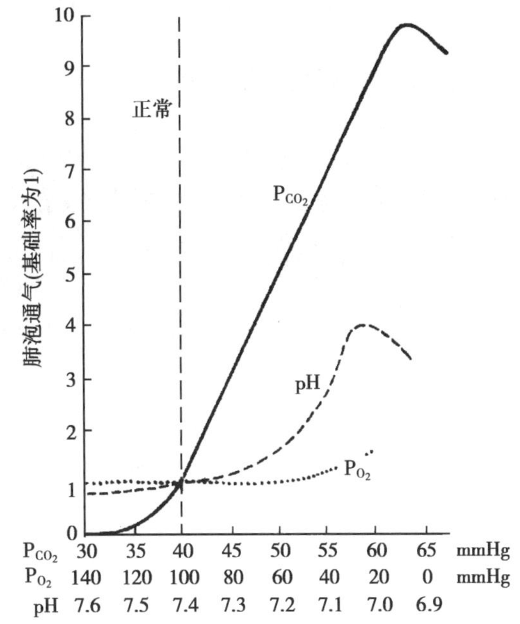

图 5-10　动脉血对肺泡通气的影响

因此，在临床上必须对此做全面分析。

（三）防御性呼吸反射

呼吸道黏膜受刺激时引起的一些对人体有保护作用的呼吸反射，称为防御性呼吸反射，主要有咳嗽反射和喷嚏反射。

咳嗽反射（cough reflex）是常见的重要的防御反射，它的感受器位于喉、气管和支气管的黏膜，能接受机械的或化学的刺激，兴奋经迷走神经传入延髓，从而引发一系列协调且有次序的反射效应。咳嗽时先短促或深吸气，接着声门紧闭，呼气肌强烈收缩，肺内压和胸膜腔内压急剧上升，然后声门突然打开，由于气压差极大，气体便以极高的速度从肺内冲出，将呼吸道内异物或分泌物排出。

喷嚏反射（sneeze reflex）是因鼻黏膜受刺激而引起，传入神经为三叉神经，其动作与咳嗽反射类似，不同的是悬雍垂下降，舌压向软腭，而不是声门关闭，呼出气主要从鼻腔喷出，以清除鼻腔中的异物。

第五节　呼吸系统疾病的康复

呼吸系统疾病是严重危害人民健康和生命的常见病、多发病。患病后经常损害肺或胸廓的顺应性，引起气道阻塞，还可影响心脏功能。即使尚未发生急慢性呼吸衰竭，也常不同程度地出现通气和换气的障碍，从而使活动能力降低。因此，呼吸系统疾病康复是康复治疗技术的重要内容。

一、运动时呼吸功能的变化

（一）运动对肺通气的影响

随着运动强度的增大，潮气量可从安静时的500ml上升到2 000ml以上，呼吸频率随运动强度而增加，可由12~18次/min增加到50次/min。结合潮气量与呼吸频率的变化，运动时的每分通气量可从安静时的6~8L/min增加到100L/min以上，较安静时增大10~12倍。

中等强度运动时的肺通气量增加，主要靠呼吸深度的增加，而剧烈运动时的呼吸深度和呼吸频率均会明显增加，但用于肺通气的呼吸肌耗氧量也随之增加。研究表明，人体在安静时，用于通气的耗氧量只占总耗氧量的1%，剧烈运动时，则可增加到8%~10%。

（二）运动对肺换气和气体运输的影响

1. 运动对通气/血流比值的影响　运动强度过大时，心输出量虽增加，但可能跟不上通气量的增加，使通气/血流比值升高，气体交换率下降。因此，只有同时增强心泵功能，才能保持通气/血流比值稳定。

2. 运动对氧离曲线的影响　人体剧烈运动状态下，由于机体代谢产生大量的 CO_2 和 H^+，局部温度升高，或者无氧酵解产生2,3-二磷酸甘油酸，这些因素都可以促使 HbO_2 解离，释放更多的氧以适应运动的需要。

（三）运动时呼吸的变化及调节

运动时肺通气量增加与运动停止后的肺通气量恢复有一个变化过程（图5-11）。运动开始时，肺通气量的增加与条件反射有关，而运动过程中，肺通气量的增加与化学感受性反射等调节有关。运动结束后肺通气量不能马上恢复到安静水平，是由于机体运动时供氧相对不足以及产生的酸性代谢产物等刺激因素综合引起的。

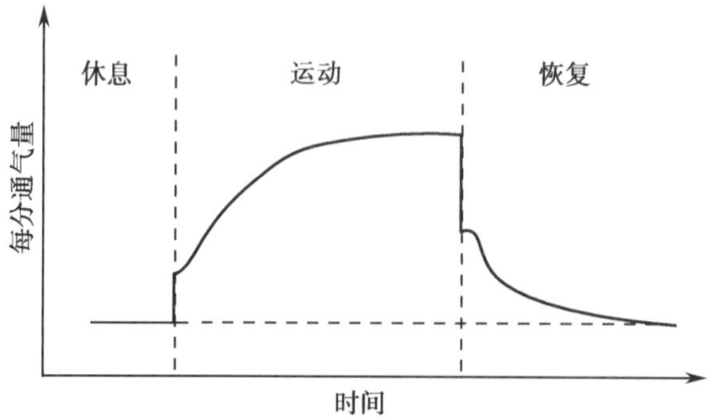

图5-11　运动时肺通气量的变化

1. 神经调节 研究表明,调节呼吸运动的中枢分布于大脑皮质、间脑、脑桥、延髓和脊髓等部位。运动时,呼吸运动的调节受到内、外环境变化的影响。运动开始时,人体在接受暗示或准备运动时,呼吸活动就已经加强,这时主要是条件反射的结果。运动开始后,来自骨骼肌、肌腱与关节本体感受器的传入冲动可以反射性地兴奋呼吸中枢,使肺通气量增加。此外,肌运动时产热量会增加,体温升高,通过体温调节机制使呼吸加快。

2. 体液调节 运动过程中除神经因素参与调节外,体液因素也参与调节。体液因素主要是指 PCO_2、PO_2 与 H^+的作用。中等强度运动时,PCO_2、PO_2 与 pH 保持相对恒定,但大强度运动时,血液中 PCO_2 升高、PO_2 与 pH 下降,这些变化通过化学感受器反射性引起呼吸加快、加强,使肺通气量进一步增加;此外,运动时血中 H^+浓度升高,也可通过刺激外周化学感受器引起呼吸加强。

二、呼吸系统疾病康复的生理学基础

正常呼吸的完成要有完整且扩张良好的胸廓、健全的呼吸肌、富有弹性的肺组织及与之相匹配的肺部血液循环,通畅的气道以及调节灵敏的呼吸中枢和神经传导系统。呼吸系统疾病是肺部气体充分交换受阻而导致 CO_2 潴留和缺 O_2 的一些疾病,是人类最常见的疾病之一。每个人一生中都有呼吸系统疾病的体验,其中慢性支气管炎、肺炎、哮喘等疾病往往反复发作,从而导致呼吸功能障碍,影响人们的运动能力及日常生活,同时还会合并其他系统的功能异常,严重时导致残疾。

呼吸系统疾病发生的原因主要是肌肉无力或弹性减退,空气流经气管、支气管树时阻力增加等,主要的疾病有呼吸系统炎症性疾病、慢性阻塞性肺疾病、支气管哮喘、肺纤维化等。

1. 呼吸系统炎症性疾病 急性气管-支气管炎、慢性支气管炎、肺炎等呼吸系统炎症性疾病,主要由理化因素、免疫损伤、过敏等导致的肺顺应性降低、肺通气降低、通气/血流比例失调等。临床上可采用:

(1) 运动疗法,改善肺部血液循环,增加潮气量和肺泡通气量。

(2) 物理因子治疗:超短波、直流电药物导入、光疗法、超声雾化等促进炎症的吸收和消散。

(3) 传统康复治疗:中药、针灸、拔罐、按摩等刺激穴位,促进血液循环。

2. 慢性阻塞性肺疾病 慢性阻塞性肺疾病(chronic obstructive pulmonary disease,COPD)是一组以气流受限为特征的慢性支气管炎及合并的肺气肿,表现为慢性咳嗽、咳痰、气短或呼吸困难等。临床上可采用:

(1) 运动治疗:运动训练采用运动处方的形式进行,包括运动方式、运动类型、运动程序的编排、运动强度等。

(2) 作业治疗:使用适当的辅助器具提高病人的自理能力和作业活动能力。

(3) 呼吸训练:重建腹式呼吸模式和胸背畸形的姿势练习。

(4) 气道分泌物去除技术:包括体位引流技术、胸部叩击和震颤排痰技术、气道廓清技术等。

(5) 传统治疗:按摩疗法、拔罐疗法、针灸等是防治 COPD 的传统方法。

3. 支气管哮喘 支气管哮喘(bronchial asthma),简称哮喘,是一种气道慢性炎症性疾病。典型症状特征为:发作性伴有哮鸣音的呼气性呼吸困难,或发作性胸闷和咳嗽。急性发作期在药物治疗的基础上,辅以物理因子治疗,如低频脉冲电刺激、紫外线等改善心肺功能,提高其对运动和生活的耐力。

4. 肺纤维化 肺纤维化(pulmonary fibrosis)严重影响机体呼吸功能,肺的弹性阻力增加,肺不易扩张,表现为干咳、进行性呼吸困难,且随着病情和肺部损伤的加重,病人呼吸功能不断恶化。通过肺功能锻炼,如缩唇呼吸、肋间肌松动法、腹式呼吸、体位排痰法等康复治疗使肺纤维化病人减少呼吸困难症状,减轻呼吸残疾,使病人恢复体力和参加社会活动的能力,从而改善肺纤维化病人的生活质量。

5. 呼吸衰竭 呼吸衰竭(respiratory failure),是指各种原因引起的肺通气和/或肺换气功能严重障碍,以致在静息状态下亦不能维持足够的气体交换,导致低氧血症伴(不伴)二氧化碳潴留,从而引起一系列生理功能和代谢紊乱的临床综合征。慢性呼吸衰竭病人通过运动能力训练,呼吸肌力量锻炼,改善心肺功能,增加呼吸肌力量,恢复活动能力,从而改善日常生活活动和生活质量。通畅的气道是慢性呼吸衰竭所有康复治疗的基础,有效的排痰是建立通畅气道的关键方法。

6. 气管切开术后康复 气管切开术是为保证呼吸道通畅,将病人颈部正中气管上段前壁第 3~5

笔记

气管环切开，并插入合适的金属气管套管或硅胶气管套管，以开放呼吸道，改善呼吸的手术。气管切开术后的病人临床上主要以预防呼吸系统感染为主。为使病人在气管切开堵管后正常呼吸能满足机体需要，可进行呼吸训练、咳嗽训练、吞咽训练。

本章小结

呼吸过程由外呼吸（包括肺通气和肺换气）、气体在血液中的运输和内呼吸（即组织换气）三个环节来完成。呼吸节律由高级神经中枢通过延髓中的呼吸中枢来掌管。当血中 CO_2 浓度增高、O_2 浓度下降或 H^+ 浓度增加时，可以刺激呼吸中枢，使呼吸加深加快，反之可使呼吸变慢变浅。

呼吸功能在康复治疗中发挥着重要的作用，在对呼吸系统疾病病人进行康复训练时，主要是加强吸气肌和辅助肌的训练，提高肺通气动力与降低肺通气阻力，从而增强肺的通气量与气体交换。

（范双莉）

0504

扫一扫，测一测

思考题

1. 在呼吸试验中，无效腔显著增加时，呼吸运动有何变化？并分析产生变化的机制。
2. 通气/血流比值偏离正常范围对肺气体交换有何影响？

0505

思路解析

笔记

第六章　消化和吸收

学习目标

1. 掌握：胃液、胰液、胆汁的主要成分及其生理作用；胃及小肠的运动形式；营养物质吸收的主要部位；三大营养物质吸收的形式、途径及机制。

2. 熟悉：神经系统和胃肠激素对消化腺分泌和消化道运动的调节作用。

3. 了解：消化道平滑肌的生理特性；唾液、小肠液及大肠液的分泌及生理作用；大肠的运动形式及排便反射。

4. 具有运用生理学知识初步分析消化系统常见疾病产生原因的能力，能够运用生理学知识分析消化系统常见疾病康复的机制。

人体需要的营养物质有糖类、脂类、蛋白质、维生素、无机盐和水；其中糖类、脂类和蛋白质是结构复杂的大分子物质，须在消化道内经过消化，分解为小分子物质才能被机体吸收，维生素、无机盐和水不需要消化即可被机体吸收利用。

营养物质在消化道内被分解为可吸收的小分子物质的过程，称为消化（digestion）。通过消化道平滑肌的舒缩活动将食物磨碎，并使之与消化液充分混合，同时将食物不断地向消化道远端推送，称为机械性消化（mechanical digestion）；通过消化液中各种消化酶的作用，将食物中的大分子物质分解为可吸收的小分子物质，称为化学性消化（chemical digestion）。上述两种消化方式同时进行，相互配合，共同完成对食物的消化过程。经消化后的营养成分通过消化道黏膜进入血液或淋巴液的过程，称为吸收（absorption）。未被消化吸收的食物残渣，最终以粪便形式被排出体外。

第一节　概　　述

人体消化系统由消化道和消化腺组成。消化道包括口腔、咽、食管、胃、小肠、大肠；消化腺主要有唾液腺、胃、肝脏、胰腺、肠腺等。消化系统的主要生理功能是对食物进行消化和吸收，为机体提供物质和能量来源。此外，消化系统还具有内分泌功能。

一、消化道平滑肌的生理特性

除口腔、咽、食管上段和肛门外括约肌是骨骼肌外，消化道的其余部分均由平滑肌组成。消化道平滑肌通过其舒缩活动，完成对食物的机械性消化，并推动食物前进；同时，消化道的运动对食物的化学性消化和吸收也有促进作用。

（一）消化道平滑肌的一般特性

消化道平滑肌具有肌肉组织的共同特性，如兴奋性、传导性和收缩性，但也有其自身的特点：

笔记

1. 自动节律性　消化道平滑肌有自动节律性,但频率较低且不规则,变异性大。

2. 富有伸展性　消化道平滑肌具有较大的伸展性,使消化道能够容纳食物,而不发生明显的压力变化。

3. 具有紧张性　消化道平滑肌经常保持一种微弱的持续收缩状态,称为平滑肌的紧张性,有利于保持消化器官的正常形态和位置,并使消化道管腔内保持一定的基础压力。消化道平滑肌的各种运动形式都是在紧张性的基础上进行的。

4. 兴奋性较低,舒缩缓慢　消化道平滑肌的兴奋性较骨骼肌低,收缩的潜伏期、收缩期和舒张期所占的时间均比较长,且变异较大。

5. 对不同理化刺激敏感性不同　消化道平滑肌对电刺激、针刺和刀割等机械刺激不敏感,但对缺血、温度、机械牵拉和化学刺激很敏感。

(二)消化道平滑肌的电生理特性

消化道平滑肌细胞之间存在缝隙连接,因此消化道平滑肌电活动形式要比骨骼肌复杂得多,主要有三种形式,即静息电位、慢波电位和动作电位(图 6-1)。

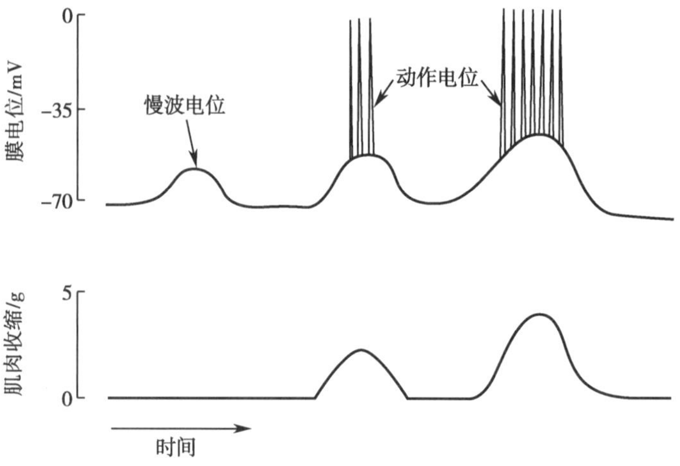

图 6-1　消化道平滑肌生物电与机械收缩关系示意图

1. 静息电位　消化道平滑肌的静息电位幅值较低、波动较大,为-60~-50mV。其产生机制主要是K^+外流和生电性钠泵的活动造成的。此外,少量的Na^+、Ca^{2+}内流和Cl^-外流也参与了静息电位的形成。

2. 慢波电位　消化道平滑肌细胞在静息电位基础上产生的自发性轻度去极化和复极化的发生频率较慢的节律性电位波动,称为慢波电位(slow wave)。慢波可决定消化道平滑肌的收缩节律,又称基本电节律(basic electrical rhythm,BER)。慢波波幅为10~15mV,持续时间为数秒至十几秒。慢波起源于消化道纵行肌和环行肌之间的间质细胞,以电紧张形式扩布到周围的平滑肌细胞。

3. 动作电位　当消化道平滑肌的慢波去极化达到阈电位时即可爆发动作电位。与慢波相比,动作电位的时程很短,动作电位可单个或成簇出现,其去极相主要和Ca^{2+}内流有关,复极相与K^+外流有关。每个慢波电位上叠加的动作电位数目越多,肌肉收缩的幅度和张力也就越大。

二、消化腺的分泌功能

在整个消化道内存在许多能分泌消化液的消化腺,包括唾液腺、胃腺、胰腺、肝脏、小肠腺和大肠腺,这些腺体每日分泌的消化液总量达6~8L,主要由水、无机物和有机物组成。消化液的主要功能:将大分子的营养物质分解为易吸收的小分子物质;为各种消化酶提供适宜的pH环境;稀释食物,使消化道内容物的渗透压和血浆渗透压接近,有利于营养物质的吸收;保护消化道黏膜,免受各种理化因素的损伤。

三、消化道的内分泌功能

笔记

胃肠黏膜内目前已发现的内分泌细胞有40多种,因此,消化道不仅是消化器官,也是体内最大、最复杂的内分泌器官。由胃肠黏膜内分泌细胞分泌的激素统称为胃肠激素(gastrointestinal hormone),均属肽类物质,见表6-1。

表6-1 主要胃肠激素的分泌细胞及其分布部位

胃肠激素	分泌细胞	分泌部位
促胃液素	G细胞	胃窦、十二指肠
促胰液素	S细胞	小肠上部
缩胆囊素	I细胞	小肠上部
抑胃肽	K细胞	十二指肠、空肠
生长抑素	D细胞	胰岛、胃、小肠、大肠
胰岛素	B细胞	胰岛
胰高血糖素	A细胞	胰岛
胃动素	Mo细胞	小肠
神经降压素	N细胞	回肠
胰多肽	PP细胞	胰岛、胃、小肠、大肠、胰腺外分泌部

消化道的内分泌细胞分为两类:

1. 开放型细胞　细胞顶端有微绒毛突起深入消化道管腔,能感受消化道管腔内食物成分和pH等化学刺激而释放激素。

2. 闭合型细胞　细胞顶端无微绒毛,与消化道管腔无直接联系,消化道管腔的机械作用、温度变化以及组织液和血液等局部内环境的变化,均可刺激闭合型细胞分泌。

胃肠激素的生理作用主要表现在以下三个方面:

1. 调节消化道的运动和消化腺的分泌　如促胃液素能促进胃肠运动及胃液的分泌等。

2. 调节其他激素的释放　如抑胃肽能促进胰岛素的分泌;生长抑素能抑制促胃液素的释放等。

3. 营养作用　某些胃肠激素具有促进消化道组织的代谢和生长作用。如促胃液素和缩胆囊素可分别促进胃黏膜和胰腺外分泌组织的生长,见表6-2。

表6-2 部分胃肠激素的主要生理功能及引起释放的因素

激素名称	主要生理功能	引起释放的因素
促胃液素	促进胃液、胰液、胆汁的分泌;促进胃肠运动和胆囊收缩,使胃窦和幽门括约肌收缩,延缓胃排空;促进胃肠上皮生长	蛋白质消化产物、迷走神经递质、扩张胃
促胰液素	促进胰液(以分泌 H_2O 和 HCO_3^- 为主)、胆汁、小肠液的分泌,抑制胃酸分泌;抑制胃肠运动、促进幽门括约肌收缩,抑制胃排空;促进胰腺外分泌部生长	盐酸、脂肪酸、蛋白质消化产物
缩胆囊素	促进胃液、胰液(以分泌消化酶为主)、胆汁、小肠液的分泌;加强肠运动和胆囊收缩,抑制胃排空;促进胰腺外分泌部生长	蛋白质消化产物、脂肪酸
抑胃肽	刺激胰岛素分泌,抑制胃酸和胃蛋白酶分泌,抑制胃排空	葡萄糖、脂肪酸、氨基酸

四、消化道的神经支配及其作用

支配消化道的神经包括外来自主神经和消化道壁内的内在神经系统两大部分。两者相互协调,共同调节胃肠功能。

(一)消化道受交感神经和副交感神经的双重支配

消化道除口腔、咽、食管上端肌肉及肛门外括约肌为骨骼肌,受躯体神经支配外,其余部分主要受

笔记

自主神经系统支配，包括交感神经和副交感神经。

1. 交感神经　交感神经起源于脊髓胸5~腰2节段的侧角，经腹腔神经节、肠系膜神经节或腹下神经节更换神经元后，节后纤维主要终止于内在神经丛的胆碱能神经元。少数交感神经节后纤维也可直接支配胃肠道的平滑肌、血管平滑肌和胃肠道的腺细胞。交感神经节后纤维末梢释放去甲肾上腺素，对胃肠运动和腺体分泌起抑制作用，但对消化道括约肌则起兴奋作用；对血管平滑肌则引起收缩，使血流量减少。

2. 副交感神经　支配胃肠道的副交感神经纤维主要来自迷走神经和盆神经。迷走神经的节前纤维支配横结肠以上的消化道，降结肠及其以下部分由盆神经支配。副交感神经的节前纤维在消化道与壁内神经元形成突触，然后发出纤维支配消化道上皮细胞、平滑肌细胞和腺体。副交感神经兴奋时，节后纤维末梢主要释放乙酰胆碱，引起胃肠运动增强，腺体分泌增加，但对胃肠括约肌则起舒张作用。

（二）内在神经系统

在食管中段至肛门的绝大部分消化道的管壁内，含有两层内在的神经结构，称为壁内神经丛或肠神经系统（enteric nervous system，ENS），包括位于环行肌和纵行肌之间主要调节胃肠运动的肌间神经丛和位于黏膜下层主要调节胃肠道的分泌和局部血流量的黏膜下神经丛两类。壁内神经丛包括感觉神经元、运动神经元和中间神经元，可构成完整的反射弧完成局部反射，在胃肠活动的调节中具有重要的作用。壁内神经丛具有相对独立性，可通过局部反射调节胃肠功能，但在整体情况下，内在神经系统的活动常受到外来神经系统的调节。

第二节　消　　化

食物的消化首先从口腔开始。在口腔内，通过咀嚼和唾液的消化，食物变为食团，经吞咽到达胃。胃是消化道中一个袋状的膨大部分，能暂时贮存食物，并对食物进行初步消化，然后将其送到小肠。

一、口腔内消化

口腔对食物的消化有两种方式，一种是通过唾液腺分泌的唾液对食物进行化学消化，另一种是通过咀嚼对食物进行机械消化。

（一）唾液的分泌

人的口腔内有三对大唾液腺，即腮腺、颌下腺和舌下腺和无数散在的小唾液腺。唾液就是这些唾液腺分泌的混合液。

1. 唾液的性质和成分　唾液为无色、无味的低渗液体，pH为6.0~7.0。正常成人每日唾液分泌量为1.0~1.5L。唾液中水分约占99%，有机物主要为唾液淀粉酶、溶菌酶、黏蛋白、免疫球蛋白、氨基酸、尿酸、尿素等，无机盐主要有 Na^+、K^+、Cl^-、Ca^{2+} 和 HCO_3^- 等，此外还有少量气体分子。

2. 唾液的生理作用　唾液的生理作用包括：湿润口腔，利于吞咽和说话；清洁和保护口腔，冲洗和清除食物残渣；唾液中的淀粉酶可水解淀粉为麦芽糖；溶解食物，有利于产生味觉；唾液有排泄功能，进入人体的某些异物如铅、汞、氰化物和狂犬病毒等可随唾液排出；唾液中的溶菌酶具有杀菌作用。

3. 唾液分泌的调节　在安静情况下，唾液腺以0.5ml/min左右的速度分泌，量少稀薄，主要功能是湿润口腔，称为基础分泌。进食时唾液的分泌明显增多，是神经调节的结果，包括条件反射和非条件反射。进食前，食物的形状、颜色、气味、进食环境及有关的语言描述等，均能产生条件反射，引起唾液分泌；此外，进食时，食物对口腔产生机械的、化学的和温度的刺激，使口腔黏膜和舌的感受器兴奋，引起唾液分泌，这一过程为非条件反射。

支配唾液腺的传出神经包括副交感神经和交感神经，两者均可刺激唾液分泌，其中以前者作用为主。副交感神经兴奋时末梢释放乙酰胆碱，引起唾液分泌的量多而有机物少，故唾液稀薄。交感神经兴奋时末梢释放去甲肾上腺素，引起唾液分泌的量少而有机物多，所以唾液黏稠。

笔记

（二）咀嚼和吞咽

咀嚼（mastication）是由咀嚼肌按一定的顺序收缩所形成的受大脑皮质支配的复杂的反射性动作。咀嚼可以将食物切割、磨碎，并与唾液充分混合形成食团以利于吞咽；使食物与唾液淀粉酶充分接触，便于消化；加强食物对口腔内各种感受器的刺激，反射性地引起胃肠、胰腺、肝脏和胆囊等消化器官的活动。

吞咽（swallowing）是指食物由口腔经咽、食管进入胃的过程，是一系列高度协调的反射活动。根据吞咽过程中食物通过的部位，可将吞咽过程分为三期：

1. 口腔期　食团由口腔进入咽的过程。主要通过舌的运动把食团由舌背推向咽部。此期为大脑皮质控制下的随意动作。

2. 咽期　食团由咽进入食管上端的过程。食团刺激咽部感受器，可引起一系列肌肉的反射性收缩，使软腭上举，咽后壁向前突出，封闭鼻咽通路；声带内收，喉头升高并向前紧贴会厌，封闭咽与气管的通道，呼吸暂停，防止食物进入呼吸道；喉头前移，食管上括约肌舒张，使咽与食管的通道开放，食团由咽被推入食管。

3. 食管期　食团由食管上端下行至胃的过程。此期主要通过食管的蠕动实现。蠕动（peristalsis）是消化道平滑肌按顺序收缩产生的一种向前推进的波形运动，是消化道平滑肌的一种基本运动形式。食管蠕动时，挤压食团沿食管下行，同时，食团对食管壁的刺激，可反射性地引起食管下括约肌舒张，食团顺利进入胃内。

食管下端与胃贲门连接处，有一段长3～5cm的高压区，可阻止胃内容物反流入食管，称为食管下括约肌。当食物进入食管，刺激食管壁上的机械感受器，可反射性引起该括约肌舒张，食物进入胃内。食物入胃后，刺激幽门部黏膜，通过神经和体液调节机制可加强食管下括约肌收缩，防止胃内容物反流入食管。

知识拓展

反流性食管炎

反流性食管炎是指胃、十二指肠内容物反流入食管，引起食管黏膜的炎症性病变。其发病机制主要有食管下括约肌功能障碍或胃食管交界的抗反流屏障功能减低等。本病临床表现多样，轻重不一。常表现反流症状，如反胃、反酸、呃逆等及食管受刺激症状，如胃灼热感、胸骨后灼烧感、异物感和咽下疼痛感等，其中胃灼热感和反流是其典型症状。该病若长期反复不愈，可发生食管出血或穿孔、食管狭窄、Barrett食管等并发症。

二、胃内消化

胃是消化道中最膨大的部分。成人胃容量为1～2L，具有暂时贮存和初步消化食物的功能。食物入胃后，在胃内经机械性和化学性消化使食物与胃液充分混合形成食糜（chyme），食糜借助胃的运动逐渐被排入十二指肠。

（一）胃液的分泌

胃黏膜的外分泌细胞包括：贲门腺，分布在胃与食管连接处，主要由黏液细胞组成，分泌碱性黏液；泌酸腺，分布在胃底和胃体部，由壁细胞、主细胞和黏液颈细胞组成；幽门腺，分布在幽门部，分泌碱性黏液。

纯净的胃液为无色酸性液体，pH 0.9～1.5。正常成人每日分泌1.5～2.5L。胃液的成分主要有水、盐酸、HCO_3^-、胃蛋白酶原、黏液和内因子等。

1. 盐酸的分泌　盐酸由壁细胞分泌，也称胃酸。其分泌量与壁细胞的数量和功能状态有关。正常成人空腹时盐酸排出量即基础酸排出量为0～5mmol/h，表现出昼夜节律性，早晨5时～11时分泌率最低，午后6时～次晨1时分泌率最高。在食物和某些药物的刺激下，盐酸的分泌量可明显增加，其最大酸排出量可高达20～25mmol/h。

盐酸可激活胃蛋白酶原，并为胃蛋白酶提供适宜的酸性环境；使蛋白质变性而易于水解；杀灭随

笔记

食物进入胃内的细菌；进入小肠后，可促进促胰液素、缩胆囊素的释放，从而促进胰液、胆汁和小肠液的分泌；酸性环境有助于小肠内钙和铁的吸收。

2. 胃蛋白酶原的分泌　胃蛋白酶原由主细胞分泌，本身无生物学活性，进入胃腔内，在盐酸的作用下激活为胃蛋白酶。胃蛋白酶对胃蛋白酶原又有激活作用，即自身催化。胃蛋白酶可将食物中的蛋白质水解为䏡、胨、少量多肽和氨基酸。其作用的最适 pH 为 1.8~3.5。

3. 内因子的分泌　内因子是由壁细胞分泌的一种糖蛋白，与维生素 B_{12} 结合成复合物，保护维生素 B_{12} 免受肠内水解酶的破坏。同时，该复合物到达回肠末端时，内因子可与回肠黏膜上的相应受体结合，促进维生素 B_{12} 的吸收。

4. 黏液和 HCO_3^- 的分泌　黏液由胃黏膜表面上皮细胞、泌酸腺的黏液颈细胞、贲门腺和幽门腺的黏液细胞共同分泌，其主要成分为糖蛋白。泌酸腺、贲门腺和幽门腺分泌的黏液存在于胃液中，可润滑食糜，空腹时很少分泌，进食后分泌增加。表面上皮细胞分泌的黏液，呈胶冻状，覆盖于胃黏膜表面，可减少粗糙食物对胃黏膜的机械性损伤。

胃内的 HCO_3^- 主要由胃黏膜的非泌酸细胞分泌。基础状态下，胃内 HCO_3^- 分泌速率较低，进食时分泌速率增加通常平行于 H^+ 的分泌速率。HCO_3^- 可渗入到黏液的凝胶层中，与黏液共同构筑黏液-碳酸氢盐屏障。当胃内的 H^+ 向胃黏膜表面扩散时，其通过黏稠度较高的黏液层时移动速度减慢，同时不断被 HCO_3^- 中和，使胃黏液层内出现一个 pH 梯度，避免了 H^+ 对胃黏膜的直接侵蚀，同时使胃蛋白酶在胃黏膜处丧失活性。

除黏液-碳酸氢盐屏障外，胃黏膜还拥有其他自身保护机制。胃黏膜上皮细胞的顶端膜与相邻细胞间存在紧密连接，它们对 H^+ 相对不通透；胃黏膜可合成、释放一些具有细胞保护作用的物质，如前列腺素等，它们可抑制胃酸、胃蛋白酶原的分泌，刺激黏液和碳酸氢盐的分泌，使胃黏膜微血管扩张，增加黏膜血流量，有助于胃黏膜的修复，并及时带走渗入黏膜的 H^+ 等有害物质。

胃液分泌受多种因素的影响。在空腹时，胃的运动较弱，胃液分泌量少，主要为黏液和少量蛋白酶，几乎无胃酸，称为基础胃液分泌或非消化期胃液分泌。进食时和进食后，胃的运动增强，在神经和体液因素的调节下，胃液分泌增多。

1. 刺激胃液分泌的内源性物质　乙酰胆碱直接作用于壁细胞，引起胃酸分泌增加；乙酰胆碱还可刺激 G 细胞和肠嗜铬样细胞分别释放促胃液素和组胺，引起壁细胞分泌胃酸。同时，乙酰胆碱还能引起主细胞分泌胃蛋白酶原、黏液细胞分泌黏液。

2. 抑制胃液分泌的内源性物质　生长抑素、前列腺素、上皮生长因子可直接抑制胃酸分泌，生长抑素还可通过抑制 G 细胞和肠嗜铬样细胞释放促胃液素和组胺，间接抑制壁细胞分泌 HCl。

进食后引起的胃液分泌称为消化期胃液分泌。根据感受食物刺激的部位不同，人为地分为三期，即头期、胃期和肠期。实际上，这三期是同时进行和相互重叠的，且均受神经和体液因素的双重调节。

（1）头期：食物刺激头面部感受器（如眼、鼻、耳、口、舌、咽、食管等）所引起的胃液分泌称为头期胃液分泌。引起头期胃液分泌的机制包括非条件反射和条件反射。头期胃液分泌的特点是：分泌量大，其分泌量占整个消化期分泌总量的 30%，酸度高，胃蛋白酶含量丰富。

（2）胃期：食物对胃的机械和化学刺激引起的胃液分泌称为胃期胃液分泌。食物直接扩张胃，通过迷走-迷走反射和壁内神经丛的短反射，引起胃液分泌；食糜扩张刺激幽门部的机械性感受器，作用于 G 细胞释放促胃液素，引起胃液分泌；食物的肽和氨基酸作用于 G 细胞释放促胃液素，引起胃液的分泌。胃期胃液分泌的特点是：分泌量大，占整个消化期分泌总量的 60%，酸度高，但胃蛋白酶原含量较头期少。

（3）肠期：食物进入小肠后引起的胃液分泌，称为肠期胃液分泌。食糜通过机械和化学刺激作用于小肠黏膜，使其释放促胃液素、肠泌酸素等胃肠激素，上述激素通过血液循环作用于胃腺，刺激胃液分泌。肠期胃液分泌的特点是：分泌量少，占整个消化期分泌总量的 10%，酸度与胃蛋白酶原的含量均较低。

（二）胃的运动

根据胃壁肌层的结构和功能特点，可将胃划分为头区和尾区两部分。头区包括胃底和胃体上

1/3，尾区包括胃体的下 2/3 及胃窦。头区运动较弱，主要功能是容纳和贮存食物；尾区的运动较强，主要功能是混合、磨碎食物形成食糜，并将食糜逐步地推进至十二指肠。胃的运动形式包括紧张性收缩、容受性舒张和蠕动。

1. 紧张性收缩　胃壁平滑肌经常处于一定程度的缓慢持续收缩状态，称为紧张性收缩。紧张性收缩是胃肠平滑肌共有的运动形式，它可使胃保持一定的形状和位置，维持一定的胃内压，有利于胃液渗入食团。除此之外，胃的其他运动形式也是在紧张性收缩的基础上完成的。

2. 容受性舒张　进食时，食物刺激咽、食管等处的感受器，通过迷走-迷走反射，引起胃底和胃体的平滑肌舒张，称为容受性舒张，是胃所特有的运动形式。空腹时胃容积 50ml 左右，进食后可增大至 1.5L 左右，使胃能更好地容纳和贮存食物。

3. 蠕动　胃的蠕动起始于食物入胃后约 5min，从胃中部开始，有节律地向幽门方向推进，频率约 3 次/min，每个蠕动波约需 1min 到达幽门（图 6-2）。每个蠕动波可将 1～2ml 食糜排入十二指肠。胃的蠕动磨碎进入胃内的食物，并使其与胃液充分混合，形成食糜，有利于化学性消化，同时逐步将食糜推入十二指肠。

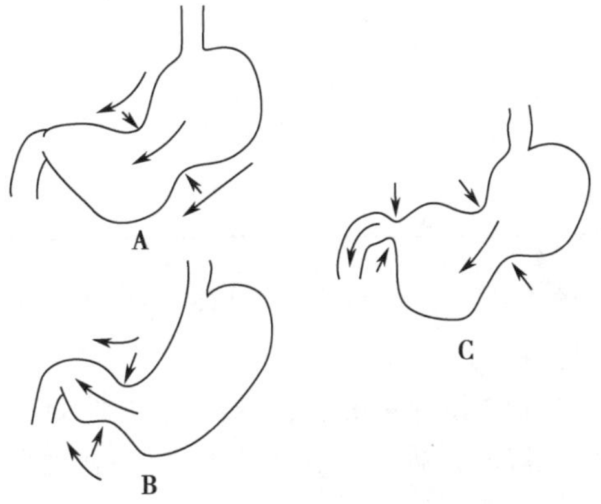

图 6-2　胃的蠕动

A. 胃蠕动始于胃的中部，向幽门方向推进；B. 并将食糜推入十二指肠；C. 强力的收缩波还可将部分食糜反向推回到近侧胃窦或胃体，使食糜在胃内进一步被磨碎。

食糜由胃排入十二指肠的过程称为胃排空。胃排空的速度与食物的理化性状有关。稀的、流体食物比稠的或固体食物排空快；颗粒小的食物比颗粒大的食物排空快；等渗溶液比非等渗溶液排空快。在三大营养物质中，糖的排空速度最快，其次是蛋白质，最后是脂肪类食物。混合食物由胃完全排空通常需要 4～6h。

胃内容物促进胃排空。食物对胃的扩张，刺激胃壁的牵张感受器，通过迷走-迷走反射和壁内神经丛反射，引起胃运动增强，胃排空加快。

十二指肠内容物延缓胃排空。食糜中的酸、脂肪、高渗和机械性扩张刺激，可兴奋十二指肠壁上的相应感受器，反射性地抑制胃运动，延缓胃排空，此反射称为肠-胃反射。

呕吐（vomiting）是机体将胃及肠内容物从口腔强力排出体外的一种保护性反射活动。各种机械的和化学的刺激作用于舌根、咽部、胃、大小肠、胆总管、泌尿生殖器官等处的感受器，都可以引起呕吐；视觉和内耳前庭位置觉的改变以及颅内压的升高也可以引起呕吐。

呕吐是一种具有保护意义的防御性反射，可把胃内的有害物质排出。但长期剧烈的呕吐则会影响进食和正常消化活动，并丢失大量消化液，造成体内水、电解质和酸碱平衡的紊乱。

三、小肠内消化

小肠是整个消化道内消化能力最强的部位。在小肠内有多种消化腺，能分泌大量的消化液，包括胰腺分泌的胰液、肝脏分泌的胆汁和小肠腺分泌的小肠液，它们对食物的化学性消化发挥重要的作用。

（一）胰液的分泌

胰腺是整个消化道内最重要的分泌腺，具有外分泌和内分泌双重功能。胰腺的外分泌腺包括腺泡细胞和小导管上皮细胞，分泌消化酶和碱性液体，是消化道内最重要、消化功能最强的消化液。

胰液是一种无色无味的液体，pH 7.8～8.4，渗透压约与血浆相等。成人每日分泌 1～2L。胰液中有大量的水和无机盐，消化酶有淀粉酶、脂肪酶、蛋白水解酶，还有消化核酸的 RNA 酶和 DNA 酶。

1. 碳酸氢盐　胰液中含量最多的无机盐是碳酸氢盐，由胰腺导管上皮细胞分泌。可中和进入十二指肠内的胃酸，使肠黏膜免受强酸侵蚀；同时也为小肠内多种消化酶的活动提供适宜的 pH

环境。

2. 胰淀粉酶　胰淀粉酶可将淀粉、糖原和大多数其他碳水化合物水解成二糖和少部分三糖，最适pH为6.7~7.0。

3. 胰脂肪酶　在有胆盐和辅脂肪酶存在的条件下，胰脂肪酶可将中性脂肪水解为脂肪酸、甘油一酯及甘油，其最适pH为7.5~8.5。

4. 蛋白水解酶　蛋白水解酶包括胰蛋白酶、糜蛋白酶和羧基肽酶等，均以无活性的酶原形式存在于胰液中。胰蛋白酶原在肠激酶作用下，转变为有活性的胰蛋白酶。此外，胰蛋白酶也能激活胰蛋白酶原，即自身催化。胰蛋白酶还能激活糜蛋白酶原、羧基肽酶原等，使它们分别转化为各自相对应的酶。胰蛋白酶和糜蛋白酶可将蛋白质水解为多肽和氨基酸，多肽又可被羧基肽酶进一步水解。

知识拓展

急性胰腺炎

急性胰腺炎病因复杂多样，较为常见的有胆道疾病和饮酒过量等，其发病机制主要是胰腺腺泡内胰酶异常激活，引起胰腺组织自身消化。临床表现主要有腹痛、腹胀、恶心、呕吐、血胰酶升高等，严重者在腰腹部周围呈现大片青紫色瘀斑。临床最常用的诊断方法是检测血清、尿淀粉酶的含量。其病理分型可分为急性水肿性胰腺炎和急性出血坏死性胰腺炎，前者病情轻，有自限性，预后好；后者病情险恶，常涉及多个脏器，病死率高。

空腹时，胰液不分泌或分泌量很少。进食后，胰液即开始分泌。胰液的分泌受神经和体液因素双重调节，以体液调节为主。

食物的形象、气味以及食物对消化道的刺激，可通过神经反射引起胰液分泌。反射的传出神经主要是迷走神经，它可通过其末梢释放乙酰胆碱直接作用于胰腺，也可通过释放促胃液素，间接地引起胰液分泌。胰液分泌的特点是：酶的含量丰富，而水和碳酸氢盐的含量较少。

调节胰液分泌的体液因素主要有促胰液素和缩胆囊素两种。

（二）胆汁的分泌

胆汁是由肝细胞持续分泌的。消化期胆汁经肝管、胆总管直接进入十二指肠；非消化期胆汁经胆囊管进入胆囊储存，待需要时再排入十二指肠。

胆汁是一种有色、味苦的黏稠液体，正常成人每日分泌量为800~1 000ml。由肝脏分泌直接排入十二指肠的胆汁呈金黄色，弱碱性，pH约为7.4；在胆囊中储存的胆汁因重吸收而呈深棕色，并因碳酸氢盐被胆囊吸收而成弱酸性，pH约为6.8。胆汁中除含大量水外，还包括Na^+、K^+、Cl^-、Ca^{2+}和HCO_3^-等无机物和胆盐、胆色素、脂肪酸、胆固醇、卵磷脂等有机物。胆汁中不含消化酶。胆盐占胆汁中固体成分的50%，是胆汁中参与消化和吸收的主要成分。胆色素包括胆红素及其氧化物胆绿素，胆色素的种类和浓度决定了胆汁的颜色。胆汁的作用有：

1. 促进脂肪的消化　胆汁中的胆盐、胆固醇和卵磷脂等都可作为乳化剂，降低脂肪的表面张力，使脂肪乳化成微滴，分散在肠腔内，从而增加与胰脂肪酶的接触面积，加速脂肪的分解。

2. 促进脂肪及脂溶性维生素的吸收　胆盐在水溶液中可聚集形成微胶粒，运送不溶于水的脂肪分解产物及脂溶性维生素A、D、E、K通过肠黏膜表面的静水层到达肠黏膜上皮细胞，促进它们的吸收。

3. 利胆作用　胆汁中的胆盐被排入小肠后，90%以上在回肠末端被重吸收入血，经门静脉进入肝脏，重新合成新的胆汁排入肠内，这一过程称为胆盐的肝-肠循环。重吸收回到肝脏的胆盐有刺激肝胆汁分泌的作用，称为胆盐的利胆作用。

食物是引起胆汁分泌和排放的自然刺激物。高蛋白质食物引起胆汁排放量最多，高脂肪和混合食物次之，糖类食物的作用最小。胆汁的分泌和排放受神经与体液因素的双重调节，但以体液调节为主。

笔记

进食动作或食物对胃、小肠的机械性和化学性刺激可通过条件反射和非条件反射引起胆汁分泌的少量增加，胆囊收缩轻度加强。反射的传出途径是迷走神经。迷走神经还可通过引起促胃液素的释放而间接引起胆汁的分泌和胆囊的收缩。

调节胆汁分泌和排放的体液因素主要有：

（1）促胃液素：可引起肝胆汁的分泌和胆囊的收缩，但作用较弱。也可引起胃酸分泌，间接地引起促胰液素的释放而引起肝胆汁的分泌。

（2）促胰液素：可刺激肝胆汁的分泌，它主要作用于胆管系统，因此促胰液素引起的胆汁分泌是以水和碳酸氢盐含量增加为主，胆盐的分泌并不增加。

（3）缩胆囊素：是引起胆囊收缩作用最强的胃肠激素，能促进胆囊强烈收缩，Oddi 括约肌舒张，有利于胆囊胆汁向十二指肠排放。

（4）胆盐：通过肠-肝循环返回肝脏的胆盐具有很强的刺激肝胆汁分泌的功能。

（三）小肠液的分泌及调节

小肠内有两种腺体，即十二指肠腺和小肠腺。十二指肠腺分布于十二指肠上段的黏膜下层，分泌富含黏液和水的碱性液体；小肠腺分布于全部小肠的黏膜层内，分泌成分接近细胞外液的液体。小肠液即为两者的混合液。

小肠液是一种弱碱性液体，pH 约为 7.6，成人每日分泌量为 1～3L，渗透压和血浆相近。小肠液中除了水外，还有无机物和有机物。无机物包括 Na^+、K^+、Cl^-、Ca^{2+}等，有机物包括黏蛋白和肠激酶等。此外，小肠液中还常混有脱落的肠上皮细胞、白细胞和肠上皮细胞分泌的免疫球蛋白等。小肠液的主要作用有：

1. 保护作用　小肠液可润滑肠道、中和胃酸，保护十二指肠黏膜免受消化液的侵蚀，免疫球蛋白可使小肠免受有害抗原物质的损害。

2. 消化作用　由小肠腺分泌的肠激酶可激活胰蛋白酶原，有利于蛋白质的消化。同时，小肠液为多种消化酶提供了适宜的 pH 环境。

3. 稀释作用　大量的小肠液可以稀释肠腔内的消化产物，使其渗透压降低，有利于吸收。

在小肠液分泌的调节中，以局部反射为其主要调节机制。进入小肠的食糜对肠黏膜局部的机械性和化学性刺激通过肠壁内神经丛引起局部反射，导致小肠液分泌增加。此外，促胃液素、促胰液素、缩胆囊素和血管活性肠肽等胃肠激素也可刺激小肠液分泌。

（四）小肠的运动

小肠的运动有分节运动、蠕动和移行性复合运动。

1. 分节运动　分节运动是一种以肠壁环行肌为主的节律性收缩和舒张交替进行的运动，是小肠所特有的运动形式（图 6-3）。当小肠被食糜充盈时，肠壁的牵张刺激使环行肌以一定的间隔在许多点同时收缩和舒张，把肠管和其内的食糜分割成许多节段；数秒钟后，收缩处与舒张处交替，原收缩处舒张，原舒张处收缩，如此反复进行。

分节运动使食糜与消化液充分混合，有利于化学性消化；使食糜与肠壁紧密接触，并挤压肠壁促

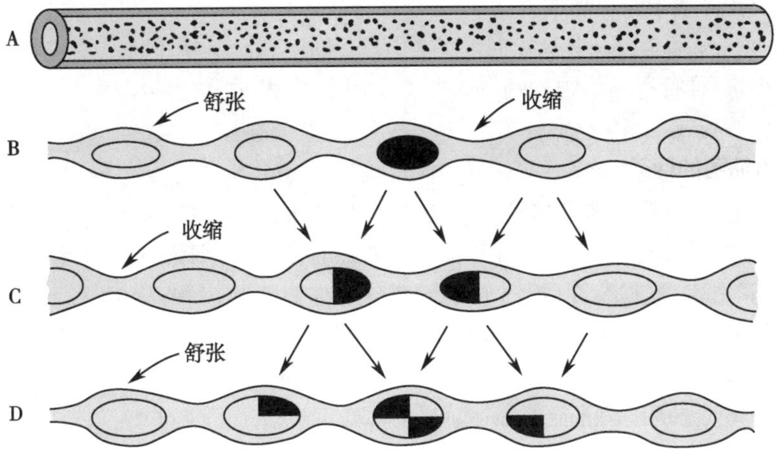

图 6-3　分节运动

笔记

进血液和淋巴液的回流，有助于吸收；此外，分节运动对食糜有弱的推进作用。

2. 蠕动 蠕动是一种环行肌和纵行肌相互协调的连续性推进性收缩运动，速率为 0.5~2.0cm/s，运行数厘米后消失。蠕动使经过分节运动后的食糜向前推进一段，到达一个新的肠段，再进行分节运动。此外，小肠还有一种推进速度很快，传播较远的蠕动，称为蠕动冲，它可在数分钟之内把食糜从小肠上段推送至结肠。

3. 移行性复合运动 在消化间期或禁食期，小肠平滑肌的电活动和收缩活动呈周期性变化，即为移行性复合运动。小肠的移行性复合运动起源于胃的下部，向肛门方向缓慢移动，每 60~90min 发生一次，可以将肠内容物，包括前次进食后遗留的食物残渣、脱落的上皮细胞及细菌等清理干净；同时，阻止结肠内的细菌逆向迁移到终末回肠。

回肠末端与盲肠交界处的环行肌明显增厚，具有括约肌的作用，称为回盲部括约肌。回盲括约肌的主要功能是：防止回肠内容物过快地排入结肠，延长食糜在小肠内的停留时间，有利于小肠内容物的消化和吸收；此外，还可阻止结肠内容物反流入小肠。

小肠运动的调节主要有：小肠内容物机械性和化学性的刺激可通过壁内神经丛调节，引起小肠蠕动增强。交感神经兴奋可抑制小肠的运动，副交感神经兴奋可加强小肠的运动。外来神经的作用一般是通过小肠的壁内神经丛实现的。促胃液素、缩胆囊素、胰岛素和 5-羟色胺等可促进小肠运动；促胰液素、生长抑素、胰高血糖素等可抑制小肠运动。

四、大肠内消化

大肠的主要功能是吸收水分、无机盐和由大肠内细菌合成维生素 B、维生素 K 等物质，贮存消化后的食物残渣，使之形成粪便并最终将其排出体外。

（一）大肠液的分泌

大肠液由大肠黏膜表面的柱状上皮细胞和杯状上皮细胞分泌，富含黏液和碳酸氢盐，pH 为 8.3~8.4。大肠液的主要作用是通过黏液蛋白保护肠黏膜和润滑粪便，并帮助粪便形成。大肠液的分泌主要由食物残渣对肠壁的机械性刺激引起，副交感神经兴奋可使其分泌增加，交感神经兴奋则使其分泌减少。

（二）大肠的运动

1. 袋状往返运动 袋状往返运动是空腹时常见的一种运动形式，由环行肌不规律地收缩引起。该运动使结肠袋中的内容物向前、后两个方向做短距离往返移动，但并不能向结肠远端推进。其作用是使肠内容物与肠黏膜充分接触，有利于水和电解质的吸收。

2. 分节推进运动及多袋推进运动 分节推进运动是指环行肌规律收缩时，将一个结肠袋的内容物推入邻近肠段，而收缩结束后，内容物不返回原处的运动。其作用是将肠内容物向远处推进。如果一段结肠同时发生多个结肠袋协同收缩，并使其内容物向更远处推进，则称为多袋推进运动。多袋推进运动的推移距离比分节推进运动的更远。

3. 蠕动 大肠的蠕动是由一些稳定向前的收缩波组成，其意义在于将肠内容物向远端推进。大肠还有一种行进很快，推行很远的强烈蠕动，称为集团蠕动。它通常起始于横结肠，可将一部分大肠内容物推送至乙状结肠或直肠。

（三）大肠内细菌的活动

大肠内有大量细菌，主要来自食物和空气，包括大肠埃希菌、葡萄球菌等，大肠的酸碱度和温度适合细菌的活动和繁殖。细菌体内含有能分解食物残渣的酶，通常将细菌对糖和脂肪的分解称为发酵，其产物为乳酸、二氧化碳、脂肪酸等；蛋白质被细菌分解称为腐败，其产物为氨、硫化氢、组胺和吲哚等。大肠内的一些细菌可利用肠内较为简单的物质合成维生素 B 和维生素 K，若长期使用肠道抗菌药，导致肠内菌群失调，一方面引起维生素 B 和维生素 K 的缺乏，另一方面易受致病菌的侵袭而导致多种肠炎的发生。粪便中的细菌占粪便固体总量的 20%~30%。

（四）排便

笔记

食物残渣在大肠内经过细菌的发酵和腐败作用，一部分水和无机盐被大肠黏膜吸收后形成粪便。

粪便中除食物残渣外，还包括脱落的肠上皮细胞、大量细菌、肝脏排出的胆色素衍生物和由肠壁排出的某些重金属如镁和汞等。

结肠内的粪便积聚到一定程度就发生排便。排便是一个复杂的反射过程，称为排便反射。人体直肠内通常是没有粪便的，当结肠的蠕动将粪便推入直肠，直肠壁感受器受到粪便刺激时，发出冲动经盆神经和腹下神经传至脊髓腰骶段的初级排便中枢，同时还将上传到大脑皮质引起便意。大脑皮质发出下行冲动兴奋脊髓初级排便中枢，传出冲动经盆神经引起降结肠、乙状结肠和直肠收缩，肛门内括约肌舒张。同时阴部神经传出冲动减少，肛门外括约肌舒张。腹肌和膈肌的收缩也能促进粪便的排出。如果环境不许可，大脑皮质可向脊髓初级排便中枢发出抑制性冲动，同时阴部传出神经兴奋，肛门外括约肌仍维持收缩，几分钟后，排便反射消失。

如果大脑皮质经常发出抑制性冲动，可降低直肠压力感受器对粪便的敏感性，粪便在大肠停留时间过长，水分吸收过多而变得干硬，不易排出，造成排便困难。这是发生便秘的原因之一。

第三节　吸　　收

消化是吸收的基础，食物中除维生素、无机盐和水外，都要经过消化分解为小分子物质后才能被吸收。吸收功能对于维持人体正常的生命活动十分重要。

一、吸收的部位

消化道不同部位吸收能力和吸收速度不相同，在口腔和食管内，食物几乎不被吸收，但口腔可吸收多种药物；胃仅只能吸收少量水、无机盐、乙醇和部分药物；小肠是吸收的主要部分，绝大部分糖类、脂肪、蛋白质的消化产物在十二指肠和空肠吸收，维生素 B_{12} 和胆盐在回肠被吸收；大肠主要吸收水分和无机盐。

二、主要物质在小肠内的吸收机制

小肠是主要的吸收部位。成人小肠全长 4~5m，小肠黏膜形成许多环形皱褶，皱褶上有许多绒毛，绒毛的柱状上皮细胞顶端有许多微绒毛，这些结构使小肠的吸收面积约 200m^2；小肠绒毛内有丰富的毛细血管、淋巴管、平滑肌纤维及神经纤维网。在消化期，平滑肌的舒缩使绒毛节律性地伸缩与摆动，可促进绒毛内血液和淋巴的流动，有利于吸收；食物在小肠内已被彻底消化成可供吸收的小分子物质；食物在小肠停留时间较长，一般为 3~8h，使营养物质有充分的时间被吸收。

营养物质在小肠的吸收主要通过跨细胞途径和细胞旁途径来实现。跨细胞途径是指肠腔内的物质通过小肠绒毛上皮细胞的顶端膜进入细胞内，再通过基底侧膜进入细胞外间隙，最后进入血液或淋巴的过程；细胞旁途径是指肠腔内的物质通过小肠上皮细胞间的紧密连接进入细胞外间隙，再进入血液或淋巴的过程。营养物质的吸收机制有主动转运和被动转运。

（一）糖的吸收

食物中的糖类包括多糖、双糖和单糖。多糖有淀粉、糖原；双糖有蔗糖、麦芽糖、乳糖；单糖有葡萄糖、果糖、半乳糖。小肠黏膜一般只吸收单糖和少量的二糖，其他形式的糖类需分解成单糖后才能被小肠黏膜吸收。

肠腔内的单糖主要是葡萄糖，约占总量的 80%。葡萄糖是通过继发性主动转运的方式被吸收的。在肠黏膜上皮细胞侧面膜上的钠泵维持细胞内的低 Na^+浓度，腔面膜上 Na^+-葡萄糖同向转运体依靠 Na^+细胞内外的浓度差进入细胞，葡萄糖转运至细胞内，进入细胞的葡萄糖在基底侧膜以易化扩散的方式扩散至细胞间液，再进入血液；半乳糖的吸收方式与葡萄糖类似；果糖是通过易化扩散的方式进入肠黏膜上皮细胞的，属被动扩散。

（二）氨基酸的吸收

蛋白质的分解产物氨基酸、二肽和三肽的吸收方式是继发性主动转运。Na^+-氨基酸和 Na^+-肽同向

笔记

转运体，分别将中性、酸性、碱性氨基酸与亚氨基酸以及二肽、三肽转运进细胞内。进入细胞的二肽和三肽在二肽酶和三肽酶的作用下进一步水解为氨基酸，再与细胞内的氨基酸一同经基底侧膜上的氨基酸转运体转运至细胞间液，之后进入血液。

（三）脂类的吸收

在肠腔内，甘油三酯被水解为甘油一酯、脂肪酸、甘油和胆固醇等。中、短链脂肪酸及其组成的甘油一酯是水溶性的，可直接经肠上皮细胞扩散进入血液。含有10～12个碳原子以上的长链脂肪酸和甘油一酯不溶于水，通过淋巴途径被吸收。长链的脂肪酸、甘油一酯、胆固醇等可与胆汁中的胆盐形成混合微胶粒，混合微胶粒可穿越肠黏膜上皮细胞表面的非流动水层到达细胞膜表面，脂类消化产物从混合微胶粒中释放出来，经脂质膜进入上皮细胞，胆盐则留在肠腔内。进入上皮细胞的长链脂肪酸和甘油一酯重新合成甘油三酯，并与载脂蛋白和磷脂结合成乳糜微粒，以出胞的方式离开上皮细胞，进入组织间液，再扩散至淋巴管。

（四）无机盐的吸收

无机盐只有在溶解的状态下才能被吸收。一般来说，单价碱性盐类如钠、钾、铵盐等吸收很快，多价碱性盐类则吸收很慢。

1. 钠的吸收　成人每日吸收25～30g钠，其中从外界摄入的钠为5～8g，其余为消化液中的钠。Na^+主要以继发性主动转运的方式进入细胞内，再通过细胞基底侧膜上的钠泵主动转运至组织间液，进而进入血液。

2. 铁的吸收　铁的吸收主要在十二指肠和空肠进行，人每日吸收的铁约为1mg，但小肠对铁的吸收与机体对铁的需求量有关，当人体缺铁时，铁的吸收也增加。食物中Fe^{3+}被还原成Fe^{2+}后方能被吸收，维生素C能将Fe^{3+}还原成Fe^{2+}，因而能促进铁的吸收；酸性环境可增加铁的吸收。

3. 钙的吸收　钙的吸收部位主要在十二指肠，钙的吸收主要是通过主动转运完成的。食物中的钙只有少部分被吸收，且被吸收的钙均呈离子状态。维生素D能促进小肠对钙的吸收；酸性环境可增加钙的吸收；草酸盐、磷酸盐、植酸等由于可与钙结合成不溶性复合物而抑制钙的吸收。

4. 负离子的吸收　Na^+吸收产生的电位差可促进肠腔中的负离子被动转运至细胞内，小肠内吸收的负离子主要是Cl^-和HCO_3^-。

5. 水的吸收　水的主要吸收部位在小肠，其吸收方式属被动扩散。肠内营养物质及电解质吸收后造成肠内容物低渗时，水可从肠腔经跨细胞途径和细胞旁途径进入血液。

6. 维生素的吸收　维生素分为水溶性和脂溶性两大类。多数维生素在小肠上段吸收，只有维生素B_{12}在回肠被吸收。水溶性维生素主要通过依赖Na^+的同向转运体被吸收；脂溶性维生素脂类消化产物的吸收机制类似。

第四节　消化系统疾病的康复

一、运动对消化功能的影响

经常、适度的运动可以保持良好的身体功能状态，对胃肠道功能有保护作用。体育锻炼可以提高食欲，保持良好的心态，有益于疾病的治疗和康复。无论对于健康人还是消化系统疾病病人，选择适当、适度的体育锻炼都是十分必要的。

二、消化系统疾病康复的生理学基础

（一）慢性胃炎康复的生理学基础

慢性胃炎是由幽门螺杆菌感染、自身免疫、十二指肠液反流、饮食等原因引起的胃黏膜慢性炎症，分为浅表性、萎缩性和特殊类型三大类。

慢性胃炎的治疗目标为消除幽门螺杆菌、改善胃的分泌功能、改善胃动力，提高日常生活活动能力、提高劳动力、提高生活质量。康复治疗的原则是在综合治疗的基础上，积极进行康复治疗。康复

笔记

治疗方法主要包括物理治疗、运动疗法、心理治疗和健康教育等。

1. 物理疗法　包括超短波疗法、调制中频电疗法、紫外线疗法、电离子导入疗法、石蜡疗法等。通过物理治疗可以促进胃部血液循环、改善胃的分泌功能，具有消炎止痛和防治消化不良的作用。

2. 运动疗法　包括步行、跑步、游泳、打太极拳等。有氧耐力运动可以改善机体整体耐力和整体功能，维持和改善胃蠕动功能，减轻慢性胃炎病人消化不良症状。

3. 心理疗法　一般采用心理支持、疏导的治疗方法。通过心理治疗使病人正确认识疾病，积极配合治疗，树立战胜疾病的信心，改善或消除慢性胃炎病人的抑郁、焦虑、心理作用。

4. 其他　营造舒适和谐的生活环境，避免食用对胃黏膜有损伤的食物。

（二）便秘康复的生理学基础

便秘是由于对肠道的刺激不足、排便动力缺乏、排便反射迟钝或丧失、结肠平滑肌无力等原因引起的结肠功能紊乱。

便秘的治疗宜在整体治疗的基础上，积极进行康复治疗以改善和恢复正常排便。康复治疗目标为调整自主神经及胃肠道功能，提高平滑肌张力，促进肠蠕动，恢复排便功能。

康复治疗方法主要包括物理疗法、运动疗法、饮食疗法等。

1. 物理疗法　包括腹部按摩、干扰电疗法、水疗法等。通过物理治疗可以起到调节自主神经及肠道功能，提高平滑肌张力，促进肠蠕动，恢复排便的作用。

2. 运动疗法　包括游泳、步行、跑步、打太极拳等。有氧运动可以维持和改善胃肠蠕动功能，改善机体的整体耐力。

3. 饮食疗法　饮食起居，建立每日按时排便的习惯，使直肠排便运动建立条件反射。多食富含纤维素的食物，忌食酒类、浓茶、咖啡、辣椒等刺激性食物。

（三）功能性胃肠病康复的生理学基础

功能性胃肠病是一组表现为慢性或反复发作性的胃肠道综合征，包括功能性消化不良和肠易激综合征。功能性消化不良主要表现为胃肠运动障碍，肠易激综合征发病机制至今尚不清楚，目前认为与精神和食物有关。

功能性胃肠病的治疗宜采用综合措施，以调节自主神经及内脏器官功能、改善胃动力、增加运动耐力、提高生活质量为目标，积极进行康复治疗。

康复治疗方法主要包括物理疗法、运动疗法、饮食疗法等。

1. 物理疗法　物理治疗可调节中枢神经系统及胃肠神经功能，促使分泌与运动功能正常化。

2. 运动疗法　包括游泳、步行、跑步、打太极拳等。有氧运动可以维持和改善胃肠蠕动功能，改善机体整体耐力，减轻病人症状。

3. 饮食疗法　饮食起居，多食富含纤维素的食物，加速肠道转运，忌食乳制品、大豆、卷心菜、洋葱等诱发症状的食物。

（四）消化性溃疡康复的生理学基础

消化性溃疡是由胃酸分泌过多、幽门螺杆菌感染、胃黏膜保护作用减弱等原因引起的。

消化性溃疡的康复必须建立在临床治疗的基础上，康复治疗与临床治疗相结合。消化性溃疡的康复措施主要包括物理疗法、运动疗法、作业疗法和传统康复治疗等。

1. 物理疗法　物理因子治疗可以促进胃、十二指肠局部血液循环，缓解胃部痉挛，抑制细菌生长繁殖，改善胃的分泌功能和减轻病人腹痛症状等。

2. 运动疗法　运动治疗方法包括医疗体操和医疗步行。

3. 作业疗法　作业疗法有助于调节大脑皮质和自主神经功能。

4. 康复疗法　传统康复治疗方法包括中药治疗和气功治疗。中药治疗根据中医辨证施治原则，健脾益气、清肝泄热、活血化瘀、滋养胃阴、疏肝和胃。气功锻炼可以调整大脑皮质和自主神经系统功能活动，改善胃肠运动和分泌功能。

笔记

本章小结

食物中的营养物质糖类、脂肪和蛋白质经机械性和化学性消化分解为小分子物质后，与维生素、水和电解质等在消化道吸收入血液和淋巴。

食物在口腔内经咀嚼和唾液酶的作用得到初步消化，并通过吞咽动作将食物经咽、食管运送至胃内。

食物由胃排入十二指肠的过程，称为胃排空，胃内容物促进胃排空，十二指肠内容物抑制胃排空。胃液的主要成分有盐酸、胃蛋白酶原、黏液和碳酸氢盐以及内因子。消化期胃液的分泌分为头期、胃期和肠期，受神经和体液因素的双重调节。胃的运动形式有紧张性收缩、容受性舒张和蠕动。

营养物质的消化和吸收主要在小肠内进行。小肠内的消化液包括胰液、胆汁和小肠液，其中胰液是最主要的消化液，胆汁不含消化酶，其内的胆盐对脂肪的消化和吸收非常重要。两者均受神经和体液调节，且以体液调节为主。绝大部分被消化分解的营养物质、水和电解质在小肠被吸收，其他部分如胃只能吸收少量水和乙醇。大肠只能吸收少量水和无机盐。

（王　利）

0601

扫一扫，测一测

思考题

1. 胃大部切除后可能出现贫血症状，为什么？
2. 小肠为什么是消化吸收的主要场所？

0602

思路解析

笔记

第七章　能量代谢与体温

学习目标

1. 掌握：影响能量代谢的因素，基础代谢率的概念、正常值及临床意义；体温的概念及其正常变动，体温相对恒定的机制。

2. 熟悉：机体的产热和散热过程。

3. 了解：机体能量代谢的测量原理。

4. 具有运用生理学知识初步分析能量代谢常见疾病产生原因的能力，能够运用生理学知识分析能量代谢常见疾病康复的机制。

第一节　能量代谢

新陈代谢是生命的基本特征之一。在新陈代谢的过程中，既有合成代谢又有分解代谢。合成代谢（anabolism）是指机体从外界环境中摄取营养物质并储存能量；分解代谢（catabolism）是指机体分解自身的部分物质并将代谢废物排出体外，同时释放能量。能量代谢（energy metabolism）即指伴随物质代谢过程中能量的释放、转移、贮存和利用。

一、机体能量的来源和去路

（一）能量的来源

机体生命活动中所需的能量来源于蕴藏在食物的营养分子结构中的化学能。机体从外界摄取的营养物质包括糖、脂肪、蛋白质、无机盐、维生素、水等，其中糖、脂肪和蛋白质是机体的主要能量来源。

1. 糖是体内基本的供能物质　糖（carbohydrate）在人体的组成成分中所占比例不到1%，但却是机体主要的供能物质。按照我国人的膳食结构，一般情况下，人体所需能量的70%来源于糖类物质。食物中的糖经过消化、吸收，葡萄糖进入血液循环，直接供给全身细胞利用。通常血糖浓度保持相对稳定，当血糖过高时，葡萄糖可在肝脏合成肝糖原储存起来，或进入肌细胞合成肌糖原，过剩的糖还可转变成脂肪。当血液中的糖被大量消耗时，可有肝糖原分解而及时得到补充。因此，肝糖原在维持血糖水平的稳定中起重要的作用。当肝糖原储存量减少时，可利用乳酸、丙酮酸、甘油和生糖氨基酸等非糖物质通过糖异生合成糖原。肌糖原是运动中肌肉组织可以动用的功能物质，但由于肌肉中缺乏葡萄糖-6-磷酸酶，肌糖原不能转变成葡萄糖，因此不能补充血糖。

细胞内葡萄糖分解供能的途径随供氧情况的不同而异。在供氧充分时，通过有氧氧化供能；在供氧不足时，则通过无氧酵解供能。脑组织的代谢水平较高，能量均来自糖的有氧氧化，因此，脑组织耗氧量高，对缺氧非常敏感。又由于脑组织的糖原贮存极少，对血糖依赖性较高，当发生低血糖时，可引起脑功能障碍，出现头晕、头痛、甚至昏迷。

2. 脂肪是体内重要的贮能和供能物质　机体内脂肪的储存量较多，可占体重的20%，而糖作为能源的贮存量只占体重的0.3%左右。由此可见，脂肪是体内最重要的贮能物质。脂肪氧化时单位重量释放的能量也较多，1g脂肪在体内氧化所释放的能量约为1g糖氧化时释放能量的2倍多，因此脂肪也是机体最重要的供能物质。体内脂肪既可以从食物摄取，也可由糖和氨基酸在体内转化而来。当摄入的食物提供的能量超过机体消耗的能量时，促进脂肪合成，增加脂肪贮存量；当摄入的能量不能满足机体的需要能量时，动用贮存脂肪可以补充糖供能的不足。成人储备的肝糖原在饥饿24h后即被消耗，而贮存的脂肪提供的能量一般可供使用30d左右。正常情况下，机体所消耗的能量中有30%来自脂肪的氧化分解。

3. 蛋白质在特殊情况下参与体内功能　体内蛋白质的主要功能是用于合成自身结构以实现自我更新，或用于合成酶、激素等生物活性物质。在生理情况下，机体主要利用糖和脂肪供能。在某些特殊情况下，机体所需的能源物质供应不足，例如长期不能进食或体力极度消耗时，体内的糖和脂肪被大量消耗，为维持基本的生命活动，需要分解组织中的蛋白质，利用产生的氨基酸氧化供能。

（二）能量的去路

各种能源物质在体内氧化释放的能量的50%以上直接转化为热能，用于维持体温，其余部分主要以化学能的形式储存于ATP的高能磷酸键中，供机体利用以完成各项功能活动。储存于高能磷酸键的能量主要用于合成细胞的各种组成成分及生物活性物质、完成肌肉收缩做的机械功、实现离子和某些物质的跨细胞膜或细胞器膜的主动转运、维持膜两侧离子的电化学梯度、产生生物电现象及神经传导、用于腺体的分泌和递质的释放过程等。热能是最“低级”形式的能，除骨骼肌活动可完成一定的机械功外，其余能量最终由体表释放到环境中去。此外，还有小部分热能通过呼出气体、排泄物等被排出体外。

二、能量代谢的测定

（一）能量代谢测定的原理

能量守恒定律指出：能量由一种形式转化为另一种形式的过程中，既不能增加，也不减少，这是所有形式的能量互相转化的一般规律。机体的能量代谢也遵循这一规律，即在整个能量转化过程中，机体所利用的蕴藏于食物中的化学能与最终转化成的热能和所作的外功相等。因此，测定在一定时间内机体所消耗的食物，或者测定机体所产生的热量与所做的外功，都可测算出整个机体的能量代谢率（energy metabolism rate），即单位时间内机体消耗的能量。

（二）能量代谢测定的方法

能量代谢测定的方法有直接测热法和间接测热法。

1. 直接测热法（direct calorimetry）　是测定整个机体在单位时间内向外界环境发散的总热量。通常是让受试者居于一个特殊的隔热装置内，处于安静状态，避免机体做外功，这样测得的值即相当于能量代谢率。直接测热法的测定原理简单，所得数据精确，但所需的测试装置结构复杂，操作烦琐，使用受到很大限制，主要用于代谢相关疾病的研究。

2. 间接测热法（indirect calorimetry）　是测定单位时间内机体耗氧量、CO_2产生量和尿氮排出量，从而推算各种能源物质的消耗量和产热量。利用的原理是化学反应的定比定律，即一般化学反应中，反应物的量与产物量之间呈一定的比例关系。用间接测热法进行实际测算时，涉及基本参数如表7-1。

表7-1　糖、脂肪和蛋白质氧化时的几种数据

营养物质	产热量/(kJ·g^{-1})		耗氧量/(L·g^{-1})	CO_2产量/(L·g^{-1})	氧热价/(kJ·L^{-1})	呼吸商
	物理热价	生物热价				
糖	17.15	17.15	0.83	0.83	20.66	1.00
脂肪	39.75	39.75	2.03	1.43	19.58	0.71
蛋白质	23.43	17.99	0.95	0.76	18.93	0.80

笔记

（1）食物的热价：1g 某种食物氧化分解（或在体外燃烧）时所释放的热量，称为该种食物的热价（thermal equivalent of food）。三大营养物质中，其中糖和脂肪在体内氧化分解和在体外燃烧所产生的热量是相等的；蛋白质由于在体内不能被彻底氧化分解，一部分以尿素形式排出体外，其生物热价小于物理热价。

（2）食物的氧热价：某种食物氧化时消耗 1L O_2 所产生的热量，称为该食物的氧热价（thermal equivalent of oxygen）。

（3）呼吸商：一定时间内，机体产生的 CO_2 量与消耗氧量的比值，称为呼吸商（respiratory quotient，RQ）。

间接测热法常用方法：测定单位时间内的耗氧量，根据统计资料，基础状态下的非蛋白呼吸商约为 0.82，与此相对应的氧热价则为 20.20kJ/L，以测定的耗 O_2 量与此氧热价相乘，即可求得这段时间内的产热量。实践证明，经这种方法测定的结果接近间接测热法的理论值。因此，间接测热法简单易行，测定所需条件易于控制，是目前能量代谢测定中常用的方法。

三、影响能量代谢的因素

影响能量代谢的主要因素有肌肉活动、食物的特殊动力效应、环境温度和精神活动等。

（一）肌肉活动的影响

肌肉活动是影响能量代谢的最重要因素之一，机体任何轻微的活动都会导致耗氧量显著增加，运动或劳动时的耗氧量可达安静时的 10～20 倍。实验表明，机体耗氧量的增加与肌肉活动的强度呈正比关系，机体持续肌肉活动的强度通常用单位时间内机体的产热量来表示，因此能量代谢率可作为评价肌肉活动强度的指标，不同劳动或运动时的能量代谢率如表 7-2。

表 7-2　劳动或运动时的能量代谢率

肌肉活动形式	平均产热量/（$kJ \cdot m^{-2} \cdot min^{-1}$）	肌肉活动形式	平均产热量/（$kJ \cdot m^{-2} \cdot min^{-1}$）
静卧	2.73	扫地	11.37
开会	3.40	打排球	17.50
擦窗户	8.30	踢足球	24.98
洗衣服	9.89		

（二）食物的特殊动力效应的影响

人在进食之后，即使处于安静状态，也会出现能量代谢率较空腹时增加的现象，一般从进食后 1h 左右开始延续 7～8h。进食后引起机体额外增加产热量的现象称为食物的特殊动力效应（specific dynamic action of food）。实验证明，蛋白质的特殊动力效应最显著，约为 30%；糖和脂肪的特殊动力效应分别约为 6%和 4%；混合型食物约为 10%。这种额外增加的能量只能增加机体的热量，不能被用来做功。因此，在计算所需能量的摄入量时，应注意到额外消耗的这部分能量而给予相应的补充。关于食物的特殊动力效应的机制目前尚不十分清楚，可能主要是由于氨基酸在肝脏脱氨基反应以及由葡萄糖合成糖原等消耗能量，使体热有所增加。

（三）环境温度的影响

人处于 20～30℃的环境中，保持安静，裸体或只着单衣，全身肌肉保持松弛状态，此时能量代谢水平最为稳定。当环境温度低于 20℃时能量代谢率开始增加，此时代谢的增加主要是由于寒冷刺激反射性地引起寒战以及肌肉紧张度增强的结果。当环境温度大于 30℃时，代谢率将逐渐增加，这与体内化学反应速度加快、发汗功能旺盛以及呼吸和循环功能增强等因素有关。此外，发汗、呼吸、循环功能等不同程度的增加，也会使机体的能量代谢率增加。

（四）精神活动的影响

当人处于精神紧张状态，如情绪激动、烦恼、恐惧或焦虑时，能量代谢率往往显著增高。这是由于精神紧张时出现无意识的肌紧张，产热量增多。此外，交感神经兴奋以及甲状腺激素、肾上腺素等促进机体代谢活动的激素释放增多，使能量代谢率升高。脑组织的血流量大，则代谢水平高。但研究表明，在睡眠和精神活动活跃时，脑内的葡萄糖代谢水平几乎没有差别。可见，在精神活动时，中枢神经系统代谢增加不明显。

四、基础代谢

基础代谢（basal metabolism）是指机体在基础状态下的能量代谢。所谓基础状态是指在清晨、机体处于清醒状态、保持静卧，肌肉放松、无精神紧张、禁食12h以上，室温20～25℃。在这种状态下，体内能量的消耗主要用于维持基本的生命活动，能量代谢率比较稳定。

（一）基础代谢率

基础代谢率（basal metabolism rate，BMR）是指单位时间内机体在基础状态下的能量代谢。因此，基础代谢率通常作为评价机体能量代谢水平的指标。基础代谢率比一般安静时的代谢率要低，是人体在清醒时的最低能量代谢水平。在熟睡、长期饥饿或禁食时，机体的各种生理功能减弱至更低水平，此时的能量代谢率最低，但熟睡做梦时可增高。

（二）基础代谢率测定及其临床意义

基础代谢率与人体的体表面积呈正比，通常以每小时每平方米体表面积的产热量为单位，用 $kJ/(m^2 \cdot h)$ 表示。我国人的体表面积可应用下列公式推算：

$$体表面积(m^2)=0.0061×身高(cm)+0.0128×体重(kg)-0.1529$$

体表面积还可以从Stevenson体表面积测算图（图7-1）中直接求出。

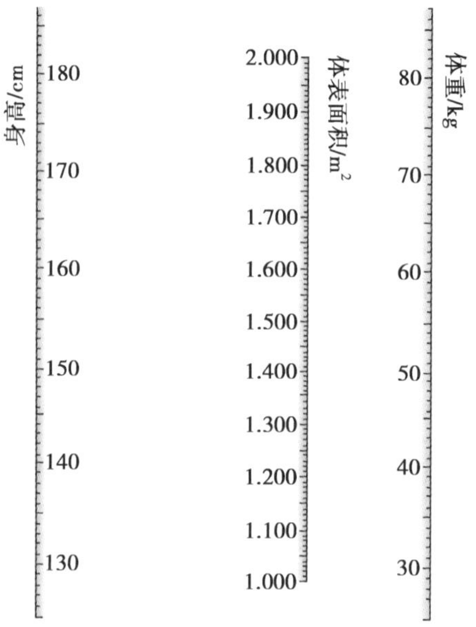

图7-1 人体表面积测算图

临床上测定BMR时常采用更简化的计算方法。测定时只需测出体表面积和基础状态下一定时间（通常为6min）内的耗氧量，即可算出BMR。基础状态下的非蛋白呼吸商定为0.82，其对应的氧热价为20.20kJ/L，根据公式：产热量=20.20（kJ/L）×耗氧量（L/h）÷体表面积（m^2），求得每小时每平方米体表面积的产热量，即基础代谢率。

基础代谢率受年龄和性别的影响，性别相同的人群，年龄越大，基础代谢率越低；在相同年龄段，男性的基础代谢率高于女性。但同一个体在一段时间内基础代谢率相当稳定。我国正常人基础代谢率正常均值如表7-3。

表7-3 我国正常人基础代谢率正常均值/（$kJ \cdot m^{-2} \cdot h^{-1}$）

年龄（岁）	11～15	16～17	18～19	20～30	31～40	41～50	>51
男性	195.53	193.44	166.22	157.85	158.69	154.08	149.06
女性	172.50	181.72	154.08	146.55	146.96	142.36	138.59

临床上在评价基础代谢率时，常将实测值与表7-3中的正常均值进行比较，即采用相对值来表示。具体公式如下：

$$基础代谢率=(实测值-正常平均值)÷正常平均值×100\%$$

一般来说，基础代谢率的实际数值与上述正常的平均值比较，相差±10%～±15%之内，可认为属于正常范围。相差超过±20%时，则表示有可能是病理性的。在各种疾病中，甲状腺功能的改变总是伴有基础代谢率异常变化。甲状腺功能减退时，基础代谢率将比正常值低20%～40%，甲状腺功能亢进时的基础代谢率将比正常值高出25%～80%。因此，基础代谢率的测量是临床诊断甲状腺疾病的重要辅助方法。其他如肾上腺皮质和腺垂体的功能低下时，基础代谢率也要降低。

五、人体运动时的能量供应

能源物质的糖和脂肪在分解产能过程中，脂肪的分解需要有氧参与反应，称为有氧氧化，产生的能量称为有氧氧化能。而糖的分解有两个途径：一是有氧氧化；二是在没有氧的情况下，糖分解为乳酸，因该过程与酵母菌的发酵相似，故称糖酵解，产生的能量称为乳酸能。肌肉收缩的能量直接来源于 ATP，它的分解释放能量是不需要氧的，所以称为无氧代谢。肌肉活动的能量来源可分为需氧机制和不需氧机制。在任何强度的运动时，这两种机制都参与，只是程度不同而已。

在一般生理情况下，人体内大多数组织有足够的氧，以供有氧氧化的需要，因而很少进行无氧酵解。在激烈运动的早期，能量的需要增加，糖的分解加速，此时呼吸、循环加快以增加氧的供应量，但仍不能满足体内糖完全氧化时所需要的氧量，这时肌肉处于相对缺氧状态，糖酵解过程因之加强，以补充运动所需要的能量，产生的大量乳酸进入血液，使血液酸度增加，降低神经系统和肌肉的工作能力，从而导致肌肉的疲劳现象。随运动时间的延长，机体的内脏器官逐渐克服了内在的惰性，摄取的氧量增加，机体逐渐从无氧代谢过渡到有氧代谢，从而释放出大量的能量供运动的持续进行。

ATP 分解为 ADP 释放能量，直接供肌肉收缩利用。通常，人体细胞内 ATP 的浓度是较为恒定的，而体内磷酸肌酸（creatine phosphate，CP）的贮存量比 ATP 为多，在肌肉中含量较丰富，约占肌肉重量的 0.5%。CP 是能量的暂时贮存形式，当肌肉活动时，ATP 消耗产生 ADP。而 ADP 可以促使体内的 CP 分解释放能量，用于形成高能磷酸键，后者再与 ADP 重新合成 ATP。但 ATP 和 CP 即磷酸原系统所释放的能量只能供人体维持 15s 左右的剧烈活动。

第二节　体温及其调节

人体各部分的温度并不完全相同。一般而言，机体核心部分的温度较高，较稳定，各部位之间的差异也较小；而机体表层的温度较低，且容易受环境温度变化的影响，各部位之间的差异也比较大。机体核心部分的温度称为核心体温（core temperature），有时也称深部温度，主要指心、脑、肺、腹腔脏器的温度。机体表层部分的温度称为表层温度（shell temperature），包括皮肤、皮下组织、肌肉等部位的温度。但是，机体核心部分与表层部分的范围并不是一成不变的，在寒冷环境中，核心温度分布区域缩小，而表层温度分布区域相应扩大；相反，在炎热环境中，核心温度分布区域可扩大到四肢，而表层温度分布区域明显缩小。

一、体温及其生理变动

生理学及临床上所说的体温（body temperature），是指机体核心部分的平均温度。由于各器官的代谢水平差异，体内核心部分的温度略有不同。在安静状态下，肝脏代谢最活跃，温度最高，约为 38℃；其次是脑和消化腺。在运动时则骨骼肌的温度最高，但相差不超过 1℃。由于血液的循环流动，可以使核心深部各器官的温度相互接近。机体核心部分的器官温度不容易被测定，在临床实际工作中通常采用测定口腔温度、直肠温度和腋窝温度来代表体温。

（一）正常体温

直肠温度最接近机体深部温度，通常为 36.9~37.9℃；口腔温度较直肠温度低，为 36.7~37.7℃；腋窝温度为 36.0~37.4℃。测量直肠温度时应将温度计插入直肠内 6cm 以上；测量口腔温度时需将温度计水银端含在舌下并闭口；测腋温时上臂紧贴胸廓使腋窝形成密闭的人工体腔，而且要保持腋窝干燥，测量时间在 10min 以上。测量腋温不易造成交叉感染，是日常测量体温最常用的方法。

（二）正常情况下体温可发生生理性波动

在正常生理情况下，体温可受昼夜、性别、年龄、肌肉活动和精神状态、睡眠及环境温度等因素的影响而发生生理性波动，但这种变化幅度一般不超过 1℃。

1. 体温在一昼夜中呈现周期性的波动　人的体温在清晨 2~6 时最低，下午 1~6 时最高。体温的昼夜周期性波动称为昼夜节律（circadian rhythm）或日节律。一般认为，生物节律现象主要是由下丘脑

笔记

视交叉上核中的生物钟来控制的。长时间从事夜间作业的人,日节律可发生颠倒,即夜间体温较高,白昼体温较低。

2. 体温有性别差异　在相同状态下,男性和女性的体温略有差别。成年女性的平均体温比男性高0.3℃。此外,成年女性基础体温随月经周期呈现周期性波动(图7-2)。在卵泡期基础体温较低,排卵日最低,排卵后升高0.2~0.5℃,月经期基础体温降低。因此测定成年女性的基础体温可以有助于判断有无排卵和推测排卵的日期。研究表明,女性体温的周期性变化与性激素的周期性分泌有关,排卵后基础体温升高是由于黄体分泌的孕酮作用的结果。孕酮通过作用于下丘脑的体温调节中枢,使体温调定点上移,引起机体产热增加,体温升高。

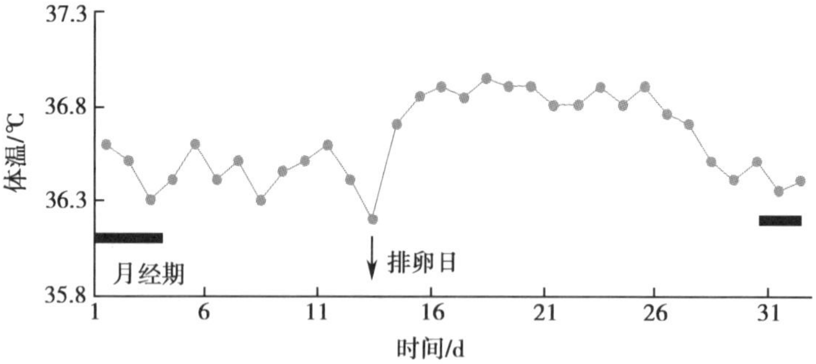

图7-2　女性月经周期中基础体温的变化

3. 体温有年龄差异　新生儿的体温调节中枢尚未发育成熟,其体温没有昼夜周期性波动,因此体温易受环境温度影响,例如,给婴儿洗澡时如果不注意保温,婴儿的体温可变化2~4℃。因此对婴幼儿应注意加强保温护理。出生6个月后,体温调节功能趋于稳定,2岁后体温开始出现明显的昼夜周期性波动。老年人基础代谢率低,体温较低。

4. 体温随骨骼肌活动的增强而升高　肌肉活动特别是骨骼肌运动可大幅度提高代谢率,使产热增多,体温升高。在剧烈运动时,体温可升高1~3℃。在临床上给病人测量体温时,应在病人安静一定时间后测量。测婴幼儿体温时,应尽量避免其哭闹。

5. 其他因素　环境温度起伏、情绪激动、精神亢奋及进食等都可引起体温的改变,由于食物的特殊动力效应,进食后产热增多,体温有所升高。深睡、麻醉情况下,肌肉松弛,血管紧张度降低,代谢减弱,使产热减少,可造成体温降低。

二、机体的产热和散热

(一)产热

1. 主要的产热器官　机体在安静时主要由内脏器官产热,约占机体总产热量的56%。其中,肝脏代谢最为旺盛,产热量最大,安静时肝脏血液的温度比主动脉血液的温度高0.4~0.8℃。当机体运动时,骨骼肌的代谢增强,成为主要产热器官,产热可占到人体总热量的90%。在轻度运动如步行时,骨骼肌的产热量可占到人体总热量的73%;剧烈运动时,产热量可达人体总热量的73%,是安静状态下的40倍。不同组织器官在不同状态下的产热量如表7-4所示。

表7-4　几种组织器官在不同状态下的产热量

组织器官	重量(占体重的百分比)	产热量(占机体总产热量的百分比)	
		安静状态	运动或劳动
脑	2.5	16	1
内脏	3.4	56	8
骨骼肌	56.0	18	90
其他	7.5	10	1

2. 产热方式及其调节　在一般环境温度下，机体主要通过基础代谢活动、骨骼肌运动及食物的特殊动力效应产热。在寒冷环境下，机体散热量显著增加，此时机体除正常新陈代谢产热之外，主要通过寒战产热和非寒战产热方式来增加产热量，从而维持体温的相对稳定。当机体受到寒冷刺激时发生寒战，屈肌和伸肌同时出现不随意的节律性收缩。此时肌肉收缩不做机械功，所消耗的能量全部转化为热能。机体通过寒战产热的方式称为寒战产热（shivering hermogenesis）。此外，机体还可通过提高代谢率而增加产热的现象，称为非寒战产热（non-shivering thermogenesis），又称代谢产热。主要以褐色脂肪组织的代谢实现，约占非寒战产热总量的70%。褐色脂肪主要分布在肩胛间区、颈部血管周围、胸腔和腹腔大血管周围、腹股沟、腋窝及肾脏周围等处。新生儿的褐色脂肪组织较多，代谢增强时可使产热量增加1倍，是维持新生儿体温的重要因素。成年人的褐色脂肪组织较少，只能使产热量增加10%~15%。

产热活动的调节：寒冷刺激可使位于下丘脑后部的寒战中枢兴奋，经传出神经纤维到达脊髓前角运动神经元而引起寒战；可使交感神经系统兴奋，进而引起肾上腺髓质活动增强，导致儿茶酚胺等激素释放增多，使代谢产热增加；还可通过神经系统促使甲状腺激素释放增加，即寒冷刺激可通过某种递质引起下丘脑释放促甲状腺激素释放激素，后者再刺激腺垂体释放促甲状腺激素，从而加强甲状腺的活动。甲状腺激素是调节产热活动最重要的体液因素。在寒冷环境中，甲状腺激素分泌量增加，可使代谢率提高20%~30%，但这种调节代谢的特点是作用缓慢，但持续时间长。此外，肾上腺素、去甲肾上腺素和生长激素等也可刺激产热，其特点是起效快，但维持时间短。

（二）皮肤通过辐射、传导、对流和蒸发四种方式散热

皮肤是机体的主要散热部位。当环境温度低于人体表层温度时，大部分体热可通过辐射、传导和对流等方式散发到外界；当环境温度高于人体表层温度时，则通过蒸发方式来散发体热。此外，呼吸、排尿和排便也可散发一小部分热量。

1. 辐射散热　辐射散热（thermal radiation）是指机体以热射线的形式向周围较冷物质散发热能。人在安静状态下，当环境温度为21℃时，在不着衣的情况下，通过辐射散热量约占机体总散热量的60%。机体辐射散热量的多少主要取决于皮肤与周围环境之间的温度差以及有效散热面积。当皮肤温度高于环境温度时，两者的温度差越大，辐射散热量越多。反之，当环境温度高于皮肤温度时，则机体不仅不能散热，反而要吸收周围环境中的热量。此外，辐射散热还取决于机体的有效散热面积，两者呈正相关。由于四肢的表面积较大，因而在辐射散热中起着重要的作用。

2. 传导散热　传导散热（thermal conduction）指机体将热量直接传给与之接触的温度较低物体的一种散热方式。散热量的多少主要取决于皮肤温度与接触物体之间的温度差、接触面积以及与皮肤接触的物体的导热性能等。空气的导热率较低，在空气中通过直接传导散热量极小；棉、毛织物等也是热的不良导体，能较好地起到隔热保暖作用；水的比热大，导热性能好，故在临床治疗中常利用水的导热作用，采用冰帽、冰袋等物理疗法给高热病人降温。

3. 对流散热　对流散热（thermal convection）是指通过气体流动使机体热量散失的一种散热方式。对流散失热量的多少主要取决于皮肤与周围环境之间的温度差、机体的有效散热面积和风速等。风速越大，对流散热量越多；相反，风速越小，对流散热量越少。增添衣物可通过减少对流而实现保温。

4. 蒸发散热　身体以蒸发水分的方式散热称蒸发散热（evaporation）。当环境温度等于或高于皮肤温度时，蒸发散热成为唯一有效的散热方式。蒸发散热可分不感蒸发和可感蒸发两种。

（1）不感蒸发：指体内水分直接透出皮肤和黏膜（主要是呼吸道黏膜），并未聚成水滴就向外界蒸发，也称不显汗。人体每日不显汗的水量约有1 000ml，其中通过皮肤蒸发的有600~800ml，通过呼吸道蒸发的有200~400ml。

（2）可感蒸发：指人体通过汗腺分泌汗液向外界蒸发散热，也称发汗。发汗量受活动状态、环境温度和空气湿度的影响。安静状态下，环境温度在30℃时，人体开始发汗。当衣着较多、湿度较大时，气温25℃就开始发汗。在运动和劳动时，气温达到20℃即可发汗。环境温度越高，发汗速度越快。当空气湿度较大时，汗液不易蒸发，体热不容易散失，会反射性引起发汗量增多。因此，同样高的气温，空气湿度大时，会觉得闷热，易中暑。临床上对高热病人进行酒精周身擦浴，就是利用酒精蒸发增加散热的原理。

知识拓展

发汗与脱水

汗液中水分占99%,固体成分不到1%。在固体成分中,大部分为NaCl,也有少量KCl以及尿素等。在汗腺分泌时,分泌管腔内的压力可高达37.3kPa以上。汗液不是简单的血浆渗出物,而是由汗腺细胞主动分泌的。刚从汗腺分泌出来的汗液与血浆是等渗的,但在流经汗腺管腔时,在醛固酮的作用下,由于Na^+和Cl^-的重吸收,最后排出的汗液是低渗的。正因为如此,当机体因大量发汗而造成脱水时,常表现为高渗性脱水。如大量出汗后给予补充水而未补充盐,则常引起低渗性脱水。

5. 散热的调节　人体主要通过皮肤血流量的调节和发汗等方面来调节散热。散热量的大小主要取决于皮肤与外界环境之间的温度差;当环境温度高于皮肤温度时,主要依靠发汗散热来调节体温。

(1) 皮肤血流量的调节:当流向皮肤的血流量加大时,体表温度升高;反之,体表温度下降。环境温度升高时,交感神经紧张性下降,皮肤血管扩张,动静脉吻合支开放,皮肤血流量增大,散热增多。环境温度降低时,交感神经紧张度升高,皮肤血管收缩,血流量减少,散热减少。

(2) 发汗的调节:发汗分温热性发汗和精神性发汗。温热性发汗的发汗部位广泛,其功能为调节体温。精神性发汗常在精神紧张时发生,发汗部位局限于手掌、足、前额等,不参与体温调节。汗腺分为小汗腺和大汗腺两种。小汗腺分布于全身皮肤,接受温热刺激,与温热性发汗有关。发汗是一种反射性活动,在下丘脑有基本的发汗中枢。交感胆碱能纤维支配引起温热性发汗的小汗腺,受体为M型,使用M受体阻断剂阿托品可阻断汗腺分泌。精神性发汗的小汗腺则由交感肾上腺素能纤维支配。

三、体温调节

人体体温能保持相对恒定是在体温调节机制的影响下,使产热和散热维持动态平衡的结果。体温调节的基本方式为自主性体温调节。自主性体温调节是在中枢神经系统的调控下,通过激活寒战、发汗、改变皮肤血流量等生理反应从而维持体温恒定的一种调节方式。除此之外,日常生活中,人们还可以在气温变化时,有意识地通过诸如增加衣物,使用风扇、空调、暖气等行为方式来维持体温。通常把这种调节方式称为行为性体温调节,行为性体温调节以自主性调节为基础,起到补充作用。

自主性调节由体温自身调节系统完成,其中枢位于下丘脑。体温调节中枢发出控制信息,调控全身产热器官和散热器官的活动,以维持产热和散热之间的平衡,从而保证体温的相对稳定。当机体内外环境变化(气温升降、运动、精神亢奋等)造成体温升降时,可刺激皮肤和机体深部的温度感受器,将信息反馈给体温调节中枢,经中枢整合后,反向激活产热或散热机制,使体温保持稳定。自主性体温调节系统是一种负反馈控制系统。

(一)温度感受器

温度感受器是指感受机体各部位温度变化的特殊结构。依据温度感受器的部位不同,可将其分为外周温度感受器和中枢温度感受器;根据温度感受器感受温度的性质不同,又可将其分为冷感受器和热感受器。

1. 外周温度感受器　外周温度感受器分布于皮肤、黏膜和腹腔内脏等处,可感受外环境冷热的变化。外周感受器分为冷感受器和热感受器,这两种感受器分别对一定范围内的温度变化敏感,感受机体局部冷热,其传入冲动既到达大脑皮质引起温度觉,也到达下丘脑的调定点调节体温。人体皮肤上冷感受器数量较多,皮肤对冷刺激较为敏感。

2. 中枢温度感受器　中枢温度感受器是指分布在中枢神经系统内的对温度敏感的神经元。下丘脑、脑干网状结构和脊髓等处都含有两种性质不同的温度敏感神经元,即冷敏神经元和热敏神经元,它们能够感受机体深部组织的温度变化,从而参与体温调节。热敏神经元是在局部组织温度升高时发放冲动的频率增加;而冷敏神经元则是在局部组织温度降低时发放冲动的频率增加。其中,在下丘脑的视前区-下丘脑前部(preoptic-anterior hypothalamus area,PO/AH),热敏神经元的数量明显多于冷敏神经元,这提示下丘脑的温度感受器主要感受温度升高的刺激;而在脑干网状结构和下丘脑的弓状

笔记

核，则以冷敏神经元较多为主。当局部脑组织的温度变动 0.1℃时，这两种神经元的放电频率都会发生一定的变化，且不出现适应现象。

（二）体温调节中枢

从脊髓到大脑皮质的整个中枢神经系统中都存在参与调节体温的神经元。但实验证明，只要保持下丘脑及其以下的神经结构完整，动物虽然在行为等方面可能出现障碍，但仍具有维持体温相对恒定的能力，这说明体温调节的基本中枢主要位于下丘脑。PO/AH 中的某些温度敏感神经元不仅能感受局部脑温的变化，还能对下丘脑以外的部位，如中脑、延髓、脊髓、皮肤和内脏等处的温度变化发生反应，如果破坏 PO/AH 区后，与体温调节有关的产热和反散热应都将明显减弱或消失。由此认为，PO/AH 是体温调节中枢实现整合作用的中心部位。

（三）体温调定点学说

体温自主性调节的机制大致可用调定点学说解释。影响机体产热和散热的体核温度有一个精确的阈值，这就是在 PO/AH 设定的一个调定点，如 37℃。当体温超过 37℃时，热敏神经元兴奋性增强，冷敏神经元兴奋性减弱，使机体散热增加，产热减少，体温降低。反之，体温低于 37℃时，热敏神经元兴奋性减弱，冷敏神经元兴奋性增强，使机体产热增加，散热减少，体温升高，其结果均使体温返回到此调定点温度。这样两个负反馈调节的结果就使体温稳定于此调定点。

在临床上由细菌毒素等致热原所导致的发热，可以用调定点学说来解释。致热原可造成热敏神经元兴奋性降低，PO/AH 对温度的感受阈值升高，使调定点上移。如由原来的 37℃上调至 38℃，此时实际体温仍保持 37℃，而调定点变为 38℃。实际体温低于调定点阈值，热敏神经元活动减弱，冷敏神经元活动增强，产热增加，散热减少，病人出现恶寒、战栗、无汗等症状。当体温升高到 38℃，与调定点持平时，产热与散热平衡，体温维持在 38℃，即为发热。阿司匹林等退热药可阻断致热原，使调定点恢复正常。

第三节　能量代谢疾病的康复

一、运动对能量代谢的影响

运动可以显著改善机体组织和器官的功能状态，有利于组织器官葡萄糖、脂肪、蛋白质的代谢和能量代谢的平衡。体育锻炼可以提高食欲，保持良好的心态，有益于疾病的治疗和康复。无论对于健康人还是病人，选择适当、适度的体育锻炼都是十分必要的。

二、能量代谢疾病康复的生理学基础

（一）肥胖症康复的生理学基础

肥胖症是由遗传和环境因素共同作用引起的体重增加、脂肪聚集过多所致的慢性代谢性疾病。分为单纯性和继发性两种。

肥胖症的治疗方法很多，最基本的措施是饮食控制和运动疗法。康复治疗方法主要包括物理疗法、运动疗法、饮食疗法、作业疗法、心理疗法等。

1. 物理疗法　主要是通过增加肌肉收缩、内生热透汗，增加热量消耗来减肥。

2. 运动疗法　主要是通过运动减轻体重，改善脂质代谢紊乱。

3. 饮食疗法　通过减少能量的摄入，动员体内储存的能量释放，减少体内脂肪储存从而减轻体重。

4. 作业疗法　通过维持日常生活所需的活动、各种职业性的工作活动、消遣性作业活动改善躯体功能，改善心理状态，克服孤独感、自卑感，恢复社会交往，提高职业技能。

5. 心理疗法　使病人了解肥胖的发病原因及有关影响因素，取得对肥胖症的正确认识，消除病理心理状态，建立康复的信心。

（二）代谢综合征康复的生理学基础

代谢综合征又称胰岛素抵抗综合征，在同一病人身上出现多种代谢紊乱现象，包括：向心性肥胖、

笔记

糖代谢异常、2 型糖尿病、脂代谢紊乱、高尿酸血症、高血压、冠心病、多囊卵巢综合征等。发病机制均为胰岛素抵抗。

代谢综合征康复治疗的基本策略是：以改善胰岛素抵抗为基础，对心血管危险因素进行综合防治，包括运动疗法、作业疗法、心理疗法和饮食疗法等，无效时考虑药物治疗。

1. 运动疗法　主要是通过中等或中等偏低强度的有氧运动，增加机体能量的消耗，减少脂质在体内的堆积，减少并发症；改善骨骼肌细胞对胰岛素的敏感性；保持儿童和青少年病人的正常发育；增加机体的抵抗力，减少感染等。

2. 作业疗法　通过日常生活活动能力训练、消遣性作业活动改善躯体功能，改善心理状态，克服孤独感、自卑感，恢复社会交往等。

3. 心理疗法　使每一个家庭成员都能理解、支持、同情、体贴、爱护和帮助病人，消除病人精神上的压力，减轻躯体痛苦。也可通过欣赏轻松、愉快的音乐，消除烦恼和焦虑，建立康复的信心。

4. 饮食疗法　按照生理需要，根据病人的饮食习惯制订出营养成分均衡的食谱，合理饮食。

本章小结

机体所需的能量来源于食物中的糖、脂肪和蛋白质。在不做外功的条件下，测定单位时间内机体所散发的总热量，可代表机体的能量代谢。影响能量代谢的主要因素包括肌肉活动、环境温度、食物的特殊动力效应和精神活动等。排除了影响能量代谢主要因素的状态为基础状态，基础状态时能量代谢最稳定，基础状态下的能量代谢为基础代谢。

体温是指机体深部的平均温度。体温的相对稳定有赖于机体产热和散热过程的动态平衡。安静时主要产热器官是内脏（其中肝脏最多），运动时主要产热器官是肌肉。散热的方式有辐射、传导、对流和蒸发，而皮肤血管舒缩和发汗是调节散热量的有效途径。调节体温的基本中枢位于下丘脑。温度感受器分为外周和中枢两类。体温调节中枢内可能存在着调定点，PO/AH 中的温度敏感神经元可能起着调定点的作用。

（王　利）

扫一扫，测一测

思考题

1. 发汗过程是如何调节的？它受哪些因素的影响？
2. 简述人体体温相对恒定的原理。

思路解析

第八章 泌尿系统

08章 PPT

学习目标

1. 掌握:排泄、肾小球滤过、肾小球滤过率、肾糖阈、渗透性利尿的概念;尿生成的基本过程;肾小球的滤过及其影响因素;抗利尿激素、醛固酮对尿生成的调节;尿量的正常值及各种变化指标;排尿反射。

2. 熟悉:肾小管和集合管的重吸收和分泌功能。

3. 了解:尿生成的自身调节和神经调节因素;运动对肾功能的影响;泌尿系统疾病康复的生理学基础。

4. 运用生理学知识,初步具备分析泌尿系统常见疾病产生的原因的能力,能够运用生理学知识分析泌尿系统疾病康复的生理学机制。

肾脏作为人体最重要的排泄器官,通过对血液进行滤过生成尿液的形式,不断清理着人体代谢产生的垃圾以及多余的或有害的物质。机体将新陈代谢过程中产生的代谢终产物、过剩的物质以及异物等,经血液循环通过相应的排泄器官排出体外的过程称为排泄(excretion)。机体的主要排泄器官除肾外,还有皮肤、肺、消化道等,其中肾脏排出的废物不但种类最多、数量最大(表 8-1),而且肾脏能根据机体的需要,随时通过改变水、无机盐、酸碱物质的排出量,从而调节体内水、电解质和酸碱平衡,维持机体内环境的稳态。此外,肾脏还具有内分泌功能,通过分泌多种激素参与生理活动的调节。

表 8-1 人体的主要排泄器官及排泄物质

排泄器官	排泄物质
肾	水、无机盐、尿素、尿酸、肌酸、肌酐、药物、色素等
肺	CO_2、水分、挥发性物质等
皮肤	水、无机盐、尿素、乳酸等
消化器官	胆色素、无机盐、铅、汞等

第一节 肾脏的结构和血液循环

肾脏为成对的实质性器官,外形似蚕豆,位于腹膜后脊柱两旁浅窝中。肾产生的尿液由输尿管输送至膀胱,膀胱暂时储存尿液,当贮尿达一定容量时,在神经系统的调节下,通过排尿反射将尿液输送至体外。

笔记

一、肾脏的基本结构

在肾的冠状切面可以看到，肾实质可分为皮质和髓质两层。显微镜下观察，肾实质主要由一系列弯曲的上皮性管道组成，这些小管与尿的生成有关，称泌尿小管。泌尿小管之间有少量结缔组织、血管及神经，称肾间质。泌尿小管可分为肾小管和集合管两部分。肾小管细长、弯曲，其起始部膨大凹陷，与进入其中的血管球共同构成肾小体（renal corpuscle），每个肾小体和与其相连的肾小管构成一个肾单位（nephron）。肾小管的末端与集合管相连（图 8-1）。

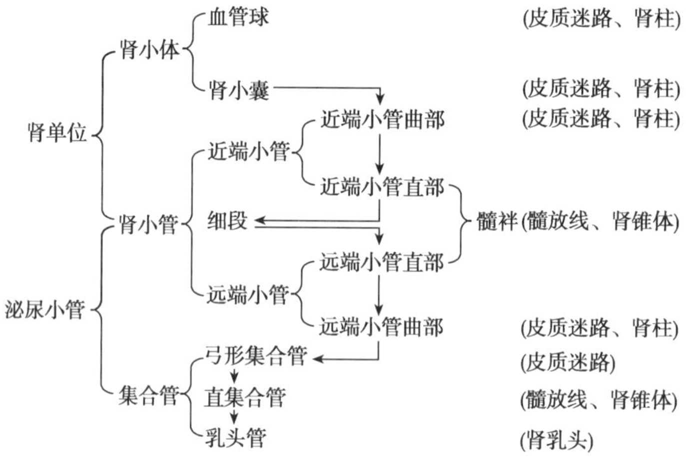

图 8-1 肾实质组成和分布位置

1. 肾单位　肾单位是生成尿液的最基本的结构和功能单位。每个肾约有 150 万个肾单位，每个肾单位又分肾小体和肾小管两部分（图 8-1）。

（1）肾小体：呈球形，主要由血管球（glomerulus，又译为肾小球）和肾小囊（renal capsule）构成。血管球是入球微动脉与出球微动脉之间的一团毛细血管网。它由粗而短的入球微动脉陷入肾小囊内反复分支而成，然后又汇合成一条细而长的出球微动脉，离开肾小囊。肾小囊是胚胎时期肾小管的起始端膨大并凹陷而成的双层囊。囊壁分脏、壁两层，之间的腔隙称肾小囊腔，与肾小管腔相通。肾小囊的壁层与近曲小管相续，脏层由足细胞构成。根据肾小体在皮质内的位置不同，可将肾单位分成皮质肾单位和近髓肾单位。皮质肾单位数量较多，约占肾单位总数的 85%，在尿液形成中起重要作用。近髓肾单位数量少，靠近髓质分布，对尿液浓缩有重要意义。

（2）肾小管：是一条细长而弯曲的上皮性管道，有重吸收原尿中某些成分和排泄的作用。由肾皮质伸入肾髓质，再返回肾皮质，止于集合管。按其位置、形态和功能，依次分为近端小管、细段、远端小管三部分。近端小管直部、细段、远端小管直部共同构成“U”形袢状结构，称肾单位袢，也叫髓袢。

2. 集合管　集合管连接于远曲小管的末端，自肾皮质行向肾髓质，沿途不断汇集其他远端小管，再经肾髓质行至肾乳头，称乳头管，以乳头孔开口于肾小盏。

集合管进一步重吸收水和交换离子，集合管和远曲小管的重吸收受醛固酮和抗利尿激素的调节。

成人一昼夜可形成 180L 原尿，经过肾小管和集合管后，绝大部分水、营养物质和无机盐被重吸收，部分离子进行交换，排出某些代谢产物，形成终尿。成人每天排出终尿 1~2L，占原尿的 1%。

3. 球旁复合体　球旁复合体（juxtaglomerular complex）包括球旁细胞、致密斑和球外系膜细胞等。位于肾小体血管极处，呈三角形。

球旁细胞（juxtaglomerular cell）位于入球微动脉接近肾小体血管极处，胞质内含丰富的分泌颗粒，可分泌肾素（图 8-2）。致密斑（macula densa）靠近远曲小管邻近肾小体血管极一侧。致密斑是离子感受器，可以感受远端小管内滤液的浓度变化，然后将信息传递给球旁细胞，调节球旁细胞分泌肾素（图 8-2）。球外系膜细胞（extraglomerular mesangial cell）又称极垫细胞，位于肾小体血管极三角区内，细胞形态与血管系膜细胞相似，并与血管系膜细胞相延续。球外系膜细胞与球旁细胞、血管系膜细胞之间有缝隙连接，在球旁复合体的功能活动中起到传递“信息”的作用。

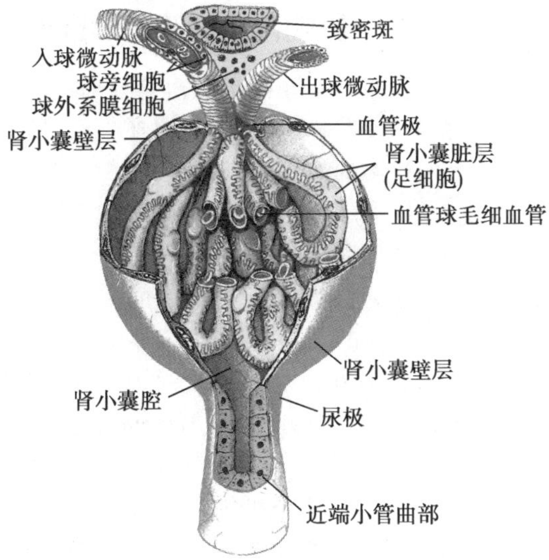

图 8-2 肾小体和球旁复合器立体结构模式图

二、肾的血液循环特点

肾的血液循环特点与肾功能直接相关。肾的血液循环特点有：

1. 肾血流量大，血管球内压力高　肾动脉直接从腹主动脉发出，故肾动脉血流量大，流速快；入球微动脉粗短，出球微动脉细长，故血管球内压力高，有利于血浆滤过生成原尿。

2. 两次形成毛细血管网　血流通路中两次形成毛细血管网，一次是血管球，血管球为动脉型毛细血管，起滤过作用；第二次是球后毛细血管网，球后毛细血管网分布于肾小管周围，起营养、运输及重吸收物质的作用。

3. 肾血流分布不均匀　肾皮质血流量大，占肾总血液量的94%，流速快；髓质血流量小，仅占肾血流量的6%，流速慢。

4. 髓质直小血管与髓袢伴行　髓质直小血管与髓袢伴行，有利于髓袢和集合管的重吸收以及尿的浓缩。

第二节　肾小球的滤过功能

尿的生成过程是在肾单位和集合管中进行的，包括肾小球的滤过、肾小管与集合管的重吸收及分泌这三个相互联系的基本环节，血浆通过肾小球的滤过作用形成原尿，再经肾小管、集合管的重吸收和分泌作用，最后形成终尿。

血液流经肾小球毛细血管时，除蛋白质外，血浆中的水和小分子溶质均可通过滤过膜滤入肾小囊腔形成滤过液的过程，称为肾小球的滤过（glomerular filtration）。微穿刺结果显示，肾小囊内液的化学成分除蛋白质含量很少外，各种晶体物质的成分及浓度与血浆基本相似，故囊内液是血浆的超滤液，又称原尿。

单位时间（每分钟）内两肾生成的超滤液量，称为肾小球滤过率（glomerular filtration rate，GFR）。正常成年人 GFR 平均值为 125ml/min。按此推算，每昼夜两肾生成的超滤液量高达 180L。

肾小球滤过率与肾血浆流量的比值称为滤过分数（filtration fraction，FF）。经测算，肾小球血浆流量约为 660ml/min，则滤过分数约为 $125/660 \times 100\% \approx 19\%$，这说明流经肾的血浆约有 1/5 经肾小球滤入肾小囊腔，形成超滤液。

肾小球滤过率和滤过分数均是衡量肾功能的重要指标。

一、有效滤过压

与体循环毛细血管生成组织液的原理相似，肾小球滤过的动力是有效滤过压。由于滤过膜的屏障作用，使肾小囊内超滤液中蛋白质含量极低，囊内液胶体渗透压可忽略不计。所以，肾小球有效滤过压=肾小球毛细血管血压-（血浆胶体渗透压+肾小囊内压）。

正常情况下，肾小球毛细血管血压从入球端到出球端下降不多，约为 45mmHg。囊内压较为恒定，约为 10mmHg。血浆胶体渗透压在入球小动脉端为 25mmHg，由于血液在肾小球毛细血管中流动时，血浆中水和小分子物质不断滤出，使血浆中蛋白质浓度逐渐升高，因此血浆胶体渗透压逐渐升高（图 8-3）。

由此推算，随着血液从入球微动脉端流向出球微动脉端，有效滤过压逐渐降低，形成超滤液的量逐渐减少，当有效滤过压降低到零时，称为滤过平衡（filtration equilibrium），此时滤过便停止。所以只有在滤过平衡开始出现之前的肾小球毛细血管才有滤过发生。

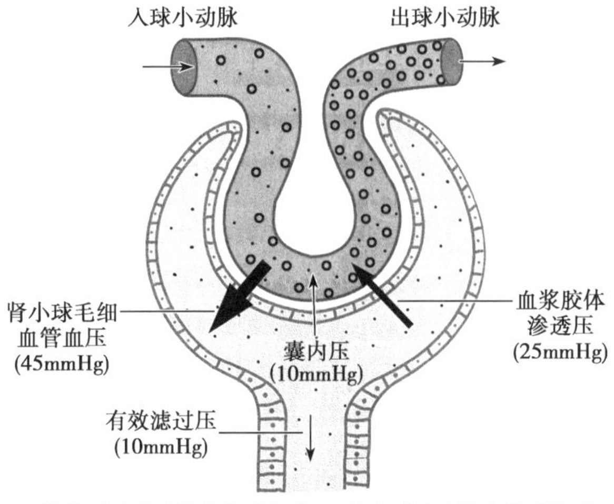

○代表不可滤过的大分子物质；●代表可滤过的小分子物质。

图 8-3 肾小球有效滤过压示意图

二、影响肾小球滤过的因素

血浆在肾小球毛细血管处的超滤过受许多因素影响，如有效滤过压、肾血浆流量及滤过膜的面积和通透性等。

（一）有效滤过压

有效滤过压是肾小球滤过的动力，其大小决定了肾小球滤过率的多少，从而决定了尿量的多少。

1. 肾小球毛细血管血压 正常情况下，当动脉血压在 80～180mmHg 范围内变动时，通过自身调节机制，肾小球毛细血管血压和肾血流量可维持相对稳定，故肾小球滤过率基本不变。但当动脉血压降到 80mmHg 以下时，超出了上述自身调节范围，肾小球毛细血管血压也相应下降，有效滤过压降低，肾小球滤过率减少；当动脉血压降到 40～50mmHg 时，肾小球滤过率可降至零，从而导致无尿。此外，剧烈运动，强烈的伤害性刺激或情绪激动等情况下，交感神经活动加强，入球小动脉强烈收缩，导致肾血流量、肾小球毛细血管血压下降，使肾小球滤过率减少。

2. 血浆胶体渗透压 正常情况下，血浆胶体渗透压变动不大。当静脉内快速输入大量生理盐水稀释血浆蛋白，或在病理情况下肝功能严重受损使血浆蛋白合成减少，或因肾小球滤过膜通透性增大，大量血浆蛋白随尿液丢失，都会导致血浆蛋白浓度降低，血浆胶体渗透压下降，使有效滤过压和肾小球滤过率增加。

3. 囊内压 正常情况下囊内压一般比较稳定。当肾盂或输尿管结石、肿瘤压迫等原因引起输尿管阻塞时，均可造成囊内压升高，有效滤过压和肾小球滤过率降低。

（二）肾血浆流量

当静脉内快速输入大量生理盐水，造成肾血浆流量增大，肾小球毛细血管中血浆胶体渗透压上升的速度减缓，滤过平衡点向出球微动脉端移动，有效滤过面积增大，肾小球滤过率增大。与此相反，当剧烈运动、大失血、缺氧和中毒性休克等情况下，肾交感神经强烈兴奋引起入球微动脉收缩，肾血浆流量明显减少，肾小球滤过率也显著降低。

（三）滤过膜的面积和通透性

1. 面积 正常成年人两肾全部肾小球的总滤过面积约为 1.5m^2，足以保证肾小球持续而稳定地滤过。但在病理情况下（如急性肾小球肾炎），由于肾小球毛细血管的管腔狭窄甚至完全阻塞，使有效滤过面积急剧减少，导致肾小球滤过率降低，尿量减少。

2. 通透性 生理情况下，滤过膜的通透性比较稳定。然而，某些肾疾病（如急慢性肾小球肾炎、肾病综合征）可使滤过膜上带负电荷的糖蛋白减少，或者基膜损伤、破裂，足突融合及消失，使电学屏障、机械屏障作用均减弱，滤过膜通透性明显增大，从而使血浆蛋白甚至红细胞滤出，出现蛋白尿和血尿。

第三节 肾小管和集合管的重吸收与分泌功能

原尿经过肾小管时，99%的水分和大部分溶质如蛋白质、葡萄糖、电解质等，被重新吸收到肾小管外毛细血管的血液中，使原尿得到浓缩，同时肾小管和集合管还会分泌或排泄一些物质到肾小管的管腔中，最终形成排出体外的终尿。

一、肾小管和集合管中物质转运的方式

笔记

正常人每天两肾生成的超滤液量可达 180L，而排出的终尿量仅 1.5L 左右，说明超滤液中的水流

经肾小管和集合管时约99%被重吸收，只有1%被排出体外。

超滤液流入肾小管和集合管后，称为小管液。肾小管和集合管的重吸收(reabsorption)是指小管液中的水及各种溶质被肾小管和集合管的上皮细胞重新转运返回血液的过程。正常情况下，小管液中重要的营养物质(如葡萄糖、氨基酸等)全部被重吸收；水、Na^+等有用的物质，大部分被重吸收；基本无用甚至有害的物质小部分被重吸收(如尿素)或完全不被重吸收(如肌酐)。可见，肾小管和集合管对小管液中物质的重吸收具有极强的选择性，并且肌酐、H^+、K^+等则可被肾小管和集合管分泌到小管液中而排出体外。肾小管和集合管的分泌(secretion)是指肾小管和集合管上皮细胞将自身的代谢产物转运至小管液的过程。

肾小管和集合管的物质转运方式包括被动转运和主动转运。一般来说，尿素、水等物质的重吸收均属于被动转运。主动转运包括原发性主动转运和继发性主动转运，前者有钠泵、钙泵和质子泵等，后者有Na^+-K^+-$2Cl^-$同向转运、Na^+-葡萄糖同向转运、Na^+-氨基酸同向转运、Na^+-H^+交换、Na^+-K^+交换等。此外，少量小管液中的小分子蛋白质是通过入胞的方式被重吸收的。

二、肾小管和集合管中各种物质的重吸收

以下讨论几种重要物质在肾小管和集合管的重吸收：

1. Na^+、Cl^-和水的重吸收　小管液中99%以上的Na^+被重吸收入血。近端小管是Na^+、Cl^-和水重吸收的主要部位，65%~70%的Na^+、Cl^-和水在近端小管被重吸收。

在近端小管，Na^+进入上皮细胞的过程与葡萄糖、氨基酸的转运以及与H^+的分泌相耦联，具体机制见葡萄糖的重吸收和H^+的分泌(详见后述)。由于近端小管前半段小管液中的Cl^-不被重吸收，故小管液中的Cl^-浓度较细胞间液中的Cl^-浓度高20%~40%，这就促使近端小管后半段Cl^-顺浓度梯度通过上皮细胞间的紧密连接进入细胞间液而被重吸收(图8-4)。水在近端小管随着Na^+、Cl^-、葡萄糖和氨基酸等溶质的重吸收，通过渗透压作用被动重吸收，重吸收的比例相对固定，与机体是否缺水无关，属于必需性重吸收。

髓袢升支粗段是NaCl在髓袢重吸收的主要部位，髓袢升支粗段的管腔膜上有Na^+-K^+-$2Cl^-$同向转

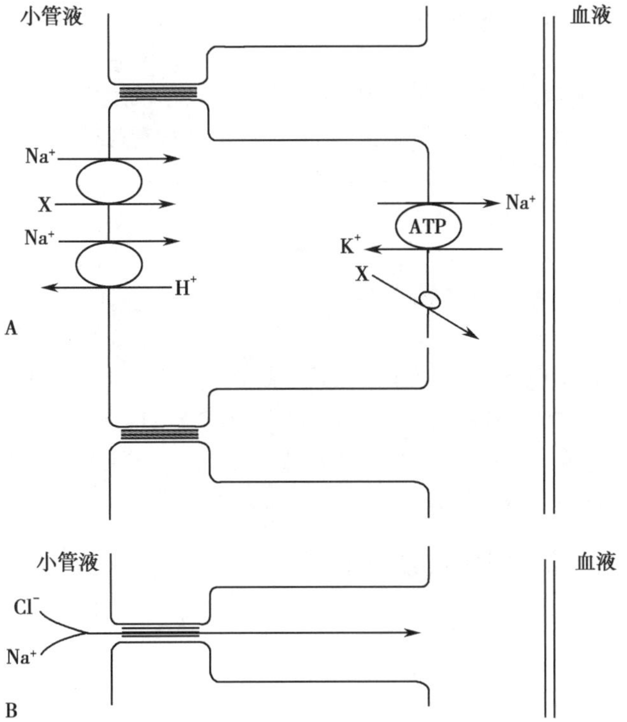

A.近端小管的前半段，X代表葡萄糖、氨基酸、磷酸盐和Cl^-等；
B.近端小管后半段的细胞旁路转运。

图8-4　近端小管重吸收NaCl示意图

运体，可使小管液中 1 个 Na^+、1 个 K^+ 和 2 个 Cl^- 一起被转运进入上皮细胞内（图 8-5）。进入细胞的 Na^+ 通过基底膜上的钠泵转运至细胞间液，Cl^- 顺浓度梯度经管周膜上的氯通道进入细胞间液，而 K^+ 则顺浓度梯度经管腔膜返回小管液中。髓袢升支粗段对水不通透，在此没有水的重吸收。

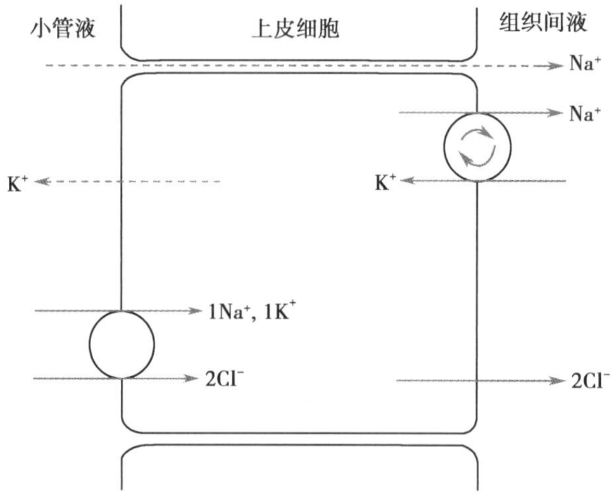

图 8-5 髓袢升支粗段重吸收 Na^+、K^+、Cl^- 示意图

远端小管和集合管对 Na^+、Cl^- 和水的重吸收可根据机体水盐平衡情况进行调节。水的重吸收主要受抗利尿激素（ADH）的调节，重吸收的量与机体是否缺水有关，属于调节性重吸收。当机体缺水时，ADH 分泌增多，水的重吸收增多；反之则减少。在远曲小管始段，Na^+ 和 Cl^- 通过管腔膜上的 Na^+-Cl^- 同向转运体被同向转运至细胞内；在远曲小管后段和集合管，Na^+ 顺浓度梯度从小管液经过主细胞管腔膜上的钠通道进入细胞，进入细胞内的 Na^+ 再在基底膜上钠泵的作用下被转运至细胞间液。

2. 葡萄糖和氨基酸的重吸收　微穿刺实验证明肾小球滤过的葡萄糖均在近端小管被重吸收。近端小管上皮细胞管腔膜上有 Na^+-葡萄糖同向转运体，以继发性主动转运的方式将小管液中的葡萄糖转入细胞内（图 8-4）。进入细胞的葡萄糖由基底膜上的另一种与 Na^+ 无关的葡萄糖转运体以易化扩散的方式转运入细胞间液。

由于近端小管上的 Na^+-葡萄糖同向转运体的数目是有限的，因此其对葡萄糖的重吸收能力是有一定限度的。当血糖浓度达到 180mg/100ml 时，部分近端小管对葡萄糖的重吸收已达极限，葡萄糖不能被完全重吸收，尿中开始出现葡萄糖，从而出现糖尿。通常将尿中开始出现葡萄糖时的最低血浆葡萄糖浓度称为肾糖阈（renal threshold for glucose）。

肾小球滤过的氨基酸和葡萄糖一样，主要在近端小管被重吸收，其吸收方式也需 Na^+ 的存在，属于继发性主动重吸收，但与葡萄糖重吸收不同的是，氨基酸转运体有多种类型。

3. 其他物质的重吸收　正常情况下，从肾小球滤过的 HCO_3^- 几乎全部被肾小管和集合管重吸收，其中高达 80% 的 HCO_3^- 是由近端小管重吸收的，具体机制见 H^+ 的分泌。肾小球滤过的 K^+ 有 65%～70% 在近端小管被重吸收，25%～30% 在髓袢被重吸收，这些部位对 K^+ 的重吸收比例是相对固定的，目前认为是主动的过程。远端小管和集合管既能重吸收 K^+，又能分泌 K^+，并可接受多种因素的调节，故在此 K^+ 的重吸收和分泌的量是可变的。

三、肾小管和集合管中各种物质的分泌

肾小管和集合管上皮细胞将自身的代谢产物或血浆中的某些物质转运到小管液中的过程，称为肾小管和集合管的分泌。肾小管和集合管主要通过分泌 H^+、K^+ 和 NH_3 等物质，在维持机体的酸碱和电解质平衡方面发挥重要作用。

1. H^+ 的分泌　肾小管和集合管上皮细胞均有分泌 H^+ 的功能，其中近端小管泌 H^+ 能力最强。血液中的 HCO_3^- 经过肾小球滤过进入小管液中，与小管液中的 H^+ 结合生成 H_2CO_3，在碳酸酐酶催化下很快生成 CO_2 和水。CO_2 为脂溶性小分子，以单纯扩散方式进入上皮细胞，在细胞内 CO_2 和水又在碳酸

笔记

酐酶的催化下形成 H_2CO_3，后者解离成 H^+ 和 HCO_3^-。H^+ 则通过近端小管管腔膜上的 Na^+-H^+ 逆向转运进入小管液，而小管液中的 Na^+ 则顺浓度梯度进入上皮细胞内，该过程称为 Na^+-H^+ 交换。进入细胞内的 Na^+ 在基底膜上钠泵的作用下被转运至细胞间液，上皮细胞内的大部分 HCO_3^- 与其他离子以同向转运的方式进入细胞间液，小部分 HCO_3^- 通过 Cl^--HCO_3^- 逆向转运方式进入细胞间液。由此可见，肾小管每分泌 1 个 H^+，就可重吸收 1 个 Na^+ 和 1 个 HCO_3^-，这一交换过程对机体排酸保碱，维持体内酸碱平衡具有十分重要的意义（图 8-6）。

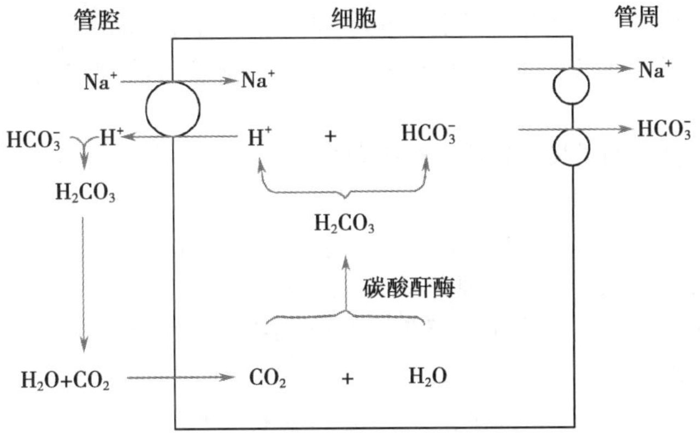

图 8-6　近端小管重吸收 HCO_3^-、分泌 H^+ 示意图

远曲小管和集合管分泌 H^+ 是通过闰细胞实现的。闰细胞依靠管腔膜上的氢泵主动泌 H^+。闰细胞内代谢产生的或由小管液扩散进入的 CO_2，与 H_2O 在碳酸酐酶的催化下结合生成 H_2CO_3，H_2CO_3 解离为 H^+ 和 HCO_3^-。HCO_3^- 通过基侧膜回到血液中，H^+ 则由管腔膜上的 H^+ 泵转运到小管液中。

2. K^+ 的分泌　小管液中的 K^+ 约 90% 在肾小管和集合管重吸收入血，尿液中的 K^+ 主要是由远曲小管和集合管分泌的，并且与 Na^+ 的重吸收关系密切。远曲小管和集合管对 Na^+ 的主动重吸收，造成管腔内为负电位，可促进上皮细胞分泌带正电荷的 K^+；同时，小管上皮细胞基底膜上钠钾泵的活动，保证了上皮细胞内含有高浓度 K^+，增加了细胞内与小管液之间 K^+ 的浓度差，因此促进了 K^+ 的分泌。这种 K^+ 的分泌与 Na^+ 的重吸收相联系的过程，称为 Na^+-K^+ 交换。

正常情况下，机体 K^+ 的排出量与 K^+ 的摄入量是保持动态平衡的，可维持血液中 K^+ 浓度相对稳定。机体 K^+ 代谢的特点是：多吃多排，少吃少排，不吃也排。因此，临床上应对不能进食的病人适量补 K^+，以免引起低钾血症。

3. NH_3 的分泌　肾小管上皮细胞在代谢过程中可生成 NH_3，主要来自谷氨酰胺在谷氨酰胺酶作用下的脱氨反应。NH_3 是脂溶性小分子，以单纯扩散的形式通过细胞膜进入小管腔和细胞间液。在小管液中 NH_3 与 H^+ 结合生成 NH_4^+，NH_4^+ 进一步与小管液中强酸盐（如 NaCl）的负离子结合生成铵盐（如 NH_4Cl），并随尿排出。NH_4^+ 的生成一方面使小管液中 NH_3 的浓度下降，造成管腔膜两侧 NH_3 的浓度梯度，可加速 NH_3 的继续分泌；另一方面降低了小管液中的 H^+ 浓度，也有利于 H^+ 的进一步分泌，进而促进机体排酸保碱。

4. 其他物质的分泌　肾小管和集合管上皮细胞还可分泌一些代谢产物如肌酐、尿酸，以及进入体内的某些物质如青霉素、酚红和呋塞米等。进入体内的青霉素、酚红和呋塞米，在血液中与血浆蛋白结合，不能被肾小球滤过，但可在近端小管被排入小管液并随尿液排出。因此，将酚红注入静脉后，可通过检测尿中酚红的排泄量来判断近端小管的分泌功能。呋塞米被排入小管液中使之浓度高出血浆数倍，从而有利于其在髓袢升支粗段发挥利尿作用。

第四节　尿生成的调节

尿生成的完成有赖于肾小球的滤过和肾小管、集合管的重吸收及分泌过程。因此，凡能调节这三个基本过程的因素都能调节尿的生成。

笔记

一、肾内自身调节

(一)肾血流量的自身调节

安静情况下,当肾动脉灌注压在 80~180mmHg 范围内变化时,肾血流量能基本保持不变。这是因为肾动脉灌注压在此范围内升高时,肾小血管收缩,血流阻力相应增大,使肾血流量不致增多;反之,肾动脉灌注压降低时,肾小血管舒张,血流阻力则相应减小,使肾血流量不致减少。这种在没有外来神经、体液因素影响的情况下,当动脉血压在一定范围内变动时肾血流量能保持相对恒定的现象,称为肾血流量的自身调节。该调节使肾血流量保持相对稳定,进而使肾小球滤过率和尿生成量保持相对稳定。但是当肾动脉灌注压超出上述范围时,肾血流量将随灌注压的改变而发生相应的变化。

(二)肾小管和集合管的重吸收功能的自身调节

0801

图片:渗透性利尿机制

1. 小管液溶质的浓度　小管液中溶质所形成的渗透压,是对抗肾小管重吸收水的力量。当小管液中溶质浓度升高时,可使小管液渗透压随之增大,从而妨碍水的重吸收,最终使尿量增多。这种由于小管液渗透压升高而引起尿量增多的现象,称为渗透性利尿(osmotic diuresis)。糖尿病病人因由肾小球滤过的葡萄糖不能被近端小管完全重吸收,使之在小管液中浓度增大,小管液渗透压随之升高,导致水的重吸收减少,尿量增多。临床上通过给病人静脉输注一些可经肾小球滤过但不能被肾小管重吸收的物质(如甘露醇、山梨醇),可达到利尿消肿的效果。

2. 球-管平衡　近端小管对小管液中溶质(特别是 Na^+)和水的重吸收与肾小球滤过率之间有着密切的关系。当肾小球滤过率增大时,近端小管对 Na^+和水的重吸收量也增大;反之,肾小球滤过率减少时,近端小管对 Na^+和水的重吸收量也相应减少。实验证明,近端小管中 Na^+和水的重吸收率始终占肾小球滤过率的 65%~70%,这种近端小管对 Na^+和水的定比重吸收现象称为球-管平衡(glomerulotubular balance)。其生理意义在于使尿中排出的 Na^+和水不会随肾小球滤过率的增减而出现大幅度变化,从而维持尿量和尿钠的相对稳定。

二、神经调节

肾血管、球旁复合体以及肾小管上皮细胞均受肾交感神经的支配。当机体剧烈运动或某些病理情况(如大失血、中毒性休克)时,肾交感神经紧张性增强,表现为:①使肾血管收缩,入球小动脉收缩程度强于出球小动脉,导致肾血流量减少,毛细血管血压下降,肾小球滤过率减少;②使球旁复合体的球旁细胞分泌肾素,进而使血管紧张素和醛固酮的分泌增加(作用后述);③直接刺激近端小管对 Na^+、Cl^-和水的重吸收。

三、体液调节

(一)抗利尿激素

抗利尿激素也称血管升压素,是在下丘脑视上核和室旁核神经元胞体内合成,沿下丘脑-垂体束的轴突被运输到神经垂体贮存,当机体需要时由神经垂体释放入血。

1. ADH 的作用　ADH 的主要作用是提高肾远曲小管和集合管上皮细胞管腔膜对水的通透性,使水的重吸收增加,尿液浓缩,尿量减少。由于各种原因使 ADH 的分泌和作用发生障碍,可使远曲小管和集合管对水的重吸收减少,尿量明显增多,称为尿崩症(diabetes insipidus)。

2. ADH 分泌的调节　ADH 的分泌和释放主要受血浆晶体渗透压和循环血量等因素的影响。

(1)血浆晶体渗透压:血浆晶体渗透压的改变是调节 ADH 分泌最重要的因素。在下丘脑视上核及其附近区域有渗透压感受器,它对血浆晶体渗透压的改变十分敏感。当机体大量出汗、严重呕吐或腹泻等情况引起机体失水过多时,血浆晶体渗透压升高,对渗透压感受器刺激增强,ADH 的分泌增多,使远曲小管和集合管对水的重吸收增加,尿量减少;相反,短时间内大量饮清水后,血浆被稀释,血浆晶体渗透压降低,ADH 释放减少,尿量增加。这种大量饮清水引起尿量增多的现象称为水利尿(water diuresis)。若饮用生理盐水,则排尿量不会出现饮清水后尿量明显增多的变化(图 8-7)。

笔记

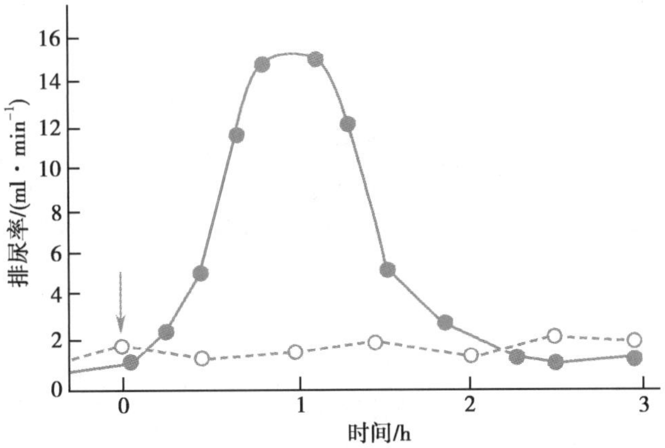

箭头表示饮水时间。

图 8-7　一次饮 1L 清水（实线）和饮 1L 生理盐水（虚线）后排尿率

（2）循环血量：循环血量减少（如急性大失血），对左心房和胸腔大静脉壁上的容量感受器的刺激减弱，经迷走神经传入至下丘脑的冲动减少，对 ADH 释放的抑制作用减弱或消失，故 ADH 释放增加，水重吸收增多，尿量减少；反之，当循环血量增多（静脉快速输注大量生理盐水），刺激容量感受器，抑制 ADH 释放，尿量增多。容量感受器的敏感性远远低于渗透压感受器，循环血量需降低 5%～10% 及以上时，才能刺激 ADH 的释放增加。

图片：血浆晶体渗透压对抗利尿激素的调节

图片：循环血量对抗利尿激素的调节

（二）醛固酮

醛固酮（aldosterone）是由肾上腺皮质球状带细胞合成和分泌的一种类固醇激素。

1. 醛固酮的作用　醛固酮主要作用于肾远曲小管和集合管上皮细胞，增加 K^+ 的分泌和 Na^+ 的重吸收，由于 Na^+ 的重吸收促进水的重吸收，所以醛固酮具有保钠、保水和排钾的作用。

2. 醛固酮分泌的调节　主要受肾素-血管紧张素-醛固酮系统，以及血 K^+ 和血 Na^+ 浓度的调节。

（1）肾素-血管紧张素-醛固酮系统：肾素是由球旁细胞分泌的一种蛋白水解酶，可水解血管紧张素原转化成血管紧张素Ⅰ（AngⅠ）；AngⅠ在血管紧张素转换酶（ACE）的作用下，生成血管紧张素Ⅱ（AngⅡ）；AngⅡ则可在氨基肽酶的作用下，生成血管紧张素Ⅲ（AngⅢ）。其中 AngⅡ和 AngⅢ可刺激肾上腺皮质球状带细胞分泌醛固酮。可见，肾素、血管紧张素、醛固酮之间关系密切，故称为肾素-血管紧张素-醛固酮系统（renin-angiotensin-aldosterone system，RAAS）。

RAAS 对尿生成的调节是主要通过机体对肾素分泌的调节来实现的，肾素的分泌主要与以下三种因素有关：①当循环血量减少时，肾血流量相应减少，入球微动脉管壁受到的牵拉刺激减弱，使肾素释放增多；②肾血流量减少，肾小球滤过率降低，流经致密斑处的小管液中 Na^+ 含量降低，可激活致密斑感受器，使肾素释放增多；③肾交感神经兴奋时，可直接刺激球旁细胞，使之释放肾素增多。

图片：醛固酮的分泌及其分泌调节

（2）血 K^+ 和血 Na^+ 浓度：当血 K^+ 浓度升高或血 Na^+ 浓度降低时，尤其是血 K^+ 浓度升高时，可直接刺激肾上腺皮质球状带细胞分泌醛固酮增加，促进远曲小管和集合管保钠排钾；反之亦然。通过上述调节维持机体血 K^+ 和血 Na^+ 浓度的相对稳定。

（三）心房钠尿肽

心房钠尿肽（atrial natriuretic peptide，ANP）是由心房肌细胞合成并释放的肽类激素。当循环血量过多等因素使心房壁受到牵拉时，可刺激心房肌细胞释放 ANP。ANP 的作用主要是通过抑制 NaCl 的重吸收，从而明显地促进机体对 Na^+ 和水的排出；还可使血管平滑肌舒张。

第五节　尿的排放

尿的生成是个连续不断的过程。尿液生成后，经过输尿管输送入膀胱内储存。当尿液达到一定容量时，通过反射性排尿动作，将尿液经尿道排出体外。

笔记

一、尿量

正常人尿量为1.0~2.0L/d，平均约为1.5L/d。每天尿量长期持续超过2.5L，称为多尿(polyuria)；每天尿量在0.1~0.5L，称为少尿(oliguria)；不足0.1L，则为无尿(anuria)。正常成人每天约产生35g固体代谢产物，至少需要0.5L尿液才能将其溶解并排出。少尿或无尿可导致代谢产物排出障碍而在体内堆积；多尿可使机体丢失大量水分。这些变化均会破坏机体内环境的稳态。

二、排尿反射

肾连续不断生成的尿液由集合管、肾盏、肾盂经输尿管进入膀胱。当膀胱内贮存的尿液达到一定量时，即可引起排尿反射(micturition reflex)，尿液经尿道排出体外。

(一) 膀胱和尿道的神经支配

膀胱逼尿肌与尿道内括约肌受盆神经和腹下神经的双重支配；尿道外括约肌受阴部神经的支配(图8-8)。

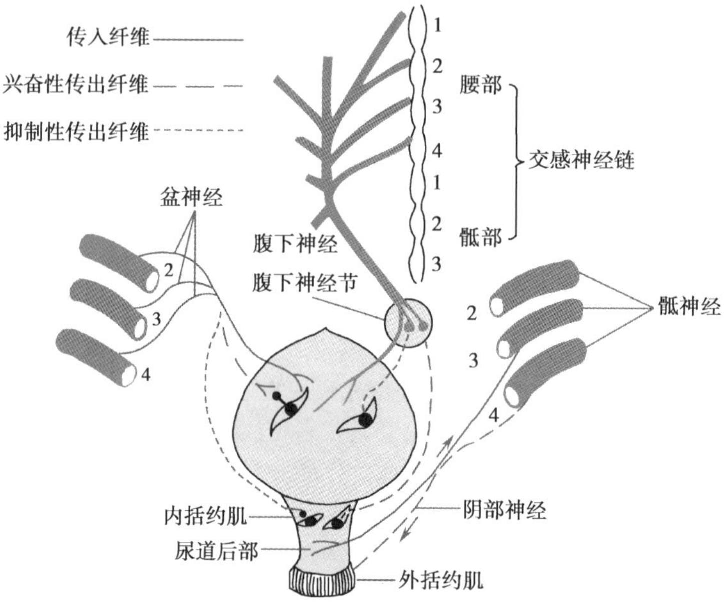

图8-8 膀胱和尿道的神经支配

1. 盆神经 起自第2~4骶段脊髓侧角；传入纤维传导膀胱壁受牵拉的程度；传出纤维属于副交感神经，兴奋时使膀胱逼尿肌收缩，尿道内括约肌舒张，促进排尿。

2. 腹下神经 起自第1~2腰段脊髓侧角；传入纤维传导膀胱痛觉；传出纤维属于交感神经，兴奋时使膀胱逼尿肌舒张，尿道内括约肌收缩，阻止排尿。

3. 阴部神经 起自第2~4骶段脊髓前角；传入纤维传导尿道感觉；传出纤维属于躯体运动神经，其活动可受意识控制，兴奋时使尿道外括约肌收缩，阻止排尿。

(二) 排尿反射

正常情况下，当膀胱内尿量增多至400~500ml时，膀胱壁的牵张感受器受到牵拉而兴奋，冲动沿盆神经传入到达骶髓的排尿反射初级中枢；同时经过初级中枢继续上传到大脑皮质的排尿反射高级中枢，并产生排尿欲。

如果环境条件允许，大脑皮质向下发放排尿指令，沿盆神经传出，引起膀胱逼尿肌收缩，尿道内括约肌松弛，尿液进入后尿道。进入后尿道的尿液刺激后尿道黏膜内的感受器，冲动返回骶髓排尿中枢，一方面反射性地抑制阴部神经，使尿道外括约肌松弛，将尿液排出体外；另一方面进一步加强骶髓排尿中枢的活动，正反馈地促进排尿反射一再加强，直至膀胱内的尿液排完为止(图8-9)。

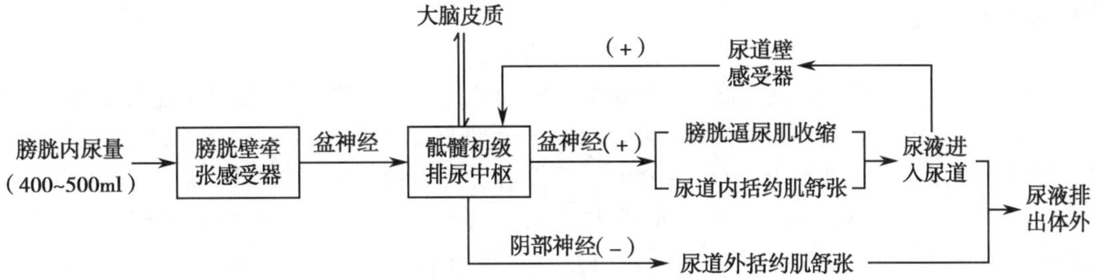

图 8-9 排尿反射

如果条件不允许,则大脑皮质高级中枢对骶髓排尿中枢产生抑制作用,阻止排尿。婴幼儿大脑皮质尚未发育完善,对初级中枢的控制能力较弱,因此排尿次数较多,且易发生夜间遗尿现象。

知识拓展

排尿异常

贮尿或排尿的过程中任何一个环节发生障碍,均可导致排尿异常。

当膀胱有炎症或受机械性刺激(如膀胱结石)时,可引起排尿次数增多,称为尿频。

当腰骶段脊髓(排尿反射初级中枢)或支配膀胱的传出神经(盆神经)损伤时,膀胱内尿液充盈时也不能发生排尿反射,以致大量尿液滞留在膀胱内,称为尿潴留。此外,尿路受阻也能造成尿潴留,如男性前列腺肥大等。

当高位脊髓损伤时,导致骶髓排尿中枢与高位中枢失去功能联系,排尿便失去了意识控制,称为尿失禁。

第六节 泌尿系统疾病的康复

泌尿系统疾病既可由身体其他系统病变引起,又可影响其他系统甚至全身。其主要表现在泌尿系统本身,如排尿改变、尿的成分改变、泌尿系统肿块等,但亦可表现在其他方面,如高血压、水肿、贫血等。本节主要讲述运动对泌尿功能的影响以及泌尿系统疾病康复的生理学基础。

一、运动对泌尿功能的影响

运动对泌尿功能的影响主要表现在尿量、肾脏内分泌功能以及尿的成分等方面。

(一)运动对尿量的影响

正常人一昼夜尿量约为 1. 5L,运动后尿量的变化主要受气温、运动强度、运动持续时间、泌汗和饮水量等因素影响。短时间运动后,尿量不会发生明显变化。高强度大运动量训练后,一方面由于大量泌汗,机体丢失水分过多,尿量明显减少;另一方面,由于运动时交感神经紧张性增强,体内血液重新分配,骨骼肌血流量增多,肾血流量相应减少,导致尿量减少。

(二)运动对 EPO 分泌的影响

促红细胞生成素(EPO)是促进红细胞生成的重要体液因素,主要由肾分泌。有实验证实,任何引起肾供氧不足的因素,均可促使 EPO 的合成和释放。耐力运动员在安静状态下,血液中 EPO 浓度显著高于非运动员,表明运动对机体 EPO 的生成有促进作用。有研究表明,一次性急性运动时机体相对缺氧,并且肾血流量减少,为 EPO 的分泌增多起到潜在的积极作用;长期耐力运动,血细胞比容降低,单位容积血液中红细胞数量和血红蛋白含量减少,刺激肾分泌 EPO 增多。

知识拓展

EPO 与兴奋剂

兴奋剂是竞技体育中的一大毒瘤。红细胞把氧运送到肌肉供其代谢，故增加红细胞的数量可以增加输送到肌肉的氧气，进而增加耐力。EPO 是促进红细胞生成的一种激素，最初通过重组 DNA 技术生成的重组 EPO(rhEPO)，主要用于肾性贫血的治疗。随后因其通过一般尿检不易查出，导致 rhEPO 作为兴奋剂在运动场上的滥用。然而，长期注射 rhEPO 会对内源性 EPO 产生反馈性抑制，剂量越大，抑制效果越明显；短期影响则通过红细胞数量的增多加大了血液的黏滞性，导致血流阻力增大，心脏负担加重，易出现休克甚至死亡。因此，1989 年国际奥委会医学委员会将 rhEPO 等 4 种人工合成的肽类激素正式列为违禁药物。

（三）运动性血尿

运动性血尿指正常人在运动后出现的一过性显微镜下或肉眼可见的血尿。显微镜下血尿为正常尿液颜色，镜下可见红细胞；肉眼可见的血尿呈褐色或浓红茶色。血尿一般不超过 3d，最长不超过 7d，各项肾功能指标正常且预后良好。

运动性血尿与运动项目、负荷量和运动强度、身体适应能力及环境的因素有关。跳跃类和球类项目、运动强度过大、身体适应能力下降以及严寒条件下，血尿的发生率较高。

运动性血尿出现的原因可能是由于运动时肾上腺素和去甲肾上腺素的分泌增加，造成肾血管收缩，肾血量减少，出现暂时性肾缺血等障碍，使肾小球滤过膜的通透性提高，红细胞外溢；并且运动时肾脏受到挤压也可导致红细胞溢出；此外，运动引起的自由基增多也可造成运动性血尿。因此，运动性血尿的形成是多因素综合作用的结果。

（四）运动性蛋白尿

正常人因运动而引起的一过性蛋白尿的现象称为运动性蛋白尿。目前公认运动性蛋白尿是由于运动负荷使肾小球滤过膜的通透性改变而引起的，但对通透性改变的解释却不一致。一般情况下，运动性蛋白尿经过一段时间的休息或运动强度和运动量的调整，不需治疗即可自行恢复。

运动性蛋白尿受运动项目、运动强度及负荷量、个体差异、人体功能状态及年龄和环境等诸多因素的影响。①长距离跑步、游泳、自行车、足球、赛艇等项目运动后，运动员出现蛋白尿的阳性率较高，尿蛋白量也较大；而体操、举重、排球等项目运动后，运动员出现蛋白尿的阳性率低，尿蛋白量也少。②运动强度和负荷量越大时，越容易出现运动性蛋白尿，而且尿蛋白量随之增加。③运动性蛋白尿的个体差异较大，在同样的运动项目和运动强度下，有的人不出现蛋白尿，而有的人则出现蛋白尿，并且尿蛋白排量的个体差异范围较大。④人体功能状况和适应能力良好时，尿蛋白排量减少，恢复期缩短；反之，功能状况欠佳，适应性差时，尿蛋白排量增加，恢复期延长。⑤运动性蛋白尿出现的比例随年龄增长而降低。运动时外界的温度、海拔高度等因素都会对蛋白尿的出现产生影响。如冬泳后蛋白尿的阳性率高，高原条件下运动蛋白尿的阳性率高。

二、泌尿系统疾病康复的生理学基础

泌尿系统疾病的性质，多数和其他系统疾病类似，包括感染、免疫机制、损伤、肿瘤等；但又有其特有的疾病，如尿路感染、排尿功能障碍等。

（一）尿路感染

由于大肠埃希菌等细菌侵入尿路，便引发多种尿路感染（urinary tract infection，UTI），包括尿道炎、膀胱炎与肾盂肾炎等，其中尿道炎与膀胱炎被称为下尿路感染，肾盂肾炎被称为上尿路感染。康复治疗的原则是以抗感染为主，纠正其他易患因素为辅，可利用物理因子如超短波疗法、微波疗法、中频电疗、红外线疗法等，使肾脏血管扩张，血流加速，改善肾脏的血液循环，加强利尿，促进代谢产物排泄，促进坏死组织的再生和肾功能的好转。

（二）排尿功能障碍

笔记

临床上引起排尿功能障碍的常见原因如下：①膀胱和尿道本身解剖结构受损，如前列腺增生，膀胱肿瘤，尿道狭窄等。②支配膀胱的结构受损。神经源性膀胱是神经源性膀胱尿道功能障碍的简称，它是指由控制排尿的中枢神经(脑或脊髓)或周围神经受到损害后引起的排尿功能障碍，主要由脊髓或颅脑的损伤、广泛的盆腔手术、先天性神经疾病、药物副作用和糖尿病等原因导致。临床表现与一般的泌尿系统疾病相似，个别病人有尿意丧失，伴有排尿功能紊乱及反射性排尿。逼尿肌活动低下的病人可选择康复治疗，主要是膀胱训练。膀胱训练法有耻骨上区轻叩法，Valsalva 屏气法、Crede 手压法等，通过这些方法刺激支配膀胱的神经，恢复膀胱的功能。

本章小结

尿生成包括:肾小球的滤过作用、肾小管和集合管的重吸收和分泌作用，最后形成终尿。影响肾小球滤过的因素有滤过膜的面积和通透性、有效滤过压和肾血浆流量。肾脏泌尿功能的调节包括肾内自身调节、神经调节和体液调节。肾内自身调节包括肾血流量的自身调节、小管液中溶质浓度对肾小管功能的影响和球-管平衡。体液调节主要有 ADH 和醛固酮。

排泄功能的实现有赖于泌尿系统各器官结构的完整，在学习和观察各器官大体结构和微观结构的同时，思考结构和功能的关系。

(范双莉)

0805

扫一扫，测一测

思考题

1. 尿是如何生成的？肾单位各部分有何主要功能？
2. 根据所学知识，分析肾脏在调节机体水、电解质、渗透压和酸碱平衡中的重要作用。

0806

思路解析

笔记

第九章　感觉器官

学习目标

1. 掌握:感受器的概念及一般生理特性;眼的调节;视网膜的两种感光系统的作用;声波的传导途径;椭圆囊和球囊的功能;半规管的功能。

2. 熟悉:眼的折光异常;视杆细胞的感光换能机制;视力、视野、明适应和暗适应的概念;耳蜗的感音换能作用;前庭反应。

3. 了解:视网膜的结构特点;外耳和中耳的功能;微音器电位的特点;行波学说;嗅觉、味觉的特点;视觉、听觉、前庭器官疾病康复的生理学基础。

4. 运用生理学知识,初步具备分析感觉器官常见疾病产生的原因的能力,能够运用生理学知识分析感觉器官疾病康复的生理学机制。

感觉是客观事物在人脑中的主观反映。感觉的产生是感受器或感觉器官、神经传入通路和大脑皮质感觉中枢三部分共同活动的结果。其中,感受器或感觉器官的作用是接受机体内、外环境中的各种刺激,并通过换能作用将其转变为相应的神经冲动,这是感觉产生的第一步。本章重点介绍感受器和感觉器官有关的生理现象,并就感觉器官疾病康复的生理学基础做一定的探讨。

第一节　概　　述

感受器或感觉器官有其特殊的结构、分类和生理特性。

一、感受器、感觉器官的概念和分类

感受器(receptor)是指分布在体表或各种组织内部,专门感受机体内外环境变化的特殊结构或装置。感受器的结构形式多种多样,最简单的感受器是感觉神经末梢,如温度觉和痛觉感受器;有的感受器是裸露的神经末梢周围包绕一些由结缔组织构成的被膜样结构,如环层小体和肌梭等;有的则是一些在结构和功能上高度分化的感受细胞,如视网膜中的感光细胞、耳蜗中的毛细胞等。

感受器的种类很多。根据所接受刺激性质的不同,感受器分为机械感受器、化学感受器、温度感受器等。根据感受器分布部位不同,可分为内感受器和外感受器。内感受器位于身体内部的器官或组织中,感受机体内部环境的变化,如颈动脉窦压力感受器等;外感受器分布于体表,感受外界环境的刺激,如光、声、触、压等感受器。

感觉器官(sense organ)是由感受器及其附属结构共同组成。体内主要有视、听、嗅、味和平衡觉的感觉器官,这些感觉器官均分布于头部,又称为特殊感觉器官。

二、感受器的一般生理特性

（一）感受器的适宜刺激

一种感受器通常只对某种特定形式的刺激最敏感，反应阈值最低，这种刺激称为该感受器的适宜刺激（adequate stimulus）。例如，视网膜感光细胞的适宜刺激是一定波长的电磁波；耳蜗听毛细胞的适宜刺激是一定频率的声波。

（二）感受器的换能作用

感受器能把接受到的各种形式的刺激能量转换为传入神经的动作电位，这种能量的转换称为感受器的换能作用（transducer function）。因此，可以把感受器看作是生物换能器。当刺激作用于感受器时，先在感受器细胞或传入神经末梢引起相应的电位变化，前者称为感受器电位，后者称为发生器电位。感受器电位属于局部电位，可以局部电紧张的形式向周围扩布；电位大小在一定范围内与刺激强度成正比；几乎无潜伏期；可发生时间和空间总和，当总和达到阈电位时产生动作电位。

（三）感受器的编码作用

感受器完成能量转换的同时，能把刺激信号中所包含的各种信息编排成神经冲动的不同序列，并加以排列和组合，这种现象称为感受器的编码（coding）作用。在同一感觉系统范围内，不同强度的刺激作用于感受器时，是通过单一传入神经纤维动作电位的频率高低和参加这个信息传输的神经纤维数目多少来编码的。不同感受器受到刺激后产生不同的感觉或反应主要由传入冲动所到达的大脑皮质的特定部位所决定。

（四）感受器的适应现象

感受器经过较长时间连续刺激后，对刺激的敏感性逐渐降低，传入神经纤维动作电位的频率逐渐下降，感觉也随之减弱，这种现象称为感受器的适应（adaptation）现象。不同感受器适应程度各不相同，有的适应过程较快，称快适应感受器，如触觉和嗅觉感受器；有的感受器适应过程发展很慢，称为慢适应感受器，如肌梭、颈动脉窦压力感受器等。感受器适应的快或慢，各有其不同的生理意义。快适应有利于机体探索新的刺激并过滤掉无意义的刺激和感觉；慢适应则使感受器能不断地向中枢传递信息，有利于机体对某些生理功能进行经常性的调节。

第二节　视觉器官

视觉是通过视觉器官接受外界一定波长的电磁波刺激后，经视觉中枢的分析整理而获得的主观感觉。眼是视觉的感受器官，其适宜的刺激是380~760nm的电磁波。人眼产生视觉的过程是由其折光系统和感光系统共同完成的（图9-1）。它们分别具有折光成像与感光换能作用。折光系统由角膜、房水、晶状体和玻璃体组成；感光系统主要包括视网膜和视神经。视网膜上的视锥细胞和视杆细胞是感光细胞。外界物体发出的光通过眼的折光系统在视网膜上成像，随后视网膜上的感光细胞将光能转换成神经冲动，再经视神经将神经冲动传至大脑皮质枕叶视觉中枢，从而产生视觉。

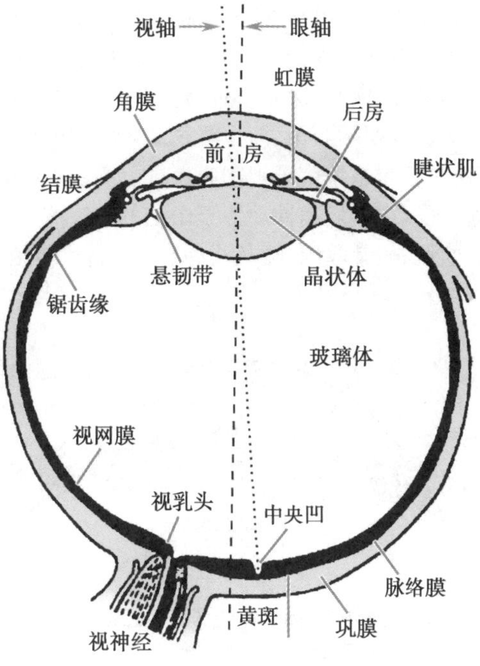

图9-1　眼球的水平切面示意图（右眼）

一、眼的折光功能及其调节

眼球包括折光系统和感光系统两部分，其中折光系统的主要功能是将外界光线通过折射作用聚集在视网膜上。

（一）眼的折光系统及光学特性

射入眼内的光线要依次经过角膜、房水、晶状体和玻璃体四种折射率和屈光度均不相同的介质，才能最终到达视网膜上形成物像。入射光线的折射主要发生在角膜的前表面。按几何光学原理进行计算表明，正常眼在不进行调节时，折光系统后主焦点正好在视网膜上。

眼的折光系统是由多个折光体所构成的复合透镜，用一般几何光学原理画出光线在眼内的行经途径和成像情况是相当困难的。因此，研究者根据眼的实际光化学特性设计了与正常眼在折光效果上相同，但更为简单的等效光学系统模型，称为简化眼（reduced eye）。简化眼（图 9-2）假定眼由均匀介质构成，折光率为 1.333；眼球前后径为 20mm，折光界面只有一个（角膜），曲率半径为 5mm，该球面的中心为节点，节点至视网膜的距离为 15mm。利用简化眼可方便地计算出不同远近的物体在视网膜上的成像大小。计算公式：物像大小＝实物大小×像距/物距。

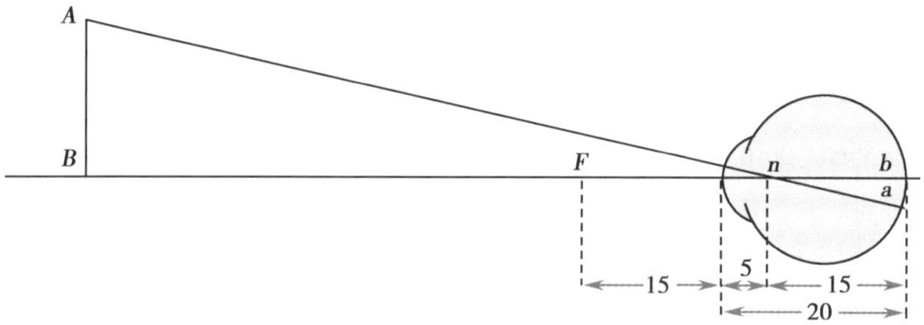

*F*为前交点；*n*为节点；*AnB*和*anb*是两个相似三角形；如果物距*Bn*和物体大小*AB*为已知，则可根据相似三角形对应边的比例关系计算出视网膜上物像的大小*ab*，也可计算出两三角形对顶角（视角）的大小；单位为mm。

图 9-2 简化眼及成像示意图

正常人眼在光照良好的情况下，物体在视网膜上成像的大小一般不能小于 5μm，大致相当于视网膜中央凹处一个视锥细胞的平均直径，否则将不能产生清晰的视觉。

（二）眼的调节

当人眼看远物（6m 以外）时，由于物体发射来的光线到达人眼已接近平行光线，正常眼无需进行调节，即可在视网膜上形成清晰像。通常将人眼不作任何调节所能看清的物体的最远距离称为远点（far point）。当人眼看近物（6m 以内）时，近物发出的光线呈辐射状，经折射后成像于视网膜之后，只能产生一个模糊的视觉形象。此时，眼需要根据所视物体的大小、远近、亮度进行调节，才能产生清晰像。眼的调节包括晶状体调节、瞳孔的调节和眼球会聚。这三种调节可同时进行。

1. 晶状体调节　晶状体是一种富有弹性的双凸透镜形、有弹性的半固体物，通过睫状小带与睫状体相连。睫状体内的平滑肌称为睫状肌，受动眼神经中的副交感神经支配。人眼在安静状态或视远物时，睫状肌松弛，睫状小带被拉紧，晶状体被牵拉而变得相对扁平，远物的平行光线入眼后，经折射正好成像在视网膜上，产生清晰的物像，眼无需进行调节。当看近物时，由于近物发出的光线呈辐射状，通过折光系统落于视网膜后，因而在视网膜上形成模糊的物像，这种模糊的视觉图像传到视觉中枢后，视觉中枢发出冲动传至中脑的正中核，经动眼神经的副交感节前纤维传到睫状肌神经节，再传至睫状肌，使其收缩，睫状小带松弛，晶状体由于自身弹性回缩而变凸（以前凸更为明显），折光力增强，光线焦点前移，成像在视网膜上，产生清晰的视觉（图 9-3）。

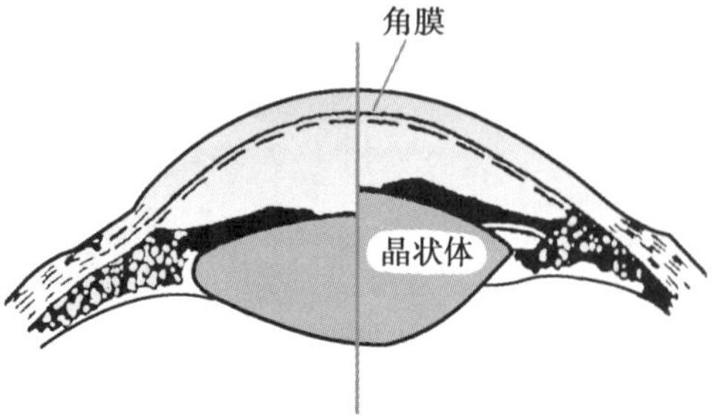

图 9-3 晶状体的调节示意图

左侧为安静时的情况；右侧示看近物经过调节后的情况，注意晶状体前凸比后凸明显。

晶状体的调节能力主要与晶状体的弹性有关，弹性越好，晶状体变凸的能力就越强，所能看清的物体就越近。晶状体的调节能力可用近点表示。近点（near point）是指晶状体做最大调节时眼所能看清物体的最近距离。近点越近，表明晶状体的弹性越好。晶状体的弹性与年龄有关。随年龄增长，晶状体的弹性逐渐降低。例如 8 岁左右儿童的近点平均为 8.6cm，而 60 岁的老年人近点可增大到 83.3cm。老年人晶状体弹性下降，看近物不清楚，看远物正常，

笔记

这种现象称为老视(presbyopia),可用适度的凸透镜加以矫正。

2. 瞳孔的调节 瞳孔调节是指通过改变瞳孔的大小而进行的视觉调节方式。正常人眼瞳孔的直径可于1.5~8.0mm变动。瞳孔大小可调节进入眼内的光量。当眼视近物时,可反射性地引起双侧瞳孔缩小,称为瞳孔近反射(near reflex of the pupil),其生理意义在于减小视近物时出现的球面像差和色像差,使视网膜成像更清楚。

另一种重要的瞳孔反射是瞳孔对光反射(pupillary light reflex)。它是指瞳孔的大小随光线强弱而变化,即瞳孔在强光下缩小,在弱光下开大。瞳孔对光反射是眼的一种重要的适应功能,其生理意义在于调节进入眼内的光线量,使视网膜不会因光线过强而受损,也不会因光线过弱而影响视觉。瞳孔对光反射具有双侧性,即当光照一侧瞳孔时,两侧瞳孔同时缩小,称为互感性对光反射。瞳孔对光发射的中枢在中脑的顶盖前区,临床上常把该反射作为判断中枢神经病变部位、麻醉深度和病情危重程度的重要指标。

3. 眼球会聚 当双眼注视一个由远移近的物体时,会出现两眼视轴同时向鼻侧聚拢的现象,称为眼球会聚,也称辐辏反射(convergence reflex)。其生理意义在于使双眼看近物时,物像落在两眼视网膜的对称点上,避免复视。

(三)眼的折光异常

正常眼的折光系统不需要进行任何调节,就可以使平行光线聚焦在视网膜上;经过眼的调节,只要物体距离不小于近点,物体发出的光线也可聚焦在视网膜上,这种眼称为正视眼(emmetropia)。当折光能力异常或眼球形态异常时,平行光线不能聚焦于视网膜上,称为非正视眼(ametropia),也称屈光不正,包括近视、远视和散光(图9-4)。

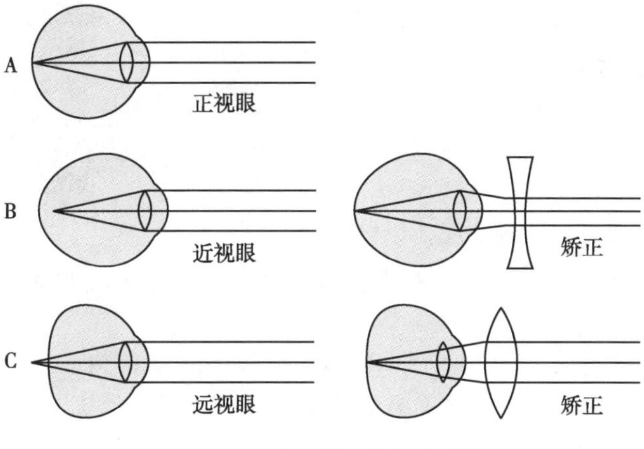

图9-4 折光异常及矫正示意图

A. 正视眼;B. 近视眼及其矫正;C. 远视眼及其矫正。

1. 近视 近视(myopia)多数是由于眼球前后径过长(轴性近视)或折光能力过强(屈光性近视),使远物的平行光线聚焦于视网膜前,因此视物模糊。近视眼看近物时,由于近物发出的光线呈辐射状,故不需调节或只作较小程度的调节,物像就可以落在视网膜上。因此近视眼的近点和远点都较正常人的近,矫正近视应佩戴合适的凹透镜。

2. 远视 远视(hyperopia)多数是由于眼球前后径过短(轴性远视)或折光能力过弱(屈光性远视),使远物的平行光线聚焦于视网膜后,导致物像模糊。远视眼看远物前要通过晶状体调节以增强折光力,使焦点向前移至视网膜上,才能看清物体;远视眼看近物需要进一步增强折光力,才能在视网膜上形成清晰的物像。由此可见,远视眼无论在看近物还是看远物时都需要调节,所以容易发生调节疲劳,矫正远视眼应佩戴合适的凸透镜。6岁前的儿童常因眼轴过短表现为远视,随着身体发育,眼轴也逐渐增长,远视现象便自然消失。

3. 散光 正常眼角膜的折光面为正球面,球面上各点曲率半径相等,因此到达角膜表面各点上的平行光线经折射后均能聚焦于视网膜上。如果角膜折射面各方位上的凸度不一致,光线经折射后不能全部聚焦于视网膜上,则造成物像模糊或变形,称为散光(astigmatism)。矫正散光应佩戴柱面镜。

笔记

二、眼的感光功能

眼的感光功能是由视网膜完成的。视网膜的基本功能是感受光刺激，并通过感光细胞将其转换为可传布的生物电。

（一）视网膜的结构特点

视网膜是一层透明的神经组织膜，厚仅 0.1～0.5mm，但结构复杂、细胞种类多。按主要的细胞层次由外向内可简化成4层：色素上皮层、感光细胞层、双极细胞层和神经节细胞层。在视网膜中，感光细胞层包括视杆细胞和视锥细胞两种，都含有特殊的感光色素。它们在形态上都可由外向内分为外段、内段和终足三部分（图 9-5）。其中外段是感光色素集中的部位，在感光换能中起重要作用。两种感光细胞都通过终足与双极细胞形成突触联系，双极细胞再和神经节细胞联系，神经节细胞的轴突构成视神经。在视神经穿过视网膜的地方形成视盘，此处没有感光细胞，故没有感光功能，是生理上的盲点（blind spot），大约在中央凹鼻侧的 3mm 处。视锥细胞和视杆细胞在视网膜上的分布并不均匀，在中央凹处的感光细胞几乎全部是视锥细胞，而且此处的视锥细胞与双极细胞、神经节细胞多数是一对一的联系，形成视锥细胞到大脑的传递专线。视杆细胞主要分布在视网膜的周边部分，一般是多个视杆细胞与一个双极细胞联系，再由多个双极细胞与一个神经节细胞联系，形成了细胞间传递信息的聚合式通路。因此人的视网膜内存在两个相对独立的感光换能系统：视锥系统和视杆系统。

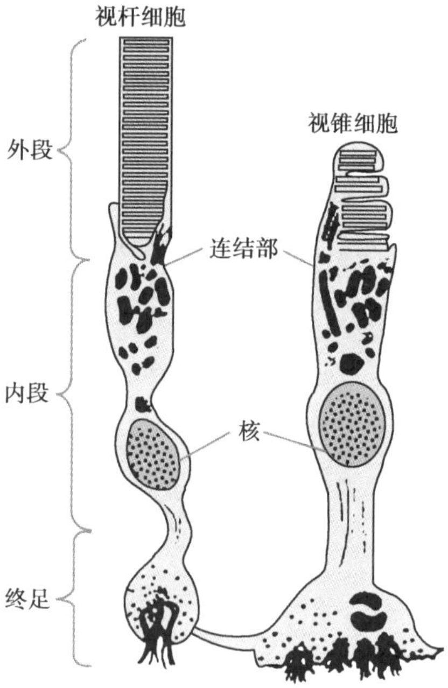

图 9-5　两种感光细胞结构模式图

0901

图片：视网膜的主要细胞层次及其联系模式图

（二）视网膜的两种感光换能系统

1. 视锥系统　该系统由视锥细胞、双极细胞、神经节细胞等共同构成。其功能特点为：对弱光不敏感，只有在较强的光线刺激下才能发生反应，主要功能是白昼视物；能分辨颜色，对物体微细结构分辨能力强。以白昼活动为主的动物，如鸡、鸽、鸟等其视网膜的感光细胞几乎都是视锥细胞。

0902

表格：两种感光换能系统的比较

2. 视杆系统　该系统由视杆细胞、双极细胞、神经节细胞等共同构成。其功能特点是：对光线敏感度较高，在昏暗环境中可感受弱光刺激而引起视觉，故也称为暗视系统；视杆细胞不能分辨颜色，对物体微细结构分辨能力低。在自然界中，以夜间活动为主的动物，如鼠、猫头鹰等，它们的感光细胞以视杆细胞为主。

（三）视网膜的感光原理

视网膜中的感光细胞接受光线刺激后，视锥细胞和视杆细胞外段中的感光色素发生光化学反应，把光能转换为电信号，经视神经逐级传入大脑皮质视觉中枢，产生视觉。

0903

文档：视杆细胞感受器电位产生的机制

1. 视杆细胞的感光原理　视杆细胞内的感光色素是视紫红质（rhodopsin），由视蛋白和 11-顺式视黄醛组成。视紫红质的光化学反应是可逆反应，既有分解过程又有合成过程。当受光线照射时，视紫红质迅速分解为视蛋白和 11-反式视黄醛，视杆细胞几乎失去感受光刺激的能力，此时人的视觉主要依靠视锥细胞；而在暗处和酶的催化下，11-反式视黄醛变为 11-顺式视黄醛，然后再与视蛋白结合，重新合成视紫红质，使视网膜对弱光的敏感度增高，有利于暗视觉（图 9-6）。

在视紫红质的分解和合成过程中，有一部分视黄醛被消耗，此时储备在色素上皮中的维生素 A 可转变为 11-顺式视黄醛以补充视紫红质的损耗。当机体长期摄入维生素 A 不足时，视紫红质合成减少，在弱光下不能看清物体，称为夜盲症（nyctalopia）。

2. 视锥细胞的感光原理　视网膜上有 3 种不同的视锥细胞，在其外段含有不同的感光色素，称为视锥色素。视锥色素也由视蛋白与视黄醛构成，其视黄醛与视杆细胞中所含的 11-顺式视黄醛完全相同，只是视蛋白的分子结构略有不同，因此视蛋白与视黄醛结合在一起时，决定着视黄醛分子对何种

笔记

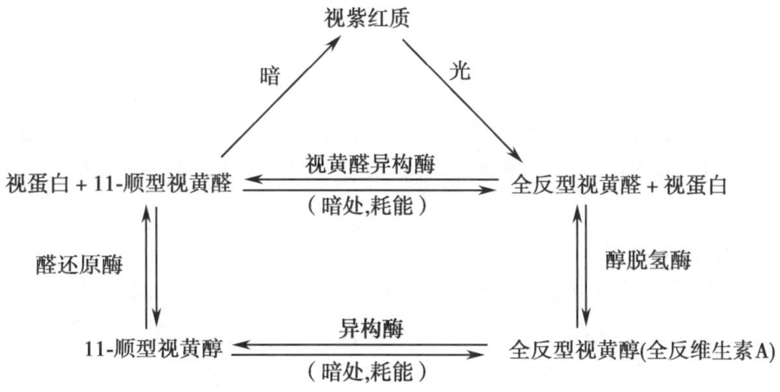

图 9-6 视紫红质的光化学反应示意图

波长的光线最敏感。根据视锥色素的最大吸收光谱,可把人的视锥色素区分为红、绿、蓝3种。视锥细胞外段的换能机制类似于视杆细胞,但整个过程的细节还不十分清楚。

人类产生颜色视觉的确切原因尚未完全清楚,一般用三原色学说来解释。当不同波长的光线照射视网膜时,会使3种视锥细胞以一定的比例兴奋,这样的信息传入中枢,就会产生不同颜色的感觉。三原色学说很好地解释了色盲和色弱的发生机制。色盲是对全部颜色或部分颜色缺乏分辨能力,可分为全色盲或部分色盲。如果3种视锥细胞都缺乏会导致全色盲,表现为不能分辨任何颜色,只能分辨光线的明暗。如果某种视锥细胞缺乏将导致部分色盲,例如红色盲、绿色盲和蓝色盲。有些色觉异常的产生并不是由于缺乏某种视锥细胞,而只是由于对颜色视觉的反应能力低于正常人,这种色觉异常称为色弱。

三、与视觉有关的若干生理现象

(一)视敏度

视敏度(visual acuity)又称视力,是指眼对物体细微结构的分辨能力,即分辨物体上两点间最小距离的能力。通常用视角的大小作为衡量标准。视角是光线进入眼球后,在节点相交形成的夹角(图9-7)。视角的大小直接关系视网膜像的大小。正常视力的视角为1分角,即正常人能分辨眼前6m处相距1.5mm的两个点所形成的视角。视力为视角的倒数,以1分角的视力为1.0。此外,视力还与视网膜、视神经、晶状体的功状态和角膜、晶状体、玻璃体的透明度以及光照强弱、图形与背景对比是否鲜明等因素有关。

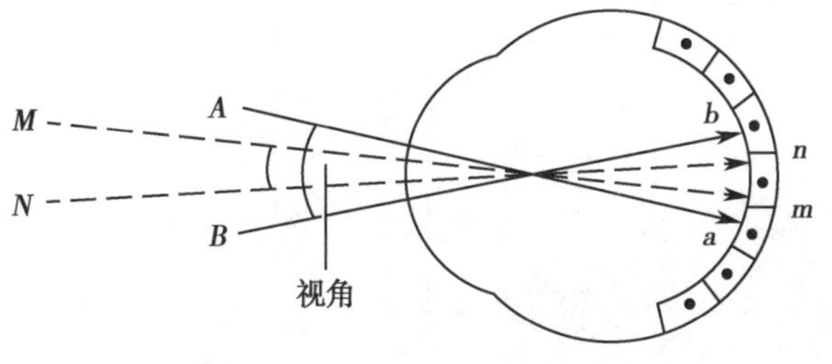

图 9-7 视角示意图

(二)视野

单眼固定注视前方一点时,该眼所能看到的范围称为视野(visual field)。在同一光照条件下,不同颜色的视野大小不同,白色视野最大,黄色、蓝色次之,红色再次之,绿色视野最小。视野还受面部结构影响,鼻侧和上方视野较小,颞侧和下方视野较大。临床上检查视野可帮助诊断眼部和中枢神经系统的一些病变。

0904

图片:人眼视野示意图

(三)暗适应

从明亮的地方突然进入暗处,起初看不清任何物像,经过一定时间后又能看清暗处物体了,这种突然从明处进入暗处时眼的视觉逐渐适应的过程称为暗适应(dark adaptation)。暗适应的过程主要取决于视杆细胞中视紫红质在暗处再合成的速度。在亮处时,由于受到强光的照射,视杆细胞中的视紫红质大量分解,视紫红质的存量减少,到暗处后不足以引起对暗光的感受;而视锥细胞只感受强光而不感受弱光,所以进入暗环境的开始阶段什么都看不清,等待一定时间后,由于视紫红质的再合成增多,对暗光的感受能力增强,于是在暗处的视觉又逐渐恢复。整个暗适应过程约需30min。

笔记

(四)明适应

从暗处进入明处,或眼睛突然受强光照射时,最初只感觉耀眼的光亮,不能看清物体,稍等片刻后才恢复正常视觉,这种现象称为明适应(light adaptation)。明适应主要是由于在暗处时视杆细胞内蓄积了大量的视紫红质,光敏感度很高,到亮处遇到强光照射时迅速分解,因而产生强烈的光感。待视紫红质大量分解后,光敏感度下降,同时视锥细胞承担起在强光下的感光功能。明适应较快,约需1min 即可完成。

(五)双眼视觉和立体视觉

两眼观看同一物体所产生的视觉为双眼视觉(binocular vision)。双眼视物时,两眼视网膜上各形成一个相互对称完整的像,并可在主观上产生单一物像的视觉。如果眼外肌瘫痪或眼球内肿瘤等压迫或用手指轻压一侧眼球外侧部使该眼球发生移位,都可使物像落在两眼视网膜的非对称点上,因此在主观上产生有一定程度重叠的两个物体的感觉,这称为复视。双眼视觉的优点是可以弥补单眼视物的生理盲点,扩大视野,并可产生立体感。

双眼视物时,主观上产生被视物体的厚度以及空间的深度或距离等感觉,称为立体视觉(stereoscopic vision)。这是因为用两眼注视同一物体时,在两眼视网膜上的物像并不完全相同,左眼看到物体的左侧面较多,右眼看到的右侧面较多。这些来自两眼稍有不同的信息经过高级中枢处理后,最终产生立体视觉。

第三节 听觉器官

听觉的外周感受器是耳,包括外耳、中耳和内耳的耳蜗三部分。声波通过外耳、中耳传至内耳,经内耳听觉感受器换能为听神经纤维上的神经冲动,再传导至大脑皮质的听觉中枢,产生听觉。

一、听域与听阈

人耳的适宜刺激是频率为 20~20 000Hz 的疏密波。对于每一种频率的声波来说,都有一个刚能引起听觉的最小强度,称为听阈(hearing threshold)。如果振动频率不变,随着强度在听阈以上增加时,听觉的感受也相应增强,但当强度增大到某一限度时,除了引起听觉外,还会引起鼓膜的疼痛感,称这个限度为最大可听阈。每一频率的声波都有它自己的听阈和最大可听阈。

听域是指各频率的声波的听阈曲线和它们的最大可听阈曲线之间所包含的区域(图 9-8)。它显示人耳对声音和声强的感觉范围。人耳最敏感的声音频率在 1 000~3 000Hz,人类的语言频率也主要分布在 300~3 000Hz 的范围内。

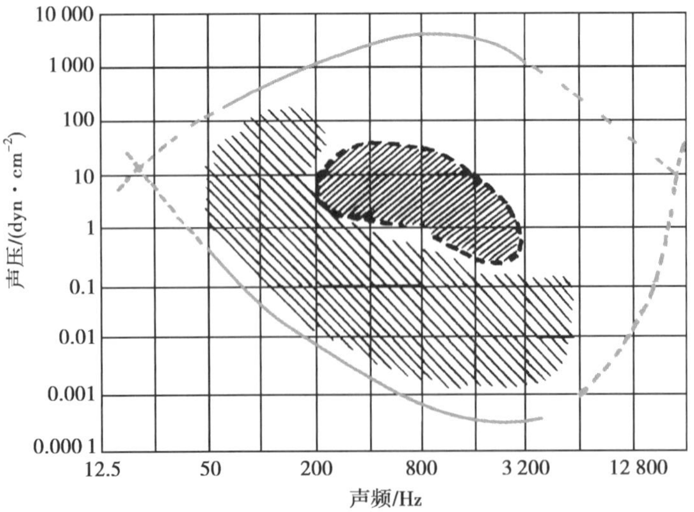

图 9-8 人的正常听阈图

图中中心部的斜线区为通常的会话语言域,下方的斜线区为次主要语言域。

二、外耳和中耳的功能

（一）外耳的功能

外耳由耳郭和外耳道组成。耳郭的形状有利于辨别声音来源和收集声波。外耳道是声波传导的通路，有传音和增压作用。

（二）中耳的功能

中耳由鼓膜、听骨链、鼓室和咽鼓管等结构组成（图 9-9）。鼓膜是外耳道和中耳的分界，为椭圆形半透明卵圆形薄膜，有利于把声波振动如实地传递给听小骨。听小骨从外到内依次为锤骨、砧骨和镫骨，锤骨柄附着于鼓膜的脐部，镫骨底板和卵圆窗膜相连。三者连接成链状的杠杆系统。声波在由鼓膜经听骨链向卵圆窗传递的过程中，可使振动的振幅减小而压强增大。

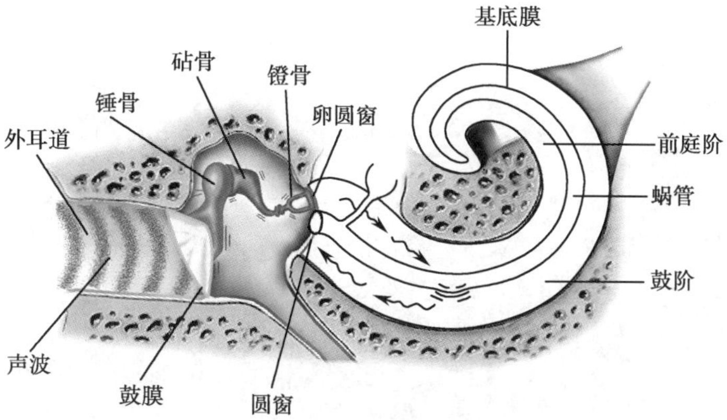

图 9-9 中耳与耳蜗关系示意图

咽鼓管是连于咽和鼓室之间的管道。它对于维持鼓膜的正常位置、形状和振动性具有重要意义。如果咽鼓管发生阻塞，鼓室内空气将由于被组织吸收而使压力降低，引起鼓膜内陷，影响听力。

（三）声波传入内耳的途径

声波传入内耳的途径有两种：气传导和骨传导。

1. 气传导 声波经外耳道引起鼓膜振动，再经听骨链和卵圆窗膜传入耳蜗，称为气传导（air conduction）。气传导是引起正常听觉的主要传导途径。声波也可通过外耳道和鼓室内的空气传至圆窗膜，再传至耳蜗，这一途径仅在正常气传导出现障碍时才发挥一定作用，但此时听力已明显下降。

2. 骨传导 声波直接引起颅骨的振动，使耳蜗内淋巴振动而产生听觉，这种传导方式称为骨传导（bone conduction）。平常生活中接触到的声音一般不足以引起颅骨的振动，只有较强的声波或者是自己的说话声才能引起颅骨较为明显的振动。

知识拓展

听力测定

听力测定常被用于测量受试者的听觉功能，以便了解噪声对听力的影响。听力测定的方法分接触式和非接触式两种。接触式测定法要求受试者坐在具有一定隔音要求的测听室内，通过耳机接受信号。这种方法普遍应用于常规听力测定。非接触式测定法要求受试者坐在消音室内正对声源，双耳同时接收声信号，该方法多用于实验室。根据受试者对所加声信号反应方式的不同，听力测定还可分为主观听力测定和客观听力测定两种。主观听力测定的测听工具是听力计，这种测听结果的准确性在一定程度上受到受试者精神和环境因素的影响。客观听力测定是受试者接受声信号的刺激，在生理上引起耳蜗、大脑皮质、外耳处电势、电阻等物理反应。这是一种更准确的测定结果。

笔记

三、耳蜗的感音功能

内耳耳蜗的主要功能是将传递到耳蜗的机械振动转变为听神经纤维的神经冲动。

（一）耳蜗的结构

耳蜗形似蜗牛壳，由一条骨质管腔围绕一锥形骨轴旋转 2½～2¾周所构成。耳蜗管内腔被斜行的前庭膜和横行的基底膜分隔为前庭阶、鼓阶和蜗管三个部分。前庭阶和鼓阶内充满外淋巴，二者在耳蜗顶部经蜗孔相通。蜗管是一个充满内淋巴的盲管，其中的内淋巴液不与前庭阶和鼓阶内的外淋巴液相通。基底膜上有声音感受器，称为螺旋器或 Corti 器。螺旋器的横断面上可见数行纵向排列的毛细胞，每个毛细胞顶部都有数百条排列整齐的听毛，有些较长的听毛细胞顶端埋植在盖膜（tectorial membrane）的胶冻状物质中。盖膜的内侧连于耳蜗轴，外侧游离在内淋巴中。毛细胞的顶部与内淋巴接触，底部则与外淋巴相接触。毛细胞的底部有丰富的听神经末梢分布（图 9-10）。

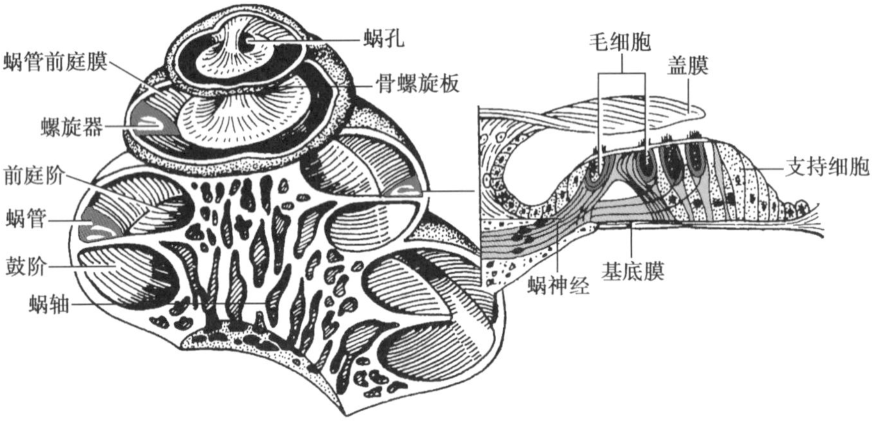

图 9-10 耳蜗及蜗管结构模式图

（二）基底膜的振动与行波学说

0905

图片：基底膜和盖膜振动时毛细胞顶部听毛受力情况示意图

当声波振动通过听骨链到达卵圆窗膜时，如果卵圆窗膜内移，可将压力变化依次传给前庭阶的外淋巴、前庭膜和蜗管内淋巴，进而引起基底膜下移，最后鼓阶的外淋巴压迫圆窗膜并使其外移；相反，当卵圆窗膜外移时，则整个耳蜗内的淋巴和膜性结构均作反方向的移动，如此反复，便形成了基底膜的振动。在基底膜振动时，基底膜与盖膜之间的相对位置也会随之发生相应变化，引起毛细胞的听毛弯曲，从而使毛细胞受到刺激而兴奋，将机械能转变为耳蜗的微音器电位，继而触发蜗神经纤维产生动作电位，传入大脑皮质听觉中枢产生听觉。

观察表明，基底膜的振动是以行波的方式进行的，即振动最先发生在靠近卵圆窗处的基底膜，随后沿基底膜呈波浪状向耳蜗顶部传播。声波频率不同时，行波传播的远近和最大振幅出现的部位也有所不同。声波振动频率越高，行波传播越近，引起最大振幅出现的部位越靠近卵圆窗；反之，声波频率越低，则行波传播越远，最大振幅出现的部位越靠近耳蜗顶部。

（三）耳蜗的生物电现象

0906

文档：耳蜗及蜗神经的电变化

基底膜的振动引起螺旋器上毛细胞顶部听毛的变形，这种机械变化会引起耳蜗及与之相连的神经纤维产生一系列的电变化。实验研究表明，耳蜗及蜗神经的电变化有三种表现：一是未受声波刺激时的耳蜗静息电位；二是受到声波刺激时耳蜗产生的微音器电位；三是由耳蜗微音器电位引发的蜗神经的动作电位。这三种生物电的关系是：耳蜗静息电位是产生其他电变化的基础。当耳蜗受声波刺激时，可以形成微音器电位，它是一种局部电位，可以总和而引起蜗神经动作电位。蜗神经动作电位的作用是向听觉中枢传递声音信息。

第四节 前 庭 器 官

笔记

内耳迷路中的椭圆囊、球囊和半规管合称为前庭器官，感受人体的空间位置以及运动情况。前庭器官在调节肌紧张和维持身体平衡起着重要作用。

一、椭圆囊和球囊的功能

椭圆囊和球囊是膜质的小囊，内部充满内淋巴液，囊内各有一个特殊的结构，分别称为椭圆囊斑和球囊斑，两种囊斑的结构相似。毛细胞存在于囊斑之中，其纤毛埋植在一种称为耳石膜的结构内。耳石膜是一种胶质板，内含许多微细的耳石，主要由碳酸钙组成，其比重大于内淋巴。椭圆囊斑和球囊斑所处的空间状态有所不同。当人体直立时，椭圆囊斑处于水平位，即毛细胞的纵轴与地面垂直，顶部朝上，耳石膜在纤毛的上方；球囊斑则处于垂直位，毛细胞的纵轴与地面平行，顶部朝外，耳石膜悬在纤毛的外侧。

0907

图片：前庭器官中毛细胞纤毛受力侧弯时对静息电位和神经冲动频率的影响

椭圆囊和球囊的功能是感知头部的空间位置和直线变速运动。在这两种囊斑中，各个毛细胞顶部的静毛和动毛相对位置都不同，因此，能够感受各个方向上的变化。当头部的空间位置改变或机体作直线变速运动时，由于重力或惯性作用，耳石膜与毛细胞的相对位置会发生改变，使毛细胞顶部的纤毛发生弯曲，倒向某一方向，从而使相应的传入神经发放的冲动发生变化。这种信息传入中枢后，可产生头部空间位置的感觉或直线变速运动的感觉，同时引起姿势反射，以维持身体平衡。

二、半规管的功能

人体两侧内耳中各有三个形状相似、相互垂直的半规管，因此可以感受空间任何方向的旋转变速运动。每个半规管与椭圆囊连接处都有一个膨大部分，称为壶腹。壶腹内有一隆起的特殊结构称壶腹嵴，它的位置与半规管的长轴垂直。在壶腹嵴中有一排面对管腔的毛细胞，毛细胞顶部纤毛较长，互相粘集成束，包埋于胶质性的圆顶形壶腹帽中，前庭神经末梢分布于壶腹嵴的底部。当毛细胞受到刺激，静毛倒向动毛一侧时，毛细胞兴奋，发生去极化，而动毛倒向静毛一侧弯曲时，毛细胞抑制，发生超极化。

壶腹嵴的适宜刺激是旋转变速运动，即角加速度运动。当人体围绕不同方向的轴作旋转运动时，相应的半规管壶腹中的毛细胞因内淋巴的惯性运动而受到冲击，顶部纤毛向某一方向弯曲；旋转停止时，半规管壶腹中的内淋巴由于惯性继续流动，使毛细胞顶部纤毛向相反方向弯曲。人脑根据来自两耳半规管传入信息的不同来判断旋转运动的方向和状态，从而产生不同的运动觉和位置觉，引起姿势反射，维持身体平衡。

三、前庭反应

当前庭器官受刺激而兴奋时，其传入冲动到达有关神经中枢后，除引起一定位置觉、运动觉以外，还能引起各种姿势调节反射、内脏功能的改变和眼震颤，这些现象称为前庭反应。

（一）姿势反射

当进行直线变速运动时，可刺激椭圆囊和球囊，反射性地改变颈部和四肢肌紧张的强度。例如人乘坐电梯时，当电梯突然上升，会出现肢体的伸肌抑制而肢体屈曲；当电梯突然下降时，伸肌收缩而肢体伸直等。这些都是直线变速运动引起的前庭器官的姿势反射。同样，在做旋转变速运动时，也可刺激半规管，反射性地改变颈部和四肢肌紧张的强度，以维持姿势的平衡。

直线变速运动或旋转变速运动引起姿势反射的结果，常同发动这些反射的刺激相对抗，其意义是有利于使机体尽可能地保持在原有空间位置上，以维持一定的姿势和平衡。

（二）内脏反应

当前庭器官受到过强或过久的刺激时，常会引起恶心、呕吐、眩晕、皮肤苍白等广泛性自主神经兴奋的反应，严重时可导致晕车、晕船等。当前庭出现自发的异常兴奋活动时，也可出现眩晕、呕吐、眼震颤、心跳和血压变化等反应，例如梅尼埃病。

（三）眼震颤

在躯体做变速旋转运动时，由于半规管受刺激而引起眼球不随意地往返运动，这种现象称为眼震颤（nystagmus）。眼震颤的方向因刺激不同的半规管而不同。两侧水平半规管受刺激时，引起水平方向眼震颤；上、后半规管受刺激时引起垂直方向的眼震颤。当人体向左侧旋转时，左侧半规管壶腹嵴

笔记

中毛细胞受刺激增加而右侧减弱，这时两侧眼球先缓慢向右侧移动，称为眼震颤的慢动相；当眼球移动到两眼裂右侧不能再移时，又突然快速返回到眼裂正中，这就是眼震颤的快动相；以后接着出现新的慢动相和快动相，如此往返不已（图 9-11）。临床上常用检查眼震颤的方法来判断前庭功能是否正常。

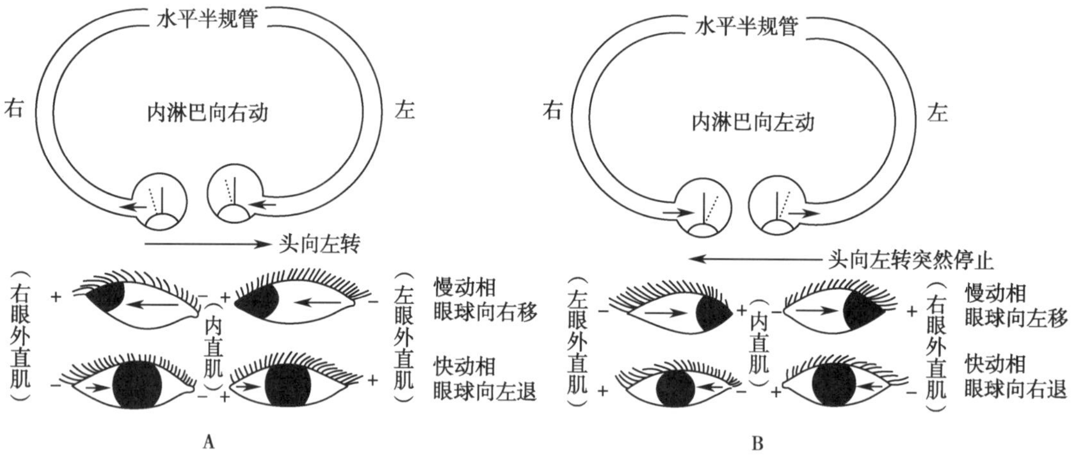

图 9-11 旋转变速运动时两侧水平半规管壶腹嵴毛细胞受刺激情况和眼震颤方向示意图

A. 加速度旋转开始时的情况；B. 减速度旋转突然停止时的情况。

知识拓展

前庭功能紊乱

前庭功能紊乱是指前庭功能的失平衡状态，其中包括前庭功能低下或丧失和前庭功能过激等。前庭功能紊乱既可以由器质性病变（如梅尼埃病、肿瘤、外伤等）引起，又可能由于前庭器官敏感性过高或内耳前庭受到过度刺激而产生。此外，情绪紧张、焦虑不安、睡眠不足也是重要的诱发因素。眩晕和头晕为最常见的表现，同时也可伴有耳聋、耳鸣等症状。通过眼球震颤检查、听力学检查、前庭功能检查等可以初步做出诊断。

第五节 嗅觉器官和味觉器官

一、嗅觉感受器和嗅觉的一般性质

嗅觉感受器是嗅细胞，位于上鼻道及鼻中隔后上部的嗅上皮中。嗅细胞是双极神经细胞，呈杆状，细胞顶端有纤毛，覆盖在鼻黏膜所分泌的黏液层中；细胞的底端是轴突，组成嗅丝，穿过筛骨的筛板后进入嗅球，进而传入更高级的嗅觉中枢。嗅觉感受器的适宜刺激是有气味的化学刺激。当这些化学刺激物与嗅细胞上纤毛膜的受体结合后，引起生物电变化，产生的神经冲动经嗅球传到嗅觉中枢，引起嗅觉。嗅觉的特点之一是较容易适应，但这不是嗅觉疲劳，因为对某种气味适应后，对其他气味依然很敏感。人随着年龄增长，嗅觉的敏感程度会逐渐下降。

二、味觉感受器和味觉的一般性质

人的味觉器官是舌。味蕾是味觉感受器，主要分布在舌背部和舌缘的黏膜内。每个味蕾由味细胞、支持细胞和基底细胞组成。味细胞的顶端有纤毛，称为味毛。味觉感受器的适宜刺激是一些水溶性的化学物质。人类能够感受和分辨多种味道，一般认为是由酸、甜、苦、咸 4 种基本味觉组合而成。舌尖部对甜味比较敏感，舌两侧部对酸味敏感，舌两侧前部对咸味敏感，舌根部对苦味敏感。味觉的灵敏程度随着年龄的增长而逐渐降低。此外还受刺激物本身的温度影响，在 20～30℃时味觉敏感程度最高。

笔记

第六节　感觉器官疾病的康复

一、视觉器官疾病康复的生理学基础

眼是人体重要的感觉器官之一。人类有80%~90%的信息是通过视觉感受器获得的。视觉的有些功能是先天固有的,但大部分则是通过后天外界环境刺激和相互作用而逐渐作用的。视觉功能是人类生存质量的重要保障,一旦视觉功能减退,就会严重影响到人们对事物的正确判断和认知。因此,对于视觉功能异常的人来说,进行全面、有效的视觉康复是非常必要的。

由于先天或后天的原因导致视觉器官结构或生理功能发生部分或全部障碍,称之为视觉障碍。当发生视觉障碍时,病人常常会表现为视物不清、变形、变小等视力下降的症状。为了能及时发现视觉功能的异常,应该有针对性地进行视觉功能的检查,主要包括视觉心理物理学检查及视觉电生理检查两大类。视觉心理物理学检查包括视力、视野、暗适应、立体视觉及检眼镜检查,而视觉生理检查包括视网膜电图、眼电图和视觉诱发电位。通过这些检查手段可以明确病变部位,并尽早进行干预,以期最大限度地保留视觉功能。

根据视觉功能障碍的病因和程度不同,康复治疗的方法也会有所区别。

(1) 眼部炎症性疾病引起的视力障碍(包括角膜炎、巩膜炎、葡萄膜炎、视神经炎、睑腺炎等)常常伴随着疼痛、瘙痒、畏光、视力下降等生理功能障碍,在康复治疗上除了可以进行常规的抗感染、止痛、促进炎症吸收等治疗外,还可采用超短波疗法、微波疗法、直流电离子导入(抗菌药物)疗法、冷敷疗法等物理治疗方法。

(2) 白内障引起的视力障碍,症状包括视力下降、屈光度改变、单眼复视等表现,临床上可采用音频电疗法或调制中频电疗法等来改善晶状体浑浊的现象。

(3) 玻璃体疾病引起的视力障碍,常见症状为眼前有漂浮物,明显的玻璃体浑浊可引起视力下降。临床上可采用超声波疗法减轻玻璃体浑浊,从而提高视力。

(4) 屈光不正引起的视力障碍主要以矫正视力为主,临床上采用镜片矫正或准分子激光手术等方法。

(5) 眼肌障碍引起的视力障碍,如上睑下垂,临床上可采用低频脉冲电疗法及运动疗法训练肌力。

二、听觉器官疾病康复的生理学基础

听觉器官疾病大多以听力下降为主要表现。临床上将这种听力下降统称为耳聋。通常按病变部位将耳聋分为传音性耳聋、感音神经性耳聋和混合性耳聋3类:

(1) 传音性耳聋:是由于外耳与中耳病变,导致声波增压和传音的障碍,造成听力损害。很多先天性或后天疾病都能影响声音在外耳和中耳的传导与增压,造成传音性耳聋的发生,例如外耳道畸形或闭锁,咽鼓管功能障碍,鼓膜和听骨链缺如或畸形,中耳炎症造成的鼓膜穿孔等,但这类病人很少出现语言认知能力的下降。

(2) 感音性耳聋:是由于内耳耳蜗的内外淋巴、基底膜、螺旋器病变引起的听力障碍。多种病毒和细菌急性感染,如腮腺炎、流感、脑膜炎等都可能损害耳蜗,尤以耳蜗底部损害最严重。迷路感染可导致迷路瘘管、前庭窗和蜗窗腐蚀。耳毒性药物中毒则会引起听毛细胞的病变。这些耳蜗病变都会严重损害听觉产生,造成感音性耳聋。

(3) 混合性耳聋:是指传音性和感音性听力损失同时在一个病人身上出现造成的听力障碍。老年性耳聋是最常见的混合性耳聋。

临床听力检查包括音叉试验、纯音听阈及阈上功能测试等主观测听和电反应测听,耳声发射测听等客观测听。

根据听觉功能障碍的病因和程度的不同,康复治疗的方法也会有所区别。

（1）耳科炎症性疾病及以溢液为主的耳科疾病造成的听觉功能障碍，包括外耳道炎、化脓性中耳炎、分泌性中耳炎等炎症性疾病，原则上是以控制感染、消除疼痛，通畅引流为主，防止继发性损害。可采用超短波疗法、微波疗法、直流电离子导入（抗菌药物）疗法等物理治疗方法。

（2）突发性耳聋的治疗原则是改善内耳微循环，增加血液氧的携带量。可采用“声频共振激活再生疗法”结合“电磁波导向离子介入法”进行联合治疗、高压氧治疗、按摩等方法。

（3）眩晕为主的疾病的听觉功能障碍，常以发作性眩晕、耳聋、耳鸣和耳胀满感为临床特征，其治疗原则是调节自主神经功能，改善内耳微循环，解除迷路积水等。应尽量使病人心态放松，保持良好的心情，避免由于情绪剧烈波动而导致身体失去正常自主神经的调节功能。此外，对于严重听力下降且有残余听力者，可通过佩戴助听器获得听力；通过人工耳蜗植入帮助重度或极重度耳聋病人获得或恢复部分听力。

三、前庭器官疾病康复的生理学基础

前庭系统、本体感觉系统和视觉系统与中枢神经系统之间平衡信息通过整合，共同参与维持机体平衡。在这里我们主要关注前庭器官功能障碍的影响。

前庭功能障碍分为周围性和中枢性两类。周围性前庭功能涉及内耳前庭装置，包括半规管、椭圆囊和球囊，主要障碍包括梅尼埃病、急性病毒性迷路炎、耳毒性药物的应用等。当损害发生时，除了表现出眼震颤、耳鸣、眩晕、听力下降、恶心和呕吐症状外，平衡功能丧失、跌倒风险增大也是其重要体征。对这类病人进行功能障碍评定时，在进行肌张力、平衡、姿势和步态评定的同时，还要进行前庭测试。一般包括听力测验、眼电描记法、姿势性眼球震颤电流描记法、热刺激的眼球震颤电流描记法以及旋转刺激的眼球震颤电流描记法。通过这些检查方法，可以测试迷路和前庭器官的耳蜗功能的完整性。中枢性前庭功能障碍涉及前庭通路和中枢神经系统结构，我们将在第十章中予以介绍。

对前庭器官功能障碍的病人予以康复治疗时，应对不可逆性损害进行代偿性训练，减轻眩晕、头晕和恶心症状。例如，可以教授病人进行 Cawthorne-Cooksey 法训练或改良方法训练。此外，还应改善病人的平衡和行走功能，为其制订平衡功能康复的训练方案，指导病人循序渐进地完成卧、坐、站姿及运动条件下各种形式的活动，提高静态和动态姿势的稳定性，以恢复病人的平衡功能。

本章小结

感受器的本质是生物换能器，通过它的换能作用可以将外界各种刺激转变为神经冲动，传递至大脑皮质后产生特定感觉。视觉的产生是通过眼的折光系统的折光成像作用和感光系统的感光换能作用实现的。可见光经过眼的折射系统成像于视网膜上，再经过视锥和视杆两种感光细胞的换能作用，最后在视神经纤维上产生动作电位，传至视觉中枢产生视觉。耳既是听觉器官，也是位置觉器官。听觉产生是声波通过外耳、中耳传至内耳后，经耳蜗螺旋器将声波振动转换为生物电信号，传至听觉中枢产生听觉。位置觉的产生与前庭器官中椭圆囊、球囊和三个半规管有关。椭圆囊和球囊可以感受头的位置变化和身体变速直线运动，半规管的壶腹嵴可以感受变速旋转运动。前庭器官兴奋时会使机体产生前庭反应。

（崔 鹤）

0908

扫一扫，测一测

笔记

思考题

1. 长时间看书时,为什么眼睛会感到疲劳?
2. 临床散瞳时向眼内滴入阿托品为什么会引起视物不清?
3. 远视眼与老花眼是否相同?如何矫正?
4. 结合本章所学内容,说明传音性耳聋和感音性耳聋的产生机制及鉴别方法。

0909

思路解析

笔记

第十章 神经系统

10章 PPT

学习目标

1. 掌握：神经元活动的联系方式、突触的分类及传递过程，突触传递的特征；神经递质的分类、分布、作用和受体；丘脑的感觉投射系统和痛觉；脊髓的运动功能，脑干对肌紧张的调节，小脑的运动调节功能；神经系统对内脏活动的调节。

2. 熟悉：神经纤维的传导特征；兴奋传递的其他方式；突触抑制；反射；脊髓的感觉功能；大脑皮质运动区；基底核的功能。

3. 了解：神经元和神经胶质；神经递质合成、储存与释放，中枢神经递质的分类、作用与受体；脊髓和低位脑干对内脏活动的调节；记忆，皮质诱发电位，脑电图。

4. 运用生理学知识，初步具备分析神经系统常见疾病产生的原因的能力，能够运用生理学知识分析神经系统疾病康复的生理学机制。

神经系统在机体内起主导作用：①控制和调节体内各器官和系统的活动，使机体成为一个有机的整体；②通过感受器接受内、外环境变化的刺激，进行分析综合，及时作出反应，使机体适应变化的环境，维持机体与内、外环境间的统一；③人类的大脑皮质高度发达，是意识、思维和语言的结构基础，使人类远远超越其他动物，成为主宰世界的主人。

第一节 神经系统功能活动的规律

神经系统由神经细胞和神经胶质细胞构成。

一、神经元和神经胶质细胞

（一）神经元

神经细胞又称神经元（neuron），是构成神经系统的基本结构和功能单位。

1. 神经元的基本结构和功能　人类中枢神经系统内神经元的数量约 10^{11} 个，是由胞体和突起两部分组成。胞体是神经元营养代谢的中心，对于接受刺激、处理信息、传递冲动等方面具有重要作用。突起又分为树突和轴突两类。树突（dendrite）多而短，它是神经元接受信息的主要结构。轴突（axon）长，一般一个神经元仅有一个轴突，其主要功能是传导神经冲动。轴突和感觉神经的长树突统称为轴索。轴索与其外面包有的胶质细胞或神经膜构成神经纤维。

2. 神经纤维　神经纤维（nerve fiber）的主要功能是传导兴奋。

（1）神经纤维的分类：常用的分类方法有两种。一种是根据传导兴奋速度的差异，将神经纤维分为 A、B、C 三类，其中，A 类又进一步分为 $A_α$、$A_β$、$A_γ$ 和 $A_δ$ 四个亚类。另一种是根据直径与来源的差

笔记

异，将神经纤维分为Ⅰ、Ⅱ、Ⅲ、Ⅳ四类，其中，Ⅰ类纤维又分为$Ⅰ_a$和$Ⅰ_b$两个亚类。目前，前一种分类法主要用于传出纤维，后一种分类法则常用于传入纤维（表10-1）。

表10-1　哺乳动物周围神经纤维的分类

按传导速度分类	传导速度/（$m \cdot s^{-1}$）	纤维直径/μm	来　　源	按直径与来源分类
A（有髓鞘）				
A_α	70~120	13~12	本体感觉、躯体运动	$Ⅰ_a$、$Ⅰ_b$
A_β	30~70	8~13	触-压觉	Ⅱ
A_γ	15~30	4~8	支配梭内肌	
A_δ	12~30	1~4	痛觉、温度觉、触-压觉	Ⅲ
B（有髓鞘）	3~15	1~3	自主神经节前纤维	
C（无髓鞘）				
后根	0.6~2.0	0.4~1.2	痛觉、温度觉、触-压觉	Ⅳ
交感	0.7~2.3	0.3~1.3	交感节后纤维	

（2）神经纤维传导兴奋的特征：①完整性，神经纤维只有在其结构和功能都保持完整时才能传导兴奋，若神经纤维受损或局部应用麻醉剂，其结构或功能的完整性即遭受破坏，兴奋传导将受阻。②绝缘性，一条神经干中含有许多神经纤维，但神经纤维在传导兴奋时一般不会相互干扰，其原因是大容量的细胞外液对电流的短路作用。③双向性，人为刺激神经纤维上任何一点引起的兴奋，可同时向神经纤维的两端传导。④相对不疲劳性，相对不疲劳性是指神经纤维能在较长时间内保持不衰减地传导兴奋的能力。

（3）神经纤维传导兴奋的速度：一般神经纤维直径越大，传导速度越快。有髓神经纤维的传导速度比无髓神经纤维快。此外，在一定范围内，传导速度与温度呈正变关系。温度降低可以减慢传导速度甚至导致传导阻滞，临床上的低温麻醉即依据此原理。通过测定神经纤维的传导速度，有助于评定周围运动、感觉神经纤维的传导功能，估计神经损伤的预后，同时也可鉴别神经纤维与肌肉的病变。

（4）神经纤维的轴浆运输：神经元轴突内所含的细胞质称为轴浆。胞体与轴突之间经常通过轴浆流动进行物质的运输，这种在轴突内借助轴浆流动而运输物质的现象，称为轴浆运输（axoplasmic transport），它对维持神经元结构和功能的完整性有着重要意义。

轴浆运输具有双向性，可分为顺向轴浆运输和逆向轴浆运输两类。顺向轴浆运输是指自胞体向轴突末梢的轴浆运输，它又可分为快速轴浆运输和慢速轴浆运输两种。顺向快速轴浆运输指具有膜结构的细胞器，如线粒体、含有递质的囊泡和分泌颗粒等的运输，速度约410mm/d；顺向慢速轴浆运输指轴浆内的可溶性成分随微管、微丝等结构不断向前延伸而发生的移动，速度为1~12mm/d。逆向轴浆运输是指自轴突末梢向胞体的轴浆运输，速度约205mm/d。神经生长因子、辣根过氧化物酶（horseradish peroxidase，HRP）、狂犬病病毒、破伤风毒素等在入胞作用下被摄入神经末梢，然后以这种方式运输到胞体，对神经元的活动和存活产生影响。

（5）神经纤维的营养性作用：神经纤维对其所支配的组织有两方面的作用。一方面神经纤维将兴奋传到神经末梢，通过释放递质来改变所支配组织的功能活动，如肌肉收缩、腺体分泌等；另一方面，神经末梢还经常释放某些神经营养因子，持续地调整所支配组织的内在代谢活动，影响其结构、生化和生理功能，这种作用称为神经的营养性作用（trophic action）。神经的营养性作用在正常情况下不易被觉察，但在神经损伤时就明显表现出来。如脊髓灰质炎病人，受损的前角运动神经元功能丧失后，其所支配的肌肉会发生明显萎缩。神经的营养性作用不仅调整所支配组织的内在代谢活动，也影响其生理特性。将支配快肌和支配慢肌的神经切断后，再将支配快肌的中枢端与支配慢肌的外周端缝合，待神经再生后，慢肌可转变成快肌。

笔记

神经功能性和营养性作用的丧失都会导致所支配肌肉的萎缩，而神经损伤后再生的速度很慢，因此延缓肌肉萎缩对于病人的康复是至关重要的。临床上用低频的神经肌电刺激，使失去神经支配的肌肉收缩，或每天对患侧肢体进行被动活动，均能减慢肌肉萎缩的速度。

（二）神经胶质细胞

文档：神经干细胞的研究及应用

神经胶质细胞（neurogliocyte）简称胶质细胞，广泛分布于中枢和周围神经系统中，中枢神经系统的胶质细胞主要有星形胶质细胞、少突胶质细胞和小胶质细胞三类，数量为神经元的10~50倍。周围神经系统的胶质细胞主要有施万细胞和位于神经节内的卫星细胞等。目前认为胶质细胞的主要功能有：①支持和引导神经元迁移作用；②隔离和绝缘作用；③修复和再生作用；④免疫应答作用；⑤物质的代谢和营养作用；⑥稳定细胞外的 K^+ 浓度的作用；⑦参与某些活性物质的代谢。胶质细胞与某些神经系统的疾病也有着密切关系，如帕金森病的脑损伤区出现反应性星形胶质细胞增生。

二、突触传递

突触（synapse）是神经元与神经元之间、神经元与效应器之间发生功能接触并传递信息的部位。神经元的轴突末梢形成许多分支，每个分支末梢脱去髓鞘后膨大呈球状，称为突触小体。突触小体的膜称为突触前膜，与其对应的另一个神经元的膜称为突触后膜。突触后膜上有与神经递质特异结合的受体。突触前膜与突触后膜较一般的神经元膜厚，两膜间存在20~40nm的缝隙，称为突触间隙（图10-1）。在突触前膜内侧的轴浆内含有较多的线粒体和大量的囊泡，后者称为突触小泡，内含高浓度的神经递质。神经元与效应器之间的突触也称接头（见第二章）。根据突触接触部位的不同，分为轴突-胞体式突触，轴突-树突式突触，轴突-轴突式突触三类（图10-2）。根据突触传递媒介物性质的不同，分为化学性突触和电突触两大类。化学性突触再根据突触前、后成分之间有无紧密的解剖关系，又可分为定向突触（如经典突触和神经-骨骼肌接头）和非定向突触。下面重点介绍经典的突触传递。

（一）突触传递的过程

突触前神经元的信息传递到突触后神经元的过程称为突触传递（synaptic transmission）。当突触前神经元有冲动传到末梢时，突触前膜发生去极化，引起前膜上电压门控 Ca^{2+} 通道开放，细胞外 Ca^{2+} 进入末梢轴浆内，导致轴浆内 Ca^{2+} 浓度瞬时增高，由此触发突触囊泡的出胞，引起末梢递质的量子式释放。神经递质进入突触间隙后，经扩散抵达突触后膜，作用于突触后膜上特异性受体或化学门控通道，引起突触后膜对某些离子的通透性改变，使某些离子跨膜流动，导致突触后膜产生去极化或超极化的电位变化，这种突触后膜的局部电位变化称为突触后电位。这样，突触前神经元的信息就通过突触传递到突触后神经元，引起突触后神经元功能活动的改变。

（二）突触后电位

根据突触后电位发生的是去极化或超极化，可将突触后电位分为兴奋性突触后电位和抑制性突触后电位两种。

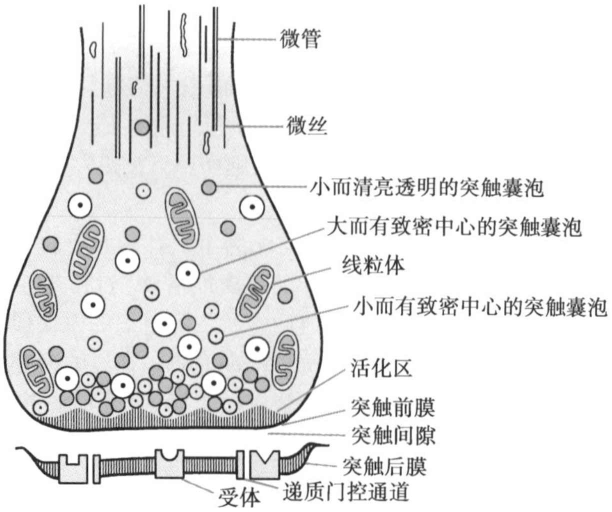

图10-1 突触的微细结构模式图

笔记

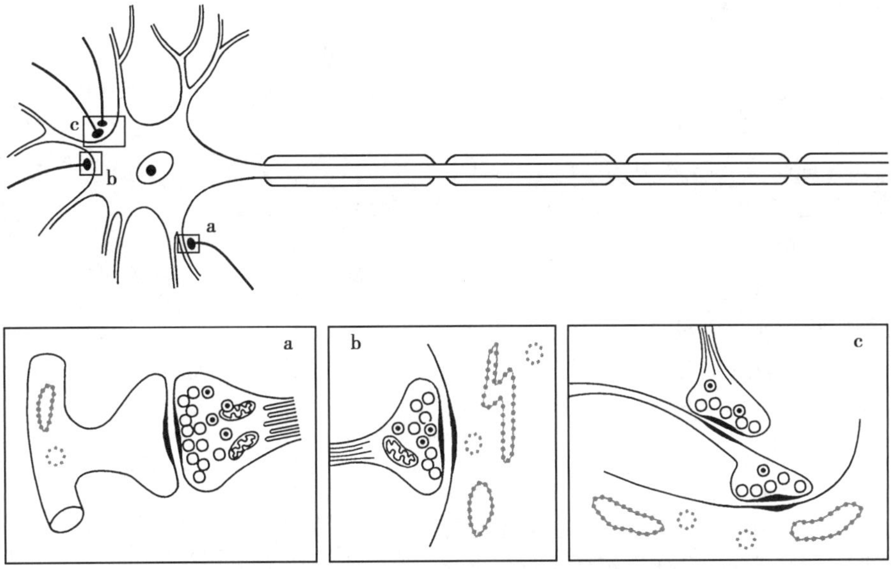

a,b,c分别表示轴突-树突式突触,轴突-胞体式突触,轴突-轴突式突触。

图 10-2　突触的基本类型模式图

1. 兴奋性突触后电位　肌梭的传入纤维（I_a）进入脊髓后，与脊髓前角伸肌运动神经元形成突触联系。当肌梭的传入神经冲动抵达突触前膜时，突触前膜释放兴奋性递质，该递质作用于伸肌运动神经元细胞膜（突触后膜）上相应的受体，使突触后膜对 Na^+、K^+的通透性增大，引发 Na^+和 K^+的跨膜流动。由于 Na^+的内流大于 K^+的外流，故产生突触后膜的局部去极化。这种突触后膜在神经递质作用下产生的局部去极化电位变化，称为兴奋性突触后电位（excitatory postsynaptic potential，EPSP）（图 10-3）。EPSP 是一种局部电位，当突触前神经元活动增强或参与活动的突触数量增多时，EPSP 可以总和起来，使电位幅度加大；当达到阈电位水平时，则在突触后神经元的轴突始段诱发动作电位，并沿轴突扩布至末梢或逆向传到胞体，以刷新神经元胞体的状态。

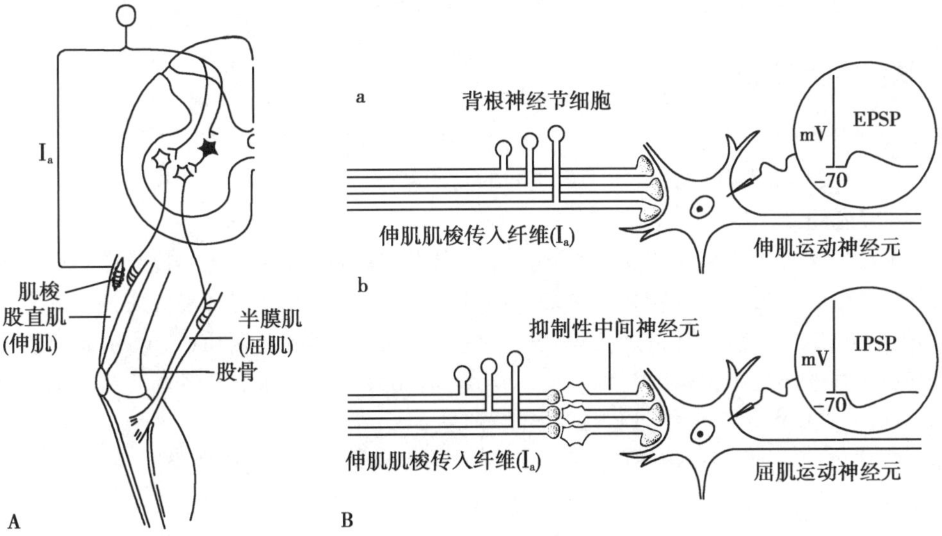

图 10-3　兴奋性突触后电位和抑制性突触后电位产生机制示意图

A. 图中示股直肌（伸肌）内肌梭传入冲动沿 I_a 类纤维传入中枢；B. 突触后电位，其中 a. 兴奋性突触后电位（EPSP），b. 抑制性突触后电位（IPSP）。

2. 抑制性突触后电位　当肌梭的传入神经冲动抵达脊髓时，在兴奋脊髓伸肌运动神经元的同时，通过脊髓抑制性中间神经元抑制屈肌运动神经元时。当肌梭的传入神经冲动（I_a）抵达抑制性中间神经元时，当该神经元的轴突末梢细胞膜（突触前膜）释放抑制性递质，该递质作用于屈肌运动神经元细胞膜（突触后膜）上相应的受体，使突触后膜对 Cl^-（主要）和 K^+ 的通透性增大，Cl^- 内流使突触后膜产生超极化。这种突触后膜在某种递质作用下产生的局部超极化电位变化，称为抑制性突触后电位（inhibitory postsynaptic potential，IPSP）（图 10-3B）。IPSP 使突触后神经元的膜电位与阈电位的距离增大而不易引发动作电位，即对突触后神经元产生了抑制效应。

一个突触后神经元与许多突触前神经元的轴突末梢构成突触联系，其中既有兴奋性突触联系，也有抑制性突触联系。突触后膜上电位改变的总趋势决定于同时产生的 EPSP 和 IPSP 的代数和。

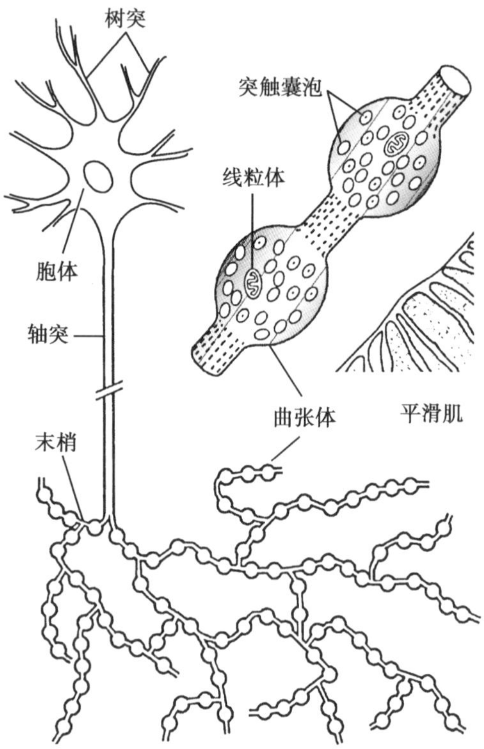

图 10-4　非定向突触传递示意图
右上部分示放大的曲张体。

除了上述经典的突触传递外，还存在非定向突触传递和电突触传递两种方式。非定向突触的细胞间信息传递也通过神经递质，但并不是通过经典突触结构实现的，也称为非突触性化学传递（non-synaptic chemical transmission）。在研究交感神经对平滑肌和心肌的支配方式时发现，交感肾上腺素能神经元的轴突末梢发出许多分支，各分支上形成串珠样的膨大结构，称为曲张体（varicosity），其内含有大量的小而具有致密中心的突触小泡，内含高浓度的去甲肾上腺素。曲张体沿末梢分支分布于效应器细胞近旁，但与效应器细胞间无经典的突触联系（图 10-4）。当神经冲动到达曲张体时，其内的去甲肾上腺素释放出来，经扩散作用到达附近的效应器细胞，与受体结合，引起效应器细胞产生反应，从而实现细胞间的信息传递。电突触（electrical synapse）的结构基础是缝隙连接，是两个神经元紧密接触的部位，两层膜之间通过由蛋白质形成水相通道，允许带电离子双向流动，将信息从一个细胞传给另一个细胞。由于该部位的电阻低，因而传递速度快，几乎无潜伏期。

三、神经递质和受体

化学性突触传递的媒介物是神经递质，而神经递质需要作用于相应的受体才能完成信息的传递。所以，神经递质和受体是化学性突触传递最重要的物质基础。

（一）神经递质

在神经元之间或神经元与效应器之间起传递信息作用的化学物质，称为神经递质（neurotransmitter）。除神经递质外，神经元还能合成和释放一些化学物质，它们并不在神经元之间直接起信息传递的作用，而是增强或削弱递质的信息传递效率，此类化学物质称为神经调质（neuromodulator）。实际上由于神经递质在某些情况下也可以起到调质的作用，而在另一种情况下神经调质也可以发挥神经递质的作用，故两者之间并没有十分明显的界限。

根据存在部位的不同，将神经递质分为中枢神经递质和外周神经递质两类。

1. 中枢神经递质　由中枢神经系统内的突触前神经元末梢释放，作用于突触后膜受体的递质为中枢递质。主要有以下几类：

（1）乙酰胆碱：以乙酰胆碱（acetylcholine，ACh）作为递质的神经元称为胆碱能神经元（cholinergic neuron）。胆碱能神经元广泛分布于脊髓前角、脑干网状结构上行激动系统、丘脑、纹状体和边缘系统等部位，其功能与感觉、运动、学习记忆等活动有关。

（2）胺类：胺类递质包括去甲肾上腺素、肾上腺素、多巴胺、5-羟色胺和组胺等。以去甲肾上腺素（norepinephrine，NE）作为递质的神经元称为 NE 能神经元，其胞体主要位于低位脑干，尤其是中脑网状结构、脑桥的蓝斑以及延髓网状结构的腹外侧部分。以肾上腺素（epinephrine，E）为递质的神经元称为 E 能神经元，其胞体主要分布于延髓。脑内多巴胺（dopamine，DA）主要是由中脑黑质的神经元产生，沿黑质-纹状体投射系统分布，贮存于纹状体，主要参与对躯体运动、精神情绪活动、垂体内分泌功能以及心血管活动等的调节。5-羟色胺（serotonin，5-HT）能神经元胞体主要集中于低位脑干的中缝核内，主要作用是调节痛觉与镇痛、精神情绪、睡眠、体温、摄食等功能活动。

（3）氨基酸类：氨基酸类包括兴奋性氨基酸和抑制性氨基酸两大类，前者如谷氨酸（glutamate，Glu）及天冬氨酸；后者如 γ-氨基丁酸（γ-aminobutyric acid，GABA）及甘氨酸。

（4）神经肽类：分布于神经系统起信息传递或调节信息传递效率的肽类物质称为神经肽（neuropeptide）。它包括速激肽、阿片肽、下丘脑调节肽、神经垂体肽和脑肠肽等，以调质、递质或激素等形式发挥作用，但在多数情况下主要作为调质发挥作用。

（5）其他递质：嘌呤类物质中的腺苷在中枢神经系统中主要起抑制性作用，咖啡和茶的兴奋效应就是由于咖啡因和茶碱阻断腺苷受体的作用而产生的。一氧化氮和一氧化碳所起的作用与递质完全相同，故也被视为神经递质。

2. 外周神经递质 由外周神经末梢释放，作用于节后神经元或效应器细胞膜受体的递质为外周递质。主要有以下两类：

（1）ACh：以 ACh 作为递质的神经纤维称为胆碱能纤维。在外周支配骨骼肌的躯体运动神经纤维、全部交感和副交感神经的节前纤维、大多数副交感神经节后纤维、少数交感节后纤维（支配汗腺的交感节后纤维和支配骨骼肌血管的交感舒血管纤维）都属于胆碱能纤维。

（2）NE：以 NE 作为递质的神经纤维称为肾上腺素能纤维。在外周多数交感节后纤维（除支配汗腺和骨骼肌血管的交感胆碱能纤维外）释放的递质是 NE，目前尚未发现以 E 为递质的神经纤维。

1002

文档：神经递质的发现

3. 递质的代谢 递质的代谢包括递质的合成、储存、释放、降解、再摄取和再合成等过程，其中的任一过程出现障碍都会引起信息传递的紊乱。

（二）受体

受体（receptor）是指位于细胞膜或细胞内，能与某些化学物质（如递质、调质、激素、细胞因子等）特异结合并诱发特定生物学效应的特殊生物分子。根据存在的部位不同，受体可分为膜受体和细胞内受体，后者又包括胞质受体和核受体。与递质结合的受体多为膜受体；能与受体结合的物质统称为配体。根据结合的天然配体的不同，受体可分为胆碱能受体和肾上腺素能受体等。

1. 胆碱能受体 能与 ACh 特异性结合的受体称为胆碱能受体，包括毒蕈碱受体（muscarinic receptor，M receptor）和烟碱型受体（nicotinic receptor，N receptor）两类。

（1）M 受体：它分布于大多数副交感神经节后纤维和少数交感神经节后纤维支配的效应器细胞膜上，已发现的 M 受体有五种亚型。ACh 与 M 受体结合后，可产生一系列副交感神经兴奋的效应，如心脏活动被抑制，支气管、消化道平滑肌和膀胱逼尿肌收缩，消化腺和汗腺分泌增加，瞳孔缩小及骨骼肌血管平滑肌舒张。这些作用统称为毒蕈碱样效应，简称 M 样效应（表 10-2）。M 样效应可被 M 受体拮抗剂阿托品阻断。

（2）N 受体：N 受体是离子通道型受体，包括 N_1 和 N_2 两种亚型。N_1 受体位于神经节突触后膜，故也称为神经元型烟碱受体；N_2 受体存在于骨骼肌运动终板膜上，故也称为肌肉型烟碱受体。小剂量 ACh 与 N_1 受体结合后，可引起自主神经节的节后神经元兴奋，也能与 N_2 受体结合引起骨骼肌收缩。这些作用统称为烟碱样效应，简称 N 样效应（表 10-2）。筒箭毒碱既能阻断 N_1 受体，也能阻断 N_2 受体。六烃季铵主要阻断 N_1 受体，十烃季铵则主要阻断 N_2 受体。

2. 肾上腺素能受体 能与 E 或 NE 结合的受体称为肾上腺素能受体，包括 α 型肾上腺素能受体（α 受体）和 β 型肾上腺素能受体（β 受体）两类。

（1）α 受体：α 受体又分为 α_1 和 α_2 两种亚型。α_1 受体主要分布在血管平滑肌、胃肠道及膀胱括约肌、瞳孔开大肌等部位，所产生的效应主要是兴奋性的，如使血管收缩、子宫收缩、瞳孔开大肌收缩等，但使小肠的平滑肌舒张。α_2 受体主要分布在突触前膜上。酚妥拉明为 α 受体的拮抗剂，对 α_1 和 α_2 两种受体均有阻断作用（主要是 α_1 受体），可消除 NE 引起的血管收缩、血压升高等效应。哌唑嗪和育亨宾可分别选择性阻断 α_1 和 α_2 受体。

笔记

表 10-2 外周胆碱能和肾上腺素能受体的分布及其效应

效应器		胆碱能系统		肾上腺素能系统	
		受体	效应	受体	效应
自主神经节		N_1	节后神经元兴奋		
骨骼肌		N_2	骨骼肌兴奋		
循环器官	窦房结	M	心率减慢	β_1	心率加快
	房室传导系统	M	传导减慢	β_1	传导加快
	心肌	M	收缩减弱	β_1	收缩加强
	脑血管	M	舒张	α_1	收缩
	冠状血管	M	舒张	α_1	收缩
				β_2	舒张(为主)
	皮肤黏膜血管	M	舒张	α_1	收缩
	腹腔内脏血管			α_1	收缩(为主)
				β_2	舒张
	骨骼肌血管	M	舒张	α_1	收缩
				β_2	舒张(为主)
呼吸器官	支气管平滑肌	M	收缩	β_2	舒张
	支气管腺体	M	促进分泌		
消化器官	胃平滑肌	M	收缩	β_2	舒张
	小肠平滑肌	M	收缩	β_2	舒张
	括约肌	M	舒张	α_1	收缩
	唾液腺	M	大量稀薄唾液	α_1	少量黏稠唾液
	胃腺	M	促进分泌	α_2	抑制分泌
泌尿器官	膀胱逼尿肌	M	收缩	β_2	舒张
	内括约肌	M	舒张	α_1	收缩
生殖器官	妊娠子宫			α_1	收缩
	未孕子宫			β_2	舒张
眼	瞳孔开大肌			α_1	收缩(瞳孔开大)
	瞳孔括约肌	M	收缩(瞳孔缩小)		
皮肤	竖毛肌			α_1	收缩(竖毛)
	汗腺	M	促进分泌		
代谢	糖酵解			β_2	增加
	脂肪分解			β_3	增加

(2) β受体:β受体有 β_1、β_2 和 β_3 三种亚型。β_1 受体分布于心脏组织中,其作用是兴奋性的。在脂肪组织中也有 β_1 受体,可促进脂肪的分解代谢。β_2 受体分布于支气管、胃、肠、子宫及许多血管平滑肌细胞上,促使这些平滑肌舒张。β_3 受体主要分布于脂肪组织,与脂肪分解有关(表 10-2)。普萘洛尔为β受体的拮抗剂,其对 β_1 和 β_2 两种受体都有阻断作用。阿替洛尔和美托洛尔主要阻断 β_1 受

体，对 $β_2$ 受体的作用较弱，故增加呼吸道阻力的作用较小，因此对心绞痛伴有支气管痉挛的病人比较适用。布托沙明则主要阻断 $β_2$ 受体。

受体不仅存在于突触后膜，在突触前膜上也存在。突触前膜上的受体称为突触前受体（presynaptic receptor）。多数突触前受体的作用是抑制突触前神经末梢释放递质，起反馈抑制作用。

四、反射活动的基本规律

神经调节的基本方式是反射，反射及反射弧的概念已在绪论中述及，下面主要介绍反射活动的基本规律。

（一）中枢神经元的联系方式

中枢神经系统中巨量的神经元构成了复杂的网络系统，联系方式归纳起来主要有以下几种（图10-5）。

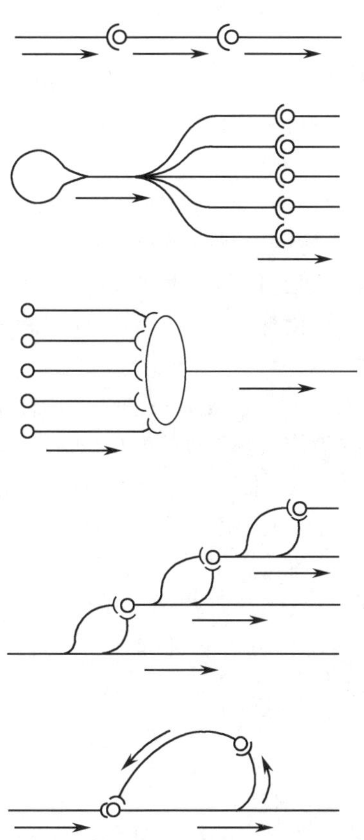

图 10-5　中枢神经元的联系方式模式图
A. 单线式联系；B. 辐散式联系；C. 聚合式联系；D. 链锁式联系；E. 环式联系。

1. 单线式联系　单线式联系（single line connection）是指一个突触前神经元仅与一个突触后神经元发生突触联系（图 10-5A）。机体内真正的单线式联系很少，如视网膜中央凹处的一个视锥细胞通常只与一个双极细胞发生突触联系。

2. 辐散式联系　辐散式联系（divergent connection）是指一个神经元可通过其轴突末梢分支与多个神经元形成突触联系（图 10-5B）。它能使与此神经元相联系的许多神经元同时兴奋或抑制，从而扩大其影响，该联系方式多见于传入通路。

3. 聚合式联系　聚合式联系（convergent connection）是指多个神经元的轴突末梢与一个神经元建立突触联系（图 10-5C）。它能使来源于不同神经元的兴奋和抑制在同一个神经元上发生整合，导致后者兴奋或抑制，该联系方式多见于传出通路。

4. 链锁式联系　链锁式联系（chain connection）是指中间神经元在扩布冲动的同时，通过其发出的侧支直接或间接将冲动扩布到许多神经元（图 10-5D）。其可以在空间上扩大神经元作用的范围。

5. 环式联系　环式联系（recurrent connection）是指一个神经元通过其轴突的侧支与中间神经元发生突触联系，中间神经元反过来再与该神经元发生联系，构成闭合环路（图 10-5E）。若环路内中间神经元是兴奋性神经元，则通过环式联系使兴奋效应得到增强和时间上的延伸，其传出通路上冲动发放的时段得以延长，即产生正反馈效应，此种现象称为后发放（after discharge）；若环路内中间神经元是抑制性神经元，则通过环式联系使得兴奋效应及时终止，即产生负反馈效应。因此，环式联系不仅是正反馈和后发放的结构基础，也是负反馈的结构基础。

（二）中枢兴奋传递的特征

反射弧中枢部分传播兴奋时，往往需要通过多次突触传递。由于突触的结构和递质参与等因素的影响，兴奋通过化学性突触传递时明显不同于兴奋沿神经纤维上的传导，其主要特征如下：

1. 单向传递　单向传递（one-way conduction）是指兴奋通过突触传递时只能由突触前神经元向突触后神经元单方向进行，而不能逆向进行。这是因为只有突触前膜才能释放神经递质。

2. 中枢延搁　兴奋通过中枢扩布所需要的时间较长，称为中枢延搁（central delay）。其原因是兴奋通过突触传递时，需要经过递质的释放、扩散、与突触后膜受体的结合和产生突触后电位等一系列过程，相对于神经纤维传导耗时较大，也称为突触延搁（synaptic delay）。兴奋通过一个突触所需的时

笔记

间为0.3~0.5ms。兴奋通过的突触数量越多,反射活动所需时间就越长。

3. 总和　突触传递是通过产生EPSP和IPSP将信息传给突触后神经元的,而这类电位变化都具有局部电位的性质,可以总和(包括时间性总和与空间性总和)。突触后神经元的活动决定于这些突触后电位总和的结果。

4. 兴奋节律的改变　在反射活动中,突触后神经元发放的冲动频率与突触前神经元发放的冲动频率是不同的。这是因为突触后神经元的兴奋节律不仅受突触前神经元传入冲动频率的影响,还与突触后神经元本身的功能状态有关。况且一个突触后神经元往往是与多个突触前神经元发生联系。此外,突触前神经元传入通路中还存在中间神经元,这些神经元的功能状态和联系方式的差异也与兴奋节律的改变有关。

5. 后发放　后发放是指在某一反射活动中,当传入刺激已停止,但传出神经上仍可在一段时间发放冲动的现象。后发放的结构基础是兴奋性中间神经元的环式联系。

6. 对内环境变化敏感和易疲劳　因为突触间隙与细胞外液相通,因此突触部位易受内环境理化因素的影响,如缺氧、CO_2过多、麻醉剂以及某些药物等都可影响突触传递。此外,相对于兴奋在神经纤维上的传导,突触部位也是反射弧中最易发生疲劳的环节。实验发现,当重复快速刺激突触前神经元时,突触后神经元的放电频率将逐渐降低。此现象可能与突触前神经元内递质的耗竭有关。

(三)中枢抑制

在任何反射活动中,中枢内既有兴奋也有抑制。中枢抑制分为突触后抑制和突触前抑制两类。

1. 突触后抑制　突触后抑制(postsynaptic inhibition)是指由抑制性中间神经元释放抑制性递质,使突触后神经元产生IPSP而发生的抑制。即兴奋性神经元必须先兴奋抑制性中间神经元,由后者释放抑制性递质,引起突触后膜产生IPSP,出现超极化,因而也称超极化抑制。根据抑制性中间神经元的联系方式,突触后抑制又分为以下两种类型:

(1)传入侧支性抑制:传入纤维兴奋某一中枢神经元的同时,又发出侧支兴奋一个抑制性中间神经元,再通过后者的活动抑制另一个中枢神经元,这种抑制作用称为传入侧支性抑制(afferent collateral inhibition)或交互抑制(reciprocal inhibition)。如引起屈肌反射的传入纤维进入脊髓后,直接兴奋支配屈肌的运动神经元,同时通过该传入纤维的侧支兴奋抑制性中间神经元,使支配伸肌的神经元抑制,从而引起屈肌收缩而伸肌舒张(图10-6A)。传入侧支性抑制是中枢神经活动中的普遍现象,不仅存在于对抗肌之间,如屈肌和伸肌,在两个不同功能系统的反射之间也存在,如进行吞咽反射时会引起呼吸的反射性停止。传入侧支性抑制的意义是使不同中枢之间的活动协调起来,保证体内各种反射活动的协调一致。

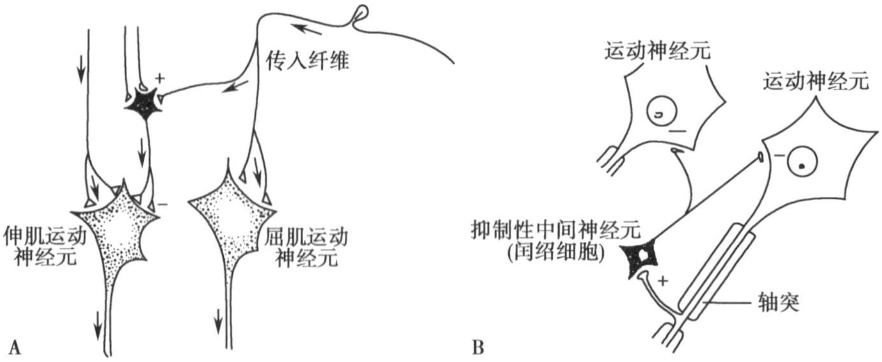

图10-6　突触后抑制示意图

A. 传入侧支性抑制;B. 回返性抑制。

(2)回返性抑制:某一中枢的神经元兴奋时,其传出冲动沿轴突外传,同时还经轴突的侧支兴奋抑制性中间神经元,该抑制性中间神经元轴突折返抵达原先发动兴奋的中枢神经元并与之构成抑制性突触联系,通过释放抑制性递质,使原先发动兴奋的神经元及其同一中枢的其他神经元受到抑制,这种抑制称为回返性抑制(recurrent inhibition)。如脊髓前角运动神经元支配骨骼肌时,在轴突尚未离

笔记

开脊髓灰质之前，发出侧支与抑制性中间神经元（闰绍细胞）构成突触联系，闰绍细胞的轴突返回，与原先发放冲动的运动神经元构成抑制性突触，抑制原先发动兴奋的神经元和同一中枢的同类其他神经元活动（图 10-6B）。这是一种典型的负反馈抑制，意义在于及时终止神经元的活动，并使同一中枢内许多神经元的活动同步化。

2. 突触前抑制　突触前抑制（presynaptic inhibition）是指通过改变突触前膜的活动而使突触后神经元兴奋活动减弱的现象。其结构基础是轴突-轴突式突触。如图 10-7 所示，轴突 2 与轴突 1 构成轴突-轴突式突触，轴突 1 的末梢又与运动神经元的胞体形成轴突-胞体式突触。当刺激轴突 1 时，可使运动神经元产生 10mV 的 EPSP；当刺激轴突 2 时，该运动神经元不产生反应。如果先刺激轴突 2，一定时间后再刺激轴突 1，则可使运动神经元产生的 EPSP 减小，约仅有 5mV。提示，轴突 2 的活动能降低轴突 1 的兴奋作用，也即产生突触前抑制。这种抑制是由于突触前神经元的轴突末梢去极化引起的，因此也称为去极化抑制。目前认为可能是由于轴突 2 兴奋时，神经末梢释放 γ-氨基丁酸，使轴突 1 末梢去极化，跨膜静息电位减小，这样传到轴突末梢 1 的动作电位幅度变小，结果使进入轴突末梢 1 的 Ca^{2+}减少，从而使轴突末梢 1 释放的兴奋性递质减少，最终导致该运动神经元产生的 EPSP 幅度降低。

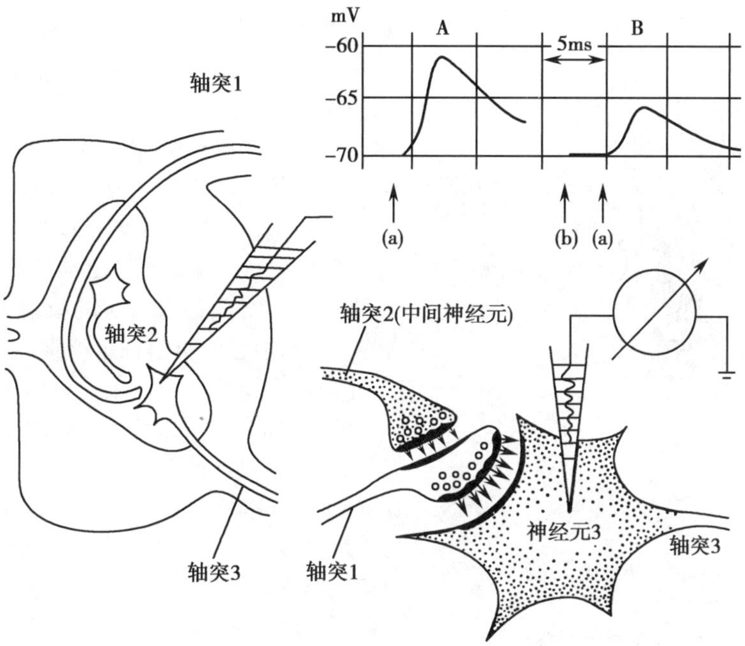

图 10-7　突触前抑制的神经元联系方式及机制示意图

实验 A. 刺激轴突 1 时，神经元 3 产生 10mV 的 EPSP；实验 B. 先刺激轴突 2，再刺激轴突 1 时，神经元 3 产生 5mV 的 EPSP。

突触前抑制在中枢神经系统内广泛存在，尤其多见于感觉传入途径中。其意义是控制从外周传入中枢的感觉信息，大量无关的或次要的信息在上传过程中通过该机制被选择性消除，使感觉更加清晰和集中，故对感觉传入活动的调节具有重要作用。

第二节　神经系统对感觉功能的调节

感觉是体内外的各种刺激作用于感受器，感受器通过换能作用将刺激信号转变成神经冲动，经一定的途径传递到各级神经中枢，经过中枢的整合而形成的主观感受。

一、中枢对躯体感觉的调节

（一）脊髓的感觉传导功能

来自感受器的传入冲动，大部分经脊神经后根进入脊髓。由脊髓传到大脑皮质的感觉传导通路可分为浅感觉传导通路和深感觉传导通路两类。浅感觉的传入纤维在脊髓后角换元后交叉至对侧，

1003

图片：躯体感觉传导通路(A)和感觉通路的脊髓横断面(B)示意图

1004

文档：脊髓空洞症与分离性浅感觉障碍

1005

图片：右侧背侧丘脑核团的立体示意图

分别经脊髓丘脑侧束（传导痛、温觉）和脊髓丘脑前束（传导轻触觉）上行抵达对侧丘脑。深感觉的传入纤维进入脊髓后沿同侧后索上行，在延髓下部的薄束核和楔束核换元后交叉至对侧，经内囊抵达丘脑。深感觉传导通路主要传导肌肉本体感觉、深压觉和精细触觉。当脊髓半离断时，离断的对侧发生浅感觉障碍，同侧发生深感觉障碍。

（二）丘脑的感觉传导功能

丘脑是躯体各种感觉通路（除嗅觉外）传导的换元接替站，换元后将感觉投射到大脑皮质。丘脑是最重要的感觉接替站，同时也对感觉进行粗略的分析与综合。根据丘脑不同核团的功能特征，将丘脑的神经核团分为特异感觉接替核（包括接受头面部感觉传入的腹后内侧核、接受躯干和四肢感觉传入的腹后外侧核、接受听觉感觉传入的内侧膝状体、接受视觉感觉传入的外侧膝状体）、联络核（包括接受特异感觉接替核及其他皮质下中枢传来的纤维的丘脑前核、外侧腹核、丘脑枕）、非特异投射核（主要是髓板内核群，包括中央中核、束旁核、中央外侧核）三大类。

根据丘脑各部分向大脑皮质投射特征和引起的功能不同，把丘脑的感觉投射系统分为：特异投射系统和非特异投射系统（图 10-8）。

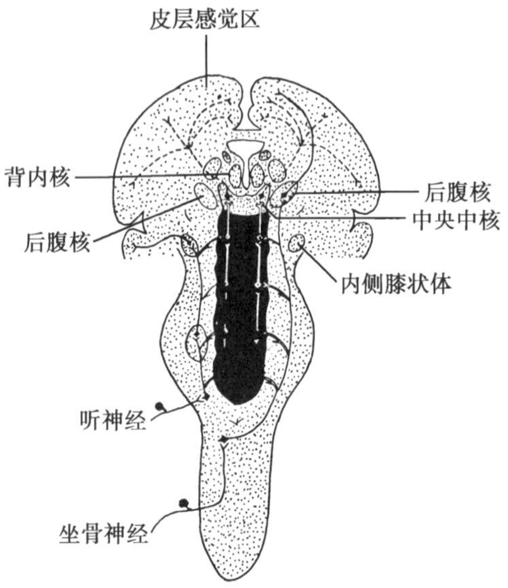

黑色区代表脑干网状结构；实线代表丘脑特异投射系统；虚线代表丘脑非特异投射系统。

图 10-8 感觉投射系统示意图

1. 特异投射系统的功能 丘脑的特异感觉接替核及其投射到大脑皮质的神经传导束称为特异投射系统（specific projection system）。此系统点对点地投射到大脑皮质的特定区域，投射纤维主要终止于大脑皮质的第四层细胞，由于其纤维终止的区域狭窄，突触数量相对较多而密集，故局部兴奋易于总和而产生动作电位。特异投射系统的功能是引起特定的感觉，并激发大脑皮质发出神经冲动。联络核在结构上与大脑皮质也有特定的投射关系，也属于特异投射系统，但它不引起特定感觉，主要起联络和协调的作用。

2. 非特异投射系统 丘脑的非特异投射核及其投射到大脑皮质的神经传导束称为非特异投射系统（nonspecific projection system）。此系统经多次换元，弥散地投射到大脑皮质的广泛区域，因而与皮质不具有点对点的投射关系。非特异投射系统的功能是维持和改变大脑皮质的兴奋状态。只有在非特异投射系统维持大脑皮质清醒状态的基础上，特异投射系统才能发挥作用，形成清晰的特定感觉。

研究表明，脑干网状结构内存在上行起唤醒作用的功能系统，这一系统被称为网状结构上行激动系统（ascending activating system）。现认为，该系统的作用主要是通过丘脑非特异投射系统来完成的。当这一系统的上行冲动减少时，大脑皮质就由兴奋状态转入抑制状态，这时动物表现为安静或睡眠；如果这一系统受损伤，可发生昏睡。脑干网状结构上行激动系统是一种多突触传递系统，易受药物影响而使传递发生阻滞。巴比妥类催眠药物的作用，可能就是阻断了脑干网状结构上行激动系统的传递而产生镇静和催眠作用。

（三）大脑皮质的感觉分析功能

大脑皮质是人类感觉分析的最高级中枢。来自身体不同部位和不同性质的感觉信息投射到大脑皮质的不同区域，通过大脑皮质对这些传入信息的分析与综合，从而产生不同的感觉。因此，大脑皮质有着不同的感觉功能定位，即大脑皮质存在着不同的感觉功能代表区。

1. 躯体感觉代表区

（1）体表感觉代表区：体表感觉代表区有第Ⅰ和第Ⅱ两个感觉代表区。全身体表感觉在大脑皮质的代表区主要位于中央后回。

1）第Ⅰ体表感觉代表区：主要位于中央后回。身体各部在此区的投射规律是：①上下颠倒，但头部是正立的，即下肢感觉代表区在大脑皮质顶部，上肢感觉代表区在大脑皮质中部，头面部感觉代表区在大脑皮质下部。②左右交叉，一侧躯体感觉区管理对侧半身的感觉，但头面部感觉是投向双侧皮质的。③身体各部在该区投射范围的大小与形体的大小无关，而取决于该部感觉的敏感程度（图 10-9）。

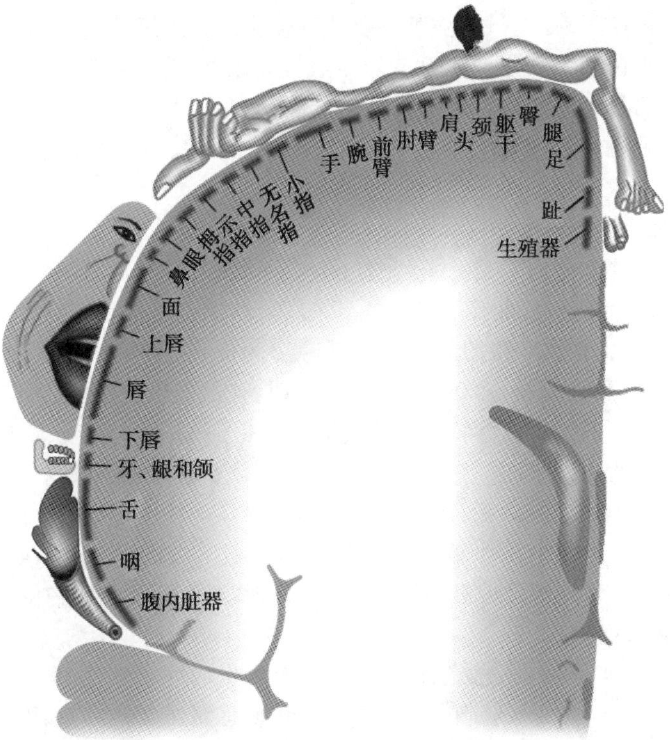

图 10-9 体表各部位感觉在大脑皮质中央后回体表感觉区投射分布规律示意图

2）第Ⅱ体表感觉代表区：在中央前回和脑岛之间还存在第Ⅱ体表感觉代表区，其面积远比第Ⅰ体表感觉代表区小，它能对感觉进行粗糙分析，是双侧性的，其投射安排是正立的，感觉定位不明确，性质不清晰。此区可能接受痛觉传入的投射。

（2）本体感觉代表区：本体感觉是指肌肉、关节等的位置觉与运动觉。接受本体感觉的大脑皮质代表区主要在中央前回，小部分在中央后回。

2. 内脏感觉代表区　接受内脏感觉的大脑皮质代表区主要混杂在第Ⅰ体表感觉代表区中。此外，第Ⅱ体表感觉代表区、运动辅助区和边缘系统的皮质部位也与内脏感觉有关。这也可能是内脏感觉定位不准确的原因。

3. 特殊感觉代表区

（1）视觉代表区：视觉代表区位于大脑半球内侧面枕叶距状沟的上、下缘。左侧枕叶皮质接受左眼颞侧和右眼鼻侧视网膜传入纤维的投射，右侧枕叶皮质接受右眼颞侧和左眼鼻侧视网膜传入纤维的投射；视网膜上半部传入纤维投射到距状沟的上缘，视网膜下半部传入纤维投射到距状沟的下缘，视网膜中央的黄斑区投射到距状沟的后部。

（2）听觉代表区：听觉代表区位于颞叶的颞横回和颞上回。听皮质的音调定位的组织形式如同展开的耳蜗，低音调组分布在听皮质的前外侧，而高音调组分布在听皮质的后内侧。听觉的纤维投射是双侧性的。

（3）嗅觉和味觉代表区：嗅觉代表区位于边缘叶的杏仁核和前梨状区。味觉代表区位于中央后回头面部感觉投射区的下部。

二、痛觉

痛觉（pain）是一种与组织损伤或潜在损伤相关的不愉快的主观感觉，常伴有情绪活动反应、躯体防卫反应和内脏活动反应。一般认为,急性痛是机体的一套报警系统,慢性痛则起着消耗性、破坏性的作用,如三叉神经痛、周期性头痛、癌症痛等,都给病人带来极大的痛苦。

(一)痛觉感受器

痛觉感受器是游离的神经末梢。伤害性感受器没有一定的适宜刺激,任何刺激只要达到伤害程度均可使其兴奋。此外,它不易出现适应,属于慢适应感受器。任何形式的刺激作用于机体时,只要达到足够的强度,导致局部组织破坏,释放 K^+、H^+、组胺、缓激肽、前列腺素等内源性致痛物质,激活痛觉感受器,将相应的伤害性刺激转换为局部去极化电位,触发产生动作电位,冲动沿传入纤维传入中枢神经系统,从而引起痛觉和各种痛反应。在某些情况下,痛觉感受器对疼痛刺激的敏感性,随着刺激时间的延长而提高。

(二)痛觉的分类

根据痛的性质,常将痛觉分为三类。①刺痛(prick pain),又称快痛、锐痛、第一痛。②灼痛,又称慢痛(slow pain)、第二痛。③钝痛、胀痛、绞痛,特点是疼痛性质不易描述、定位很差,常伴有明显的情绪变化和内脏及躯体反应。根据产生的部位,可将痛觉分为皮肤痛(skin pain)、躯体深部痛和内脏痛。皮肤痛也称体表痛。皮肤受到针刺、刀割或辐射热刺激时,往往先出现快痛,再出现慢痛,此种现象称为双重痛觉现象,是皮肤痛的一个典型特征。快痛的特点是尖锐、感觉清晰、定位明确、迅速产生(刺激开始 0.1s 内出现)、迅速消失,沿 $A_δ$ 类纤维传导,情绪变化不明显;慢痛的特点是感觉比较模糊、定位较差、缓慢产生(刺激开始 0.5~1s 后出现)、缓慢消失,沿 C 类纤维传导,常伴有自主神经系统的反应,可产生一时的情绪变化。发生在骨、关节、肌腱、韧带和肌等处的痛,称为深部痛;发生在胸、腹腔脏器的痛,称为内脏痛。躯体深部或内脏受到伤害性刺激时常常引起钝痛、胀痛或绞痛。

(三)内脏痛与牵涉痛

内脏痛(visceral pain)是内脏器官受到伤害性刺激时产生的疼痛感觉,是临床常见症状之一。与皮肤痛相比,内脏痛具有以下特点:①定位不准确,这是内脏痛最主要的特点,因为痛觉感受器在内脏的分布比在躯体要稀疏得多,故内脏痛定位不准确,对刺激的分辨能力差;②发生缓慢,持续时间较长;③对机械性牵拉、痉挛、缺血和炎症等刺激敏感,而对针刺、切割、烧灼等刺激不敏感;④常引起不愉快的情绪活动,并伴有恶心、呕吐和心血管及呼吸活动的改变。

某些内脏患病时,病人自觉疼痛部位不在内脏而在体表某一部位。这种因内脏疾病引起体表特定部位发生疼痛或痛觉过敏的现象,称为牵涉痛(referred pain)。例如心肌缺血时,常感到心前区、左肩和左上臂疼痛;胆囊炎、胆石症发作时,可自觉右肩胛部疼痛;阑尾炎早期常出现上腹部和脐周疼痛;胃溃疡或胰腺炎时,可出现左上腹和肩胛间疼痛;肾结石时,可引起腹股沟区疼痛;输尿管结石时,可引起睾丸疼痛等。牵涉痛是导致临床误诊的常见原因之一,了解其发生部位对于诊断某些内脏疾病具有重要意义。

牵涉痛的产生机制尚未完全阐明,目前有会聚学说和易化学说两种解释。会聚学说认为,发生牵涉痛的体表部位与患病内脏的传入神经由同一后根进入脊髓后角,这些神经可能与相同的后角神经元形成突触联系。由于生活中的疼痛大多来自体表,因而将来自内脏的痛觉信息误识为来自体表,以致产生牵涉痛。易化学说认为,体表部位遇患病内脏的传入神经到达脊髓后角同一区域,更换神经元的部位甚为靠近,患病内脏的传入冲动可提高邻近体表感觉神经元的兴奋性,即产生易化作用,这样就使平常并不引起体表疼痛的刺激变成了致痛刺激(图 10-10)。

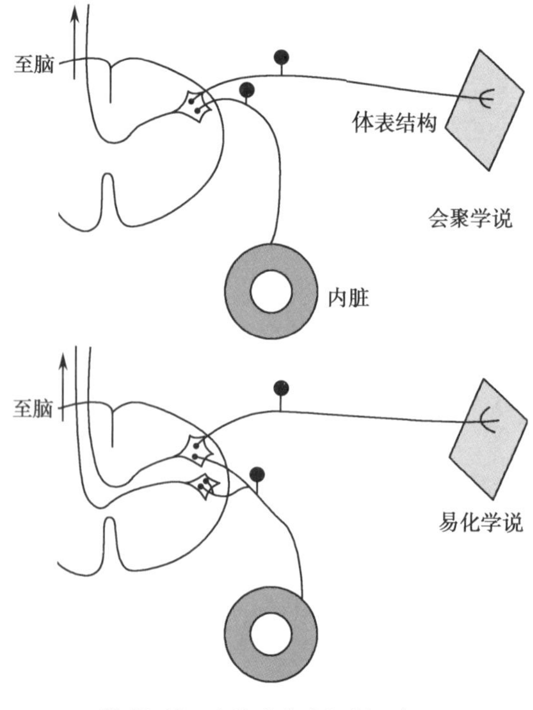

图 10-10 牵涉痛产生机制示意图

第三节 神经系统对姿势和运动的调节

躯体运动是指全身或局部骨骼肌的运动，是最基本的功能性活动之一。姿势为运动时的基础，人体的躯体运动和姿势都是在神经系统的控制下，由大脑皮质、皮质下核团和脑干下行系统以及脊髓共同配合完成的。

一、脊髓对姿势和运动的调节

（一）脊髓的运动神经元和运动单位

脊髓是躯体运动最基本的反射中枢。在脊髓前角中，存在大量支配骨骼肌的 α 和 γ 运动神经元，它们末梢释放的递质都是 ACh。

α 运动神经元胞体较大，神经纤维较粗（属于 A_{α} 类纤维），其轴突末梢在肌肉中分成许多小分支，每一小分支支配一根骨骼肌纤维。因此，当一个 α 运动神经元兴奋时，引起所支配的肌纤维同时收缩。由一个 α 运动神经元及其所支配的全部肌纤维组成的功能单位，称为运动单位（motor unit）。运动单位的大小不一，如一个支配眼外肌的运动神经元只支配 6~12 根肌纤维，便于完成精细的肌肉运动；而一个支配四肢肌肉的运动神经元，可支配 2 000 根肌纤维，便于产生较大的肌张力。α 运动神经元既接受来自皮肤、肌肉和关节等外周感受器的传入信息，也接受来自脑干、大脑皮质等高位中枢发出的下传信息。躯体运动反射的传出信息最后要通过 α 运动神经元传给骨骼肌，因此 α 运动神经元是躯体运动反射的最后公路。

γ 运动神经元是胞体较小，散布在 α 运动神经元之间的神经元，其传出纤维较细（属于 A_{γ} 类纤维），支配骨骼肌的梭内肌纤维。在高位中枢的易化作用下，能持续地高频放电，主要功能是调节肌梭对牵张刺激的敏感性（见后文牵张反射的反射弧）。

（二）牵张反射

骨骼肌受到外力牵拉而伸长时，能反射性地引起受牵拉的同一肌肉收缩，称为牵张反射（stretch reflex）。

1. 牵张反射的类型　牵张反射有腱反射和肌紧张两种类型。

（1）腱反射：腱反射（tendon reflex）是指快速牵拉肌腱时发生的牵张反射，表现为被牵拉肌肉迅速而明显地缩短。例如当叩击跟腱以牵拉腓肠肌，可引起腓肠肌快速的反射性收缩，称为跟腱反射。腱反射由叩击肌腱引起，其潜伏期很短，仅 0.7ms，是体内唯一的单突触反射。其中枢通常只涉及 1~2 个脊髓节段，所以反映的范围仅限于受牵拉的肌肉。正常情况下腱反射受高位中枢的下行控制。临床上常通过检查腱反射来了解神经系统的功能状态。例如腱反射减弱或消失，常提示该反射弧的某个部分有损伤；而腱反射亢进，则提示高位中枢有病变或损伤。

（2）肌紧张：肌紧张（muscle tonus）是指缓慢持续牵拉肌腱时发生的牵张反射，表现为受牵拉的肌肉轻度而持续地收缩。肌紧张是由肌肉中的肌纤维轮流收缩产生的，因此产生的收缩力量不大，不会引起躯体明显的位移，也不易发生疲劳。肌紧张是保持身体平衡和维持躯体姿势最基本的反射，也是进行各种复杂运动的基础。如当取直立姿势时，由于重力作用，头部将前倾，胸和腰将不能挺直，髋关节和膝关节也将屈曲，但由于骶棘肌、颈部以及下肢伸肌群的肌紧张加强，就能抬头、挺胸、伸腰、直腿，保持直立。肌紧张反射弧的任何部分受到破坏，即可出现肌张力的减弱或消失，表现为肌肉松弛，这时身体的正常姿势无法维持。肌紧张是一种多突触反射。

2. 牵张反射的反射弧　牵张反射的感受器是骨骼肌中的肌梭（muscle spindle），中枢主要在脊髓内，传入和传出纤维都包含在支配该肌肉的神经中，效应器就是该骨骼肌的肌纤维。因此，反射弧的显著特点是感受器和效应器都在同一肌肉中（图 10-11）。

肌梭是一种感受肌肉长度变化或感受牵拉刺激的梭形感受装置，属于本体感受器。其两端细小，中间膨大，外面有一层结缔组织膜，膜内含 6~12 根肌纤维，称为梭内肌纤维。梭内肌纤维的收缩成分在两端，中间部分是感受装置，二者呈串联关系。肌梭外的肌纤维称为梭外肌纤维，与梭内肌纤维平行排列，呈并联关系（图 10-11）。肌梭的传入神经纤维有两种：一种是直径较粗的 $Ⅰ_a$ 类纤维，另一种

笔记

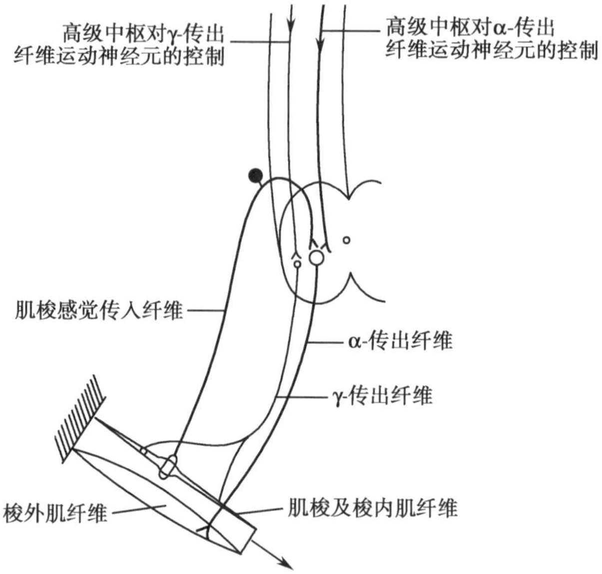

图 10-11 牵张反射弧示意图

是直径较细的Ⅱ类纤维。两种纤维的传入信息都抵达脊髓前角的 α 运动神经元，后者发出 α 传出纤维支配梭外肌纤维。

当肌肉受到外力牵拉而变长时，肌梭也被拉长，其中间部分的感受装置受到的刺激加强，冲动经传入神经到中枢，引起支配受牵拉肌肉的 α 运动神经元兴奋，经 α 纤维传出，使梭外肌收缩，产生牵张反射。

文档：反牵张反射

γ 运动神经元通过调节肌梭的敏感性，在牵张反射中发挥着重要作用。如 γ 运动神经元兴奋时，使其支配的梭内肌纤维收缩，引起中间部位感受装置被牵拉，提高了肌梭内感受装置对牵拉的敏感性，从而 γ 运动神经元传入冲动增多，引起支配同一肌肉的 α 运动神经元兴奋，使梭外肌收缩。

（三）屈肌反射与对侧伸肌反射

肢体的皮肤受到伤害性刺激时，可反射性引起受刺激一侧肢体的屈肌收缩和伸肌舒张，表现为肢体屈曲，这种反射称为屈肌反射（flexor reflex）。屈肌反射能使肢体脱离伤害性刺激，具有保护性意义。

屈肌反射的程度与刺激强度有关。在脊髓蟾蜍实验中，若用较弱的电刺激刺激后肢趾部皮肤，只引起踝关节屈曲；加大刺激强度，膝和髋关节也可发生屈曲；若刺激强度再加大，在同侧肢体屈曲的同时，对侧肢体出现伸直的反射活动，称为对侧伸肌反射（crossed extensor reflex）。对侧伸肌反射使对侧肢体伸直以支持体重，具有维持姿势、保持平衡的作用，故是一种姿势反射。

屈肌反射和对侧伸肌反射的中枢均在脊髓。在人类，当大脑皮质运动区功能发生障碍或皮质脊髓侧束受损时，脊髓将失去高位中枢的调节，出现一种原始的屈肌反射。即以钝物划足跖外侧时，出现踇趾背屈和其他四趾外展呈扇形散开的体征，称为巴宾斯基征（Babinski sign）阳性。此体征属于屈肌反射，婴儿由于该传导束未发育完全以及成人在深睡或麻醉状态下，也可出现巴宾斯基征阳性。

（四）脊休克

在整体情况下，脊髓的活动经常处于高位中枢的调控之下，其自身所具有的功能不易表现出来。在脊髓水平可完成许多运动反射，为了研究脊髓本身具有的功能，在动物实验中将脊髓与延髓的联系切断（常在第 5 颈段水平以下切断脊髓，以保留膈神经对呼吸运动的支配，维持动物的呼吸功能），这种动物称为脊动物。当脊髓与高位中枢突然离断后，断面以下的脊髓会暂时丧失反射活动能力而进入无反应的状态，这种现象称为脊髓休克（spinal shock），简称脊休克。

脊休克时，横断面以下脊髓所支配的躯体和内脏反射活动均减弱甚至消失，如骨骼肌反射消失、肌肉紧张性降低甚至消失、外周血管扩张、血压下降、发汗反射消失、粪和尿潴留。脊休克是一种暂时现象，一些以脊髓为基本中枢的反射可以逐渐在不同程度上恢复，但离断面水平以下的感觉和随意运动能力将永久丧失。最先恢复的是屈肌反射和腱反射等比较简单和原始的反射，而后是对侧伸肌反射等较复杂的反射活动，血压也逐渐恢复到一定水平，并具有一定程度的排便、排尿功能，但恢复的这些反射功能并不完善。一些屈肌反射可能过强，汗腺可过度分泌，而伸肌反射活动会减弱。此外，不同种类动物的恢复时间也不一致，如蛙在脊髓离断后数分钟内即恢复，犬需几天时间，而人类恢复得最慢，当外伤引起脊休克时常需数周至数个月的恢复时间。

脊休克的产生与恢复，说明脊髓可以独立完成一些简单的反射活动，是最基本的躯体运动中枢。脊休克恢复后，在第一次脊髓离断水平下方再次离断脊髓，则不产生脊休克表现，说明脊休克的产生并不是由脊髓切断的损伤刺激本身所引起，而是由于离断面以下的脊髓突然失去高位中枢的调控而兴奋性极度低下所致。

低位脊髓横贯性损伤的病人，由于屈肌反射增强而导致瘫痪肢体难以伸直，这对瘫痪肢体支持体重是不利的。因此，通过站立姿势的积极锻炼来发展伸肌是非常重要的。这种锻炼不但使下肢伸肌具有足够的紧张性来保持伸直；还能充分发挥未瘫痪肌（如背阔肌，其附着于骨盆）的功能。从而利于病人借助拐杖站立和行走。

二、脑干对肌紧张和姿势的调节

脑干是调节肌紧张及肌运动的重要中枢。在正常情况下，脑干对脊髓运动神经元的调节具有双重性，既有易化作用，也有抑制作用。

（一）脑干网状结构易化区和抑制区

实验研究发现，在脑干网状结构内有加强肌紧张及肌运动的区域，称为易化区（facilitatory area），也有抑制肌紧张及肌运动的区域，称为抑制区（inhibitory area）。脑干网状结构易化区的范围较广，包括延髓网状结构的背外侧部分、脑桥被盖、中脑中央灰质及被盖。此外，下丘脑和丘脑中线核群对肌紧张也有易化作用，因此也包含在易化区的概念之内（图 10-12）。易化区的主要作用是加强伸肌的肌紧张和肌运动。其作用途径是通过网状脊髓束向下与脊髓前角的 γ 运动神经元联系，使 γ 运动神经元传出冲动增加，梭内肌收缩，肌梭敏感性升高，从而加强肌紧张。延髓的前庭核、小脑前叶两侧部也有加强肌紧张的作用，这种作用可能是通过加强易化区的活动来实现的。此外，易化区对 α 运动神经元也有一定的易化作用。脑干网状结构抑制区较小，位于延髓网状结构的腹内侧部分（图 10-12）。它通过网状脊髓束抑制 γ 运动神经元，使肌梭敏感性降低，从而降低肌紧张。大脑皮质运动区、纹状体、小脑前叶蚓部等处，也有抑制肌紧张的作用，这种作用可能是通过加强抑制区的活动来实现的。

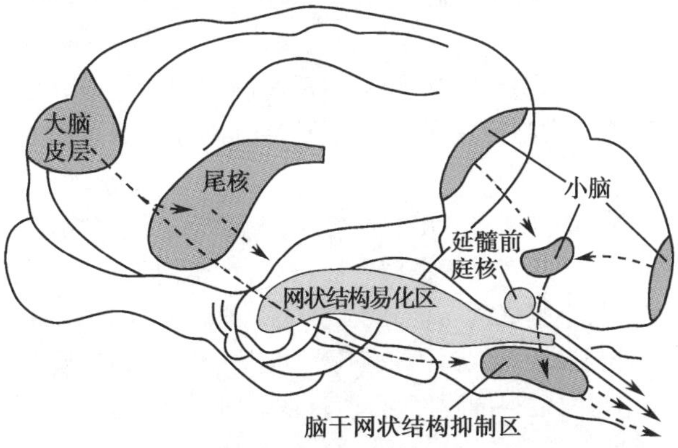

图中深灰色区域为抑制区，浅深灰色区域为易化区；图中虚线箭头表示下行抑制作用路径，实线箭头表示下行易化作用路径。

图 10-12 猫脑内与肌紧张调节有关的脑区及其下行路径示意图

正常情况下，易化区的活动较强，抑制区的活动较弱，两者在一定水平上保持相对平衡，以维持正常的肌紧张。当病变导致这两个系统之间关系失调时，将出现肌紧张亢进或降低的表现。

（二）去大脑僵直

在中脑上、下丘之间切断脑干后，动物出现四肢伸直、头尾昂起、脊柱挺硬等伸肌（抗重力肌）过度紧张的现象，称为去大脑僵直（decerebrate rigidity）。去大脑僵直的发生是因为切断了大脑皮质、纹状体等部位与网状结构的功能联系，造成易化区和抑制区之间的活动失衡，易化区活动相对占优势的结

笔记

果。去大脑僵直主要表现为抗重力肌的肌紧张加强。一般情况下,伸肌是抗重力肌,故伸肌在去大脑僵直时肌紧张明显加强。有些动物常常悬挂在树上(如南美洲的獭),屈肌是抗重力肌;其发生去大脑僵直时,则出现屈肌过度紧张的现象。

三、小脑对运动的调节

小脑的进化与动物运动方式的变化密切相关。一般将小脑分为前庭小脑、脊髓小脑和皮质小脑三个主要的功能部分,其在维持姿势、调节肌紧张和协调随意运动等方面均发挥着重要的作用。

(一)前庭小脑

前庭小脑(vestibulocerebellum)主要由绒球小结叶构成,与前庭器官和前庭神经核的活动有密切关系,主要功能是维持身体平衡和控制眼球的运动。前庭小脑维持身体平衡的作用反射途径为:前庭器官→前庭神经核→前庭小脑→前庭神经核→前庭脊髓束→脊髓运动神经元→肌肉。切除绒球小结叶的猴,其平衡功能严重失调,身体倾斜,站立困难,只能依靠墙角站立;但其他随意运动仍很协调,能完成进食动作。临床上也观察到,由于压迫损伤绒球小结叶,第四脑室肿瘤病人可出现类似上述平衡失调的症状。

(二)脊髓小脑

脊髓小脑(spinocerebellum)包括小脑前叶和后叶的中间带区,主要接受来自脊髓的本体感觉信息,也接受视觉、听觉等传入信息,还接受脑桥纤维的投射,与大脑皮质构成了与协调运动密切相关的环路联系。脊髓小脑的主要功能是调节肌紧张及协调随意运动。

小脑前叶对肌紧张的调节有易化和抑制双重作用,前叶两侧部有易化肌紧张的作用,前叶蚓部则有抑制肌紧张的作用。在进化过程中,易化肌紧张的作用逐渐加强,而抑制肌紧张的作用逐渐减弱。人类小脑损伤后,主要表现出肌紧张降低,即易化作用减弱,造成肌无力等症状。例如小脑病变的病人,在引起膝跳反射后,脚突然坠落时反复摆动,就是肌无力所导致的。小脑后叶中间带对肌紧张也有易化作用,但主要功能是协调大脑皮质对随意运动的控制。这部分小脑损伤后,由于不能有效利用来自大脑皮质和外周感觉的反馈信息来协调运动,运动会变得笨拙而不准确,随意动作的力量、方向等将发生紊乱,如病人不能完成精巧动作,肌肉在动作过程中抖动、把握不住方向,尤其是在精细动作的终末出现震颤,称为意向性震颤(intention tremor)。此外,行走摇晃,步态蹒跚,动作越迅速则协调障碍越明显。这种小脑损伤后的动作协调障碍,称为小脑性共济失调(cerebellar ataxia)。

(三)皮质小脑

皮质小脑(corticocerebellum)主要指小脑半球,由后叶的外侧部构成。它接受大脑皮质感觉区、运动区、联络区等传来的信息,并与大脑构成环路,主要功能是参与随意运动的设计和运动程序的编制,并将运动程序贮存于此。

人所进行的各种精巧运动,都是通过大脑皮质与小脑不断进行联合活动、反复协调而逐步熟练起来的。在完成一个新动作时,最初常常是粗糙而不协调的,这是因为小脑尚未发挥其协调功能。经过反复练习以后,通过大脑皮质与小脑之间不断进行的环路联系活动,小脑针对不断传入的运动信息,及时纠正运动过程中出现的偏差,从而贮存了一套运动程序。当大脑皮质要发动某项精巧运动时,可通过环路联系,从皮质小脑中提取贮存的程序,再通过皮质脊髓束发动运动,使骨骼肌的运动协调,动作顺利、准确和熟练,完成迅速。

四、基底核对运动的调节

(一)基底核的组成及功能

基底核(basal nuclei)是指大脑皮质下一些核团的总称,包括尾状核、豆状核、屏状核和杏仁体。主要是纹状体,包括尾状核、屏状核(壳核和苍白球)。苍白球是较古老的部分,称为旧纹状体;尾状核和壳核进化较新,称为新纹状体。此外,丘脑底核、中脑的黑质和红核在功能上和基底核紧密联系,故也被归入其中进行讨论。

基底核接受大脑皮质的纤维投射,其传出纤维经丘脑前腹核和外侧腹核接替后又回到大脑皮质,构成基底核与大脑皮质之间的环路。基底核内部存在黑质和纹状体之间的环路联系。其中,由黑质

笔记

向纹状体投射纤维释放的递质为DA，能抑制纹状体内的胆碱能神经元的活动；纹状体向黑质投射纤维释放的递质为GABA，能抑制黑质内的多巴胺能神经元的活动。

基底核具有重要的躯体运动调节功能，它与随意运动的稳定、肌紧张的控制及本体感觉传入信息的处理有关。其机制十分复杂，迄今仍未阐明。

（二）与基底核损害有关的疾病

有关人类基底核功能的认识，主要是根据它们损伤时出现的临床症状和治疗结果进行推测得来的。基底核损伤的临床表现，一般分为两大类：一类表现为运动过少而肌紧张增强，如帕金森病（Parkinson disease）；另一类表现为运动过多而肌紧张降低，如亨廷顿病（Huntington disease）。

1. 帕金森病　帕金森病是一种常见于中老年人的神经系统变性疾病，发病率随年龄增长而逐渐增加。主要症状是全身肌紧张增高、肌肉强直、随意运动减少、动作迟缓、面部表情呆板、常伴有静止性震颤等，也称为震颤麻痹（paralysis agitans）。帕金森病发生的机制与中脑黑质的病变有关。当黑质病变时，黑质-纹状体多巴胺递质系统功能受损，可引起纹状体中胆碱能神经元功能活动增强，从而出现一系列帕金森病的症状。

临床使用多巴胺的前体左旋多巴以增加多巴胺的合成，可缓解帕金森病病人肌肉强直、动作缓慢的症状。此外，M受体拮抗剂东莨菪碱等也有类似疗效，这是由于其能解除纹状体内胆碱能神经元的作用。但上述药物对静止性震颤均无显著疗效，有人认为该症状可能与丘脑外侧腹核等处结构和功能的异常有关。

2. 亨廷顿病　亨廷顿病的主要表现为头部和上肢不自主的舞蹈样动作，伴肌张力降低等症状，也称舞蹈症（chorea）。其病变部位在新纹状体，其中的γ-氨基丁酸能神经元发生变性或遗传性缺损。当新纹状体病变时，γ-氨基丁酸能神经元功能减退，对黑质内多巴胺能神经元的抑制作用减弱，使纹状体内的胆碱能神经元的活动相对减弱，从而出现亨廷顿病的症状。临床上用利血平降低中枢神经内多巴胺类递质含量，可缓解其症状。

五、大脑皮质对运动的调节

大脑皮质是调节躯体运动的最高级中枢。其信息经下行的锥体系和锥体外系，最后抵达位于脊髓前角和脑干的运动神经元来控制躯体运动。

（一）大脑皮质运动区

大脑皮质运动区位于中央前回和运动前区，是控制躯体运动的最重要的区域。该区对骨骼肌运动的管理控制具有以下特征：①上下倒置，但头部是正的。即下肢运动代表区在大脑皮质顶部，上肢运动代表区在大脑皮质中部，头面部肌肉运动代表区在大脑皮质下部；②左右交叉支配，即一侧运动区支配对侧肢体的运动。但一些与联合运动有关的肌肉则受两侧运动区的支配，如面上部肌、眼球外肌、咽喉肌、咀嚼肌、呼吸肌和躯干、会阴肌；③功能定位精细，身体各部投影区的大小与各部形体大小无关，与其功能的精细和复杂程度有关，如手的运动灵活，其皮质运动代表区大，其中大拇指的运动代表区是大腿运动代表区的10倍。

此外，在两大脑半球纵裂的内侧面扣带回以上，4区之前的区域，还有运动辅助区。刺激该区域可引起肢体运动和发声，反应一般为双侧性。破坏该区域可使双手协调动作难以完成，复杂动作变得笨拙。

（二）运动传出通路

大脑皮质控制骨骼肌随意运动的下行纤维束称锥体系（pyramidal system），包括皮质核束和皮质脊髓束。位于大脑皮质运动区发出的纤维，经内囊下行至脑干，陆续止于双侧脑神经运动核，组成皮质核束，其功能是调节头面部肌肉的运动。而位于大脑皮质运动区发出的纤维，经内囊下行到达脊髓前角运动神经元，组成皮质脊髓束。其中，80%的纤维在延髓锥体跨越中线到达对侧，走在脊髓外侧索内的纤维，称皮质脊髓侧束；其余20%的纤维不跨越中线，走在脊髓前索内的纤维称皮质脊髓前束。皮质脊髓侧束控制四肢远端的肌肉，与精细的、技巧性的运动有关；皮质脊髓前束控制躯干及近端的肌肉，与姿势维持和粗略运动有关。

此外还有一些锥体系以外的控制骨骼肌运动的下行纤维束，称锥体外系（extrapyramidal system），包括顶盖脊髓束、网状脊髓束、前庭脊髓束及红核脊髓束。前三者的功能与皮质脊髓前束相似，参与

笔记

对近端肌肉的粗略运动与姿势的调节；红核脊髓束与皮质脊髓侧束的功能相似，参与四肢远端肌肉的精细运动调节，如走路时双臂自然协调的摆动，就是锥体外系协调作用的结果。

第四节　神经系统对内脏活动的调节

内脏神经系统（visceral nervous system）为分布于内脏、心血管和腺体的神经系统，也称自主神经系统（autonomic nervous system），包括交感神经系统和副交感神经系统。自主神经也受中枢神经系统的控制，但其活动在很大程度上不具有随意性，不受意识控制。

一、自主神经系统的功能及特征

（一）自主神经系统的功能

自主神经系统对内脏器官的活动起着重要的调节作用，控制着呼吸、循环、消化、泌尿生殖和代谢等一些对生命非常重要的活动。自主神经的主要功能在前面各章节中已有介绍，现总结如表 10-3 所示。

表 10-3　自主神经的主要功能

器官	交感神经	副交感神经
呼吸器官	支气管平滑肌舒张	支气管平滑肌收缩；促进呼吸道黏膜腺体分泌
循环器官	心率加快、心肌收缩力加强；腹腔内脏、皮肤、唾液腺和外生殖器的血管收缩，骨骼肌血管可以收缩（肾上腺素能受体）或舒张（胆碱能受体）	心率减慢、心房收缩减弱；少数器官（如外生殖器）的血管舒张
消化器官	唾液腺分泌黏稠唾液；抑制胃肠运动，促进括约肌收缩，抑制胆囊活动	唾液腺分泌稀薄唾液，促进胃液、胰液、胆汁分泌；促进胃肠运动和胆囊收缩，使括约肌舒张
泌尿生殖器官	膀胱逼尿肌舒张、尿道内括约肌收缩；有孕子宫平滑肌收缩、无孕子宫平滑肌舒张	膀胱逼尿肌收缩、尿道内括约肌舒张
眼	瞳孔开大肌收缩，瞳孔扩大；睫状肌舒张	瞳孔括约肌收缩，瞳孔缩小；睫状肌收缩；促进泪腺分泌
皮肤	汗腺分泌，竖毛肌收缩	
内分泌和代谢	促进肾上腺髓质分泌激素；促进肝糖原分解	促进胰岛素分泌

（二）自主神经系统功能特征

1. 双重支配　许多器官都接受交感和副交感神经的双重支配，两者的作用往往相互拮抗，如心交感神经能加强心脏的活动，而心迷走神经能抑制心脏的活动，当机体安静时迷走神经作用占优势，有利于心脏的休整。但也有例外，如支配唾液腺的交感神经和副交感神经兴奋时均可促进唾液腺的分泌，不过交感神经兴奋时引起少量黏稠的唾液分泌，而副交感神经兴奋则促使大量稀薄的唾液分泌。

2. 紧张性作用　自主神经对内脏器官持续发放低频率神经冲动，使效应器经常维持一定的活动状态，这种作用称为紧张性作用。各种内脏功能调节都是在紧张性活动的基础上进行的，如切断心交感神经可使心率减慢，而切断心迷走神经则使心率加快。心脏的活动水平就是心交感神经和心迷走神经相互作用的结果。

3. 受效应器功能状态的影响　自主神经对内脏功能的调节作用常与效应器本身的功能状态有关。例如，刺激交感神经可引起受孕子宫运动增强，而对未孕子宫则抑制其运动。

4. 对整体生理功能调节的意义　交感神经在体内分布广泛，主要作用在于动员机体许多器官的潜在能力，以适应环境的急骤变化。动物切除双侧交感链以后，尽管在平静的环境中还能生存，但适应环境急剧变化的能力则大大降低。副交感神经的活动相对比较局限，其主要作用在于保护机体、调整恢复、促进消化、积蓄能量以及加强排泄和生殖功能等，保证机体安静时基本生命活动的正常进行。

交感和副交感两个系统之间既相互联系又相互制约，共同调节内脏活动，使所支配的脏器经常保

笔记

持动态平衡,从而适应整体活动的需要。

二、内脏活动的中枢调节

(一)脊髓对内脏活动的调节

脊髓是内脏反射活动的初级中枢,基本的血管张力反射、排尿反射、排便反射、发汗反射和勃起反射等均可在脊髓水平完成,但这些反射平时受高位中枢的控制。临床上观察到,脊髓损伤的病人在脊休克期过后上述内脏反射可以逐渐恢复,说明脊髓对内脏活动具有一定的调节能力,但由于失去了高位中枢的控制,这些反射远不能适应正常生理需要。例如病人由于其体位性血压反射的调节能力很差,外周血管阻力不能及时发生适应性的改变,当由平卧位转成直立位时常感到头晕。

(二)低位脑干对内脏活动的调节

低位脑干是许多重要内脏活动的调节中枢,尤其是延髓的作用更为重要,呼吸运动、心血管运动、胃肠运动、消化腺分泌等的基本反射中枢都位于延髓。若延髓被压迫或受损,可迅速引起呼吸、心跳等生命活动停止,导致死亡。因此,延髓有“生命中枢”之称。此外,中脑还是瞳孔对光反射中枢。瞳孔对光反射在判断临床死亡、掌握麻醉平面以及昏迷病人损害的定位方面有着重要的意义。

(三)下丘脑对内脏活动的调节

下丘脑是较高级的内脏活动调节中枢,其主要功能如下:

1. 下丘脑对摄食行为的调节　摄食行为是维持个体生存的基本活动。毁坏下丘脑外侧区,动物拒绝摄食;用电流刺激该区时,则引起动物多食。因此认为下丘脑外侧区内存在摄食中枢(feeding center)。而刺激下丘脑腹内侧核,动物将停止摄食活动;毁坏腹内侧核,则动物食量增大,逐渐肥胖。因此认为下丘脑腹内侧核中存在饱中枢(satiety center)。摄食中枢与饱中枢的神经元活动具有交互抑制的关系。

2. 下丘脑对水平衡的调节　机体对水平衡的调节是通过控制水的摄入和排出两方面实现的。研究表明,在下丘脑外侧区存在控制摄水的区域(饮水中枢)。损毁饮水中枢后,动物拒饮;刺激饮水中枢后,动物出现渴感而饮水量明显增多。下丘脑控制排水的功能是通过改变抗利尿激素的分泌来实现的。研究表明,下丘脑内存在着渗透压感受器,能根据血浆渗透压的变化来调节抗利尿激素的分泌,控制肾对水的排出。下丘脑控制摄水的区域和控制抗利尿激素分泌的核团在功能上有密切的联系,二者相互协同调节水平衡。

3. 下丘脑对体温的调节　下丘脑是体温调节的基本中枢。在视前区-下丘脑前部存在着温度敏感神经元,既能感受所在部位温度的变化,也能对传入的温度信息进行整合,进而通过调节散热和产热活动,维持体温的相对恒定。

4. 下丘脑对垂体激素分泌的调节　下丘脑内某些神经内分泌细胞可合成与分泌多种肽类物质,对人体的内分泌功能有十分重要的调节作用。

5. 下丘脑对生物节律的控制　机体内的许多活动能按一定的时间顺序发生周期性变化,这一现象称为生物节律(biorhythm)。根据周期的长短,生物节律可划分为日节律、月节律和年节律等。其中日节律最为重要,如动脉血压、体温、血细胞数、某些激素的分泌等。下丘脑视交叉上核可能是控制日节律的关键部位。

(四)大脑皮质对内脏活动的调节

大脑皮质是调节内脏活动的高级中枢,与内脏活动关系密切的皮质结构是边缘系统和新皮质的某些区域。

1. 边缘系统对内脏活动的调节　边缘系统是调节内脏活动的重要中枢,其作用复杂而多变。如刺激扣带回前部可出现血压下降或上升、呼吸抑制或加强、瞳孔扩大或缩小等现象。边缘系统的功能和初级中枢不同。边缘系统能通过促进或抑制各级初级中枢的活动,调节更为复杂的生理功能,使整体的活动协调一致,因而刺激边缘系统的反应变化较大。

2. 新皮质对内脏活动的调节　用电流刺激动物的新皮质运动区及其周围区域,除产生不同部位的躯体运动外,还可引起内脏活动的变化,并有区域分布的特征。如刺激皮质内侧面4区一定部位,可引起直肠与膀胱运动的变化;刺激皮质外侧面一定部位,可引起呼吸、血管运动的变化;刺激4区底部,

笔记

可引起消化道运动及唾液分泌的变化。这些结果表明，新皮质与内脏活动有关，其区域分布和躯体运动代表区的分布有一致的地方。

第五节 脑的高级功能

人脑除了具有产生感觉、调节躯体运动和内脏活动的功能外，还涉及许多更为复杂的整合功能，如觉醒和睡眠、学习和记忆、语言和思维等。在这些高级活动的产生过程中，伴有相应的生物电变化。

一、学习和记忆

学习（learning）是指人和动物接受外界信息获得新的行为习惯（即经验）的神经活动过程。记忆（memory）则是将学习到的信息在脑内贮存和“读出”的神经活动过程。学习是记忆的基础，记忆则是学习发展的结果。学习与记忆是动物和人赖以生存不可缺少的高级功能活动。

（一）学习

1. 学习的分类　学习通常分为非联合型学习和联合型学习两种形式。

（1）非联合型学习：这种学习形式在刺激与机体反应之间不需要建立某种明确的联系，故称为非联合型学习。其属于简单的学习行为，也称为简单学习。例如人们对有规律出现的强噪声会逐渐减弱反应，即出现习惯化，这有助于避免许多无意义信息的干扰；相反，在强的伤害性刺激之后，对弱刺激的反应会加强，即出现敏感化，这有助于强化对有意义信息的应答。

（2）联合型学习：指两种不同刺激在时间上很接近地重复发生，最后在脑内逐渐形成联系。经典的条件反射和操作式条件反射均属于联合型学习。人类的学习形式多是联合型学习，并且主要是通过语言、文字和符号等进行学习和思维，这样即使没有具体事物的刺激也能建立许多联系，并把积累起来的知识传承下去，既简化了学习过程，也提高了学习效率。

2. 条件反射的建立和消退　条件反射（conditioned reflex）是在非条件反射的基础上，通过后天学习和训练而形成的反射。

（1）条件反射的建立：给犬喂食会引起唾液分泌，这是非条件反射，食物是非条件刺激。通常情况下，铃声与唾液分泌无关，故将铃声称为无关刺激。但是若先出现铃声，然后再给犬食物，这样多次结合后，当铃声一出现，即使不给犬食物，犬也会分泌唾液。这种情况下，铃声不再是无关刺激，而成为进食的信号，也即变成了条件刺激。由条件刺激引起的反射则称为条件反射。条件反射形成的基本条件，是无关刺激与非条件刺激在时间上的多次结合，这个结合过程称为强化。

（2）条件反射的消退：条件反射建立之后，如果只反复使用条件刺激而得不到非条件刺激的强化，条件反射的效应就会逐渐减弱，最后完全消失，这种现象称为条件反射的消退。条件反射的消退不是条件反射的简单丧失，而是中枢把原来引起兴奋效应的信号转变为产生抑制效应的信号。

条件反射使机体在非条件刺激到来之前就发生反应，从而大大增强机体活动的预见性、灵活性、精确性，使机体对环境具有更加广阔和完善的适应能力。

3. 人类条件反射的特点　建立条件反射的刺激信号大体上分为两类：一类是现实、具体、客观存在的信号，如灯光、铃声、食物的形状、气味等，它们都是以信号本身的理化性质来发挥刺激作用的，这类信号称为第一信号；另一类是抽象信号，即语言和文字，它们是以信号所代表的含义来发挥刺激作用的。如“灯光”这个词语是对世界上一切灯发出的光这一具体事物的抽象和概括，因此是具体信号的信号，故称为第二信号。能对第一信号发生反应的大脑皮质功能系统，称为第一信号系统（first signal system），是人类和动物所共有的；而能对第二信号发生反应的大脑皮质功能系统，称为第二信号系统（second signal system），这是人类所特有的，也是人类区别于动物的主要特征之一。

（二）记忆

1. 记忆的分类　通过感觉器官感知的大量外界信息并非都能被记忆，实际上只有很少部分（约占能意识到的信息总量的1%，甚至更少）会被较长期地记忆，绝大部分会被遗忘。根据记忆的贮存和回忆方式，可将记忆分为陈述性记忆（declarative memory）和非陈述性记忆（nondeclarative memory）两类。

（1）陈述性记忆：指与特定时间、地点和任务有关的事实或事件的记忆，如记得“昨天和同学在电影院看电影了”。陈述性记忆能进入人的主观意识，能被清楚地记忆并进行推理，往往只经过一次经验即能形成，但也容易忘却。

（2）非陈述性记忆：指与一定的操作和实践有关的记忆，需要经过多次重复操作和反复练习才能逐渐形成，也称为反射性记忆。这种记忆很难用语言表达出来，不进入人的主观意识，也不易遗忘。如弹钢琴等技巧性操作的学习过程是非陈述性记忆的过程。两种记忆可以相互转化。如在学习骑自行车的过程中需对某些情景有陈述性记忆，一旦学会后就成为一种技术性动作，此时的记忆就是非陈述性记忆。

2. 记忆的过程及机制　人类的记忆过程可分为感觉性记忆、第一级记忆、第二级记忆和第三级记忆四个阶段（图 10-13）。感觉性记忆指人体通过感觉系统获得信息后，首先在脑内感觉区贮存的阶段，维持时间极短，一般不超过 1s。这些信息的绝大部分因未经注意和处理，很快就被遗忘。感觉性记忆得来的不连续的信息，经过加工处理整合成新的连续印象，则转入第一级记忆。第一级记忆的停留时间也很短，平均约几秒钟。感觉性记忆和第一级记忆属于短时性记忆。第一级记忆中贮存的信息经反复学习和运用，即在第一级记忆中多次循环，则转入第二级记忆。第二级记忆是一个大而持久的贮存系统，持续时间可由数分钟至数年。如对某个多位数字组成的电话号码，如看到它而不予注意，很快就会遗忘；给予注意，即可记住而转入第一级记忆，但如不多次运用，还是容易忘掉。如果这个号码对自己的工作和生活关系很大，经常运用，则可以记得很牢，在较长的时间内都能将它记住，即进入了第二级记忆。有些特殊的记忆，如自己的名字或每天都在进行的操作手艺等，通过多年的反复运用，几乎不被遗忘，这类记忆则贮存在第三级记忆中。第二级记忆和第三级记忆属于长时性记忆。

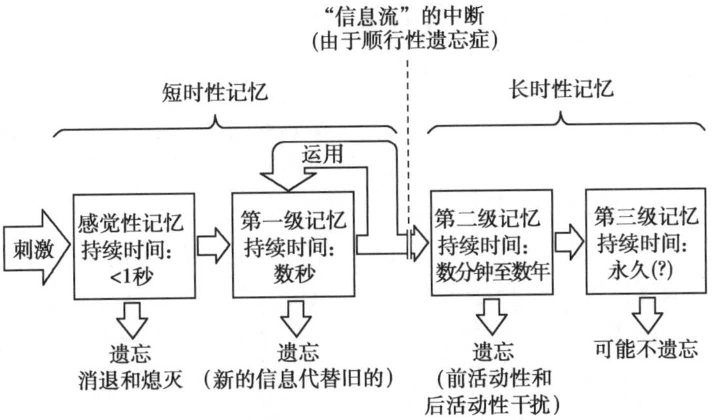

图 10-13　记忆过程示意图

知识拓展

按照记忆规律复习是减少遗忘的有效办法

所谓遗忘，就是我们对曾经记忆过的东西部分或完全失去回忆或再认的能力。艾宾浩斯研究发现：遗忘的进程不是均衡的，即“先快后慢”。在记忆的最初阶段，遗忘的速度很快，后来就逐渐减慢了，到了相当长的时间后几乎就不再遗忘了。例如学得的知识在第一天遗忘速度最快，若不抓紧复习就只剩下原来的 25%。随着时间的推移，遗忘的速度减慢，遗忘的数量也就减少了。到了第 6 天后，遗忘就很少发生了。这就是遗忘的发展规律。

我们在学习时可以尝试使用遗忘的发展规律，即课下要及时复习，减少遗忘，增强记忆。不过，需要提醒的是，不管要记的东西是什么，我们都要避免机械记忆，同时结合自己的理解和思考，注意新旧知识之间的联系。总之，学习绝不仅是记忆的过程，也需要我们综合使用各种策略。

学习和记忆是人类进行思维活动的基本环节，是智力组成的重要成分，对人类智慧的形成、意识的产生、知识的积累以及科学文化的发展，都发挥着重要的作用。但迄今为止，有关学习和记忆的机制仍不十分清楚。有证据表明，学习和记忆在脑内有一定的功能定位。与记忆功能密切相关的脑内结构有大脑皮质联络区、海马及其邻近结构、杏仁核、丘脑和脑干网状结构等。感觉性记忆和第一级记忆可能与中枢神经元的环路联系有关;较长时程的记忆与脑内的物质代谢有关,尤其是与脑内蛋白质的合成有关;持久性记忆可能与形态学改变有关。

二、语言和其他认知功能

支配发音运动的中枢是双侧性的,但语言中枢则往往只出现在一侧大脑半球。人脑的高级功能向一侧半球集中的现象称为一侧优势(laterality of cerebral dominance)。一侧优势的现象充分说明人类两侧大脑半球的功能是不对称的。左侧半球在语言活动功能上占优势,称为优势半球;而右侧半球则在非语词性认知功能上占优势。这种优势是相对的,因为左侧半球也有一定的非语词性认知功能,右侧半球也有一定的简单的语词活动功能。大脑皮质的语言功能分区。临床上发现人类大脑皮质一定区域的损伤,可引起各种特殊的语言活动功能障碍。①流畅失语症:由颞上回后端的韦尼克(Wernicke)区受损所致,病人说话流畅,但话语中夹杂许多杂乱语和自创词,令人难以听懂,有时病人也听不懂别人的说话,看不懂文字;②运动失语症:由中央前回底部前方的布洛卡(Broca)区受损引起,病人能看懂文字和听懂他人谈话,自己却不会说话,不能用语言表达自己的思想,而与发音有关的肌肉并不麻痹;③失写症:由额中回后部接近中央前回的手部代表区损伤所致,病人能听懂别人说话,看懂文字,自己也会说话,却不会书写,手部的其他运动也不受影响;④感觉失语症:由颞上回后部损伤所致,病人能讲话与书写文字,也能看懂文字,但听不懂别人的话语,而病人的听觉则无障碍;⑤失读症:由顶下小叶围绕颞上沟后端的角回受损引起,病人看不懂文字,但其视觉和其他语言功能均健全。可见大脑皮质具有管理语言活动的功能,并且这种功能具有一定的分区,但各区的功能是密切相关的,因为严重的失语症可同时出现上述多种语言活动功能的障碍。

图片:人类大脑皮质语言功能区域示意图

三、脑电活动

在大脑皮质表面或头皮上放置电极,可记录到大脑皮质神经元所产生的自发电位活动和诱发电位活动两类脑电活动。

(一)自发脑电活动和脑电图

在无明显外来刺激的情况下,大脑皮质能经常自发地产生节律性的电位变化,称为脑的自发脑电活动。临床上在头皮表面放置引导电极,通过脑电图机所记录到的皮质自发电位变化的波形,称为脑电图(electroencephalogram,EEG)。将动物颅骨打开或在病人进行脑外科手术时,直接在皮质表面放置引导电极,所记录到的自发电活动称为皮质电图(electrocorticogram,ECoG)。

1. 脑电图的波形　正常脑电图的波形不规则,依据频率的不同,可分为α、β、θ和δ四种基本波形(图 10-14)。

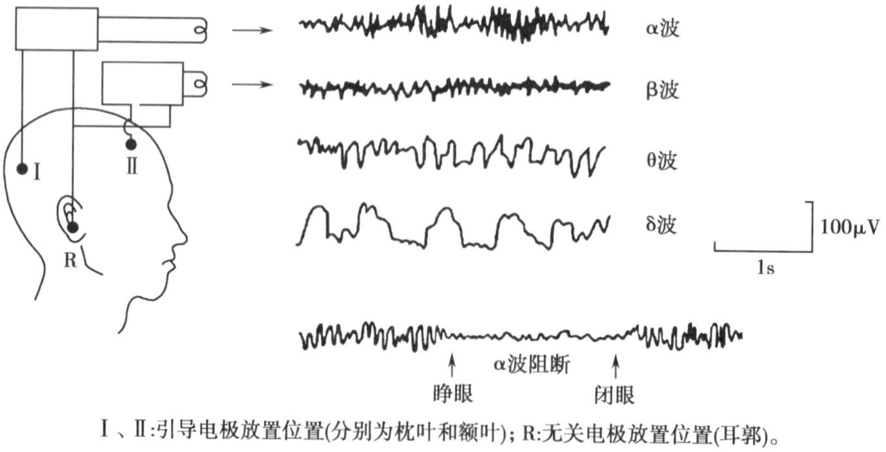

Ⅰ、Ⅱ:引导电极放置位置(分别为枕叶和额叶);R:无关电极放置位置(耳郭)。

图 10-14　脑电图的记录和波形

α 波是成年人安静时的主要脑电活动,在枕叶最为显著。β 波是一种不规则的低振幅快波。当睁开眼睛或进行紧张思维或接受其他刺激时,α 波立即消失转而出现 β 波,这一现象称为 α 波阻断(alpha block)，在额叶、顶叶明显，是大脑皮质处于紧张活动状态时的标志。在成人困倦时或在幼儿清醒时也可以见到θ波，常见于颞叶和顶叶。成人在清醒状态下几乎没有δ波，但在睡眠期间、极度疲劳、麻醉状态或婴儿时期可见到δ波，常见于颞叶和顶叶。一般认为，高振幅的慢波(δ或θ波)可能是大脑皮质处于抑制状态时电活动的主要表现(表10-4)。

表10-4 脑电图的几种基本波形

脑电波	频率/Hz	波幅/μV	常见部位	出现条件
α波	8~13	20~100	枕叶	成人安静、闭眼、清醒时
β波	14~30	5~20	额叶、顶叶	成人活动时
θ波	4~7	100~150	颞叶、顶叶	成人困倦时或少年正常脑电
δ波	0.5~3	20~200	颞叶、枕叶	成人熟睡时或婴幼儿正常脑电

不同的生理情况下，脑电波也会发生相应变化。当有许多皮质神经元的电活动趋于一致时，就出现低频率、高振幅的波形，这种现象称为同步化；当皮质神经元的电活动不一致时，就出现高频率、低振幅的波形，称为去同步化。一般认为，脑电波由高振幅的慢波转化为低振幅的快波时，表示兴奋过程的增强；反之，由低振幅的快波转化为高振幅的慢波时，则表示抑制过程的增强。临床上，脑电图对某些疾病如癫痫或皮质有占位病变(如肿瘤等)，有一定的诊断意义。

2. 脑电波形成的机制　一般认为，脑电波是由大量神经元同步发生的突触后电位经总和而形成的。这种同步化活动有赖于皮质与丘脑之间的交互作用。α波主要来自丘脑非特异投射系统，一定同步节律的丘脑非特异投射系统的活动，促进了皮质电活动的同步化。而β波是由于皮质和丘脑的同步活动受到干扰，即去同步化。

(二)皮质诱发电位

感觉传入系统或脑的某一部位受刺激时，在皮质某一局限区域引出的电位变化称为皮质诱发电位(evoked cortical potential)。目前临床上常记录的皮质诱发电位有躯体感觉诱发电位、视觉诱发电位、听觉诱发电位等几种形式。

诱发电位通常由主反应、次反应和后发放构成(图10-15)。主反应为先正后负的电位变化，波幅较大，有一定的潜伏期。一般认为，主反应是大锥体细胞的综合电位；次反应是在主反应之后伴有的扩散性反应；后发放是在主反应、次反应之后出现的一系列正相的周期性电位波动，波幅较小，是皮质与丘脑接替核之间环路电活动的结果。

皮质诱发电位出现在自发脑电波的背景下，它的波形常夹杂在自发脑电波之中并受后者的影响，所能记录出的诱发电位很小，应用电子计算机技术将电位变化叠加起来并加以平均处理，可使主反应突出地显示出来。由此记录出来的电位变化称为平均诱发电位。诱发电位对研究人类的大脑皮质功能定位、神经系统疾病、行为和心理活动等提供了一种无创伤性的电生理学检查方法。

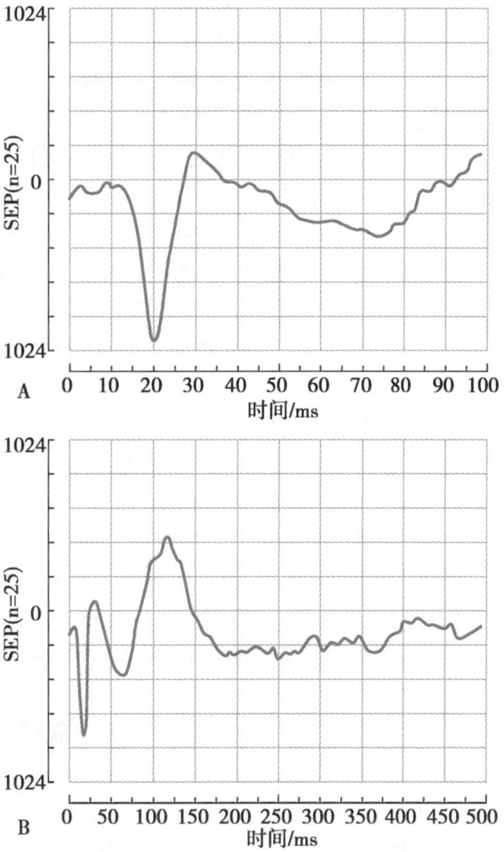

图10-15 电刺激家兔腓总神经引起的躯体感觉诱发电位(SEP)

A. 刺激0~100ms内的SEP描记，即B图中前100ms的展宽；B. 刺激0~500ms内的SEP描记，刺激后约12ms出现先正(向下)后负(向上)的主反应，随后出现次反应，约300ms后出现后发放；横坐标为描记时间，纵坐标为计算机数字量，*n*为计算机叠加次数。

四、觉醒和睡眠

觉醒和睡眠是人生命活动中必不可少的两个相互转化的生理过程，对于维持机体内环境的稳态，保证正常的生理功能发挥着重要的作用。

（一）觉醒

觉醒（wakefulness）状态时机体能迅速适应环境变化，进行各种体力和脑力劳动。它可分为脑电觉醒与行为觉醒。脑电觉醒指脑电图波形呈去同步化快波的状态，对新异刺激不一定有探究行为；行为觉醒指动物出现觉醒时的各种行为表现，对新异刺激有探究行为。

觉醒状态的维持与脑干网状结构上行激动系统的活动有密切关系（见本章第二节）。脑电觉醒的维持可能与蓝斑上部 NE 能系统和脑干网状结构胆碱能系统的活动有关；行为觉醒的维持则可能与黑质多巴胺能系统的活动有关。

（二）睡眠

人的一生中，大约有 1/3 的时间在睡眠（sleep）中度过。每天所需的睡眠时间，依年龄、个体和职业性活动而有不同。一般成年人每天需要睡眠 7~9h，老年人需要 5~7h，儿童需要 10~12h，新生儿需要 18~20h。

1. 睡眠的时相　通过对睡眠过程的研究，将睡眠分为两种时相：一种是脑电图呈现同步化慢波的时相，称为慢波睡眠（slow wave sleep）；另一种是脑电图呈现去同步化快波的时相，称为快波睡眠（fast wave sleep）。

（1）慢波睡眠：脑电图高振幅慢波，即为同步化波，故慢波睡眠也称同步睡眠。慢波睡眠期间，人体的视、听、嗅、触等感觉功能暂时减退，骨骼肌反射活动和肌紧张减弱，伴有瞳孔缩小、心率减慢、血压下降、代谢率降低、体温下降、呼吸变慢、尿量减少、胃液分泌增多、唾液分泌减少、发汗功能增强等一系列自主神经功能的改变；慢波睡眠期间生长激素的分泌明显增多，促进生长，消除疲劳和恢复体力。

（2）快波睡眠：脑电图低振幅快波，与觉醒时相似，即为去同步化波，故快波睡眠也称去同步睡眠。此期间人体的各种感觉功能进一步减退，以致唤醒阈升高，骨骼肌反射活动和肌紧张进一步减弱，肌肉几乎完全松弛，睡眠更深。此外，还可能有间断的阵发性表现，如部分肢体抽动、血压升高、心率加快、呼吸加快而不规则等，这可能与某些疾病（如心绞痛、哮喘等）在夜间突然发作有关。快波睡眠期间的一个明显特征是能观察到眼球快速运动，所以此时相也称为快速眼动睡眠（rapid eye movement sleep，REMS）。此外，做梦也是快波睡眠的特征之一。快波睡眠的意义是与幼儿神经系统的成熟密切相关，可能有利于建立新的突触联系，从而促进学习记忆。

（3）两种睡眠时相的交替和向觉醒的转化：在整个睡眠过程中，慢波睡眠与快波睡眠互相交替出现。成年人睡眠时，一般先进入慢波睡眠，持续 80~120min 后转入快波睡眠，后者持续 20~30min，又转入慢波睡眠。在整个睡眠期间，如此反复交替 4~5 次，越接近睡眠后期，快波睡眠时间越延长。两种睡眠时相均可直接转化为觉醒状态，但在觉醒状态下一般只能进入慢波睡眠。

2. 睡眠的产生机制　目前多认为，睡眠是一个主动的抑制过程。低频电刺激间脑的下丘脑后部、丘脑髓板内核群邻旁区和丘脑前核、脑干尾端的延髓网状结构和视前区与 Broca 斜带区的前脑基底部时，均可引起慢波睡眠的发生。快波睡眠的发生则与桥被盖外侧区的胆碱能神经元的活动有密切关系。

第六节　神经系统疾病的康复

神经康复学（neurorehabilitation）是研究神经系统疾病所致的功能障碍，并进行相关的康复预防、康复评定和康复治疗的一门学科。近年来脑血管疾病发病率不断上升，但神经康复手段相对落后，使神经内科病人留下的残疾较多，所以神经康复问题成为目前康复科医生需要积极探索的课题。由于分子生物学和神经生物学技术的发展，在不断深入的神经损伤、神经再生和神经重塑的基本理论指导下，神经康复措施、康复技术和康复设备的不断更新，消除或减轻了神经系统病损后导致的功能障碍，提高了病人的生活质量，使病人回归家庭和社会。

1008
视频：神经学基础

一、中枢神经系统疾病的康复

1. 中枢神经康复的理论基础　过去一直认为成年哺乳动物神经元损伤后是不可能再生的，然而

笔记

现实生活与动物实验中，中枢神经系统损伤后功能恢复的现象比比皆是。Bach Y.（1930）提出脑的可塑性（plasticity）理论，认为脑可以通过学习和训练，以完成它因病损而丧失的功能，但脑必须具有重新获得的形态学基础。于是 Kennard MA 和 Luria AR 等（1938）提出了脑的功能重组论，认为成年的人脑损伤后在结构或功能上有重新组织的能力以承担因病损失的功能。临床试验和动物实验研究表明，中枢神经系统的这种可塑性可通过不断的学习和训练来得到强化和巩固。病人学习的潜力越大，功能重组的机会亦就越多，康复的成功率就越高。

中枢神经系统的可塑性主要通过三种方式来实现：①神经发芽，包括再生性发芽、代偿性发芽和侧枝发芽三种形态学变化；②突触可塑性调制，包括突触后结构上突触接触位点数量的改变和突触功能活性的增强或减弱；③神经网络功能的重塑，包括潜在通路的启用、功能代偿、功能转移或重组。有研究证明，通过训练可使正常不承担某种功能的脑细胞承担起某种功能。例如人的上肢截肢后，经颅磁刺激，面部的皮质代表区可伸入躯体感觉区，说明有皮质的重组。神经活动的增加或减少是导致皮质功能转移或重组的重要因素。动物实验与手运动再训练皮质图的改变说明，再训练可以防止非损伤手代表区的进一步缩小，在重新进行技巧锻炼后可使手代表区扩伸至邻近皮质区。

2. 中枢神经的康复治疗　基于上述理论，通过中枢神经的康复治疗促进脑的可塑性是康复医学的重点内容，目前主要采用以下方法进行治疗：

（1）Bobath 神经发育疗法：中枢神经系统损伤病人常见的运动功能障碍主要是由于大脑高级中枢对低级中枢失去控制，低级中枢原始的反射失去抑制所致，表现为异常的肌张力、姿势控制的减弱或丧失、异常的调节、异常的运动模式和异常的功能行为。因此临床上通过控制关键点、反射性抑制、平衡反应训练和负重、放置和保持等感觉刺激，达到提高病人日常生活活动能力的目的。

（2）Brunnstrom 运动疗法：将偏瘫病人运动功能恢复分为 7 个阶段。①急性发病期，受累肢体软瘫，无主动运动，反射也不能引起运动；②运动功能开始恢复，联合反应和共同运动开始出现；③病人能随意引起共同运动，但痉挛达到高峰；④出现分离运动，痉挛开始减轻；⑤以分离运动为主，痉挛明显减轻；⑥单关节运动成为可能，协调性接近正常；⑦正常的运动功能。充分利用本体感觉刺激、皮肤刺激诱发肌肉活动等方法引出肢体的运动反应，包括利用各种原始反应、联合反应和共同运动，进而引出分离运动，逐渐向正常功能模式过渡。

（3）Rood 感觉刺激疗法：感觉刺激可以对运动产生促进或抑制作用。中枢神经系统损伤后的功能恢复是按运动发育的顺序而进行，因此应用各种感觉刺激的方法，调整感觉通路上的兴奋性，促进运动功能的恢复。

（4）神经肌肉本体感觉促进技术（proprioceptive neuromuscular facilitation，PNF）：通过刺激人体本体感受器来激活和募集最大数量的肌纤维参与运动，促进瘫痪肌肉的收缩，同时通过调整感觉神经的兴奋性改变肌肉张力，缓解痉挛。

（5）运动再学习方法（motor relearning program，MRP）：认为中枢神经系统损伤后运动功能的恢复过程是病人重新学习运动功能的过程。此方法针对基本日常生活活动中的上肢功能、口腔颜面功能、坐位功能、站位功能、起立、坐下和行走七部分进行相应的训练。

（6）运动想象（motor imagery）疗法：是指运动活动在内心反复地模拟、训练，而不伴有明显的身体活动。其可能机制是在“心理-神经-肌肉理论”基础上，认为运动想象与主要认知功能（如语言、记忆等）、运动功能使用了同样的神经网络。

（7）部分减重步行训练疗法：是针对下肢功能障碍，改善步行能力的一种新的康复治疗技术。减轻体重的目的是增加安全性，减少能量消耗，扩大活动范围，使病人在运动平板带动下进行步行训练，通过视听、本体感觉等刺激，不自觉地使大脑活动起来，促进大脑原有程序性运动自动地启动，或者建立新的运动程序。

（8）强制性运动疗法：脑血管意外病人存在“习得性失用”的现象，通过限制健侧上肢活动，保持患侧上肢一定的日常生活活动。

（9）主动性（操作性）肌电生物反馈疗法：利用实时记录人体活动时产生的肌电信号转换成视觉或听觉信号，传递到大脑，使人能够及时地了解神经系统对肌肉运动的控制情况，并将意向性运动输出与运动方案进行比较，对运动进行指导或改正。

（10）功能性电刺激（functional electrical stimulation，FES）：是指用低频脉冲电流作用于丧失功能的器官或肢体，以代替或纠正其功能的一种治疗方法。

（11）双侧训练：是通过双侧肢体协调匹配效应，同时使用健肢，从而促进患肢功能的恢复。

（12）传统疗法：主要有中药治疗、针灸推拿治疗等。

（13）其他：包括颅磁刺激、经颅直接电刺激等。

1009 视频：神经肌肉电刺激疗法

二、周围神经系统疾病的康复

1. 周围神经康复的理论基础　周围神经损伤后，神经元胞体肿胀，尼氏体消失，细胞核偏移，突触终端减少，运动轴突和髓鞘崩解，但包绕神经纤维的施万细胞却很少坏死，相反呈肥大增殖。施万细胞分泌许多营养因子和细胞外基质，使远端轴突开始逆行性生长，同时神经元胞体合成蛋白质和轴突生长所需要的物质，通过轴浆运输到达断端，使其长出许多再生的轴突支芽（终末再生）。当轴突支芽遇到施万细胞时，可沿施万细胞形成的鞘管长入末梢。

1010 视频：强制性使用运动疗法

2. 周围神经的康复治疗　周围神经损伤在临床上极为常见，按其损伤程度分为：①神经功能失用；②轴索断裂；③神经断裂。由于周围神经损伤程度的不同，康复方法也有所不同，从周围神经系统康复的理论基础出发，目前主要采用以下方法：

（1）低中频刺激疗法：低中频刺激可使细胞膜去极化，使神经组织产生神经冲动，恢复神经传导功能，进一步使肌细胞兴奋，产生收缩反应，促进病肌的血液循环，改善肌肉营养，防止肌肉结缔组织变厚、变短、硬化，延缓肌肉萎缩。

1011 图片：下肢刺激器

（2）肌力训练：进行肌肉收缩与松弛交替训练，有助于肌肉周围毛细血管扩张与充血，从而使肌肉获得更多的营养，有利于提高肌力。

（3）感觉功能训练：在周围神经切断和缝合后，虽然有神经再生，但在大脑皮质感觉区却出现明显的表位异常，从而妨碍执行细致、精准的动作。因此在周围神经损伤后进行感觉功能训练，有助于把功能上配对失误的神经纤维重新编码，套入大脑新的、对应的、功能上有特异的接受区。

1012 图片：颅磁刺激

（4）作业疗法：通过各种活动（创作、生产性活动、制作手工艺品等）对病人进行眼、脑、手协调运动的训练，克服、适应或代偿损伤造成的生理或心理功能障碍，最大限度地发挥其残存功能，使病人恢复一定的生活或工作能力。

此外，还可通过外科手术修复损伤的外周神经；通过组织工程学构建、基因疗法促进神经再生。

1013 视频：作业疗法

本章小结

神经系统是康复治疗技术专业的重要内容，通过学习，掌握神经系统的主要功能，了解神经系统不同部位损伤的临床表现及康复的生理学基础，为后续学习打下坚实的基础。

神经元是构成神经系统结构和功能的基本单位。神经元与神经元之间是通过突触来传递信息的。突触前神经元释放递质，作用于突触后膜上受体，可以产生 EPSP 或 IPSP，从而使突触后神经元产生兴奋或抑制。

丘脑是躯体各种感觉通路（除嗅觉外）传导的总换元站，换元后将感觉投射到大脑皮质。丘脑的感觉投射系统分为：特异投射系统和非特异投射系统。人体的躯体运动和姿势都是在神经系统的控制下，由大脑皮质、皮质下核团和脑干下行系统以及脊髓共同配合完成的。下丘脑是较高级的内脏活动调节中枢。学习与记忆是动物和人赖以生存、不可缺少的高级功能活动。语言中枢则往往只出现在一侧大脑半球。大脑皮质神经元所产生的脑电活动有自发电位活动和诱发电位活动两类。觉醒和睡眠是人生命活动中必不可少的两个相互转化的生理过程，对于维持机体内环境的稳态，保证正常的生理功能发挥着重要的作用。

由于分子生物学和神经生物学技术的发展，在神经损伤、神经再生和神经重塑的基本理论指导下，通过神经康复措施，消除或减轻了神经系统病损后导致的功能障碍，提高了病人的生活质量，使病人回归家庭和社会。

笔记

（倪月秋）

扫一扫,测一测

思考题

1. 试述突触后抑制的形式及临床意义。
2. 简述牵张反射的类型及生理意义。
3. 试述脊休克的表现及形成机制。
4. 试述基底核损伤的主要症状、发病原因及临床药物治疗方法。
5. 试述睡眠两种时相的特点及生理意义。

思路解析

笔记

第十一章 内分泌系统

11章PPT

学习目标

1. 掌握:激素的概念;甲状腺激素、胰岛素的生理作用;糖皮质激素的生理作用。

2. 熟悉:腺垂体和神经垂体激素的生理作用;甲状腺激素的分泌调节;糖皮质激素的分泌调节。

3. 了解:内分泌腺的构成;允许作用的概念;激素的分类、作用机制及一般特征;下丘脑与垂体的功能联系;甲状旁腺激素、降钙素、1,25-二羟维生素 D_3、肾上腺髓质激素、胰高血糖素的生理作用及分泌调节。

4. 运用生理学知识,初步具备分析内分泌系统常见疾病产生的原因的能力,能够运用生理学知识分析内分泌系统疾病康复的生理学机制及运动对内分泌系统功能的影响。

内分泌系统是机体重要的功能调节系统,它以分泌各种激素的体液性调节方式发布调节信息,全面调控与个体生存密切相关的基础功能。

第一节 概　　述

一、内分泌与内分泌系统

(一) 内分泌

内分泌(endocrine)是相对于外分泌而言的,是指腺细胞分泌的物质,即激素直接进入体液中,以血液或其他体液为媒介对靶细胞产生调节效应的过程。

(二) 内分泌系统

内分泌系统(endocrine system)由内分泌腺(endocrine glands)和具有内分泌功能的组织器官构成。内分泌腺又称内分泌器官,主要包括垂体、甲状腺、甲状旁腺、胰腺、肾上腺、性腺和松果体等;此外,心脏、肾、肝、皮肤以及消化道黏膜等器官组织也具有内分泌功能。

内分泌系统的功能十分广泛,主要有:①维持内环境稳态;②参与应激反应;③调节新陈代谢;④调节机体的生长发育、成熟与衰老过程;⑤维持生殖过程;⑥调节机体造血过程。在整体情况下,内分泌系统与神经系统、免疫系统的功能活动相辅相成,构成神经-内分泌-免疫调节网络,共同参与机体功能的调节,维持机体的稳态。

二、激素的概念及分类

(一) 激素的概念

由内分泌腺或内分泌细胞分泌的高效能生物活性物质,称为激素(hormone),是以体液为媒介,传递调节信息的化学信使。内分泌系统的所有调节功能都是通过激素实现的。接受激素信息的器官、组织、细胞分别被称为靶器官(target organ)、靶组织(target tissue)、靶细胞(target cell)。

激素的信息传递方式有以下几种途径:①大多数激素是经血液循环到达远距离的靶器官或靶细胞而发挥作用,这种传递方式称为远距分泌(telecrine),如生长激素、甲状腺激素;②某些细胞分泌的激素是经组织间液弥散作用于邻近细胞,称为旁分泌(paracrine),如胃底和胃窦黏膜D细胞释放的生长抑素;③神经内分泌细胞分泌的神经激素通过轴浆运输至神经末梢而释放,这种方式称为神经分泌(neurocrine);④有些内分泌细胞所分泌的激素在局部扩散后又返回作用于该内分泌细胞而发挥反馈作用,这种方式称为自分泌(autocrine)。

(二)激素的分类

人体内的激素按其化学性质可分为含氮激素、类固醇激素和脂肪酸衍生物三类(表11-1)。

表11-1　主要激素及其化学本质

激　　素	英文缩写	主要来源	化学性质
促甲状腺激素释放激素	TRH	下丘脑	3肽
促性腺激素释放激素	GnRH	下丘脑	10肽
生长激素释放抑制激素(生长抑素)	GHRIH(SST)	下丘脑	14肽
生长激素释放激素	GHRH	下丘脑	44肽
促肾上腺皮质激素释放激素	GRH	下丘脑	41肽
催乳素释放因子	PRF	下丘脑	肽类
催乳素释放抑制因子	PIF	下丘脑	多巴胺
促甲状腺激素	TSH	腺垂体	糖蛋白
促肾上腺皮质激素	ACTH	腺垂体	39肽
卵泡刺激素	FSH	腺垂体	糖蛋白
黄体生成素	LH	腺垂体	糖蛋白
催乳素	PRL	腺垂体	199肽
生长激素	GH	腺垂体	191肽
血管升压素(抗利尿激素)	VP(ADH)	下丘脑	9肽
催产素	OT	下丘脑	9肽
四碘甲腺原氨酸(甲状腺素)	T_4	甲状腺	胺类
三碘甲腺原氨酸	T_3	甲状腺	胺类
甲状旁腺激素	PTH	甲状旁腺	84肽
胰岛素		胰岛	51肽
胰高血糖素		胰岛	29肽
降钙素	CT	甲状腺C细胞	32肽
糖皮质激素(皮质醇)		肾上腺皮质	类固醇
盐皮质激素(醛固酮)		肾上腺皮质	类固醇
肾上腺素	E	肾上腺髓质	胺类
去甲肾上腺素	NE	肾上腺髓质	胺类
睾酮	T	睾丸间质细胞	类固醇

笔记

续表

激　素	英文缩写	主要来源	化学性质
雌二醇	E_2	卵巢、胎盘	类固醇
雌三醇	E_3	卵巢、胎盘	类固醇
孕酮	P	卵巢、胎盘	类固醇
人绒毛膜促性腺激素	hCG	卵巢、胎盘	糖蛋白
促胃液素		消化道、脑	17 肽
胆囊收缩素	CCK	消化道、脑	33 肽
促胰液素		消化道、脑	27 肽
心房钠尿肽	ANP	心房	28 肽
褪黑激素	MLT	松果体	胺类
前列腺素	PG	全身各种组织	脂肪酸衍生物
1,25-二羟维生素 D_3	$1,25\text{-}(OH)_2\text{-}VD_3$	肾脏	胆固醇衍生物

1. 含氮激素

（1）肽类和蛋白质类激素：主要有下丘脑调节肽、神经垂体激素、腺垂体激素、胰岛素、甲状旁腺素、胃肠激素等。

（2）胺类激素：肾上腺素、去甲肾上腺素、甲状腺激素等。含氮激素易被消化酶破坏（甲状腺激素例外），作为药物使用时不宜口服。

2. 类固醇激素（甾体激素）　类固醇激素主要包括肾上腺皮质激素（如皮质醇、醛固酮）和性激素（如雌激素、孕激素、雄激素），这类激素不易被消化酶破坏，作为药物使用时可口服。此外，胆固醇衍生物 1,25-二羟维生素 D_3 也被归为类固醇激素。

3. 脂肪酸衍生物　如广泛存在于各种组织中的前列腺素，其合成原料为花生四烯酸。

三、激素的作用机制

（一）含氮激素的作用机制——第二信使学说

目前已知含氮激素主要是通过细胞膜受体介导的机制发挥调节作用的。细胞膜受体介导的激素作用机制是建立在“第二信使学说”基础上。其主要内容是：①携带调节信息的激素作为第一信使，先与靶细胞膜上的特异性受体（G 蛋白偶联受体）结合；②激素与受体结合后，可激活细胞膜上的 G 蛋白，继而激活细胞内腺苷酸环化酶；③在 Mg^{2+} 存在的情况下，腺苷酸环化酶催化 ATP 转变成环磷酸腺苷（cAMP）；④cAMP 作为第二信使，激活细胞内无活性的蛋白激酶系统，使蛋白质磷酸化，最终引起靶细胞各种生理效应，如腺体的分泌、肌细胞的收缩、细胞内某些酶促反应或细胞膜通透性的改变等。cAMP 发挥作用后，即被细胞内磷酸二酯酶降解为 5′-AMP 而失活（图 11-1）。

cAMP 是含氮激素的第二信使，但不是唯一的第二信使。近年来有实验证实，细胞内作为第二信使的物质还有环磷酸鸟苷（cGMP）、三磷酸肌醇（IP_3）、二酰甘油（DG）和 Ca^{2+} 等物质，它们在激素信息传递中发挥着重要作用。

（二）类固醇激素作用机制——基因表达学说

细胞内受体介导的类固醇激素作用机制即“基因表达学说”。该学说认为，类固醇激素是脂溶性小分子物质，可直接进入细胞内，先与胞质受体结合形成激素-胞质受体复合物，再进入细胞核内形成激素-核受体复合物，通过调控 DNA 的转录和表达，促进或抑制 mRNA 的形成，诱导或减少某种蛋白质的合成，进而引起相应的生理效应（图 11-2）。

含氮激素与类固醇激素的作用机制不能绝对分开。例如，胰岛素除作用于细胞膜受体外，还能进入细胞内发挥作用。甲状腺激素也是通过进入细胞核内调节蛋白质合成的转录过程而发挥作用。

笔记

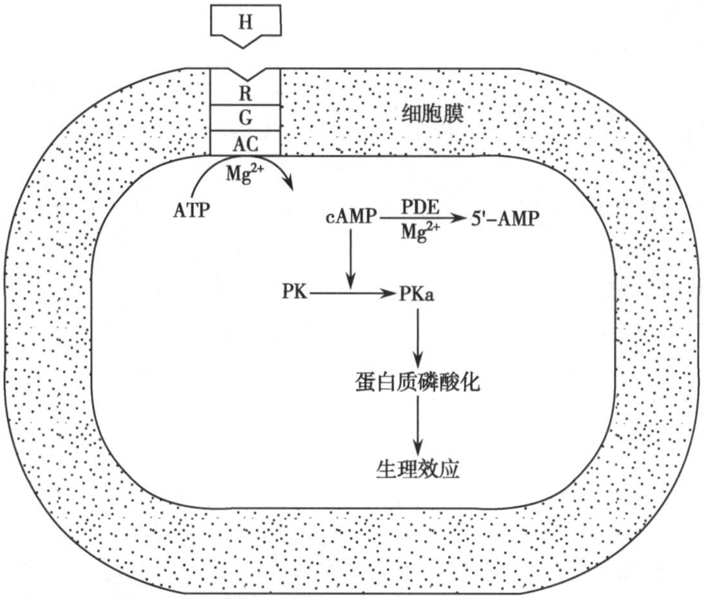

H:激素；R:受体；AC:腺苷酸环化酶；PDE:磷酸二酯酶；PKa:活化蛋白激酶；cAMP:环磷酸腺苷；G:鸟苷酸调节蛋白。

图 11-1　含氮激素的作用机制示意图

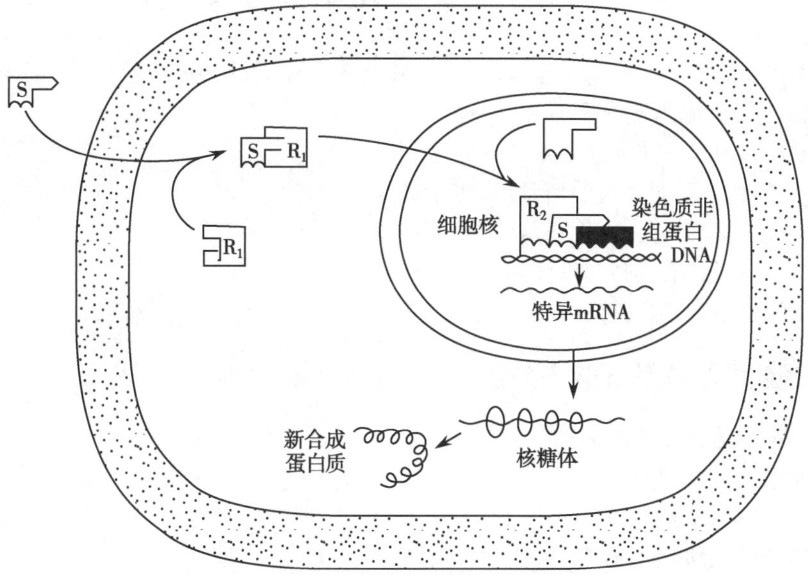

S:激素；R_1:胞质受体；R_2:核受体。

图 11-2　类固醇激素作用机制示意图

四、激素作用的一般特征

激素的种类很多，作用复杂，化学结构各异，但它们在发挥调节作用的过程中具有以下共同特征：

（一）特异性

某些激素只选择性地作用于某些靶器官或靶细胞，这种特性称为激素作用的特异性。这一特性与靶器官或靶细胞上存在的特异性受体有关。激素与受体相互识别并发生特异性结合，从而发挥生理效应。有些激素作用的特异性很强，只作用于某一靶腺或靶细胞，如腺垂体分泌的促甲状腺激素主要作用于甲状腺，促肾上腺皮质激素主要作用于肾上腺皮质；有的激素所作用的靶器官、靶细胞数量较多，这并非没有特异性，而是由于与该激素发生特异性结合的受体分布广泛的缘故，如生长激素、甲状腺激素等几乎对全身的组织细胞代谢过程都发挥调节作用。

笔记

(二)信息传递作用

激素在发挥调节作用过程中,作为一种传递信息的化学物质,只是调节靶细胞原有的生理生化过程,增强或减弱其反应和功能活动,而不能使靶细胞添加新的功能活动,也不能提供额外能量。激素在完成信息传递后便被分解失活。因此,激素是细胞间传递信息的信使媒介。

(三)高效性

激素在血液中的浓度很低,一般在纳摩尔/升(nmol/L)或皮摩尔/升(pmol/L)水平,但其作用十分强大。因为激素与受体结合后,能在细胞内发生一系列的酶促反应,呈"瀑布式级联放大"效应,形成一个效能极高的细胞内生物放大系统。例如,1 分子胰高血糖素,最终可以激活 1 万分子以上的磷酸化酶。因此,当体内某种激素稍有过量或不足,便可引起相应的生理功能明显异常,临床上分别称为该内分泌腺的功能亢进或功能减退。

(四)相互作用

虽然激素的作用具有特异性,但在发挥作用时,各种激素之间却相互联系,相互影响,主要表现在:①协同作用,如生长激素、胰高血糖素等,虽然作用于物质代谢的环节不同,但都可使血糖升高,在升糖效应上有协同作用;②拮抗作用,如胰岛素能降低血糖,而胰高血糖素能升高血糖,即相互拮抗;③允许作用,某种激素对特定的器官、组织或细胞并没有直接的作用,但它的存在却是另一种激素发挥生物效应的必要基础,称为允许作用(permissive effect)。例如糖皮质激素本身并不能引起血管平滑肌收缩,但只有它存在时,去甲肾上腺素才能充分发挥其强大的缩血管作用。

第二节 下丘脑-垂体系统的内分泌

下丘脑与垂体在结构与功能上联系非常密切,形成下丘脑-垂体功能单位(hypothalamus-hypophysis unit),包括下丘脑-腺垂体系统和下丘脑-神经垂体系统两部分。下丘脑内有一些神经元兼有内分泌细胞的功能,在汇集和整合不同来源的信息后,将神经冲动电信号转换成激素信息,分泌下丘脑调节肽,控制垂体内分泌功能。通过下丘脑和垂体建立起神经系统与内分泌系统的联系,称为神经内分泌系统。

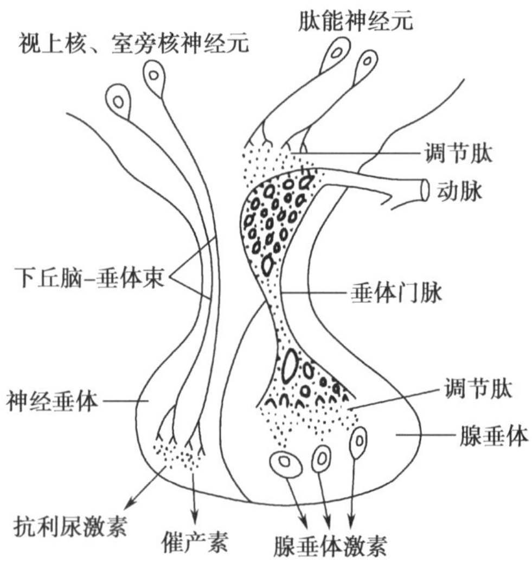

图 11-3 下丘脑与垂体功能联系示意图

一、下丘脑-腺垂体系统的内分泌

(一)下丘脑-腺垂体系统的构成

下丘脑与腺垂体之间没有直接的神经联系,是通过垂体门脉系统发生功能联系。垂体门脉系统始于下丘脑正中隆起的初级毛细血管网,然后汇集成几条小血管下行,经垂体柄进入腺垂体,再形成次级毛细血管网(图 11-3)。下丘脑的小细胞肽能神经元能合成多种下丘脑调节肽(hypothalamic regulatory peptide,HRP),经垂体门脉系统运至腺垂体,调节腺垂体的活动,构成了下丘脑-腺垂体系统。目前已知的下丘脑调节肽有 7 种,详见表 11-2。

(二)腺垂体激素

腺垂体是体内最重要的内分泌腺,分泌多种激素。

1. 生长激素 GH 是腺垂体中含量最多的激素。GH 是由 191 个氨基酸残基组成、分子量为 22kDa 的蛋白质。近年来,利用 DNA 重组技术已能大量生产 GH,供临床使用。

(1)生长激素主要生理作用

1)促进机体生长:GH 能促进机体各组织器官的生长,尤其是对骨骼、肌肉及内脏器官的作用最为显著,是调节机体生长的关键激素。实验证明,幼年动物切除垂体后,生长立即停滞,如能及时补充 GH,则可使动物恢复生长和发育。临床观察可见,人幼年时期 GH 分泌不足,将出现生长停滞,身材矮

笔记

小,但智力正常,称为侏儒症(dwarfism);若幼年时 GH 分泌过多,则导致巨人症(gigantism)。成年后 GH 分泌过多,因骨骺已钙化闭合,长骨不再增长,而肢端短骨、面骨及软组织可受刺激而增生,出现手足粗大、鼻大唇厚、下颌突出,内脏器官如肝、肾等也增大,称为肢端肥大症(acromegaly)。

表 11-2 下丘脑调节肽的种类和主要作用

种 类	缩写	主要作用
促甲状腺激素释放激素	TRH	促进促甲状腺激素的分泌
促性腺激素释放激素	GnRH	促进黄体生成素、卵泡刺激素的分泌
生长激素释放激素	GHRH	促进生长激素的分泌
生长抑素	GHIH	抑制生长激素的分泌
促肾上腺皮质激素释放激素	CRH	促进促肾上腺皮质激素的分泌
催乳素释放因子	PRF	促进催乳素的分泌
催乳素释放抑制因子	PIH	抑制催乳素的分泌

2) 调节物质代谢:①蛋白质代谢,GH 能促进氨基酸进入细胞,并可加速 DNA 和 RNA 的合成,从而促进蛋白质合成,抑制蛋白质分解。②脂肪代谢,GH 能加速脂肪的分解,增强脂肪酸氧化,提供能量,并使组织特别是肢体的脂肪含量减少。③糖代谢,GH 可抑制外周组织摄取和利用葡萄糖,减少葡萄糖的消耗,使血糖升高。因此,GH 分泌过量可引起"垂体性糖尿"。

(2) 生长激素的调节

1) 下丘脑的调节:下丘脑对腺垂体分泌 GH 进行双重调控,一方面分泌生长激素释放激素(growth hormone-releasing hormone,GHRH)促进腺垂体分泌 GH,同时又分泌生长抑素(growth hormone-inhibiting hormone,GHIH)抑制其分泌。在整体条件下,GHRH 作用占优势,起经常性的调节作用,而 GHIH 则是在应激状态下 GH 分泌过多时,才表现出对 GH 分泌的抑制作用。

2) 其他调节:①负反馈调节,GH 能反馈抑制下丘脑分泌 GHRH,起负反馈调节作用。②睡眠影响,人在觉醒状态下 GH 的分泌较少,在进入慢波睡眠后 GH 分泌增加,这有利于生长发育和体力的恢复,而转入快波睡眠时,GH 分泌又减少。③某些激素的影响,甲状腺激素、雌激素与睾酮均能促进 GH 分泌。在青春期,由于血液中雌激素或睾酮浓度增高,可显著增加 GH 的分泌。

2. 催乳素 PRL 是一种含有 199 个氨基酸残基的蛋白质类激素,其分子序列 92% 与 GH 相同。

(1) 催乳素的生理作用

1) 对乳腺的作用:①在女性青春期,PRL 促进乳腺的发育,主要与雌激素、孕激素、GH、糖皮质激素、甲状腺激素等多种激素相互协同发挥作用;②在妊娠期,PRL 使乳腺组织进一步发育、成熟,但此时血中雌激素与孕激素浓度过高,抑制 PRL 的泌乳作用,故此时乳腺虽具备泌乳能力却不泌乳;③分娩后,血中雌激素和孕激素水平大大降低,PRL 才发挥其始动和维持乳腺分泌的作用。

2) 对性腺的作用:在女性,PRL 与 LH 相互配合,促进排卵、黄体生成及孕激素与雌激素的分泌。在男性,PRL 可促进前列腺及精囊的生长,还可增强 LH 对间质细胞的作用,使睾酮合成增加。

(2) 催乳素的分泌调节:①PRL 的分泌受下丘脑催乳素释放因子(PRF)与催乳素释放抑制因子(PIH)的双重调节,前者促进其分泌,后者则抑制其分泌,平时以 PIH 的抑制作用占优势;②哺乳期,婴儿吸吮乳头的刺激经传入神经传至下丘脑,使分泌 PRF 的神经元兴奋,PRF 增加,引起垂体分泌 PRL 增多。

3. 促黑激素 MSH 可促进皮肤、虹膜及毛发等处黑素细胞中酪氨酸酶的合成及激活,从而促进酪氨酸转变为黑色素。黑色素合成增加,使皮肤、虹膜和毛发等颜色变深。

4. 促激素 腺垂体分泌的促激素有 4 种,包括 TSH、ACTH、FSH、LH。对于男性,FSH 又称精子生成素,LH 又称间质细胞刺激素。促激素的主要功能是刺激靶腺组织增生、发育,并促进其激素的合成及分泌,其主要作用如表 11-3 所示。

笔记

表 11-3 促激素对靶腺的主要作用

促激素名称	主要作用
促甲状腺激素(TSH)	促进甲状腺增生、甲状腺激素的合成和分泌
促肾上腺皮质激素(ACTH)	促进肾上腺皮质的组织增生,刺激糖皮质激素的分泌
卵泡刺激素(FSH)	促进卵泡生长发育成熟,使卵泡分泌雌激素 启动生精过程
黄体生成素(LH)	促进排卵、黄体生成、分泌雌激素和孕激素 刺激睾丸间质细胞分泌雄激素

二、下丘脑-神经垂体系统的内分泌

(一) 下丘脑-神经垂体系统

下丘脑与神经垂体有着直接的神经联系。下丘脑大细胞神经元(视上核和室旁核)的轴突下行到神经垂体,构成下丘脑-垂体束。视上核和室旁核神经元合成的抗利尿激素和催产素,通过下丘脑-垂体束的轴浆运输到神经垂体贮存,在适宜刺激的作用下,这两种激素由神经垂体释放进入血液循环,构成了下丘脑-神经垂体系统。

(二) 神经垂体激素

神经垂体本身不能合成激素,只是贮存和释放下丘脑视上核与室旁核合成和分泌的两种激素,即抗利尿激素(ADH)和催产素(OT)。

1. 抗利尿激素 ADH 是由 9 个氨基酸组成的肽类激素。生理剂量的 ADH 浓度很低,主要是促进远曲小管和集合管对水的重吸收而发挥抗利尿作用(详见第八章)。大剂量的 ADH 可引起血管广泛收缩,特别是内脏血管,从而使血压升高,故又称血管升压素。在大失血等病理情况下,VP 释放增多,对维持动脉血压起一定作用。在临床上,VP 不用于升压(因其收缩冠状动脉),主要用于止血,如肺和食管的出血。

2. 催产素 OT 也是由 9 个氨基酸组成的肽类激素,其化学结构与抗利尿激素极为相似,所以两者的生理作用有一定交叉。OT 的主要靶器官是乳腺和子宫。

(1) 促进乳腺排乳:OT 是促进乳汁排出的关键激素。OT 可使哺乳期的乳腺腺泡和导管周围肌上皮细胞收缩、乳汁排出,并维持乳腺泌乳,防止乳腺萎缩。当婴儿吸吮乳头时,感觉信息沿传入神经传至下丘脑,神经冲动沿下丘脑-垂体束到达神经垂体,可反射性引起 OT 释放入血,促进排乳,称为射乳反射(milk ejection reflex)。射乳反射是典型的神经-内分泌反射,可建立条件反射。

(2) 刺激子宫收缩:OT 可促进子宫平滑肌收缩,但对非孕子宫作用较弱,而对妊娠子宫作用较强。这是因为非孕子宫对催产素敏感性较低,妊娠时雌激素水平较高,增加了子宫对 OT 的敏感性(允许作用)。在分娩时,子宫颈和阴道受到胎头的牵拉和压迫刺激,可反射性地引起 OT 释放,使子宫收缩进一步加强(正反馈),有助于胎儿的娩出。在临床上常用 OT 来诱导分娩(催产)和预防产后出血。

第三节 甲状腺的内分泌

甲状腺是人体最大的内分泌腺,主要由许多甲状腺滤泡构成。滤泡上皮细胞能合成和释放甲状腺激素(thyroid hormone)。滤泡腔内充满均匀的胶状物质,是甲状腺激素的贮存库。甲状腺是唯一将激素贮存在细胞外的内分泌腺。

一、甲状腺激素的合成与代谢

甲状腺激素主要有两种:三碘甲腺原氨酸(T_3)和四碘甲腺原氨酸(T_4,又称甲状腺素)。T_4 的含量较 T_3 多,约占总量的 90%,但 T_3 的生物学活性较 T_4 强约 5 倍。

甲状腺激素合成的主要原料是碘和甲状腺球蛋白(TG)。碘主要来源于食物,人每天从食物中摄

笔记

取的碘约有 1/3 进入甲状腺。甲状腺球蛋白由甲状腺滤泡上皮细胞合成分泌。甲状腺激素的合成过程包括以下 3 个步骤：

（一）甲状腺滤泡聚碘

碘由肠道吸收入血，在血浆中以 I^- 的形式存在。甲状腺摄取碘的能力很强，其浓度高出血浆 30 倍。因此，I^- 从血液转运入滤泡上皮细胞内，是逆电化学梯度的主动转运过程，依靠甲状腺滤泡上皮细胞膜的碘泵来完成。临床上常利用甲状腺摄碘（放射性 ^{131}I）试验来诊断甲状腺功能是否正常。

（二）I^- 的活化

由滤泡上皮细胞摄取的 I^- 并不能与酪氨酸结合，首先需要在甲状腺过氧化物酶（TPO）的催化下，被活化成 I^0（碘原子），这一活化过程称为 I^- 的活化。

（三）酪氨酸碘化与甲状腺激素的合成

I^- 活化后取代酪氨酸残基上氢原子的过程称为酪氨酸碘化。碘化后的酪氨酸首先形成一碘酪氨酸残基（MIT）和二碘酪氨酸残基（DIT），然后一分子 MIT 和一分子 DIT 偶联成 T_3，两分子 DIT 偶联成 T_4。

在甲状腺激素的合成过程中，I^- 的活化、酪氨酸碘化以及偶联，都是在 TPO 催化下完成的。因此，能抑制 TPO 活性的药物，如硫脲类（硫氧嘧啶类和咪唑类）有阻断甲状腺激素合成的作用，临床上可用于治疗甲状腺功能亢进。

甲状腺激素合成后，以甲状腺球蛋白的形式贮存在滤泡腔内，其特点是贮存量非常大，可供机体利用 2~3 个月。在 TSH 的刺激下，滤泡上皮细胞通过吞饮作用将滤泡腔中的甲状腺球蛋白吞入细胞内，与溶酶体融合形成吞噬体，经溶酶体蛋白水解酶的作用，T_3、T_4 从甲状腺球蛋白分子上水解下来并释放入血。

进入血液的甲状腺激素，绝大部分与血浆蛋白结合运输，小部分以游离形式存在，结合型与游离型甲状腺激素可以相互转换，以维持动态平衡。只有游离型的甲状腺激素才能进入组织细胞与受体结合，发挥生理效应。

二、甲状腺激素的生理作用

甲状腺激素的作用十分广泛，其主要作用是促进物质代谢与能量代谢、促进生长发育，对心血管系统、神经系统等都有影响。

（一）对代谢的影响

1. 增强能量代谢　甲状腺激素可提高大多数组织的耗氧量和产热量，提高能量代谢水平，使基础代谢率（BMR）增高。因此，甲状腺功能亢进时，因产热量增多而多汗、喜凉怕热，BMR 明显升高；甲状腺功能减退的病人，因产热量减少而喜热畏寒，BMR 降低。

2. 调节物质代谢　①蛋白质代谢：生理浓度的甲状腺激素可加速蛋白质的合成，有利于机体的生长发育和各种功能活动。但当甲状腺激素分泌过多时，则加速蛋白质分解，特别是骨和骨骼肌的蛋白质分解，导致骨质疏松、肌肉消瘦和乏力。如果分泌过少，则蛋白质合成减少，组织间的黏蛋白增多，结合大量的正离子和水分子，在皮下形成一种非凹陷的特殊水肿，称为黏液性水肿。②糖代谢：甲状腺激素能促进小肠黏膜对葡萄糖的吸收，增强肝糖原分解，抑制肝糖原合成，并能增强肾上腺素、胰高血糖素、生长激素的升糖作用，使血糖升高；但同时也促进外周组织对葡萄糖的利用而使血糖降低。故甲状腺功能亢进时常有餐后血糖升高，但又能很快降低。③脂肪代谢：甲状腺激素既能促进脂肪和胆固醇的合成，又能加速脂肪的动员、分解，促进肝加速胆固醇的降解，但分解的速度大于合成速度。因此，甲状腺功能亢进病人血中胆固醇含量常低于正常；而甲状腺功能减退者往往伴有高胆固醇血症，可引起动脉硬化。

（二）对生长发育的影响

甲状腺激素具有促进生长发育的作用，主要作用包括：

（1）对脑的生长发育：在胚胎期，甲状腺激素促进神经细胞增殖、分化、突起和突触的形成，促进胶质细胞的生长和髓鞘的形成，诱导神经生长因子和某些酶的合成，促进神经元骨架的发育等。

（2）对骨的作用：甲状腺激素对 GH 具有协同作用，调控幼年期生长发育。

笔记

胚胎时期甲状腺激素合成不足或出生后甲状腺功能低下，可导致脑和长骨的发育明显障碍，表现为智力低下、身材矮小，称为克汀病（cretinism），即呆小症。甲状腺激素对中枢神经系统发育的影响，在出生后的3~4个月内最重要。所以治疗呆小症要抓住时机，应在出生后2~3个月内补充甲状腺激素。

（三）其他作用

1. 对神经系统的作用　甲状腺激素具有兴奋中枢神经系统的作用。因此，甲状腺功能亢进病人主要表现为注意力不集中、烦躁不安、喜怒无常、多言多动、失眠多梦等。甲状腺功能减退病人则表现为表情淡漠、说话缓慢、动作迟缓、记忆减退、终日嗜睡等。

2. 对心血管系统的作用　甲状腺激素可使心率加快，心肌收缩力增强，心输出量增加。因为它可直接作用于心肌，促进心肌细胞内的肌质网释放 Ca^{2+}，故心脏活动增强。同时由于组织耗氧量增多，造成组织相对缺氧，致使小血管扩张，外周阻力下降，故收缩压升高，舒张压正常或稍低，脉压增大。

3. 对消化系统的作用　甲状腺激素能促进胃肠道平滑肌收缩，增进食欲。

三、甲状腺功能的调节

甲状腺功能主要受下丘脑-腺垂体-甲状腺轴的调节，此外还可进行一定程度的自身调节。

（一）下丘脑-腺垂体-甲状腺轴的调节

下丘脑分泌的促甲状腺激素释放激素（thyrotropin releasing hormone，TRH）通过垂体门脉系统作用于腺垂体，促进TSH的合成和释放。下丘脑的神经元可接受寒冷、紧张、缺氧等刺激，引起TSH的分泌。TSH促进甲状腺细胞增生，腺体增大，并促进甲状腺激素的合成和释放。当血液中甲状腺激素浓度升高时，反馈性地抑制TSH和TRH的分泌，最终使甲状腺激素浓度降至正常水平。这种负反馈调节是维持体内甲状腺激素相对稳定的重要机制（图11-4）。

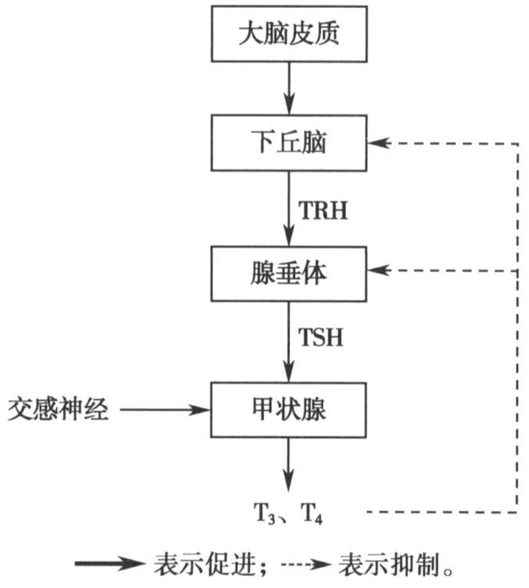

图 11-4　甲状腺激素分泌调节示意图

地方性甲状腺肿，俗称“大脖子病”，是由于水和食物中长期缺碘，造成甲状腺激素合成减少，甲状腺激素对腺垂体的负反馈作用减弱，致使腺垂体TSH分泌异常增多，TSH刺激甲状腺滤泡增生，导致甲状腺肿大。

（二）甲状腺的自身调节

甲状腺能根据血碘水平，通过自身调节改变摄取碘与合成甲状腺激素的能力。当饮食中缺碘时，甲状腺摄取碘的能力增强，使甲状腺激素的合成与释放不致因碘供应不足而减少。相反，当饮食中碘过多时，甲状腺对碘的摄取减少，甲状腺激素的合成也不致过多。这是一种有限度的、缓慢的自身调节机制。

（三）自主神经系统对甲状腺活动的调节

甲状腺受交感神经和副交感神经的双重支配。交感神经兴奋可促进TH的分泌，副交感神经的作用尚不清楚。

第四节　调节钙、磷代谢的激素

甲状旁腺激素由甲状旁腺分泌，降钙素由甲状腺滤泡旁细胞分泌，而1,25-二羟维生素 D_3 是在皮肤、肝和肾等器官的联合作用下形成的。它们共同参与机体钙、磷代谢，维持血浆中钙、磷水平的相对恒定。钙和磷不仅参与构成机体的结构，如骨、DNA、RNA、蛋白质等，也是多种生命活动所必需的重要元素，如钙参与神经递质的释放、肌肉收缩、腺体分泌、血液凝固等；磷则参与ATP、cAMP等活性分子组成，故维持血液中钙、磷的相对稳定，对机体某些功能活动的正常进行具有十分重要的作用。

笔记

一、甲状旁腺激素

（一）甲状旁腺激素的主要作用

PTH是由84个氨基酸残基组成的肽类激素，是体内调节血钙浓度的最主要激素。通过对骨和肾作用使血钙升高，血磷降低。

1. 对骨的作用　PTH能破坏骨组织内的贮存钙与血浆游离钙的动态平衡，加强溶骨过程，动员骨钙入血，使血钙浓度升高。人体神经、肌肉正常兴奋性的维持与血钙浓度密切相关。临床上行甲状腺手术时，若不慎误将甲状旁腺摘除，可引起严重的低钙血症，使神经和肌肉的兴奋性异常增高，导致手足搐搦，甚至因呼吸肌痉挛而窒息。

2. 对肾的作用　PTH能促进近端小管对钙的重吸收，使尿钙减少，血钙升高。同时还能抑制近端小管对磷的重吸收，使尿磷增多，血磷降低。

此外，PTH对肾的另一重要作用是激活1α-羟化酶。1α-羟化酶可催化25-羟维生素D_3转变为有高度活性的1,25-二羟维生素D_3，后者可促进小肠对钙的吸收，使血钙升高。

（二）甲状旁腺激素分泌的调节

PTH的分泌主要受血钙浓度的反馈调节。血钙浓度降低时，PTH分泌迅速增加；反之，血钙浓度升高时，则PTH分泌减少。这种负反馈调节作用是维持PTH分泌和血钙浓度相对稳定的重要机制。因此，若长期缺钙会引起甲状旁腺增生。例如佝偻病患儿，因血钙长期偏低，往往出现甲状旁腺增大。

二、降钙素

（一）降钙素的生理作用

降钙素（calcitonin，CT）是由32个氨基酸残基组成的肽类激素。其主要生理作用是降低血钙和血磷。

1. 对骨的作用　CT可抑制破骨细胞的活动，使溶骨过程减弱，同时能加强成骨过程，增加钙、磷在骨的沉积，因而使血钙和血磷降低。

2. 对肾的作用　CT能抑制肾小管对钙、磷、钠及氯的重吸收，增加这些离子在尿中的排出量。

（二）降钙素分泌的调节

CT的分泌主要受血钙浓度的调节。当血钙浓度升高时，CT分泌增多，反之则分泌减少。

三、1,25-二羟维生素D_3

1,25-二羟维生素D_3不是内分泌细胞合成的激素，而是胆固醇的衍生物，可由皮肤中的7-脱氢胆固醇经日光中紫外线照射转变而来，也可从动物性食物中获得。维生素D_3需要经过羟化酶的催化才具有生物活性。首先，维生素D_3在肝内25-羟化酶的作用下形成25-羟维生素D_3，然后在肾内1α-羟化酶的催化下成为高度活性的1,25-二羟维生素D_3。

（一）1,25-二羟维生素D_3的生理作用

1,25-二羟维生素D_3的主要作用是升高血钙、血磷。

1. 对小肠的作用　1,25-二羟维生素D_3可促进小肠黏膜上皮细胞对钙、磷的吸收。因此，既能升高血钙，又能升高血磷。

2. 对骨的作用　1,25-二羟维生素D_3对动员骨钙入血和骨钙的沉积均有作用。一方面当血钙降低时，能增强破骨过程，动员骨钙、骨磷入血，使血钙、血磷升高；另一方面能增加成骨细胞的活动，促进骨钙沉积和骨的形成，是骨更新重建的重要调节因素。总的效应是升高血钙。

3. 对肾的作用　1,25-二羟维生素D_3促进近端小管对钙、磷的重吸收。

若1,25-二羟维生素D_3缺乏，在儿童可引起佝偻病，在成人则可引起骨质疏松症。

（二）1,25-二羟维生素D_3的分泌调节

血钙、血磷浓度降低是促进1,25-二羟维生素D_3生成的主要因素。甲状旁腺激素可促进1,25-二羟维生素D_3的生成。1,25-二羟维生素D_3的生成也受雌激素等激素水平的影响。

笔记

第五节 胰岛的内分泌

胰腺兼有外分泌和内分泌双重功能，其内分泌功能主要由胰岛来完成。胰岛是散在于胰腺腺泡之间的一些如同岛屿一样的内分泌细胞群，由 4 种内分泌细胞组成：α 细胞占胰岛细胞的 20%，分泌胰高血糖素；β 细胞占胰岛细胞的 60%~70%，分泌胰岛素；δ 细胞占 10%，分泌生长抑素；PP 细胞很少，分泌胰多肽。本节主要介绍胰岛素和胰高血糖素。

一、胰岛素

胰岛素（insulin）是由 51 个氨基酸残基组成的小分子蛋白质。1965 年，我国科技工作者首先成功地合成了具有高度生物活性的胰岛素，同时对胰岛素的空间结构和功能进行了一系列研究，为人类揭示生命本质做出了巨大贡献。正常人空腹状态下血清胰岛素的浓度为 35~145pmol/L。胰岛素在血液中的半衰期仅 5~6min，在肝内灭活。

（一）胰岛素的生理作用

胰岛素是全面促进机体合成代谢的关键激素，对机体能源物质的贮存和人体生长发育具有重要作用。

1. 对糖的代谢　胰岛素是生理状态下唯一能降低血糖的激素，也是调节血糖浓度的关键激素。胰岛素一方面促进全身组织对葡萄糖的摄取和利用，加速葡萄糖合成为肝糖原，并促进葡萄糖转变为脂肪酸，即增加血糖的去路；另一方面抑制糖原分解和糖异生，即减少血糖的来源，因而使血糖浓度降低。故胰岛素分泌减少将引起血糖升高，若超过肾糖阈，即出现糖尿。

2. 对脂肪的代谢　胰岛素能促进脂肪的合成与贮存，同时抑制脂肪的分解，使血中游离脂肪酸减少。当胰岛素缺乏时，脂肪代谢紊乱，分解加强，产生的大量脂肪酸在肝脏氧化成过量酮体，可引起酮血症和酸中毒，同时血脂升高易导致动脉硬化，造成心、脑血管的严重疾患。

3. 对蛋白质的代谢　胰岛素能促进氨基酸进入细胞，促进 DNA、RNA 和蛋白质的合成，并抑制蛋白质的分解，有利于机体生长发育和组织损伤修复。对机体的生长来说，胰岛素与 GH 共同作用时，可发挥明显的协同效应。

4. 其他　胰岛素还能促进钾进入细胞，使血钾降低。

知识拓展

糖 尿 病

糖尿病是由于胰岛素分泌和/或胰岛素作用缺陷而引起的以慢性高血糖为特征的代谢性疾病。典型的临床表现是“三多一少”，即多尿、多饮、多食和体重减轻。血糖升高后因渗透性利尿而多尿；由于多尿造成失水，以致口渴而多饮；因糖丢失过多，使人体处于半饥饿状态而多食；外周组织对葡萄糖利用障碍，大量的脂肪、蛋白质分解，身体消瘦则体重减轻。持续的高血糖与长期代谢紊乱等可导致多系统特别是眼、肾、神经、心脏、血管的损害和功能障碍，病情严重或应激时可发生急性代谢紊乱，如酮症酸中毒和高渗性昏迷等。治疗要点包括：①医学营养治疗；②运动疗法；③血糖监测；④口服降糖药物；⑤胰岛素治疗；⑥糖尿病教育。

（二）胰岛素分泌的调节

1. 血糖浓度　血糖浓度是调节胰岛素分泌最重要的因素。胰岛 β 细胞对血糖水平的变化十分敏感，血糖浓度升高时，可直接刺激胰岛 β 细胞，使胰岛素分泌增多；相反，血糖降低时则抑制胰岛素的分泌，通过这一反馈调节维持血糖水平的相对稳定。

2. 氨基酸和脂肪酸的作用　血中氨基酸和脂肪酸的浓度对胰岛素的分泌也有类似血糖浓度的调节作用，只是作用较弱。当长期高血糖、高氨基酸、高脂血症时，可对胰岛持续刺激，增加胰岛素的分泌，使胰岛 β 细胞劳损以致功能衰竭，进而引起糖尿病。

3. 激素作用　胃肠激素均可促进胰岛素分泌。胰高血糖素、GH、甲状腺激素、糖皮质激素等均可通过升高血糖间接地刺激胰岛素分泌。而肾上腺素则抑制胰岛素的分泌。

4. 神经调节　迷走神经兴奋可促进胰岛素分泌，交感神经兴奋则抑制胰岛素分泌。

二、胰高血糖素

胰高血糖素（glucagon）是由29个氨基酸残基组成的直链多肽。其在血液中的半衰期5~10min，主要在肝灭活，肾也有降解作用。

（一）胰高血糖素的生理作用

胰高血糖素是促进机体分解代谢的激素。胰高血糖素的靶器官主要是肝，具有很强的促进糖原分解和糖异生的作用，使血糖明显升高；还能促进脂肪分解及脂肪酸氧化，使酮体生成增多；促进蛋白质的分解并抑制其合成，使氨基酸迅速进入肝细胞，经糖异生转变为肝糖原。大剂量的胰高血糖素可使心肌细胞内的cAMP含量增加，心肌收缩力增强。

（二）胰高血糖素分泌的调节

血糖浓度也是调节胰高血糖素分泌的主要因素。血糖浓度降低可促进胰高血糖素分泌；反之，血糖浓度升高时胰高血糖素分泌减少。因胰岛素能降低血糖，故能间接促进胰高血糖素的分泌。交感神经兴奋时，胰高血糖素分泌增加；迷走神经兴奋时，胰高血糖素分泌减少。

第六节　肾上腺的内分泌

肾上腺由皮质和髓质两部分组成。两者合成、分泌激素的种类不同，实际上是两个独立的内分泌腺。但由于髓质的血液供应来自皮质，二者在功能上有一定的联系。动物实验表明，切除双侧肾上腺的动物将很快死亡；如果仅切除肾上腺髓质，则动物可存活较长时间，说明肾上腺皮质是维持生命所必需的。

一、肾上腺皮质激素

肾上腺皮质球状带、束状带和网状带分别分泌盐皮质激素、糖皮质激素、性激素。这些激素都属于类固醇衍生物，统称为类固醇激素或甾体激素。

关于醛固酮的生理作用和分泌调节在第八章中已经介绍，性激素的生理作用和分泌调节将第十二章介绍，这里着重讨论糖皮质激素。

（一）糖皮质激素的生理作用

人体血浆中的糖皮质激素（glucocorticoid）主要为皮质醇（cortisol），分泌量大，作用最强；其次为皮质酮。

1. 对物质代谢的影响　糖皮质激素对于糖、蛋白质、脂肪以及水盐代谢均有重要作用。

（1）糖代谢：既可促进糖异生，增加肝糖原的贮存，又可降低外周组织对胰岛素的反应性，抑制肝外组织对葡萄糖的摄取和利用，发挥抗胰岛素作用，使血糖升高。因此，糖皮质激素分泌过多时，则血糖升高，甚至出现糖尿。

（2）蛋白质代谢：糖皮质激素能促进肝外组织，特别是肌肉组织的蛋白质分解，促使氨基酸转移到肝脏，生成肝糖原。因此，糖皮质激素分泌过多或长期使用糖皮质激素，会出现肌肉萎缩、骨质疏松、皮肤变薄，婴幼儿则表现为生长减慢。

（3）脂肪代谢：糖皮质激素能促进脂肪的分解，增强脂肪酸在肝内的氧化过程，有利于糖异生。肾上腺皮质功能亢进时，由于不同部位脂肪组织对糖皮质激素的敏感性不同，体内脂肪发生重新分布，出现“满月脸”“水牛背”、躯干部发胖而四肢消瘦的特殊体型，形成所谓的“向心性肥胖”。

（4）水盐代谢：糖皮质激素有较弱的保钠排钾作用。此外，糖皮质激素还能降低肾入球小动脉阻力，增加肾血浆流量使肾小球滤过率增加，有利于水的排出。肾上腺皮质功能不全病人排水能力降低，严重时可出现“水中毒”，此时若补充糖皮质激素即可缓解。

2. 在应激反应中的作用　应激反应（stress reaction）是指机体受到伤害性刺激时（如缺氧、中毒、感染、创伤、寒冷、疼痛、饥饿、紧张、恐惧等），出现以血中ACTH和糖皮质激素浓度急剧升高，产生一系列非特异性全身反应。在应激反应中，下丘脑-腺垂体-肾上腺皮质系统功能增强，可大大增强机体对有害刺激的耐受力，提高生存适应性。在应激反应中，伴随 ACTH 和糖皮质激素增高的还有 GH、PRL、VP、胰高血糖素等，同时交感-肾上腺髓质系统也兴奋，血中的儿茶酚胺也相应增加，说明应激反应是由多种激素共同参与的。

3. 对其他组织器官的作用 ①血细胞：糖皮质激素能增强骨髓造血功能，使血中红细胞和血小板增加；促进血管壁边缘的中性粒细胞进入血液循环，使中性粒细胞增多；抑制淋巴细胞分裂和促进淋巴细胞凋亡，使血中淋巴细胞减少；增加肺和脾对嗜酸性粒细胞的滞留，使血中嗜酸性粒细胞减少。因此，常用糖皮质激素治疗贫血、中性粒细胞减少症、血小板减少性紫癜、淋巴肉瘤或淋巴细胞白血病等。②消化系统：糖皮质激素能增加胃酸和胃蛋白酶原的分泌。若长期大量使用糖皮质激素，可诱发胃溃疡。③对血管的允许作用：糖皮质激素对血管无直接作用，但能提高血管平滑肌对儿茶酚胺的敏感性，从而提高儿茶酚胺的缩血管效应，有利于维持正常的动脉血压。④对神经系统的影响：糖皮质激素全面提高中枢神经系统兴奋性。当肾上腺皮质功能亢进时，病人常表现为烦躁不安、失眠、注意力不集中等。

大剂量的糖皮质激素还具有抗炎、抗免疫和抗休克等药理作用。

（二）糖皮质激素分泌的调节

1. 下丘脑-腺垂体-肾上腺皮质轴的调节 下丘脑分泌的促肾上腺皮质激素释放激素（corticotropin-releasing hormone，CRH）通过垂体门脉系统作用于腺垂体，使 ACTH 的合成与释放增加。ACTH 不但能刺激肾上腺皮质束状带分泌糖皮质激素，也能刺激束状带与网状带细胞的增生。各种应激刺激通过多种途径最后汇集于下丘脑 CRH 神经元，促进 CRH 的分泌，引起下丘脑-腺垂体-肾上腺皮质轴活动增强，产生应激反应。

2. 反馈调节 当血中糖皮质激素浓度升高时，可反馈性地抑制下丘脑 CRH 神经元和腺垂体 ACTH 神经元，使 CRH 释放减少，ACTH 合成释放受到抑制（长反馈）。ACTH 还可以反馈性地抑制 CRH 神经元的活动（短反馈），从而维持体内糖皮质激素水平的稳态（图 11-5）。

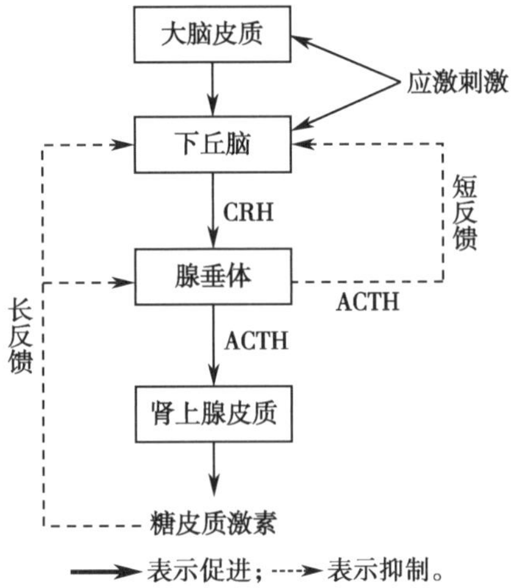

图 11-5 糖皮质激素分泌调节示意图

长期大量应用糖皮质激素可通过长反馈抑制 ACTH 的合成与分泌，甚至造成肾上腺皮质萎缩，分泌功能降低。如果突然停药，将引起急性肾上腺皮质功能减退的症状，甚至危及生命。因此，停药时应逐步减量，缓慢停药；或在用药期间间断给予 ACTH，以防止肾上腺皮质萎缩。

知识拓展

库欣综合征的饮食指导

库欣综合征（Cushing syndrome）是由各种病因引起肾上腺分泌过多糖皮质激素（主要是皮质醇）所致病症的总称，其中以垂体 ACTH 分泌亢进所引起者最为常见。20~40 岁女性多发，主要临床表现为"满月脸"、向心性肥胖、多血质，情绪不稳、烦躁、失眠，皮肤紫纹、痤疮，糖尿病倾向、高血压和骨质疏松。治疗方法可分为手术、放射及药物治疗。给予病人低钠、高钾、高蛋白及低热量饮食，避免刺激性食物，鼓励病人食用柑橘类、枇杷、香蕉及南瓜等含钾高的食物，预防和控制水肿、低钾血症和高血糖。适当摄取富含钙及维生素 D 的食物以防止骨质疏松。科学合理的饮食指导在疾病康复过程中发挥着重要的基础作用。

二、肾上腺髓质激素

笔记

肾上腺髓质组织中含有嗜铬细胞，可分泌肾上腺素（E）和去甲肾上腺素（NE），它们均属于儿茶酚胺类化合物。血液中的E主要来自肾上腺髓质,NE除来自肾上腺髓质分泌外,还来自肾上腺素能神经纤维末梢的释放。

（一）肾上腺髓质激素的生理作用

1. 对器官及系统的作用　E和NE的作用非常广泛,对器官及系统的作用前面有关章节已述,现进行归纳比较(表11-4)。

表11-4　肾上腺素和去甲肾上腺素的主要生理作用

作用途径	肾上腺素	去甲肾上腺素
心脏	心率加快,心肌收缩力增强,心输出量增多	心率减慢(减压反射的作用)
血管	皮肤、胃肠、肾血管收缩 冠状动脉、骨骼肌血管舒张 外周总阻力变化不明显	冠状动脉舒张,其他血管均收缩 外周总阻力明显升高
血压	升高	明显升高
支气管平滑肌	舒张	稍舒张
代谢	增强	稍增强

2. 对代谢的作用　E和NE对代谢均有促进作用,但有所差异,是因为作用的受体不同所致。

3. 参与应急反应　肾上腺髓质受交感神经节前纤维的支配,二者关系密切,组成交感-肾上腺髓质系统。当机体处于紧急状态时,如剧烈运动、焦虑、恐惧、骤冷、剧痛、失血、窒息等,交感神经兴奋,肾上腺髓质激素分泌急剧增加,这种交感-肾上腺髓质系统活动增强所发生的适应性变化,称为应急反应(emergency reaction)。表现为:中枢神经系统兴奋性提高,机体处于警觉状态,反应灵敏;心率增快,心肌收缩力增强,心输出量增多,血压升高;内脏血管收缩,骨骼肌血管舒张,血液重新分配,以保证重要器官和活动器官(如心脏、脑和骨骼肌等)的血液供应;支气管扩张,呼吸加深加快,肺通气量增加;肝糖原分解,血糖升高;脂肪分解,血中脂肪酸增多,提供机体充足的能源物质等。

应急反应是以交感-肾上腺髓质系统活动加强为主,使血液中肾上腺髓质激素浓度明显升高,从而充分调动人体的贮备能力,适应环境的急骤变化。而应激反应是以下丘脑-腺垂体-肾上腺皮质轴活动加强为主,使血液中ACTH和糖皮质激素浓度明显升高,以增加人体对伤害性刺激的耐受能力,提高生存能力。因此,机体的"应急"和"应激"既相互区别,又紧密联系。实际上,引起"应急反应""应激反应"的刺激相同,反应不同却同时发生,共同提高机体抵御伤害性刺激的能力,使机体的适应能力更加完善。

（二）肾上腺髓质激素分泌的调节

1. 交感神经的调节　肾上腺髓质受交感神经节前纤维的支配。交感神经兴奋时,节前纤维末梢释放乙酰胆碱,与肾上腺髓质嗜铬细胞膜上的胆碱受体结合(N受体),促进E和NE的合成与分泌。

2. 促肾上腺皮质激素的调节　ACTH可直接作用于肾上腺髓质嗜铬细胞,促进E和NE分泌;也可通过糖皮质激素间接刺激肾上腺髓质,促进E和NE的分泌。

3. 反馈调节　当E和NE分泌达一定量时,均可抑制其自身合成的限速酶(酪氨酸羟化酶),使合成速度减慢,合成的量减少(超短反馈)。

第七节　内分泌系统疾病的康复

一、运动对内分泌系统功能的影响

运动对机体是一个非常强烈的刺激,使内分泌系统被充分调动起来,导致激素水平发生不同程度的变化,调节着机体的代谢和各器官的功能水平。内分泌系统的变化程度与运动强度和运动持续时间密切相关。

（一）运动时激素反应类型

根据运动时血浆中各种激素含量变化的快慢,将激素分为三类:

笔记

1. 快速应答型　在运动开始后即刻，血浆中该类激素明显升高，并在短时间内达到峰值，如 E、NE、糖皮质激素等。

2. 缓慢应答型　运动开始后，血浆中该类激素缓慢平稳地升高，在几分钟内达到峰值，如甲状腺激素、醛固酮等。

3. 滞后应答型　运动开始后，血浆中该类激素并不立即出现变化，当运动到 30~40min 时才缓慢增加，在更晚的时间内才到达峰值，如胰岛素、胰高血糖素、GH 等。

（二）激素对运动的反应与适应

运动对激素的影响可分为两种情况：一种是急性运动的影响；一种是长期慢性运动的影响。激素对前者会发生相应的应答性反应，对后者会产生相应的适应性变化（表 11-5）。

表 11-5　激素对运动的反应和训练的适应

激素	运动反应	训练适应
生长激素	随运动负荷的增加而升高	同等运动负荷时反应变小
促肾上腺皮质激素	随运动强度和持续时间的增加而升高	同等运动负荷时反应变小
促甲状腺激素	随运动负荷的增加而升高	未知
催乳素	随运动而升高	未知
抗利尿激素	随运动负荷的增加而升高	同等运动负荷时反应变小
甲状腺激素	游离 T_3 和 T_4 随着运动强度的增加而升高	同等运动负荷时 T_3 和 T_4 比例改变
甲状旁腺激素	随运动持续时间延长而升高	未知
糖皮质激素	仅在高强度运动负荷时才升高	稍微升高
盐皮质激素	仅在高强度运动负荷时才升高	稍微升高
肾上腺素	在约 75%$VO_{2\,max}$ 时开始升高，并随强度的增加而升高	同等运动负荷时反应变小
去甲肾上腺素	在约 50%$VO_{2\,max}$ 时开始升高，并随强度的增加而升高	同等运动负荷时反应变小
胰岛素	随运动负荷的增加而升高	同等运动负荷时反应变小
胰高血糖素	随运动负荷的增加而升高	同等运动负荷时反应变小
睾酮、雌二醇和孕酮	运动期间小幅度升高	安静时降低

从表 11-5 可见，与运动能力有关的激素在运动反应中都有所升高。但主要的应激激素，如肾上腺皮质激素和髓质激素在低强度运动时升高并不显著，只有在高强度情况下才会明显升高；而长期运动发生最重要的适应性变化是完成同等负荷时升高幅度变小。这是机体对运动的反应更加精准、功能节省化的一种良好表现。

（三）运动时激素对糖代谢的影响

葡萄糖是运动必不可少的能量物质之一，血浆葡萄糖一部分来源于肌糖原或肝糖原的分解，一部分来源于糖异生，此时激素则起着非常重要的作用。

胰高血糖素、E、NE、糖皮质激素可升高血浆葡萄糖水平。运动中血浆葡萄糖浓度依赖于肌肉摄取和糖代谢之间的平衡，此时，胰高血糖素和儿茶酚胺的释放增加。在这些激素的协同作用下，大大促进了糖原的分解。研究证实，运动中糖皮质激素水平也升高，它可加速蛋白质分解成氨基酸，氨基酸进入肝内，在糖异生作用下使血糖浓度升高。

（四）运动时激素对脂肪代谢的调节

无论安静时或运动状态中，脂肪酸都是必不可少的能源物质，它是由甘油三酯分解成脂肪酸和甘油而来。长时间运动时，糖原贮备会越来越少，脂肪酸这时便成为主要的能量物质，运动时，脂肪酸被

笔记

肌细胞摄取的量与其在血浆中的浓度相关，而脂肪酸的浓度又取决于脂肪酶分解甘油三酯的水平。甘油三酯的分解与糖皮质激素、E、NE、GH 有关。运动时 E、NE 释放增加，而且运动后脂肪细胞对儿茶酚胺的脂质分解反应也增强。

（五）运动时激素对水盐平衡的调节

水盐平衡对维持最佳心血管功能和体温调节功能具有十分重要的作用。运动中随着血压的升高和发汗作用，水分流失随之增多，导致机体血浆容量的降低，肾血流量也减少。这是由于运动时 ADH、肾素-血管紧张素-醛固酮系统共同参与了水盐平衡的调节。

二、内分泌系统疾病康复的生理学基础

（一）糖尿病康复的生理基础

糖尿病是由胰岛素分泌和/或作用缺陷引起的一组以慢性高血糖为特征的代谢性疾病，“三多一少”是广为人知的临床症状，有些病人易出现感染性疾病，更为严重的是若不能得到良好治疗，控制血糖，会导致急性并发症和累及全身重要器官、系统的慢性并发症的出现，从而威胁病人的生命。

1. 糖尿病的生理学基础　胰岛素由胰岛 β 细胞分泌，经血液循环到达各组织、器官的靶细胞并与其特异受体结合，促进其对葡萄糖的摄取、储存和利用，抑制肝糖原异生从而使血糖浓度降低。该过程中任何一个环节发生异常（如 β 细胞功能缺陷、自身免疫性抗体阳性、靶细胞葡萄糖转运体数量和功能降低等）均可导致糖尿病的发生。

2. 糖尿病的康复治疗　糖尿病是一种终身性疾病，其治疗需遵循着早期积极诊治、综合治疗、个体化方案、全面达标，持之以恒的原则。

1 型糖尿病（T1DM）绝大多数是自身免疫性疾病，胰岛 β 细胞被破坏，常导致胰岛素绝对缺乏，治疗时必须依赖外源性胰岛素的补充，同时配合饮食疗法和适当运动；2 型糖尿病（T2DM）是由遗传因素及环境因素共同作用而形成的多基因遗传性复杂病，伴有胰岛素抵抗和 β 细胞功能缺陷，部分病人通过生活方式的干预即可使血糖得到理想控制。

3. 糖尿病康复治疗的生理学基础　对于糖尿病病人的康复治疗，通常采用综合治疗方案，主要包括健康教育、饮食治疗、运动治疗、药物治疗、血糖的自我监测以及心理治疗。本节将主要介绍饮食治疗、运动治疗的生理学基础。

（1）饮食治疗：通过计算糖尿病病人的每日所需总热量，合理分配每日饮食中糖类、蛋白质、脂肪的组成，并根据病人生活习惯、病情和用药情况进行随访调整。其主要生理学基础是：控制热量的摄入，减轻胰岛的负担，延缓 β 细胞功能障碍的进展；提供最佳营养，改善病人健康状态，恢复并维持理想体重；控制血糖升高以减轻症状，纠正代谢紊乱，达到良好的代谢控制；有效减少血管病变导致的并发症的危险因素。

（2）运动治疗：运动治疗在糖尿病的管理中占重要地位，尤其对肥胖的 2 型糖尿病病人，坚持合理的运动治疗可有效控制血糖和体重。康复医师需要根据病人的年龄、性别、病情、既往运动史等情况，合理制订运动处方，循序渐进，长期坚持。对于 1 型糖尿病病人则必须经胰岛素治疗，待血糖得到良好控制后再实施运动疗法。

运动治疗的生理学机制：

1）通过运动治疗加速脂肪组织分解，抑制脂肪合成酶的活性，从而减少脂质在骨骼肌细胞、胰腺细胞及肝细胞中的堆积，减轻脂质超载现象对以上组织细胞毒性作用，有效抑制其胰岛素抵抗，增加胰岛素敏感性，从而增加骨骼肌细胞摄取葡萄糖和胰腺细胞分泌胰岛素的能力。

2）运动能够通过促进骨骼肌细胞内含有细胞葡萄糖转运载体 4（glucose transporter-4，GLUT-4）的囊泡出胞，使其插入骨骼肌细胞膜，提高细胞转运葡萄糖的能力，改善骨骼肌细胞的胰岛素敏感性；同时运动还能提高肌细胞内糖原合成酶和氧化代谢酶的活性，提高骨骼肌摄取葡萄糖的能力，有效降低血糖。

3）运动治疗能增加靶细胞膜上胰岛素受体的数量，并提高胰岛素与受体的亲和力，从而增强外

周组织对胰岛素的敏感性，减低胰岛素抵抗。

4）作为一个良好的生理性刺激，长期坚持运动治疗可诱导骨骼肌细胞线粒体适应，从而修复糖尿病对骨骼肌线粒体造成的损伤。纠正糖代谢、脂代谢紊乱，恢复正常体重，有效地预防和控制糖尿病的慢性并发症，减少病死率。

5）运动治疗能够促进机体的新陈代谢，增强心血管功能，维持成年病人正常的体力和工作能力，改善生活质量；保持儿童和青少年病人的正常生长发育。

6）运动能够改善中枢神经系统的调节机制，减轻病人的精神紧张和焦虑情绪，消除抑郁状态，增加机体的抵抗力，对预防糖尿病慢性并发症有一定的作用。

（二）甲状腺功能亢进康复的生理学基础

甲状腺功能亢进简称甲亢，是指多种原因引起甲状腺腺体本身产生甲状腺激素过多，形成以神经、循环、消化等系统兴奋性增高和代谢亢进为主要表现的一组临床综合征，包括弥漫性毒性甲状腺肿、结节性毒性甲状腺肿和甲状腺自主高功能性腺瘤。临床症状主要包括易激动、烦躁失眠、心悸、乏力、怕热多汗，消瘦、食欲亢进、大便次数改变，女性可伴月经稀少。

目前尚不能对甲亢进行病因治疗，临床以抗甲状腺药物、^{131}I 和手术治疗为主要治疗手段，同时须辅以运动、营养饮食、教育治疗以及针对原发病的治疗，改善甲亢病人的身心状态，社会职业功能障碍，使甲亢病人能回归社会，提高生活质量。

1. 物理治疗措施　包括无热量超短波、调制中频电疗法、干扰电治疗、红光、氦-氖激光、红斑剂量的紫外照射等。通过物理治疗可起到促进肌力恢复、减少肌肉萎缩、改善局部血液循环等作用。

2. 运动疗法　可根据心功能评定选择合适的方式和强度，采用代谢当量和主观劳累分级的方法作为训练强度的指征，在安全有效的原则下进行康复训练。

3. 饮食疗法　应提供高热量、高蛋白质、高纤维素饮食。因甲亢病人代谢增高，应适当增加主食，出汗时应多饮水，保证足够的休息。

4. 作业疗法　通过功能性作业、日常活动能力训练、适合病人能力的职业训练来提高病人的生活质量，早日恢复正常生活。

5. 心理治疗　引导病人以乐观、豁达的态度对待周围事物，保持工作环境的轻松，维持家庭生活的和睦，从而减少精神刺激，减少发病的诱发因素。

本章小结

内分泌系统由内分泌腺和散在于其他组织器官中的内分泌细胞组成。内分泌腺有垂体、甲状腺、甲状旁腺、肾上腺和松果体等；内分泌组织有胰岛、睾丸间质细胞、卵泡细胞和黄体、消化管壁内的内分泌细胞等。内分泌系统与神经系统密切联系，相互配合，它们能对体内外各种环境的变化作出反应，共同调节和整合机体的各种功能活动。作为机体重要的调节系统，激素在信息传递过程中发挥着重要作用。例如甲状腺激素促进新陈代谢，维持生长发育；肾上腺皮质激素是维持生命活动十分重要的激素，主要调节物质代谢，参与应激反应；肾上腺髓质激素增强心血管功能，参与应急反应；胰岛素促进机体合成代谢，也是体内唯一降低血糖的激素；抗利尿激素和醛固酮共同参与了水盐平衡的调节。内分泌系统通过激素实现的调节过程相对缓慢持久、作用广泛、后效深远，从而维持了内环境的相对稳定，保证各种生命活动的正常进行。

（李玉芳）

1101

扫一扫，测一测

笔记

思考题

1. 长期服用糖皮质激素时,在停药前为什么需逐渐减量?
2. 请解释下丘脑-垂体系统的构成。
3. 请比较侏儒症和呆小症的异同点。

1102

思路解析

第十二章　生殖系统

12章 PPT

学习目标

1. 掌握：睾丸的功能及调节；卵巢的功能及调节。

2. 熟悉：雌激素、孕激素、雄激素的生理学作用。

3. 了解：男性、女性生殖系统的构成；卵巢功能的衰退；性生理学；运动对生殖系统功能的影响。

4. 运用生理学知识，初步具备分析生殖系统常见疾病产生的原因的能力，能够运用生理学知识分析生殖系统疾病康复的生理学机制及运动对生殖系统功能的影响。

生殖是指生物体生长发育成熟后所具备的能够产生与自己相似的子代个体的功能。生殖系统(reproductive system)分为男性生殖器官和女性生殖器官。其主要功能是：产生生殖细胞，繁殖后代；分泌性激素，促进生殖器官的发育，激发并维持第二性征。生殖的功能是在以下丘脑-腺垂体-性腺轴为主的神经、内分泌系统的共同调控下完成的。

第一节　男性生殖功能与调节

男性的主性腺是睾丸，附性器官有附睾、输精管、射精管、阴囊、阴茎和前列腺等。

一、睾丸的功能

（一）睾丸的生精功能

1201

图片：精子生成过程

精子的生成是在睾丸的生精小管发生的连续过程，精原细胞是原始的生精细胞。青春期开始后，精原细胞开始分裂，依次经历初级精母细胞、次级精母细胞、精子细胞阶段，最终发育为成熟的精子，整个过程称为一个生精周期，人类的生精周期约需 75d。支持细胞对各级生精细胞具有营养、支持以及保护作用。

新生成的精子须被运送到附睾内进一步成熟才获得运动能力。成年人 1g 睾丸组织可产生约 10^7 个精子，每天双侧睾丸可产生上亿精子。精子的生成从青春期可维持到老年期，45 岁以后生精能力逐渐降低。精子的生成需要适宜的温度，阴囊内的温度低于腹腔大约 2℃，适合精子生成。隐睾症病人因睾丸滞留在腹腔内或腹股沟内，睾丸周围温度升高，影响精子的生成，是男性不育症的原因之一。正常男子每次射出精液 3~6ml，每毫升精液含 0.2 亿~4 亿个精子，若少于 0.2 亿精子则不易使卵子受精。

（二）睾丸的内分泌功能

笔记

1. 雄激素　由睾丸的间质细胞分泌，主要有睾酮(testosterone，T)、脱氢表雄酮和雄烯二酮等。以上激素中睾酮的生物活性最强，但在进入靶组织后睾酮可转化成活性更强的双氢睾酮（dihydrotestosterone，DHT）。

睾酮的生理作用主要有：①影响胚胎的性别分化，睾酮诱导男性胚胎期生殖器的分化，胚胎期睾酮含量过低可导致男性假两性畸形。②促进并维持生精作用，睾酮直接或转化成双氢睾酮后再与生精细胞的雄激素受体结合，促进精子的生成。③促进男性附性器官的生长发育。④促进男性第二性征的出现并维持其正常状态。⑤刺激和维持正常的性欲。⑥对代谢的影响，促进蛋白质合成，加速人体生长发育；利于水、钠在体内的潴留；促进促红细胞生成素的合成，刺激红细胞生成。

2. 抑制素　抑制素（inhibin）是睾丸支持细胞分泌的一种糖蛋白激素，主要生理功能是抑制腺垂体分泌卵泡刺激素（follicle stimulating hormone，FSH）；此外，在性腺中还存在着作用与抑制素相反的激活素（activin），可促进腺垂体 FSH 的分泌。

二、睾丸功能的调节

下丘脑、腺垂体和睾丸在功能上密切联系，互相影响，构成下丘脑-腺垂体-睾丸轴调节系统。

（一）下丘脑-腺垂体对睾丸活动的调节

下丘脑分泌的促性腺激素释放激素（gonadotropin releasing hormone，GnRH）经垂体门脉系统到达腺垂体，促进腺垂体合成和分泌 FSH（又称精子生成素）和 LH。FSH 对生精过程有启动作用，LH 主要是通过作用于睾丸的间质细胞，促进睾酮的分泌，从而起到维持生精的作用。

（二）睾丸激素对下丘脑-腺垂体的反馈调节

睾丸分泌的雄激素与抑制素对下丘脑和腺垂体的内分泌功能有负反馈的调节作用。其中 FSH 主要受抑制素调节，而 LH 主要受雄激素的负反馈调节（图 12-1）。

1. 雄激素　当睾酮在血中达到一定浓度后，可作用于下丘脑和腺垂体，通过负反馈机制抑制 GnRH 和 LH 的分泌，但对 FSH 的分泌无影响。实验表明：切除动物的睾丸后，垂体门脉血中的 GnRH 含量增加；而给去势大鼠注射睾酮后，只引起血中 LH 水平明显下降，而对 FSH 的影响不大，这说明睾酮对下丘脑和腺垂体都具有负反馈调节作用。

2. 抑制素　FSH 可促进睾丸分泌抑制素，而抑制素又可选择性抑制腺垂体 FSH 的合成和分泌。机体正是通过这一负反馈环路来调节 FSH 的分泌。

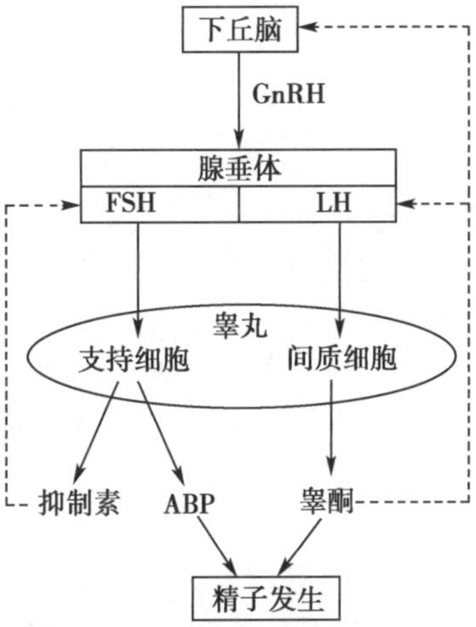

GnRH：促性腺激素释放激素；FSH：卵泡刺激素；LH：黄体生成素；ABP：雄激素结合蛋白；—→表示促进；--→表示抑制。

图 12-1　下丘脑-腺垂体-睾丸轴功能活动的调节

（三）睾丸内的局部调节

睾丸内部的生精细胞、支持细胞和间质细胞之间有复杂的局部调节机制，对睾丸的功能有一定的调节作用。而间质细胞可产生多种生长因子和细胞因子，通过旁分泌参与睾丸功能的局部调节。

第二节　女性生殖功能与调节

女性的主性腺是卵巢，附性器官包括输卵管、子宫、阴道、外生殖器等。

一、卵巢的功能

图片：卵巢周期

（一）卵巢的生卵功能

卵巢的生卵功能是成熟女性最基本的生殖功能。从青春期开始，在下丘脑-腺垂体-性腺轴的调控作用下，卵巢的形态和功能开始发生周期性的变化，分别为卵泡期、排卵期和黄体期，称为卵巢周期（ovarian cycle）。

卵巢内原始卵泡经初级卵泡和次级卵泡发育为成熟卵泡，成熟卵泡在 LH 分泌高峰作用下向卵巢表面移动，卵泡破裂后与卵泡液等一起排出，此过程称为排卵。排卵日一般为下次月经来潮前的 14d 左右。卵子既可由两侧卵巢轮流排出，也可由一侧卵巢连续排出。排卵后卵泡壁塌陷，血管破裂，血液进入卵泡腔形成血体。之后血液被吸收，卵巢颗粒细胞和内膜细胞在 LH 的作用下形成月经黄体。若卵子未受精，黄体平均持续 14d 后退化成白体；若卵子受精，黄体则在人绒毛膜促性腺激素（human chorionic gonadotropin，hCG）的作用下转变为妊娠黄体，到妊娠 3 个月末才发生退化。

女性出生后卵巢内卵泡数量为 100 万～200 万个，至青春期减少为 30 万～40 万个。在每个月经周期中有 15～20 个原始卵泡同时开始发育，但通常只有 1～2 个可发育为成熟卵泡并排卵，其他卵泡则退化形成闭锁卵泡，所以在女性整个生命周期中只有 400～500 个卵泡能发育成熟并进行排卵。

（二）卵巢的内分泌功能

卵巢主要分泌雌激素（estrogen，E），孕激素（progestin），少量的雄激素和多种肽类激素。卵巢分泌的雌激素主要有雌二醇（estradiol，E_2）和雌酮（estrone），二者代谢产物为雌三醇（estriol，E_3），其中以 E_2 的活性最强，E_3 的活性最低。孕激素主要有孕酮（progesterone，P）和 17α-羟孕酮，以孕酮的活性最强。排卵前主要由颗粒细胞和内膜细胞合成雌激素，排卵后由黄体细胞分泌雌激素及孕激素。

1. 雌激素的生理作用

（1）对生殖器官的作用：促进卵巢、输卵管、子宫及阴道等生殖器官的生长发育并维持其正常功能。具体作用包括：协同 FSH 促进卵泡发育，诱导排卵前 LH 峰的出现并诱发排卵；促进子宫发育，使内膜发生增生期的变化；促使子宫颈分泌大量清亮、稀薄的黏液，有利于精子穿行；增强子宫平滑肌的兴奋性，提高子宫平滑肌对缩宫素的敏感性；促进输卵管上皮细胞增生和节律性运动，有利于精子与卵子的运行；使阴道上皮细胞增生、角化及糖原含量增加，糖原分解加速而使阴道分泌物呈酸性，有利于增强阴道抵抗力。

（2）对乳腺和女性第二性征的作用：促使乳腺导管和结缔组织增生，乳头、乳晕着色；促进并维持女性第二性征。

（3）对非生殖系统的作用：促进骨的成熟，刺激成骨作用和骨中钙的沉积，抑制破骨作用；具有促进血管内皮修复、抗氧化及降血脂等心血管保护作用；具有神经系统保护作用；促进肝细胞合成多种蛋白质及胆固醇代谢酶，从而降低血浆胆固醇；刺激醛固酮分泌从而导致水、钠潴留。

2. 孕激素的生理作用

（1）对生殖器官的作用：促进增生期子宫内膜进一步增厚，并向分泌期转化，有利于孕卵着床；在妊娠期，降低子宫平滑肌细胞膜的兴奋性以及对缩宫素的敏感性，具有安胎作用；抑制输卵管平滑肌节律性收缩，使宫颈黏液少且黏稠，阻碍精子的通过。

（2）对乳腺的作用：促进乳腺小叶和腺泡的发育，为分娩后泌乳作好准备。

（3）产热作用：女性的基础体温在排卵后可升高 0.5℃左右，并在黄体期一直维持在此水平上，临床上将这一基础体温的变化作为判定排卵的标志之一。基础体温的升高与孕激素作用有关。

（4）其他作用：促进水钠排泄；降低血管和消化道平滑肌的张力，因此孕妇较易出现静脉曲张、便秘和痔疮。

3. 雄激素　女性体内有少量的雄激素，主要由卵巢内膜细胞和肾上腺皮质网状带细胞所产生。雄激素能提高女性性欲，适量的雄激素可刺激女性阴毛、腋毛的生长，女性体内雄激素分泌过多，可出现阴蒂肥大、多毛症等男性化特征。

4. 抑制素　通过诱导 FSH 受体的表达，促进卵巢分泌雄激素而抑制其分泌孕激素，从而调控卵泡的生长发育。

二、卵巢功能的调节

（一）月经周期

子宫内膜在卵巢激素周期性分泌的影响下发生周期性剥落并产生流血的现象，称为月经。月经具有明显的周期性，平均 28d 左右，称为月经周期（menstrual cycle），每次月经持续 3～5d。

（二）月经周期中子宫内膜的变化

笔记

1. 月经期　月经周期的第 1～5d，相当于卵泡早期。由于黄体的退化、萎缩，雌激素、孕激素分泌迅速减少。子宫内膜由于失去这两种激素的支持，螺旋小动脉痉挛性收缩，子宫内膜因缺血、缺氧而剥离、出血，即月经来潮。

2. 增生期 月经周期的第6~14d，相当于卵泡晚期。由于卵泡分泌雌激素增加，促使子宫内膜基底层细胞增生，腺体随之增多、增长及弯曲，螺旋动脉也增长并弯曲。此期末，卵泡发育成熟并排卵。

3. 分泌期 月经周期的第15~28d，相当于黄体期。此期内，由卵巢黄体分泌的孕激素促使子宫内膜进一步增生变厚，腺体继续增长、弯曲，并分泌含糖原的清亮黏液使子宫内膜进入分泌期，为受精卵提供适宜的着床环境。

（三）卵巢周期中的激素调节

卵巢的周期性活动受下丘脑-腺垂体-卵巢轴的调控，同时卵巢分泌的激素也对下丘脑-腺垂体进行反馈调节（图12-2）。

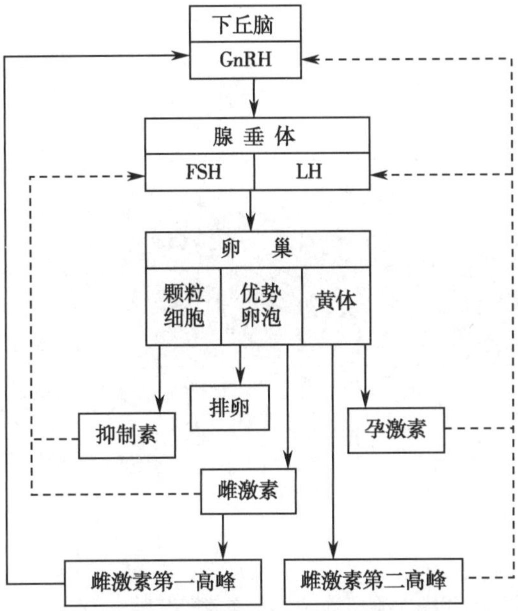

GnRH：促性腺激素释放激素；FSH：卵泡刺激素；LH：黄体生成素；⟶表示促进；--→表示抑制。

图12-2 下丘脑-腺垂体-卵巢轴的功能联系

1. 卵泡期 在卵泡早期，卵泡分泌能力较低，血中雌、孕激素含量少，对腺垂体FSH及LH分泌的负反馈抑制作用较弱，FSH、LH的分泌呈现逐渐增高的趋势。在FSH的作用下雌激素分泌增加，并刺激颗粒细胞分泌抑制素。当雌激素分泌到一定程度时，与抑制素一起反馈性抑制腺垂体分泌FSH，导致血中FSH有所下降。卵泡晚期，发育形成的优势卵泡分泌的雌激素量较多，至排卵前一天血中雌激素浓度达到顶峰，形成第一个雌激素高峰。形成的雌激素峰可作用于下丘脑GnRH神经元，使GnRH分泌增多，刺激腺垂体分泌LH及FSH，以LH的分泌增加最为明显并形成LH峰，诱发排卵。雌激素这种促进LH大量分泌形成LH峰的作用，称为雌激素的正反馈效应。

2. 排卵期 LH峰是引起排卵的关键因素。LH峰的出现可以促进初级卵母细胞向成熟卵泡细胞的发育过程，最终在LH、孕激素以及前列腺素的配合下触发排卵。

3. 黄体期 排卵后，在LH作用下，卵巢进入黄体期。在排卵后7~8d，孕激素分泌达高峰，同时出现第二个雌激素高峰。雌激素第二次升高的程度稍低于发生在卵泡期的第一次高峰。较高水平的雌激素、孕酮对下丘脑与腺垂体产生负反馈抑制作用，使GnRH分泌量减少，FSH与LH在血中的浓度也相应下降。若不受孕，则在排卵后9~10d黄体开始退化，孕激素和雌激素的分泌量逐渐减少，对腺垂体的抑制作用减弱，FSH和LH的分泌逐渐增多，又重新开始新的卵巢周期。

综上所述，在一个月经周期中，血中GnRH、FSH、LH及卵巢激素的水平均发生周期性的变化（图12-3）。

三、卵巢功能的衰退

女性一般在持续30年左右的性成熟期后经历更年期进入老年期。女性更年期（又称为围绝经期）指的是卵巢的功能从逐渐衰退到完全丧失的一个过渡过程，期间由于女性激素水平的波动或减少而伴随的一系列躯体、精神和心理症状称为更年期综合征（climacteric syndrome）。在我国，更年期的平均年龄一般在50岁左右。

女性进入更年期后，卵巢功能出现衰退，卵泡不能正常发育成熟和排卵，雌激素水平下降，下丘脑-垂体调节功能随之退化，多数女性会在此期间出现月经周期紊乱。此外，会引起自主神经功能

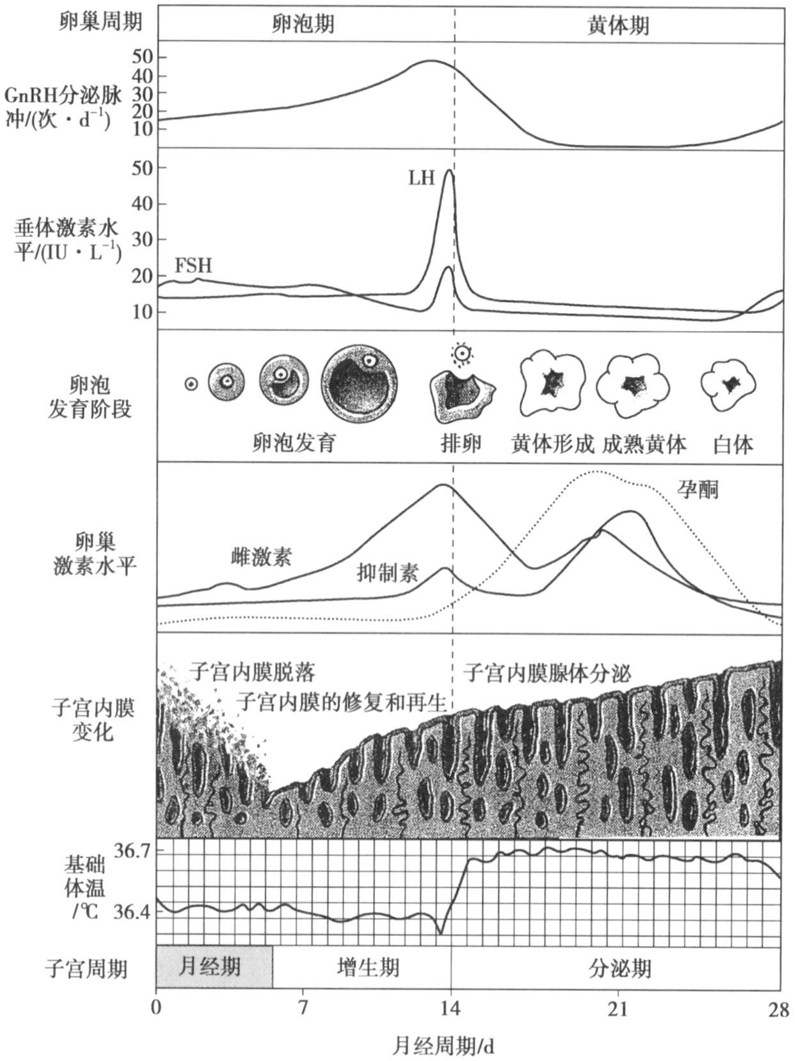

GnRH：促性腺激素释放激素；FSH：卵泡刺激素；LH：黄体生成素。

图 12-3 月经周期中激素、卵巢和子宫内膜的变化

紊乱的症状，如潮热、出汗、心悸、失眠、抑郁、易怒、注意力难以集中等精神或神经症状。除了上述近期症状，还会伴有骨质疏松、泌尿生殖道萎缩及易感染和动脉硬化、冠心病及阿尔茨海默病等远期症状。

虽然更年期是女性生命过程中的正常发展阶段，但若出现影响正常生活的严重症状则应及时就医诊治。目前女性激素替代疗法是治疗更年期综合征的主要疗法，既能有效缓解近期症状，又能提高绝经后女性的生活质量，有效预防远期疾病。

知识拓展

无排卵性功能失调性子宫出血

女性月经功能性失调包括无排卵性和排卵性功能失调性子宫出血。

无排卵性功能失调性子宫出血好发于女性的青春期和绝经过渡期，育龄期也可发生。青春期女性下丘脑-腺垂体-卵巢轴的反馈调节系统尚未发育成熟，卵巢不能排卵；而绝经过渡期女性卵巢功能逐渐衰退，对腺垂体促性腺激素的反应低下而不能排卵；育龄期妇女则可因应激等因素影响而无卵子排出。各种原因引起的无排卵，导致子宫内膜受单一雌激素刺激，无相应孕激素与之拮抗，子宫内膜最终出现突破性或撤退性出血。

笔记

第三节 性生理学

一、性兴奋与性行为

性兴奋是指当人受到有关性的刺激时,性器官和其他相关脏器所出现的一系列生理变化。性行为是指在性兴奋基础上男女两性性器官的接触,即性交。

(一)男性的性兴奋与性行为

1. 阴茎勃起 是指受到性刺激时阴茎海绵体迅速充血、阴茎迅速胀大、变硬并挺伸的现象。该现象是心理活动和外生殖器局部的机械刺激引起的反射活动,传出神经主要是副交感神经的舒血管纤维,通过释放 ACh 等递质使阴茎内的血管舒张,血流量明显增加,是阴茎勃起的主要原因。

2. 射精 射精(ejaculation)是指男性性高潮时精液射出体外的过程,分为移精和排精两个阶段。移精是将精子输送至尿道,并与前列腺、精囊的分泌物混合组成精液。排精过程为阴部神经兴奋,使环绕阴茎基底部的尿道海绵体肌发生节律性收缩,迫使精液至尿道射出。在射精同时会伴有强烈的快感,即为性高潮。在男性射精后的一段时间内,通常不能再次发生阴茎勃起和射精而进入不应期。男性不应期的长短和年龄、身体健康状况等因素有关。

(二)女性的性兴奋与性行为

1. 阴道的润滑 女性在受到性刺激后,阴道壁的血管充血,分泌出一种黏性液体,以润滑阴道和外阴,有利于性交的进行。

2. 阴蒂勃起 阴蒂有丰富的神经末梢,是女性性感受器中最敏感的部位。性兴奋时,阴蒂充血、膨胀,对刺激的敏感性提高,促使女性获得性快感并达到性高潮。

3. 性高潮 当外阴及阴道所受到的刺激达到一定程度时,子宫、阴道、会阴以及盆腔底部肌肉出现自主的节律性收缩,同时伴有某些全身性反应即女性性高潮。女性性高潮是否能出现受多种因素影响,性高潮后没有明显的不应期。

二、性行为的调节

1. 神经调节 中枢神经系统对性行为的调节是通过条件反射和非条件反射来实现的。例如:阴茎的勃起和射精的基本中枢都在脊髓的腰骶段,同时高位中枢可对脊髓的活动进行激活或抑制性调节,而心理因素也能干扰性功能活动中枢的功能,进而影响性行为。

2. 内分泌调节 多种激素能调节性行为,雄激素、雌激素和孕激素是调节性行为的主要激素。在男性,雄激素可刺激性欲;在女性,雌激素可刺激性欲,而孕激素则有降低性欲的功能。

第四节 生殖系统疾病的康复

一、运动对生殖系统功能的影响

(一)运动对女性月经的影响

1. 运动对初潮年龄的影响 月经第一次来潮称为初潮,我国健康少女的初潮年龄多在13~15岁,而运动员的初潮年龄迟于非运动员2~3年,并且训练水平越高、年限越长则初潮年龄越推迟,可能与运动可显著增加催乳素的分泌有关,起到延缓卵泡成熟、推迟月经或造成一过性闭经。

2. 运动对月经周期的影响 运动性月经失调是女运动员训练后常见的医学问题,与训练强度和持续时间有密切关系,可表现为继发性闭经、月经周期改变、月经量异常或功能失调性子宫出血及经前期紧张综合征。可能与长期高强度运动引起的下丘脑-垂体-卵巢轴功能紊乱、中枢神经系统功能紊乱、卵巢功能紊乱、下丘脑-垂体-肾上腺轴活化、体重下降、体脂百分比过低等原因有关。

(二)运动对妊娠、生育的影响

一般认为,妊娠后早期应注意不应过多运动,整个孕期可进行散步、体操等低强度运动,在妊娠晚

笔记

期可加强下肢活动，促进下肢及盆腔血液、淋巴循环。目前看来，运动有可能加快产程进展。

（三）运动对乳腺、生殖器官的影响

女性在从事接触性运动时应采用乳房保护用具，从事非接触性运动时应配戴乳罩。运动很少造成生殖器的直接损伤。

二、性功能障碍康复的生理学基础

性功能是一个非常复杂的生理和心理过程，包括性欲、勃起、性交等多个生理环节及复杂的心理变化，是人类的一种本能行为。性功能障碍通常是指不能进行正常的性行为，或在正常性行为中不能得到性满足的一类障碍。依据发病原因可以分成器质性性功能障碍与功能性性功能障碍两大类。由于性行为需男女双方参与并相互配合，其中一方出现障碍，都将使性生活受到影响。

在临床上，性功能障碍以功能性性功能障碍较为多见，约占90%，其余为器质性性功能障碍。性功能障碍多数是由于心理因素导致的，与缺乏性知识、精神心理紊乱、环境不适等原因引起，即使是由于其他致病因素所导致的性功能障碍，也大多同时存在心理因素的问题，故治疗本疾病的关键是心理治疗。

（一）心理疗法

1. 认知疗法　指导病人学习性知识、性行为，解除病人心理上的焦虑心态，消除不良信息的刺激，解除大脑神经细胞的疲劳状态，消除“惰性病理性兴奋灶”，重建某些性反射，建立和恢复正常性生活的自然反应。

2. 支持性心理疗法　对病人表示真诚的关心，细致深入地询问病史，尽可能探寻造成性功能障碍的精神心理或社会家庭因素，从根本上解决问题。

3. 性感集中训练法　该训练法是配偶双方通过视觉、触觉、嗅觉等多方面感觉表达相互之间的情感，彼此提供和接受对方肉体给予自己的愉快感受。该治疗方法使患病配偶重新学习正确的性行为模式，改变错误行为模式。

（二）局部康复治疗

可使用真空负压助勃装置、阴茎假体植入术、血管活性药物阴茎海绵体注射疗法、中医传统康复疗法（针灸治疗、按摩等），通过直接或间接的方式使阴茎的血管舒张，增加阴茎海绵体血流，引起阴茎勃起反射。

（三）其他治疗

男性阴茎勃起功能障碍可口服西地那非治疗，其作用原理为选择性地抑制5型磷酸二酯酶（PDE_5），从而减少cGMP的降解，引起阴茎海绵体平滑肌松弛，增加血流量，使阴茎勃起。如果患有器质性性功能障碍，如由腺垂体或性腺功能减退等内分泌因素、心脑血管疾病、肿瘤、外伤、手术等因素引起，则需在治疗原发病的基础之上再改善性功能障碍，如内分泌治疗方法可改善由内分泌异常引起的性功能障碍。

本章小结

维持人类种系繁殖和促进生长发育是生殖系统的基本功能，由两性生殖系统共同参与完成。

睾丸是男性生殖腺，具有生精和内分泌功能。睾丸的生精小管生成精子，间质细胞分泌雄激素，雄激素有促进、维持生精作用，能促进机体生长发育和男性第二性征的出现。卵巢是女性生殖腺，具有生卵和内分泌功能。雌激素、孕激素是主要的女性激素，可调节女性生殖系统的活动。以下丘脑-腺垂体-性腺轴为主的神经内分泌系统调控着生殖系统的功能活动，以育龄期女性为例，出现卵巢周期和月经周期，同时性腺激素也对下丘脑-腺垂体存在反馈调节。

（李玉芳）

笔记

1203

扫一扫,测一测

思考题

1. 女性月经周期中子宫内膜的变化和卵巢周期的关系是什么?
2. 卵巢周期中的激素反馈调节主要有哪些?

1204

思路解析

第二篇 生物化学

第十三章 生物化学概述

13章 PPT

学习目标

1. 掌握:生物化学的概念。
2. 熟悉:生物化学主要的研究内容。
3. 了解:生物化学的发展;生物化学与医学的关系。
4. 具有科学的态度,树立理论联系实际的良好学风。
5. 能认识到学习生物化学理论对促进人类健康的重要性。

第一节 生物化学的概念及研究内容

一、生物化学的概念

生物化学(biochemistry)是研究生物体的化学本质及生命活动过程中化学变化规律的科学。它主要应用化学的原理和方法,同时融入物理、生理、免疫学等学科的原理和技术,从分子水平来探讨生命现象的本质,又称生命的化学。

生物化学的研究对象是生物体,主要包括动物、植物和微生物。因此,根据研究对象可将生物化学分为动物生化、植物生化、微生物生化;根据研究的内容又可分为工业生化、农业生化、军事生化、食品生化等。医学生物化学是以人体为研究对象,也称人体生物化学或医学生物化学。

二、生物化学的研究内容

生物化学的研究内容十分广泛,其研究内容主要可归纳为以下几方面:

(一)人体的物质组成

细胞是构成人体组织和器官的基本单位,而细胞又是由一定的化学物质所组成。构成人体的主要物质包括水(占体重的55%~67%)、蛋白质(占体重的15%~18%)、脂类(占体重的10%~15%)、无机盐(占体重的3%~4%)、糖类(占体重的1%~2%)等。生物大分子主要指蛋白质、核酸、多糖、蛋白聚糖、复合脂类等。

(二)生物大分子的结构与功能

生物大分子在生物体内的分子结构与其功能密切相关,分子结构是功能的基础,而实现生物学功能则是由其特定的结构所决定。因此,生物分子是生物体和生命现象的结构基础和功能基础,是生物化学研究的基本内容,是揭示生命现象本质的基础,是现代生物化学与分子生物学研究发展的方向。对于这些生物大分子的研究,除了要确定其一级结构(基本组成单位的种类、排列顺序和方式)外,更

笔记

重要的是要研究其空间结构及其与功能的关系。例如:蛋白质、核酸自身之间,蛋白质与核酸之间的相互作用在基因表达的调节中起着决定性作用。所以分子结构、分子识别和分子间的相互作用是执行生物信息分子功能的基本要素。目前这一领域的研究是生物化学研究的热点之一。

(三)物质代谢及其调节

新陈代谢是生命的基本特征,即每个个体都要不停地与外界环境进行物质交换,摄入养料并排出废物,以维持体内环境的相对稳定,从而延续生命。据估计,人一生(以 60 岁为例)中与外环境进行交换的水约为 60 000kg、糖类 10 000kg、蛋白质 1 600kg、脂类 1 000kg。除此之外,人体中其他的小分子物质和无机盐类也在不断地交换之中,但其数量相对较少。因此正常的物质代谢是生命过程中的必要条件,若体内物质代谢发生紊乱则可引起相关疾病的发生。目前对生物体内的主要物质代谢途径已基本研究清楚,但仍有众多的问题有待进一步探讨。例如,物质代谢中绝大多数的化学反应由酶所催化,酶的结构和酶量的变化对于相应物质代谢的调节作用有待进一步研究;部分物质代谢有序性调节的分子机制尚需进一步阐明;同时细胞信号的转导机制及网络在物质代谢中的作用也是现代生物化学研究的重要课题。

(四)基因信息传递及调控

基因信息传递涉及遗传、变异、生长、分化等生命过程,也与遗传性疾病、恶性肿瘤、代谢异常性疾病、免疫缺陷性疾病、心血管病等多种疾病的发生有关。故基因信息传递的研究在生命科学特别是医学中的作用越来越显示出重要意义。现已确定 DNA 是遗传信息的载体,基因即是 DNA 分子的功能片段。目前,基因分子生物学除了进一步研究 DNA 的结构与功能外,更重要的是研究 DNA 复制、基因转录、蛋白质生物合成等基因信息传递过程的机制及基因表达时的调控规律。随着基因工程技术的发展,许多基因工程产品将应用于人类疾病的诊断和治疗。同时 DNA 重组、转基因、基因敲除、新基因克隆、人类基因组计划及功能基因组计划等的发展,将大大地推动这一领域的研究进程。

知识拓展

人类基因组计划

人类基因组计划(human genome project,HGP)于 1990 年正式启动,由美国、英国、法国、德国、日本和我国科学家共同参与。测定组成人类染色体(单倍体)中约 30 亿个碱基对组成的核苷酸序列,绘制人类基因组图谱,识别其载有的基因及其序列,达到破译人类遗传信息的最终目的。

HGP 的目的是解码生命、了解生命的起源、了解生命体生长发育的规律、认识种属之间和个体之间存在差异的起因、认识疾病产生的机制以及长寿与衰老等生命现象、为疾病的诊治提供科学依据。

第二节　生物化学的发展

生物化学是一门较年轻的学科,直到 1903 年,德国学者纽伯(C. Neuberg)提出了“生物化学”这一名称,而成为一门独立的学科。

一、生物化学的发展阶段

生物化学根据其发展过程可分为:叙述生物化学、动态生物化学及分子生物学时期三个阶段。

叙述生物化学阶段:18 世纪中叶至 19 世纪末是生物化学的初期阶段,该阶段主要研究生物体的化学组成,包括对脂类、糖类及氨基酸的性质进行了较为系统的研究,发现了核酸,从血液中分离了血红蛋白,发现酵母发酵过程中存在“可溶性催化剂”,奠定了酶学的基础等。

1301

我国科学家对生物化学发展的主要贡献

动态生物化学阶段:从 20 世纪初期开始,生物化学学科蓬勃发展,开始认识体内各种分子的代谢变化,进入了动态生物化学阶段。在此阶段人们对生物体内主要物质的代谢途径已基本确定,包括糖代谢途径的酶促反应过程、脂肪酸 β-氧化、尿素合成途径及柠檬酸循环等。

分子生物学时期:20 世纪后半叶以来,随着 DNA 双螺旋结构的发现,人类基因组计划的完成,基因克隆、重组技术的飞速发展,基因组学研究的不断深入,生物化学的发展进入到分子生物学新阶段。

笔记

二、运动生物化学的发展

运动生物化学是生物化学的分支学科，是从分子水平上研究运动对人体化学组成的影响以及运动时物质代谢和能量代谢的特点及规律与运动能力、身体功能与健康之间关系的一门学科。

从发展的历史上看，运动生物化学是体育科学和生物化学结合的产物，它起源于20世纪20年代，在40~50年代得到较大发展，在60年代成为一门独立学科，80年代后进入蓬勃发展期，其研究成果在运动训练和健康促进领域得到广泛应用。

19世纪初，在基础医学和临床医学的研究中即已经涉及医学运动生物化学的研究内容。如1807年英国学者Berzelius关于肌肉收缩产生乳酸的研究，其后在1887年Chauveau报道了运动时血糖代谢的特点。20世纪初，生物化学成为一门独立学科，处于一个蓬勃发展时期，对高能磷酸化合物的代谢、糖酵解和生物氧化等能量代谢的研究取得了重大进展。1920年Meyerhof、1923—1925年Hill报道了乳酸生成与缺氧的关系、肌糖原是乳酸的前提物质。1928年，Lohmann首次在肌肉的浸出物中发现了ATP。第二次世界大战以后，生物化学技术的发展推动了运动生物化学的研究，尤其是苏联的雅科夫列夫等进行了较为系统的研究，并于1955年出版了第一本运动生物化学专著《运动生物化学概论》，初步建立了运动生物化学的学科体系。1968年，在联合国教科文组织的国际体育科学与体育教育理事会的倡议下，成立了国际运动生物化学研究组，并于同年在比利时的布鲁塞尔举办了第一届国际运动生物化学学术会议，标志着运动生物化学学科的成熟，成为一门独立的学科。从1973年以后，国际生物化学学术会议每3年召开一次。随着现代生活方式的改变及其对健康的影响，从第6届起学者们开始关注运动促进健康的生化作用，涉及运动锻炼与健康，甚至运动延缓衰老生化机制的研究。我国的运动生物化学教学和科研工作都开始于20世纪50年代，在体育院校开设运动生物化学课程，一些研究机构和医学院中开展了运动生物化学的研究，应用尿蛋白、血糖、血乳酸等指标为运动训练的科学化和提高人体健康服务。

第三节　生物化学与现代医学

一、生物化学与医学

生物化学是一门必修的基础医学课程，又是生命科学中进展迅速的基础学科，其理论和技术已渗透到其他基础医学和临床医学的各领域，在生命科学、医学领域中具有越来越重要的地位。从分子水平探讨各种疾病发生发展的机制也已成为当代医学研究的共同目标，对推动医学各学科的新发展作出了重要贡献。如糖类代谢紊乱导致的糖尿病，脂类代谢紊乱导致的动脉粥样硬化，氨代谢异常与肝性脑病，胆色素代谢异常与黄疸，维生素缺乏与夜盲症和佝偻病等疾病发病机制的阐明与治疗，都无一不依据生物化学的理论和技术。体液中各种无机盐类、有机化合物和酶类等的检测，早已成为疾病诊断的常规指标。

1302

基因工程技术对现代医学的贡献

随着生物化学的飞速发展，许多疑难疾病的发病机制相继被揭示。如癌基因的发现，证明它在正常情况下并不引起细胞癌变，只有在某些理化因素或病毒以及情感等因素的作用下，才能被激活而导致细胞癌变，这为最终根治恶性肿瘤奠定了基础。由于基因突变，导致遗传性酶缺陷或酶结构和酶活性异常而造成代谢障碍或紊乱的疾病，称为先天性代谢缺陷病。如Ⅰ型糖原贮积症就是缺乏葡萄糖-6-磷酸酶所致；苯丙酮尿症是因缺乏苯丙氨酸羟化酶所致。先天性代谢缺陷和分子病涉及范围广泛，目前已发现有2 000余种，成为种类最多的遗传病。

二、生物化学在健康促进中的作用

由于当代科技的发展，机械化和自动化程度越来越高，人们体力活动减少、生活节奏加快、心理压力增大、生活水平提高而不注意合理膳食和运动不足等，导致一些疾病的发生，主要表现为代谢综合征，如肥胖、高血脂、高血糖和高血压等亚健康状态和慢性疲劳综合征。在这种情况下，可通过加强体育活动、合理营养，达到身心适应社会发展的需要。有氧代谢运动是体适能与健康、增强人体体质的

笔记

科学基础。如进行健身运动处方、控制体重和代谢综合征、慢性疲劳综合征等的康复体育锻炼。因此，在社会发展的大背景下，运动生物化学要为全民健康服务，就要大力开展体育活动和体力活动对健康水平的科学研究，探讨缺乏运动对健康的危害，并提出合理、适应各种人群的运动处方。

本章小结

生物化学是一门基础医学的必修课程，讲述正常人体的生化过程以及疾病过程中的生物化学的相关问题，与医学有着紧密的联系。生物化学研究的主要内容包括：蛋白质、核酸、多糖等生物大分子的结构和功能；糖、脂、氨基酸等物质在体内的代谢过程；基因信息在细胞内的传递及调控过程等几部分。随着现代医学的发展，人们越来越多地将生物化学的理论和技术应用于疾病的预防、诊断和治疗过程中，另外从分子水平探讨各种疾病的发生发展机制，也已成为当代医学研究的共同目标。同时，越来越多的人认识到加强体育活动、合理营养对身心健康的重要性。

（郭桂平）

1303

扫一扫，测一测

思考题

1. 什么是生物化学？生物化学的主要研究内容包括哪几方面？
2. 运动生物化学在健康促进中如何发挥作用？

1304

思路解析

笔记

第十四章 生物大分子

学习目标

1. 掌握:DNA 的结构及功能;3 种主要 RNA 的结构及功能;蛋白质的分子结构。
2. 熟悉:核苷酸的种类及结构;蛋白质的理化性质。
3. 了解:氨基酸的种类。
4. 培养理论联系实际的能力,运用所学蛋白质的基本知识解释骨骼肌运动收缩过程中蛋白质所发挥的作用。
5. 能运用所学核酸知识,解释生物体内能量的主要储存形式及作用。

第一节 核 酸

1868 年,瑞士青年医生 Miescher 从脓细胞核中分离出一种含磷量很高的酸性化合物,称为核素,该类化合物后来被命名为核酸(nucleic acid);1944 年,美国科学家 Avery 发现 DNA 是生物体内遗传信息的载体;1953 年,Watson 和 Crick 提出了 DNA 双螺旋的结构模型;20 世纪 70 年代,人们发明了 DNA 测序和基因重组技术;2003 年,人类基因图谱测序工作基本完成;目前核酸的研究成了生命科学中最活跃的领域之一。

在自然界中存在的核酸有两类,即脱氧核糖核酸(deoxyribonucleic acid,DNA)和核糖核酸(ribonucleic acid,RNA)。DNA 是生物体遗传信息的载体,主要分布在细胞核和线粒体内;RNA 在细胞内主要参与遗传信息的复制和表达过程,存在于细胞质、细胞核、线粒体内,近年来在某些病毒中也发现以 RNA 作为遗传信息的载体形式。

一、核酸的化学组成

核酸水解会产生核苷酸(nucleotide),核苷酸是核酸的基本组成单位,而核苷酸又由碱基、戊糖和磷酸组成。

(一)碱基

核酸中的碱基主要是两类含氮杂环化合物——嘌呤(purine)与嘧啶(pyrimidine)的衍生物(图 14-1)。嘌呤类碱基主要有腺嘌呤(adenine,A)和鸟嘌呤(guanine,G)两种,而嘧啶类碱基主要有胞嘧啶(cytosine,C),尿嘧啶(uracil,U)和胸腺嘧啶(thymine,T)三种。除了上述五种基本的碱基外,核酸中还有一些含量甚少的稀有碱基。在所有核酸分子中,tRNA 的稀有碱基含量最多,大多数是甲基化碱基,如次黄嘌呤、二氢尿嘧啶、5-甲基尿嘧啶等。

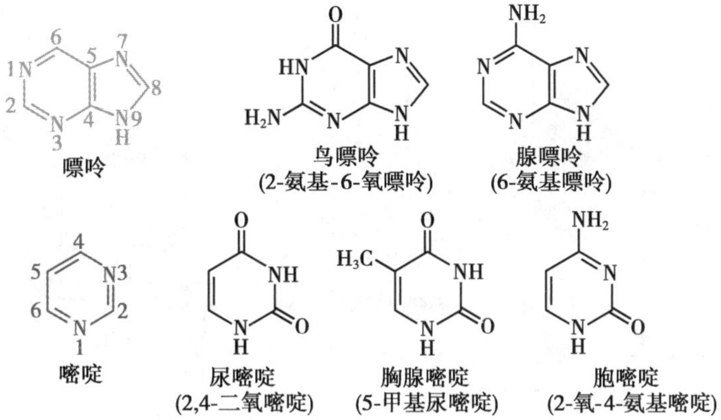

图 14-1 构成核苷酸的嘌呤和嘧啶的化学结构式

(二) 戊糖

核酸中所含的糖都是五碳糖,即戊糖。核酸中的戊糖主要有两类:DNA 分子中的戊糖在第 2 位碳上不含氧,称为 β-*D*-2-脱氧核糖(deoxyribose);而 RNA 分子中的戊糖在第 2 位碳上含氧,称为 β-*D*-核糖(ribose)。

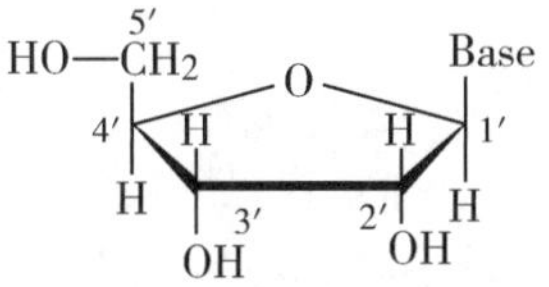

β-*D*-核糖核苷

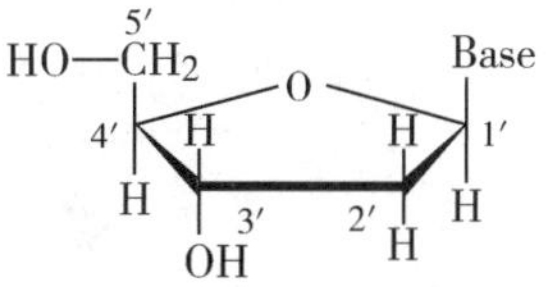

β-*D*-2-脱氧核糖核苷

(三) 核苷酸

核苷酸是核酸的基本组成单位,在核酸中常见的核苷酸种类见表 14-1。在核苷酸的结构中,碱基与戊糖以糖苷键相连接形成核苷(或脱氧核苷),核苷(或脱氧核苷)中戊糖 5′碳上的自由羟基与磷酸酯化形成相应的核苷酸(或脱氧核苷酸)。酯化后含有 1 个磷酸基团的核苷酸称为核苷一磷酸(nucleoside monophosphate,NMP),含有 2 个磷酸基团的核苷酸称为核苷二磷酸(nucleoside diphosphate,NDP),含有 3 个磷酸基团的核苷酸称为核苷三磷酸(nucleoside triphosphate,NTP)(图 14-2)。值得注意的是,核苷二磷酸和核苷三磷酸中磷酸的连接方式不同于核苷一磷酸。在这两类化合物中除磷酸酯键外,还有磷酸基团缩合产生的磷酸酐键,当这种磷酸酐键水解时会释放出较大的能量,因此该类磷酸酐键又被称为高能磷酸键。正是含有这种高能磷酸键结构,才使得 ATP(adenosine triphosphate)、GTP(guanosine triphosphate)可以作为生物体内能量的主要储存形式。

表 14-1 构成核酸的碱基、核苷及相应的核苷酸

碱基		核苷	核苷酸
RNA	腺嘌呤,A	腺苷	腺苷酸,AMP
	鸟嘌呤,G	鸟苷	鸟苷酸,GMP
	胞嘧啶,C	胞苷	胞苷酸,CMP
	尿嘧啶,U	尿苷	尿苷酸,UMP
DNA	腺嘌呤,A	脱氧腺苷	脱氧腺苷酸,dAMP
	鸟嘌呤,G	脱氧鸟苷	脱氧鸟苷酸,dGMP
	胞嘧啶,C	脱氧胞苷	脱氧胞苷酸,dCMP
	胸腺嘧啶,T	脱氧胸苷	脱氧胸苷酸,dTMP

1401 高能磷酸化合物

笔记

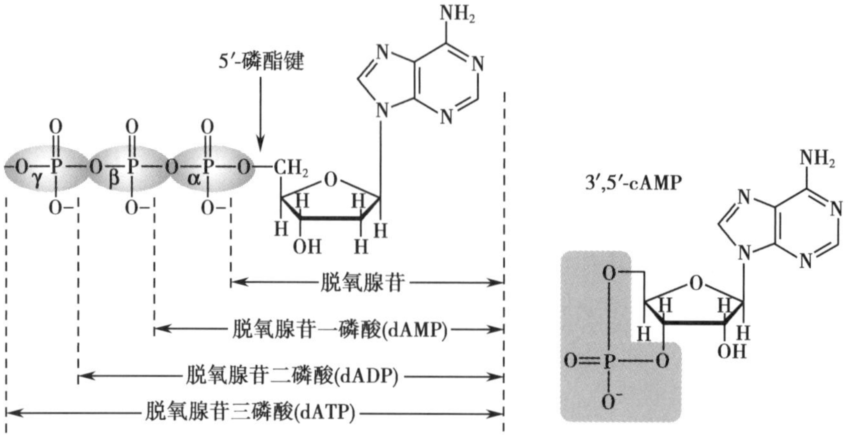

图 14-2 核苷酸的化学结构

（四）核酸的基本连接方式

核酸分子是由不同的底物核苷酸聚合在一起形成的生物大分子。前一位核苷酸的 3′-OH 与下一位核苷酸的 5′位磷酸基之间形成 3′,5′-磷酸二酯键，从而形成一个没有分支的线性大分子，两个末端分别称为其 5′末端和 3′末端（图 14-3）。

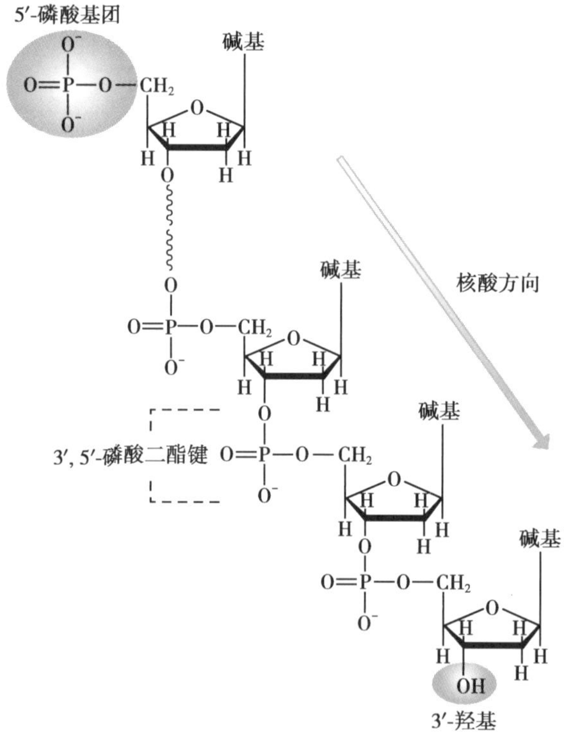

图 14-3 多聚核苷酸的化学结构式

DNA 主要由 dAMP、dGMP、dCMP、dTMP 4 种脱氧核苷酸通过 3′,5′-磷酸二酯键聚合而成。RNA 主要由 AMP、GMP、CMP、UMP 4 种核苷酸通过 3′,5′-磷酸二酯键聚合而成。

二、DNA 的结构与功能

（一）DNA 的结构

DNA 的分子结构可分为一级、二级和三级结构来描述。

1. DNA 一级结构　是指分子中脱氧核苷酸的排列顺序，通常这种核苷酸的排列顺序又被简单认为是碱基序列（base sequence）。DNA 的一级结构具有严格的方向性，一般将其 5′-磷酸端作为 DNA 链的（头），写在左侧，而将其 3′-羟基端作为 DNA 链的（尾），写在右侧（图 14-4）。

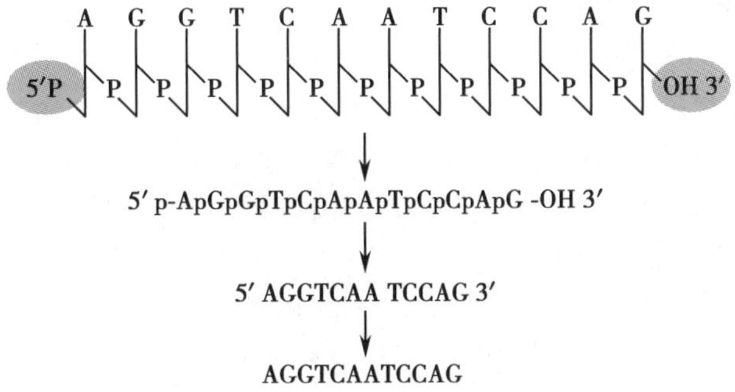

图 14-4　核酸的一级结构

2. DNA 的二级结构　DNA 的二级结构是指 DNA 分子两条脱氧多核苷酸链反向平行盘绕所形成的双螺旋结构。1953 年，Watson 和 Crick 在前人工作的基础上首次提出了 DNA 双螺旋结构模型(图 14-5)，确立了 DNA 的二级结构。这一发现揭示了生物界遗传性状得以世代相传的分子机制，是分子生物学发展的里程碑。该 DNA 双螺旋结构模型主要有三个特点：

(1) DNA 是反向平行的互补双链结构：DNA 的两条多聚核苷酸链以反向平行的方式排列。一条链从上往下走向是 5′→3′，另一条链则是 3′→5′。在此结构中疏水的碱基位于双螺旋内侧，亲水的脱氧核糖和磷酸骨架则位于双螺旋的外侧，两条链的碱基之间形成氢键，A 与 T 配对形成 2 个氢键；G 与 C 配对形成 3 个氢键。这种配对关系称为碱基互补，每个 DNA 分子中的两条链互为互补链。每条链中的碱基以疏水的近于平面的环形结构彼此接近而堆积，碱基平面与线性分子结构的长轴相垂直。

(2) DNA 分子是右手双螺旋：DNA 的两条链反向平行围绕同一中心轴旋转，呈右手螺旋。两个相邻的碱基对之间距离为 0.34nm，两个碱基之间有 36°的旋转角度。沿中心轴每旋转一周有 10 个核苷酸，螺距为 3.4nm，螺旋的直径是 2.0nm。外观上，DNA 双螺旋分子表面存在一个大沟和一个小沟结构。

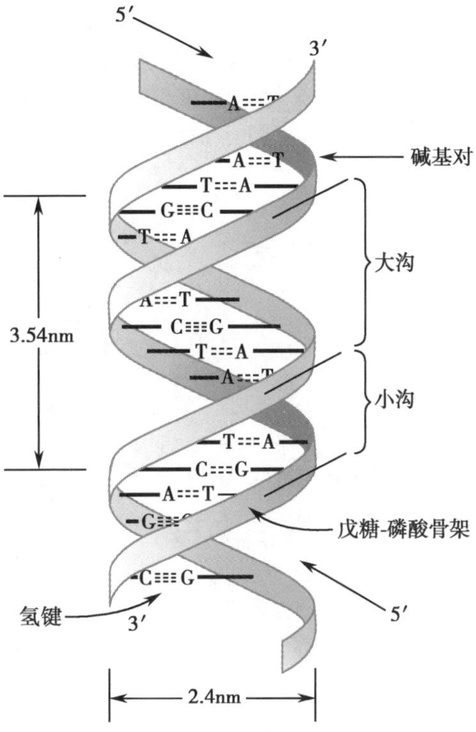

图 14-5　DNA 双螺旋结构的示意图

(3) 疏水性碱基堆积力和氢键是 DNA 双螺旋结构的稳定力：DNA 双链结构的横向稳定依靠两条链互补碱基间的氢键维持，纵向则靠碱基平面的堆积力维持，碱基堆积力是指螺旋内部碱基平面重叠靠近产生的疏水作用。从总能量意义上来讲，碱基堆积力对于双螺旋的稳定性更为重要。

知识拓展

Watson 和 Crick

美国生物学家 Watson 于 1950 年赴英国从事博士后研究。1951 年，他第一次看到了由 Franklin 和 Wilkins 拍摄的 DNA 分子 X 线衍射图像后，激发了研究核酸结构的兴趣。而后他在剑桥大学的实验室结识了 Crick，从此两人为揭示 DNA 空间结构的奥秘开始了密切合作。当时 Crick 正在攻读博士学位，其课题是利用 X 线衍射研究蛋白质分子的 α-螺旋结构。根据 Franklin 和 Wilkins 的高质量 DNA 分子 X 线衍射图像和前人的研究基础，他们于 1953 年提出了 DNA 双螺旋结构模型，两人也因此与 Wilkins 一起分享了 1962 年的诺贝尔生理学或医学奖，此前 Franklin 已不幸英年早逝。

笔记

3. DNA 的三级结构 DNA 双螺旋进一步盘曲所形成的空间构象称为 DNA 的三级结构，也叫 DNA 的超级结构。某些病毒、细菌、真核生物线粒体和叶绿体的 DNA 是环形双螺旋，在 DNA 二级结构的基础上再次螺旋化形成超螺旋结构；而在真核生物细胞核内的染色体 DNA 是很长的线性双螺旋，染色质 DNA 要先与组蛋白组成核小体（nucleosome）结构。核小体是真核细胞染色体的基本组成单位，其直径为 11nm，厚为 5.5nm。由各两个分子的组蛋白 H_2A、H_2B、H_3、H_4 形成八聚体，构成核小体的核心部分，DNA 分子的 146 个碱基对盘绕在此八聚体核心上，另 54 个碱基对与组蛋白 H_1 结合，将各核小体核心颗粒连接起来，形成串珠样结构。许多核小体形成的串珠样线性结构再进一步盘曲成直径为 30nm 的纤维状结构。后者再经几次卷曲，形成染色体结构（图 14-6）。

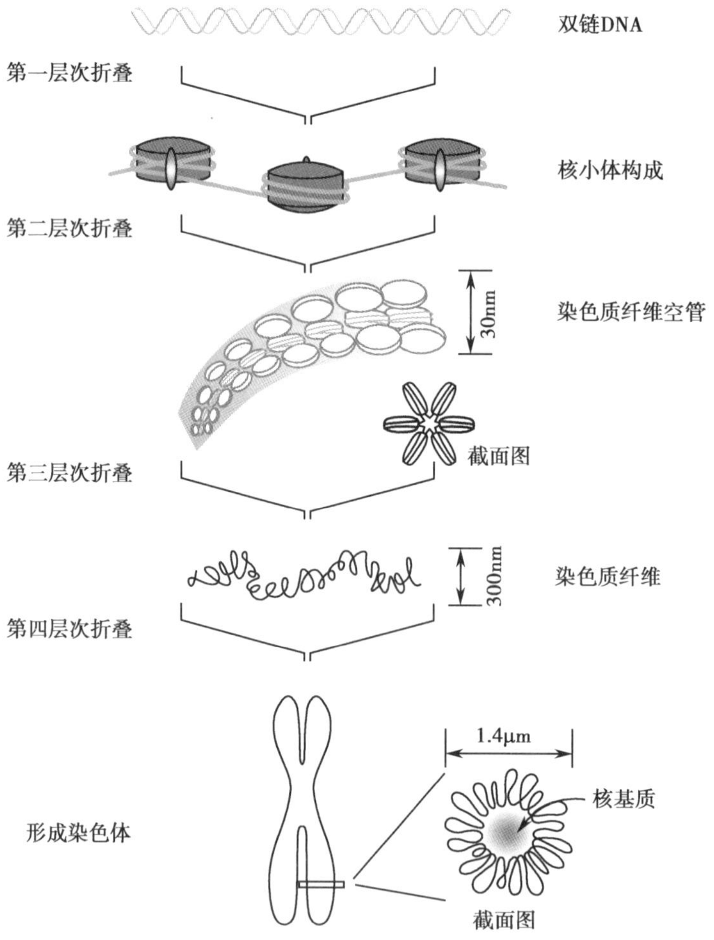

图 14-6 DNA 双链折叠盘绕形成的高度有序致密染色体示意图

（二）DNA 的功能

DNA 的基本功能是以基因的形式荷载遗传信息，并作为基因复制和转录的模板。所谓基因就是 DNA 分子中的某一区段，经过复制可以遗传给子代，经过转录、翻译可以指导参与生命活动的各种蛋白质和与之相关的各种 RNA 的有序合成。一个生物体的全部基因序列称为基因组。

三、RNA 的结构与功能

RNA 在生命活动中同样具有重要的作用。目前已知，它和蛋白质共同负责基因的表达和表达过程的调控，在一些 RNA 病毒中，其还可以替代 DNA 作为遗传信息的载体。不同于 DNA 分子，RNA 通常在细胞中以单链形式存在，并且分子量较小，一般由数十个至数千个核苷酸构成。RNA 的种类、结构、大小多种多样，其在生命活动中的功能也各有不同（表 14-2）。

笔记

表 14-2　动物细胞内主要 RNA 的种类及功能

种类	细胞核与胞质	功能
核糖体 RNA	rRNA	核糖体的组成成分
信使 RNA	mRNA	蛋白质合成的模板
转运 RNA	tRNA	转运氨基酸
不均一核 RNA	hnRNA	成熟 mRNA 的前体
小核 RNA	snRNA	参与 hnRNA 的剪接、转运

（一）mRNA 是蛋白质合成的模板

在基因表达过程中，遗传信息主要存在于细胞核内的 DNA 分子中，而蛋白质的合成则是在细胞质中进行的。这就需要一种特殊的 RNA 分子将 DNA 分子的遗传信息转移到细胞质中，并作为模板指导蛋白质的合成。这种传递 DNA 遗传信息的 RNA 分子被称为信使 RNA（messenger RNA，mRNA）。mRNA 是细胞内含量较少的一类 RNA，约占总 RNA 的 3%，代谢活跃，半衰期很短，从几分钟到数小时不等。

1. 真核生物 mRNA 的结构特点　大部分真核生物的 mRNA 的 5′末端以 7-甲基鸟嘌呤-三磷酸鸟苷为起始结构（图 14-7），这种 m^7GpppN 结构被称为帽子结构（cap sequence）。mRNA 的帽子结构主要可以保护 mRNA 免受核酸酶从 5′端的降解作用，同时在真核生物蛋白质合成的起始过程中，可以促进 mRNA 与核糖体结合，加快蛋白质的合成。

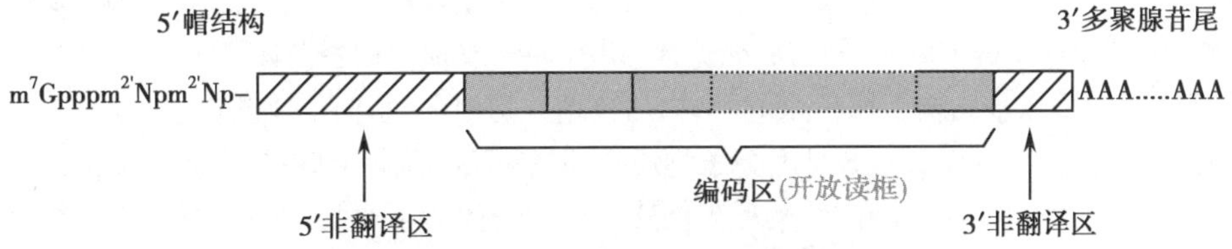

图 14-7　真核生物 mRNA 的结构示意图

在真核生物 mRNA 的 3′末端，大多数有一段由数十个至百余个腺苷酸连接而成的多聚腺苷酸结构，称为多聚腺苷酸尾（polyA）结构。和帽子结构一样，polyA 尾结构也是在 mRNA 转录完成以后额外加入的，其作用在于增加 mRNA 的稳定性和维持其翻译活性。

2. mRNA 的功能　mRNA 的功能是把核内 DNA 的碱基顺序（即遗传信息）按照碱基互补原则，抄录并转移到细胞质，决定蛋白质合成过程中的氨基酸排列顺序。mRNA 分子上每 3 个核苷酸为一组，决定肽链上的某一个氨基酸，这些 3 个一组的核苷酸序列称为密码子（code）。

（二）tRNA 是蛋白质合成中氨基酸的载体

转运 RNA（transfer RNA，tRNA）是由 70~90 个核苷酸组成的一类小分子 RNA，约占细胞总 RNA 的 15%，主要功能是在蛋白质生物合成过程中作为氨基酸的载体，将氨基酸转呈给模板 mRNA。

1. tRNA 的二级结构　tRNA 的二级结构为“三叶草”形（图 14-8），包括 4 个螺旋区、3 个环及 1 个可变环，各部分的结构都和它的功能有关。3 个环分别是二氢尿嘧啶环（DHU 环）、反密码子环、TΨC 环，其中富含多种稀有碱基。

2. -CCA 尾巴结构　所有 tRNA 分子 3′端有相同的-CCA-OH 结构，该末端结构是蛋白质合成过程中氨基酸的结合位点，称为氨基酸接纳茎（acceptor stem）。

3. 反密码子环　tRNA 的反密码子环一般由 7 个核苷酸组成，环中部为反密码子结构，由 3 个核苷酸组成。携带不同氨基酸底物的 tRNA 有其特异的反密码子结构，可以与模板 mRNA 上相应的密码子互补识别并结合。

4. tRNA 的功能　tRNA 的主要功能是在蛋白质生物合成过程中，作为氨基酸的载体。在蛋白质合成过程中，底物氨基酸无法直接识别模板 mRNA 的密码子结构，必须先与其特异转运载体 tRNA 的 3′末端-CCA 尾巴结构相结合，通过载体 tRNA 反密码子结构与模板 mRNA 上相应密码子结构的互补识别作用，才能准确定位在核糖体中新合成的多肽链上。

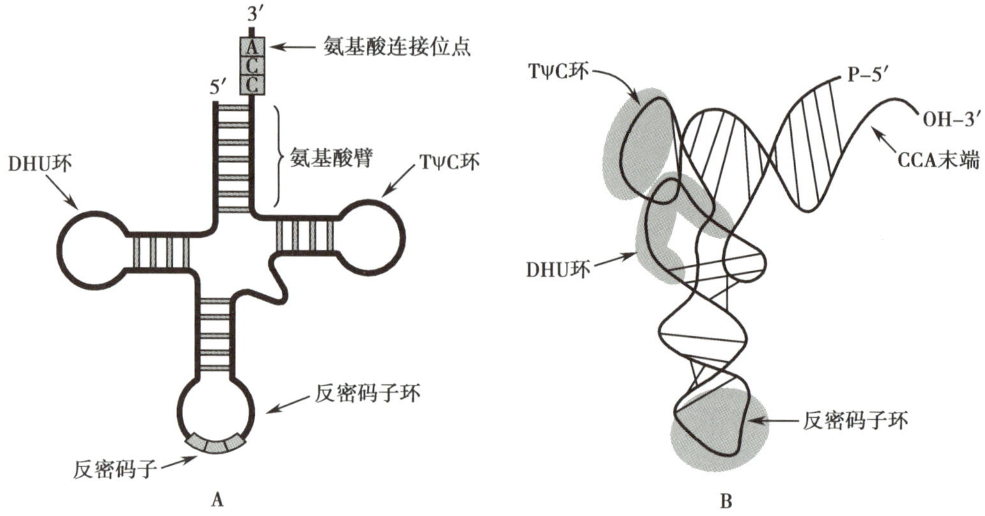

图 14-8 tRNA 的二级结构和三级结构

A. tRNA 的二级结构形似"三叶草",具有 4 个茎和 3 个环结构,其中 3′端的腺苷酸是氨基酸的连接位点;B. tRNA 的三级结构是一个倒 L 形。

(三)rRNA 是蛋白质合成场所——核糖体的组成成分

核糖体 RNA(ribosomal RNA,rRNA)是细胞内含量最多的 RNA,占 RNA 总量的 80%以上。rRNA 与核糖体蛋白(ribosomal protein)共同构成核糖体(ribosome)或称为核蛋白体。

1. 核糖体的大小亚基结构　原核、真核生物的核糖体均由大、小两个亚基组成。原核生物中有三种 rRNA,大小分别为 5S、16S、23S(S 是大分子物质在超速离心沉降中的一个物理学单位,可间接反映分子量的大小)。其中 16S rRNA 和 20 余种蛋白质构成核糖体的小亚基(30S);5S rRNA、23S rRNA 和 30 余种蛋白质构成核糖体的大亚基(50S)。

真核生物的核糖体小亚基(40S)由 18S rRNA 及 30 余种蛋白质构成;大亚基(60S)由 5S rRNA、5.8S rRNA、28S rRNA 及近 50 余种蛋白质构成。

2. rRNA 的功能　rRNA 是核糖体的基本组成单位,核糖体是蛋白质合成过程中的唯一合成场所。

第二节 蛋 白 质

1838 年,荷兰化学家 Mulder 首先发现了一种奇特的生物大分子(biomacromolecule),他观察到有生命的东西离开了这种生物分子就不能生存。按照瑞典化学家 Berzelius 的提议,他把这种生物分子命名为蛋白质(protein,源自希腊语,意指"第一重要的")。

蛋白质是由 *L*-α-氨基酸(amino acid)通过肽键缩合而成的,具有较稳定的构象和一定生物功能的生物大分子。它是生命活动所依赖的物质基础,是生物体的基本组成成分之一,也是生物体中含量最丰富的大分子。人体有 10 万种以上结构和功能各异的蛋白质,约占人体固体成分的 45%。蛋白质是生命活动过程中各种生命功能的直接执行者,几乎没有一种生命活动能离开蛋白质,没有蛋白质就没有生命。近年来,随着蛋白质工程和蛋白质组学的兴起和发展,人们对蛋白质结构与功能的认识越来越深刻。

一、蛋白质的分子组成及结构

元素分析结果表明,自然界中的所有蛋白质元素组成相似,主要含有碳(50%~55%)、氢(6%~7%)、氧(19%~24%)、氮(13%~19%)、硫(0%~4%)。有些蛋白质还含有少量的磷、硒或金属元素铁、铜、锌、锰、钴、钼等,个别蛋白质还含有碘。各种蛋白质的含氮量十分接近,平均约为 16%,由于蛋白质是生物体内的主要含氮物,其他物质含氮量很少且不均衡。因此测定生物样品的含氮量就可按下式推算出蛋白质大致含量。即：每克样品中含氮克数×6.25×100＝100g样品中蛋白质含量(g%)。

(一) 蛋白质的基本组成单位——氨基酸

蛋白质在酸、碱或蛋白酶的作用下，最终水解为游离氨基酸，氨基酸是蛋白质的基本组成单位。存在于自然界中的氨基酸有300余种，但组成人体蛋白质的氨基酸仅为20种，且均属于*L*-α-氨基酸(甘氨酸除外)。

1. 氨基酸的结构　组成蛋白质的氨基酸具有共同的结构特点。

(1) 蛋白质水解所得的氨基酸都是α-氨基酸(脯氨酸为α-亚氨基酸)，即在连接羧基的α碳原子上还有1个氨基，它可以用下面的结构通式来表示，R称为氨基酸的侧链。

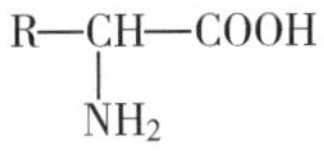

(2) 不同氨基酸的侧链(R)结构不同，除了R为H的甘氨酸外，其他氨基酸中，与α碳原子相连的四个原子或基团各不相同，即手性碳原子，故它们具有旋光异构现象，存在D型和L型两种异构体。组成天然蛋白质的氨基酸均为L型。

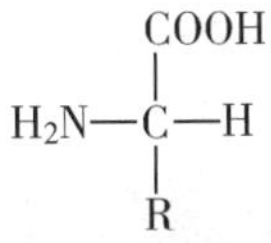

L-α-氨基酸

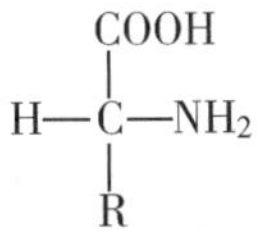

D-α-氨基酸

2. 氨基酸的分类　构成人体蛋白质的氨基酸主要有20种，这20种氨基酸都具有特异的遗传密码，故称为编码氨基酸。根据其侧链(R)结构和理化性质的不同，通常可以将20种氨基酸分为四类：①非极性、疏水性氨基酸；②极性、中性氨基酸；③酸性氨基酸；④碱性氨基酸(表14-3)。

表14-3　氨基酸的分类

结构式	中文名	三字符号	等电点(PI)
非极性疏水性氨基酸			
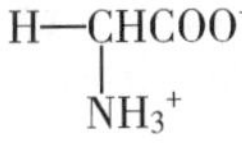	甘氨酸	Gly	5.97
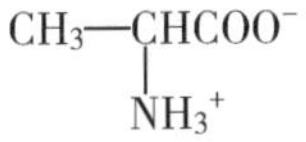	丙氨酸	Ala	6.00
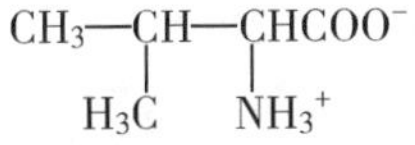	缬氨酸	Val	5.96
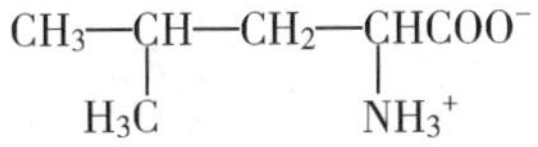	亮氨酸	Leu	5.98
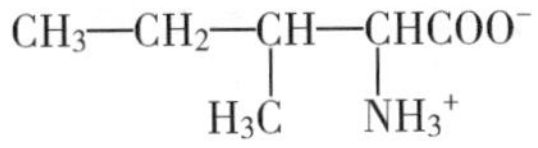	异亮氨酸	Ile	6.02
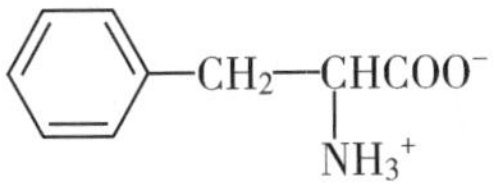	苯丙氨酸	Phe	5.48
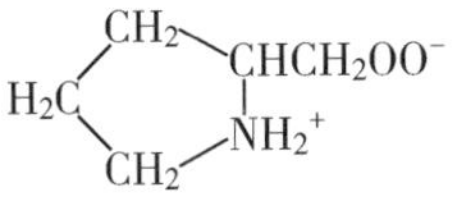	脯氨酸	Pro	6.30

续表

结构式	中文名	三字符号	等电点(PI)
极性中性氨基酸			
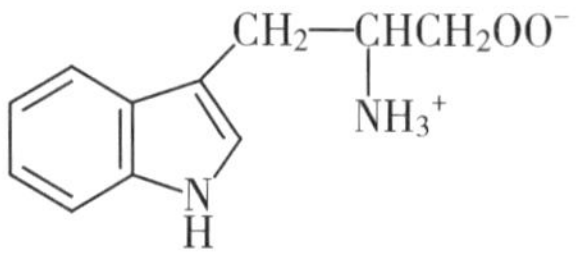	色氨酸	Trp	5.89
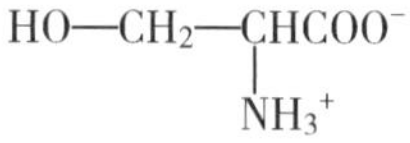	丝氨酸	Ser	5.68
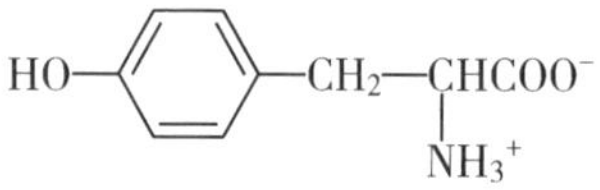	酪氨酸	Tyr	5.66
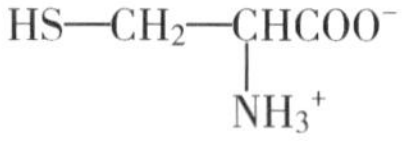	半胱氨酸	Cys	5.07
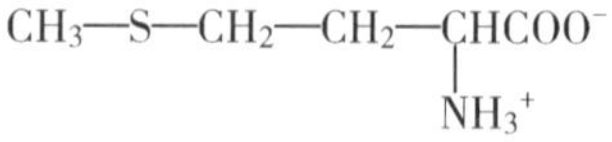	甲硫氨酸	Met	5.74
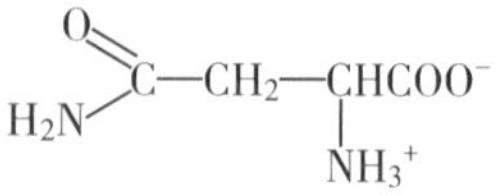	天冬酰胺	Asn	5.41
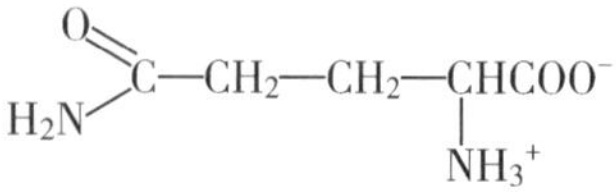	谷氨酰胺	Gln	5.65
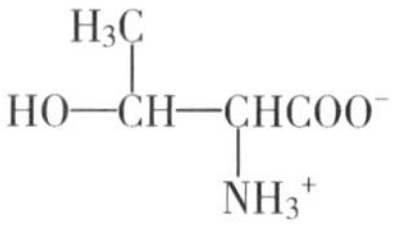	苏氨酸	Thr	5.60
酸性氨基酸			
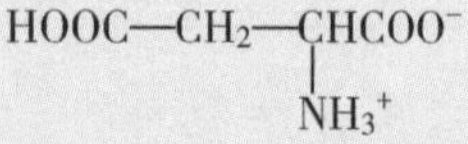	天冬氨酸	Asp	2.97
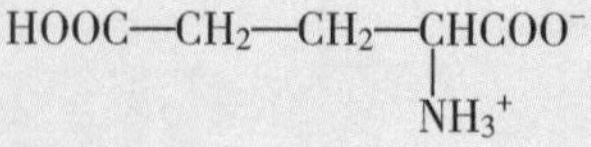	谷氨酸	Glu	3.22
碱性氨基酸			
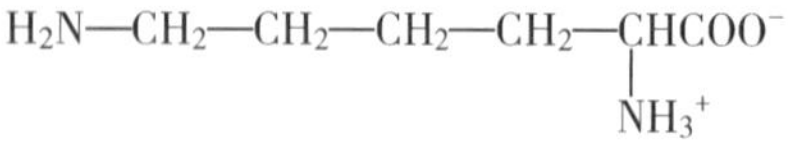	赖氨酸	Lys	9.74
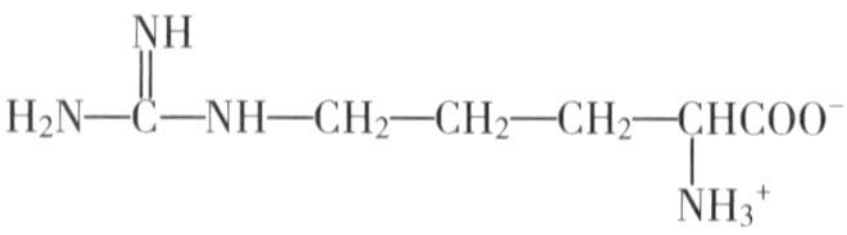	精氨酸	Arg	10.76
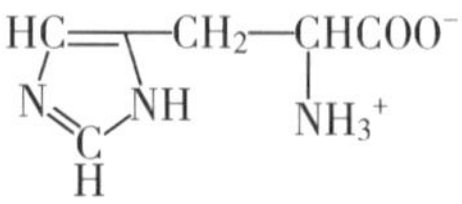	组氨酸	His	7.59

除上述20种编码氨基酸外,在蛋白质分子中还有一些特殊的氨基酸,如胱氨酸是两个半胱氨酸脱氢后以二硫键结合而成,胶原蛋白中的羟脯氨酸、羟赖氨酸,凝血酶原中的羧基谷氨酸是在蛋白质合成过程中,编码氨基酸经酶促加工、修饰而成。

3. 蛋白质中氨基酸的连接方式 蛋白质是由氨基酸缩合而成的高分子化合物,在蛋白质分子中连接两个氨基酸的酰胺键被称为肽键(peptide bond),氨基酸通过肽键连接起来形成的化合物称为肽(peptide)。

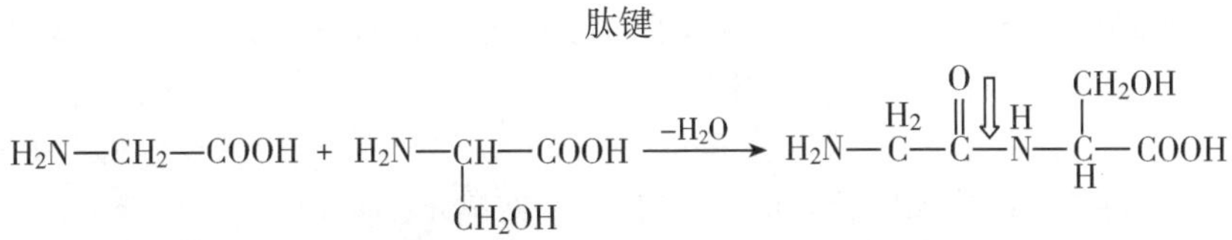

甘氨酸　　丝氨酸　　甘氨酰丝氨酸

由两个氨基酸缩合成的肽称为二肽，三个氨基酸缩合成的肽称为三肽，以此类推。通常将十个以内氨基酸相连而成的肽称为寡肽，而十肽以上者称为多肽。多肽分子中的氨基酸相互链接，形成长链，称为多肽链(polypeptide chain)。肽链中氨基酸分子因脱水缩合而基团不全，称为氨基酸残基(residue)。可见多肽链的主键是肽键，由肽键连接各氨基酸残基形成的长链骨架，即…C_α-CO-NH -C_α-CO-NH-C_α…称为多肽主链，而连接于 C_α 上的各氨基酸残基的 R 基团统称为多肽侧链。

每个肽分子都有一个游离的 α-NH_2 末端(称 *N*-末端)和一个游离的 α-COOH 末端(称 *C*-末端)，在书写某肽时，规定 *N*-末端在左，*C*-末端在右，从左至右依次将各氨基酸的中文或英文缩写符号列出。

(二) 蛋白质的分子结构

蛋白质是由许多氨基酸通过肽键相连形成的生物大分子，结构比较复杂，人们通常用 4 个层次来描述蛋白质复杂的分子结构，即蛋白质的一级、二级、三级和四级结构，一级结构描述的是蛋白质的线性(或一维)结构，即共价连接的氨基酸残基的序列，又称初级或化学结构。后三者统称为高级结构或空间构象。

1. 蛋白质一级结构　在蛋白质分子中，从 *N*-末端至 *C*-末端的氨基酸排列顺序称为蛋白质的一级结构(primary structure)。肽键是维持蛋白质一级结构的主要化学键。此外，蛋白质分子中两个半胱氨酸之间的二硫键结构也属于一级结构范畴。牛胰岛素的一级结构，由英国化学家 Sanger 于 1953 年测定，它也是第一个被测定一级结构的蛋白质分子(图 14-9)。胰岛素是由胰岛 B 细胞分泌的一种激素，分子量为 5773，由 A、B 两条多肽链组成，A 链有 21 个氨基酸残基，B 链有 30 个氨基酸残基，A、B 两链通过两个二硫键相连，A 链本身第 6 及 11 位两个半胱氨酸形成一个链内二硫键。

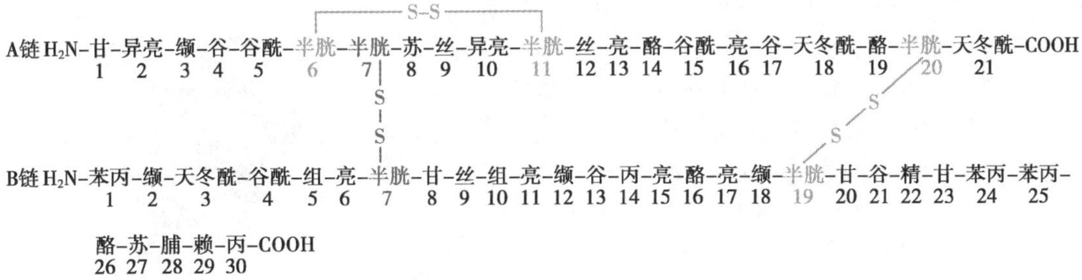

图 14-9　牛胰岛素的一级结构

一级结构是蛋白质空间构象和特异生物学功能的基础。但随着近年来蛋白质结构研究的深入，人们已认识到蛋白质一级结构并不是决定蛋白质空间构象的唯一因素。

分子病

知识拓展

Sanger 对蛋白质和 DNA 序列测定的贡献

Sanger 于 1953 年首次测定了胰岛素氨基酸的一级结构序列，这对阐明胰岛素的生物合成和发挥生理功能的形式非常重要。随后根据这一方法的原理，数以千万计的不同蛋白质的氨基酸一级结构序列被揭晓。1977 年，Sanger 还建立了一种测定 DNA 核苷酸序列的技术，被称为“双脱氧核苷酸链终止法”。由于该种 DNA 测序技术操作简单，准确度高，直到目前为止该方法仍被广泛应用。由于 Sanger 为建立蛋白质和核酸的序列测定技术作出了重大贡献，他分别于 1958 年和 1980 年两度获得了诺贝尔化学奖，这是生物化学史上罕有的科学成就。

笔记

2. 蛋白质二级结构 蛋白质分子中主链原子的局部空间排列，不涉及氨基酸残基侧链的构象，称为蛋白质的二级结构(secondary structure)，主链结构中不同原子之间形成的氢键是维持蛋白质二级结构稳定的主要作用力。20 世纪 30 年代末，Panling 和 Corey 应用 X 射线衍射分析测定了一些氨基酸和寡肽的晶体结构，获得了一组标准键长和键角，并提出了肽单元(peptide unit)的概念。

(1) 肽单元：Panling 等发现，肽键结构中的 C、O、N、H 4 个原子及其两端的 C_α 共 6 个原子始终处于同一平面上，这种平面结构称为肽键平面，每一个肽键平面组成了一个肽单元(图 14-10)。

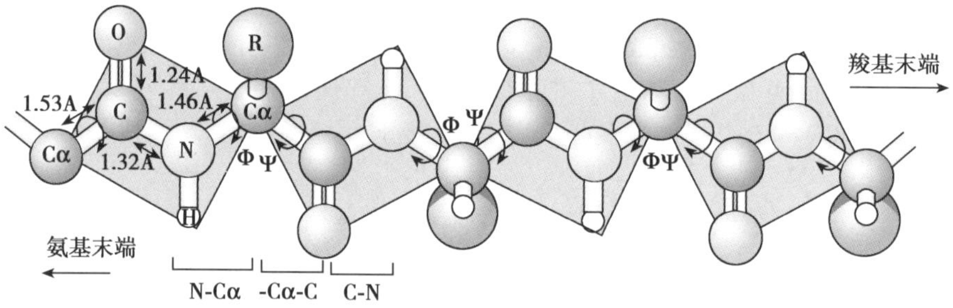

图 14-10 肽键与肽单元

在一个肽键平面上，肽键 C—N 键长为 0.132nm，比相邻的单键(0.147nm)短，而较 C ═N 双键(0.128nm)长，有部分双键的性质，不能自由旋转。肽键平面上的 O、H 以及 2 个 C_α 原子为反式构型(trans configuration)。主链中只有两个 C_α-C 和 C_α-N 单键可以旋转，其旋转角 φ、ψ 决定了两个相邻的肽键平面之间的关系。因此，肽键平面随 α-碳原子两侧单键的旋转而构成的排布是多肽主链各种构象的结构基础。

(2) α-螺旋：Panling 和 Corey 根据实验数据还提出了两种肽链局部主链原子空间构象的分子模型，称为 α-螺旋(α-helix)和 β-折叠(β-pleated sheet)，它们是蛋白质二级结构的主要形式。α-螺旋是指多肽链中肽键平面通过 α-碳原子的相对旋转形成的一种紧密螺旋盘绕构象(图 14-11)。其特点为：①螺旋每转一圈包含 3.6 个氨基酸残基，螺距约 0.54nm(每个残基上升 0.15nm)；②相邻的螺圈之间形成链内氢键，氢键方向大致与中心轴平行，以保持螺旋结构的稳定；③α-螺旋大部分是右手螺旋构象，氨基酸残基的 R 基团均伸向螺旋外侧。R 基团的大小、荷电状态及形状均对 α-螺旋的形成及稳定有影响。

α-螺旋是人们对蛋白质结构所提出的第一种折叠类型，是球状蛋白质构象中最常见的存在形式。肌红蛋白、血红蛋白、毛发的角蛋白中许多肽链段落均呈 α-螺旋结构。

(3) β-折叠：β-折叠是蛋白质多肽主链的另一种有规律的构象，为一种比较伸展、呈锯齿状的肽链结构(图 14-12)。其特点如下：①多肽链呈伸展状态，相邻肽键平面间折叠成 110°角，呈锯齿状；②两段以上的 β-折叠结构平行排列，形成 β-折叠片层，肽链间的氢键维持 β-折叠结构的稳定；③逆向平行的两条肽链结构比顺向平行的稳定。

β-折叠一般与结构蛋白的空间构象有关，但也存在于某些球状蛋白质的空间构象中。

(4) β-转角：球状蛋白分子中，多肽主链常会出现 180°回折，这种回折角处结构称为 β-转角(β-turn)。β-转角通常由 4 个连续的氨基酸残基构成，常有 Gly 和 Pro

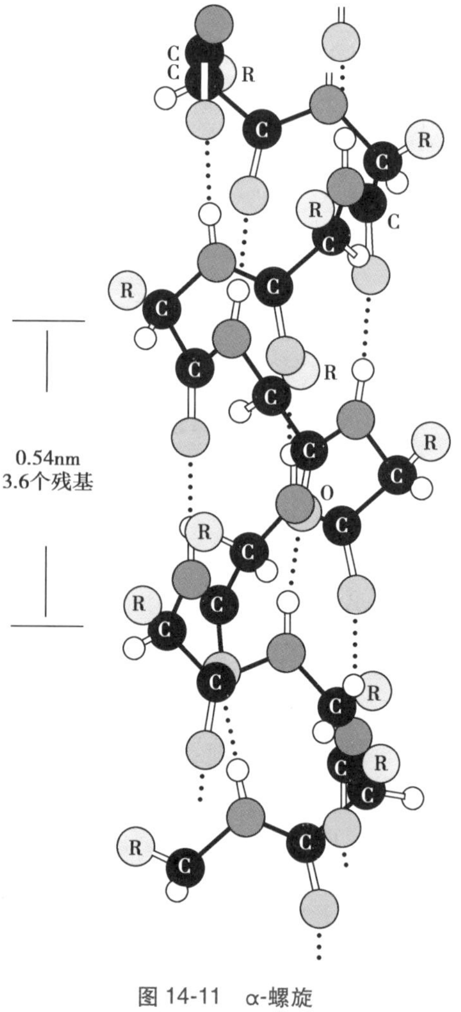

图 14-11 α-螺旋

笔记

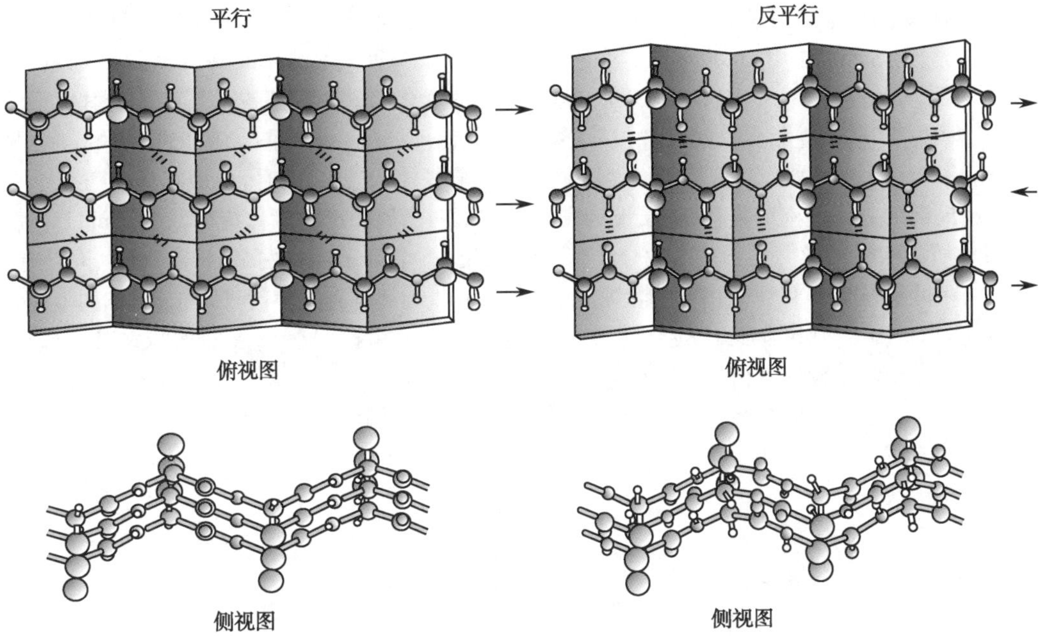

图 14-12　β-折叠

存在，第 1 个氨基酸残基羰基氧（>C=O）与第 4 个氨基酸残基的氨基氢（—NH—）之间形成的氢键是维持 β-转角结构稳定的主要作用力。β-转角可使肽链的走向发生改变。

（5）无规卷曲：无规卷曲（random coil）是用来阐述没有确定规律性的那部分肽链构象。

3. 蛋白质三级结构　一条多肽链中所有原子的整体排布，包括主链和侧链的构象，称为蛋白质三

疯牛病

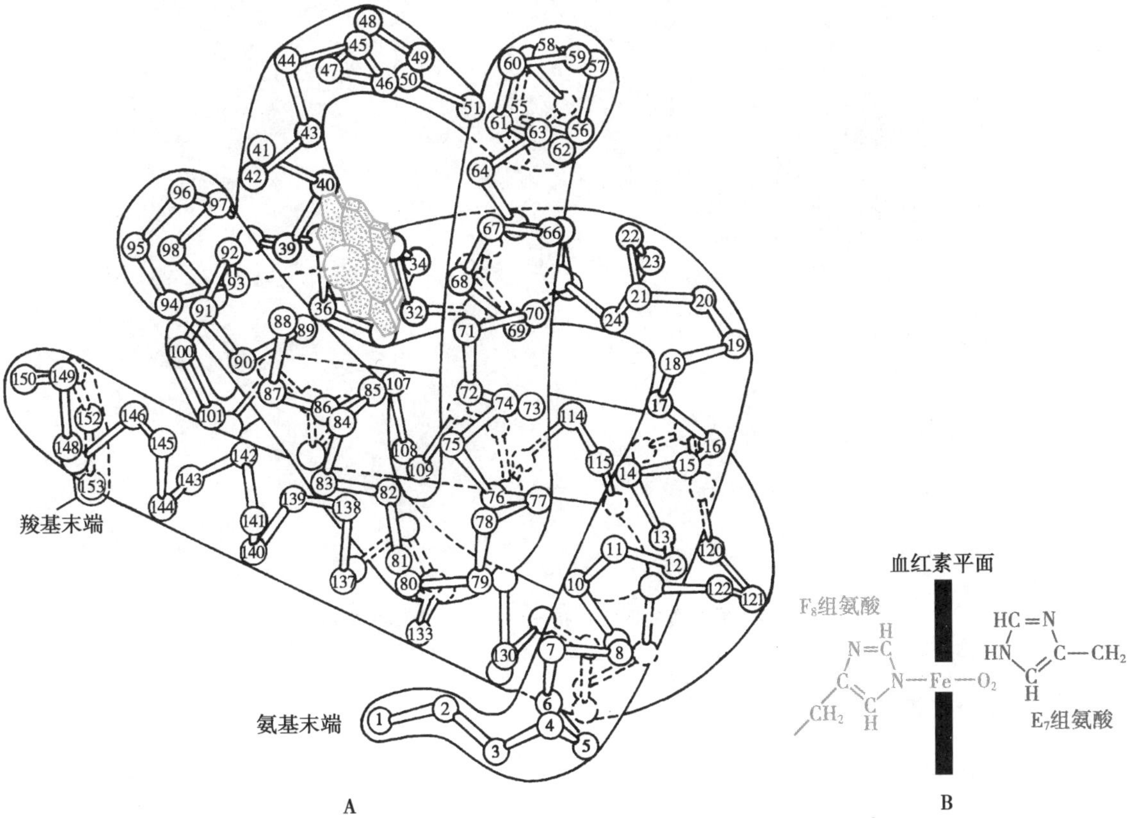

图 14-13　肌红蛋白中血红素与肽链的关系

A. 肌红蛋白；B. 结合氧示意图。

级结构(tertiary structure)。维系蛋白质三级结构的作用力主要是氨基酸侧链基团间相互作用形成的各种非共价键,包括疏水作用力、离子键、氢键、范德华力等。1963 年,Kendrew 等从鲸肌红蛋白的 X 射线衍射图谱测定它的三级结构(图 14-13)。鲸肌红蛋白含有 153 个氨基酸残基和 1 个血红素辅基,相对分子质量为 17 800,整条多肽链由 8 段 α-螺旋盘绕折叠成球状,氨基酸残基上的疏水 R 基团聚集在分子内部形成一个疏水性"口袋",血红素居于其中。某些分子量较大的蛋白质在形成三级结构时,肽链中某些局部的二级结构汇集在一起,形成发挥生物学功能的特定区域称结构域(domain)。

4. 蛋白质的四级结构 对于一些大分子蛋白质来说,整个分子通常由 2 条或 2 条以上具有独立三级结构的多肽链通过非共价键相互结合而成,每一条多肽链都有其完整的三级结构,称为亚基(subunit),这种蛋白质分子中各个亚基的空间排布及相互接触关系称为蛋白质的四级结构(quaternary structure)。含有四级结构的蛋白质,亚基单独存在时一般没有生物学功能,只有完整的四级结构寡聚体才有生物学功能。构成四级结构的几个亚基可以相同或者不同。如血红蛋白(hemoglobin,Hb)就是由两个 α-亚基和两个 β-亚基形成的四聚体蛋白($\alpha_2\beta_2$)(图 14-14)。维系蛋白质四级结构的作用力主要是氢键和离子键。

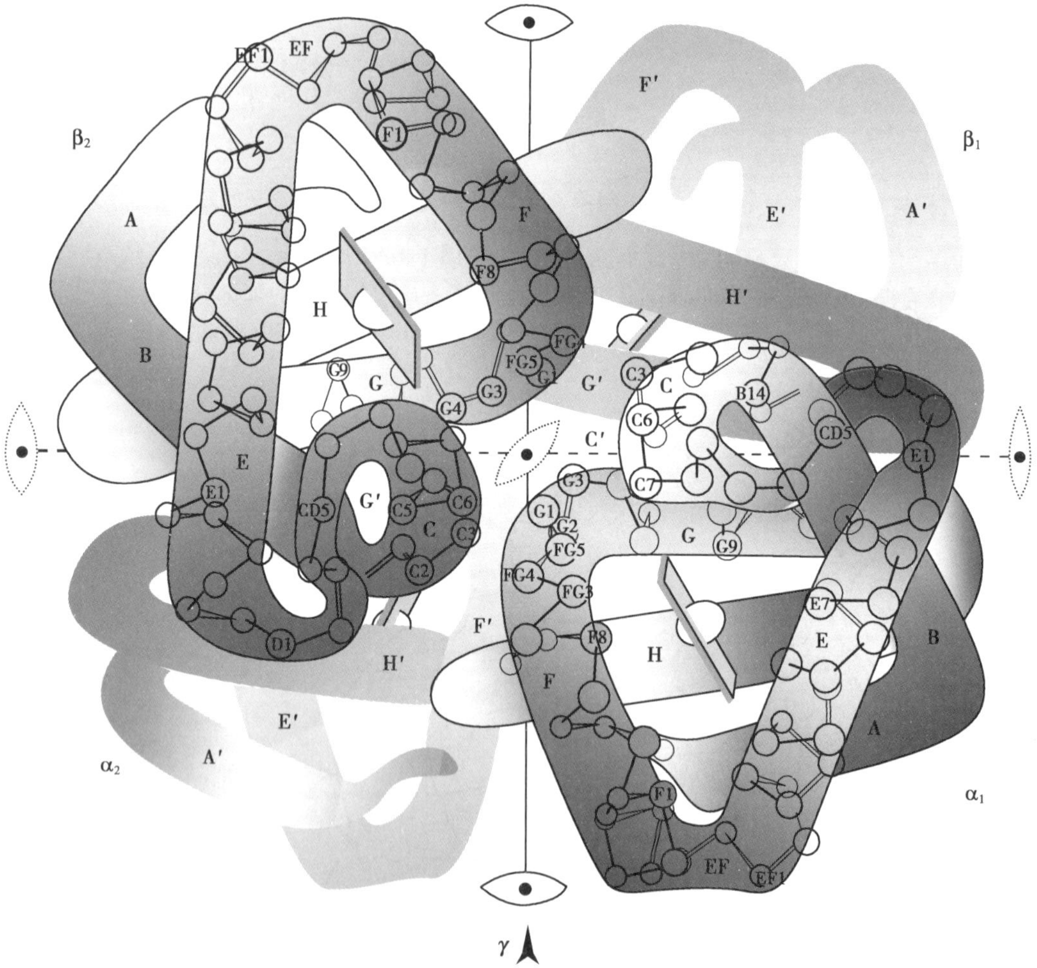

图 14-14 蛋白质的四级结构——血红蛋白结构示意图

二、蛋白质的理化性质

(一)蛋白质的两性电离性质

蛋白质是由氨基酸组成的,其分子中除多肽链两端的游离 α-氨基和 α-羧基外,侧链上尚有一些可解离的 R 基团,如谷氨酸及天冬氨酸残基中的非 α-羧基、赖氨酸的非 α-氨基、精氨酸的胍基、组氨酸的咪唑基、酪氨酸的酚羟基和半胱氨酸的巯基等。由于蛋白质分子中既含有能解离出 H^+ 的酸性基团(如-COOH,-SH),又含有能结合 H^+ 的碱性基团(如-NH_2),因此蛋白质分子为两性电解质。它们在溶液中的解离状态受溶液 pH 的影响。当溶液处于某一 pH,蛋白质分子不解离或解离成阳离子和阴离子的趋势相等,即净电荷为零,此时溶液的 pH 称为该蛋白质的等电点(pI)。体内各种蛋白质的等电点不同,但大多数接近于 pH 5.0。所以在人体体液 pH 7.4 的环境下,大多数蛋白质解离成阴离子。

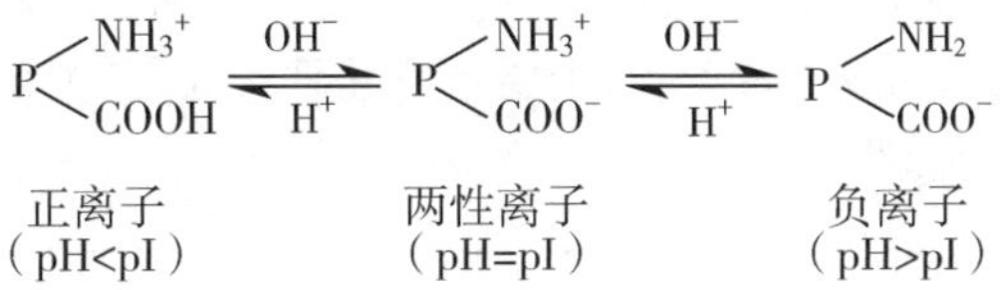

(二) 蛋白质的变性与沉淀

1. 蛋白质变性　在某些物理和化学因素作用下,使蛋白质的空间构象破坏,从而导致其理化性质的改变和生物学活性的丧失,这一现象称为蛋白质的变性(denaturation)。一般认为蛋白质的变性主要是高级结构的破坏,并不涉及蛋白质一级结构的改变。蛋白质变性后,其溶解度降低,黏度增加,生物活性丧失,易被蛋白酶水解。造成蛋白质变性的因素有很多,常见的有加热、有机溶剂、强酸、强碱、重金属离子及生物碱试剂等。在医学上,变性因素常被应用来消毒及灭菌。此外,防止蛋白质变性也是有效保存蛋白质制剂(如疫苗等)的必要条件。

2. 蛋白质沉淀　蛋白质从溶液中析出的现象称为沉淀。变性的蛋白质由于疏水侧链暴露在外,肽链相互缠绕而聚集,易于沉淀,但沉淀的蛋白质不一定变性。在蛋白质溶液中加入高浓度的中性盐(如硫酸铵、硫酸钠、氯化钠等),可以破坏蛋白质的胶体稳定性,使蛋白质从水溶液中沉淀,称为盐析。盐析法不引起蛋白质的变性,只需经透析除去盐分,即可得到较纯的保持原活性的蛋白质。因此盐析法已成为目前实验中粗分离提纯蛋白质的常用实验技术。

三、蛋白质在骨骼肌运动中的作用

生命活动中很多重要的活性大分子,如酶、抗体、多肽激素、转运蛋白、基因调控蛋白等都是蛋白质,它在物质代谢、机体防御、血液凝固、细胞信号转导、个体生长发育、组织修复等方面都发挥着不可替代的重要作用,同时在骨骼肌细胞的收缩运动过程中蛋白质同样也发挥着重要作用。

在骨骼肌细胞中,肌纤维由细肌丝和粗肌丝排列而成。细肌丝分别由肌钙蛋白、肌动蛋白、原肌球蛋白构成,粗肌丝的主要成分是肌球蛋白。粗肌丝和细肌丝在空间内交替排列,粗肌丝固定在肌小节上,细肌丝分布在粗肌丝周围,粗肌丝由肌球蛋白伸出的横桥部分与细肌丝相连。

目前比较公认的骨骼肌运动收缩原理主要是由 Huxley 在 1969 年提出的“微丝滑动学说”。该学说认为骨骼肌运动收缩是由于肌动蛋白微丝(细肌丝)在肌球蛋白微丝(粗肌丝)之上滑行所致,而在整个收缩过程中,细肌丝和粗肌丝本身的长度则没有改变。当神经冲动传到骨骼肌细胞时,兴奋经横小管传至三联体,引起肌浆网释放钙离子进入肌浆,肌钙蛋白与钙离子结合后构型变化,使原肌球蛋白陷入肌动蛋白的螺旋沟内,导致肌动蛋白的位点暴露,粗肌丝上横桥与肌动蛋白位点接触,进一步使得 ATP 酶被激活,分解 ATP 而释放能量,从而促进横桥向 M 线方向转动,并将细肌丝拉向 M 线,结果导致肌小节缩短,即骨骼肌运动收缩。

本章小结

核酸是以核苷酸为组成单位的多聚生物大分子,可分为 DNA 和 RNA 两类。DNA 分子是由含有 A、T、C、G 四种碱基的脱氧核糖核苷酸聚合而成的双链核酸大分子,它是生物体遗传信息的载体;RNA 分子是由含有 A、U、C、G 四种碱基的核糖核苷酸聚合而成的单链核酸大分子。不同于 DNA 分子,细胞内的 RNA 分子量相对较小且种类丰富,主要包括 mRNA、tRNA、rRNA 等,每一种 RNA 都在蛋白质的生物合成过程中发挥着不同的作用。

蛋白质是以 20 种不同 *L*-α-型氨基酸为基本组成单位的生物活性大分子，其在体内分布广泛，含量丰富，种类繁多。复杂的蛋白质结构可分为一级、二级、三级、四级结构四个层次。一级结构是蛋白质的初级结构，是蛋白质空间构象及功能的基础，蛋白质的二、三、四级结构是蛋白质的高级结构即空间结构，其中蛋白质的二级结构主要有 α-螺旋、β-折叠、β-转角及无规卷曲等几种形式。蛋白质作为一种大分子化合物，通常情况下易于溶于水，并在水中呈两性解离活性，同时一些特定环境和条件的改变，常会引起蛋白质的变性现象。蛋白质在生物体的几乎所有生命活动中都发挥着重要作用，在骨骼肌运动收缩过程中，主要是通过肌动蛋白（细肌丝）在肌球蛋白（粗肌丝）之上的滑动过程而导致的骨骼肌收缩。

（冯德日）

1404

扫一扫，测一测

思考题

1. 简述 DNA 和 RNA 在结构和功能上的区别。
2. 简述 DNA 分子双螺旋结构的要点，并思考双螺旋结构的大沟和小沟的作用有哪些。
3. 简述 tRNA 的结构特点及其生物学功能。
4. 简述蛋白质一级结构、二级结构、三级结构、四级结构基本概念及各结构层次间的内在关系。
5. 简述不同蛋白质在骨骼肌运动功能中的作用。

1405

思路解析

第十五章 酶

15章 PPT

学习目标

1. 掌握：酶的结构与功能。
2. 熟悉：酶的作用特点及影响因素。
3. 了解：酶在医学中的应用。
4. 具有基本医疗思维与素养，能运用酶学知识处理临床工作中相关疾病的诊断与治疗。

案　例

张先生，48 岁，某公司经理，工作十分繁忙，有吸烟习惯。近日他胸前时常出现烧灼感，几分钟可自行缓解，当是“胃病”没在意。这天又发生胸闷、上腹烧灼感 1h，伴有左臂麻木，在家人的一再催促下到医院就诊。医生为其做了检查，发现心电图有轻微的改变。富有经验的医生非常谨慎，为其做了心肌酶学检查，结果显示 CK_2 高于正常，劝其留院观察，张先生不愿意。不久，张先生突然晕倒，面色青紫，从椅子上跌落到地上。经心肺复苏挽救了生命，诊断为急性心肌梗死。

请问：1. 何为同工酶？

2. 为什么对急性心肌梗死病人要检测 CK_2？

1501

案例解析

生物体内进行的化学反应是维持生命活动的基本要素。这些化学反应有条不紊的进行有赖于生物催化剂——酶的存在。

生物体内的酶（enzyme，E）是由活细胞产生的具有高效催化作用的蛋白质，是体内催化各种代谢反应最主要的生物催化剂。后来还发现了另一类具有催化功能的 RNA 分子，即核酶。核酶是具有高效、特异催化作用的核酸，可降解特异的 mRNA 序列。

酶所催化的化学反应称为酶促反应，在酶促反应中被酶催化的物质称为底物（substrate，S），反应所生成的物质称为产物（product，P），酶所具有的催化能力称为酶活性，如果酶丧失其催化能力，称酶失活。

笔记

第一节 酶的结构和功能

一、酶的化学组成

根据酶化学组成的不同，可将其分为单纯酶和结合酶两大类。

（一）单纯酶

单纯酶是仅由氨基酸残基构成的酶，其催化活性由蛋白质的结构决定。如淀粉酶、脂肪酶、蛋白酶、核糖核酸酶、脲酶等水解酶均属于此类酶。

（二）结合酶

结合酶由蛋白质和非蛋白质两部分组成，其中蛋白质部分称为酶蛋白，非蛋白质部分称为辅助因子。两者单独存在时均无催化活性，只有结合成全酶才有催化作用。酶蛋白决定反应的专一性，辅助因子决定反应的种类和性质。

辅助因子是金属离子或小分子有机化合物。

1. 金属离子　金属离子是最常见的辅助因子，如 K^+、Na^+、Mg^{2+}、Zn^{2+}、Fe^{2+}（Fe^{3+}）、Cu^{2+}（Cu^+）、Mn^{2+}等。金属离子在酶促反应中的作用主要有以下几方面：①稳定酶分子的特定空间构象；②构成活性中心，参与电子的传递；③在酶与底物之间起桥梁作用，便于酶对底物的催化；④中和阴离子，降低反应中的静电斥力等。

2. 小分子有机化合物　作为辅助因子的小分子有机化合物多是 B 族维生素及其衍生物，它们参与酶的催化过程，在反应中传递电子、质子或某些基团（表 15-1）。

表 15-1　B 族维生素构成的辅助因子及其作用

所含维生素	辅酶或辅基形式	主要功能
硫胺素（维生素 B_1）	TPP（焦磷酸硫胺素）	转移酰基
核黄素（维生素 B_2）	FMN（黄素单核苷酸）	转移氢原子
	FAD（黄素腺嘌呤二核苷酸）	转移氢原子
烟酰胺（维生素 PP）	NAD^+（烟酰胺腺嘌呤二核苷酸）	转移氢和电子
	$NADP^+$（烟酰胺腺嘌呤二核苷酸磷酸）	转移氢和电子
吡哆醛（维生素 B_6）	磷酸吡哆醛	转移氨基
钴胺素（维生素 B_{12}）	甲基钴胺素	转移甲基
泛酸	CoA（辅酶 A）	转移酰基
生物素	生物素	羧化、转移 CO_2
叶酸	FH_4（四氢叶酸）	转移一碳单位

根据辅助因子与酶蛋白结合的紧密程度不同，将其分为辅酶与辅基。与酶蛋白结合疏松，能用透析或超滤方法除去者称为辅酶。而与酶蛋白结合紧密，不能用透析或超滤方法除去者则称为辅基。金属离子多为酶的辅基，小分子有机化合物有的为辅酶（如 NAD^+、$NADP^+$等），有的为辅基（如 FMN、FAD 等）。

二、酶的结构和功能

（一）酶的活性中心

酶是具有一定空间结构的生物大分子，表面分布着许多化学基团，其中有些基团与酶活性密切相关，称为酶的必需基团。常见的必需基团有-OH、-COOH、-SH、$-NH_2$、咪唑基等。这些必需基团在一级结构上可能相距甚远，但在空间结构上却彼此靠近，形成具有一定空间结构的区域，能与底物特异结合并催化底物转化为产物，这一区域称为酶的活性中心或活性部位。对于结合酶来说，辅酶或辅基也参与活性中心的组成。

酶的活性中心是必需基团集中的区域，常位于酶分子表面，呈裂缝或凹陷。此裂缝或凹陷由酶的特定空间构象所维持，深入到酶分子内部，且多为氨基酸残基的疏水基团组成的疏水环境，形成疏水“口袋”，有利于酶发挥催化作用。酶的活性中心是酶催化作用的关键部位，一旦被其他物质占据或某些理化因素使酶的空间结构破坏，酶则丧失其催化活性。

必需基团可分为活性中心内和活性中心外两类。活性中心内的必需基团包括结合基团和催化基团。结合基团与底物相结合，生成酶-底物复合物；催化基团的作用是影响底物分子中某些化学键的稳定性，催化底物发生化学反应转化成产物。活性中心内的必需基团可同时具有这两种功能。还有些必需基团虽然不参与活性中心的组成，但却为维持酶活性中心的空间构象所必需，称为活性中心外的必需基团（图 15-1）。

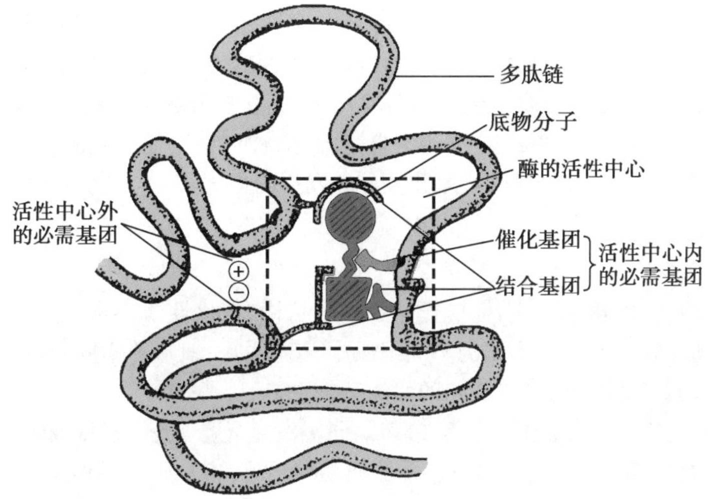

图 15-1　酶的活性中心示意图

（二）酶原和酶原的激活

某些酶在细胞内合成或初分泌时，没有催化活性，这种无活性状态的酶的前体称为酶原。酶原在一定条件下转变为有活性的酶的过程称为酶原激活。酶原激活的实质是酶的活性中心的形成和暴露过程。以胰蛋白酶原的激活为例，胰蛋白酶原进入小肠后，在 Ca^{2+} 的环境中受到肠激酶的激活，从 *N*-端第 6 位赖氨酸残基与第 7 位异亮氨酸残基之间肽键被切断，水解掉一个六肽，分子构象发生改变，形成酶的活性中心，从而使胰蛋白酶原转变成具有催化活性的胰蛋白酶（图 15-2）。有些酶对其自身的酶原有激活作用，称为酶原自身催化作用。例如胃液中的 H^+ 将少量胃蛋白酶原激活成胃蛋白酶后，该

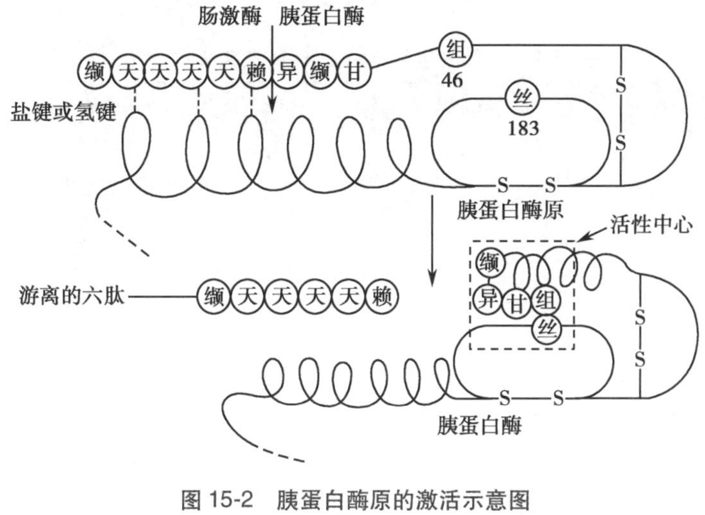

图 15-2　胰蛋白酶原的激活示意图

1502
动画：胰蛋白酶原的激活

少量胃蛋白酶在短时间内就能使更多的胃蛋白酶原转变成有活性的酶，对食物中的蛋白质进行消化。这是临床上对某些消化不良的病人往往用胃酶合剂进行辅助治疗的基础。

酶原及酶原激活具有重要的生理意义。消化管内的蛋白酶以酶原形式分泌，既可避免细胞产生的蛋白酶对细胞自身进行消化，又可使酶到达特定部位发挥作用，保证物质代谢的正常进行。若胰腺中的胰蛋白酶原在某些因素影响下被提前激活，使胰腺本身的组织蛋白水解破坏，会引起急性胰腺炎。又如正常情况下，血液中凝血因子以酶原形式存在，可保证血液循环的畅通。当血管破损时，凝血酶原被激活，促进血液凝固，以防止大量出血。

知识拓展

胰蛋白酶原激活与急性胰腺炎的发生

急性胰腺炎是一种常见疾病，是多种病因导致胰腺内消化酶被激活后，引起胰腺组织自身消化、水肿、出血、甚至坏死的炎症反应。正常胰腺能分泌胰蛋白酶、糜蛋白酶、胰淀粉酶、胰脂肪酶等十几种消化酶类，除胰淀粉酶、脂肪酶、核糖核酸酶外，多数酶以无活性的酶原形式存在于胰腺细胞内。在胆石症、酗酒、暴饮暴食等致病因素作用下，胰腺自身的保护作用被破坏，胰蛋白酶原、糜蛋白酶原等在胰腺内被过早激活，导致胰腺自身消化，被激活的酶还可通过血液和淋巴循环到全身，引起多器官损伤，并成为胰腺炎致死和各种并发症的原因。

（三）同工酶

同工酶是指催化相同的化学反应，但酶蛋白的分子结构、理化性质乃至免疫学性质均不同的一组酶。同工酶存在于同一种属或同一个体的不同组织中，甚至同一细胞的不同亚细胞结构中，它使不同的组织、器官和不同的亚细胞结构具有不同的代谢特征。

现已发现百余种同工酶，发现最早、研究最多的同工酶是乳酸脱氢酶（lactate dehydrogenase，LDH）同工酶。LDH 是四聚体，有两种类型的亚基：骨骼肌型（M 型）和心肌型（H 型）。这两型亚基以不同比例组成五种同工酶：$LDH_1(H_4)$、$LDH_2(H_3M)$、$LDH_3(H_2M_2)$、$LDH_4(HM_3)$、$LDH_5(M_4)$（图 15-3）。由于酶分子结构的差异，这五种同工酶具有不同的电泳速度，向正极的电泳速度由 $LDH_1 \rightarrow LDH_5$ 依次递减。LDH 同工酶在不同组织器官中的种类、含量与分布不同（表 15-2），因此其在不同的组织与细胞中具有不同的代谢特点。

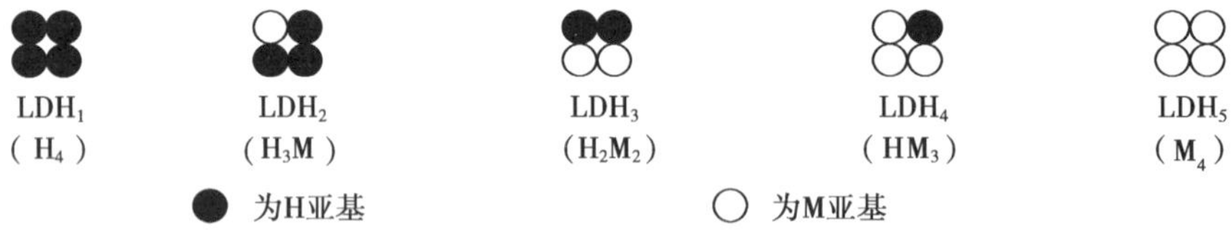

图 15-3 乳酸脱氢酶同工酶示意图

表 15-2 人体各组织器官 LDH 同工酶分布/（%）

组织器官	LDH_1	LDH_2	LDH_3	LDH_4	LDH_5
心肌	67	29	4	<1	<1
肝	2	4	11	27	56
肺	10	20	30	25	15
肾	52	28	16	4	<1
骨骼肌	4	7	21	27	41
红细胞	42	36	15	5	2

肌酸激酶（creatine kinase，CK）是二聚体酶，其亚基有 M 型和 B 型两种。脑中含 CK_1（BB 型），心肌中含 CK_2（MB 型），骨骼肌中含 CK_3（MM 型）。

当某组织发生病变时，可将某种特殊的同工酶释放入血液，使血中的同工酶谱发生改变，故同工酶的测定对某些疾病的临床诊断有重要的参考价值。如心肌梗死病人的血清 CK_2、LDH_1 升高，肝细胞受损者血清 LDH_5 含量升高。

第二节　酶的作用特点及影响因素

一、酶催化作用的特点

酶是一类催化剂，具有一般催化剂的特征：在化学反应前后没有质和量的改变；只能催化热力学上允许进行的反应；只加速可逆反应的进程，不改变平衡点；对可逆反应的正反应和逆反应都具有催化作用。但酶的化学本质是蛋白质，又具有一般催化剂所没有的特征。

（一）高度的催化效率

酶的催化效率通常比非催化反应高 $10^8 \sim 10^{20}$ 倍，比一般催化剂高 $10^7 \sim 10^{13}$ 倍。例如蔗糖酶催化蔗糖水解的速率是 H^+ 催化作用的 2.5×10^{12} 倍，脲酶催化尿素的水解速率是 H^+ 催化作用的 7×10^{12} 倍，且不需要较高的反应温度。研究表明，酶能更有效地降低反应的活化能，使参与反应的活化分子数量显著增加，从而大大提高酶的催化效率。

（二）高度的专一性

一种酶只能催化一种或一类化合物或一种化学键，发生一定的化学反应，生成一定的产物，这种特性称为酶的专一性或特异性。根据酶对底物选择的严格程度不同，酶的专一性可分为三种类型。

1. 绝对专一性　酶只作用于某一特定的底物，进行一种专一的反应，生成一种特定的产物，称为绝对专一性。例如，脲酶只催化尿素水解成 NH_3 和 CO_2，而对尿素的衍生物如甲基尿素没有催化作用。

2. 相对专一性　有些酶能作用于一类化合物或一种化学键，这种不太严格的选择性称为相对专一性。如磷酸酶对一般的磷酸酯键都能水解，不论是甘油磷酸酯，还是葡萄糖磷酸酯；蔗糖酶不仅水解蔗糖，也能水解棉子糖，使之生成蜜二糖和果糖。

3. 立体异构专一性　有些酶对底物的立体构型有要求，仅作用于底物的一种立体异构体，这种特性称为酶的立体异构专一性。如 *L*-氨基酸氧化酶只作用于 *L*-氨基酸，对 *D*-氨基酸则没有催化作用；淀粉酶只能水解淀粉中的 α-1,4-糖苷键，而不能水解纤维素中的 β-1,4-糖苷键。

（三）酶具有不稳定性

酶所催化的反应都是在比较温和的条件下进行的，如常温、常压、接近中性的环境等。由于酶的化学本质是蛋白质，任何能引起蛋白质变性的理化因素，如强酸、强碱、重金属盐、高温、紫外线、X 射线等均能影响酶的催化活性，甚至使酶完全失活。

（四）酶促反应具有可调节性

酶促反应受多种因素的调控，以适应内外环境变化和生命活动的需要。例如在细胞内酶的分布具有区域化；酶原的激活使酶在合适的环境被激活和发挥作用；代谢物对关键酶、变构酶的抑制与激活和酶的共价修饰等进行调节；酶的含量受到酶蛋白合成的诱导、阻遏与酶降解速率的调节。

二、影响酶催化作用的因素

衡量酶活性高低的标准是酶促反应速度的快慢，酶促反应速度是指单位时间内底物的减少量或产物的生成量。有很多因素可影响酶促反应速度，主要包括底物浓度、酶浓度、温度、pH、激活剂和抑制剂等。需要注意的是，当研究某一因素对酶促反应速度的影响时，酶促反应体系中其他因素要保持不变。

（一）底物浓度对酶促反应速度的影响

底物浓度的变化对反应速度的影响作图呈矩形双曲线（图 15-4）。当底物浓度很低时，反应速度随底物浓度的增加而加快，两者呈正比关系；随着底物浓度的进一步增加，反应速度加快的趋势渐缓；如果继续增加底物浓度，反应速度将不再加快，达到最大值，称酶促反应的最大速度（V_{max}），此时酶的活性中心已被底物饱和。

笔记

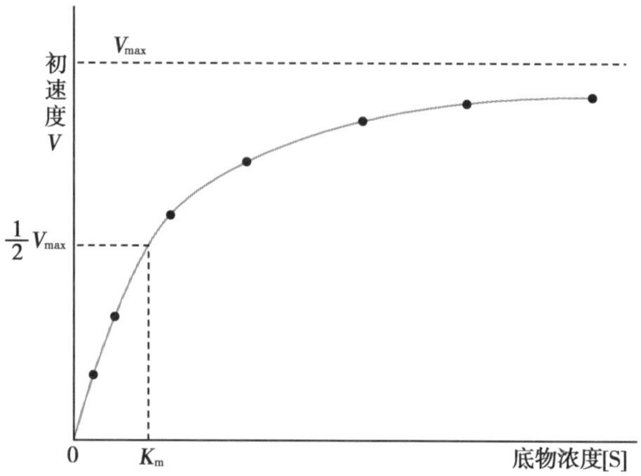

图 15-4 底物浓度对酶促反应速度的影响

1. 米-曼方程式 底物浓度与反应速度的关系可用中间产物学说解释。当底物浓度很低时，酶的活性中心没有全部与底物结合，中间产物 ES 的多少是随着底物浓度的增加而呈正比增加。当底物浓度增加到一定程度，酶的活性中心均被底物结合，此时再增加底物浓度也不会使 ES 增加，反应速度趋于恒定，达到最大值。

根据中间产物学说，1913 年 Leonor Michaelis 和 Maud L Menten 提出了反应速度与底物浓度关系的数学方程式，即著名的米-曼方程式，简称米氏方程式。

$$V=\frac{V_{max}[S]}{K_m+[S]}$$

式中 V_{max} 为最大反应速度，[S]为底物浓度，K_m 为米氏常数，V 是在不同[S]时的反应速度。

2. K_m 的意义

（1）K_m 值的定义：K_m 值等于酶促反应速度为最大速度一半时的底物浓度，即当 $V=1/2V_{max}$ 时，$K_m=[S]$，K_m 单位为 mol/L。

（2）K_m 值可用来表示酶对底物的亲和力：K_m 值愈大，酶对底物的亲和力愈小；K_m 值愈小，酶对底物的亲和力愈大。这表示不需要很高的底物浓度便可达到最大反应速度。

（3）K_m 值是酶的特征性常数：K_m 只与酶的结构、底物和反应环境（如温度、pH、离子强度）有关，与酶的浓度无关。对于同一底物，不同的酶有不同 K_m 值；酶对于不同的底物有不同的 K_m 值，以 K_m 值最小者作为该酶的最适底物。

（二）酶浓度对酶促反应速度的影响

在酶促反应体系中，当底物浓度大大超过酶浓度，而又保持其他因素恒定的情况下，增加酶浓度，反应速度加快，两者呈正比关系（图 15-5）。

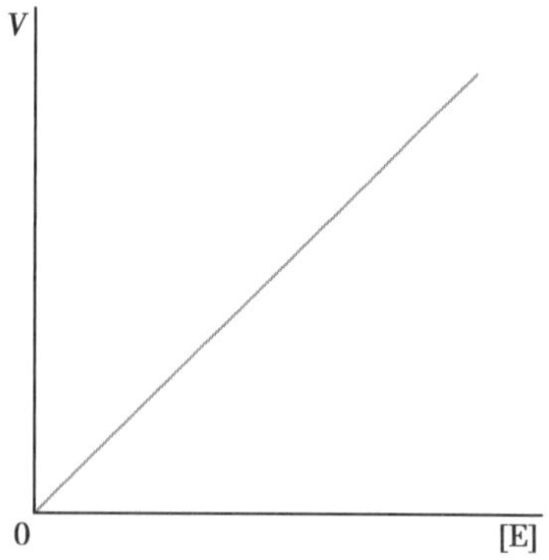

图 15-5 酶浓度对酶促反应速度的影响

（三）温度对酶促反应速度的影响

酶的本质是蛋白质，温度对酶促反应速度有双重影响。温度较低时，随着温度升高，酶的活性逐渐增加；但温度超过一定数值（一般在 60℃以上）时，由于酶蛋白的变性作用，反应速度迅速下降（图 15-6）。将酶促反应速度达到最大时的环境温度称为酶促反应的最适温度。

酶的最适温度不是酶的特征性常数，它与酶促反应进行的时间有关。酶可以在短时间内耐受较高的温度，相反，延长反应时间，最适温度可降低。

温血动物体内酶的最适温度一般在 35~40℃。大多数酶在 60℃以上开始变性，如果超过 80℃时酶变性大多已不可逆，临床上利用这一原理进行高温灭菌。低温时酶的活性被抑制但不发生变性，当温度回升后,酶又可恢复活性。脑及心脏手术时的低温麻醉及抢救危重病人的冬眠疗法,就是利用温度降低时酶活性降低的原理,以减慢组织代谢,提高组织对缺氧的耐受性。低温条件下保存酶和菌种等生物制品,也是利用了酶的这一特性。

(四) pH 对酶促反应速度的影响

酶分子中的许多极性基团以及底物和辅助因子,在不同的 pH 环境中解离状态不同。往往仅在某一解离状态时,才能达到它们之间的最佳结合状态,具有最大的催化活性。因此,pH 的改变对酶的催化作用影响很大(图 15-7)。酶催化活性最大时反应体系的 pH 称为最适 pH。体内多数酶的最适 pH 接近于中性,如唾液淀粉酶的最适 pH 为 6.8。但也有少数例外,如胃蛋白酶的最适 pH 为 1.8,胆碱酯酶在 pH 大于 7.0 时有最大活性。

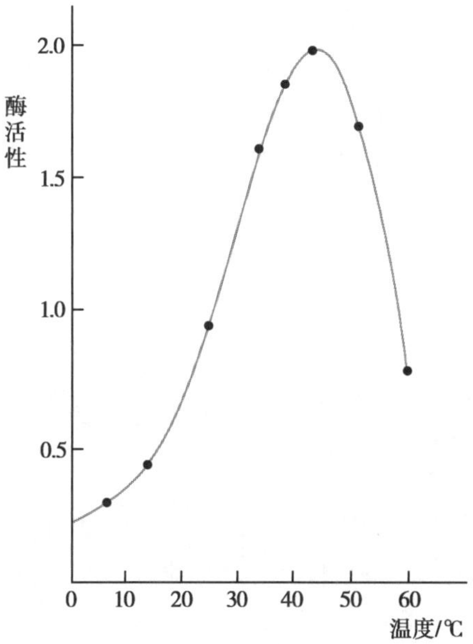

图 15-6 温度对酶促反应速度的影响

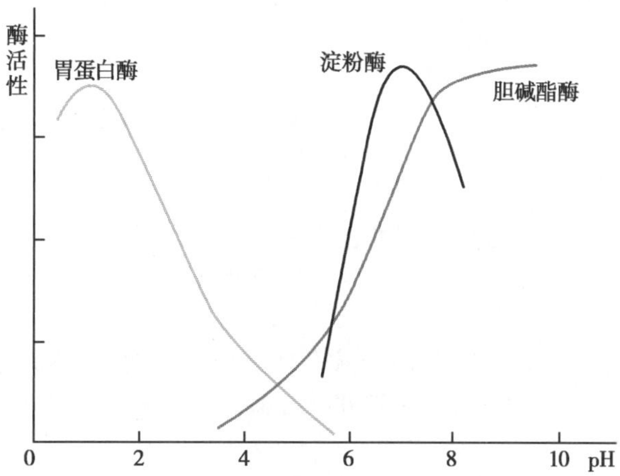

图 15-7 pH 对酶促反应速度的影响

最适 pH 受底物浓度、缓冲液的种类与浓度以及酶的纯度等因素的影响。因此测定酶活性时,应选用适宜的缓冲溶液,以保持酶活性的相对稳定。

(五) 激活剂对酶促反应速度的影响

凡能使酶由无活性变为有活性或使酶活性增加的物质称为酶的激活剂(activator)。激活剂大多为金属离子,如 K^{+}、Mg^{2+}、Mn^{2+} 等;少数为阴离子,如 Cl^{-} 等;有机化合物也可作为激活剂,如胆汁酸盐等。

激活剂分为两大类。一类是必需激活剂,其对酶促反应是不可缺少的,否则酶将失去活性。如 Mg^{2+} 是大多数激酶的必需激活剂。另一类是非必需激活剂,其不存在时酶仍有一定的活性,但催化效率较低,加入激活剂后酶活性显著提高。如 Cl^{-} 对唾液淀粉酶的激活,胆汁酸盐对胰脂酶的激活等都属此类。

(六) 抑制剂对酶促反应速度的影响

凡能与酶结合而使酶活性降低,但不引起酶蛋白变性的物质称为酶的抑制剂(inhibitor)。抑制剂多与酶活性中心内、外的必需基团结合,从而抑制酶的催化活性。根据抑制剂和酶结合的紧密程度不同,酶的抑制作用可分为不可逆性抑制和可逆性抑制两类。

1. 不可逆性抑制　这类抑制剂与酶的必需基团以共价键相结合,不能用透析或超滤等方法除去,从而使酶失去活性。酶活性被抑制后,可用特定的解毒剂,使酶恢复活性。

2. 可逆性抑制　此类抑制剂通常以非共价键与酶结合而使酶活性降低或丧失,可用透析或超滤方法除去抑制剂,使酶活性恢复。可逆性抑制作用又可分为竞争性抑制作用、非竞争性抑制作用和反竞争性抑制作用。

(1) 竞争性抑制作用:有些抑制剂与底物的结构相似,可与底物竞争结合酶的活性中心,阻碍了酶与底物的结合,抑制酶的活性,这种抑制作用称为竞争性抑制作用。由于抑制剂与酶的结合是可逆的,抑制程度取决于抑制剂与酶的亲和力以及与底物浓度的相对比例。在抑制剂浓度不变的情况下,通过增加底物浓度可以减弱甚至解除竞争性抑制作用。

丙二酸对琥珀酸脱氢酶的抑制作用属竞争性抑制作用,酶对丙二酸的亲和力远大于酶对琥珀酸的亲和力,当丙二酸浓度仅为琥珀酸浓度的 1/50 时,酶活性便被抑制 50%。若增大琥珀酸的浓度,丙二酸对酶的抑制作用可被消除。

应用竞争性抑制作用的原理可阐明某些药物的作用机制和指导探索合成控制代谢的新药物,磺胺类药物是典型代表。对磺胺药物敏感的细菌在生长繁殖时,不能利用环境中的叶酸,而是在菌体内二氢叶酸合成酶的催化下,利用对氨基苯甲酸(PABA)、二氢蝶呤及谷氨酸合成二氢叶酸(FH_2),后者在二氢叶酸还原酶作用下进一步还原为四氢叶酸(FH_4),FH_4 是核苷酸合成过程中的辅酶。磺胺类药物与 PABA 的化学结构相似,是二氢叶酸合成酶的竞争性抑制剂,抑制 FH_2 的合成,进而影响 FH_4 的合成,使核苷酸与核酸合成受阻,从而抑制了细菌的分裂繁殖。人体能直接利用食物中的叶酸,不受磺胺类药物的干扰。根据竞争性抑制的特点,服用磺胺类药物时必须保持血液中药物的高浓度,以发挥其有效的抑菌效果。

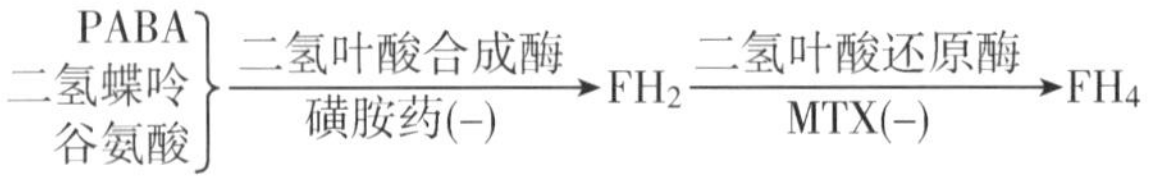

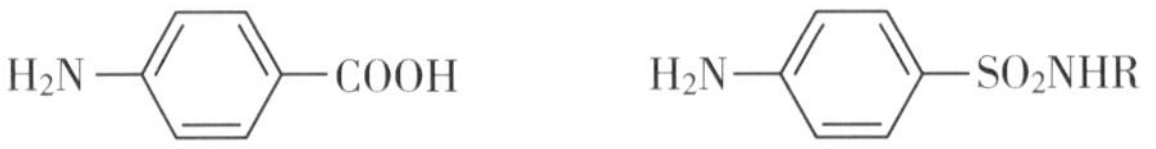

PABA　　　　磺胺药

许多抗代谢类的抗肿瘤药物,如甲氨蝶呤(MTX)、氟尿嘧啶(5-FU)、巯嘌呤(6-MP)等,几乎都是酶的竞争性抑制剂,它们分别能抑制 FH_4、脱氧胸苷酸和嘌呤核苷酸的合成,从而抑制肿瘤细胞的生长。

(2) 非竞争性抑制作用:有些抑制剂可与酶活性中心外的必需基团可逆地结合,不影响酶与底物分子的结合,同样酶与底物分子的结合也不影响酶与抑制剂的结合。底物与抑制剂之间无竞争关系,但酶-底物-抑制剂复合物(ESI)不能释放出产物。非竞争性抑制作用的强弱取决于抑制剂的浓度,不能用增加底物浓度减弱或消除抑制。这种抑制作用称为非竞争性抑制作用(图 15-8)。

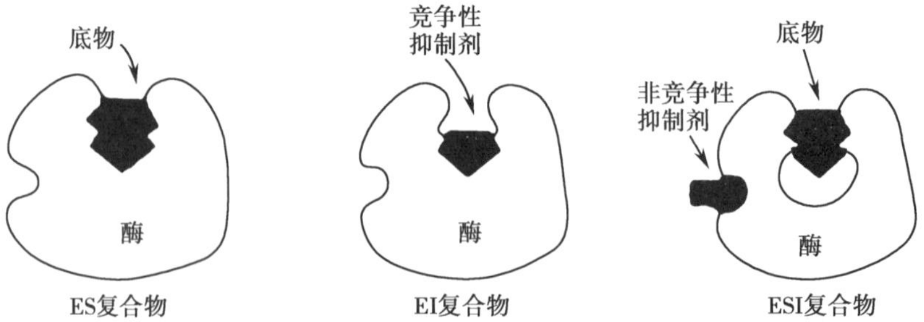

图 15-8 竞争性抑制与非竞争性抑制的作用机制

1503
酶的分类与命名

(3) 反竞争性抑制作用:此类抑制剂与上述两种抑制作用不同,仅与酶-底物复合物(ES)结合,生成不能转变成产物的 ESI,使中间产物 ES 的量下降,从而抑制酶的活性,这种抑制作用称为反竞争性抑制作用。

第三节 酶与医学的关系

酶催化生物体内物质代谢有条不紊地进行。许多疾病的发生与发展和酶的异常有关,对血清酶进行测定可用于某些疾病的诊断,有些酶还可作为临床药物,用于疾病的治疗。因此,酶与医学的关系十分密切。

一、酶与疾病发生

现已发现140余种先天性代谢缺陷中，许多是由于酶的先天性或遗传性缺陷所致。如酪氨酸酶缺乏时引起白化病；苯丙氨酸羟化酶缺乏，导致苯丙酮尿症；6-磷酸葡萄糖脱氢酶（G-6-PD）缺乏引起蚕豆病等。

酶原异常激活或酶活性异常改变也可成为某些疾病的病因。例如胰蛋白酶原在胰腺中被提前激活引起急性胰腺炎；维生素K是γ-谷氨酸羧化酶的辅酶，当维生素K缺乏时，该酶功能降低，凝血因子Ⅱ、Ⅶ、Ⅸ、Ⅹ的无活性前体羧化激活障碍，出现凝血功能异常。酶活性受到抑制更常见于中毒性疾病，如有机磷农药中毒，抑制胆碱酯酶活性；一氧化碳、氰化物中毒抑制细胞色素氧化酶活性；重金属盐中毒抑制巯基酶活性等。

知识拓展

缺乏酪氨酸酶引起白化病

白化病是一种较常见的皮肤及其附属器官黑色素缺乏所引起的疾病，由于先天性缺乏酪氨酸酶或酪氨酸酶功能减退，黑色素合成发生障碍所导致的遗传性疾病。这类病人通常全身皮肤、毛发、眼睛缺乏黑色素，表现为眼睛视网膜无色素，虹膜和瞳孔呈现淡粉色，怕光，看东西时总是眯着眼睛；皮肤、眉毛、头发及其他体毛都呈白色或白里带黄。白化病属于常染色体隐性遗传，常发生于近亲结婚的人群中。

二、酶与疾病诊断

通过对血液、尿液等体液和分泌液中某些酶活性进行测定，可以反映某些组织器官的病理损伤情况，有助于疾病的诊断。特别是血清酶活性的测定对疾病的诊断具有重要的价值。血清中酶根据其来源可分为血清功能性酶和血清非功能性酶。

（一）血清功能性酶

此类酶是血浆蛋白质的固有成分，在血浆中发挥催化作用。如参与血液凝固和纤维蛋白溶解的酶类；催化血浆中胆固醇酯化的卵磷脂胆固醇脂酰基转移酶（LCAT）等。这些酶主要在肝细胞合成后释放入血，且在血浆中的含量较恒定。因此，测定其在血清中的活性有助于了解肝功能。

（二）血清非功能性酶

此类酶在血清中的含量很低，来源于全身各组织细胞。当组织器官受到损伤造成细胞破坏或细胞膜通透性增加时，细胞内的酶释放入血液，使血液中该酶活性升高；因病变导致细胞合成酶的能力减弱时，使酶活性降低。因此，测定血液中这些酶的活性可以反映某些组织器官的功能状态。引起血清中酶活性改变的常见原因有以下几种：

1. 细胞损伤或细胞膜通透性增加　细胞内的某些酶大量释放入血。如急性肝炎、心肌梗死时血清丙氨酸氨基转移酶（alanine transaminase，ALT）、天冬氨酸氨基转移酶（aspartate transaminase，AST）活性升高；急性胰腺炎时，血清淀粉酶活性升高。

2. 酶的排泄障碍　如肝硬化时血清碱性磷酸酶（alkaline phosphatase，ALP）活性升高，胆管阻塞时血清中ALP、γ-谷氨酰转移酶（γ-glutamyltransferase，γ-GT）活性升高。这些酶由肝细胞和胆道细胞合成后进入胆汁，经胆管排泄。

3. 酶的合成障碍　许多酶在肝脏中合成，肝功能障碍时，血中凝血酶原等含量可明显降低。

（三）酶的合成或诱导增强

乙醇或巴比妥盐类可诱导肝中的γ-GT生成增多。

（四）细胞的转换率增高或细胞的增殖加快

此时细胞特异的标志酶释放入血。如成骨肉瘤或佝偻病时，成骨细胞增生，由成骨细胞合成的ALP活性增加；前列腺癌时酸性磷酸酶（acid phosphatase，ACP）活性升高。

笔记

三、酶与疾病治疗

酶已作为药物用于临床治疗，最早用于助消化，如胃蛋白酶、胰蛋白酶、胰淀粉酶、胰脂肪酶等。现已扩大到消炎、抗凝、促凝、降压及抗肿瘤等各方面。例如，利用溶菌酶、木瓜蛋白酶等可缓解炎症，促进消肿；糜蛋白酶可用于外科清创和防治胸、腹膜等浆膜粘连；链激酶、尿激酶和纤溶酶等可用于脑血栓、心肌梗死等疾病，溶解血栓并防止血栓形成；利用天冬酰胺酶可抑制血癌细胞的生长，因为*L*-天冬酰胺是某些肿瘤细胞的必需氨基酸，若给予能水解*L*-天冬酰胺的天冬酰胺酶，肿瘤细胞将因其必需的营养素被剥夺而死亡。

知识拓展

链激酶的溶栓治疗作用

链激酶应用的适应证：可用于防治急性心肌梗死、脑梗死、深静脉血栓和肺栓塞；还适用于防治动脉栓塞、血液透析（溶解血凝块）、分流梗阻和胸膜粘连。急性心肌梗死溶栓治疗应尽早开始，争取在发病12h内开始治疗。

链激酶应用的禁忌证：两周内有出血、手术、外伤史、心肺复苏或不能实施压迫止血的血管穿刺等病人禁用；近两周内有溃疡出血病史、食管静脉曲张、溃疡性结肠炎或出血性视网膜病变病人禁用；凝血障碍及出血性疾病病人禁用；严重肝、肾功能障碍病人禁用；对重组链激酶过敏者禁用；妊娠期及哺乳期妇女禁用。

常见不良反应：过敏性皮疹、出血，过敏性休克罕见。

本章小结

酶是由活细胞产生的具有高效催化作用的蛋白质，其结构决定功能。有很多因素可影响酶促反应速度，主要包括底物浓度、酶浓度、温度、pH、激活剂和抑制剂等。酶与疾病发生、诊断及治疗的关系十分密切。

（黄永平）

1504

扫一扫，测一测

思考题

1. 何谓酶原的激活？酶原在生理上有何意义？
2. 简述磺胺药物的生化作用机制。
3. 竞争性抑制作用有何特点？

1505

思路解析

笔记

第十六章 生物氧化

16章 PPT

学习目标

1. 掌握:生物氧化特点;生物氧化、呼吸链、高能化合物的概念;体内 ATP 生成方式。
2. 熟悉:体内两条重要呼吸链。
3. 了解:呼吸链组成,呼吸链中传递体的排列顺序。
4. 具有基本医疗思维与素养,用影响氧化磷酸化各种因素的知识解释 CO 中毒的机制以及甲状腺功能亢进病人基础代谢率高等临床症状产生的原因。
5. 能运用生物氧化理论,开展安全、健康教育。

案例

张先生,30 岁,因昏迷半小时入院。半小时前晨起时,妻子发现其叫不醒,未见呕吐。房间密闭,有一煤火炉,病人一人单住。昨晚一切正常,仅常规服用降压药物,未用其他药物,未见异常药瓶。既往有高血压病史 5 年,无肝、肾、糖尿病病史,无药物过敏史。血压 145/95mmHg,通过查体初步诊断:CO 中毒。

请问:

1. 对该病人的初步诊断依据有哪些?
2. 如果确诊为 CO 中毒,应首先采取哪些治疗原则?

1601

案例解析

新陈代谢(metabolism)是生命活动的基本特征之一。物质代谢始终伴随着能量代谢,物质的合成代谢消耗能量,而物质的分解代谢可释放能量。生物体每日从外界摄入糖、脂肪、蛋白质等营养物质,这些物质在体内经氧化分解,释放能量,供机体生命活动如神经传导、肌肉收缩、物质转运、生物合成、体温维持等的需要。新陈代谢紊乱往往是一些疾病的重要原因或后果,这些是医学生物化学的重要组成内容,也是临床医学诊断、治疗、康复、探讨病因的理论依据。本章主要叙述在体内的氧化过程中,营养物质如何生成 H_2O 和 CO_2,以及产生的能量如何变成机体生命活动可直接利用的能量。

笔记

第一节 概 述

一、概念

糖、脂肪、蛋白质等营养物质在生物体内氧化分解，生成 CO_2 和 H_2O 并释放能量的过程称为生物氧化(biological oxidation)。由于这一过程在组织细胞内进行，并伴随着细胞的呼吸作用，故生物氧化又称为细胞呼吸或组织呼吸。生物氧化释放的能量使 ADP 磷酸化生成 ATP，供生命活动的需要(图16-1)。

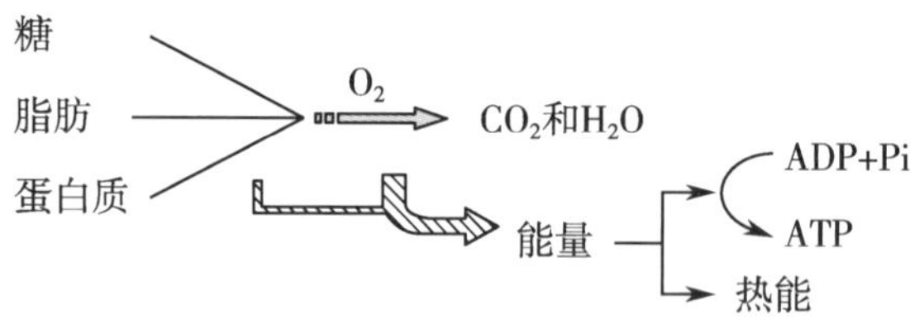

图 16-1 生物氧化

二、生物氧化方式与特点

(一) 生物氧化方式

生物氧化的方式与物质在体外氧化的方式没有本质区别。生物氧化的方式主要包括：加氧、脱氢和失电子反应，其本质是电子的得失。

(二) 生物氧化特点

生物氧化反应与体外氧化(燃烧)在化学本质上的共同之处在于：它们都遵循氧化还原反应的一般规律，消耗 O_2，氧化分解终产物是 CO_2 和 H_2O，同时释放能量。此外，生物氧化还具有以下特点：

1. 生物氧化在细胞内进行，反应条件温和(水溶液、pH 接近中性、温度约 37℃)。

2. 体内 CO_2 的生成方式是有机酸脱羧，H_2O 的产生则是由物质代谢脱下的氢在线粒体内经呼吸链传递，最后与 O_2 结合而生成。

3. 生物氧化在一系列酶催化下逐步进行，每一步反应的产物都可以分离出来。这种逐步反应的模式有利于在温和的条件下释放能量，提高能源利用率。

4. 生物氧化的能量逐步释放，不会引起体温的突然升高，提高了能量利用率。释放的能量相当一部分驱动 ADP 磷酸化生成 ATP，转换成生物体能够直接利用的生物能，其余能量主要以热能形式释放，用于维持体温。

5. 生物氧化的速率受体内各种因素的调节。

第二节 生物氧化与 ATP 的生成

一、呼吸链

(一) 呼吸链的概念

营养物质代谢脱下的成对氢原子通过多种酶和辅酶催化的连锁反应逐步传递，最终与氧结合成水，同时逐步释放能量驱动生成 ATP。由于该过程与细胞呼吸有关，故这一包含多种氧化还原组分的传递链称为氧化呼吸链(oxidative respiratory chain)。在氧化呼吸链中，参与氧化还原作用的酶和辅酶按一定顺序排列在线粒体内膜上。其中传递氢的酶或辅酶称为递氢体，只传递电子的酶或辅酶称为电子传递体。因递氢体也需要传递电子，它们起了传递电子的作用，所以氧化呼吸链也称电子传递链。

（二）呼吸链的组成

构成呼吸链的递氢体和递电子体目前已发现20余种组分，用胆酸、脱氧胆酸等反复处理线粒体内膜，可得到四种蛋白酶复合体（表16-1），呼吸链主要由四种酶复合体和两种可移动电子载体构成。

表16-1 线粒体呼吸链复合体组成及其作用

复合体	酶名称	辅基	主要作用
复合体Ⅰ	NADH-泛醌还原酶	FMN，Fe-S	将氢原子从NADH传递给辅酶Q
复合体Ⅱ	琥珀酸-泛醌还原酶	FAD，Fe-S，Cyt b	将从代谢物得到的氢原子传递给辅酶Q
复合体Ⅲ	泛醌-细胞色素C还原酶	Cyt b，Cyt c_1，Fe-S	将电子从还原型辅酶Q传递给Cyt c
复合体Ⅳ	细胞色素C氧化酶	Cyt a、a_3，Cu	将电子从Cyt c传递给氧

1. 复合体Ⅰ（NADH-泛醌还原酶复合体） 由NADH脱氢酶（以FMN为辅基的黄素蛋白）和一系列铁硫蛋白（Fe-S中心）组成。其作用是将氢原子从NADH，经铁硫蛋白传递给辅酶Q。

2. 复合体Ⅱ（琥珀酸-泛醌还原酶复合体） 由琥珀酸脱氢酶（以FAD为辅基的黄素蛋白）和铁硫蛋白、细胞色素b组成。其作用是将从底物代谢得到的氢原子传递给辅酶Q。

3. 泛醌（辅酶Q） 呼吸链中唯一的非蛋白氧化还原载体，可在膜中迅速移动，在电子传递链中处于中心地位。其作用是接受各种黄素酶类脱下的氢。

4. 复合体Ⅲ（泛醌-细胞色素C还原酶复合体） 由细胞色素和铁硫蛋白组成。其作用是把电子从辅酶Q传递给在线粒体内膜外表面的Cyt c。

5. 细胞色素类 细胞色素（cytochrome，Cyt）以血红素为辅基，因具有特殊的吸收光谱而呈现红色或褐色。根据吸收光谱不同，可分为a（Cyt a）、b（Cyt b）、c（Cyt c）三类，每类中又因其最大吸收峰的细微差别分为若干亚类。呼吸链中至少有五种：b、c_1、c、a、a_3。其作用是将电子从辅酶Q传递到氧。其中Cyt aa_3以复合物形式存在，将电子直接传递给氧，故称之为细胞色素氧化酶。

6. 复合体Ⅳ（细胞色素C氧化酶复合体） 由细胞色素a、a_3组成。其作用是将电子从Cyt c传递给氧。

（三）呼吸链传递体的排列顺序

呼吸链中各种传递体的排列有严格顺序。目前认为，线粒体内呼吸链主要有两条：NADH氧化呼吸链和琥珀酸氧化呼吸链。其传递体的排列顺序见图16-2。

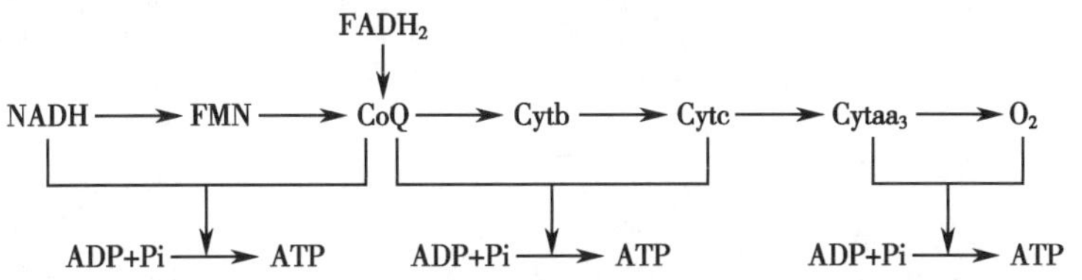

图16-2 呼吸链传递体排列顺序及氧化磷酸化的偶联部位

1. NADH氧化呼吸链 NADH氧化呼吸链是细胞内的主要呼吸链，由复合体Ⅰ、Ⅲ、Ⅳ、辅酶Q和Cyt c组成。代谢物脱氢生成的$NADH+H^+$经复合体Ⅰ将2H（$2H^++2e$）传给辅酶Q生成QH_2，QH_2将氢原子中的$2H^+$释放到线粒体基质中，将电子经复合体Ⅲ传递给Cyt c，再传递给复合体Ⅳ，最后将2个电子传递给O_2，使之激活成O^{2-}。O^{2-}再与基质中的$2H^+$化合生成H_2O。其电子传递模式如下：

$$NADH \longrightarrow 复合体Ⅰ \longrightarrow 辅酶Q \longrightarrow 复合体Ⅲ \longrightarrow Cyt\ c \longrightarrow 复合体Ⅳ \longrightarrow O_2$$

2. $FADH_2$氧化呼吸链（琥珀酸氧化呼吸链） $FADH_2$氧化呼吸链由复合体Ⅱ、Ⅲ、Ⅳ、辅酶Q和Cyt c组成。琥珀酸在琥珀酸脱氢酶催化下，脱下的2H（$2H^++2e$）经复合体Ⅱ传递给CoQ形成$CoQH_2$，再往下的传递与NADH氧化呼吸链相同。其电子传递模式如下：

$$琥珀酸 \longrightarrow 复合体Ⅱ \longrightarrow 辅酶Q \longrightarrow 复合体Ⅲ \longrightarrow Cyt\ c \longrightarrow 复合体Ⅳ \longrightarrow O_2$$

二、ATP 的生成方式

ATP 是细胞可以直接利用的最主要能量形式，是一切生命活动所需能量的直接供给者。生物体内能量的生成、利用与储存都是以 ATP 为中心进行的。体内 ATP 的生成方式有两种：底物水平磷酸化（substrate level phosphorylation）和氧化磷酸化（oxidative phosphorylation）。氧化磷酸化是体内 ATP 生成的主要方式。

（一）底物水平磷酸化

营养物质在生物氧化过程中，由于脱水或脱氢等作用引起分子内部能量重新分配，生成一些高能磷酸化合物。它们可以不经电子传递链，而直接将高能磷酸键转移给 ADP 生成 ATP，这种生成 ATP 的方式称为底物水平磷酸化。如在糖代谢过程中，以下反应通过底物水平磷酸化生成 ATP。

$$\text{1,3-二磷酸甘油酸+ADP} \xrightleftharpoons{\text{磷酸甘油酸激酶}} \text{3-磷酸甘油酸+ATP}$$

$$\text{磷酸烯醇式丙酮酸+ADP} \xrightarrow{\text{丙酮酸激酶}} \text{丙酮酸+ATP}$$

$$\text{琥珀酰 CoA+GDP+Pi} \xrightleftharpoons{\text{琥珀酰 CoA 合成酶}} \text{琥珀酸+GTP+CoASH}$$

$$\text{GTP+ADP} \rightleftharpoons \text{GDP+ATP}$$

（二）氧化磷酸化

化学渗透理论阐明氧化磷酸化偶联机制

生物氧化过程中，代谢物脱下的氢经过呼吸链的传递与氧化合生成水，在此过程中有能量的释放，并同时伴随 ADP 磷酸化生成 ATP。这种伴随着氢的氧化而产生 ATP 的偶联过程称为氧化磷酸化。正常人体所利用的 ATP 约有 90% 来自氧化磷酸化方式生成，是维持生命活动所需能量的主要来源。

氧化磷酸化的效率约是 40%，另外 60% 以热能的形式散发。氧化磷酸化的偶联部位即是呼吸链中产生 ATP 的部位（图 16-2）。在氧化磷酸化反应中，生成的 ATP 数量可用 P/O 比值确定。P/O 比值是指每消耗 1mol 氧原子所消耗的无机磷原子的摩尔数（即所生成的 ATP 摩尔数）。近几年经实验证实，1 对氢原子经 NADH 氧化呼吸链传递氧化约产生 2.5 分子 ATP，而经 $FADH_2$ 氧化呼吸链传递氧化能产生约 1.5 分子 ATP（表 16-2）。

表 16-2 离体线粒体的 P/O 比值

底物	呼吸链的组成	P/O 比值	生成 ATP 数
β-羟丁酸	$NAD^+ \to FMN \to CoQ \to Cyt\ b、c_1、c、aa_3 \to O_2$	2.4~2.8	2.5
琥珀酸	$FAD \to CoQ \to Cyt\ b、c_1、c、aa_3 \to O_2$	1.7	1.5
维生素 C	$Cyt\ c \to Cyt\ aa_3 \to O_2$	0.88	1
细胞色素 c	$Cyt\ aa_3 \to O_2$	0.61~0.68	1

知识拓展

CO 中毒机制

CO 中毒是碳或含碳物质燃烧不充分时的产物经呼吸道吸入所引起的中毒。CO 为无色、无味、无臭的气体，人体吸入 CO 后，一部分的 CO 与血红蛋白结合，使血红蛋白运氧量明显减少；另一部分的 CO 可直接与细胞线粒体内的细胞色素 aa_3 结合，从而抑制细胞呼吸。因此，CO 中毒时，临床表现与碳氧血红蛋白水平可能不一致，血浆的碳氧血红蛋白水平为 CO 中毒提供了明确的诊断依据，但只有在中毒后立即测定的碳氧血红蛋白才具有可靠的临床意义。

（三）影响氧化磷酸化的因素

笔记

1. ADP+Pi/ATP 比值　正常生理情况下，机体氧化磷酸化的速率主要受 ADP 水平的调节，此过程为呼吸控制。当机体利用 ATP 增多,ADP 浓度增高,转运入线粒体后使氧化磷酸化速度加快;反之 ADP 不足,使氧化磷酸化速度减慢。这种调节作用可使机体适应生理需要,合理使用体内的能源 ATP。

2. 甲状腺素作用　甲状腺激素可诱导细胞膜上的 Na^+-K^+-ATP 酶,使 ATP 加速分解为 ADP 和 Pi, ADP 进入线粒体数量增多,因而使 ATP/ADP 比值下降,进而促进氧化磷酸化速度加快。由于 ATP 的合成和分解速度均增加,导致机体耗氧量和产热量增加,基础代谢率提高,基础代谢率偏高是甲状腺功能亢进病人最主要的临床指征之一,且病人多表现为易激多食,怕热多汗。

3. 抑制剂　能阻断呼吸链某一部位电子传递的物质称为呼吸链抑制剂。根据其作用部位不同可分为三种(图 16-3)。

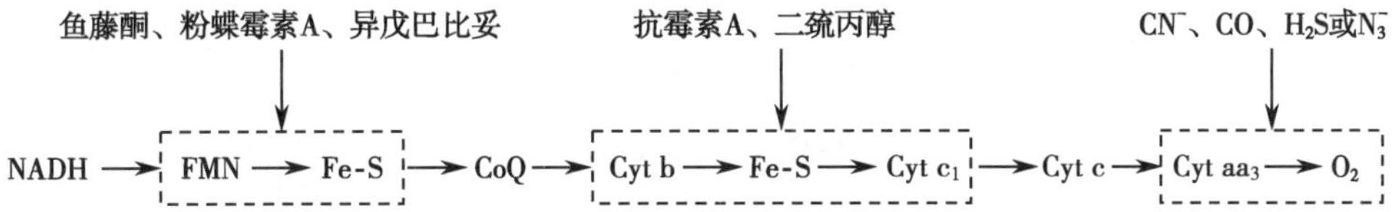

图 16-3　呼吸链抑制剂的作用部位

(1) 呼吸链抑制剂:能在特异部位阻断呼吸链的电子传递,又叫电子传递抑制剂。如鱼藤酮、粉蝶霉素 A、异戊巴比妥,在 NADH 脱氢酶处抑制电子传递,阻断 NADH 的氧化,但 $FADH_2$ 的氧化仍然能进行。抗霉素 A 抑制电子从 Cyt b 向 Cyt c_1 复合体处的传递。氰化物、CO、叠氮化物(N_3^-)抑制细胞色素氧化酶。这类抑制剂可使细胞内呼吸停止,与此相关的细胞生命活动停止,引起机体迅速死亡。

(2) 氧化磷酸化抑制剂:对电子传递及 ADP 磷酸化均有抑制作用的物质称氧化磷酸化抑制剂,如寡霉素。

(3) 解偶联剂:解偶联剂使氧化和磷酸化相互分开,其作用的实质是破坏电子传递过程建立的跨内膜质子电化学梯度,使电子传递照常进行却不生成 ATP,电子传递产生的能量大部分以热能形式释放。如 2,4-二硝基苯酚(DNP)和缬氨霉素、水杨酸、胆红素等物质均可解除氧化磷酸化的偶联过程。

知识拓展

新生儿硬肿症

新生儿硬肿症是新生儿由于寒冷损伤、感染或早产引起的一种综合征,主要特征是皮下脂肪硬化和水肿。人(尤其是新生儿)、哺乳动物中存在大量棕色脂肪组织,其线粒体内膜中存在丰富的解偶联蛋白,解偶联蛋白是内源性解偶联剂,可以通过氧化磷酸化解偶联释放能量,使组织产热。棕色脂肪组织是机体的产热御寒组织,也是新生儿在寒冷环境中急需产热时的主要能源。如果新生儿所处环境的温度过低,散热过多,棕色脂肪容易耗尽,体温即下降,皮下脂肪容易凝固而变硬,同时低温下周围毛细血管扩张、渗透性增加,易发生水肿,从而出现新生儿硬肿症。

第三节　运动时磷酸原的代谢

ATP、磷酸肌酸(creatine phosphate,CP)分子内均含有高能磷酸键,在代谢中均能够通过转移磷酸基团的过程释放能量,故将 ATP、CP 合称为磷酸原。由 ATP、CP 分解反应组成的供能系统称为磷酸原供能系统,是运动时骨骼肌供能系统之一。

一、磷酸原代谢过程

(一) ATP 的代谢

1. ATP 的功能

（1）ATP 是生命活动的直接能源：ATP 是体内最重要的高能磷酸化合物，是细胞可以直接利用的最主要能量形式。ATP-ADP 循环是人体内能量转换的基本方式，它维系着能量的释放、储存和利用。尤其是在极限运动时，ATP 的转化率可提高 1 000 倍。

（2）ATP 可以合成 CP，CP 是能量的储存形式。

（3）ATP 参与构成一些重要的辅酶，如 NAD、NADP、FAD、CoA。

（4）ATP 提供物质代谢时需要的能量：体内多数合成反应都以 ATP 为直接能源，但也有些合成反应以其他高能化合物为能量的直接来源，如 UTP 用于糖原合成，CTP 用于磷脂合成，GTP 用于蛋白质合成等。而这些类型的高能化合物，通常是在二磷酸核苷激酶的催化下，由 ATP 转化而来。

$$ATP+UDP \rightleftharpoons ADP+UTP$$

$$ATP+CDP \rightleftharpoons ADP+CTP$$

$$ATP+GDP \rightleftharpoons ADP+GTP$$

2. ATP 的合成　ATP 是由 ADP 磷酸化生成，即：

$$ADP+Pi+能量 \longrightarrow ATP+H_2O$$

主要来源于以下三种合成途径：①磷酸肌酸分解构成磷酸原供能系统；②糖无氧氧化分解构成糖酵解供能系统；③糖、脂肪、蛋白质的有氧氧化构成有氧代谢供能系统。

3. ATP 的水解供能　生物体内能量的储存、转移和利用都是以 ATP 为中心进行的（图 16-4）。ATP 水解时释放的能量是生物体进行肌肉收缩、生物电、维持体温、细胞分裂和主动运输等生命活动所需能量的直接来源。

$$ATP+H_2O \longrightarrow ADP+Pi+能量（可直接利用）$$

$$ADP+CP \longrightarrow ATP+C$$

$$ADP+ADP \longrightarrow ATP+AMP（很少，在极量运动中）$$

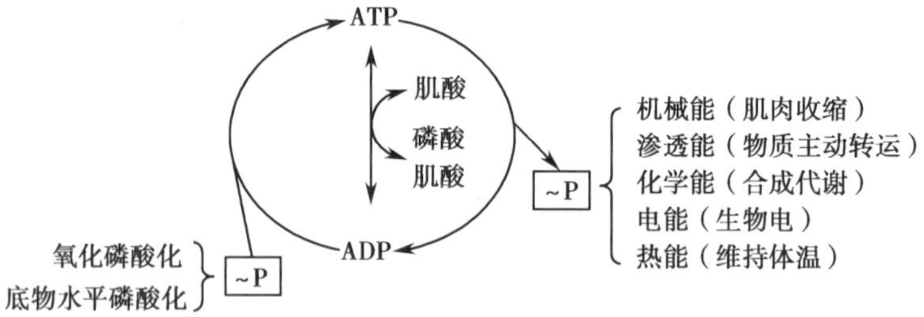

图 16-4　ATP 的生成、利用与储存

人体细胞中 ATP 和 ADP 的相互转变在活细胞中永不停息地进行着，这既可以避免一时用不尽的能量白白流失掉，又保证了生命活动所需要能量的及时供应，因此生物体内的 ATP 在高能化合物中占有特殊地位，起着"通用货币"的作用。

4. 肌肉 ATP 的储量和能量利用效率　在肌肉中的 ATP 储量为 5~7mmol/kg 干肌，可供肌肉最大强度运动不到 1s。在以无氧氧化为供能方式的运动中，肌肉收缩所需的 ATP 主要是以底物水平磷酸化方式生成。

运动时能量利用效率是指人体内代谢过程提供的输出功率转变为实际运动时功率的多少。不同的运动其能量利用效率是不同的。磷酸原系统中，ATP 供能的效率为 49%，CP 再合成 ATP 的效率为 85%；糖酵解供能的效率为 24%，糖的有氧氧化供能的效率为 29.5%。

（二）CP 代谢

1. CP 的合成和生物学功能

（1）CP 的合成：磷酸肌酸（CP）是肌酸（C）的磷酸化形式。肌酸是一种有机酸，首先，精氨酸、甘氨酸和蛋氨酸在肾或胰腺合成胍基乙酸,进而在肝中发生甲基化反应合成肌酸,随着血液循环分布到肌肉组织中,约占95%。肌酸在肌酸激酶的催化下,生成磷酸肌酸。

(2) CP的生物学功能:①CP是高能磷酸基团的储存库,运动后恢复期,当ATP的合成量达到一定水平时,ATP分子内的高能磷酸基团可转移给肌酸,形成CP。CP是机体能量的主要贮存形式,是易兴奋组织(如肌肉、脑、神经)唯一的能起暂时储能作用的物质。②进行线粒体内外能量的转运,CP能在肌酸激酶的催化下,将其高能磷酸基转移到ADP形成ATP。当肌肉收缩消耗ATP时,就会产生ADP。这时,通过肌酸激酶的作用,CP很快供给ADP以磷酸基,从而恢复正常的ATP高水平。

$$\text{肌酸}+\text{ATP}\xrightleftharpoons{\text{肌酸激酶}}\text{磷酸肌酶}+\text{ADP}$$

2. CP在细胞内的储量和分布　不同组织细胞中CP的储量存在着很大差异,肌肉中CP的含量为17μmol/g,是ATP的3~5倍。全速短跑可消耗CP 13μmol/g,故它仅可作为其最初4s的能量来源。

细胞中CP的储量与细胞的功能有关,人的骨骼肌CP含量为15~20mmol/kg湿肌,是ATP的3~5倍,且快肌纤维(Ⅱ型肌)的CP浓度高于慢肌纤维(Ⅰ型肌),故奔跑的速度应与骨骼肌中CP的含量呈正相关,而不是ATP。

知识拓展

口服肌酸对运动能力的影响

1. 口服肌酸比注射更有利于吸收与利用。

2. 口服肌酸的同时补糖。胰岛素可以促进肌肉从血液中吸收肌酸,从而降低了肌酸在肝、胰、肾脏中对脒基转移酶活性的抑制作用。运动中可采用补充含糖饮料或新鲜果汁等措施,以促进胰岛素的分泌。

3. 口服肌酸同时补充其他营养素,如维生素E、牛磺酸、谷氨酰胺、优质蛋白质和氨基酸等。

二、运动对磷酸原代谢的影响

1. 不同强度运动时磷酸原储量的变化　极量运动至力竭时,CP储量接近耗尽,达到安静值的3%以下,ATP的储量不低于安静时的60%。以75%的最大摄氧量运动至疲劳时,CP储量下降至安静值的20%左右,ATP储量略低于安静值。以60%的最大摄氧量运动至疲劳时,CP储量几乎不下降,这时ATP的合成主要靠糖、脂肪的有氧代谢提供。

2. 运动对磷酸原代谢的影响　①运动训练对磷酸原系统也有很大的影响,运动训练可明显提高ATP酶的活性;②速度训练可以提高CK酶的活性,从而提高ATP的转化率,有利于提高速度素质;③运动训练使骨骼肌CP储量明显增多,从而提高磷酸原供能时间;④运动训练对于骨骼肌内ATP的储量影响不大。

三、磷酸原代谢在运动中的意义

磷酸原代谢与运动密切相关。运动过程中运动能力的高低主要取决于能量的供给、转移和利用的能力。运动时,能源物质通过生物氧化释放能量,供肌肉收缩需要,同时,满足非肌肉组织(神经组织、内分泌组织)能耗的增加;运动后,运动中消耗掉物质的合成补充,代谢产物的消除或排出体外,都需要磷酸原提供能量,以促进物质合成,加快机体恢复。尤其是10s以内的运动主要由磷酸原系统供能,但糖酵解供能也占一定的比例。因此,在磷酸原供能能力训练时,必须注意加强糖酵解能力的训练,即要有一定比例、长于10s的高速度耐力训练。此外,人体运动中及运动后均需磷酸原保证机体的能量供应。运动中能量供应不足,往往引起运动能力的下降;运动后能量供应不足,会导致机体的恢复过程减慢。

笔记

本章小结

生物氧化是指营养物质在体内彻底氧化的过程，主要是指糖、脂肪、蛋白质等在体内氧化分解生成 CO_2 和 H_2O，同时产生 ATP 的过程。其主要功能是生成 ATP 以供机体生命活动的需要。

生物氧化对运动中及运动后的能量代谢有重要意义。本章旨在通过对生物氧化与能量生成、利用与调节的学习，给出在生理条件下体内能量的代谢是一个供给与需求平衡概念，为后续物质代谢篇章的学习打下代谢平衡概念的基础。

机体生成 ATP 的方式有两种：氧化磷酸化和底物水平磷酸化。氧化磷酸化是体内 ATP 合成的主要方式，在线粒体中通过呼吸链完成。呼吸链是存在于线粒体内膜上、按一定顺序排列的可以传递氢和电子的酶体系，有 NADH 氧化呼吸链和 $FADH_2$ 氧化呼吸链。目前实验证明一对电子通过这两条呼吸链传递给氧时可分别产生 2.5 分子和 1.5 分子 ATP。

生理条件下，调节机体氧化磷酸化的速率主要是 ADP 浓度，目的是平衡机体能量的供需；此外，一些激素和抑制剂也对机体氧化磷酸化的速率有调节作用，如一些药物降温。

ATP 是生物体生命活动的直接供能物质，是肌肉工作时的唯一直接能源物质，亦是运动时的能量合成与转化中心，运动时 ATP 的再合成能力决定运动能力。

CP 是能量的储存形式。能提供能量给 ADP 合成 ATP，是线粒体内外能量的传递体，在机体运动时可迅速补充 ATP，提供时间来调节糖酵解酶的活性，使肌肉通过糖酵解途径获得能量。

运动训练对磷酸原系统有很大的影响。运动可提高 ATP 酶和 CK 酶的活性，并且可提高 CP 的储量，但是对 ATP 的储量影响不大。磷酸原代谢与运动密切相关。运动过程中运动能力的高低主要取决于能量的供给、转移和利用的能力。

建议本章学习时，主要抓住三个方面的内容：一是通过掌握生物氧化的特点、方式，呼吸链的组成成分、作用和排列顺序，充分理解营养物质是如何氧化的；二是能量的产生，包括 ATP 的生成方式、与呼吸链的偶联部位；三是联系实际，理解影响氧化磷酸化的因素。

（夏春梅）

1603

扫一扫，测一测

思考题

1. 何谓生物氧化？简述生物氧化的特点。
2. 试述线粒体内两条呼吸链的组成，排列顺序和偶联产生 ATP 的部位。
3. 简述 ATP 在体内能量代谢中的重要作用及影响氧化磷酸化的因素。

1604

思路解析

笔记

第十七章 糖代谢

学习目标

1. 掌握：糖的主要生理功能；糖酵解、有氧氧化、糖异生等代谢途径的概念、代谢特点及生理意义；血糖的来源与去路；磷酸戊糖途径、糖原合成与分解的生理意义。

2. 熟悉：糖各条代谢途径的关键酶；糖原合成与分解的反应特点。

3. 了解：血糖浓度调节、高血糖与低血糖；糖代谢对运动能力的影响。

4. 具有理论联系实际的能力，运用糖代谢知识解释运动后肌肉酸痛的发生与消除、解释血糖水平异常。

5. 能运用所学糖代谢知识，开展健康教育。

糖主要由C、H、O三种元素组成，是一类含有多羟基的醛类或酮类化合物及其衍生物的总称，也称为碳水化合物。碳水化合物是地球上最丰富的生物分子，每年全球植物和藻类光合作用可转换1 000亿吨CO_2和H_2O成为纤维素和其他植物产物。植物体85%~90%的干重是糖。

人类食物中的糖有多糖（如淀粉、糖原、纤维素）、二糖（如蔗糖、乳糖、麦芽糖等）、单糖（如葡萄糖、果糖、半乳糖等）。纤维素不能被消化，但能促进肠管蠕动，其余的糖经消化道中水解酶类分解为单糖后才能被吸收。小肠是糖消化和吸收的主要场所，单糖主要在小肠上段被吸收，循门静脉入肝，并输送到全身各组织器官中被利用。糖的主要生理功能有：

1. 氧化供能　人体所需能量的50%~70%来自糖。每克葡萄糖在体内完全氧化可释放1 675kJ（约4kcal）能量。我国一般膳食中，糖类所供给的能量约为总能量的75%，糖是最易被消化吸收的能源物质。要避免酮症的发生必须保证每100g的膳食中至少要含5g糖类物质，要阻止因饥饿或高脂膳食引起的酮症，每日膳食中必须有50~100g糖类。

2. 作为组织结构的组成成分　糖类是生物膜、神经组织等的组分。例如：糖和蛋白质结合形成的糖蛋白，是某些激素、酶、血液中凝血因子和抗体的成分；细胞膜上某些激素受体、离子通道和血型物质等也是糖蛋白；结缔组织基质的主要成分——蛋白聚糖，是由氨基多糖和蛋白质结合而成；糖和脂类结合形成糖脂，糖脂是神经组织和生物膜的重要组分。

3. 作为核酸类化合物的成分　核糖参与构成核苷酸、DNA、RNA等。

4. 转变为其他物质　糖可以转变为脂肪或氨基酸等化合物。

运动时糖的生物学功能主要体现在提供能量，调节脂肪、蛋白质代谢及运动性疲劳的恢复。

机体内糖的代谢概况见图17-1。

笔记

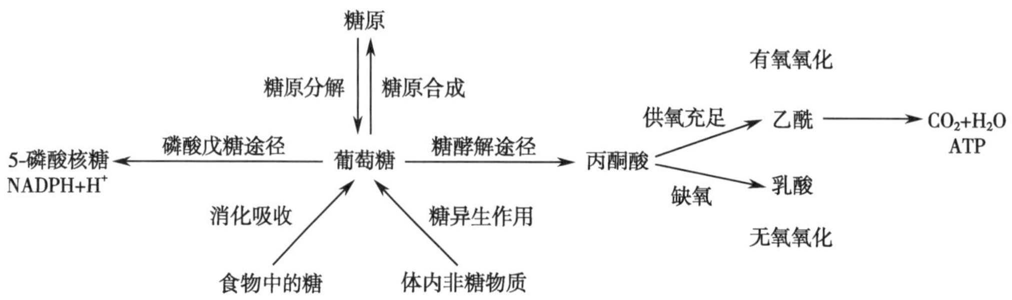

图 17-1　糖代谢概况

第一节　糖的分解代谢

糖在体内的分解代谢途径主要有三条：无氧氧化（anaerobic oxidation）、有氧氧化（aerobic oxidation）和磷酸戊糖途径（pentose phosphate pathway），其中有氧氧化为主要途径。

一、糖的无氧氧化

（一）概念

在无氧条件下，体内组织中的葡萄糖或糖原分解生成乳酸，同时释放能量的过程，称为糖的无氧氧化。由于此过程和酵母菌使糖生醇发酵的过程基本相同，因此又称为糖的无氧酵解，简称糖酵解。

因糖酵解过程中所有的酶均存在于细胞质中，故反应在细胞质内进行。

（二）反应过程

物质代谢过程是一个连续进行的酶促反应，为便于理解，可将糖酵解反应过程分为四个阶段约十步反应。

1. 第一阶段　从葡萄糖或糖原生成 1，6-二磷酸果糖，该过程由三步反应组成。

第一步反应：葡萄糖经己糖激酶（肝中为葡萄糖激酶）催化磷酸化生成 6-磷酸葡萄糖。

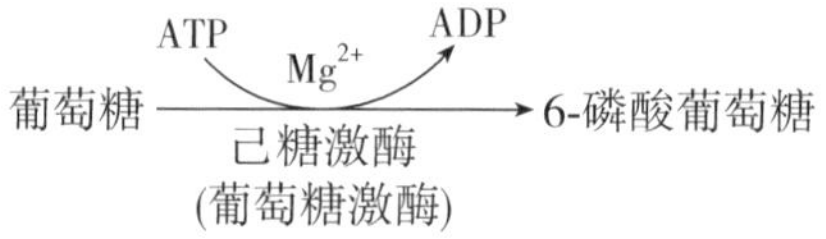

第二步反应：6-磷酸葡萄糖经磷酸己糖异构酶催化异构形成 6-磷酸果糖。

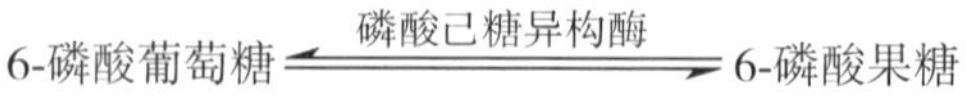

第三步反应：6-磷酸果糖经 6-磷酸果糖激酶-1 催化形成 1，6-二磷酸果糖。

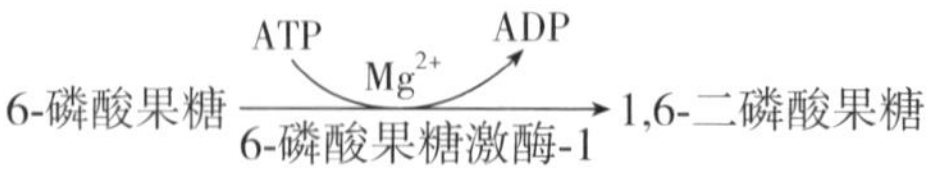

此阶段是葡萄糖活化的过程，需消耗能量，从葡萄糖氧化生成 1，6-二磷酸果糖，要消耗 2 分子 ATP，从糖原氧化生成 1，6-二磷酸果糖，消耗 1 分子 ATP。

2. 第二阶段　磷酸丙糖的生成。1，6-二磷酸果糖经醛缩酶的催化裂解生成 3-磷酸甘油醛和磷酸二羟丙酮，3-二磷酸甘油醛和磷酸二羟丙酮是同分异构体，可相互转变。

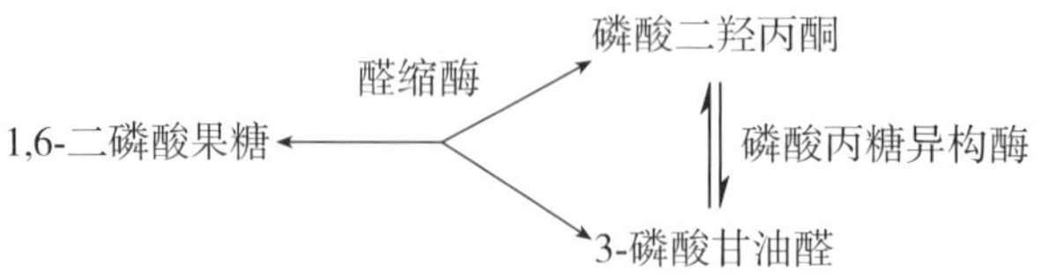

3. 第三阶段 丙酮酸的生成。3-磷酸甘油醛经脱氢、磷酸化、脱水和放能等反应生成丙酮酸和ATP，包括五步反应：

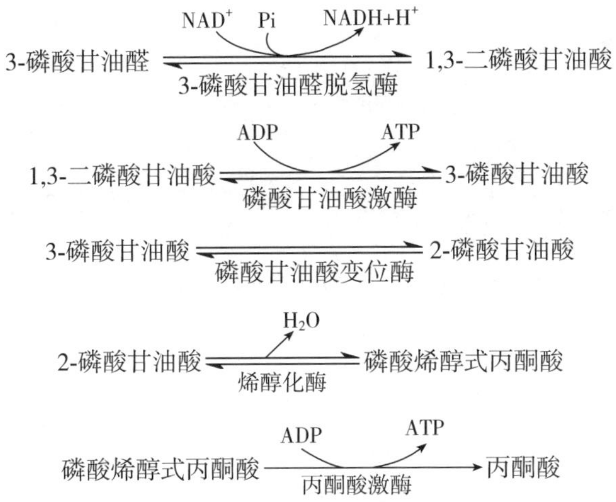

此阶段是糖酵解产能的阶段，1，3-二磷酸甘油酸和磷酸烯醇式丙酮酸分子中均含有一个高能磷酸键，以底物水平磷酸化方式生成ATP。

4. 第四阶段 丙酮酸还原成乳酸。丙酮酸在无氧时经乳酸脱氢酶催化加氢还原成乳酸，亦是糖酵解过程中唯一一步还原反应，其中的$NADH+H^+$由3-磷酸甘油醛脱氢而来。

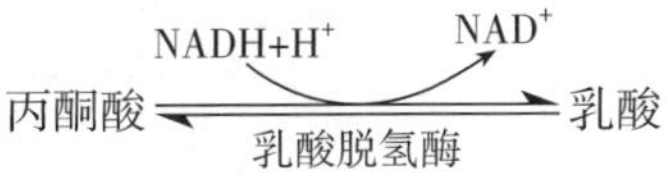

糖酵解反应的全过程总结见图17-2。

（三）糖酵解的反应特点

1. 糖酵解全过程没有氧参与，但有氧化反应发生 糖酵解中唯一的氧化反应是3-磷酸甘油醛脱氢生成1，3-二磷酸甘油酸，脱下的氢由NAD^+接受生成$NADH+H^+$，最后将2H交给丙酮酸使之还原为乳酸。

2. 糖酵解过程为不可逆反应过程 在糖酵解全过程中大部分反应过程是可逆的，但有三步反应不可逆，分别由己糖激酶、6-磷酸果糖激酶-1和丙酮酸激酶催化，它们是糖酵解的关键酶，其中6-磷酸果糖激酶-1的活性最低，是最重要的限速酶。

（四）肌肉及红细胞糖酵解

1. 肌肉 运动初（2~3min）所需能量来源于磷酸肌酸和糖酵解，运动30s时糖酵解供能比达最大。继之，糖酵解的过程进一步加强，乳酸产生增多。运动停止后，利用氧化磷酸化获得能量，乳酸通过异生成糖或氧化分解供能而消除。

2. 成熟红细胞的糖酵解 成熟红细胞缺乏线粒体，因此其能量依靠血糖进行糖酵解获得，糖酵解产生的ATP主要用于细胞"钠泵"的正常功能。

（五）糖酵解的生理意义

糖酵解是生物体内普遍存在的一种供能途径，以葡萄糖为底物，每分子净产能2分子ATP，若是糖原中的1个葡萄糖单位为底物，则每分子净产能3分子ATP（表17-1）。

1. 糖酵解最主要的生理意义是在缺氧条件下迅速为机体提供能量 运动时肌肉收缩或人到高原环境，机体组织相对缺氧，则糖酵解加强，迅速提供能量，以供机体需要。肌内ATP含量较低，仅5~7μmol/g，只要肌收缩几秒钟即可耗尽，此时即使氧不缺乏，因葡萄糖的有氧氧化反应过程比糖酵解过程反应长，释放能量比较慢，而通过糖酵解可迅速得到ATP。某些病理情况如严重贫血、呼吸功能障碍、循环功能障碍等，因获氧能力不足导致机体糖酵解加强。

2. 生理供能 某些组织细胞（视网膜、骨髓、肿瘤细胞等）即便供氧充足，依然依赖糖酵解作为其能量来源。

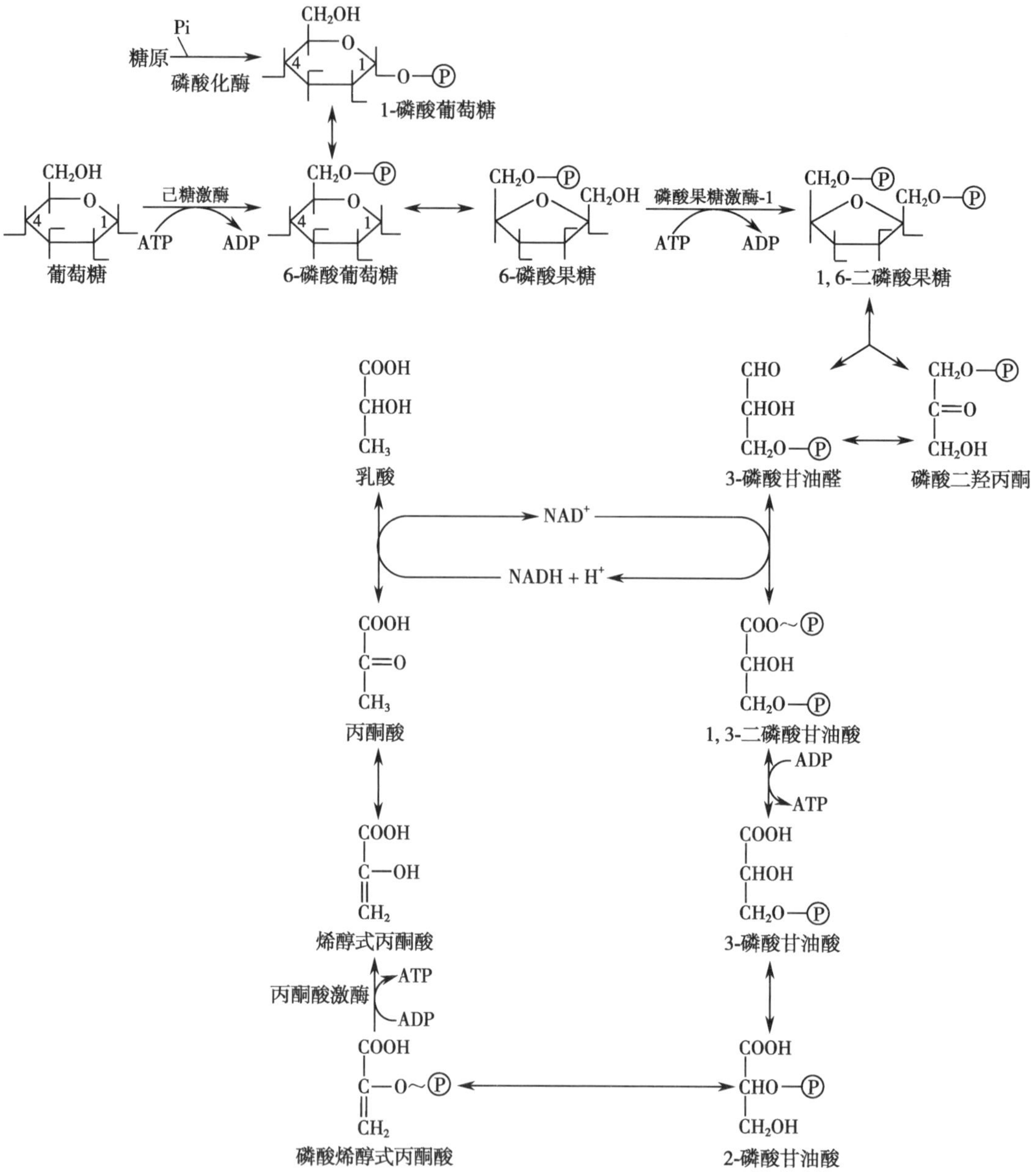

图 17-2 糖酵解反应过程

表 17-1 糖酵解过程中 ATP 的生成

反应阶段	反应过程	ATP 生成数量
第一阶段	葡萄糖→6-磷酸葡萄糖	-1
	6-磷酸果糖→1,6-二磷酸果糖	-1
第三阶段	1,3-二磷酸甘油酸→3-磷酸甘油酸	+1×2
	磷酸烯醇式丙酮酸→丙酮酸	+1×2
合计		+2

知识拓展

糖酵解在运动训练中的意义

人体处于非运动状态时，糖酵解过程不是主要供能途径，但在运动训练时，人体常处于相对缺氧状态，并且随运动强度的增大而增加。糖酵解是短时间（30~90s）激烈运动时肌肉获得能量的重要来源，也是中长跑、游泳、球类等项目运动员完成加速和冲刺时能量的主要来源。尽管运动时呼吸和循环速率加快，但仍远远不能满足体内组织对氧的需要，亦即肌肉在极度缺氧的条件下工作。显然，随着 ATP、CP 消耗增加，糖酵解过程加强，肌糖原迅速分解生成乳酸，参与运动时能量供应，成为维持极量运动时重要的能量来源。

二、糖的有氧氧化

（一）概念

在氧供应充足的情况下，体内糖原和葡萄糖被彻底氧化生成 CO_2 和 H_2O 并释放能量合成 ATP 的过程，称为糖的有氧氧化，是糖氧化产能的主要方式，也是机体大部分组织细胞获得能量的主要途径。

根据有氧氧化所需酶的分布，反应在细胞质和线粒体中进行。

（二）反应过程

糖有氧氧化大致可分成三个阶段：第一阶段是葡萄糖或糖原在细胞质中经糖酵解途径氧化生成丙酮酸；第二阶段是在线粒体中丙酮酸氧化脱羧生成乙酰 CoA；第三阶段是乙酰 CoA 通过三羧酸循环（tricarboxylic acid cycle，TCA）彻底氧化生成 CO_2、H_2O 和 ATP。葡萄糖有氧氧化概况见图 17-3。

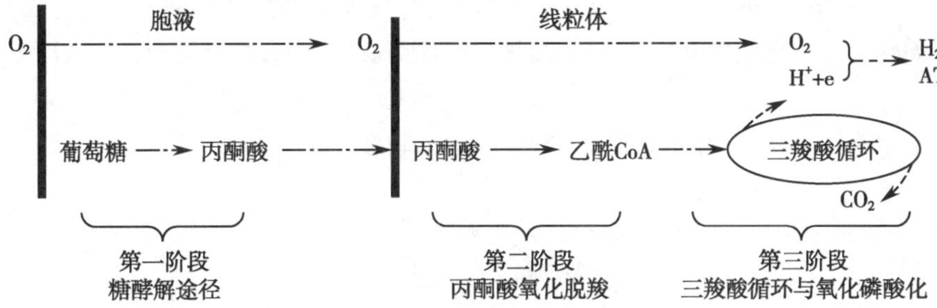

图 17-3 糖有氧氧化概况

1. 丙酮酸的生成 该过程与糖酵解相同，但 3-磷酸甘油醛脱氢生成的 $NADH+H^+$ 进入呼吸链氧化生成水并产生 ATP。

2. 丙酮酸氧化脱羧生成乙酰 CoA 供氧充足时，胞质中生成的丙酮酸进入线粒体，在丙酮酸脱氢酶复合体催化下脱氢、脱羧基生成乙酰 CoA。此过程生成的 $NADH+H^+$ 也将进入呼吸链氧化生成水并产生 ATP。

$$\text{丙酮酸} + \text{HS—CoA} \xrightarrow[\text{丙酮酸脱氢酶复合体}]{NAD^+ \quad NADH+H^+} \text{乙酰CoA} + CO_2$$

该反应不可逆，丙酮酸脱氢酶复合体由丙酮酸脱氢酶、二氢硫辛酸转乙酰基酶和二氢硫辛酸脱氢酶 3 种酶组成，需要多种辅助因子参与，如 Mg^{2+}、NAD^+（含维生素 PP）、FAD（含维生素 B_2）、TPP（含维生素 B_1）、HS-CoA（含维生素泛酸）等。故日常生活中要求合理膳食以保证维生素的供给，临床上建议糖尿病病人增加果蔬的摄入或补充维生素的目的之一就是保证糖有氧氧化所需酶活性正常。

3. 乙酰 CoA 进入三羧酸循环彻底氧化 三羧酸循环由德国生物化学家 Hans Adolf Krebs 于 1937 年提出，并因此获 1953 年的诺贝尔生理学或医学奖，故又称 Krebs 循环。该循环从乙酰 CoA 与草酰乙酸缩合生成柠檬酸开始，经一系列脱氢、脱羧反应，最后以草酰乙酸的再生而结束。整个过程在线粒体中进行，每循环一次氧化一分子乙酰基，是糖最后彻底氧化的途径，其反应过程如下：

笔记

(1) 柠檬酸的生成:乙酰 CoA 与草酰乙酸在柠檬酸合酶的催化下缩合生成柠檬酸。这是一不可逆反应过程。

$$\text{乙酰CoA} + \text{草酰乙酸} \xrightarrow[\text{柠檬酸合酶}]{H_2O \quad HSCoA} \text{柠檬酸}$$

(2) 异柠檬酸的生成:在顺乌头酸酶的作用下,柠檬酸先脱水生成顺乌头酸,再加水生成异柠檬酸。

$$\text{柠檬酸} \xrightleftharpoons{-H_2O} \text{顺乌头酸} \xrightleftharpoons{+H_2O} \text{异柠檬酸}$$

(3) 异柠檬酸氧化脱羧生成 α-酮戊二酸:在异柠檬酸脱氢酶的催化下,异柠檬酸脱氢、脱羧生成 α-酮戊二酸和 CO_2,受氢体是 NAD^+。这也是一不可逆反应过程。

$$\text{异柠檬酸} \xrightarrow[\text{异柠檬酸脱氢酶}]{NAD^+ \quad NADH+H^+} \alpha\text{-酮戊二酸} + CO_2$$

(4) α-酮戊二酸氧化脱羧生成琥珀酰 CoA:在 α-酮戊二酸脱氢酶复合体作用下,α-酮戊二酸脱氢、脱羧生成琥珀酰 CoA 和 CO_2,此反应亦不可逆。α-酮戊二酸脱氢酶复合体的作用机制与丙酮酸脱氢酶复合体相似。

$$\alpha\text{-酮戊二酸} + HSCoA \xrightarrow[\alpha\text{-酮戊二酸脱氢酶复合体}]{NAD^+ \quad NADH+H^+} \text{琥珀酰CoA} + CO_2$$

(5) 琥珀酸的生成:琥珀酰 CoA 含高能硫酯键,是高能化合物,在琥珀酰 CoA 合成酶的催化下,其高能键水解断裂,释放能量,使 GDP 磷酸化生成 GTP,自身转变为琥珀酸。这是三羧酸循环中唯一一次底物水平磷酸化反应。生成的 GTP 除可直接被物质代谢反应利用,也可用于合成 ATP。

$$\text{琥珀酰CoA} \xrightleftharpoons[\text{琥珀酰CoA合成酶}]{GDP \quad Pi \quad GTP} \text{琥珀酸} + HSCoA$$

(6) 琥珀酸氧化生成延胡索酸:在琥珀酸脱氢酶催化下,琥珀酸脱氢生成延胡索酸,FAD 接受氢生成 $FADH_2$。

$$\text{琥珀酸} \xrightleftharpoons[\text{琥珀酸脱氢酶}]{FAD \quad FADH_2} \text{延胡索酸}$$

(7) 延胡索酸加水生成苹果酸:延胡索酸在延胡索酸酶催化下,加水生成苹果酸。

$$\text{延胡索酸} \xrightleftharpoons[\text{延胡索酸酶}]{H_2O} \text{苹果酸}$$

(8) 苹果酸氧化生成草酰乙酸:苹果酸在苹果酸脱氢酶的催化下脱氢氧化生成草酰乙酸,脱下的氢由 NAD^+接受生成 $NADH+H^+$。再生的草酰乙酸可再次进入三羧酸循环。

$$\text{苹果酸} \xrightleftharpoons[\text{苹果酸脱氢酶}]{NAD^+ \quad NADH+H^+} \text{草酰乙酸}$$

三羧酸循环的反应过程见图 17-4。

(三)三羧酸循环的代谢特点

三羧酸循环是在有氧条件进行的循环,是机体产生 ATP 的主要代谢阶段。其代谢特点可归纳如下:①一次底物水平磷酸化,生成 1 分子 GTP;②两次脱羧基反应,说明体内 CO_2 的生成方式不同于体外;③三步限速反应,柠檬酸合成酶、异柠檬酸脱氢酶、α-酮戊二酸脱氢酶复合体 3 个限速酶催化的反应是不可逆的,所以三羧酸循环不可逆向进行;④四次脱氢反应,生成 3 分子 $NADH+H^+$和 1 分子 $FADH_2$,经过呼吸链传递可生成 9 分子 ATP,所以三羧酸循环一周消耗一分子乙酰 CoA,共生成 10 分子 ATP。

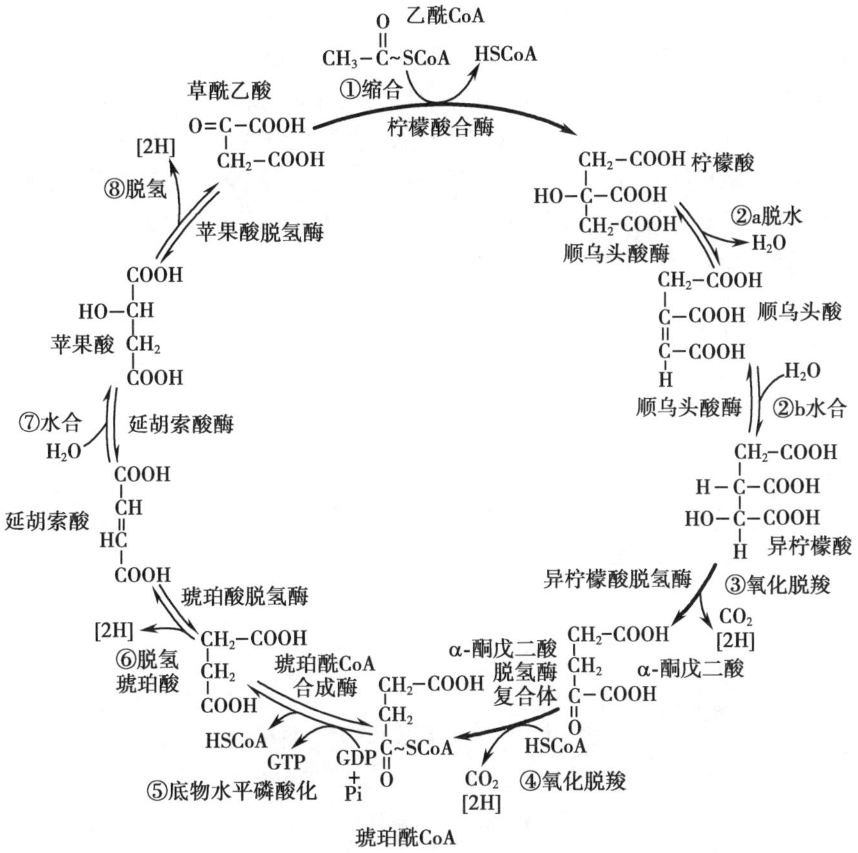

图 17-4　三羧酸循环反应过程

（四）有氧氧化的生理意义

1. 有氧氧化是在生理情况下机体获得能量的主要途径　每分子葡萄糖完全氧化，释放能量可以生成 30 分子 ATP（骨骼肌、神经组织）或 32 分子 ATP（心肌、肝脏）（表 17-2），是糖酵解产能的 15～16 倍，因此有氧氧化是长时间大强度运动时的重要能量来源。

表 17-2　有氧氧化过程中 ATP 的生成

反应阶段	反应过程	ATP 生成数量
第一阶段	葡萄糖→6-磷酸葡萄糖	-1
	6-磷酸葡萄糖→1,6-二磷酸果糖	-1
	2×3-磷酸甘油醛→2×1,3 二磷酸甘油酸	2×2.5 或 2×1.5
	2×1,3-二磷酸甘油酸→2×3-磷酸甘油酸	2×1
	2×磷酸烯醇式丙酮酸→2×丙酮酸	2×1
第二阶段	2×丙酮酸→2×乙酰 CoA	2×2.5
第三阶段	2×异柠檬酸→2×α-酮戊二酸	2×2.5
	2×α-酮戊二酸→2×琥珀酰 CoA	2×2.5
	2×琥珀酰 CoA→2×琥珀酸	2×1
	2×琥珀酸→2×延胡索酸	2×1.5
	2×苹果酸→2×草酰乙酸	2×2.5
合计		30 或 32

2. 三羧酸循环是营养物质在细胞内氧化供能及相互转变的共同通路　糖、脂肪、蛋白质分解代谢均可产生乙酰 CoA，进入三羧酸循环彻底氧化生成 CO_2、H_2O 和 ATP。

3. 三羧酸循环是糖、脂肪、蛋白质代谢联系的枢纽　三羧酸循环的许多中间产物可与其他代谢途径交联。葡萄糖分解产生的乙酰 CoA 可以用于合成脂肪酸、酮体和胆固醇；许多生糖氨基酸都必须先转变为三羧酸循环的中间物质后，再经苹果酸或草酰乙酸异生为糖。三羧酸循环的中间产物还可转变为多种重要物质，如琥珀酰 CoA 可用于合成血红素；α-酮戊二酸、草酰乙酸可用于合成谷氨酸、天冬氨酸，这些非必需氨基酸参与蛋白质的生物合成。因此三羧酸循环不仅是 3 种主要有机物分解代谢的最终共同途径，而且也是它们相互转变的枢纽（图 17-5）。

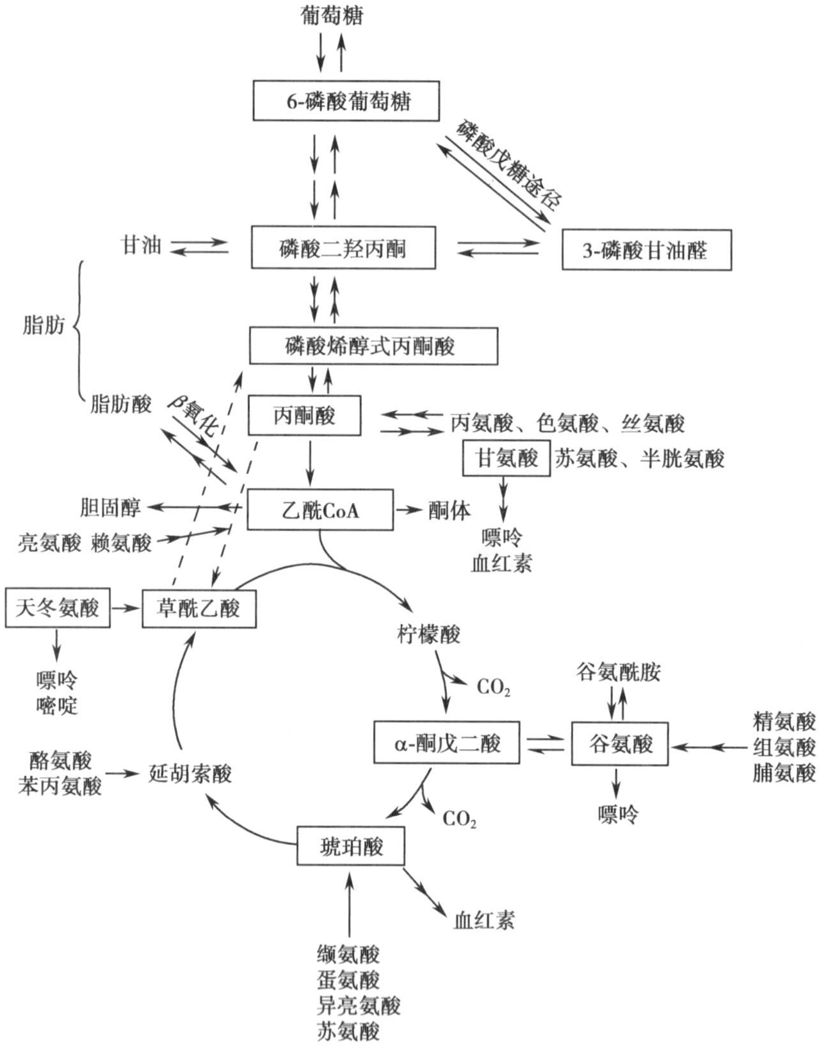

图 17-5　三羧酸循环是糖、脂肪、蛋白质代谢联系的枢纽

1701

糖酵解与有氧氧化的区别

知识拓展

巴斯德效应

有氧氧化抑制糖酵解的现象称为巴斯德效应（Pasteur effect），此效应是由法国科学家 Pasteur 利用酵母菌进行生醇发酵时发现的。人体组织中同样存在此效应。当组织供氧充足时，丙酮酸进入三羧酸循环氧化，$NADH+H^+$ 可穿梭进入线粒体经电子传递链氧化，使乳酸生成受到抑制，所以有氧氧化抑制糖酵解。缺氧时，氧化磷酸化受阻，$NADH+H^+$ 累积，使 ADP 与 Pi 不能转变为 ATP，ATP/ADP 比值降低，促使 6-磷酸果糖激酶-1 和丙酮酸激酶活性增强，丙酮酸作为氢的接受体在胞质中被还原为乳酸，加速葡萄糖沿糖酵解途径分解。

笔记

三、磷酸戊糖途径

糖酵解和糖的有氧氧化是体内糖分解供能代谢的主要途径，除此以外，体内还存在其他代谢途径，磷酸戊糖途径或称磷酸已糖旁路（hexose monophosphate shunt，HMS）就是另一重要途径。此反应途径在肝、脂肪组织、哺乳期的乳腺、肾上腺皮质、性腺、骨髓和红细胞等组织中比较活跃。

（一）概念

磷酸戊糖途径是指以6-磷酸葡萄糖为底物，生成具有重要生理功能的NADPH+H$^+$和5-磷酸核糖的过程。全过程中无ATP的消耗与生成，因此这一过程不是机体产能的方式。

整个反应过程均在胞质中进行，全过程分为不可逆的氧化阶段和可逆的非氧化阶段（图17-6）。在氧化阶段，3分子6-磷酸葡萄糖在6-磷酸葡萄糖脱氢酶和6-磷酸葡萄糖酸脱氢酶等催化下，经氧化脱羧生成6分子NADPH+H$^+$、3分子CO_2和3分子5-磷酸核酮糖；在非氧化阶段，5-磷酸核酮糖在转酮基酶（TPP为辅酶）和转硫基酶催化下使部分碳链进行相互转换，经三碳、四碳、七碳和磷酸酯等，最终生成2分子6-磷酸果糖和1分子3-磷酸甘油醛，它们可转变为6-磷酸葡萄糖继续进行磷酸戊糖途径，也可以进入糖有氧氧化或糖酵解途径。此反应途径中的限速酶是6-磷酸葡萄糖脱氢酶，此酶活性受NADPH+H$^+$浓度影响，NADPH+H$^+$浓度升高抑制酶的活性，因此磷酸戊糖途径主要受体内NADPH+H$^+$的需求量调节。

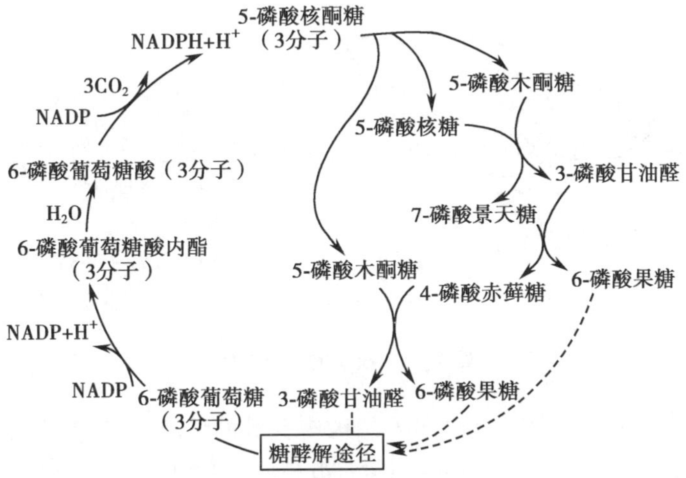

图17-6 磷酸戊糖途径反应总图

（二）磷酸戊糖途径的生理意义

该途径的中间产物为许多物质的合成提供原料。

1. 5-磷酸核糖的作用 此途径是葡萄糖在体内生成5-磷酸核糖的唯一途径，提供磷酸核糖，作为合成核苷酸辅酶及核酸的主要原料，故损伤后修复、再生的组织（如梗死的心肌、部分切除后的肝脏）中此代谢途径都比较活跃。

2. NADPH+H$^+$的作用 NADPH+H$^+$作为供氢体参与体内许多重要的还原性代谢反应，具有多种不同的生理意义。

（1）作为供氢体，参与体内多种生物合成反应：例如脂肪酸、胆固醇和类固醇激素的生物合成，都需要大量的NADPH+H$^+$，因此磷酸戊糖途径在合成脂肪及固醇类化合物的肝、脂肪组织、肾上腺、乳腺、性腺等组织中特别旺盛。

（2）NADPH+H$^+$是谷胱甘肽还原酶的辅酶：谷胱甘肽还原酶可维持还原型谷胱甘肽（GSH）的正常含量，GSH是体内重要的抗氧化剂，能保护一些含巯基的蛋白质和酶类免受氧化剂的破坏，对维持细胞膜的完整性有重要作用。GSH能去除红细胞中的H_2O_2，H_2O_2在红细胞中积聚会加快血红蛋白氧化生成高铁血红蛋白的过程，H_2O_2对脂类的过氧化还会导致红细胞膜的破坏，造成溶血。如果先天性缺乏6-磷酸葡萄糖脱氢酶，在某些情况下，由于磷酸戊糖途径不能正常进行，体内NAD-

笔记

蚕豆病

PH+H^+缺乏，使得 GSH 含量过低，红细胞易于破坏而发生溶血性贫血，并可发生溶血性黄疸。6-磷酸葡萄糖脱氢酶缺陷者常在食用蚕豆后发病，故称为蚕豆病；也可在服用阿司匹林、磺胺类等药物后发生溶血。

（3）NADPH+H^+是单加氧酶体系的组成成分：肝细胞内质网含有以 NADPH+H^+为供氢体的单加氧酶体系，参与激素、药物、毒物的代谢，与肝脏的生物转化过程有关。

第二节 糖原的合成与分解

糖原的分子结构与支链淀粉相似，是动物体内糖的贮存形式，主要由 *D*-葡萄糖相连而成的带有分支的多糖（图 17-7），存在于细胞质中，通过 α-1,4-糖苷键连接形成直链糖链，分支处以 α-1,6-糖苷键连接形成支链。糖原分子量一般在 106~107 Da。

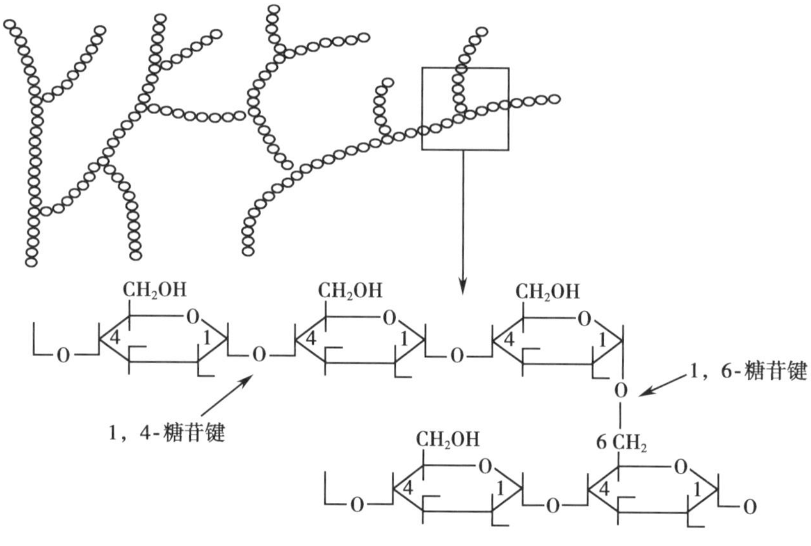

图 17-7 糖原的分子结构

体内大多数组织中都含有糖原，但以肝和肌肉中含量最高，肝糖原占肝重的 6%~8%，为 70~100g；肌糖原占肌肉总量的 1%~2%，为 250~400g。肝糖原是血糖的重要来源，而肌糖原则主要满足肌肉收缩的能量需要。

糖原分子比支链淀粉具有更多的分支结构，平均每间隔 12 个 α-1,4-糖苷键连接的葡萄糖就是一个分支点（支链淀粉分子中平均间隔为 20~25 个葡萄糖）。一条糖链有一个还原端和一个非还原端，每形成一个分支即增加一个非还原端。糖原的合成与分解反应都是从糖原分支的非还原性末端开始，分别由两组不同的酶催化。支链越多，糖原的代谢速度越快。

一、糖原合成

（一）糖原合成的概念

由葡萄糖（包括少量果糖和半乳糖）合成糖原的过程称为糖原合成（glycogenesis）。

（二）糖原合成的特点

大部分组织器官都能合成糖原，以肝脏、肌肉的合成能力最强，反应在细胞质中进行，需要消耗 ATP 和 UTP，糖原合成过程有以下特点：

1. 糖原合成需要糖原引物　糖原的合成不是从无到有，不能从头将 2 个葡萄糖分子相互连接，只能将葡萄糖残基催化加到已有的葡聚糖分子上，因此需要至少含 4 个葡萄糖残基的 α-1,4-葡聚糖作为引物（primer）。

2. 糖原合酶是糖原合成的限速酶　糖原合酶其活性受共价修饰和变构的调节，可被胰岛素激活，是糖原合成的调节点。因此，当餐后血糖浓度增高时，胰岛素分泌增多，糖原合成过程加强。

3. 糖原分支结构的形成需要分支酶的作用 在糖原合酶催化下，糖链不断延长，当直链部分不断加长到超过 11 个葡萄糖残基时，分支酶可将一段糖链（至少含有 6 个葡萄糖残基）转移到邻近糖链上，以 α-1,6-糖苷键相连接，形成新的分支（图 17-8），分支以 α-1,4-糖苷键继续延长糖链。

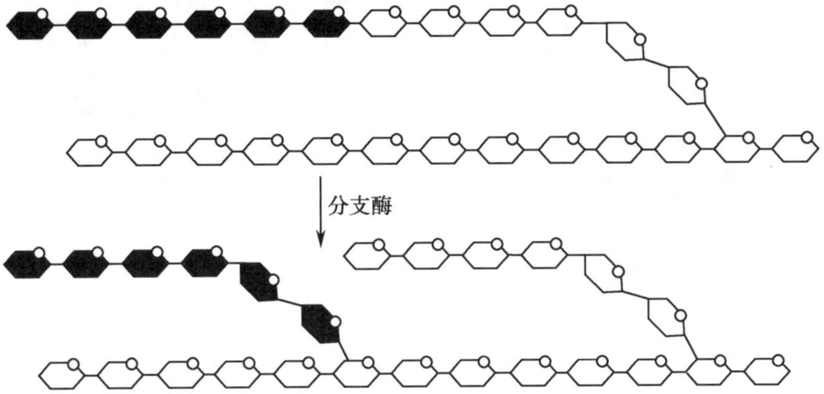

图 17-8 分支酶的作用

4. 糖原合成是消耗能量的过程 二磷酸尿苷葡萄糖（uridine diphosphate glucose，UDPG）可看作体内“活化的葡萄糖”，在糖原合成过程中充当葡萄糖供体。UDPG 生成过程中消耗 ATP 和 UTP，在糖原引物上每增加 1 个葡萄糖单位，需要消耗 2 个高能键。

糖原合成的反应过程如下：

$$\text{葡萄糖} \xrightarrow[\text{ATP} \curvearrowright \text{ADP}]{\substack{\text{己糖激酶}\\(\text{葡萄糖激酶})\\ Mg^{2+}}} \text{6-磷酸葡萄糖}$$

$$\text{6-磷酸葡萄糖} \xrightleftharpoons{\text{磷酸葡萄糖变位酶}} \text{1-磷酸葡萄糖}$$

$$\text{1-磷酸葡萄糖} + \text{UTP} \xrightleftharpoons{\text{UDPG焦磷酸化酶}} \underset{(\text{UDPG})}{\text{尿苷二磷酸葡萄糖}} + \text{PPi}$$

$$\text{UDPG} + \text{糖原}(G_n) \xrightarrow{\text{糖原合酶}} \text{UDP} + \text{糖原}(G_{n+1})$$

葡萄糖在进入细胞合成糖原的过程中，伴有 K^+ 转移入细胞，使血 K^+ 趋于降低。因此，输注胰岛素和大量葡萄糖时，要注意防止出现低血钾。据此，对血钾过高病人，也可采用输注葡萄糖和少量胰岛素的方法降低血钾。

二、糖原分解

（一）糖原分解的概念

肝糖原分解成为葡萄糖的过程称为糖原分解。

（二）糖原分解的特点

糖原分解的反应过程并不是糖原合成的逆反应，除磷酸葡萄糖变位酶外，其他酶均不一样，反应在肝细胞质中进行。糖原分解过程有以下特点：

1. 糖原分解的限速酶是糖原磷酸化酶 糖原分解从糖链分支的非还原端开始，逐个分解以 α-1,4-糖苷键连接的葡萄糖残基。

2. 脱支酶的作用 当糖原分子的分支被糖原磷酸化酶作用到距分支点只有 4 个葡萄糖残基时，糖原磷酸化酶不能再发挥作用。此时脱支酶发挥作用，脱支酶具有转寡糖基酶和 α-1,6-葡萄糖苷酶两个酶活性：转寡糖基酶将分支上残留的 3 个葡萄糖残基转移到另外分支的末端糖基上，并进行 α-1,4-糖苷键连接（图 17-9）；而残留的最后一个葡萄糖残基则通过 α-1,6-葡萄糖苷酶水解，生成游离的葡萄糖；分支去除后，糖原磷酸化酶继续催化分解葡萄糖残基形成 1-磷酸葡萄糖。

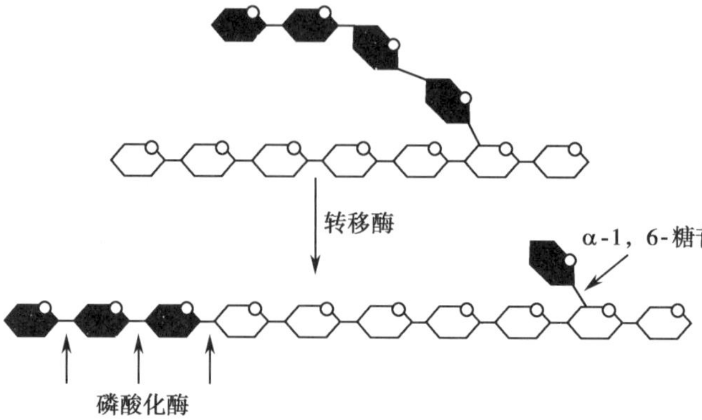

图 17-9　脱支酶作用示意图

3. 葡萄糖-6-磷酸酶分布区域化　肝及肾中含有葡萄糖-6-磷酸酶，使6-磷酸葡萄糖水解成游离葡萄糖，释放到血液中，维持血糖浓度的相对恒定。而肌肉中不含此酶，因此，肌糖原不能直接分解为葡萄糖，肌糖原产生的6-磷酸葡萄糖主要进入糖酵解途径生成乳酸或进入有氧氧化途径彻底氧化。

4. 糖原分解反应在糖原的非还原端进行，是一非耗能过程。糖原分解反应过程如下：

$$\text{糖原}(G_n) + Pi \xrightarrow{\text{磷酸化酶}} \text{糖原}(G_{n-1}) + \text{1-磷酸葡萄糖}$$

$$\text{1-磷酸葡萄糖} \xrightleftharpoons{\text{磷酸葡萄糖变位酶}} \text{6-磷酸葡萄糖}$$

$$\text{6-磷酸葡萄糖} \xrightarrow[H_2O \quad\quad Pi]{\text{葡萄糖-6-磷酸酶}} \text{葡萄糖}$$

三、糖原合成与分解的生理意义

肝和肌肉是贮存糖原的主要组织器官，但肝糖原和肌糖原分解的产物在肌肉和肝脏中的去路是不同的，肌糖原主要供肌肉收缩时能量的需要；肝糖原则是血糖的重要来源。

在血糖浓度较高时，肌肉和肝脏中糖原的合成都能降低血糖的浓度，但是肌糖原并不能像肝糖原的分解那样升高血糖。在血糖浓度降低时，肌肉利用自身贮存的糖原为肌肉细胞提供能量，因此在血糖浓度降低时，肌肉对血糖的依赖性比脑和红细胞等组织要小得多。红细胞由于缺乏线粒体，不能氧化利用脂肪酸和酮体；脑组织内因血-脑脊液屏障的存在使脑细胞很难从血液中吸收脂肪酸，加上脑细胞本身贮存的糖原很少，因而脑细胞和红细胞依赖的主要能源物质是葡萄糖，脑细胞还能利用酮体作为能源物质。脑所消耗的能量占全身能量消耗的20%，显而易见，维持血糖浓度的恒定对脑细胞至关重要，这可以从低血糖引起休克现象中体会到这一点。

知识拓展

糖原贮积症

糖原贮积症（glycogen storage disease，GSD）是一类由于先天性酶缺陷所造成的糖原代谢障碍疾病，多数属常染色体隐性遗传，发病因种族而异。糖原合成和分解代谢中所必需的各种酶至少有8种，由于这些酶缺陷所造成的临床疾病有13型，以Ⅰ型最为常见；其中Ⅰ、Ⅲ、Ⅳ、Ⅵ、Ⅸ型以肝脏病变为主；Ⅱ、Ⅴ、Ⅶ型以肌肉组织受损为主。这类疾病有一个共同的生化特征，即是糖原贮存异常，绝大多数是糖原在肝脏、肌肉、肾脏等组织中贮积量增加。仅少数病种的糖原贮积量正常，而糖原的分子结构异常。

该病系遗传性疾病，患儿出生时就有肝大。随着年龄增长，出现明显低血糖症状，如软弱无力、出汗、呕吐、惊厥和昏迷，并可以出现酮症酸中毒。多数患此病症者不能存活至成年，往往死于酸中毒昏迷。轻症病例在成年后可获得好转。

笔记

第三节 糖异生作用

一、糖异生途径

(一) 概念

非糖物质转变为葡萄糖或糖原的过程称为糖异生作用(gluconeogenesis),是体内单糖生物合成的唯一途径。非糖物质主要有乳酸、丙酮酸、甘油、生糖氨基酸等。由丙酮酸生成葡萄糖的反应过程称为糖异生途径。肝脏是糖异生作用的主要器官,肾脏在正常情况下的糖异生能力只有肝脏的1/10,但长期饥饿、酸中毒时肾脏的异生作用被加强。

(二) 糖异生的反应过程

糖异生的途径基本上是糖酵解的逆过程,但糖酵解途径中由己糖激酶(葡萄糖激酶)、磷酸果糖激酶-1、丙酮酸激酶催化的三步反应是不可逆过程,且都有能量的变化,构成所谓的"能障";并且草酰乙酸不能自由穿越线粒体膜,构成所谓的"膜障"。所以糖异生途径过程必须通过另外不同的酶来逆向催化其反应,才能绕过糖酵解途径的三个"能障"并跨越"膜障",生成葡萄糖或糖原,而这些酶即为糖异生途径的限速酶。糖酵解途径与糖异生途径见图17-10。

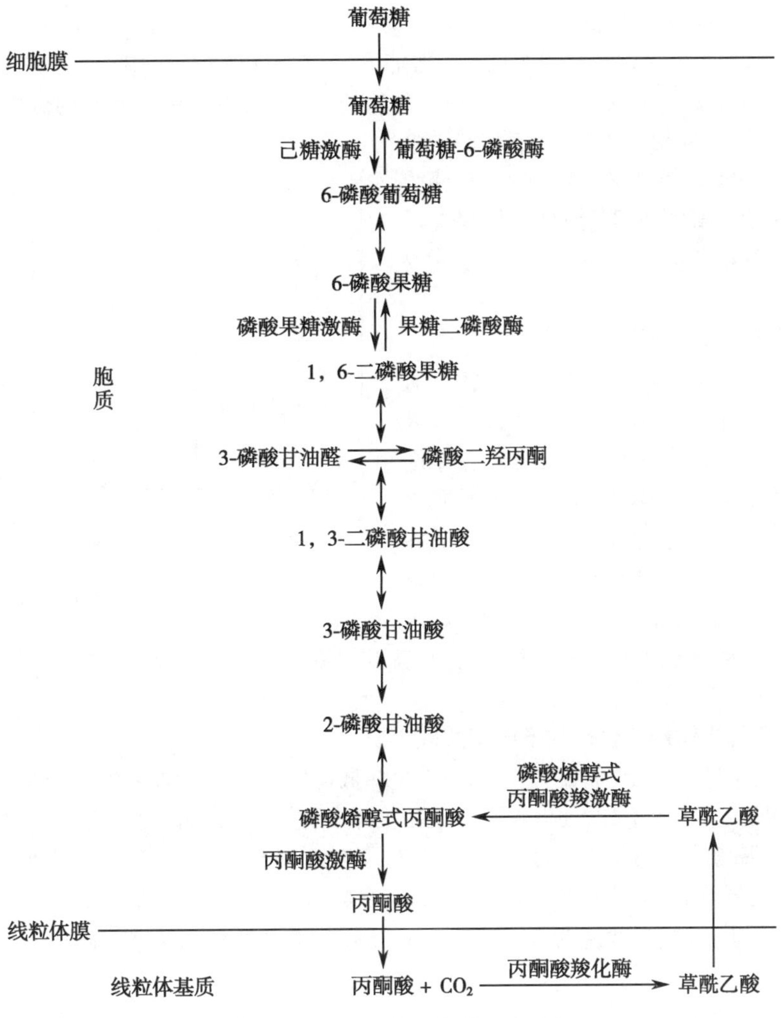

图17-10 糖酵解途径与糖异生途径

1. 丙酮酸羧化支路 糖异生途径中,由丙酮酸羧化酶和磷酸烯醇式丙酮酸羧激酶催化丙酮酸经草酰乙酸转变成磷酸烯醇式丙酮酸的过程称为丙酮酸羧化支路。乳酸和三羧酸循环的中间代谢物在转化为糖时都需要通过这条支路。丙酮酸羧化支路过程需消耗ATP和GTP。

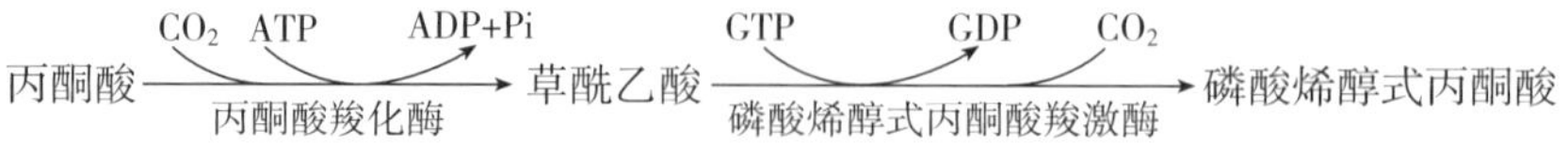

2. 1,6-二磷酸果糖转变为6-磷酸果糖　在果糖-1,6-二磷酸酶的催化下，1,6-二磷酸果糖转变为6-磷酸果糖，从而绕过糖酵解途径中由磷酸果糖激酶-1催化的不可逆反应。

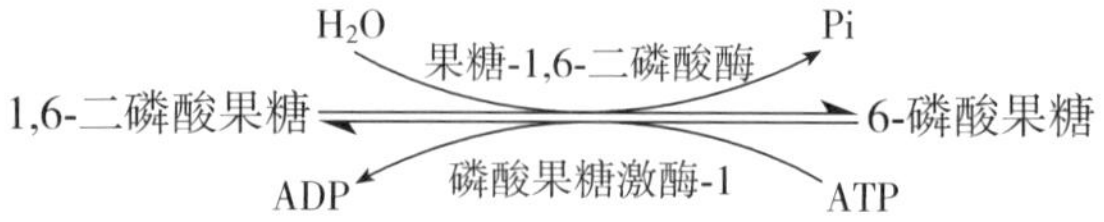

3. 6-磷酸葡萄糖转变为葡萄糖　在葡萄糖-6-磷酸酶的作用下，6-磷酸葡萄糖转变为葡萄糖。该反应与肝糖原分解的第三步反应相同。

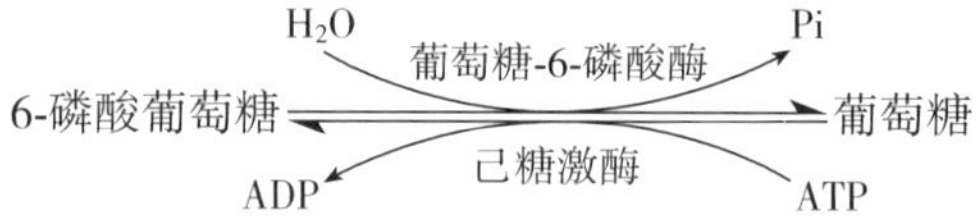

二、糖异生的生理意义

（一）维持空腹或饥饿时血糖浓度的相对恒定

糖异生作用最重要的生理意义是在体内糖来源不足的情况下，利用非糖物质转变成糖维持血糖浓度的恒定。体内某些组织如脑组织不能利用脂肪酸，主要依靠葡萄糖供给能量。成熟红细胞没有线粒体，几乎完全通过糖酵解获得能量。在不进食的情况下，机体依靠肝糖原的分解维持血糖浓度，但长期饥饿情况下，机体储备的肝糖原不足以维持血糖浓度，此时机体主要靠糖异生维持血糖浓度。因此，在空腹或饥饿情况下，糖异生作用对保障大脑等重要组织器官的能量供应具有重要意义。

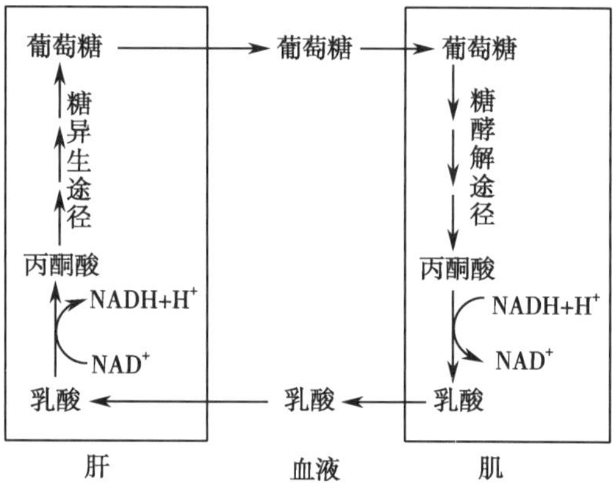

图 17-11　乳酸循环

（二）有利于乳酸的再利用

乳酸是糖异生的重要原料。剧烈运动时，肌肉中肌糖原氧化分解，糖酵解加强，产生大量乳酸。后者经血液循环运输到肝脏，经糖异生作用合成葡萄糖或肝糖原，肝脏将葡萄糖释放入血以补充血糖，因而可以使不能直接分解为葡萄糖的肌糖原间接转变成血糖，葡萄糖又可以被肌肉摄取利用。如此循环就构成了乳酸循环（图17-11），也叫Cori循环。乳酸循环对于乳酸的再利用，肝糖原的更新，肌肉消耗掉的肌糖原补充，防止乳酸性酸中毒都有重要的作用。

（三）肾脏糖异生作用增强有利于维持酸碱平衡

长期饥饿造成的代谢性酸中毒时，体液pH的降低可以促进肾小管中磷酸烯醇式丙酮酸羧激酶的合成，肾脏的糖异生作用增加，使α-酮戊二酸经草酰乙酸而合成糖，而α-酮戊二酸的减少又促进肾脏中谷氨酰胺脱氨生成谷氨酸，谷氨酸再脱氨基生成α-酮戊二酸以补充减少的α-酮戊二酸；同时，肾小管上皮细胞将脱氨基作用代谢加强生成的NH_3分泌入管腔中，与原尿中的H^+结合，降低原尿H^+的浓度，有利于排氢保钠作用的进行，有助于维持酸碱平衡，对于防止酸中毒有重要作用。

（四）协助氨基酸代谢

丙氨酸、谷氨酸、天冬氨酸等组成人体蛋白的氨基酸经脱氨基作用生成的丙酮酸、α-酮戊二酸、草酰乙酸都是糖异生作用的原料。实验证实，进食蛋白质后，肝中糖原含量增加。禁食晚期、糖尿病时，由于组织蛋白质分解增强，血浆氨基酸增多，生糖氨基酸的糖异生作用加强，是饥饿时维持血糖的主要糖异生原料来源。

（五）糖异生在运动中的意义

运动时机体需要消耗大量糖用于运动时的供能，仅靠肝糖原分解来维持血糖浓度显然不够，糖异生可弥补糖的不足；同时由于糖代谢的加强使得糖代谢的中间产物和终产物在体内蓄积，乳酸循环中乳酸异生为糖有利于运动中乳酸的消除。所以，运动时体内代谢的这些变化对人体的运动能力都有一定的影响，而糖异生可在一定程度上使这些变化得以缓解。

第四节 血 糖

血液中的葡萄糖称为血糖（blood sugar）。体内各组织细胞均需从血液中获取葡萄糖，以氧化提供活动所需能量，所以血糖必须保持一定的水平才能维持体内各器官和组织的需要。

血糖随着进食、活动状态等改变而不同。正常情况下，血糖含量相对恒定，仅在较小的范围内波动，正常成人空腹静脉血糖浓度为 3.89~6.11mmol/L（葡萄糖氧化酶法）。

血糖浓度的相对恒定，是机体通过对血糖来源与去路的精细调节，使之维持动态平衡结果。机体对血糖浓度的调节方式有神经调节、组织器官调节和激素调节。肝在血糖的来源与去路方面所发挥的作用较其他器官全面，所以它是维持血糖恒定的关键器官；当机体需要时，通过神经-激素的调节作用，使肝细胞内各糖代谢途径的酶活性改变，实现肝维持血糖浓度恒定的目的；胰岛素是唯一降低血糖的激素，升高血糖的激素主要有胰高血糖素、肾上腺素、肾上腺皮质激素等。

一、血糖的来源和去路

（一）血糖的来源

1. 食物中的糖类在肠道经消化吸收入血的葡萄糖　这是血糖的主要来源，也是糖尿病病人循证治疗的思路之一。

2. 肝糖原分解　空腹时血糖浓度降低，肝糖原分解生成的葡萄糖释放入血补充血糖。肝糖原的分解是空腹时机体血糖的主要来源。

3. 糖异生　体内储备的糖原不足以维持长期饥饿情况下机体对血糖的需求，此时肝、肾的糖异生作用加强，将大量非糖物质转变成葡萄糖，继续维持血糖浓度的恒定。所以，糖异生作用是机体饥饿状态下血糖浓度的主要来源。

4. 其他单糖转变　其他单糖如半乳糖、果糖等也可以转变为葡萄糖以补充血糖。

（二）血糖的去路

1. 氧化分解供能　血液中的葡萄糖随体循环流经各组织时，被组织细胞摄取利用，在细胞内氧化分解供能，这是血糖最主要的去路。

2. 合成糖原储存　葡萄糖可转变成糖原储存在肝脏和肌肉组织。

3. 转变为非糖物质　葡萄糖可转变成脂肪、非必需氨基酸等其他非糖物质。

4. 转变成其他糖类及衍生物　葡萄糖可转变成核糖、脱氧核糖、糖蛋白等其他糖及其衍生物，为体内一些重要物质的合成提供原料。

5. 随尿排出　当血糖浓度高于 8.89~10.0mmol/L，超过肾小管最大重吸收能力时，糖从尿液中排出，出现糖尿现象。临床上将 8.89mmol/L 的血糖浓度值称为肾糖阈值。

血糖的来源与去路总结于图 17-12。

二、血糖水平异常

（一）高血糖与糖尿病

临床上将空腹血糖浓度高于 6.9mmol/L 称为高血糖（hyperglycemia）。

1. 生理性高血糖　生理性高血糖可因糖的来源增加而引起，如一次性静脉输入大量葡萄糖或进食糖类食物过多，引起饮食性高血糖；或因情绪激动导致体内肾上腺素分泌增加，出现情感性高血糖。生理性高血糖只是暂时的，且空腹血糖正常。

笔记

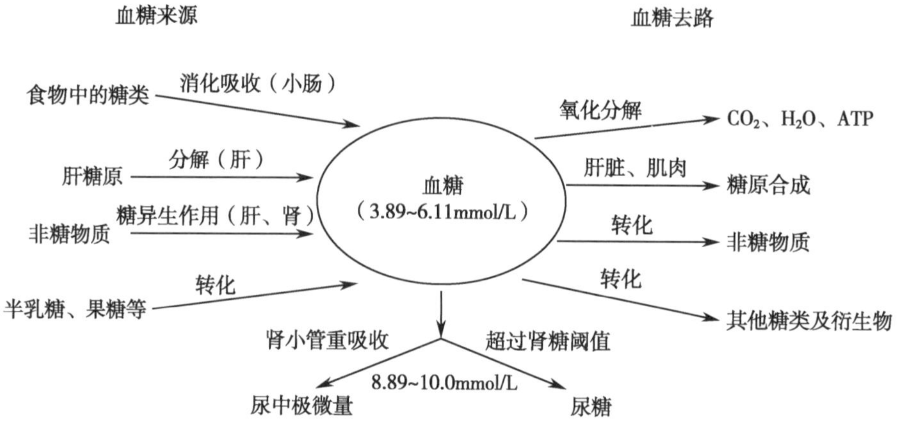

图 17-12 血糖的来源与去路

2. 病理性高血糖 升高血糖的激素分泌亢进或胰岛素分泌不足时均可导致高血糖，以致出现糖尿。病理性高血糖及糖尿多见于糖尿病。

糖尿病是由于胰岛素分泌不足及胰岛素受体缺陷所致的代谢性疾病。临床上常见的糖尿病有胰岛素依赖型（1 型）和非胰岛素依赖型（2 型）两种，我国以 2 型居多。糖尿病时，可出现多方面的糖代谢紊乱，血糖不易进入组织细胞；糖原合成减少，分解增强；组织细胞氧化利用葡萄糖的能力减弱；糖异生作用增强。总之血糖的来源增加而去路减少，出现持续性高血糖和糖尿。糖尿病病人典型的临床表现为“三多一少”症状，即多饮、多食、多尿、体重减轻，重者可并发动脉粥样硬化，并累及心、肾、视网膜等组织器官的病变，甚至出现酮症或酸中毒。

血糖是诊断糖尿病的重要依据，糖化血红蛋白（HbA1c）是判断血糖控制状态最有价值的指标。目前尚无根治糖尿病的方法，国际糖尿病联盟（IDF）提出的糖尿病治疗的综合性措施包括：糖尿病知识教育、自我监测血糖、医学营养治疗、运动疗法和药物治疗。

3. 肾性糖尿 由于肾功能先天性不全或肾疾病导致的肾糖阈值减低引起的糖尿，称为肾性糖尿。此时血糖浓度可以升高，也可以在正常范围，糖代谢并未发生紊乱，只是由于肾小管重吸收功能减退所致。

知识拓展

糖尿病的运动康复

随着我国现代经济的发展及城市化进程的加速，人们生活方式发生了巨大变化，糖尿病患病率显著增加，并呈年轻化趋势。运动疗法对糖尿病的治疗、控制尤为重要。规律运动有助于控制血糖，减少心血管疾病危险因素。糖尿病运动康复的生化机制主要为：①耐力运动可加强胰岛素对运动中血糖的调节，增加肌肉对胰岛素的敏感性；②可改善脂类代谢和调节体重；③增加肌肉毛细血管的密度，扩大肌细胞与胰岛素及血糖的接触面，改善血糖利用；④提高糖尿病病人的心肺功能。

运动方式：首选有氧耐力运动项目，如散步、快走、慢跑、游泳、太极拳、爬山等。尽量选择让全身大部分肌肉群参与的运动，这样有利于加强全身肌肉对葡萄糖的利用。

运动的强度和时间：每天 30min 中等强度运动。自 10min 开始，逐步延长至 30~40min。每周 3~5 次，若能坚持每天运动 1 次最为理想。一般在餐后 1~2h 内进行。

1703
视频：便携式血糖仪的使用

1704
胰岛素用于治疗糖尿病

（二）低血糖

空腹血糖浓度低于 3.0mmol/L 时称为低血糖（hypoglycemia）。由于大脑的能源物质主要是葡萄糖，所以当血糖浓度降低时，首先影响大脑的功能，出现头晕、倦怠无力、心悸、出冷汗等症状，严重者可发生低血糖昏迷，若不及时补充葡萄糖，可危及生命。低血糖常见的原因有：①长期饥饿或不能进食；②严重肝疾病时，肝不能及时有效地调节血糖浓度；③内分泌功能异常（如垂体功能低下或肾上腺

笔记

皮质功能低下)；④胰岛 B 细胞功能亢进(如胰肿瘤)，胰岛素分泌过多，引起低血糖。

三、运动与血糖

健康人休息时肌肉能量的来源，在饭前主要是利用脂肪为主，饭后主要来自葡萄糖的氧化分解。运动时需要动用糖代谢供能时，首先动用的是肌糖原，随着运动的持续，肌肉吸收血糖的数量增加，可反射性地引起肝糖原分解成葡萄糖，补充和维持血糖水平的相对稳定。

肌糖原是长时间、大强度运动的重要能源物质，其储量的多少往往对运动能力有着重要的影响。影响运动后肌糖原恢复的因素主要有膳食、运动强度和持续时间。短时间极限强度运动后，恢复期开始 5h 内肌糖原的恢复速度最快，即使在禁食的条件下，肌糖原仍有部分恢复，这与糖异生加强有关；5h 后肌糖原恢复速度减慢，并与进食与否及食物的性质有关，但差异不大；肌糖原的完全恢复需要 24h 左右，高糖膳食对短时间、大强度运动后肌糖原的恢复速度影响不大。长时间大强度运动后，恢复期的前 10h 肌糖原恢复速度最快；高糖膳食能明显加快肌糖原的恢复速度，肌糖原的完全恢复约需 46h；而如果不食用高糖膳食，则肌糖原在运动后结束 5d 都不能恢复到运动前的水平。

运动时血糖来源有两个途径：①动用肝脏这个葡萄糖贮存库，即肝糖原分解释放葡萄糖入血以补偿；②当运动时间较长，肝糖原耗尽时，依靠糖异生来供给葡萄糖。

运动时体内升、降血糖激素也随之变化，在开始运动时，首先胰岛素的分泌减少，这与肾上腺素受体兴奋对胰岛素分泌抑制作用有关。而为保证机体葡萄糖的供应，血液循环中的升糖激素如儿茶酚胺、生长激素也升高，尤其是皮质醇和胰高血糖素在长时间运动时也明显升高。以上激素的调节使肝脏有足够数量的糖原分解及糖异生，保证肝糖输出量，以供给脑组织及肌肉组织葡萄糖的需要，并使血糖维持在正常水平。

长期锻炼使肌肉中的糖原贮备增加，经常有规律的锻炼可以增加各种酶活性，改善肌细胞的氧化代谢能力；同时使血浆胰岛素水平下降，而糖耐量不变。肥胖者经常锻炼可收到同样效果，从而达到了减肥的作用。有研究表明，有规律的运动锻炼对 2 型糖尿病病人有改善糖耐量的作用，这种改善有时与体重的减轻相一致。

本章小结

糖是组成人体的重要物质之一，其分解代谢中伴随释放能量是运动时骨骼肌获得能量的主要方式。糖代谢主要是指葡萄糖在体内一系列复杂的化学反应。它在不同类型细胞中的代谢途径有所不同，其分解代谢方式还在很大程度上受氧供应状况的影响。

糖的分解代谢有三条途径：糖的无氧酵解、有氧代谢和磷酸戊糖途径。糖酵解在缺氧条件下进行，葡萄糖或糖原分解生成乳酸。此过程净生成 2mol 或 3mol ATP，是机体在缺氧条件下快速获能的主要方式。有氧氧化是指有氧条件下，葡萄糖或糖原彻底氧化成水和二氧化碳，可为机体提供 30mol 或 32mol ATP，是机体获得能量的主要方式。

糖原是糖的储存形式，包括肝糖原和肌糖原。肝糖原可以直接分解为葡萄糖，肌糖原不能直接分解为葡萄糖，但可进行糖酵解或有氧氧化。糖异生是指非糖物质(如甘油、乳酸、丙酮酸及生糖氨基酸等)转变为葡萄糖或糖原的过程，肝是糖异生的主要部位。糖异生是饥饿和空腹状态下血糖的主要来源。

血糖是指血液中的葡萄糖，正常人空腹血糖含量为 3. 89~6. 11mmol/L，有赖于血糖的来源与去路的平衡，胰岛素是唯一降低血糖的激素。血糖水平异常主要包括高血糖和低血糖。

糖是人体运动时的重要能源物质。运动的能量供应系统包括：磷酸原(ATP-CP)供能系统、糖酵解(乳酸能)供能系统和有氧代谢供能系统。磷酸原供能系统在短时间最大强度运动或最大用力的运动中起主要供能作用；糖酵解供能系统是速度、速度和耐力项目中的主要供能系统；有氧代谢供能是数分钟以上耐力性运动项目的基本供能系统，对速度和力量运动而言，提高有氧代谢能力，起着改善运动肌代谢环境和加速疲劳消除的作用。

笔记

(郭桂平)

扫一扫，测一测

思考题

1. 简述糖酵解、有氧氧化、糖异生的生理意义。
2. 糖的有氧氧化包括哪几个阶段？
3. 简述乳酸氧化供能的主要反应及其酶。
4. 简述血糖的来源和去路。
5. 在百米短跑时，肌肉收缩产生大量的乳酸，试述该乳酸的主要代谢去向。

思路解析

笔记

第十八章 脂类代谢

18章PPT

学习目标

1. 掌握：脂类的功能；脂肪动员；脂肪酸氧化的过程；酮体生成的特点和意义；血浆脂蛋白的分类与功能；运动调节脂代谢增进健康。

2. 熟悉：胆固醇的代谢；血脂的组成与含量。

3. 了解：脂类的分布；甘油的氧化分解；甘油三酯的合成代谢；磷脂的代谢；血浆脂蛋白的组成。

4. 具有基本临床思维与素养，能运用脂类代谢的知识解释酮症酸中毒、动脉硬化产生的机制。

5. 能与病人及家属进行沟通，开展健康教育；能与相关医务人员协同开展安全教育宣传。

案 例

病人，男，60岁，平素体健，肥胖体型，体重81kg，近一个月来体重下降至70kg，多食、多饮、多尿，伴恶心、呕吐。急诊入院检查，尿常规示：酮体(+++)、蛋白质(++)、葡萄糖(+++)，血气分析示：pH 7.23、PCO_2 18mmHg，生化检查示：血糖19.5mmol/L、血钾6.75mmol/L、血氯94mmol/L。诊断为2型糖尿病合并酮症酸中毒。经过控制血糖水平、积极补液、纠正酸中毒和电解质紊乱等治疗措施后，病情明显好转，趋向稳定。

请问：1. 何为酮体，体内酮体代谢有什么意义？

2. 该病人为什么容易发生酮症酸中毒？

1801

案例解析

第一节 脂类的分布及功能

脂类(lipids)是脂肪(fat)和类脂(lipoid)的总称。它是人体的重要组成成分，也是人体的重要营养素。脂肪是1分子甘油和3分子脂肪酸所形成的甘油三酯(triglyceride，TG)，又称为三酰甘油。类脂是结构或性质上与脂肪类似的化合物，包括磷脂(phospholipids，PL)、胆固醇(cholesterol，Ch)及胆固

笔记

醇酯(cholesteryl ester,CE)、糖脂(glycolipid,GL)。脂类不溶于水而易溶于有机溶剂。

一、脂类的分布与含量

脂肪是人体含量最多的脂类,多分布在皮下、肠系膜、腹腔大网膜、肾周围等,这部分脂肪处于合成和分解的动态变化之中,故称为脂库,又称为储存脂。脂肪含量因性别而异,成年男性的脂肪含量占体重的 10%~20%,女性稍高,同时易受膳食、运动、营养状况等多种因素的影响,变动范围较大,故又称为可变脂。

类脂是生物膜的基本组成成分,主要存在于细胞的各种膜性结构中,不同组织中的类脂含量不同,神经组织中含量较多,一般组织中则较少。在正常情况下,各器官组织的生物膜是完整的,基本上不受膳食、营养状况和机体活动的影响,故称为固定脂。

二、脂类的功能

(一)脂肪的功能

1. 储能和供能　脂库中的脂肪是一种非常好的储能物质,脂肪是疏水性的,储存时几乎不结合水,所占体积小,是同重量糖所占体积的 1/4,但 1g 脂肪在体内完全氧化所释放的能量是同重量糖或蛋白质的两倍多。

2. 提供必需脂肪酸　脂肪可分解成甘油和脂肪酸。有些脂肪酸是人体需要而自身合成量不足或不能合成的,这些脂肪酸称为必需脂肪酸,主要有亚油酸、亚麻酸和花生四烯酸。它们在机体内可转变成前列腺素、血栓素和白三烯等重要的生理活性物质,参与细胞代谢,而且与炎症、过敏反应及心血管疾病等重要病理过程有关。

3. 促进脂溶性维生素的吸收　脂肪可作为脂溶性维生素的溶剂,因此脂肪能促进脂溶性维生素 A、D、E、K 的吸收利用。

4. 维持体温和保护内脏　脂肪是热的不良导体,储存在皮下的脂肪组织能防止热量的散失,保持体温;内脏周围的脂肪组织能缓冲机械冲击,使内脏器官免受损伤。

(二)类脂的功能

1. 构成生物膜　类脂中磷脂和胆固醇是所有生物膜的重要组分,其所具有的亲水头部和疏水尾部构成生物膜脂质双分子层结构的基本骨架,不仅为镶嵌膜蛋白提供了基质,也构成了细胞的通透性屏障,从而维持了细胞正常的结构与功能。

2. 参与血浆脂蛋白组成　磷脂、胆固醇是血浆脂蛋白的重要成分,其所具有的亲水头部是血浆脂蛋白重要的亲水骨架,使脂蛋白具有较强的水溶性,能稳定地分散在血浆中。

3. 作为第二信使参与代谢调节　磷脂酰肌醇-4,5-二磷酸可水解成三磷酸肌醇和甘油二酯,均可作为第二信使传递信息。

4. 转变成重要的生理活性物质　胆固醇在体内可转化成胆汁酸、维生素 D_3、性激素及肾上腺皮质激素等重要的生理活性物质。

第二节　甘油三酯代谢

一、甘油三酯的分解代谢

(一)脂肪动员

储存在脂肪组织中的甘油三酯在一系列脂肪酶的催化下逐步水解为游离脂肪酸(free fatty acid, FFA)和甘油并释放入血,以供全身各组织氧化利用的过程称为脂肪动员。

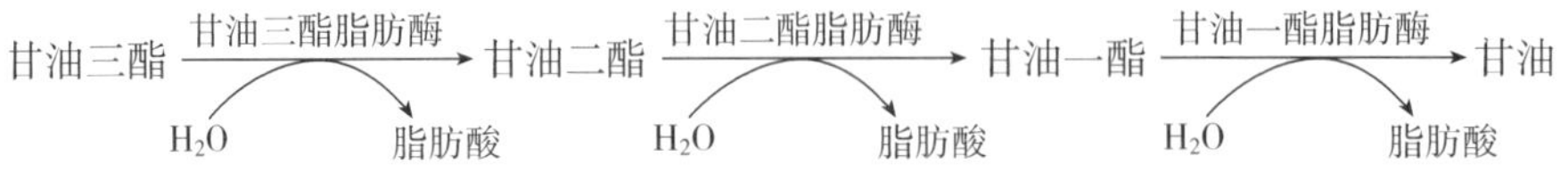

脂肪动员过程需3种脂肪酶催化，其中甘油三酯脂肪酶活性最低，该酶的活性易受多种激素的影响，称为激素敏感性甘油三酯脂肪酶（hormone-sensitive triglyceride lipase，HSL）。使甘油三酯脂肪酶活性增高的激素如肾上腺素、促肾上腺皮质激素和胰高血糖素等称为脂解激素。而胰岛素、前列腺素 E_2 等能抑制甘油三酯脂肪酶的活性，称为抗脂解激素。

（二）甘油的氧化分解

脂肪动员产生的甘油主要被肝细胞摄取利用，肝细胞内含有活性很高的甘油激酶，甘油经甘油激酶催化，消耗1分子ATP，生成α-磷酸甘油，α-磷酸甘油经α-磷酸甘油脱氢酶催化，转变成磷酸二羟丙酮。磷酸二羟丙酮是糖代谢的中间产物，进入糖代谢途径进行氧化分解或异生为糖。肌肉和脂肪组织因甘油激酶活性很低，故不能很好地利用甘油。

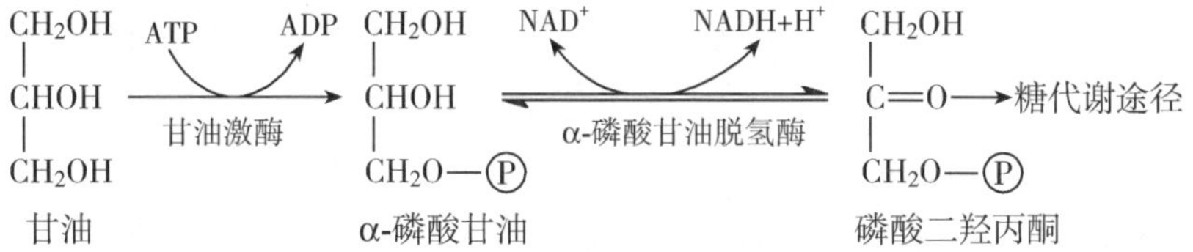

（三）脂肪酸的氧化分解

脂肪动员产生的脂肪酸是机体重要的供能物质。在氧供应充足的情况下，脂肪酸在体内可彻底氧化分解成 CO_2 和 H_2O，并释放大量的能量供机体利用。除脑组织和成熟红细胞外，大多数组织都能氧化利用脂肪酸，但以肝和肌肉组织最为活跃。脂肪酸的氧化过程包括脂肪酸的活化、转运与脂酰CoA的β-氧化及乙酰CoA的彻底氧化。

1. 脂肪酸的活化　脂肪酸的活化在线粒体外膜及内质网进行，是脂肪酸转变成脂酰CoA的过程。由脂酰CoA合酶催化，每活化1分子脂肪酸消耗1分子ATP，反应过程中生成的焦磷酸（PPi）立即被细胞内的焦磷酸酶水解，因此1分子脂肪酸的活化相当于消耗2个高能磷酸键。生成的脂酰CoA分子中不仅含有高能硫酯键，而且极性较强，提高了脂肪酸的代谢活性。

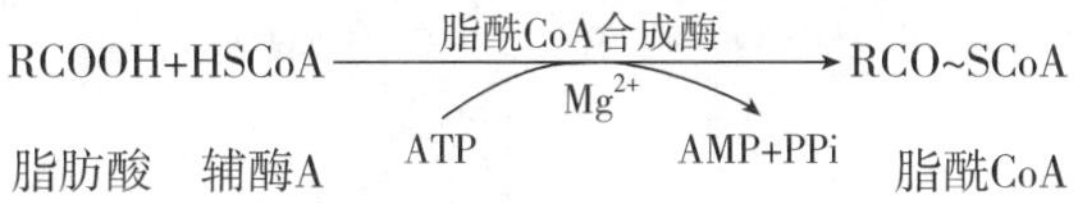

2. 脂酰CoA进入线粒体　脂肪酸氧化的酶系存在线粒体基质内，因此在线粒体外生成的脂酰CoA需进入线粒体才能进行氧化。但长链脂酰CoA不能直接透过线粒体内膜，需经肉碱的转运才能进入线粒体（图18-1）。

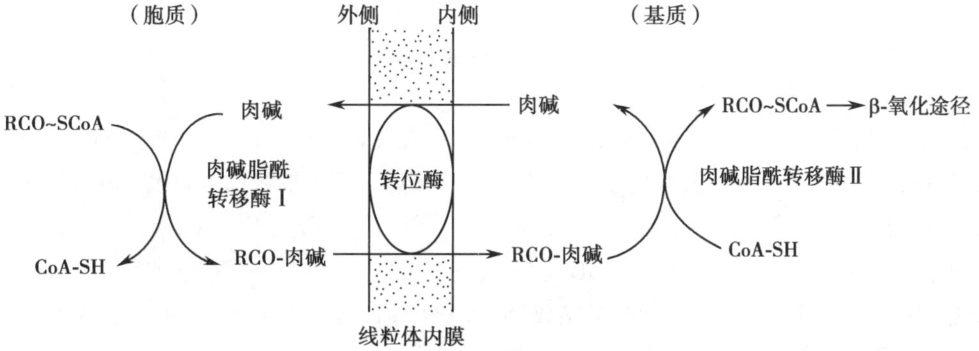

图18-1　脂酰CoA进入线粒体示意图

3. 脂酰CoA的β-氧化　脂酰CoA进入线粒体后，在脂酰基β-碳原子上进行的氧化称为β-氧化。β-氧化过程包括脱氢、加水、再脱氢和硫解四步连续反应。每一步反应都需特异的酶催化，这些酶互相结合形成的多酶复合体称为脂肪酸氧化酶体系。1分子脂酰CoA进行一次β-氧化，生成1分子乙酰CoA和1分子比原来少2个碳原子的脂酰CoA。经过多次的β-氧化，脂酰CoA就完全分解为乙酰CoA（图18-2）。一部分乙酰CoA通过三羧酸循环彻底氧化为 CO_2 和 H_2O，并释放大量的能量；一部分在肝脏不彻底氧化生成酮体。

笔记

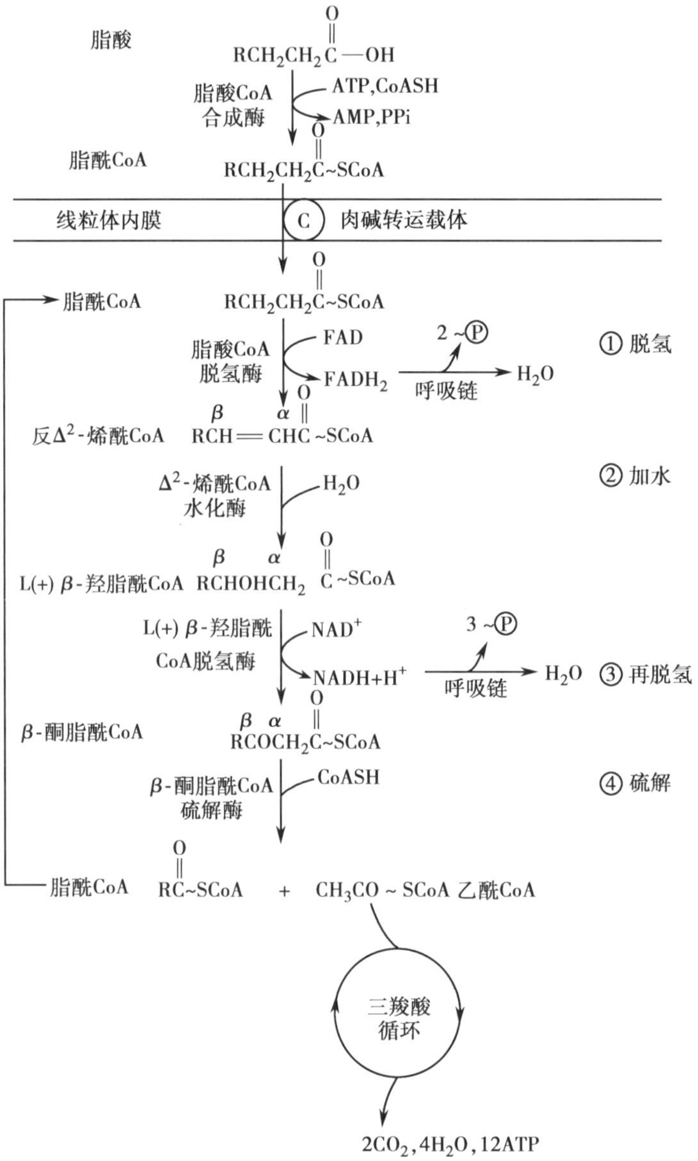

图 18-2 脂酰 CoA 的 β-氧化过程

4. 脂肪酸彻底氧化能量的生成 脂肪酸 β-氧化过程在线粒体内进行，因此生成的乙酰 CoA 可直接进入三羧酸循环，氧化分解生成能量；脱下的氢也可直接进入呼吸链氧化磷酸化生成能量。如 16 碳的软脂酸经 7 轮 β-氧化产生 8 分子乙酰 CoA，7 分子 $NADH+H^+$、7 分子 $FADH_2$，每分子乙酰 CoA 进入三羧酸循环产生 10 分子 ATP，每分子 $NADH+H^+$ 和每分子 $FADH_2$ 进入呼吸链分别产生 2.5 分子和 1.5 分子 ATP。因此，1 分子软脂酸彻底氧化共生成 $(8\times10)+(7\times2.5)+(7\times1.5)=108$ 分子 ATP，减去脂肪酸活化消耗的 2 个高能磷酸键，相当于 2 分子 ATP，净生成 106 分子 ATP。

（四）酮体的生成及利用

酮体是脂肪酸在肝内氧化的正常中间产物。包括乙酰乙酸、β-羟丁酸、丙酮三种物质，其中 β-羟丁酸约占酮体总量的 70%，乙酰乙酸约占 30%，丙酮含量极微。

1. 酮体的生成 肝细胞线粒体内含有活性很高的合成酮体的酶系，是生成酮体的主要部位。合成的原料是脂肪酸 β-氧化的产物乙酰 CoA。合成过程大致可分为三个阶段：①2 分子乙酰 CoA 在乙酰乙酰 CoA 硫解酶的催化下，缩合成乙酰乙酰 CoA；②乙酰乙酰 CoA 再与 1 分子乙酰 CoA 在羟甲基戊二酸单酰 CoA 合酶的催化下，生成羟甲基戊二酸单酰 CoA（HMG-CoA）；③HMG-CoA 经 HMG-CoA 裂解酶催化分解为乙酰乙酸和乙酰 CoA，乙酰乙酸加氢还原为 β-羟丁酸，部分乙酰乙酸可经酶催化或自发脱羧而生成丙酮。酮体的生成过程如图 18-3。

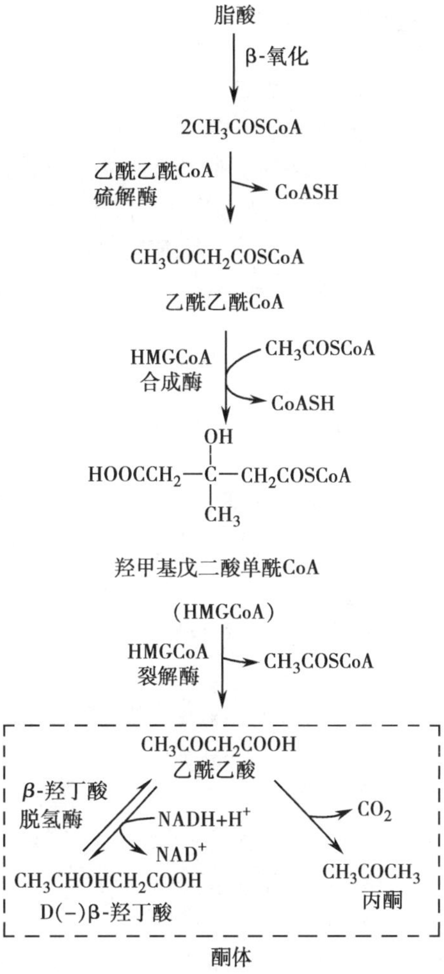

图 18-3 酮体的生成

2. 酮体的利用 由于肝内缺乏氧化利用酮体的酶（乙酰乙酸硫激酶或琥珀酰 CoA 转硫酶），不能氧化酮体，所以肝内生成的酮体需经血液循环运输到肝外组织被氧化利用。心肌、骨骼肌、脑和肾是利用酮体的主要组织器官，在这些部位酮体能够被彻底氧化为 CO_2 和 H_2O。其过程是：乙酰乙酸可在乙酰乙酸硫激酶或琥珀酰 CoA 转硫酶催化下，转变为乙酰乙酰 CoA，继而硫解为 2 分子乙酰 CoA，后者进入三羧酸循环被彻底氧化。β-羟丁酸脱氢转变成乙酰乙酸，再经上述途径氧化。丙酮可随尿排出或经呼吸道呼出。酮体的利用过程如图 18-4。

3. 酮体生成的意义 酮体具有水溶性，不需要结合蛋白质转运，易于透过血-脑脊液屏障及毛细血管壁，是肝输出脂肪酸类能源的一种形式。长期饥饿时，糖储存减少，酮体供给脑组织 50%～70% 的能量。禁食、应激及糖尿病时，心脏、肾、骨骼肌摄取酮体代替葡萄糖供能，节省葡萄糖以供脑和红细胞所需，并可防止肌肉蛋白的过多消耗。正常情况下酮体的生成和利用大致平衡，血中仅含少量酮体（0.03～0.5mmol/L）。但是在饥饿、低糖、高脂膳食及糖尿病时，肝中酮体生成过多，超过肝外组织的利用能力时，可使血中酮体升高，称酮血症；如果尿中出现酮体称酮尿症。由于 β-羟丁酸、乙酰乙酸都是酸性较强的有机酸，当血中浓度过高，可导致酮症酸中毒，当过多丙酮从肺呼出，病人呼出的气体带有烂苹果味。

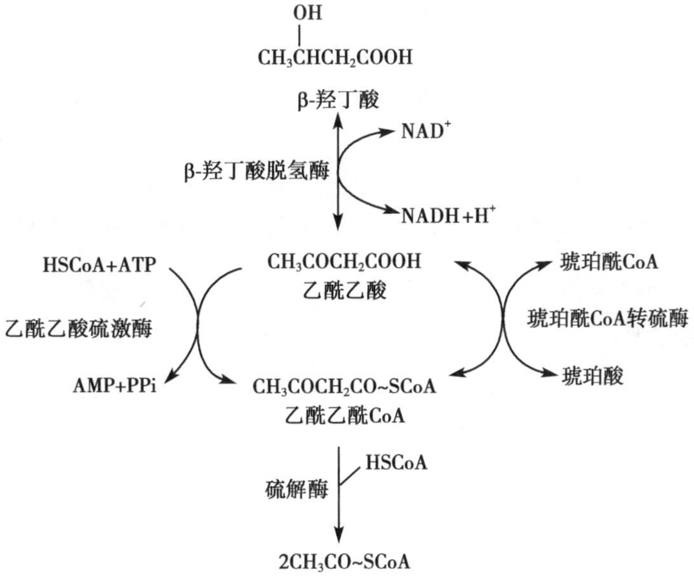

图 18-4 酮体的利用

知识拓展

运动与酮体

酮体是长时间耐力运动时大脑和肌肉等肝外组织获得能源的一种形式。随着运动强度的不同,血中酮体将发生相应的变化。安静状态下酮体生成率低。短时间剧烈运动,机体运动所需的能量主要依靠高能磷酸盐和肌糖原,脂肪动员供能较少,血液酮体的含量变化不大。长时间剧烈运动,开始阶段血液酮体水平降低,主要是因为肝外氧化利用率大于肝内生成率;随着运动时间的延长,血中酮体水平升高,原因是肝内酮体的生成率大于肝外组织的摄取率,且由于长时间的运动,血液胰岛素水平下降,胰岛素能调节酮体透过细胞膜,影响肝外组织对酮体的摄取利用,主要利用脂肪酸。

二、甘油三酯的合成代谢

体内大多数组织都能合成甘油三酯,以肝脏、脂肪组织和小肠最为活跃,其中肝的合成能力最强。这些组织细胞的内质网是合成甘油三酯的主要场所,合成的原料是α-磷酸甘油和脂酰 CoA。α-磷酸甘油主要来自糖酵解途径,脂酰 CoA 利用糖有氧氧化生成的乙酰 CoA 合成,糖是脂肪合成的主要原料。α-磷酸甘油与脂酰 CoA 在脂酰转移酶的催化下,生成甘油三酯。

一般情况下,脂肪组织合成的甘油三酯储存在脂肪组织中,肝及小肠黏膜上皮细胞合成的甘油三酯组成脂蛋白释放到血液中运输,供其他组织分解利用。

第三节　磷脂的代谢

含有磷酸的脂类称为磷脂。根据化学组成所含醇骨架的不同,分为甘油磷脂(phosphoglyceride)和鞘磷脂(sphingomyelin)。以甘油作为醇骨架构成的磷脂称为甘油磷脂,如磷脂酰胆碱(卵磷脂)、磷脂酰乙醇胺(脑磷脂)、磷脂酰丝氨酸、二磷脂酰甘油(心磷脂)、磷脂酰肌醇等。由鞘氨醇构成的磷脂称为鞘磷脂,体内含量最多的鞘磷脂是神经鞘磷脂。

一、甘油磷脂的代谢

甘油磷脂主要由肝脏合成。合成原料为甘油、脂肪酸以及含氮化合物(如胆碱、乙醇胺等),由 ATP 和 CTP 提供能量。胆碱与乙醇胺可来自食物,也可经丝氨酸转化。合成途径有两条,分别是甘油二酯途径和 CDP-甘油二酯途径。不同的甘油磷脂合成途径不同。脑磷脂和卵磷脂由甘油二酯途径合成,这两类磷脂占血液及组织中磷脂的 75%以上;磷脂酰丝氨酸、磷脂酰肌醇和心磷脂由 CDP-甘油二酯途径合成。

甘油磷脂的分解在多种磷脂酶的催化下完成。在磷脂酶的作用下,甘油磷脂逐步水解生成甘油、脂肪酸、磷酸及各种含氮化合物如胆碱、乙醇胺和丝氨酸等。这些产物可重新利用或氧化分解。

二、鞘磷脂的代谢

鞘磷脂是由鞘氨醇、脂肪酸及磷酸胆碱所构成的酯。其中最重要的是神经鞘磷脂,它是细胞膜和神经髓鞘的重要组分。全身各组织细胞内质网中都含有合成鞘磷脂的酶,但以脑组织最为活跃。神经鞘磷脂的分解代谢是在神经鞘磷脂酶催化下进行的,此酶存在于脑、肝、脾、肾等细胞的溶酶体中。先天性缺乏此酶的病人,由于神经鞘磷脂不能降解而在细胞内积存,导致鞘磷脂累积症,可引起肝、脾大及痴呆等。

笔记

知识拓展

甘油磷脂与脂肪肝

正常人的肝内含脂类占细胞重量的 3%～5%，其中甘油三酯占一半，如果甘油三酯在肝内存积超过 2.5%、脂类总量超过 10%，即称为脂肪肝。形成脂肪肝的常见原因有：①肝内脂肪来源过多，如高糖、高热量饮食；②肝功能障碍，氧化脂肪酸的能力减弱，合成、释放脂蛋白的功能降低；③合成磷脂的原料（胆碱及乙醇胺）供给或合成不足，使得甘油二酯转变为磷脂量减少，转而生成甘油三酯。又由于磷脂合成量减少，导致极低密度脂蛋白（VLDL）生成障碍，使肝细胞内脂肪运出困难。这样肝细胞内脂肪来源增多、运出减少，在肝细胞内堆积而形成脂肪肝。临床上常用磷脂及其合成原料（丝氨酸、蛋氨酸、胆碱、肌醇及乙醇胺等）以及有关辅助因子（叶酸、维生素 B_{12}、ATP 及 CTP 等）来防治脂肪肝。

第四节　胆固醇代谢

一、胆固醇的含量与分布

正常成人体内胆固醇的总量约为 140g，广泛分布于全身各组织，大约有 1/4 分布于脑及神经组织，其次是肝、肾、肠、内脏及皮肤和脂肪组织，而肌肉组织中胆固醇含量较低。

二、胆固醇的生物合成

人体内胆固醇主要靠体内合成，少量通过动物性食物摄入。每天合成胆固醇量约为 1g，主要在肝脏合成，肝脏合成的胆固醇占总合成量的 70%～80%，其次小肠合成 10%，肾上腺髓质及性腺等组织也合成一部分。乙酰 CoA 是合成胆固醇的主要原料，此外需要 ATP 供能和 $NADPH+H^+$ 供氢。乙酰 CoA 和 ATP 主要来自糖的有氧氧化，而 $NADPH+H^+$ 则主要来自糖的磷酸戊糖途径。因此，糖是胆固醇合成原料的主要来源。胞质及滑面内质网存在合成胆固醇的酶系。胆固醇的合成过程极其复杂，有将近三十步酶促反应，限速酶是 HMG-CoA 还原酶。

1802
胆固醇在体内的转化与排泄

知识拓展

胆　结　石

在胆囊或胆道形成的结石称为胆结石。胆结石的产生往往是因为血浆胆固醇过高，胆汁浓而淤积或与发病部位感染有关，如炎症、寄生虫、术后等原因造成的。胆结石主要由胆固醇、胆色素、胆酸、脂肪酸钙、碳酸钙等无机盐组成。临床采用的利胆药去氢胆酸，其作用是促进胆汁分泌，增加胆汁中水分及总量，使胆汁稀释而有利于排空胆汁。或用鹅去氧胆酸、熊去氧胆酸等改变胆汁中胆酸的成分，减少胆固醇的合成和分泌，有利于溶解胆结石。

第五节　血脂与血浆脂蛋白

一、血脂的组成与含量

血浆中所含的脂类称为血脂，包括甘油三酯、胆固醇、胆固醇酯、磷脂以及游离脂肪酸。血脂含量可以大致反映体内脂类的代谢状况，易受膳食、运动、年龄、性别、遗传及健康状况的影响，变动范围较大。血脂含量的测定在临床上具有重要的意义，广泛用于高脂血症（hyperlipidemia）、动脉粥样硬化（atherosclerosis，AS）和冠心病的诊断及防治研究。

笔记

二、血浆脂蛋白

血浆中的脂类与载脂蛋白结合组成的复合体称为血浆脂蛋白(lipoprotein,LP)。脂类难溶于水，分散在水中则呈乳浊状，正常人空腹血浆脂类虽多，但仍清亮透明，可见血脂不是以自由状态存在，而是与血浆蛋白质结合成脂蛋白形式。脂蛋白具有亲水性，有利于脂类的运输。

(一)血浆脂蛋白分类

由于各种脂蛋白所含脂类和蛋白质的量不相同，其分子结构、密度、颗粒大小、表面电荷、电泳速率及免疫性均有差异。通常用超速离心法和电泳法将其分类。

1. 超速离心法　超速离心法是根据血浆在一定密度的介质中进行超速离心时，因所含的脂蛋白密度不同，其漂浮速率不同而进行分离的方法，也称密度分离法。按密度由小到大将血浆脂蛋白分为四类：乳糜微粒(chylomicron,CM)、极低密度脂蛋白(very low density lipoprotein,VLDL)、低密度脂蛋白(low density lipoprotein,LDL)、高密度脂蛋白(high density lipoprotein,HDL)。

2. 电泳法　根据不同脂蛋白分子表面所带电荷不同，在电场中具有不同的迁移速率，可用电泳法进行分类。利用电泳法可将脂蛋白分离成四条区带，即乳糜微粒、β-脂蛋白、前β-脂蛋白和α-脂蛋白(图18-5)。这四类脂蛋白分别与密度分类法的CM、LDL、VLDL、HDL相对应。

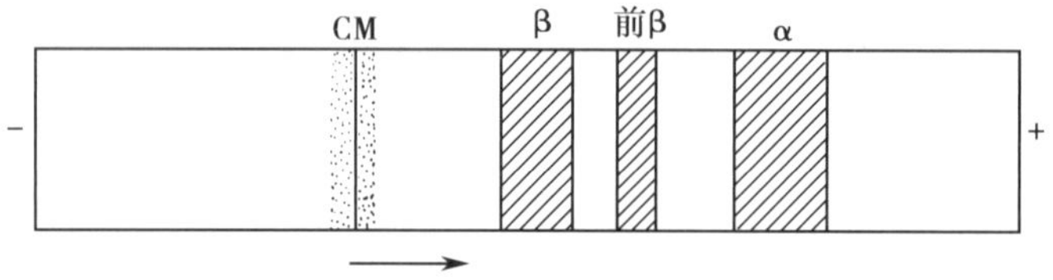

图18-5　血浆脂蛋白琼脂糖凝胶电泳示意图

(二)血浆脂蛋白的组成

各类血浆脂蛋白均含有蛋白质、甘油三酯、磷脂、胆固醇及其酯，但组成比例差别很大。其中CM颗粒最大，含TG最多，达80%~95%；蛋白含量最低(约1%)。VLDL含TG 50%~70%，蛋白含量约10%。LDL含胆固醇及胆固醇酯最多，约45%~50%，蛋白质含量约20%。而HDL颗粒最小，蛋白质含量将近50%，TG含量最低，约5%。

三、血浆脂蛋白的代谢和功能

高脂血症

血浆脂蛋白的功能是运输血浆中的脂类。CM是运输小肠黏膜上皮细胞吸收的外源性甘油三酯的主要形式。VLDL是肝合成的内源性甘油三酯运输至全身各组织的主要形式。LDL的主要功能是将肝合成的内源性胆固醇运输到肝外组织。HDL的功能是参与胆固醇的逆向转运，即将肝外组织细胞中的胆固醇，经血液转运到肝，在肝内转化为胆汁酸，经肠道排出体外。机体通过这种逆向转运机制可以将外周组织中的胆固醇进行消除，防止胆固醇在动脉壁沉积，具有抗动脉粥样硬化的功能。

四、运动调节脂代谢增进健康

耐力运动可使人体脂肪减少，血浆HDL浓度升高，LDL、VLDL浓度降低，对于预防和治疗肥胖、冠心病、动脉粥样硬化等疾病非常有益。

目前认为耐力运动通过三条途径影响血浆脂蛋白代谢：①运动中消耗大量热能，燃烧更多的脂肪。②脂肪在运动中水解、动员和利用更充分，运动时儿茶酚胺浓度升高，儿茶酚胺可激活脂肪酶，促进脂肪水解。③能量代谢增强将调节脂蛋白代谢的三种酶活性，进一步影响血浆脂蛋白的代谢。如运动可使脂蛋白脂酶活性增高，除可加速血浆脂肪的水解之外，肝脏合成脂肪速度也减慢。脂肪主要存在于VLDL中，当VLDL中脂肪被水解后，剩余的部分将逐步转变为HDL，使血浆HDL浓度升高。

本章小结

脂类包括脂肪和类脂，脂肪的主要功能是储能和供能；类脂是生物膜的重要组成成分。脂肪动员产生甘油和脂肪酸，甘油可转变为磷酸二羟丙酮进入糖代谢途径；脂肪酸活化为脂酰 CoA 进入线粒体，经 β-氧化生成乙酰 CoA，乙酰 CoA 一部分进入三羧酸循环彻底氧化，一部分在肝内生成酮体。磷脂包括甘油磷脂和鞘磷脂两类。胆固醇在体内可转变为胆汁酸、类固醇激素、维生素 D_3 等重要的生理活性物质。血浆中的脂类称为血脂，血脂在体内的运输形式是血浆脂蛋白。血浆脂蛋白用超速离心法可分为 CM、VLDL、LDL、HDL；用电泳法可分为乳糜微粒、β-脂蛋白、前 β-脂蛋白和 α-脂蛋白。CM 主要转运外源性脂肪；VLDL 主要转运内源性脂肪；LDL 主要转运内源性胆固醇到肝外；HDL 主要参与胆固醇的逆向转运，具有抗动脉粥样硬化的作用。运动可调节血浆脂蛋白代谢以增进健康。

（黄永平）

1804

扫一扫，测一测

思考题

1. 简述脂类的主要生理功能。
2. 用超速离心法可将血浆脂蛋白分为哪几类？各有什么功能？

1805

思路解析

笔记

第十九章 蛋白质的分解代谢

19章 PPT

学习目标

1. 掌握：氮平衡的意义；氨基酸的脱氨基作用；氨的代谢，氨中毒作用机制。
2. 熟悉：蛋白质的营养作用，α-酮酸的代谢，个别氨基酸的代谢所产生的重要生理活性物质。
3. 了解：鸟氨酸循环的简要过程。
4. 具备临床思维和素养，运用生物化学的知识解释肝性脑病的发病机制及治疗原则。

第一节 蛋白质的营养作用

一、蛋白质的生理功能

蛋白质是生命的物质基础。人体各组织细胞的蛋白质时刻在不断地更新，故机体必须每日从膳食中获得足够的优质蛋白质，才能维持机体组织细胞的生长、更新和修复，尤其是生长发育期的儿童、孕妇、康复期的病人需要更充足的蛋白质。

此外，蛋白质还参加机体的生理活动，如防御功能、催化、肌肉运动、物质运输、血液的凝固、生理活动的调节、基因信息的传递与调控等。

同时，蛋白质也是一种能源物质，每克蛋白质在体内氧化分解可产生约17kJ的能量。人体的氧化供能主要是由糖类和脂类物质提供，而一般成人每日约有18%的能量来源于蛋白质，因此蛋白质在氧化供能中起到次要的作用。

二、蛋白质的需要量

（一）氮平衡

氮平衡（nitrogen balance）指机体氮的摄入量与排出量之间的平衡状态。蛋白质元素组成中氮含量比较恒定，平均约为16%，且食物和排泄物中含氮物质大部分来源于蛋白质，用测定摄入食物的含氮量（摄入氮）和尿与粪便中的氮含量（排出氮）的方法，来了解蛋白质的摄入量与分解量之间的关系，可间接了解蛋白质代谢的平衡关系。因此，氮平衡是反映体内蛋白质代谢概况的一种指标，包括氮总平衡、正氮平衡和负氮平衡。

1. 氮总平衡　摄入氮=排出氮，反映体内蛋白质的合成量和分解量处于动态平衡。见于正常成年人，每日摄入的蛋白质主要用于组织蛋白质的更新和修复。

2. 正氮平衡　摄入氮>排出氮，反映体内蛋白质的合成量大于分解量。见于生长期的儿童、少年、孕妇和恢复期的病人，摄入的蛋白质除了维持组织蛋白的更新，还用于合成新的组织蛋白。

笔记

3. 负氮平衡　摄入氮<排出氮，反映体内蛋白质的合成量小于分解量。见于长期饥饿、营养不良、

组织创伤、慢性消耗性疾病及肿瘤晚期病人等，摄入的蛋白质不足以维持组织蛋白的更新。

（二）正常人体的需要量

根据氮平衡实验，在不进食蛋白质时，正常成人每日最低分解蛋白质约20g。因食物蛋白质与人体组织蛋白质组成上的差异，不可能全部被人体利用，故正常成人每日最低需要蛋白质30~50g。为了维持氮总平衡，满足机体对蛋白质的需求，中国营养学会推荐成人每日蛋白质需求量为80g。

（三）蛋白质的营养价值

食物蛋白质的营养价值与其所含必需氨基酸的种类、比例、含量密切相关。食物蛋白质所含氨基酸的种类、比例、含量与人体组织蛋白质越接近，其利用率越高，即营养价值越高；反之，则越低。通常情况下，动物蛋白质的营养价值高于植物蛋白质。

1. 必需氨基酸　组成人体蛋白质的氨基酸有20种，其中有8种不能在人体内合成，必须由食物提供，称为必需氨基酸，包括缬氨酸、甲硫氨酸、异亮氨酸、亮氨酸、赖氨酸、苯丙氨酸、色氨酸、苏氨酸。其余12种氨基酸能在机体内合成，不需要食物供给，称为非必需氨基酸。

2. 蛋白质的互补作用　把几种营养价值较低的蛋白质混合食用，使彼此之间必需氨基酸相互补充，从而提高其营养价值，这种作用称为食物蛋白质的互补作用。例如谷类蛋白质的赖氨酸含量较少，色氨酸含量较高；而豆类蛋白质的色氨酸含量较低，赖氨酸含量高，两者混合食用，即可提高蛋白质的营养价值。

三、蛋白质的腐败作用

进入消化道的蛋白质，一部分被人体消化、吸收、利用，另外一部分不被利用。肠道细菌对未被利用的蛋白质分解与转化作用，称为蛋白质的腐败作用。腐败作用的大多数产物对人体有害，如胺类、氨、苯酚、硫化氢等，同时也可产生一些少量的维生素和脂肪酸供机体吸收利用。

第二节　氨基酸的一般代谢

人体内组织蛋白处于不断合成与分解的动态平衡。成人体内每天少部分组织蛋白分解为氨基酸，这些氨基酸与从肠道吸收的氨基酸混合在一起，分布在人体的体液中，共同构成氨基酸的代谢库。

氨基酸代谢库的氨基酸主要有三个来源：食物蛋白质的消化吸收，体内组织蛋白的分解，体内合成的非必需氨基酸。其去路也主要有三个：合成组织蛋白质，氧化分解，转变为其他的一些含氮化合物，如嘌呤、嘧啶等。

一、氨基酸的脱氨基作用

氨基酸在酶的催化下脱去氨基生成α-酮酸的过程，称为脱氨基作用。脱氨基作用是人体内氨基酸分解代谢的主要途径。人体内有多种脱氨基的方式，主要包括转氨基、氧化脱氨基、联合脱氨基、嘌呤核苷酸循环等作用方式，其中以联合脱氨基作用最为重要。

（一）转氨基作用

氨基酸在氨基酸转氨酶的催化下，将某一氨基酸的α-氨基转移到一种α-酮酸的酮基上，生成相应的氨基酸，而原来的氨基酸则转变成相应的α-酮酸，此过程称为转氨基作用。它不仅是体内氨基酸脱氨基的方式，也是机体合成非必需氨基酸的重要途径。

人体内的转氨酶种类多、分布广、特异性强，其中以丙氨酸氨基转移酶（ALT）、天冬氨酸氨基转移酶（AST）最为重要，它们催化的反应如下：

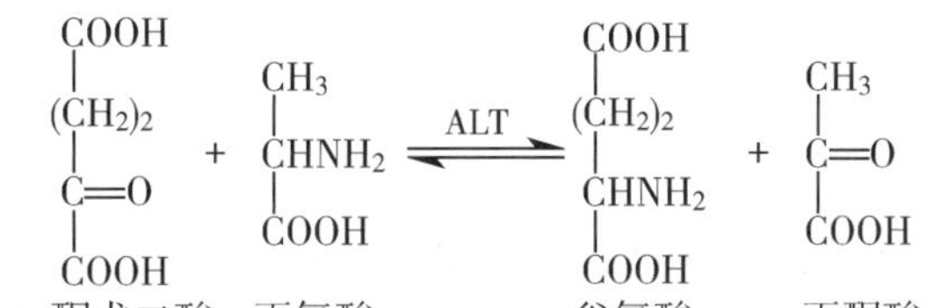

α-酮戊二酸　丙氨酸　谷氨酸　丙酮酸

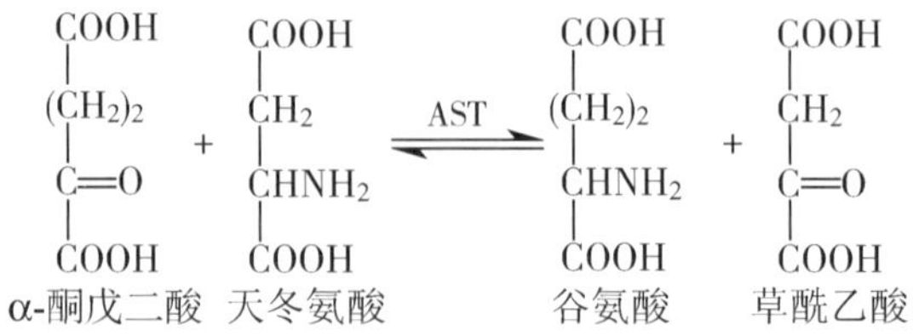

知识拓展

丙氨酸氨基转移酶

丙氨酸氨基转移酶(ALT)又称谷丙转氨酶(GPT),主要存在于肝细胞内,其细胞内浓度高于血清浓度1 000~3 000倍。只要有1%的肝细胞坏死,就可以使血清酶增高1倍。ALT升高是肝功能出现问题的一个重要指标。各类肝炎都可以引起ALT升高,这是由于肝脏受到破坏所造成的。一些药物如抗肿瘤药、抗结核药都会引起肝功能损害。大量喝酒、食用某些食物也会引起肝功能短时间损害。

天冬氨酸氨基转移酶

天冬氨酸氨基转移酶(AST)又称谷草转氨酶(GOT)。正常情况下,该酶存在于组织细胞中,其中心肌细胞中含量最高,其次为肝脏,血清中含量极少。临床上,一般常作为心肌梗死和心肌炎的辅助检查。

(二)氧化脱氨基作用

氨基酸在氨基酸氧化酶的催化下,氧化脱氢同时脱去氨基的过程,称为氧化脱氨基作用。在体内,组织氧化脱氨酶有多种类型,其中以*L*-谷氨酸脱氢酶最重要。*L*-谷氨酸脱氢酶广泛分布于肝、肾、脑等多种细胞中。

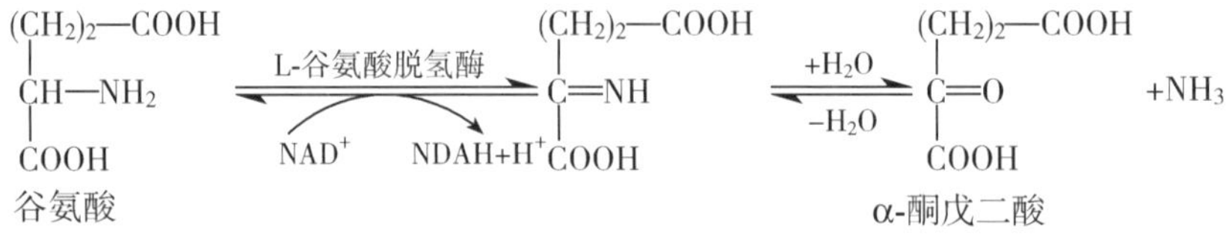

(三)联合脱氨基作用

氨基酸在转氨酶和氧化脱氢酶联合催化作用下,脱去氨基并氧化为α-酮酸的过程,称为联合脱氨基作用。联合脱氨基作用主要在肝、肾等组织中进行,是体内氨基酸脱氨基最重要的方式。整个过程是氨基酸与α-酮戊二酸在转氨酶催化下生成相应的α-酮酸及谷氨酸,后者再经过*L*-谷氨酸脱氢酶催化,重新生成α-酮戊二酸,同时释放游离的氨,具体过程如图19-1。

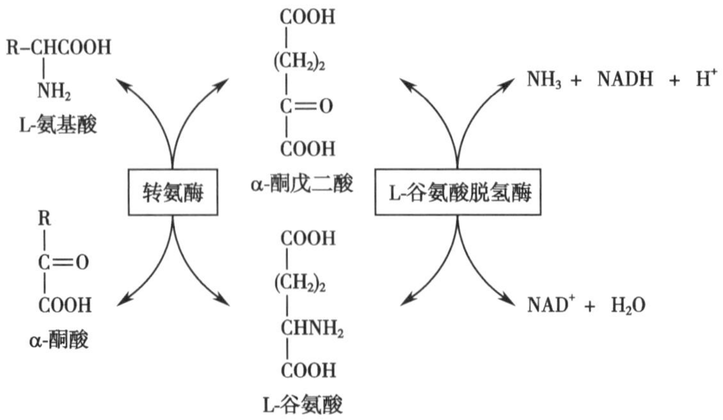

图19-1 转氨酶和*L*-谷氨酸脱氢酶的联合脱氨基作用

笔记

（四）嘌呤核苷酸循环

在骨骼肌和心肌组织中，L-谷氨酸脱氢酶活性较低，氨基酸难以通过上述联合脱氨基作用方式进行脱氨基作用，但可通过嘌呤核苷酸循环脱去氨基。

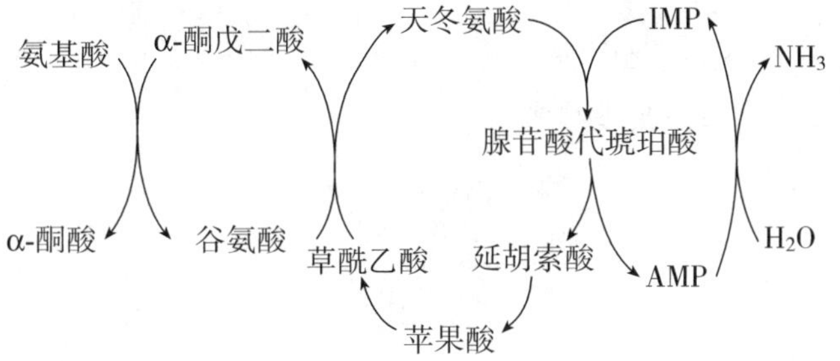

此过程实际上也是另一种形式的联合脱氨基作用。

二、α-酮酸的代谢

体内氨基酸经过脱氨基作用后生成相应的α-酮酸，主要有以下三条代谢途径：

1. 生成非必需氨基酸　α-酮酸经氨基化作用或联合脱氨基作用的逆过程生成相应的α-氨基酸，这是体内合成非必需氨基酸的重要方式。

2. 转变为糖和酮体　氨基酸脱去氨基后生成的α-酮酸，有些可通过糖异生途径转变为糖，称为生糖氨基酸；有些则可转变为酮体，称为生酮氨基酸；某些氨基酸既可转变成糖又可转变为酮体，称为生糖兼生酮氨基酸（表 19-1）。

表 19-1　氨基酸生糖及生酮性质的分类

类别	氨基酸
生酮氨基酸	亮氨酸、赖氨酸
生糖兼生酮氨基酸	异亮氨酸、苯丙氨酸、酪氨酸、色氨酸、苏氨酸
生糖氨基酸	丙氨酸、精氨酸、天冬氨酸、半胱氨酸、谷氨酸、甘氨酸、脯氨酸、甲硫氨酸、丝氨酸、缬氨酸、组氨酸、天冬酰胺、谷氨酰胺

3. 氧化供能　α-酮酸可通过三羧酸循环及生物氧化作用彻底氧化生成 CO_2 和 H_2O，同时释放出能量供机体利用。

三、氨的代谢

氨是人体内正常的代谢产物。实验证明，氨是毒性物质，对中枢神经系统，尤其是对大脑组织具毒性作用。正常人体内，氨有相应的代谢去路，血氨的来源和去路保持动态平衡（图 19-2），使血氨的浓度维持在低水平（18~72μmol/L）。

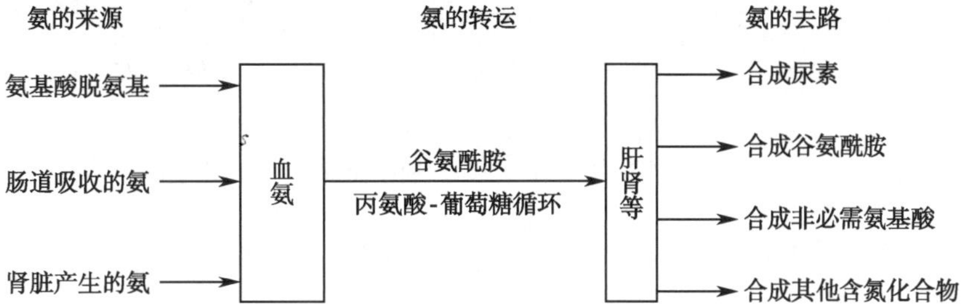

图 19-2　氨的来源与去路

案 例

上海某机器厂，于某年6月21日下午，检修工许某（男，24岁）进冷饮室为冷冻机加制冷剂氨水时，由于加药用的橡胶管老化破裂，吸入大量氨气，出现咽喉部充血、胸闷、气急等一系列中毒症状。经区级医院职业病科诊治，诊断为急性氨气中毒。

请问：氨为什么会引起这些中毒的症状？

1901

案例解析

（一）氨的来源

1. 氨基酸的脱氨基作用　组织中的氨基酸经脱氨基作用产生氨，这是组织氨的主要来源。

2. 肠道吸收的氨　肠道吸收的氨主要有两个来源，包括氨基酸在肠道腐败作用产生的氨和血中的尿素渗入肠道经尿素酶水解产生的氨。肠道中 NH_3 吸收入血的程度主要取决于肠道的 pH，NH_3 比 NH_4^+ 更易于穿过细胞膜，有利于 NH_3 的吸收入血。因此，在临床上，对高血氨病人采用弱酸性的透析液作肠道透析，严禁用碱性液体如碱性肥皂水灌肠，其目的是减少氨的吸收。

3. 肾脏产生的氨　血液中的谷氨酰胺流经肾脏时，可被肾小管上皮细胞中的谷氨酰胺酶分解生成谷氨酸和 NH_3。肾小管上皮细胞中的氨有两条去路：排入原尿中，随尿液排出体外；或者被重吸收入血成为血氨。

（二）氨的转运

1. 丙氨酸-葡萄糖循环　肌肉组织中以丙酮酸作为转移氨基的受体生成丙氨酸，经血液运输到肝脏。在肝脏中，经转氨基作用生成丙酮酸，可经糖异生作用生成葡萄糖，葡萄糖由血液运输到肌肉组织中，分解代谢再产生丙酮酸，后者再接受氨基生成丙氨酸，这一循环途径称为“丙氨酸-葡萄糖循环”（图19-3）。通过此循环，不仅使肌肉组织产生的氨以无毒的丙氨酸形式运送到肝脏进行代谢，同时还为肌肉组织提供了能量。

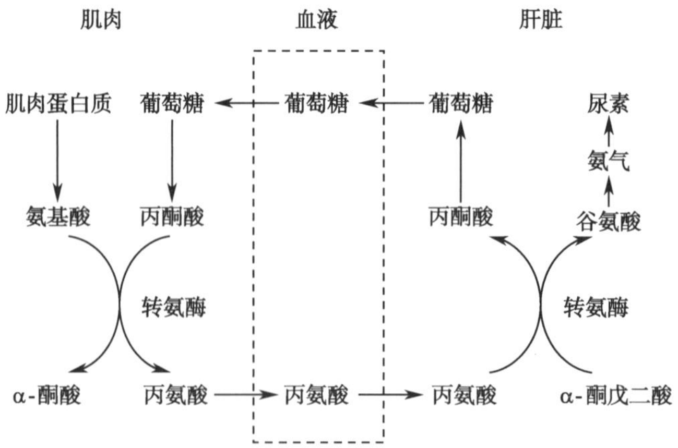

图19-3　丙氨酸-葡萄糖循环

2. 谷氨酰胺转运氨　在肌肉、脑组织中产生的氨与谷氨酸在谷氨酰胺合成酶的催化下生成谷氨酰胺，并由血液运输至肝或肾，再经谷氨酰胺酶水解生成谷氨酸和氨。这是体内运氨、贮氨的主要方式。

（三）氨的去路

笔记

体内氨的代谢去路有四条途径：①氨在肝脏中合成尿素，然后通过血液循环运送至肾脏，随尿液排出体外；②合成谷氨酰胺，是体内运氨、贮氨的主要形式，避免血氨浓度过高；③氨可与α-酮酸结合生成非必需氨基酸；④氨也可参与体内其他含氮化合物的合成。

体内氨最主要的去路就是在肝脏内合成尿素，最终由尿液排出体外。尿素的合成过程称为鸟氨酸循环(也称尿素循环)。鸟氨酸循环在肝细胞的线粒体和胞质中进行，详细的过程可分为以下四个步骤：

1. 氨基甲酰磷酸的合成　在肝细胞线粒体中，在 Mg^{2+}、ATP 及 *N*-乙酰谷氨酸存在的条件下，NH_3、CO_2、H_2O 经氨基甲酰磷酸合成酶Ⅰ催化合成氨基甲酰磷酸，该反应过程是不可逆的。

2. 瓜氨酸的合成　鸟氨酸与氨基甲酰磷酸经鸟氨酸氨基甲酰转移酶的催化合成瓜氨酸，此反应是不可逆的。

3. 精氨酸的合成　瓜氨酸在线粒体合成后迅速被转运至胞质。在胞质中，瓜氨酸与天冬氨酸在精氨酸代琥珀酸合成酶的催化下，由 ATP 提供能量，合成精氨酸代琥珀酸。后者经精氨酸代琥珀酸裂解酶作用裂解为精氨酸和延胡索酸。在此反应中，天冬氨酸提供氨基，生成的延胡索酸加水、脱氢转变成草酰乙酸，草酰乙酸在 AST 催化下接受谷氨酸提供的氨基重新生成天冬氨酸，参与下一次循环。

4. 尿素的生成　精氨酸酶催化精氨酸水解生成尿素和鸟氨酸。鸟氨酸通过线粒体内膜的载体再次转运进入线粒体，参与瓜氨酸合成的下一次循环(图 19-4)。

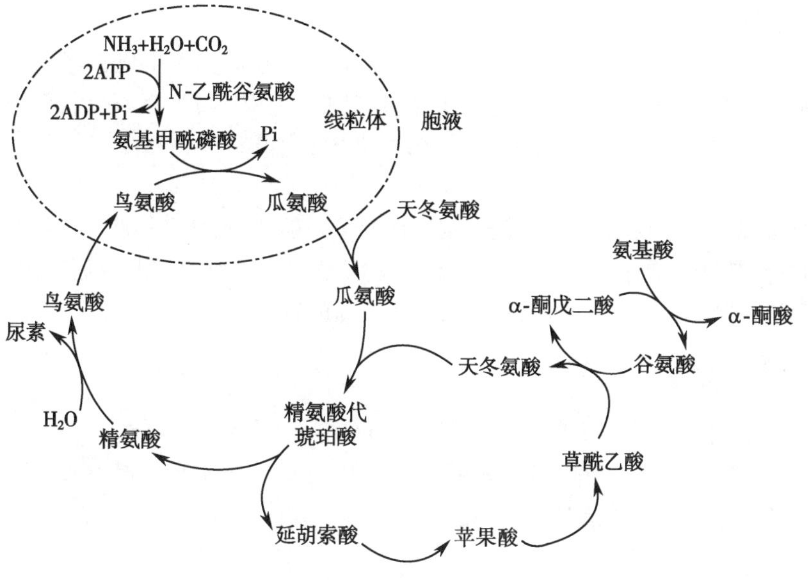

图 19-4　鸟氨酸循环

生成尿素的总化学方程式如下：

$$2NH_3+CO_2+3H_2O+3ATP \longrightarrow CO(NH_2)_2+2ADP+AMP+2Pi+PPi$$

由此可见，合成 1 分子尿素需 2 分子氨，其中 1 分子氨来自游离 NH_3，另一分子氨来自天冬氨酸。尿素合成的整个过程是一个耗能、不可逆的过程，每合成 1 分子的尿素需消耗 4 个高能磷酸键。

尿素是人体内氨基酸分解代谢的终产物之一，它是一种无毒、中性、水溶性很强的化合物，主要通过血液运输至肾并随尿液排出体外。当肾衰竭时，血液中的尿素含量升高，所以，血清中的尿素含量是反映肾功能的一个重要生化指标。

(四)高血氨与肝性脑病

当肝功能严重受损时，尿素合成受阻，血氨浓度升高，导致高氨血症。血氨浓度增高，氨进入脑组织与α-酮戊二酸结合，生成谷氨酸，并进一步生成谷氨酰胺。此过程虽然解除了氨的毒性，但消耗了大量的α-酮戊二酸，从而导致三羧循环减弱，脑组织 ATP 合成不足，最终引起脑组织功能性障碍，严重时会发生昏迷，引起肝性脑病。

第三节 个别氨基酸代谢

一、氨基酸的脱羧基作用

有些氨基酸在氨基酸脱羧酶催化下进行脱羧基作用，生成相应的胺类。虽然胺在体内含量低，但具有重要的生理功能。下面列举几种重要胺类物质。

（一）γ-氨基丁酸

γ-氨基丁酸由谷氨酸脱羧基生成，催化此反应的酶是谷氨酸脱羧酶。GABA是一种中枢神经系统的抑制性神经递质，对中枢神经元有抑制作用。临床上常用维生素 B_6 治疗小儿惊厥和妊娠呕吐，维生素 B_6 参与谷氨酸脱羧酶辅酶的合成，从而加强了GABA的合成，起到抑制中枢神经的作用。

（二）组胺

组胺由组氨酸脱羧生成，在体内分布广泛，其中在乳腺、肺、肝、肌肉及胃黏膜中含量较高。组胺是一种强烈的血管舒张剂，能增加毛细血管的通透性，可引起血压下降和局部水肿。组胺的释放与过敏反应症状密切相关。

（三）5-羟色胺

色氨酸首先由色氨酸羟化酶催化生成5-羟色氨酸，再经脱羧酶作用生成5-羟色胺（5-HT）。脑组织中的5-羟色胺是一种重要的神经递质，对中枢神经起抑制作用，与睡眠、疼痛、体温调节有关。此外，5-羟色胺在外周组织中具有强烈的收缩血管、升高血压的作用。

（四）多胺

部分氨基酸经氨基酸脱羧基作用生成多胺类物质，包括腐胺、精脒和精胺。多胺是调节细胞生长的重要物质，可促进核酸及蛋白质合成。在生长旺盛的组织如胚胎、再生肝及癌组织中，多胺含量升高。因此，在临床上可将血或尿中多胺含量作为肿瘤诊断的辅助指标。

二、一碳单位代谢

某些氨基酸在代谢过程中能产生含一个碳原子的有机基团，称为一碳单位（one carbon unit）。人体内的一碳单位有：甲基（$—CH_3$）、甲烯基（$—CH_2—$）、甲炔基（$—CH=$）、甲酰基（—CHO）和亚氨甲基（—CH=NH）等。一碳单位在人体内不能游离存在，通常与四氢叶酸（FH_4）结合而转运或参加生物代谢，FH_4 是一碳单位载体。

（一）一碳单位的来源

一碳单位主要来源于一些氨基酸的分解代谢，如甘氨酸、组氨酸、丝氨酸、色氨酸、甲硫氨酸等，其中最主要来源于丝氨酸。

（二）一碳单位的功能

一碳单位主要是合成嘌呤和嘧啶的原料，从而进一步参与核苷酸的合成，在核酸生物合成中起重要作用。若机体一碳单位代谢障碍，直接导致血细胞DNA和蛋白质的合成受阻，引起巨幼细胞贫血。此外，一碳单位参与了S-腺苷甲硫氨酸（SAM）的合成，SAM能为体内许多活性物质的合成提供甲基，如合成肾上腺素、胆碱、胆酸等。

三、芳香族氨基酸的代谢

芳香族氨基酸包括苯丙氨酸、酪氨酸和色氨酸，苯丙氨酸和酪氨酸结构相似，在体内苯丙氨酸可转变成酪氨酸。

（一）苯丙氨酸代谢

苯丙氨酸在体内首先经苯丙氨酸羟化酶催化生成酪氨酸，此反应是不可逆的，然后经过一系列的酶促反应生成其他各种产物（图19-5）。若机体先天性缺乏苯丙氨酸羟化酶，苯丙氨酸就不能正常转

笔记

变成酪氨酸,而可被酶催化生成苯丙酮酸,导致血中苯丙酮酸的浓度异常增高,最终引起尿中含有大量的苯丙酮酸,称为苯丙酮尿症(phenylketonuria,PKU)。苯丙酮酸对中枢神经系统有毒性作用,会导致儿童神经系统发育障碍,智力低下。

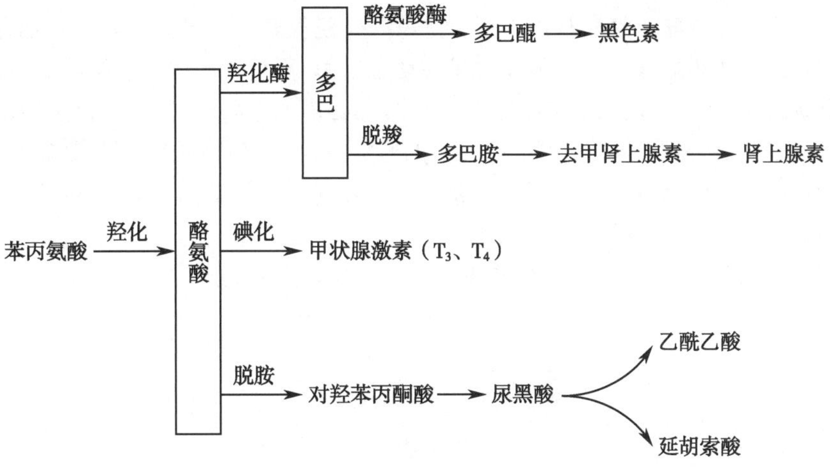

图 19-5　酪氨酸代谢

知识拓展

苯丙酮尿症

苯丙酮尿症是一种常见的氨基酸代谢病,此症是由于苯丙氨酸羟化酶缺陷,使得苯丙氨酸不能转变成为酪氨酸,导致苯丙氨酸与苯丙酮酸蓄积并从尿中大量排出,故称“苯丙酮尿症”。该病属常染色体隐性遗传病,其发病率随种族而异。主要临床表现有:

1. 生长发育迟缓　主要表现在智力发育迟缓,智商低于同龄正常婴儿,生后4~9个月即可出现,语言发育障碍尤为明显。

2. 神经精神表现　脑萎缩、脑畸形,反复发作的抽搐,肌张力增高,反射亢进。

3. 皮肤、毛发表现　皮肤常干燥,易有湿疹和皮肤划痕症,由于酪氨酸酶受抑,使黑色素合成减少,故患儿毛发色淡而呈棕色。

4. 气味　由于苯丙氨酸羟化酶缺乏,苯丙氨酸经旁路代谢产生苯乳酸和苯乙酸增多,从汗液和尿中排出而有霉臭味或鼠气味。

(二)酪氨酸代谢

1. 合成黑色素　酪氨酸在酪氨酸羟化酶催化下生成多巴,多巴再经酪氨酸酶氧化生成多巴醌而进一步合成黑色素。人体若缺乏酪氨酸酶,黑色素合成障碍,毛发、皮肤发白,称为白化病。

2. 合成儿茶酚胺类物质　上述过程的多巴经脱羧形成多巴胺,进一步转变为去甲肾上腺素、肾上腺素等儿茶酚胺类神经递质或激素,它们在维持神经系统正常的功能起着重要作用。

3. 酪氨酸的分解　酪氨酸经酪氨酸转氨酶催化下,生成对羟苯丙酮酸,然后氧化脱羧生成尿黑酸,再经尿黑酸氧化酶及异构酶作用进一步生成延胡索酸和乙酰乙酸,两者分别参与糖和脂肪酸的代谢。若尿黑酸氧化酶缺乏,尿黑酸在血液中浓度升高并随尿液排出,尿液与空气接触后呈黑色,称为尿黑酸症。

(三)色氨酸代谢

色氨酸是人体的必需氨基酸。大多数蛋白质中含量均较少,机体对其摄取少,分解亦少。色氨酸除可经氧化脱羧生成5-羟色胺外,还可通过分解代谢生成其他的物质,如丙酮酸、一碳单位及烟酸等。

笔记

本章小结

蛋白质是生命的物质基础，维持机体组织细胞的生长、更新和修复等。蛋白质营养价值取决于其所含必需氨基酸的种类、数量、比例是否与人体蛋白质相接近。氨基酸分解代谢包括脱氨基作用、脱羧基作用。氨基酸的脱氨基作用主要是以联合脱氨基作用最为重要。氨是有毒的物质，在体内的含量较低，体内血氨的来源和去路保持动态平衡，不会引起中毒。体内氨以谷氨酰胺或丙氨酸-葡萄糖循环进行转运。α-酮酸部分用于合成非必需氨基酸，有些可氧化供能，有些可转变成糖或酮体。氨基酸可经脱羧基作用生成相应的胺类，有些胺类物质在体内发挥重要的生理作用。某些氨基酸在分解代谢过程中会产生含有一个碳原子的有机基团，称为一碳单位。一碳单位的主要生理功能是参与核酸的合成。

此外，芳香族氨基酸的代谢产物，对维持正常的生理功能发挥重要的作用。

（陶志文）

1902

扫一扫，测一测

思考题

1. 简述α-酮酸的代谢去路。
2. 简述血氨的来源与主要代谢去路。
3. 试从蛋白质、氨基酸代谢角度分析严重肝功能障碍时肝性脑病的原因。

1903

思路解析

笔记

第二十章　肝脏生物化学

学习目标

1. 掌握:肝在物质代谢中的作用;生物转化的概念及意义。
2. 熟悉:生物转化的类型。
3. 了解:肝脏的结构特点;影响生物转化的因素。
4. 具有运用所学基本知识,科学合理搭配肝病病人营养膳食的能力。
5. 能全面分析问题并能解决主要问题,树立严谨认真的工作态度,具备仁爱公义、尊重生命、无私奉献的职业道德和职业素养。

肝(liver)是人体最大的实质性器官,具有多方面的功能,它不仅与糖、脂类、蛋白质、维生素和激素代谢有着密切关系,同时在生物转化、胆汁酸和胆色素代谢等方面也发挥着重要作用。肝脏之所以有诸多复杂的代谢功能,是由其独特的形态结构和化学组成特点决定的。第一,肝具有"双入双出"结构,即:来自肝动脉和门静脉的双重血液供应;以及肝静脉和胆道的双重排泄通道。第二,肝具有丰富的血窦:血窦结构使血流速度变缓,有利于进行物质交换。第三,肝还含有大量的亚细胞结构:如线粒体、微粒体、内质网等。第四,肝含有种类、数量繁多的酶,其中有些酶还是肝所特有的。这些特点决定了肝是机体具有多种代谢功能的重要器官,它常被称为体内的"物质代谢中枢"。肝细胞受损,则正常的物质代谢会发生紊乱,紊乱又可导致疾病进一步发展,所以肝结构和功能的完整与正常是保障人类健康的重要前提。

第一节　肝在物质代谢中的作用

案　例

王先生,男,60岁,大量饮酒后出现纳差乏力十余天,尿黄5d入院。入院时神清,精神差,全身皮肤黏膜及巩膜重度黄染,小便深黄色,四肢无水肿,腹软。经查:生命指征平稳,总胆红素213μmol/L,白蛋白38g/L。经白蛋白、输血浆及护肝对症治疗均无好转,3d后查肝功能:白蛋白30.5g/L,ALT 1 100U/L,AST 787U/L,TBIL 425.9μmol/L,DBIL 261.8μmol/L,并开始出现大便带鲜红色血,且逐渐加重。彩超提示:弥漫性肝损害,腹水。临床诊断:慢性重症肝炎。

笔记

请问：

1. 该病人哪些肝功能指标出现了异常？
2. 作为一名医务工作者，如何从人文关怀的角度体现对病人的关爱？

2001

案例解析

一、肝在糖代谢中的作用

肝中进行的糖代谢，不仅为自身的生理活动提供能量，还为其他组织器官提供可利用的葡萄糖。肝主要通过糖原的合成与分解、糖异生作用来维持机体血糖浓度的相对恒定，以保障全身各组织器官，尤其是大脑、神经组织和红细胞的能量供应。当进食或输入葡萄糖后，机体的血糖浓度升高，肝可迅速摄取血糖，将其合成为肝糖原贮存起来。肝还可将过多的糖转变为脂肪。空腹时，肝糖原分解成葡萄糖补充血糖。在饥饿 12h 以上时，肝糖原几乎耗尽，糖异生作用加强，维持血糖浓度恒定。此外，在肝中比较活跃的磷酸戊糖途径，可为体内生物转化提供足够的 $NADPH+H^+$。

任何原因所引起的肝细胞损伤或肝功能低下，均可导致肝糖原的合成与分解速度变慢、糖异生作用减弱，从而导致机体血糖浓度不能维持在正常水平，于是当摄入葡萄糖时，易出现肝源性高血糖，而空腹或饥饿时又易发生低血糖甚至休克。

二、肝在脂类代谢中的作用

肝在脂类物质的消化、吸收、合成、分解与运输等代谢过程中均发挥着极其重要的作用。

肝分泌的胆汁酸可促进脂类及脂溶性维生素的吸收。当肝细胞受损或胆道阻塞时，肝合成和分泌胆汁的功能减弱，可导致机体对脂类食物的消化和吸收障碍，可出现食欲缺乏、厌油腻、脂肪泻、脂肪酸和维生素缺乏等症状。肝脏是脂肪酸进行 β-氧化和脂肪酸合成的最主要场所，也是酮体生成的唯一器官。酮体是肝向肝外组织输出能源的一种形式，是为大脑供能的主要能源形式，可占大脑能量供应的 60%~70%。饥饿时，脂肪动员加强，酮体生成增多，脂肪酸和酮体成为心肌、骨骼肌等的重要能量来源，一部分酮体可被大脑利用。

2002

图文：脂肪肝

肝利用糖或某些氨基酸合成脂肪、胆固醇和磷脂，并以 VLDL、HDL 的形式转运入血。当肝功能障碍或磷脂合成原料缺乏时，肝细胞合成磷脂减少，从而影响 VLDL 的合成与分泌，导致肝内脂肪运输障碍，脂肪在肝内堆积，形成脂肪肝。脂肪肝多见于内分泌疾病。糖尿病病人的肝细胞常有不同程度的脂肪堆积，临床上对于这种情况，常给予甲硫氨酸或胆碱以促进磷脂合成，可有效防止脂肪肝的发生。

三、肝在蛋白质代谢中的作用

肝在人体蛋白质的合成、分泌、分解及氨基酸代谢中起重要作用。

肝脏是蛋白质合成的重要器官。除 γ-球蛋白外，几乎所有的血浆蛋白质均在肝脏合成。合成的蛋白质包括全部的清蛋白（白蛋白）、部分球蛋白、大部分凝血因子、多种结合蛋白质和某些激素的前体等。这些蛋白质在维持血浆胶体渗透压、凝血作用和物质代谢等方面均起着重要的作用。当发生严重的肝功能障碍时，肝合成能力减弱，则易产生营养不良、凝血功能障碍及水肿，血浆清蛋白与球蛋白的比值（A/G）下降、甚至倒置等临床表现。临床上常测定 A/G 比值来作为肝脏疾病的辅助诊断指标。

肝内参与氨基酸代谢的酶丰富，可以分解和转化除支链氨基酸以外的大多数氨基酸，尤其是芳香族氨基酸。同时肝是清除血氨的主要器官。正常情况下，ALT 在血液中活性很低，当肝细胞受损时，肝细胞中的 ALT 大量进入血液，所以，测定血液 ALT 活性可作为临床上判断肝细胞受损程度及康复情

笔记

况的参考依据之一；同时，由于血中氨基酸平衡紊乱，表现为支链氨基酸和芳香族氨基酸的比值（支/芳比）下降。

2003
清/球比与肝病的关系

四、肝在维生素和激素代谢中的作用

1. 肝在维生素代谢中的作用　多种维生素的吸收、储存、转化和运输等都可在肝细胞内发生。

肝合成和分泌的胆汁酸可促进脂溶性维生素的吸收。维生素 A、维生素 K 以及 B 族维生素主要储存于肝，其中维生素 A 最为丰富。肝还参与体内多种维生素的活化过程，从而发挥其作用或作为辅酶参与物质代谢，如全反式视黄醇转变为 11-顺视黄醇；维生素 D_3 羟化成 25-羟维生素 D_3；叶酸转化为 N^5-、N^{10}-甲酰四氢叶酸；维生素 PP 转化为 NAD^+、$NADP^+$等，均在肝细胞中进行。这对机体的物质代谢起着重要的作用。运输维生素 A 所需的视黄醇结合蛋白也是由肝生成的。所以肝胆系统疾病时，肠道对脂溶性维生素的吸收与转化减弱，易伴随维生素缺乏症的出现。

2. 肝在激素代谢中的作用　正常情况下，体内许多激素发挥作用后主要在肝进行代谢转化和降解，使其活性减弱或丧失，这一过程称为激素的灭活（inactivation）。如胰岛素、性激素、醛固酮、抗利尿激素等均在肝内灭活。血浆中激素浓度维持在一定水平，保持着生成与灭活的动态平衡，灭活的过程调控着激素的强度和作用时间，灭活后的产物多从尿中排出。

2004
蜘蛛痣、肝掌与肝病

严重肝病时，肝的转化作用减弱，对激素的灭活功能下降，使某些激素产生蓄积现象，从而引发代谢紊乱，进而产生某些病理现象。如胰岛素水平升高，导致低血糖；醛固酮水平升高，导致肾小管对 Na^+、Cl^-、H_2O 重吸收增加，引起水、钠潴留；雌性激素水平升高，则可出现肝掌、蜘蛛痣、男性乳房女性化等临床表现。

第二节　肝的生物转化作用

一、生物转化的概念

1. 生物转化的概念　机体内既不能参与构成组织细胞，又不能氧化供能的物质，称为非营养物质。机体对非营养物质进行代谢转变，使其极性增加，水溶性增强，易于排出体外的过程称为生物转化（biotransformation）。该过程主要在肝中进行，肾、肺、小肠、胎盘及皮肤存在着生物转化酶系，也具有一定的生物转化功能。

体内非营养物质按照其来源可分为外源性和内源性两大类。外源性非营养物质主要包括摄入的药物、防腐剂、色素、香精、环境污染物、毒物等。内源性非营养物质主要包括体内代谢产生的各种生物活性物质，如氨、胺类、胆色素、激素、神经递质等。

2. 生物转化的意义　体内的非营养物质多数具有脂溶性，有些还具有一定的潜在毒性和生物学效应，若不能及时清除，对人体有害。因此，机体必须及时对其进行转化，以保护机体正常的生理活动。

生物转化的主要意义：其一，使大部分的非营养物质极性增强，溶解性增大，尤其针对体内生物学活性物质进行灭活，易于随胆汁或尿液排出体外，利于废物和异物的排出，具有保护机体的作用。其二，有些非营养物质经生物转化作用后，其毒性反而增加；某些毒物或药物经生物转化作用后才出现毒性或药效，如芳香烃类化合物苯并芘，其本身无直接致癌作用，但是经过了生物转化后却成为了直接致癌物。这些均体现了生物转化作用具有解毒和致毒的双重性。

3. 生物转化的特点

（1）反应过程的连续性：少数非营养物质经过第一相反应即可排出体外，但多数非营养物质经第一相反应之后，还需要进行第二相反应才能增强其极性，最终排出体外。例如，阿司匹林（乙酰水杨酸）先进行水解，再进行羟化，最后与葡萄糖醛酸结合后排出体外。

（2）反应类型多样性：某些非营养物质在生物转化过程中可进行多种类型的反应，如乙酰水杨酸也可只经过第二相反应，与葡萄糖醛酸或甘氨酸发生结合反应后，直接排出体外。

（3）“解毒致毒”双重性：大部分有毒物质经生物转化后，毒性降低。但有些物质经生物转化后由无毒转变为有毒或毒性增强,如香烟中3,4-苯并芘本身无直接致癌作用,但进入人体内经生物转化可变为具有很强致癌作用的7,8-二氢二醇-9,10-环氧化物。因此,生物转化作用并不简单等同于解毒作用。

二、生物转化的类型

生物转化包括多种不同的化学反应,通常分为两种类型,即第一相反应和第二相反应,两者都需要多种酶催化。

(一)第一相反应

第一相反应包括氧化、还原和水解反应。许多非营养物质经第一相反应后,极性增强,水溶性增加,易于排出体外,如羧酸类、醇类、醛类、胺类、酯类、酰胺类物质可经过此类反应进行转化。

1. 氧化反应　氧化是生物转化中最重要、最常见的反应类型。在肝细胞的微粒体、线粒体及胞质中含有各种不同的氧化酶系,包括单加氧酶系、单胺氧化酶和脱氢酶系等。

(1) 单加氧酶系:此酶系在肝的微粒体中含量较多,催化多种脂溶性物质,如药物、毒物、激素、维生素 D_3、胆汁酸盐等化合物的氧化,它催化氧分子中的1个氧原子掺入到底物分子中,而另1个氧原子被NADPH还原为水分子,故称为单加氧酶,又称羟化酶或混合功能氧化酶。其催化的反应通式为:

$$RH+O_2+NADPH+H^+ \xrightarrow{\text{单加氧酶}} ROH+NADP^+ +H_2O$$

(2) 单胺氧化酶:单胺氧化酶(monoamine oxidase,MAO)属黄素酶,辅助因子为FAD,存在于肝细胞和肠细胞的线粒体内。可催化外源性胺(如致幻药麦司卡林、抗疟药伯氨喹等)和许多内源性胺(组胺、尸胺、酪胺、5-羟色胺、儿茶酚胺等),经氧化脱氨生成相应的醛,再进一步氧化为酸以消除其毒性,保护机体。其催化的反应通式为:

$$RCH_2NH_2+O_2+H_2O \xrightarrow{\text{MAO}} RCHO+NH_3+H_2O_2$$

$$RCHO+NAD^+ +H_2O \longrightarrow RCOOH+NADH+H^+$$

(3) 脱氢酶系:主要包括醇脱氢酶(alcohol dehydrogenase,ADH)和醛脱氢酶(aldehyde dehydrogenase,ALDH),均以 NAD^+ 为辅酶,存在于胞质和微粒体中,使体内的醇类氧化成醛,进而使体内的醛类氧化成酸。其催化反应的通式如下:

$$RCH_2OH+NAD^+ \xrightarrow{\text{ADH}} RCHO+NADH+H^+ \xrightarrow{\text{ALDH}} RCOOH+NADH+H^+$$

2. 还原反应　肝细胞微粒体中含有硝基还原酶和偶氮还原酶,可使硝基化合物和偶氮化合物还原,反应由NADPH提供氢,产物是胺类。硝基还原酶催化硝基化合物还原,例如,氯霉素被还原而失效。

$$\text{氯霉素} \xrightarrow{\text{硝基还原酶}} \text{亚硝基苯} \xrightarrow{\text{亚硝基还原酶}} \text{氨基氯霉素}$$

许多食品防腐剂、化妆品、染料、食品色素、杀昆虫剂是偶氮化合物,可被分解为胺。

$$\text{甲基红} \xrightarrow{\text{偶氮还原酶}} \text{邻氨基苯甲酸}+N\text{-二甲基氨基苯胺}$$

3. 水解反应　肝细胞的胞质和微粒体中含有多种水解酶类,如酯酶、酰胺酶和糖苷酶等,可催化酯类、酰胺类及糖苷类化合物水解。例如,酯酶可催化乙酰水杨酸以及普鲁卡因水解。

$$\text{乙酰水杨酸} \xrightarrow{\text{酯酶}} \text{乙酸}+\text{水杨酸}$$

$$\text{普鲁卡因} \xrightarrow{\text{酯酶}} \text{二乙氨基乙醇}+\text{对氨基苯甲酸}$$

(二)第二相反应

笔记

主要指结合反应,是指非营养物质与体内的一些代谢物结合。未经过或已经过第一相反应,但溶解度仍较弱的非营养物质,可继续进行结合反应,进一步增强极性,增大溶解度,以利于排出体外。结合反应是体内最重要的生物转化方式。凡含有羟基、羧基或氨基等基团的非营养物质均可与葡萄糖醛酸(glucuronic acid,GA)、硫酸、乙酰基、谷胱甘肽、甘氨酸和甲基等化合物或基团发生结合反应。其中以葡萄糖醛酸结合反应最为常见。

1. 葡萄糖醛酸结合反应　葡萄糖醛酸结合反应是最普遍和最重要的一种结合反应。葡萄糖醛酸的直接供体是尿苷二磷酸葡萄糖醛酸(uridine diphosphate glucuronic acid,UDPGA)。肝细胞的内质网中,活性高而特异性低的葡萄糖醛酸基转移酶,催化 UDPGA 中葡萄糖醛酸转移到非营养物质的羟基、羧基或氨基上去,形成葡萄糖醛酸苷,使其水溶性增加,易从尿和胆汁排出。如:

$$\text{苯酚}+\text{UDPGA}\xrightarrow{\text{葡萄糖醛酸基转移酶}}\text{苯-}\beta\text{-葡萄糖醛酸苷}+\text{UDP}$$

胆红素、类固醇激素、吗啡、苯巴比妥类药物等均可发生此类结合反应。临床上应用葡醛内酯“保肝”治疗,其原理即是增强肝的生物转化功能。

2. 乙酰基结合反应　乙酰基的直接供体是乙酰 CoA。在肝细胞内含有乙酰基转移酶,可催化乙酰基结合反应,生成乙酰基化合物。乙酰基结合反应是各种芳香胺的重要代谢途径,如抗结核药物异烟肼和大部分磺胺类药物均通过这种方式灭活。如:

$$\text{氨苯磺胺}+\text{乙酰 CoA}\xrightarrow{\text{乙酰基转移酶}}\text{乙酰氨苯磺胺}+\text{HSCoA}$$

但应指出的是,磺胺类药物经乙酰基结合反应后,其溶解度不升反降,在酸性尿中易于析出,故在服用磺胺类药物时应服用适量碳酸氢钠,以提高其溶解度,利于随尿液排出。

知识拓展

磺胺类药物的代谢

磺胺类药物为人工合成的抗菌药,抗菌谱较广、性质稳定、使用简便,是常见的治疗药物。磺胺类药物吸收后分布于全身各组织中,以血、肝、肾含量最高,在体内维持时间长,并且易在尿中析出结晶,导致结石而损害肾脏,影响泌尿系统功能。磺胺类药物的代谢需经过肝的生物转化作用,与乙酰基结合,使其极性增强,从而排出体外。但是,因结合后的产物 *N*-乙酰磺胺溶解性较低,在酸性尿中易于析出而呈现结晶,故在服用磺胺类药物时宜加服适量碳酸氢钠,利于排泄。

2005 微课:胆汁酸的肠肝循环

2006 微课:胆红素的代谢

三、影响生物转化的因素

肝的生物转化作用存在着个体差异,常受年龄、性别、疾病、诱导物、肝功能及遗传等诸多体内外因素的影响。新生儿生物转化酶系发育不完善,对药物、毒物等的转化能力较弱,临床上对新生儿和老年人的用药量需谨慎。肝实质病变时,生物转化酶类活性下降,药物、毒物等的灭活速率降低,病人对药物及毒物的转化能力明显障碍,易蓄积中毒,故对肝病病人用药(如安眠药及镇静药)应特别谨慎。长期服用苯巴比妥可诱导肝微粒体混合功能氧化酶的合成,加速药物代谢过程,使之产生耐受性。临床上利用苯巴比妥可诱导肝微粒体 UDP-葡萄糖醛酸转移酶,加速游离胆红素转变为结合胆红素,治疗新生儿黄疸。

2007 图表:常见肝病时的血清酶学变化

本章小结

肝是人体内重要的代谢器官,同时也是生物转化的主要器官。

1. 肝在物质代谢中的作用　①肝在糖代谢中的作用是通过肝糖原的合成、分解与糖异生作用来维持血糖浓度的恒定,以确保全身各组织的能量供应;②肝在脂类的消化、吸收、分解、合成及运输等过程中均起重要作用;③肝能合成多种血浆蛋白质,并在蛋白质的分解代谢中起重要作用;④肝在维生素的吸收、贮存和转化等方面均有重要作用;⑤肝参与激素的灭活。

笔记

2. 生物转化作用

（1）生物转化作用是指机体将一些内源性或外源性的非营养物质（药物、毒物、染料、添加剂，以及肠管内细菌的腐败产物）在肝进行氧化、还原、水解和结合等反应，增加其极性（水溶性），使其易随胆汁或尿液排出，这一过程称为肝的生物转化作用。

（2）生物转化的主要反应类型分为第一相反应和第二相反应，第一相反应包括氧化、还原和水解反应，第二相反应为结合反应。

（3）生物转化反应具有连续性、类型多样性、解毒和致毒双重性的特点，并且受年龄、性别及身体状况等因素影响，亦受到药物或毒物的诱导。

（4）生物转化作用的意义在于对生物活性物质进行生理解毒或灭活，同时增强其溶解度而有利于排出，保护机体。有些非营养性物质经生物转化后，反而出现致毒或致癌等作用。非营养物质经生物转化后水溶性增大，利于随胆汁或尿液排出。

（夏春梅）

扫一扫，测一测

思考题

1. 生物转化有何生理意义？请解释临床上应用葡糖醛酸内酯保肝的原理。

2. 某病人，女，25岁，长期持续苛刻节食减肥，近期表现出当饥饿时有严重程度眩晕、心慌、四肢发抖、冷汗，进食后缓解。经查：血常规正常，血清 ALT 20U/L，血清 TP 65g/L；其中清蛋白（A）30g/L，球蛋白（G）35g/L，A/G<1。接受医生建议调整饮食结构并保肝治疗，症状逐渐消失。复查：血清 ALT 20U/L，血清 TP 70g/L；其中清蛋白（A）50g/L，球蛋白（G）28g/L，A/G>1.5。

问题：

（1）试用肝在代谢中的作用解释病人病因。

（2）试解释治疗后血清蛋白的变化。

思路解析

第三篇　医学微生物学

第二十一章　微生物概述

21章 PPT

学习目标

1. 掌握:微生物和病原微生物的概念;微生物的种类。
2. 熟悉:微生物特点。
3. 了解:微生物与人类的关系。

第一节　微生物的概念及种类

一、微生物及微生物学

微生物(microorganism)是存在于自然界的一群个体微小、结构简单、肉眼看不见,必须借助光学显微镜或电子显微镜放大后才能观察到的微小生物。微生物是地球上最早的“居民”,直到17世纪70年代人类发明了显微镜后才被逐渐认识。

微生物学(microbiology)是研究微生物在一定条件下的形态、结构、生理、遗传变异、进化、分类以及与人类、动植物、自然界相互关系的一门科学。随着新技术的不断出现,微生物学的发展也是突飞猛进,现已形成众多分支学科,如细菌学、病毒学、真菌学、微生物生理学、微生物遗传学和免疫学、工业微生物学、农业微生物学、食品微生物学、石油微生物学、环保微生物学、兽医微生物学、医学微生物学等。

二、微生物的种类

微生物的种类繁多,目前已知的约10万种,这还仅为自然界中微生物总数的10%。根据微生物结构、大小、组成的不同,可分为三大类型:

1. 非细胞型微生物　这类微生物的体积极小,能通过细菌滤器,无细胞结构与完善的酶系统,只能在活的易感细胞内生长繁殖,如病毒、类病毒。

2. 原核细胞型微生物　仅有原始核,无核膜和核仁,缺乏完善的细胞器,不能进行有丝分裂。此类微生物最多,包括细菌、支原体、衣原体、立克次体、螺旋体、放线菌等。

3. 真核细胞型微生物　细胞核分化程度高,有典型的核膜与核仁,有多个染色体,胞质内有多种完整的细胞器,如真菌。

自然界中的微生物表现出种类繁多、营养类型多、繁殖快、数量大、易变异、适应性强及分布极为广泛的特点。

笔记

第二节　微生物与人类的关系

地球是目前人类所认知的唯一一块生命栖息地，在这个有着复杂生命的世界里，除了动物、植物，还有一类微小的神秘群体即微生物。人们在长期的生产实践中不断认识到：绝大多数微生物对人类、动物和植物的生存是有益和必需的，但也有少数微生物能引发人或动物感染，这些具有致病作用的微生物称为病原微生物。因此，微生物对人类来讲既有有利的作用，也有有害的影响。

一、微生物在物质循环中的作用

自然界中，许多物质的循环要靠微生物的作用来完成。如土壤中的微生物能将死亡动、植物的尸体、残骸以及人、畜排泄物中的有机氮化物转化为无机物，以供植物的生长需要。另外，空气及环境中大量的游离氮，只有依靠固氮菌等微生物的作用后才能被植物吸收利用，而植物又为人类和动物所食用。如此过程，在组成生态体系食物链的同时也净化了自然界，这是维持生态平衡及环境稳定不可缺少的重要环节。由此可见，没有微生物，植物就不能新陈代谢，人和动物也将无法生存。

二、微生物在工农业生产实践中的作用

在工业方面，利用微生物发酵工程进行食品加工、酿酒、制醋、工业制革、石油勘探、废物处理等。如用化学方法生产 1 吨味精需 30 吨小麦，利用微生物发酵工艺只需 3 吨薯粉。在医药工业方面，许多抗生素是微生物的代谢产物；还可利用微生物生产维生素、辅酶以及微生态制剂等药物。

知识拓展

青霉素的发现

1928 年，英国细菌学家亚历山大・弗莱明因为疏忽，导致自己培养的葡萄球菌被青霉菌污染，结果他发现了一个奇特的现象——在青霉菌的周围没有葡萄球菌生长，而在远离霉菌的地方葡萄球菌照样生长。这个偶然的发现深深吸引了他，随后进行的多次试验，都证明了青霉菌能分泌一种可杀死葡萄球菌、链球菌和白喉杆菌的物质，他把这种物质称为青霉素。但这一重要发现当时并没有引起人们的重视，直到 1940 年，英国病理学家弗洛里和德国生物化学家钱恩重新研究青霉素的性质和分离提纯方法，通过大量实验证明青霉素可以治疗细菌感染，并建立了提取青霉素的方法。后来他们用青霉素救治了一位败血症病人，最终使其康复。至此，青霉素成了家喻户晓、价比黄金的救命药物。当时正值第二次世界大战期间，青霉素拯救了千百万伤病员，成为第二次世界大战中与原子弹、雷达并列的三大发明之一。这一造福人类的贡献使弗莱明、弗洛里和钱恩共同获得了 1945 年诺贝尔生理学或医学奖。

在农业方面，利用微生物生产细菌肥料、转基因农作物、植物生长激素、生物杀虫剂。如苏云金杆菌能在一些害虫的肠道内生长繁殖并分泌毒素，导致被寄生昆虫的死亡。从而开辟了以菌造肥、以菌催长、以菌防病、以菌治病等农业增产新途径。

三、微生物在环境保护及生命科学中的作用

在环境保护上，微生物能降解塑料、甲苯等有机物，处理污水废气。如在污水处理方面，微生物在代谢过程中产生的 CO_2 能中和废水中的碱；微生物在污水中生活时的氧化还原和分解作用，能使废水中的有机磷、氰化物、汞等有毒有害物质转化为无毒物质。

在生命科学中，微生物被作为研究对象和模式生物，有关基因、遗传密码、基因的转录、翻译和调控都是在微生物中发现和得到证实的。近年来，随着分子生物学的发展，微生物在基因工程技术中的作用更为突出，不仅提供了多种必需的工具酶和载体系统，还可人为地定向创建有益的工程菌新品种，能在无污染的自然环境中制造出多种人类必需品。

笔记

四、微生物对人体的作用

人体与微生物之间在长期共生及进化过程中，逐渐建立了微生态关系。在正常情况下，存在于人体体表与各种腔道中的微生物是无害的，有些甚至是有益的：如肠道中的微生物具拮抗病原微生物的作用，有些还能合成多种人体所需维生素。但当环境条件发生改变时，这些微生物也会对人体产生有害的影响。例如在菌群失调或人体抵抗力下降等条件下，一些原先对人体无害的微生物也会产生致病作用，这些微生物称为条件致病微生物。因此，保持身体健康意味着须维持机体与体内菌群之间互利共存的微妙平衡。

五、微生物的污染

由于微生物的无处不在，可使食物受其污染而变质，人食用污染变质的食物可引起中毒、感染，甚至致癌。环境中微生物还可导致空气、水源等的污染，引起医院交叉感染、传染病流行、药品霉变等。因此，应根据工作要求，建立无菌环境（如手术室、超净工作台），进行无菌操作，避免微生物污染带来的危害。

本章小结

微生物是存在于自然界的一群个体微小、结构简单、肉眼看不见，必须借助光学显微镜或电子显微镜放大后才能观察到的微小生物，可分为非细胞型微生物、原核细胞型微生物、真核细胞型微生物三大类。原核与真核细胞型微生物的主要区别在于细胞核的结构不同。前者无典型细胞核，无核膜、无核仁；后者有典型细胞核，有核膜、有核仁，细胞内有较为完善的细胞器。微生物与人类关系密切，绝大多数微生物对其他生物的生存是有益和必需的，但也有少数微生物能引发人或动物感染，这些具有致病作用的微生物称为病原微生物。

（杨朝晔）

2101

扫一扫，测一测

思考题

1. 何谓微生物、病原微生物？微生物可分为哪几类？各有哪些特点？
2. 请举例说明微生物对人类有益和有害的影响。

2102

思路解析

笔记

第二十二章　细菌

学习目标

1. 掌握：消毒、灭菌、正常菌群、感染等基本概念；细菌特殊结构的种类和作用；细菌生长繁殖的条件；细菌的致病因素；常见化脓性感染菌、消化道感染菌、呼吸道感染菌及厌氧菌的种类及所致疾病。

2. 熟悉：细菌基本结构的功能；G^+菌和G^-菌细胞壁结构的区别；细菌生长曲线；细菌的合成代谢产物及其医学意义；微生态平衡与微生态失衡；细菌的分布；正常菌群的生理和病理意义；细菌内毒素和外毒素的区别；感染的类型；常见化脓性感染菌、消化道感染菌、呼吸道感染菌及厌氧菌的致病物质。

3. 了解：细菌的形态；细菌的人工培养；常用物理和化学消毒灭菌方法；常见病原性球菌、肠道杆菌、呼吸道感染菌、厌氧性细菌的生物学特性。

4. 通过本章学习，建立起外环境和人体均有菌的理念及医疗实践中必须建立必要的无菌操作规范意识；对临床常见致病菌及所致疾病有所了解。

5. 具有切断病原菌传播途径、预防细菌感染的防病意识，能进行卫生宣教，预防医院内感染。

第一节　细菌形态结构与生理

细菌（bacterium）是一类个体微小、结构简单、具有细胞壁、以无性二分裂方式进行繁殖的原核细胞型微生物。细菌的含义有广义和狭义两种。广义是泛指各类原核细胞型微生物，包括细菌、放线菌、衣原体、支原体、立克次体及螺旋体等。狭义是指其中数量最大、种类最多、生物学性状最具代表性的细菌，也是本章讨论的内容。细菌在一定条件下形态结构相对稳定，了解细菌的基本生物学性状对于研究细菌的致病性、免疫性、鉴别细菌以及进行细菌感染性疾病的诊断和防治等都具有十分重要的意义。

一、细菌的形态与结构

（一）细菌的大小和形态

细菌的个体微小，通常以微米（μm）为测量单位，细菌的种类不同，其大小也不一，即使同一种细菌也可因菌龄和环境因素的不同而有所差异。多数球菌的直径约为1μm，中等大小的杆菌长2~3μm，宽0.3~0.5μm。

细菌的基本形态有球形、杆形和螺形三种，相对应的细菌称为球菌、杆菌和螺形菌（图22-1）。

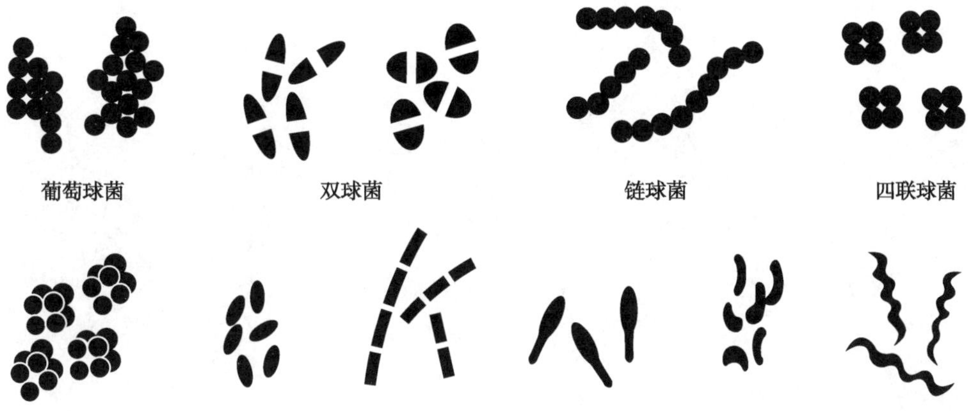

图 22-1 细菌的各种形态模式图

1. 球菌 呈球形或近似球形。球菌往往根据排列方式命名为:双球菌、链球菌、葡萄球菌、四联球菌和八叠球菌等。

2. 杆菌 外形呈直杆状或近似杆状。其长短、粗细因细菌而异,一般杆菌散在排列,亦有呈链状、栅栏状、八字形或分枝状的排列。

3. 螺形菌 螺形菌根据菌体弯曲的数目不同分为:

(1) 弧菌:菌体短,只有一个弯曲,呈弧形或逗点状,如霍乱弧菌。

(2) 螺菌:菌体较长,坚硬有数个弯曲,如鼠咬热螺菌。

(3) 螺杆菌:菌体细长弯曲,呈弧形或螺旋形,如幽门螺杆菌。

(二)细菌的结构

细菌的结构分为基本结构与特殊结构。基本结构指所有细菌都具有的结构,包括细胞壁、细胞膜、细胞质和核质;特殊结构指某些细菌特有的结构,包括荚膜、鞭毛、菌毛和芽孢(图 22-2)。

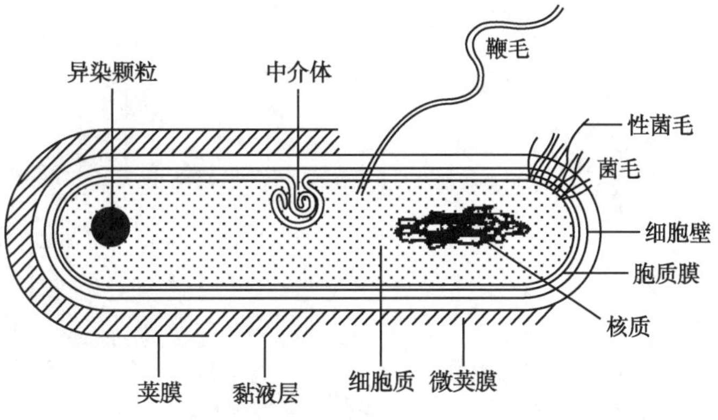

图 22-2 细菌细胞结构模式图

1. 细菌的基本结构 包括以下四个部分:

(1) 细胞壁:是包绕在细胞膜外的一层坚韧而略有弹性的膜状结构。

1) 化学组成:肽聚糖(又称黏肽)是细菌细胞壁的主要成分,为原核生物细胞所特有。主要由聚糖骨架、四肽侧链和五肽交联桥三部分组成。聚糖骨架由 *N*-乙酰胞壁酸(M)和 *N*-乙酰葡萄糖胺(G)交替间隔排列,经 β-1,4-糖苷键连接而成,四肽侧链的组成和连接方式随菌种而异。如葡萄球菌(革兰氏阳性菌)细胞壁四肽侧链的氨基酸依次为 *L*-丙氨酸、*D*-谷氨酸、*L*-赖氨酸和 *D*-丙氨酸;第三位的 *L*-赖氨酸通过由 5 个甘氨酸组成的交联桥连接到相邻聚糖骨架四肽侧链末端的 *D*-丙氨酸上,从而构成机械强度十分坚韧的三维立体结构。革兰氏阴性菌的肽聚糖占细胞壁干重的 5%~15%,仅 1~3 层,在大肠埃希氏菌的四肽侧链中,第三位氨基酸是二氨基庚二酸(DAP),并由 DAP 与相邻四肽侧链末端的 *D*-丙氨酸直接连接,没有五肽交联桥,因而只形成单层平面网络的二维结构(图 22-3)。

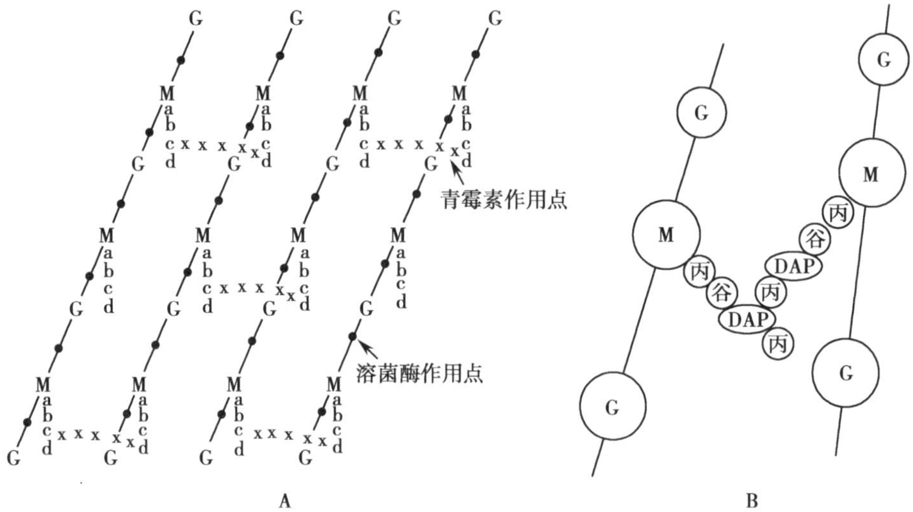

DAP：二氨基庚二酸；a：*L*-丙氨酸；b：*D*-谷氨酸；c：*L*-赖氨酸；d：*D*-丙氨酸；x：甘氨酸；●：β-1，4-糖苷键；M：*N*-乙酰胞壁酸；G：*N*-乙酰葡萄糖胺。

图 22-3 细菌细胞壁肽聚糖结构模式图

A. 金黄色葡萄球菌（革兰氏阳性菌）；B. 大肠埃希氏菌（革兰氏阴性菌）。

革兰氏阳性菌细胞壁除肽聚糖外还有其特有成分磷壁酸，依据结合部位的不同，分为壁磷壁酸与膜磷壁酸两种，前者与肽聚糖的*N*-乙酰胞壁酸相连，后者与细胞膜中的磷脂相连，二者均伸到肽聚糖的表面，是重要的抗原物质，并具有黏附作用而与致病性有关（图 22-4A）。

革兰氏阴性菌细胞壁的特殊组分是外膜，约占细胞壁干重的 8%。外膜由脂蛋白、脂质双层和脂多糖（lipopolysaccharide，LPS）组成。脂蛋白与肽聚糖的侧链相连，使外膜和肽聚糖构成一个稳定的整体；脂质双层类似于细胞膜，其上镶嵌有多种特异性蛋白，与细菌的物质交换有关；脂多糖（LPS）由类脂 A、核心多糖和特异性多糖三部分组成，为细菌内毒素，与细菌致病性有关，也是革兰氏阴性菌的菌体抗原（图 22-4B）。

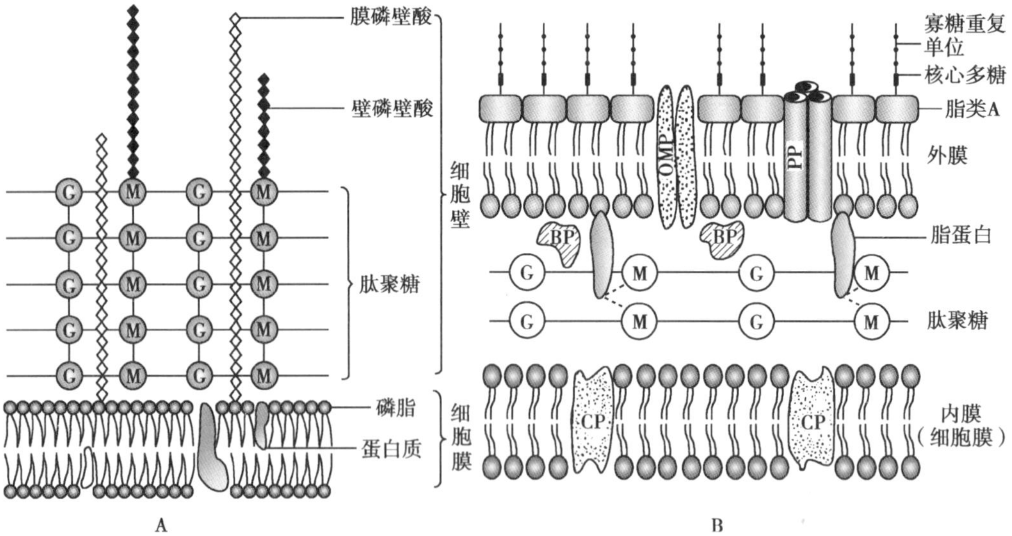

图 22-4 两类细菌细胞壁结构模式图

A. 革兰氏阳性菌；B. 革兰氏阴性菌。

革兰氏阳性菌和革兰氏阴性菌细胞壁结构显著不同（表 22-1），使得这两类细菌在染色性、抗原性、致病性、对某些药物的敏感性等方面有很大差异。如革兰氏阳性菌一般对溶菌酶和青霉素敏感，原因是溶菌酶能破坏肽聚糖中*N*-乙酰胞壁酸和*N*-乙酰葡萄糖胺之间的β-1，4-糖苷键连接，青霉素能干扰五肽交联桥与四肽侧链之间的连接，干扰细胞壁合成而导致细菌裂解死亡；革兰氏阴性菌细胞壁中肽聚糖含量少，又有外膜保护，故对溶菌酶和青霉素不敏感。而在某些情况下，可形成细胞壁缺陷型细菌，即细菌L型（bacterial L form）。

知识拓展

细菌细胞壁缺陷型（细菌L型）

在自然情况或人工诱导（如受青霉素、胆汁、抗体等物质作用）等影响下，细菌细胞壁可因此受破坏或合成受抑制而缺损，此称为细菌细胞壁缺陷型或细菌L型。这类细菌在普通培养基中不易生长，但在高渗环境中仍可存活，有一定的致病力，常引起慢性感染，对青霉素类药物不敏感。某些细菌L型仍有一定的致病性，在临床上常引起尿路感染、骨髓炎、心内膜炎等慢性感染。临床上遇有症状明显而标本常规细菌培养阴性，应考虑细菌L型感染的可能性。

表22-1 革兰氏阳性菌和革兰氏阴性菌细胞壁结构比较

区别点	革兰氏阳性菌	革兰氏阴性菌
厚度与强度	厚，20~80nm，较坚韧	薄，10~15nm，较疏松
肽聚糖层	由聚糖骨架、四肽侧链、五肽桥构成致密的三维空间结构	由聚糖骨架、四肽侧链构成疏松的二维平面结构
肽聚糖层数	多，15~50层	少，1~3层
肽聚糖含量	占细胞壁干重的50%~80%	占细胞壁干重的10%~20%
磷壁酸	有	无
外膜	无	有

2）功能：①维持菌体固有形态；②保护细胞，抵抗低渗的外环境；③参与菌体内外物质交换；④决定菌体的免疫原性；⑤与细菌的致病性有关。

（2）细胞膜：是位于细胞壁内侧、紧包在细胞质外的一层半渗透性的生物膜，柔软而富有弹性。由脂质双层构成，其内镶嵌有多种蛋白质，这些蛋白质多为具有特殊作用的酶类和载体蛋白。细胞膜的主要功能有：

1）物质转运：与细胞壁共同完成细胞内外的物质交换。

2）生物合成：膜上有多种酶，参与细胞结构（细胞壁肽聚糖、荚膜和鞭毛）的合成。

3）呼吸和分泌：膜上有多种呼吸酶或膜蛋白参与细胞的呼吸或分泌过程。

4）形成中介体：细胞膜内陷、折叠、卷曲形成的囊状物称为中介体，其功能类似真核细胞的线粒体，并与细菌的分裂繁殖有关。

（3）细胞质：是细胞膜所包裹的溶胶状物质，主要由水、蛋白质、脂类、核酸及少量糖类和无机盐组成。内含多种酶系统和核糖体、质粒和胞质颗粒等亚显微结构。

1）核糖体：是游离于细胞质中的微小颗粒，每个菌体内可达数万个，由RNA和蛋白质组成，是蛋白质合成的场所。链霉素、红霉素等抗菌药物能与细菌核糖体结合，从而干扰了细菌蛋白质的合成，导致细菌死亡。

2）质粒：是细菌染色体外的遗传物质，为环状闭合的双股DNA分子，携带某些遗传信息，能自我复制，并随细菌的分裂而传到子代细菌中去。医学上重要的质粒有F、R和Col质粒，分别决定细菌的性菌毛、耐药性和产大肠菌素等性状。质粒是基因工程研究中的重要载体。

3）胞质颗粒：大多为细菌暂时储存的营养物质。医学上有意义的胞质颗粒是异染颗粒，因其嗜碱性强，经染色后明显不同于菌体颜色，如白喉棒状杆菌的异染颗粒有助于鉴别细菌。

（4）核质：是由一条细长的闭合环状DNA分子经反复盘绕卷曲而形成，因没有核膜包裹，故称核质或拟核。核质具有细胞核的功能，决定细菌的遗传性状，是细菌遗传变异的物质基础。

笔记

2. 细菌的特殊结构

（1）荚膜(capsule)：是某些细菌合成并分泌到细胞壁外的一层黏液性物质，其化学成分为多糖或多肽。荚膜不易着色，普通染色仅在菌体周围形成一层无色透明圈（图 22-5）。荚膜的形成与细菌所处的环境有关，一般在机体内形成。荚膜的作用包括：①抗吞噬，荚膜能抵抗吞噬细胞的吞噬；②抗有害物质的损伤，保护细菌免受溶菌酶、抗体、补体及抗菌药物的损伤作用；③黏附作用，荚膜多糖可使细菌彼此粘连，也可黏附于组织细胞或无生命生物体表面，是造成感染的重要因素；④具有免疫原性。

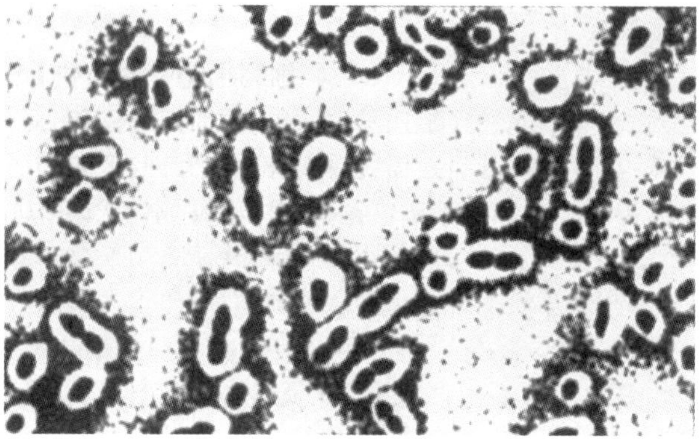

图 22-5　细菌荚膜

（2）鞭毛(flagellum)：是某些细菌表面附着的细长呈波状弯曲的丝状物，是细菌的运动器官。经特殊的鞭毛染色后普通显微镜下可见。依据鞭毛的数目和排列方式不同，可将鞭毛菌分为单毛菌、双毛菌、丛毛菌和周毛菌四种（图 22-6）。鞭毛的作用包括：①运动器官，帮助细菌趋利避害；②与致病性有关，如霍乱弧菌通过活泼的鞭毛运动，可以穿透覆盖在小肠黏膜表面的黏液层，使菌体黏附于肠黏膜上皮细胞，产生毒性物质导致病变发生；③鉴别细菌，动力的有无可作为细菌鉴别的依据之一。此外，鞭毛具有较强的抗原性质，也可用于细菌的鉴定和分型。

（3）菌毛(pilus)：为大多数革兰氏阴性菌及少数革兰氏阳性菌菌体表面附着的比鞭毛更短、细、直的丝状物。只有在电镜下才可见。菌毛由菌毛蛋白组成，具有抗原性质。按功能不同，分为普通菌毛和性菌毛两类。①普通菌毛(ordinary pilus)：遍布于菌体表面，具有黏附作用，与细菌致病性有关；②性菌毛(sex pilus)：比普通菌毛长而粗，仅有 1~4 根，为中空管状。性菌毛由致育因子即 F 质粒编码，有性菌毛的细菌称为雄性菌或 F^+ 菌；无性菌毛的细菌称雌性菌或 F^- 菌，性菌毛能将 F^+ 菌的某些遗传物质转移给 F^- 菌，使 F^- 菌获得 F^+ 菌的某些性状。细菌的毒力、耐药性等性状可通过此方式转移。

（4）芽孢(spore)：是某些细菌在一定环境条件下，胞质脱水浓缩，在菌体内形成的一个圆形或椭圆形折光性强、通透性很低的小体。芽孢的代谢及与外环境的物质交换基本静止，是细菌的休眠体。芽孢不易着色，它保存着菌体的全部生命物质。芽孢形成后，菌体崩解、芽孢脱落游离。当环境条件适宜时，芽孢发芽并形成具有繁殖能力的菌体，即繁殖体(vegetative form)。一个细菌只能形成一个芽孢，一个芽孢发芽也只能生成一个菌体，很显然芽孢只是细菌生命过程中的一种特殊存在状态，而非繁殖方式。芽孢的作用包括：①具有强大的抵抗力，与细菌的繁殖体相比，芽孢对热力、干燥、辐射、化学消毒剂及其他不良环境均有更强大的抵抗力。②鉴别细菌，芽孢的大小、形状、位置等随菌种而异，常作为细菌重要的分类和鉴别指标（图 22-7）。

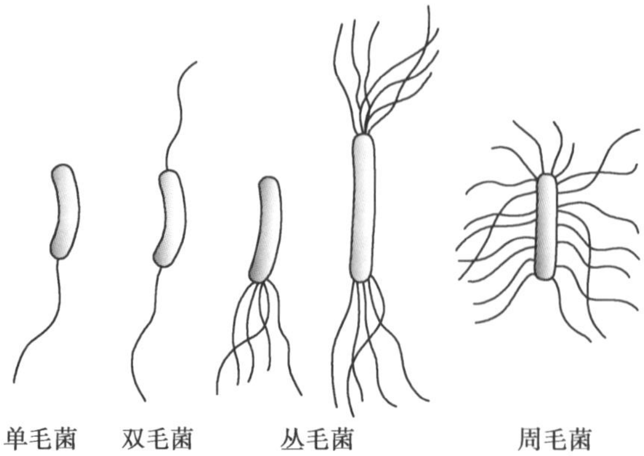

图 22-6　细菌鞭毛类型模式图

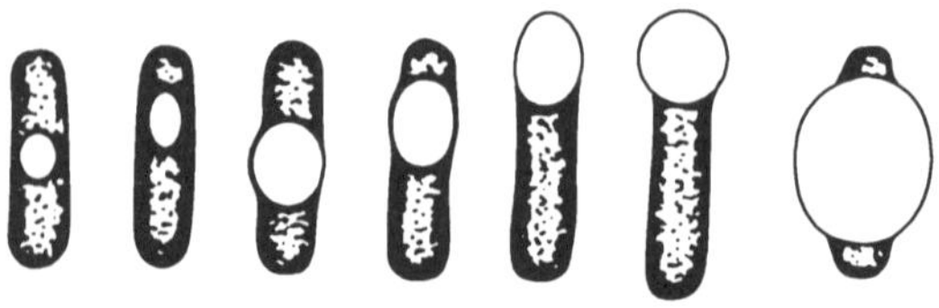

图 22-7　细菌芽孢模式图

笔记

二、细菌的生长繁殖与代谢

1. 细菌生长繁殖的条件　细菌种类繁多，生长繁殖时所需条件不完全相同，但基本条件有以下四方面：

（1）充足的营养物质：细菌生长繁殖所需要的基本营养物质有水、碳源、氮源、无机盐，有些还需要一些生长因子。这些物质为细菌的生长繁殖和新陈代谢提供必需的原料。

（2）适宜的 pH：大多数病原菌最适宜的 pH 为 7.2~7.6，少数细菌会超出这一范围，如霍乱弧菌适宜 pH 8.4~9.2，结核分枝杆菌适宜 pH 6.5~6.8。

（3）适合的温度：大多数病原菌最适宜的生长温度为 37℃。

（4）气体：病原菌生长繁殖时需要的气体主要是氧气和二氧化碳。根据细菌代谢对氧气的需求不同，可将其分为四类：①专性需氧菌，必须在有氧的环境下才能生长繁殖的细菌；②微需氧菌，氧浓度 5%~6%生长最好，氧浓度>10%对其有抑制作用；③兼性厌氧菌，在有氧和无氧的环境中都能生长繁殖的细菌；④专性厌氧菌，只能在无氧的条件下才能生长繁殖的细菌。病原菌大多为兼性厌氧菌。

2. 细菌生长繁殖的方式与速度　细菌个体以二分裂方式繁殖，在适宜的条件下繁殖速度很快，多数细菌 20~30min 繁殖一代，个别细菌繁殖较慢，如结核分枝杆菌需 18~20h 才能繁殖一代。

3. 细菌群体生长繁殖的规律　细菌繁殖速度很快，若按 20min 繁殖一代来计算，1 个细菌经 10h 后可达 10 亿以上。但事实上，由于营养物质的消耗，有害代谢产物的积聚，细菌不能始终保持如此快速的繁殖。若将一定量的细菌接种于液体培养基中进行培养，连续定时取样检查活菌数，可发现其生长繁殖呈规律性变化。若以培养时间为横坐标，以不同时间培养物中活菌数的对数为纵坐标，可绘出一条细菌数变化的曲线称生长曲线(图 22-8)。

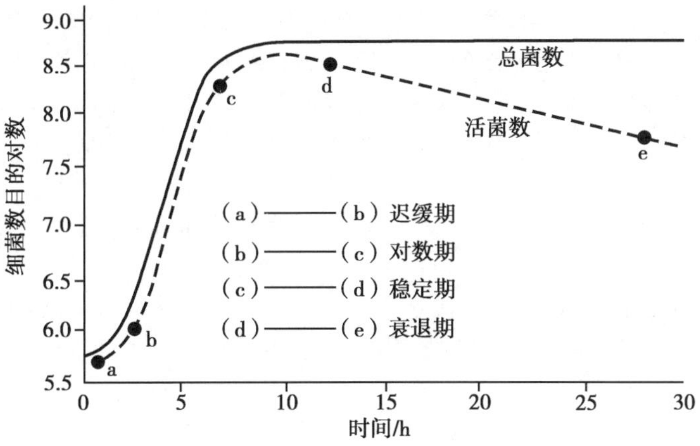

图 22-8　细菌的生长曲线

生长曲线分为四期：

（1）迟缓期：为最初培养的 1~4h，细菌体积增大，代谢活跃，大量合成并积累分裂繁殖所需的辅酶、酶和中间代谢产物，但分裂缓慢，繁殖极少。

（2）对数期：细菌在该期生长繁殖迅速，生长曲线图上细菌数的对数呈直线上升，达到顶峰状态，一般可持续 8~10h。此期细菌的生物学性状较典型，对外界环境因素的作用敏感，因而是研究细菌形态、大小、染色性、生化反应、药物敏感性的最佳时期。

（3）稳定期：此期由于培养基中营养物质的消耗，有害代谢产物积聚，细菌繁殖速度渐减，死亡数逐渐增加，最终细菌增加数和死亡数几乎相等。细菌形态、染色性和生理性状常有改变。细菌外毒素、抗生素等合成产物在此期内产生，芽孢也在此期形成。

（4）衰退期：细菌出现衰退性变化，代谢趋于停滞，甚至发生自溶。

掌握细菌生长规律可以人为地改变培养条件，调整细菌的生长繁殖阶段，更可以据此来有效地利用对人类有益的细菌。

4. 细菌的新陈代谢　细菌的新陈代谢包括合成代谢和分解代谢，合成代谢是将简单的小分子合成为复杂的大分子,组成菌体成分和酶,同时消耗能量;分解代谢是将复杂的营养物质或胞内物降解为简单的化合物,为合成菌体成分提供原料的同时获得能量。

(1) 合成代谢产物及其医学意义:在细菌合成代谢产物中,热原质、侵袭性酶和毒素与细菌的致病性有关;抗生素和维生素可为人类所利用;细菌素和色素多用于细菌的鉴别。

1) 热原质:又称致热原,是细菌在代谢过程中产生的一种多糖,将其注入人或动物体内能引起发热反应。产生热原质的细菌大多为革兰氏阴性菌及少数革兰氏阳性菌。热原质极耐高温,高压蒸汽灭菌亦不能破坏,因此在制备和使用注射用生物制品、抗生素等药物时,应严格无菌操作,防止细菌污染,确保无热原质的存在。

2) 侵袭性酶:是某些细菌产生的能破坏机体组织,促使细菌在体内生存、繁殖和扩散的一类酶。如金黄色葡萄球菌产生的血浆凝固酶。

3) 毒素:是病原菌在代谢过程中合成的对机体有毒害作用的物质。按其化学组成和致病作用的不同,分为内毒素和外毒素两类。

4) 抗生素:某些放线菌、真菌、细菌在代谢过程中可产生一类能抑制或杀死某些其他微生物或肿瘤细胞的物质,称抗生素(antibiotic)。如真菌产生的青霉素,放线菌产生的链霉素等。抗生素可用于感染性疾病与肿瘤的治疗。

5) 维生素:某些细菌除能合成自身所需要的维生素外,还可分泌到菌体外供人体吸收利用。如人体肠道内的埃希氏菌可合成维生素 K 和 B 族维生素等。

6) 细菌素:是某些细菌菌株产生的一类具有抗菌作用的蛋白质。它与抗生素作用相似,但其抗菌范围狭窄,仅对与产生菌有亲缘关系的细菌有杀伤作用。主要用于细菌的分型鉴定和流行病学调查。

7) 色素:是细菌合成的有色物质,有助于鉴别细菌。色素可分为水溶性和脂溶性两种。铜绿假单胞菌可产生水溶性绿色色素,可使培养基及脓液呈绿色。金黄色葡萄球菌能产生脂溶性金黄色色素,不溶于水,只存在于菌体,因此菌落呈金黄色。细菌的色素有助于细菌的鉴别。

(2) 细菌的分解代谢产物及其医学意义:由于各种细菌所具有的酶不完全相同,对各种营养物质的分解能力和分解产物亦不一致,据此可以区别和鉴定细菌。用于鉴定细菌的反应称为细菌的生化反应,医学上常用的细菌的生化反应有糖发酵试验、靛基质试验、硫化氢试验等。

5. 细菌的人工培养　用人工的方法为细菌提供生长繁殖所需要的营养物质及适宜的生长环境,使其能在体外生长繁殖,即为人工培养。经人工配制、满足细菌和其他微生物生长繁殖需求的混合营养物,称为培养基。

(1) 培养基的分类:培养基按物理性状分液体培养基、半固体培养基、固体培养基;按用途不同分基础培养基、营养培养基、选择培养基、鉴别培养基、厌氧培养基。

(2) 细菌在培养基中的生长现象:将标本或培养物划线接种在固体培养基的表面,因划线的分散作用,使许多原混杂的细菌在固体培养基表面散开,称为分离培养。一般经过 18~24h 培养后,单个细菌繁殖成一堆肉眼可见的细菌集团,称为菌落(colony)。多个菌落融合成片,称为菌苔(lawn)。各种细菌在固体培养基上形成的菌落,在大小、形状、颜色、气味、透明度、表面光滑或粗糙、湿润或干燥、边缘整齐与否,以及在血琼脂平板上的溶血情况等均有不同表现,这些有助于鉴定细菌。细菌在不同培养基中的生长现象见表 22-2。

表 22-2　细菌在培养基中的生长现象

培养基种类	生长现象	细菌举例
液体培养基	浑浊生长	葡萄球菌
	沉淀生长	链球菌
	菌膜生长	结核分枝杆菌等需氧菌
半固体培养基	沿穿刺线生长(无鞭毛细菌)	痢疾志贺氏菌
	沿穿刺线向周围扩散生长(有鞭毛细菌)	伤寒沙门氏菌
固体培养基	菌落、菌苔	球菌、杆菌、螺形菌均可

笔记

三、细菌的检查与染色

细菌菌体微小，肉眼不能直接观察到，必须借助显微镜放大后才能看到。一般细菌借助光学显微镜可清楚地观察。细菌为半透明体，通常只有经染色后方可看清细菌的外形和某些结构。由于细菌的等电点在 pH 2~5，在中性或碱性环境中带负电荷，易与带正电荷的碱性染料结合，所以细菌染色多用碱性染料，如结晶紫、碱性复红、亚甲蓝等。

细菌染色方法有多种，临床最常用的复染色法为革兰氏染色法（Gram staining），是由丹麦细菌学家革兰（Hans Christian Gram）于 1884 年创立。染色步骤是：涂片标本固定后，先用结晶紫染液初染；然后加碘液媒染，使之生成结晶紫与碘的复合物；再用 95% 乙醇处理，有些细菌被脱色，有些不能被脱色；最后用稀释复红复染。经此染色后，可将细菌分为两大类，凡能固定结晶紫与碘的复合物，不被乙醇脱色而保留紫色者为革兰氏阳性菌；被乙醇脱色而被稀释复红复染成红色者为革兰氏阴性菌。

革兰氏染色法在临床上具有重要的实际意义。①鉴别细菌：革兰氏染色将细菌分为革兰氏阳性和革兰氏阴性两大类，便于初步识别细菌，缩小鉴定范围；②选择药物：革兰氏阳性与阴性菌对不同药物的敏感性不同，如大多数革兰氏阳性菌对青霉素、克林霉素、罗红霉素等抗生素比较敏感，而大多数革兰氏阴性菌对链霉素、庆大霉素等抗生素敏感，因而可根据细菌染色性来选择合适的抗生素来治疗疾病；③分析细菌致病性：大多数革兰氏阳性菌主要以外毒素致病，而革兰氏阴性菌多以内毒素致病，内、外毒素的致病机制和主要临床表现各不相同。

（杨朝晔）

第二节 细菌的分布与消毒灭菌

一、细菌分布

（一）细菌在自然界的分布

1. 土壤 土壤具备了细菌生长繁殖的良好条件，因此，土壤中的细菌种类和数量很多。1g 土壤中细菌数数以亿万计，地表 3~25cm 深的土壤中细菌数量最多，土壤表层及较深土层中细菌量少。土壤中的细菌多数为非病原菌，但也有一些来自人和动物的分泌物、排泄物以及死于传染病的人畜尸体的病原菌。特别是能形成芽孢的细菌在土壤中可以长期存活，通过伤口使人感染，如产气荚膜梭菌、破伤风梭菌等。

2. 水 自然环境的水也是细菌生存的天然环境。水中的细菌主要来自土壤、人和动物的排泄物。其中常有伤寒沙门氏菌、痢疾志贺氏菌、霍乱弧菌等肠道病原菌。水源被污染可引起多种消化道传染病的流行，因此，加强水和粪便的管理，保护好水源，是预防和控制肠道传染病的重要措施。

3. 空气 空气中因缺乏细菌生长的条件，且受日光照射，细菌不易生长繁殖。但土壤及水中细菌可随飞尘、水雾等扩散到空气中，人和动物也不断通过呼吸道排出细菌，所以空气中也存在着不同种类和数量的细菌。尤其在人口密集的公共场所或医院，空气中细菌种类和数量显著增多，常见致病菌有白喉棒状杆菌、结核分枝杆菌、金黄色葡萄球菌、嗜肺军团菌等，可引起呼吸道或伤口感染。

（二）细菌在人体的分布

1. 正常菌群的概念 在正常情况下，人体的体表及与外界相通的腔道黏膜上存在着不同种类和数量的、对人无害的微生物群，称正常菌群（normal flora）。如口腔菌群、胃肠道菌群、呼吸道菌群、皮肤菌群、阴道菌群等。

2. 正常菌群的生理作用 这些在特定解剖部位栖居的菌群，对机体微生态平衡起着重要的生理作用。

（1）拮抗作用：正常菌群能通过竞争营养或产生有害代谢产物抵抗外来病原菌，从而构成一个抵御外来病原菌入侵与定居的生物屏障。

（2）免疫作用：正常菌群的存在可促进机体免疫器官发育成熟，促进免疫细胞的分裂，刺激机体产生免疫应答，使机体对致病微生物保持一定程度的免疫力。

（3）营养作用：正常菌群亦可参与机体的营养物质代谢，如肠道中大肠埃希氏菌能合成人体所需的维生素 K 和 B 族维生素。

（4）抗衰老作用：肠道正常菌群中双歧杆菌具有抗衰老作用，成年后此类细菌减少，肠道中产生有害物质的细菌增多，其有害物质经肠道吸收后可加速机体老化过程。

3. 正常菌群的病理作用　寄居在人体一定部位的正常菌群是相对稳定的，正常情况下不表现致病作用，但在某些特定的条件下，正常菌群与宿主间的生态平衡被打破，原不致病的正常菌群也可引起疾病，称为条件致病菌（conditioned pathogen）。导致其致病的条件通常是：

（1）寄居部位改变：如大肠埃希氏菌从原寄居的肠道进入腹腔、泌尿道等，引起腹膜炎、尿道炎。

（2）免疫功能低下：长期应用大剂量糖皮质激素、抗肿瘤药物或放射治疗、大面积烧伤、过度疲劳、受凉、长期消耗性疾病后均可使机体免疫功能下降，从而使一些正常菌群在寄居原位穿透黏膜等屏障，进入组织或血流，引起局部或全身性感染，严重的可致败血症而死亡。

（3）菌群失调：由于某种原因，宿主某部位正常菌群的种类、数量和比例发生较大幅度的变化，导致机体微生态失去平衡，称为菌群失调（dysbacteriosis）。由此产生的疾病称菌群失调症。菌群失调的发生多见于长期大量使用广谱抗生素。广谱抗生素抑制或杀灭了大量敏感菌，耐药菌则获得优势而大量增殖致病，如耐药性金黄色葡萄球菌引起的肠炎、败血症；白念珠菌引起的肺炎、鹅口疮等。

4. 微生态平衡与失调　微生态平衡（microeubiosis）是指在长期进化过程中，微生物与其宿主在不同发育阶段形成的动态、生理性、相对均衡和稳定的组合状态。当宿主的生态环境（年龄、生理状态）相对稳定时，正常微生物群的组成是稳定的，但当宿主的生态环境因素发生变化时，这种组合中的微生物组成也会发生变化。

微生态平衡是动态的平衡，宿主的不同解剖部位和不同的年龄阶段及微生物种属不同时，会有着不同的微生态平衡标准。当宿主（免疫、营养及代谢等）、正常微生物群（种类、数量、位置等）或外界环境（物理、化学和生物）等因素发生了变化，就会造成正常微生物群之间或宿主与正常微生物群之间的平衡发生失衡，就称为微生态失衡（microdysbiosis），最常见的就是上述的菌群失调。

知识拓展

肠道菌群失调是导致肥胖和糖尿病的重要元凶

新近研究发现，肠道菌群结构的改变与失衡除会导致肠道疾病外，还与很多慢性全身性代谢性疾病，如糖尿病、肥胖的发生有着密切关系。

糖尿病原来仅仅被认为是糖代谢异常，现在研究却发现，菌群失调可能是造成糖尿病发生的一个影响因素。科学家的研究发现，糖尿病模型动物肠道中的一些特定菌的数量有所变化——两种乳酸菌数量明显下降。国外也有研究报道，补充乳酸菌制剂能缓解模型动物的糖尿病症状。菌群的变化不仅是糖尿病的后果，也是糖尿病的一条非常重要的诱因。

二、消毒灭菌

如果对细菌施以某些理化因素，可阻挠细菌的生长繁殖。医学上为达到防治感染性疾病的目的，通常会采取一些理化手段来抑制或杀死细菌。下面是几个与之相关的概念：

（1）消毒（disinfection）：是指杀死物体上病原微生物的方法。消毒只能杀灭细菌的繁殖体，而不能杀灭芽孢。用于消毒的化学制剂称为消毒剂。通常的消毒均为化学消毒法。常用消毒剂浓度下，只对细菌繁殖体有杀灭作用；需要杀灭芽孢时，则需提高浓度和延长作用时间。

（2）灭菌（sterilization）：是指杀灭物体上所有微生物的方法，包括杀灭细菌芽孢及繁殖体。凡需要进入人体组织和体腔的医疗器械都要求是经灭菌的无菌物品。

（3）无菌（asepsis）：物体不存在活菌的状态。防止细菌进入人体或物体的操作技术，称为无菌操作。

（4）防腐（antisepsis）：防止或抑制细菌生长繁殖的方法。用于防腐的化学制剂称为防腐剂，同一

笔记

化学药品在高浓度时为消毒剂，而在低浓度时则为防腐剂。常用消毒灭菌法分为物理消毒灭菌法和化学消毒灭菌法。

（一）物理消毒灭菌法

物理消毒灭菌法是指通过热力、紫外线、电离辐射和滤过等物理因素杀菌除菌的方法。

1. 热力消毒灭菌法 高温能破坏细菌的蛋白质和核酸，使菌体蛋白变性凝固、核酸解链而死亡，因而是最常用的消毒灭菌方法，分干热和湿热两大类。

（1）干热法：①焚烧和烧灼，焚烧是直接点燃或在焚化炉内焚化，用于废弃物品或病尸的焚化；烧灼是直接用火焰灭菌，如微生物实验室使用的接种环（针）、试管口等可在火焰中直接烧灼。②干烤，利用干烤箱加热至160~170℃经2h，可达到灭菌目的，适用于高温下不损坏、不变质、不蒸发的物品，如玻璃器皿、瓷器和一些粉剂药品等。

（2）湿热法：①高压蒸汽灭菌法，是一种最常用、最有效的灭菌方法，通常是密闭的容器在103.4kPa（1.05kg/cm^2）蒸汽压力下，容器内温度达121.3℃，维持15~30min，即可达到灭菌目的，凡耐高温、耐湿热的物品，如手术器械、敷料、一般培养基和生理盐水等，均可用此法灭菌。②煮沸法，一般细菌繁殖体，煮沸5min即被杀死；细菌芽孢则需煮沸1~2h才被杀灭，此法主要用于饮水、食具等的消毒。③间歇灭菌法，将灭菌物品置于流通蒸汽灭菌器内，加热100℃、15~30min，细菌繁殖体被杀灭，但芽孢尚有残存，取出后放37℃温箱过夜，使芽孢发育成繁殖体，次日再加热100℃、15~30min，如此连续3次，可达到灭菌效果，常用于不耐高温的含糖、牛奶、血清等培养基灭菌。④巴氏消毒法，用较低的温度杀灭液体中病原菌或特定微生物，而仍保持物品中所需不耐热物质的营养成分的消毒方法，由巴斯德创用而得名，加热61.1~62.8℃、30min或71.7℃、15~30s即可，常用于牛奶或酒类的消毒，在同一温度下湿热灭菌法比干热灭菌法效果好。

2. 辐射杀菌法 此类杀菌方法有下列两种：

（1）日光与紫外线：日光的杀菌作用主要来自紫外线。紫外线的有效杀菌波长为200~300nm，其中以265~266nm的杀菌力最强。紫外线的杀菌机制主要是破坏DNA的构型，干扰DNA的复制和转录，从而导致细菌变异或死亡。紫外线穿透力弱，普通玻璃、尘埃、纸张、水蒸气等均能阻挡紫外线，故只适用于手术室、病房、细菌实验室等的空气消毒，或用于不耐热物品的表面消毒。应用人工紫外线灯进行空气消毒时，有效距离不超过3m，照射时间1~2h。

（2）电离辐射：包括X射线、γ射线和高速电子等，有较高的能量和穿透力，在足够剂量时对各种细菌均有致死作用。目前已广泛用于医疗器械、药物、食品、工业原料等的消毒灭菌。

3. 滤过除菌 滤过除菌是用物理阻留的方法将液体或空气中的细菌除去，以达到无菌的目的。所用的器具是滤菌器，其除菌的效力与滤菌器滤孔的大小、滤器电荷等有关，主要用于空气和不耐高温的血清、药液等的除菌。

（二）化学消毒灭菌法

影响细菌生长繁殖的化学因素主要是化学消毒剂。消毒剂对细菌和人体细胞都有毒性，故只能外用不能内服，一般仅用于皮肤黏膜及伤口、器械、排泄物或外环境的消毒。

1. 常用消毒剂的作用机制

（1）改变细菌细胞壁或细胞膜的通透性：如酚类、表面活性剂等。

（2）干扰或破坏细菌的酶系统和代谢：如氧化剂、重金属盐类等。

（3）使菌体蛋白质变性或凝固：如醇类、重金属盐类、醛类、酸碱等。

2. 影响消毒剂作用的因素

（1）消毒剂的性质、浓度和作用时间：各种消毒剂的理化性质不同，对微生物的作用大小也有差异。一般而言，消毒剂浓度越大，作用时间越长，消毒效果就越好（醇类除外）。

（2）细菌的种类、状态和数量：细菌的芽孢比繁殖体抵抗力强；幼龄菌比老龄菌对消毒剂敏感。细菌数量越多，所需消毒剂浓度越高，作用时间越长。

（3）环境中有机物的存在：有机物可阻碍消毒剂与病原菌的接触，影响消毒剂对病原菌的杀伤作用，因此消毒有机物含量较多的脓汁、血液、痰液等时，应选用受有机物影响较小的消毒剂。

（杨朝晔）

第三节　细菌的致病性与感染

细菌引起疾病的性能称为细菌的致病性。细菌能否最终引起机体发生疾病，与细菌的致病因素、机体的抵抗力和外界环境因素等密切相关。细菌的致病性是针对特定的宿主而言的，不同病原体对人体可引起不同的病理过程和不同的疾病，如结核分枝杆菌引起结核病，这是由细菌的种属特性所决定的。

一、细菌的致病因素

细菌的致病因素是由细菌的毒力、侵入数量和侵入门户决定的（图 22-9）。

- 细菌的致病因素
  - 毒力
    - 侵袭力
      - 菌体表面结构：菌毛、荚膜等
      - 侵袭性酶：透明质酸酶等
    - 毒素
      - 外毒素
      - 内毒素
  - 侵入数量
  - 侵入门户

图 22-9　细菌的致病因素

1. 细菌的毒力　是细菌致病的要素。构成毒力的物质基础是侵袭力和毒素。

（1）侵袭力：指病原菌突破机体的防御功能，在机体内定居、生长繁殖和扩散的能力。而构成侵袭力的物质基础是菌体表面结构和侵袭性酶类。

1）菌体表面结构：包括荚膜和菌毛等黏附素。荚膜具有抗吞噬和抵抗体液中杀菌物质的作用，有利于病原菌在宿主体内迅速繁殖，引起疾病。病原菌若要引起感染，首先需黏附于宿主体表或黏膜上皮细胞上，以抵御由于分泌物的冲刷、上皮细胞纤毛的摆动及肠蠕动等的清除作用，在局部定居、繁殖，继而造成感染。细菌黏附于宿主细胞是由黏附素介导的，黏附素根据来源分两类：菌毛黏附素和非菌毛黏附素。革兰氏阴性菌的黏附素通常为菌毛，如肠道中伤寒沙门氏菌、痢疾志贺氏菌、霍乱弧菌等菌毛；革兰氏阳性菌的黏附素是菌体表面的毛发样突出物，如 A 群链球菌的脂磷壁酸。

2）侵袭性酶类：是菌体代谢过程中产生的、能使细菌发挥抗吞噬或促使其在机体内扩散的酶类。一般对机体无毒性，属于胞外酶。如金黄色葡萄球菌产生的血浆凝固酶，它能使纤维蛋白原变为纤维蛋白，沉积在菌体表面及病灶周围，保护细菌不被吞噬细胞吞噬和免受体液中抗菌物质的作用；A 群链球菌产生的透明质酸酶、链激酶、链道酶均具有有助于细菌在组织中扩散的作用。

（2）细菌毒素（bacterial toxin）：是细菌在代谢过程中合成的对机体组织细胞有损害作用的物质。按其来源、性质和作用的不同，分为外毒素（exotoxin）和内毒素（endotoxin）（表 22-3）。外毒素多为毒性蛋白质，一般由革兰氏阳性菌及少数革兰氏阴性菌合成并分泌到菌体外或细菌裂解后才释放出来，对机体产生特异性毒性作用。内毒素是革兰氏阴性菌细胞壁中的脂多糖成分，一般是在细菌裂解时才释放出来，对机体可产生类似的毒性作用。

表 22-3　细菌外毒素与内毒素的主要区别

区别	外毒素	内毒素
来源	革兰氏阳性菌和部分革兰氏阴性菌	革兰氏阴性菌
释放形式	多数在细菌细胞内合成并分泌至菌体外，少数在菌体裂解后释放	为细菌细胞壁成分，当菌体裂解后才释放出来
化学成分	蛋白质	脂多糖
稳定性	不稳定，60~80℃，30min 被破坏	稳定，160℃，2~4h 才被破坏

续表

区别	外毒素	内毒素
毒性作用	强,对组织、器官有选择性毒害作用,引起特殊临床表现	较弱,不同细菌来源的内毒素其毒性作用大致相同,常引起发热、白细胞反应、微循环障碍,严重时可导致内毒素性休克、DIC 等
免疫原性	强,可刺激机体产生抗毒素;经甲醛处理可脱毒形成类毒素	弱,能刺激机体产生抗体,但保护作用弱;甲醛处理不能形成类毒素

2. 侵入数量 感染的发生,除了需要病原菌具有毒力外,还要有足够的侵入数量。一般情况下,细菌毒力愈强,引起感染所需细菌数愈少;反之则需细菌数量大。

3. 侵入门户 具有一定毒力和足够数量的病原菌,若侵入机体的部位不适宜,仍然不能引起感染。如破伤风芽孢梭菌必须进入厌氧伤口才能引起感染;伤寒沙门氏菌必须进入消化道才能引起感染。但有的细菌可通过多途径引起感染。如结核分枝杆菌和炭疽杆菌,经呼吸道、消化道、皮肤创口途径进入均可引起感染。根据病原菌侵入门户的不同,可有下列传播方式和途径:

(1) 经呼吸道途径传播:病原菌由病人或带菌者通过咳嗽、喷嚏或大声说话等喷出的飞沫或呼吸道分泌物散布到空气中,被他人吸入而造成的感染,如白喉、结核、百日咳、流脑等。

(2) 经消化道途径传播:病原菌由病人或带菌者的粪便排出,污染食物、饮水后,经口食入而发生的感染,又称为粪-口途径传播。如霍乱、伤寒等。

(3) 经皮肤黏膜创伤感染:病原菌经破损的皮肤黏膜侵入使机体感染,如局部伤口的化脓性感染、破伤风等。

(4) 经接触传播:淋病奈瑟菌、麻风分枝杆菌等可通过个体的直接或间接接触而传播。

(5) 经节肢动物叮咬传播:通过吸血昆虫的叮、吸而发生的感染。如鼠蚤可传播鼠疫耶尔森菌,引起鼠疫。

二、细菌的感染及其类型

感染(infection)是指在一定条件下,侵入机体的病原体在与机体相互作用后,引起机体不同程度病理损伤的过程。病原菌侵入机体是否引起感染,主要取决于病原菌的致病性和机体的免疫力,两者作用力量的对比及其变化决定着感染的发生、发展与结局,因而可出现不同的感染类型。

1. 隐性感染(inapparent infection) 当机体的抗感染免疫力较强,或侵入的病原菌毒力弱、数量少,感染后对机体造成的损害较轻,不出现或仅出现不明显的临床症状称隐性感染,又称亚临床感染。隐性感染后,机体常可获得特异性免疫力。

2. 显性感染(apparent infection) 当机体的抗感染免疫力较弱,或入侵的病原菌毒力较强,数量较多,以致机体受到明显损害,导致出现一系列临床症状,称显性感染。显性感染又可根据病情缓急分为:

(1) 急性感染(acute infection):发病急,病程较短,只有数日至数周,病愈后病原菌即从体内消失,如流行性脑脊髓膜炎。

(2) 慢性感染(chronic infection):发病慢,病程长,常持续数个月至数年,如结核病。

显性感染按感染部位及性质不同,分为局部感染和全身感染。局部感染是病原菌侵入机体后仅局限在一定部位生长繁殖,引起局部病变。如金黄色葡萄球菌引起的疖、痈等。全身感染是感染发生后病原菌或其毒性产物向全身扩散引起全身症状。临床上常见以下几种类型:

(1) 毒血症(toxemia):病原菌在局部生长繁殖、不侵入血液循环,只有其产生的毒素进入血液循环,引起特殊的临床中毒症状,如破伤风、白喉等。

(2) 菌血症(bacteremia):病原菌由局部一过性或间断性侵入血液循环,但不在血液循环中繁殖,如伤寒早期菌血症。

(3) 败血症(septicemia):病原菌侵入血液循环并在其中大量生长繁殖,产生毒性代谢产物引起全身中毒症状,如炭疽杆菌引起的败血症。

笔记

（4）脓毒血症（pyemia）：化脓性的细菌在引起败血症的同时，又在其他组织或器官产生新的化脓性病灶。如金黄色葡萄球菌引起的脓毒血症，常导致多发性肝脓肿、皮下脓肿和肾脓肿等。

3. 带菌状态（carrier state）　在显性或隐性感染后，有时病原菌未及时消除，而在体内继续存在一定时间，与机体免疫力形成相对平衡状态，称带菌状态。处于带菌状态的人称带菌者。由于带菌者不表现临床症状但却经常或间歇性排出病原菌，因而它是感染性疾病重要却易被忽视的传染源。

（杨朝晔）

第四节　常见病原菌

病原性细菌的种类繁多，是临床上引起感染性疾病的病原体。本节仅介绍临床最常见的化脓性细菌、消化道感染菌、呼吸道感染菌和厌氧性菌。

一、常见化脓性感染细菌

根据革兰氏染色可将球菌分为革兰氏阳性球菌和革兰氏阴性球菌两大类。因均可引起化脓性感染，故称化脓性球菌。常见的化脓性球菌有葡萄球菌属、链球菌属、奈瑟菌属等。另外，铜绿假单胞菌也是临床上引起化脓性感染的常见细菌。

（一）葡萄球菌属

葡萄球菌属（*Staphylococcus*）的细菌广泛分布于自然界、人体体表以及与外界相通的腔道中，多数不致病，为正常菌群。病原性葡萄球菌一般分布在人的皮肤和鼻咽部，正常人鼻咽部带菌率为20%～50%，医务人员带菌率可高达70%，是引起医院内交叉感染的重要传染源，也是引起人类化脓性感染最常见的细菌。

根据产生色素、生化反应等表型不同，葡萄球菌属分为金黄色葡萄球菌、表皮葡萄球菌和腐生性葡萄球菌3种，其中金黄色葡萄球菌是引起人类化脓性感染的重要病原菌，可引起严重感染。

1. 生物学性状　革兰氏阳性球菌，直径0.8～1μm，典型的细菌排列成葡萄串状。无鞭毛、无芽孢，致病性葡萄球菌在体内大多有荚膜。产生脂溶性色素。金黄色葡萄球菌在血平板上培养时，可见明显的溶血环。该属细菌是无芽孢细菌中抵抗力最强的细菌。对青霉素、红霉素和庆大霉素高度敏感，但易产生耐药性，对青霉素的耐药菌株高达90%。

2. 致病性

（1）致病物质：其产生的致病物质主要有侵袭性酶和毒素两类。

1）侵袭性酶：①凝固酶是鉴别葡萄球菌有无致病性的重要指标，凝固酶能使人血浆中的纤维蛋白原变成纤维蛋白，导致血浆凝固，也可使感染病灶局限，若纤维蛋白沉积于菌体表面，则阻碍吞噬细胞的吞噬作用，可保护细菌免受体液中杀菌物质的作用。②耐热核酸酶较耐热，对DNA或RNA有较强的降解能力，因致病性葡萄球菌才产生此酶，临床上也可作为判断其有无致病性的重要指标之一。

2）毒素：①肠毒素是引起葡萄球菌食物中毒的致病物质，肠毒素是一组耐热的可溶性蛋白质，具有抵抗胃蛋白酶的作用，肠毒素主要存在于污染的肉类及乳制品中，可引起急性胃肠炎即食物中毒。②毒性休克综合征毒素-1（TSST-1），此毒素对胰酶有抵抗力，与病人出现发热、猩红热样皮疹和休克等症状有关。

此外，还可产生葡萄球菌溶素、杀白细胞素、表皮剥脱毒素等。

（2）所致疾病：常见的有侵袭性和毒素性两种类型。

1）侵袭性疾病：当皮肤、黏膜受损，尤其是患慢性消耗性疾病（如糖尿病、结核病、肿瘤）、机体免疫功能低下的个体，葡萄球菌易经创口进入，导致局部或全身化脓性感染。感染特点为脓汁呈金黄色、黏稠，病灶与正常组织界限清楚，多为局限性。①皮肤化脓性感染，如毛囊炎、疖、痈、伤口化脓及脓肿等；②各种器官的化脓性感染，如气管炎、肺炎、脓胸、中耳炎、脑膜炎、骨髓炎等；③全身感染，若原发感染病灶受挤压或机体抵抗力下降，细菌则会从局部扩散入血，引起败血症或脓毒血症。

2）毒素性疾病：①食物中毒，进食含葡萄球菌肠毒素的食物1～6h后出现恶心、呕吐、上腹痛，继

笔记

之腹泻，呕吐较为突出，病情大多在1~2d内好转至恢复；②毒性休克综合征，由产生TSST-1的金黄色葡萄球菌引起，病人表现为突发高热、弥漫性红疹、低血压，严重者可出现休克；③烫伤样皮肤综合征，由表皮剥脱毒素引起，多见于婴幼儿和免疫功能低下的成人，开始皮肤有红斑，继而出现水疱导致表皮脱落。

（二）链球菌属

链球菌属（*Streptococcus*）是化脓性球菌中另一大类常见的革兰氏阳性球菌，广泛分布于自然界、人及动物肠道和健康人鼻咽部。根据在血平板上的溶血现象分以下三类：甲型溶血性链球菌、乙型溶血性链球菌、丙型链球菌，其中乙型溶血性链球菌引起乙型溶血，致病力强，常引起人和动物多种疾病。

根据多糖抗原的不同，可将链球菌分为A、B、C~V等20个菌群。其中对人的致病作用最强、最常见的为A群链球菌，对人致病的菌株90%属A群。

1. 生物学性状　革兰氏阳性球菌，直径0.5~1.0μm，呈链状排列。无芽孢和鞭毛，有菌毛样结构，幼龄菌有荚膜。在血清肉汤培养基中易形成长链，呈沉淀生长。在血琼脂平板上，不同种类的链球菌有不同的溶血现象。链球菌的抵抗力不强。乙型溶血性链球菌对青霉素、红霉素、磺胺类等敏感。

2. 致病性

（1）致病物质：A群链球菌有较强的侵袭力，可产生多种侵袭性酶和外毒素。

1）侵袭性酶类：①透明质酸酶，能分解透明质酸；②链激酶，使血液中的溶纤维蛋白酶原转变为溶纤维蛋白酶，溶解血凝块或阻止血浆凝固；③链道酶，分解脓汁中高度黏稠的核酸，使脓汁稀薄；④胶原酶，可溶解胶原纤维。上述几种侵袭性酶类都具有溶解组织成分、促进细菌及其毒素扩散的作用，故将其统称为扩散因子。

2）菌体表面结构：①脂磷壁酸，脂磷壁酸与细胞表面的受体结合，增强细菌的黏附作用；②M蛋白，具有抗吞噬作用，它与心肌、肾小球基底膜有共同抗原，故与某些超敏反应性疾病有关。

3）外毒素：①链球菌溶素O（SLO）和链球菌溶素S（SLS），SLS对氧稳定，能溶解红细胞、白细胞和血小板，在血平板上产生透明溶血环，无免疫原性，SLO对氧敏感，免疫原性强，85%~90%链球菌感染者于感染后2~3周至病愈后数个月到1年内均可检出SLO抗体。②致热外毒素，又称红疹毒素，对机体具有致热和细胞毒作用，可引起发热和皮疹。

（2）所致疾病：传染源为病人和带菌者，经飞沫、皮肤伤口等途径传播。引起化脓性、中毒性和超敏反应三类疾病。

1）化脓性感染：皮肤黏膜感染和皮下组织感染，如淋巴管炎、淋巴结炎、蜂窝织炎、扁桃体炎、咽峡炎、鼻窦炎、中耳炎、产褥热等感染。局部化脓性感染的特点是：脓汁稀薄、血性，病灶与正常皮肤界限不清楚，感染易扩散。

2）中毒性疾病：猩红热、中毒性休克综合征。

3）超敏反应性疾病：急性肾小球肾炎和风湿热。

此外，B群链球菌可引起新生儿肺炎、败血症、脑膜炎等；甲型溶血性链球菌可引起亚急性细菌性心内膜炎。

（三）奈瑟菌属

奈瑟菌属（*Neisseria*）分23个种和亚种。大多为鼻、咽喉和口腔黏膜的正常菌群。

【脑膜炎奈瑟菌】

脑膜炎奈瑟菌（*N. meningitidis*）俗称脑膜炎球菌，是引起流行性脑脊髓膜炎（简称流脑）的病原菌。

1. 生物学性状　革兰氏染色阴性，肾形或豆形，两菌凹面相对呈双排列，直径0.6~0.8μm，在病人脑脊液涂片中，细菌多位于中性粒细胞内；无鞭毛和芽孢，新分离的菌株有荚膜和菌毛。该菌对干燥、湿热、寒冷等抵抗力极弱，对磺胺类、青霉素等均敏感。

2. 致病性与免疫性

（1）致病物质：包括菌毛、荚膜、内毒素。菌毛黏附于黏膜上皮细胞，利于定植；荚膜具有抵抗吞噬的作用；内毒素可引起发热、微循环障碍，严重者可致内毒素性休克、血栓、弥散性血管内凝血（disseminate intravascular coagulation，DIC）等。

（2）所致疾病：脑膜炎奈瑟菌引起流行性脑脊髓膜炎。传染源是病人和带菌者，冬春季节流行。流脑流行期间正常人带菌率可达70%~80%，故带菌者是重要传染源。人可经过飞沫或接触被污染的物品而感染。细菌侵入机体后，首先在鼻咽腔繁殖，潜伏期1~4d。若机体免疫力强，多无症状或只有轻微的上呼吸道炎症；若机体免疫力低下，细菌会在局部大量繁殖并进入血液循环，引起菌血症和败血症，病人突然恶寒、发热、恶心、呕吐，皮肤出现出血性皮疹；若细菌经血液循环到达中枢神经系统，主要侵犯脑脊髓膜，引起化脓性炎症，病人会出现头痛、喷射性呕吐、颈项强直等脑膜刺激症状；少数暴发型脑膜炎可出现微循环障碍、内毒素性休克、弥散性血管内凝血（DIC）等。

（3）免疫性：感染后可获得牢固免疫力，以体液免疫为主，脑膜炎奈瑟菌与血清中特异抗体IgM、IgG结合，可通过激活补体被杀灭；sIgA可阻止脑膜炎奈瑟菌吸附于呼吸道黏膜；母体产生的IgG可通过胎盘进入胎儿体内，故6个月以内新生儿较少患流行性脑脊髓膜炎。

二、常见消化道感染细菌

消化道感染细菌指经消化道侵入机体，引起消化道或消化道以外其他部位感染的细菌。常见细菌包括埃希氏菌属、志贺氏菌属、沙门氏菌属。

（一）埃希氏菌属

埃希氏菌属（*Escherichia*）有6个种，其中大肠埃希氏菌（*E. coli*）最为重要。大肠埃希氏菌俗称大肠杆菌，多为人体肠道的正常菌群。婴儿出生数小时后就进入肠道，并伴随终身。当机体免疫力降低或侵入肠外组织时，可引起肠外感染，有些还能引起人类腹泻。此外，大肠埃希氏菌在卫生学检测中具有重要意义。

1. 生物学性状　革兰氏阴性短小杆菌，多数有周鞭毛，能运动，有菌毛，无芽孢。主要有O、H和K 3种抗原，是血清学分型的基础。

2. 致病性

（1）致病物质

1）黏附素：使菌体黏附黏膜表面，避免被排除。

2）肠毒素：一是不耐热肠毒素（LT），对热不稳定，65℃即被破坏，它可激活腺苷酸环化酶，使肠黏膜细胞上的cAMP增加，致黏膜细胞分泌亢进，引起腹泻；二是耐热肠毒素（ST），对热稳定，100℃时20min不被破坏。ST是通过激活鸟苷酸环化酶，使cGMP升高，致肠黏膜细胞分泌亢进而发生腹泻。

3）K抗原：具抗吞噬作用。

（2）所致疾病：主要包括肠道外感染和肠道内感染两类。

1）肠道外感染：大多数大肠埃希氏菌为体内正常菌群，它们在肠道内是不致病的。但当其寄居部位改变时，可引起肠道外感染，以腹膜炎、阑尾炎、胆囊炎、手术创口感染和尿道炎、膀胱炎等泌尿道感染最为常见。

2）肠道内感染：某些血清型的埃希氏菌也可致病，致病性大肠埃希氏菌包括肠产毒素性大肠埃希氏菌、肠侵袭性大肠埃希氏菌、肠致病性大肠埃希氏菌、肠出血性大肠埃希氏菌、肠集聚性大肠埃希氏菌五组。当人饮用或食用了被这些致病性大肠埃希氏菌病原菌污染的水和食品，可引起以急性胃肠炎病症为主的疾病，主要可引起婴幼儿及成人的发热、恶心、呕吐、腹痛、腹泻等临床表现。

（二）沙门氏菌属

沙门氏菌属（*Salmonella*）是一大群生化反应和抗原结构相似的革兰氏阴性肠道杆菌，细菌型别繁多，目前已被确定的至少有2 500个以上的血清型，其中对人致病的主要有伤寒沙门氏菌和甲型副伤寒沙门氏菌、肖氏沙门氏菌、希氏沙门氏菌等，其他对动物致病的有时可引起人类食物中毒或败血症，如鼠伤寒沙门氏菌、肠炎沙门氏菌和猪霍乱沙门氏菌等。

1. 生物学性状　革兰氏阴性杆菌，有菌毛，多有周身鞭毛，无荚膜和芽孢。重要抗原有菌体（O）抗原和鞭毛（H）抗原，少数菌株具有毒力（Vi）抗原。O、H抗原是分型的依据。沙门氏菌对理化因素的抵抗力不强，但在水中可存活2~3周，在粪便中能存活1~2个月。对氯霉素等抗生素敏感。

2. 致病性与免疫性

（1）致病物质：主要包括侵袭力和内、外毒素。

1）侵袭力：沙门氏菌的有毒株可侵入小肠淋巴结的微皱褶（microfold，M）细胞并在其中生长繁殖，后经M细胞的吞噬泡将其转送至固有层中并被巨噬细胞吞噬。因Vi抗原的保护作用和沙门氏菌耐酸应答基因的介导，细菌不被吞噬细胞内杀菌因子所杀伤，并可在吞噬细胞内生长繁殖，引发病变。

2）毒素：沙门氏菌主要的致病物质是其死亡后释放的内毒素，可引起发热、白细胞减少，大量释放还可致中毒性休克。个别沙门氏菌（如鼠伤寒沙门氏菌）可产生肠毒素，引起严重腹泻。

（2）所致疾病：主要包括肠热症、食物中毒和败血症。

1）肠热症：包括伤寒沙门氏菌引起的伤寒，以及甲型副伤寒沙门氏菌、肖氏沙门氏菌、希氏沙门氏菌引起的副伤寒。副伤寒临床症状与伤寒相似，但症状较轻，病程较短。传染源为病人和带菌者。细菌随污染的水源或食物经消化道侵入，若侵入的细菌数量多（$10^6 \sim 10^{11}$）或机体的胃酸不足时，细菌进入小肠，在肠系膜淋巴结大量繁殖，经胸导管进入血流引起第一次菌血症，同时细菌随血流进入肝、脾、肾、胆囊等器官。此时病人可出现发热、全身不适等前驱症状。通常潜伏期为2周左右。由于细菌在上述器官繁殖后再次入血而引发第二次菌血症。在未经治疗的情况下，病人可出现明显临床表现，如持续高热（39~40℃），相对缓脉，肝、脾大，全身中毒症状显著，皮肤出现玫瑰疹，外周血白细胞计数明显下降。胆囊中细菌通过胆汁进入肠道，一部分随粪便排出体外，另一部分细菌再次侵入肠壁淋巴组织，使局部组织发生超敏反应，致肠壁组织坏死和溃疡，严重者可并发肠穿孔等症。肾脏中的病菌可随尿排出。若无并发症，一般3~4周后病情开始好转。

2）食物中毒：由食入被鼠伤寒沙门氏菌、肠炎沙门氏菌、猪霍乱沙门氏菌污染的食物引起，潜伏期为6~24h，主要症状有发热、恶心、呕吐、腹痛，一般2~3d可自愈。

3）败血症：多由猪霍乱沙门氏菌、鼠伤寒沙门氏菌、肠炎沙门氏菌等引起，好发于儿童及抵抗力低下者。细菌进入肠道后，经肠壁侵入血液循环并大量繁殖，引起寒战、高热、贫血等症状。

（3）免疫性：沙门氏菌是细胞内寄生菌，故特异性细胞免疫是其主要防御机制，但特异性抗体也有辅助杀菌作用。伤寒和副伤寒病人病后可获得牢固的免疫力，极少再次感染。

知识拓展

"伤寒玛丽"

"伤寒玛丽"本名叫玛丽·梅伦，1869年生于爱尔兰，15岁时移民美国。起初，她给人当女佣，后来她发现自己很有烹调才能，于是转行当了家庭厨师。可奇怪的是，她所到之家，这家就有人得伤寒病。有人发现这一现象后，就对她进行相关的追溯和检查。玛丽既往有过伤寒病的患病史，且在10年做厨师期间，她所服务的8个家庭中，先后患伤寒病的就有56人，虽然她本人并无病症，但很可能是个病菌的传播者，后来的检查证实了这个推断，"伤寒玛丽"由此得名。"伤寒玛丽"使公众首次发觉，"健康人"也能传播致命的病原体而使他人得病。从疾病预防控制角度来讲，一个"健康带菌者"可以不断排出病原菌传染他人，这样的无症状个体有时比病人更危险。

（三）志贺氏菌属

志贺氏菌属（*Shigella*）是引起细菌性痢疾的病原菌。细菌性痢疾是一种最常见的肠道传染病，在春、夏两季发病率较高。

1. 生物学性状　革兰氏阴性短小杆菌，有菌毛，无荚膜、鞭毛及芽孢。有菌体抗原和表面抗原，根据菌体抗原和生化反应不同，将志贺氏菌分为痢疾志贺氏菌、福氏志贺氏菌、鲍氏志贺氏菌、宋内志贺氏菌四个群。我国以福氏志贺氏菌感染最多，其次为宋内志贺氏菌。该菌对理化因素抵抗力较弱，对氯霉素、磺胺类药物、链霉素、诺氟沙星敏感，但易形成耐药性。

2. 致病性

（1）致病物质：主要包括侵袭力和内、外毒素。

1）侵袭力：是志贺氏菌的重要致病因素。志贺氏菌通过菌毛黏附于肠黏膜上皮细胞，而后侵入上皮细胞内生长繁殖，并在细胞间扩散，形成感染病灶，其中坏死的黏膜、死亡的白细胞、细胞碎片、纤维蛋白和血液构成了脓血黏液便。

笔记

2）毒素：①内毒素，各群志贺氏菌均能产生毒性较强的内毒素，内毒素可使肠黏膜的通透性增高，进一步促进内毒素的吸收，引起发热、神志障碍，甚至中毒性休克等一系列症状，内毒素亦可破坏肠黏膜，致炎症、溃疡、坏死和出血，内毒素还能作用于肠壁自主神经系统，致肠功能发生紊乱，引起肠蠕动失调和痉挛，出现腹痛、里急后重等症状。②外毒素，多由痢疾志贺氏菌产生，又称志贺毒素，可引起神经麻痹、水样腹泻。

（2）所致疾病：传染源是病人和带菌者，传播途径主要通过粪-口途径，人类普遍易感。我国最常见的感染菌为福氏志贺氏菌，其次是宋内志贺氏菌。

细菌性痢疾有急性、慢性和中毒性三种类型。典型的急性细菌性痢疾经过 1～3d 的潜伏期后，突然发病，常有发热、腹痛、腹泻、里急后重等症状，并伴有黏液脓血便。若治疗不彻底，有 10%～20%的病人可转为慢性感染。急性中毒性痢疾多见于小儿，病人常无明显的消化道症状，主要表现为高热、中毒性脑水肿、DIC 等全身中毒症状，最后可致多器官功能衰竭而死亡，死亡率较高。

（四）霍乱弧菌

霍乱弧菌（*Vibrio cholerae*）是引起烈性传染病霍乱的病原体。霍乱发病急，传染性强，死亡率高。现为我国仅有的 2 个法定甲类传染病之一。自 1817 年以来，已发生 7 次世界性霍乱大流行，前 6 次均由霍乱弧菌古典生物型引起，1961 年开始的第 7 次大流行由霍乱弧菌 El Tor 生物型引起。1992 年在印度和孟加拉国的一些城市首次出现了由 O_{139} 群霍乱弧菌（即非 O_1 群）引起的流行，并很快传遍亚洲。

1. 生物学性状　革兰氏染色阴性，新分离出的菌体弯曲呈弧形或逗点状，人工培养后常呈杆状。菌体一端有单鞭毛，运动非常活泼，有菌毛，无芽孢，有些菌株（O_{139}）有荚膜。取病人米泔水样粪便，用悬滴法检查见菌体呈“穿梭样”运动。耐碱不耐酸，在 pH 8.8～9.0 的碱性蛋白胨水或碱性琼脂平板中生长良好。

霍乱弧菌根据表型差异分为 2 个生物型：古典生物型和 El Tor 生物型。霍乱弧菌有 H 抗原和 O 抗原。根据 O 抗原的特异性不同，可将霍乱弧菌分为 200 个以上血清群。其中 O_1 血清群和 O_{139} 血清群引起霍乱。对热及消毒剂抵抗力弱，但该菌在河水中能存活 1～3 周，甚至可以越冬。

2. 致病性与免疫性

（1）致病物质：主要包括鞭毛、菌毛和霍乱肠毒素。

1）鞭毛和菌毛：霍乱弧菌依靠活泼的鞭毛运动穿过黏液层，借助菌毛黏附于肠壁上皮细胞，迅速繁殖。O_{139} 群有荚膜，具有抗吞噬作用。

2）霍乱肠毒素：是目前已知的致泻毒素中最为强烈的毒素，肠毒素的典型代表。该毒素通过一系列生化反应，使小肠黏膜上皮细胞内 cAMP 浓度升高，导致肠黏膜上皮细胞分泌功能亢进，大量分泌 Na^+、K^+、HCO_3^- 和水，引起严重的腹泻与呕吐。

（2）所致疾病：引起烈性消化道传染病霍乱。人是霍乱弧菌的唯一易感者。传染源为病人和带菌者，传播途径主要是通过污染的水源或食物经口摄入。在正常胃酸条件下，需要进入大量的细菌（10^8）才能引起感染，但当胃酸缺乏时，感染量可减少到 10^3～10^5 个细菌。典型症状为感染后 2～3d 突然出现剧烈呕吐、腹泻（米泔水样便）、严重时失水量每小时高达 1L。因大量水分和电解质丢失，导致脱水、电解质紊乱及酸中毒，如不及时治疗，常因肾衰竭、休克而死亡。但病后机体可产生对同群菌的牢固免疫力。

（五）幽门螺杆菌

幽门螺杆菌（*Helicobacter pylori*，Hp）是螺杆菌属的代表菌，1983 年从胃活检组织中分离培养成功。同期研究发现 Hp 与胃炎、消化性溃疡、胃腺癌和胃黏膜相关 B 细胞淋巴瘤的发生关系密切，遂引起医学界的高度重视。

1. 生物学性状　革兰氏染色阴性，菌体大小为（0.5～1）μm×（2～4）μm，呈螺旋形或 S 形，一端或两端有 2～6 根鞭毛，在胃黏膜层中呈鱼群样排列。

2. 致病性　该菌经粪-口途径感染，目前已确定幽门螺杆菌是引起慢性胃炎、胃和十二指肠溃疡的病原体，而慢性胃炎是胃腺癌的危险因素。因此，幽门螺杆菌感染与胃窦、胃体部位的胃腺癌关系密切。幽门螺杆菌致病物质和致病机制目前尚不完全清楚，病变可能有多种因素：①胃酸分泌功能低下者是该菌的易感者；②寄生于较厚的黏膜层中，使细菌免于胃酸的杀菌作用；③运动活跃，可在黏膜层内迁至合适酸碱度处；④细菌的内毒素和其他毒素损伤黏膜细胞，导致胃炎和溃疡；⑤产生大量尿素酶，分解尿素产生的氨可以中和胃酸，同时生成的胺可以破坏黏膜细胞，促进溃疡形成。

笔记

幽门螺杆菌寄居处常见胃黏膜上皮增生，该菌感染时胃内亚硝胺、亚硝基化合物增多，有可能导致 DNA 突变而诱发癌症。

三、常见呼吸道感染细菌

呼吸道感染细菌指主要经呼吸道侵入，引起呼吸道或呼吸道以外器官病变的细菌。主要有结核分枝杆菌、流感嗜血杆菌、白喉棒状杆菌、百日咳杆菌、嗜肺军团菌等。

（一）结核分枝杆菌

结核分枝杆菌（*Mycobacterium tuberculosis*）俗称结核杆菌，是引起结核病的病原菌。目前，结核病至今仍是世界范围内危害最为严重的传染病之一，我国每年约有 25 万人死于结核病，为各类传染病之首，是我国重点防治的三大传染病之一。

1. 生物学特性　大小为（0.3~0.6）μm×（1~4）μm，菌体细长略弯曲，呈分枝状。有荚膜，无鞭毛和芽孢。用齐-尼抗酸染色法染色呈红色。专性需氧菌，最适 pH 6.5~6.8，营养要求较高，生长缓慢。对理化因素的抵抗力较一般无芽孢致病菌强。耐干燥，耐酸、碱，耐染料；对湿热、紫外线及乙醇抵抗力较弱。易发生形态、菌落、免疫原性、毒力及耐药性变异。卡介苗（BCG）就是牛型结核分枝杆菌毒力减弱变异株。长期抗结核药物治疗可使细菌发生耐药性变异，耐药菌株毒力会减弱，近年来多重耐药菌株有逐渐增多的趋势。异烟肼等抗结核药物可诱导结核分枝杆菌变异成为细菌 L 型，其形成与结核病的久治不愈、反复发作或病情恶化有关。

2. 致病性与免疫性

（1）致病物质：不产生毒素和侵袭性酶类。其致病性主要与菌体成分如细胞壁的脂类和体内的蛋白质等有关。

1）菌体含多种致病脂质，如磷脂、分枝菌酸、索状因子、蜡质 D、硫酸脑苷脂等。

2）有多种蛋白成分，结核菌素是其中之一，结核菌素无毒，与蜡质 D 结合注入体内能诱发机体对结核分枝杆菌的迟发型超敏反应。

（2）所致疾病：传染源主要是排菌的肺结核病病人。结核分枝杆菌主要通过呼吸道进入机体，引起最常见的肺结核，也可经消化道和受损伤的皮肤等途径侵入易感机体，引起多种组织器官的结核病。

1）肺部感染：分为原发感染和原发后感染。①原发感染，多发生于儿童，为初次感染；结核分枝杆菌通过飞沫、尘埃等经呼吸道进入肺泡，被吞噬细胞吞噬后，由于细菌胞壁的碳酸脑苷脂抑制吞噬体与溶酶体结合，不能发挥杀菌溶菌作用，致使其在细胞内大量生长繁殖，最终导致细胞死亡崩解，释放出的结核分枝杆菌或在细胞外繁殖侵害，或被另一巨噬细胞吞噬再重复上述过程，如此反复引起渗出性炎症病灶，称为原发灶；原发灶内的结核分枝杆菌可经淋巴管扩散到肺门淋巴结，引起淋巴管炎和淋巴结肿大，X 线胸片显示哑铃状阴影，称为原发综合征；感染 3~6 周后，机体产生特异性细胞免疫，同时可出现迟发型超敏反应；感染后约 5%的病人可发展为活动性肺结核，其中少数病人因免疫力低下，可经血和淋巴系统播散至骨、关节、肾、脑膜及其他部位引起相应的结核病；随着机体抗结核免疫力的建立，90%以上的原发感染形成纤维化或钙化，不治而愈，但原发灶内可长期潜伏少量结核分枝杆菌，不断刺激机体强化已建立起的抗结核免疫力，也可作为以后内源性感染的来源；只有极少数免疫力低下者，结核分枝杆菌可经淋巴、血流扩散至全身，导致全身粟粒性结核或结核性脑膜炎。②原发后感染，即继发感染，多发生于成年人，为再次感染；病菌可以是外来的（外源性感染）或原来潜伏在原发病灶内的（内源性感染）；由于机体已有特异性细胞免疫，故继发感染的特点是病灶多局限，一般不累及邻近的淋巴结；被纤维素包围的干酪样坏死可钙化而痊愈；若干酪样坏死液化，病灶可破入支气管、气管，并释放大量结核分枝杆菌至痰中，传染性强。

2）肺外感染：部分病人结核分枝杆菌可进入血液循环引起肺外播散，如脑、肾结核；痰菌被咽入消化道也可引起肠结核、结核性腹膜炎；经皮肤创口进入还引起皮肤结核等。

（3）免疫性：人类对该菌的感染率高，但发病率不高。这表明人体对结核分枝杆菌有相当强的免疫力，主要是细胞免疫。机体抗结核分枝杆菌的细胞免疫与迟发型超敏反应伴随存在。机体对结核病的免疫为有菌免疫或称感染性免疫，即当结核分枝杆菌或其成分在体内存在时机体有免疫力，而当细菌或其成分全部从体内消失后，机体的抗结核免疫力也随之消失。

笔记

（二）其他常见呼吸道感染细菌

其他常见呼吸道感染细菌的主要生物学性状和致病性见表 22-4。

表 22-4　其他常见呼吸道感染细菌

菌名	主要生物学性状	致病物质	所致疾病
流感嗜血杆菌	革兰氏阴性短小杆菌，可呈多形性。毒力株可有荚膜。营养要求高。需在含 X、V 因子的巧克力色血平板上生长，与金黄色葡萄球菌共同生长时，可呈“卫星现象”	荚膜、菌毛、内毒素、IgA 蛋白酶等	原发感染包括鼻咽炎、咽喉炎等；继发感染常在流感、麻疹及其他呼吸道感染时引起，如引起中耳炎、支气管炎、肺炎、鼻窦炎等
百日咳杆菌	革兰氏阴性短小杆菌。新分离菌株有荚膜和菌毛	荚膜、菌毛、内毒素、百日咳外毒素	百日咳，5 岁以下儿童易感，细菌经呼吸道传染，在气管、支气管黏膜上繁殖，引起炎症，导致上皮细胞纤毛运动失调，分泌物不易排出，致痉挛性阵咳
白喉棒状杆菌	革兰氏阳性，细长略弯，一端或两端膨大呈棒状。菌体内有着色较深的异染颗粒	白喉外毒素	白喉，在鼻咽部黏膜上生长繁殖，并产生外毒素，引起黏膜炎症和局部假膜形成，其脱落可致窒息，毒素可入血，引起中毒性心肌炎、外周神经麻痹等
嗜肺军团菌	革兰氏阴性粗短杆菌，有菌毛和鞭毛，抵抗力很强，尤以水中较强	菌毛、多种酶、外毒素及内毒素样物	军团病，出现寒战、高热、胸痛，伴有腹痛腹泻、肾衰竭、精神紊乱等中枢神经系统症状

四、厌氧性细菌

厌氧性细菌是一群必须在无氧环境下才能生长繁殖的细菌。根据能否形成芽孢，可将厌氧菌分为厌氧芽孢梭菌和无芽孢厌氧菌。无芽孢厌氧菌是一大类寄生于人和动物体内的正常菌群，在某些情况下，无芽孢厌氧菌作为条件致病菌可致内源性感染。厌氧芽孢梭菌多数为土壤中的腐物寄生菌，少数为致病菌，如破伤风梭菌、产气荚膜梭菌、肉毒梭菌等。

（一）破伤风梭菌

破伤风梭菌（*Clostridium tetani*）是一类经创口感染的病原菌，广泛存在于土壤及动物的粪便中。多因创伤或分娩时的断脐术引起破伤风。

1. 生物学性状　革兰氏阳性细长杆菌，有芽孢，似鼓槌状，位于菌体一端，有周鞭毛，无荚膜。专性厌氧，常用庖肉培养基培养。芽孢的抵抗力强，高压蒸汽灭菌可将其杀死。

2. 致病性与免疫性

（1）致病条件：伤口形成厌氧环境，一般深而窄（如刺伤）、伴有泥土异物污染、大面积创伤（烧伤）、坏死组织较多、局部组织缺血或同时伴有需氧菌混合的伤口都易造成破伤风梭菌感染。

（2）致病机制：其主要致病物质是破伤风痉挛毒素。它是一种强毒性蛋白质，不耐热，可被肠道蛋白酶破坏。破伤风梭菌在厌氧的伤口局部繁殖，产生痉挛毒素，毒素入血形成毒血症，毒素可被运动神经终板吸收，沿神经纤维间隙至脊髓前角细胞，也可经淋巴液或血液到达中枢神经系统。毒素对脑干和脊髓灰质神经组织有高度亲和力。其与抑制性突触前膜的神经节苷脂结合，阻止抑制性介质的释放，解除了运动神经元抑制作用后使其持续兴奋，促使骨骼肌发生强直性痉挛。

（3）所致疾病：破伤风。潜伏期几天至几周，平均 7～14d。发病早期有发热、头痛、肌肉酸痛、流涎、出汗和激动等前驱症状；随后出现局部肌肉抽搐，咀嚼肌痉挛，出现张口困难，牙关紧闭，苦笑面容；继而颈部、背部、肢体肌肉发生强直性痉挛，身体后屈，出现典型的角弓反张。肋间肌及膈肌的痉挛，可致呼吸困难，甚至窒息死亡。

（4）免疫性：破伤风痉挛毒素具有强的免疫原性，可刺激机体产生抗毒素，血清中抗毒素含量达

笔记

0.01~0.1U/ml 时即有保护作用。由于毒素的毒性极强，微量毒素即可致病。因此，要使机体获得有效抗毒素，需注射类毒素使机体获得自动免疫。

（二）产气荚膜梭菌

产气荚膜梭菌（*C. perfringens*）分布广泛，是引起气性坏疽的主要病原菌。

1. 生物学性状　革兰氏染色阳性，粗大杆状，芽孢小于菌体，有荚膜，无鞭毛。专性厌氧。在血平板上多数菌株有双层溶血环，分解多种糖类而产生大量气体。在牛乳培养基中分解乳糖产酸使酪蛋白凝固，同时产生大量气体，可将凝固的酪蛋白冲成蜂窝状，使液面上的凡士林封固层上推至试管顶部，气势凶猛，故称为“汹涌发酵”现象。

2. 致病性

（1）致病物质：产气荚膜梭菌能产生多种毒素和酶。①α 毒素：是本菌的重要致病物质，为卵磷脂酶，此毒素能分解细胞膜上的磷脂和蛋白形成的复合物，造成红细胞、白细胞、血小板和内皮细胞溶解，引起血管通透性增加伴大量溶血、组织坏死，肝、心功能受损；②θ 毒素：具有溶血和破坏白细胞的作用；③κ 毒素：是胶原酶，能分解胶原组织；④μ 毒素：为透明质酸酶，能分解组织中的透明质酸，使感染扩散。

（2）所致疾病

1）气性坏疽：60%~80%由 A 型引起，多见于战伤、车祸等。致病条件与破伤风梭菌相同。本菌感染伤口后潜伏期短，一般为 8~48h，细菌在局部迅速繁殖。由于卵磷脂酶及透明质酸酶的作用，使细菌侵入到周围正常组织，分解肌肉和组织中的糖类，产生大量气体，造成气肿；同时血管通透性增加，水分渗出，局部水肿，进而挤压组织和血管，影响血液供应，造成局部组织坏死。病人表现为局部组织肿胀、剧痛。严重病例表现为组织胀痛剧烈，水气夹杂，触摸有捻发感。最后产生大块组织坏死，并有恶臭。细菌产生的毒素和组织坏死的毒性产物被吸收入血，引起毒血症、休克，病死率可达 40%~100%。

2）食物中毒：主要因食入产气荚膜梭菌 A 型污染的食物（主要为肉类）引起。产气荚膜梭菌产生的肠毒素使肠黏膜细胞功能改变，细胞膜通透性增强而引起腹泻。潜伏期 8~24h，症状为腹痛、水样腹泻，但无发热、恶心和呕吐，病程不超过 24h。

（三）肉毒梭菌

肉毒梭菌（*C. botulinum*）在自然界分布广泛，主要存在于土壤中，在厌氧环境中能产生肉毒毒素，是目前已知化学毒物和生物毒物中毒性最强的毒素，若误食此毒素污染的食物，可发生肉毒中毒，引起特殊的神经中毒症状，病死率很高。

1. 生物学性状　革兰氏阳性粗大杆菌，大小(4~6)μm×(1~1.2)μm，有芽孢，呈椭圆形，芽孢宽于菌体，位于菌体近极端。有周鞭毛，无荚膜。该菌芽孢抵抗力强，杀灭芽孢的最有效方法是高压蒸汽灭菌；但肉毒毒素不耐热，煮沸 1min 即可失去毒性。

2. 致病性

（1）致病物质：肉毒毒素毒性比氰化钾强 1 万倍，对人的致死量约为 0.1μg；是嗜神经毒素，其毒素由肠道吸收后，经淋巴和血液循环到达胆碱能神经，抑制神经肌肉接头处神经介质乙酰胆碱的释放，影响神经冲动传递，导致肌肉松弛性麻痹。

（2）所致疾病：食入肉毒毒素可导致食物中毒、婴儿肉毒中毒等疾病。

1）食物中毒：肉毒梭菌一般存在于封闭保存或腌制食品中，如罐头、腊肠、火腿、发酵豆制品等，人因食用未经加热的含有该毒素的食品而引起食物中毒，以神经末梢麻痹为主要症状，胃肠道症状少见。从眼肌麻痹开始，出现视物模糊、斜视、复视、上睑下垂；然后出现吞咽、咀嚼困难、口齿不清等咽部肌肉和膈肌麻痹等症状，可因呼吸肌麻痹、心肌麻痹而死亡。

2）婴儿肉毒病：近年来发现婴儿因喂食有该菌芽孢污染的蜂蜜或其他食物而感染致病。临床表现为便秘、吸乳和啼哭无力、吞咽困难、上睑下垂、全身肌张力减退，进行性呼吸困难，甚至窒息死亡。

（四）无芽孢厌氧菌

无芽孢厌氧菌是一大群寄生于人和动物体内的正常菌群，并且在数量上占绝对优势，作为条件致病菌引起内源性感染。在厌氧菌感染中，无芽孢厌氧菌感染率达 90%，口腔、肠道、生殖泌尿道等处的感染，70%~80%由无芽孢厌氧菌引起。其感染部位广泛，感染类型多，对多种抗生素不敏感。

1. 致病条件　主要有以下几方面：

（1）寄居部位的改变：如手术、拔牙、肠穿孔等造成的创伤，使细菌易位。

（2）菌群失调：以革兰氏阴性无芽孢厌氧杆菌引起的感染最多见，其中以脆弱拟杆菌为主，在临床厌氧菌感染中，无芽孢厌氧菌感染多见于长期应用抗生素，使厌氧菌拮抗菌群消失，无芽孢厌氧菌即大量繁殖而致病。

（3）机体免疫功能下降：如慢性消耗性疾病病人、婴幼儿和老年人等。

（4）局部形成厌氧环境：因组织缺血、坏死、有异物或伴有需氧菌感染，均可使局部形成厌氧环境。

2. 所致疾病　无芽孢厌氧菌由于数量和种类较多，所致疾病有如下种类：

（1）败血症：由于抗厌氧菌抗生素的广泛应用，目前败血症中厌氧菌培养阳性率只有5%左右，多数为脆弱拟杆菌，其次为革兰氏阳性厌氧球菌。

（2）中枢神经系统感染：最常见的为脑脓肿，主要继发于中耳炎、乳突炎、鼻窦炎等感染，亦可经直接扩散和转移而形成。分离的细菌以革兰氏阴性厌氧杆菌最为常见。

（3）口腔与牙齿感染：口腔厌氧菌感染均起源于牙齿的感染。主要由革兰氏阴性厌氧杆菌引起，以核梭杆菌和普雷沃菌属为主。

（4）呼吸道感染：厌氧菌可感染上、下呼吸道的任何部位。厌氧菌的肺部感染现仅次于肺炎链球菌性肺炎。呼吸道感染中分离最多的厌氧菌为普雷沃菌属、坏死梭杆菌、核梭杆菌、消化链球菌和脆弱拟杆菌等。

（5）腹部和会阴部感染：因胃肠道手术、损伤、穿孔及其他异常引起的腹膜炎、腹腔脓肿等感染主要与消化道厌氧菌有关。与阑尾、大肠相关的感染主要由脆弱拟杆菌引起。腹部、会阴部感染及因上述因素引起的肝脓肿，均以脆弱拟杆菌为主。

（6）女性生殖道感染：手术或其他并发症引起的女性生殖道一系列严重感染中，厌氧菌是主要病原体。分离最常见的厌氧菌为消化链球菌属、普雷沃菌属和紫单胞菌属等。

（7）皮肤和软组织感染：多因外伤、手术、其他感染和局部缺血所致，常为混合感染，但革兰氏阴性厌氧菌在形成组织破坏和坏死中起主要作用。

本章小结

细菌是一类个体微小、结构简单、具有细胞壁、以无性二分裂方式进行繁殖的原核细胞型微生物。病原性细菌是临床上感染性疾病的重要病原体。其个体微小，有基本结构（细胞壁、细胞膜、细胞质和核质）与特殊结构（荚膜、鞭毛、菌毛和芽孢）。因其细菌细胞壁成分的不同，经革兰氏染色分为革兰氏阳性菌和革兰氏阴性菌，它们在致病性上有明显的差异性。环境因素可促使其生长或衰亡。细菌新陈代谢产物中的热原质、侵袭性酶和毒素与其致病性有关。在正常情况下，人体的体表及与外界相通的腔道黏膜上存在着不同种类和数量对人无害的微生物群，称正常菌群。它们对机体有重要的生理作用，也可在一定条件下产生病理作用。诸多理化因素均可杀灭细菌，形成临床工作所需的消毒或灭菌等状态。病原菌的致病因素是决定其致病性的关键，它由细菌的毒力、侵入数量和侵入门户组成。其中以细菌毒力对致病性的影响力最大，正是由于各自细菌的毒力不同，所致疾病的病理过程和转归也千差万别，这在第四节所述各类细菌可见。当侵入机体的病原菌在与机体相互作用后，引起不同程度的病理损伤过程时即称为感染。病原菌侵入机体是否引起感染，取决于病原菌的致病性与机体的免疫力，两者作用力量的对比及其变化决定着感染的发生、发展与结局，因而可出现不同的感染类型。了解细菌的共性及个性特征，对于研究细菌的致病性、免疫性，鉴别细菌以及进行细菌感染性疾病的诊断和防治等都具有十分重要的意义。

致病性细菌的种类繁多，临床上引起各种感染性疾病。本章只重点介绍了常见致病菌中化脓性细菌的葡萄球菌属、链球菌属和奈瑟菌属；常见消化道感染细菌的埃希氏菌属、志贺氏菌属、沙门氏菌属、霍乱弧菌、幽门螺杆菌等；常见呼吸道感染细菌的结核分枝杆菌、白喉棒状杆菌等；厌氧芽孢梭菌破伤风梭菌、产气荚膜梭菌、肉毒梭菌和无芽孢厌氧菌。

笔记

（赵英会）

扫一扫，测一测

思考题

1. 细菌的基本结构有哪些？各有哪些主要作用？
2. 细菌的特殊结构有哪些？各有哪些临床意义？
3. 正常菌群的生理意义是什么？正常菌群变为条件致病菌的条件是什么？
4. 常用的物理和化学消毒灭菌方法有哪些？
5. 引起消化道感染的常见病原菌有哪些？简述它们的致病性及其所致疾病。
6. 简述破伤风梭菌的致病条件。

思路解析

笔记

第二十三章 病毒

23章 PPT

学习目标

1. 掌握:病毒的结构与化学组成、增殖及病毒的感染方式、感染途径与感染类型;流行性感冒病毒的致病性;乙型肝炎病毒的生物学特性、致病性与免疫性;HIV 的传播途径及防治原则。

2. 熟悉:病毒的大小与形态;流感病毒的生物学特性;乙型肝炎病毒的抗原抗体检测意义;其他肝炎病毒的传播途径、致病性。

3. 了解:病毒的干扰现象;其他常见病毒的主要特性。

第一节 概 述

病毒(virus)是一类体积微小、结构简单、只含一种类型核酸(DNA/RNA)、专性活细胞内寄生、以复制方式增殖的非细胞型微生物。

一、病毒的生物学特性

(一)病毒的大小与形态

1. 病毒的大小　病毒个体微小,其测量单位是纳米(nm,1/1 000μm),各种病毒体的大小悬殊,最大约为 300nm(如痘病毒),最小约为 20nm(如口蹄疫病毒),绝大多数病毒体都在 150nm 以下,需用电子显微镜放大数千甚至数万倍才能看到。

2. 病毒的形态　病毒的形态多种多样,绝大多数寄生于人和动物的病毒呈球形或近似球形,如脊髓灰质炎病毒。植物病毒多呈杆状,如烟草花叶病毒。细菌病毒常呈蝌蚪形,如噬菌体(图 23-1)。

(二)病毒的结构与化学组成

具有感染性的完整病毒颗粒,称为病毒体(virion)。病毒体的基本结构是由核心(core)和衣壳(capsid)构成的核衣壳(nucleocapsid),有些病毒的核衣壳外还有包膜(图 23-2)。有包膜的病毒称为包膜病毒,无包膜的病毒称为裸病毒。

1. 核心　核心位于病毒体的中心,主要由一种类型的核酸分子构成,即 DNA 或 RNA,由此可将病毒分为 DNA 病毒和 RNA 病毒两大类。病毒体的核酸携带病毒的全部遗传信息,控制病毒的遗传变异、复制及感染等性状,是病毒体结构中最重要的组成部分。

2. 衣壳　衣壳是包围在核心外面的一层蛋白质结构,由一定数量的壳粒聚合而成。病毒的种类不同,其壳粒的数目及排列形式亦不同,可作为病毒鉴定和分类的依据。病毒壳粒通常具有 3 种排列形式:①螺旋对称型;②20 面体立体对称型;③复合对称型。衣壳的主要生物学作用是:①保护核酸免受核酸酶及其他理化因素的破坏;②与易感细胞表面的病毒受体结合,辅助病毒感染并决定病毒感染细胞的种类;③具有免疫原性,诱发机体产生免疫应答。

笔记

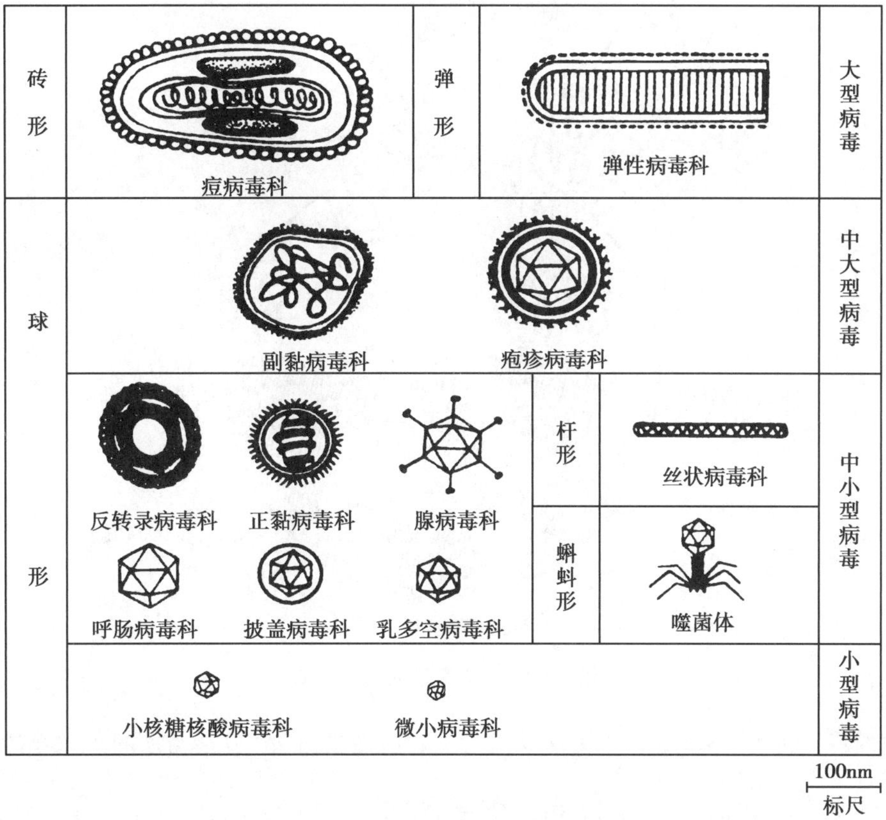

图 23-1　各种病毒的形态与大小比较

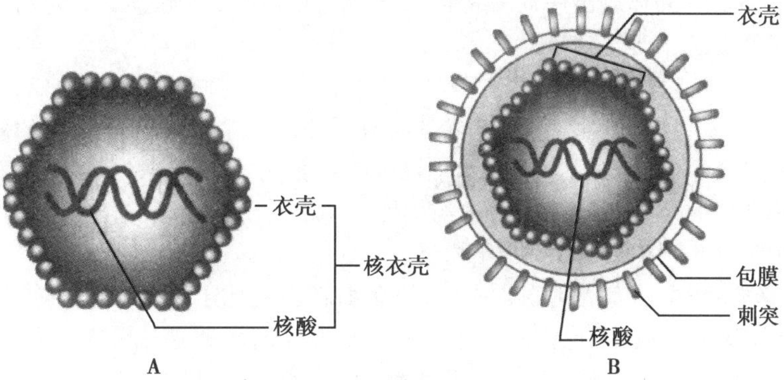

图 23-2　病毒体结构模式图
A. 裸病毒；B. 包膜病毒。

3. 包膜　某些病毒在核衣壳外包裹一层脂质双层膜，称为包膜（envelope）。病毒包膜是病毒以出芽方式从宿主细胞内释放时，通过核膜、细胞膜等结构时获得的。在病毒包膜的组成成分中，多糖及脂类来自宿主细胞，蛋白质则由病毒基因编码产生。有些病毒包膜的表面形成由糖蛋白组成的钉状突起，称为刺突（spike）。包膜的主要功能：①保护核衣壳；②参与病毒的感染过程；③具有免疫原性。

（三）病毒的增殖

1. 病毒的复制周期　病毒是以复制的方式进行增殖的。由于病毒的组成和结构简单，不具备独立进行生物合成的结构和酶系统，故必须借助易感细胞为其提供生物合成原料、能量及场所才能进行增殖。所谓的病毒易感细胞是指细胞膜上具有其受体的宿主细胞。病毒从进入宿主细胞开始到最后产生许多子代病毒并释放的过程称为病毒的复制周期。病毒的复制周期分为吸附、穿入、脱壳、生物合成、装配与释放五个阶段（图 23-3）。

（1）吸附：病毒吸附于宿主细胞表面是感染的第一步。吸附主要是通过病毒表面的吸附蛋白与

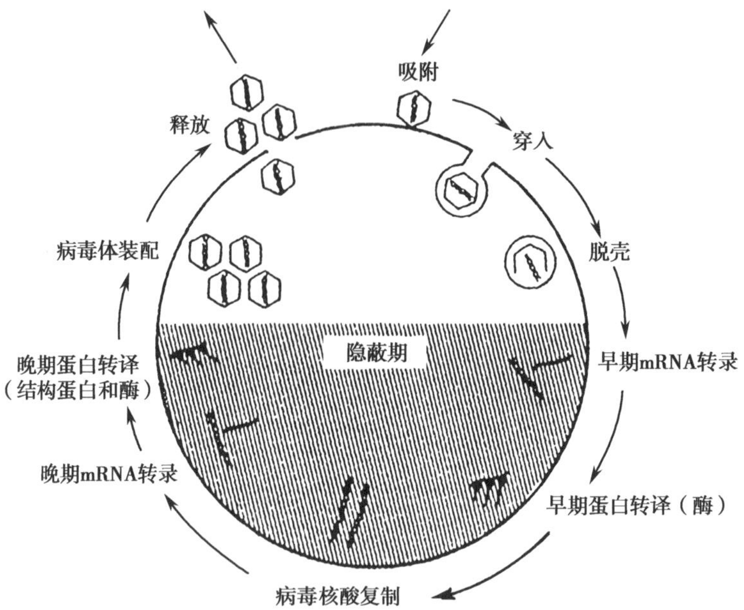

图 23-3　病毒复制周期模式图

易感细胞表面特异性受体相结合。如艾滋病病毒的包膜糖蛋白 gp120 能与人的 Th 细胞膜上的 CD4 分子结合。

（2）穿入：病毒与细胞表面受体结合后，主要通过融合、吞饮、直接穿入等方式进入易感细胞。

（3）脱壳：脱壳的目的是释放核酸，为生物合成做准备。不同病毒脱壳方式不同，多数病毒在细胞溶酶体酶的作用下脱壳并释放出病毒的核酸；少数病毒的脱壳过程较复杂，需要自身编码产生的脱壳酶的作用才能完成。

（4）生物合成：病毒基因组脱去衣壳后，利用宿主细胞提供的物质和能量合成病毒核酸及结构蛋白的过程称为生物合成。这个时期仅合成病毒的组成元件，在细胞内查不到完整的病毒体，故称隐蔽期。由于病毒的核酸类型不同，其生物合成过程也有所差别。以双链 DNA（dsDNA）病毒为例，此时病毒基因组先在细胞内转录早期 mRNA、翻译非结构性早期蛋白质，然后根据病毒基因组指令复制子代病毒核酸、转录晚期 mRNA、翻译子代病毒结构蛋白。

（5）装配与释放：病毒在完成生物合成后，即在细胞内装配子代病毒的核衣壳，并以两种方式释放子代病毒体：①破胞释放，无包膜病毒在宿主细胞内复制增殖导致宿主细胞破裂死亡，大量子代病毒随之释放，形成大量无包膜病毒。②芽生释放，包膜病毒以出芽方式释放，在释放过程中获得包膜。

2. 病毒的干扰现象　两种病毒同时或先后感染同一细胞时，可发生一种病毒抑制另一种病毒增殖的现象，称为病毒的干扰现象。干扰现象可发生于异种病毒之间，也可发生于同种、同型甚至同株病毒之间。病毒干扰现象的机制尚不完全清楚，可能与干扰素的产生及其他影响因素有关。在疫苗使用时，应注意避免发生干扰现象而影响免疫效果。

二、病毒的感染

（一）病毒的传播方式

病毒的传播方式有水平传播和垂直传播两类。

1. 水平传播　病毒在人群不同个体间的传播方式称为水平传播。在水平传播中，病毒进入机体的途径根据病毒种类不同而异，皮肤、呼吸道、消化道、眼、泌尿生殖道为主要的侵入途径。

2. 垂直传播　病毒直接由亲代传给子代的传播方式称为垂直传播。传播主要途径是胎盘和产道，也可经乳汁传播。多种病毒可经垂直传播引起子代感染，常见的有风疹病毒、巨细胞病毒、人类免疫缺陷病毒（HIV）及乙型肝炎病毒（HBV）等。垂直传播常导致先天性畸形、流产、死胎或早产等。

笔记

（二）病毒的致病机制

1. 病毒对宿主的致病作用

（1）杀细胞效应：病毒在宿主细胞内增殖导致宿主细胞裂解而死亡，称为杀细胞效应。

（2）稳定状态感染：有包膜病毒以出芽方式释放子代病毒的过程比较缓慢，宿主细胞仍能继续生长与分裂，不会立即裂解死亡，称为稳定状态感染。

（3）形成包涵体：有些病毒感染的细胞，在普通显微镜下可观察到胞质或胞核内出现嗜酸性或嗜碱性的圆形、椭圆形或不规则斑块结构，称为包涵体。

（4）细胞转化：某些 DNA 病毒和反转录病毒在感染时，可将病毒核酸结合到宿主染色体中，称为基因整合。

（5）细胞凋亡：病毒感染细胞后，通过病毒基因的表达或激活引起细胞凋亡。

2. 病毒感染的免疫病理损伤

（1）体液免疫损伤：某些病毒感染细胞后，细胞膜上出现由病毒基因决定的新抗原，可与其特异性抗体结合，在补体参与下引起细胞破坏。有些病毒抗原与相应抗体结合形成免疫复合物可长期存在于血液循环中，引起Ⅲ型超敏反应。

（2）细胞免疫损伤：由病毒抗原激活的 T 淋巴细胞可通过直接或间接作用破坏病毒感染的细胞，导致Ⅳ型超敏反应。

（3）抑制免疫功能：有些病毒可引起宿主免疫功能抑制，如 HIV 感染 $CD4^+$T 细胞可导致免疫细胞的损伤及死亡。

（三）病毒感染的类型

机体感染病毒后，根据病毒种类、毒力和机体免疫力不同，可出现不同的感染类型。

1. 隐性感染　病毒侵入机体不引起临床症状的感染称为隐性感染。这可能是由于病毒毒力弱或机体防御能力强，使病毒不能大量增殖，组织细胞损伤轻微。也可能是因为某些病毒最终未能侵犯到靶细胞。

2. 显性感染　病毒侵入机体后在细胞内大量增殖，使细胞破坏死亡，导致组织损伤，引起明显的临床症状称为显性感染。显性感染可发生于机体局部也可表现为全身感染。根据病毒在体内滞留时间的长短，显性感染还可分为急性感染和持续性感染。

（1）急性感染：一般潜伏期短，发病急，病程数日至数周。病愈后病毒在体内消失并获得特异性免疫，如流行性感冒。

（2）持续性感染：病毒在机体内持续数个月至数年，甚至数十年。可出现临床症状或无症状病毒携带者，成为重要的传染源。持续性感染包括慢性感染、潜伏感染和慢发病毒感染三种类型。

1）慢性感染：显性或隐性感染后，某些病毒未完全清除，持续存在于血液或组织液中，不断排出体外，因而可经输血、注射而传播，如乙型肝炎。

2）潜伏感染：显性或隐性感染后，某些病毒基因潜伏于细胞内，有的病毒潜伏于某些组织器官内而不复制，用一般方法查不出病毒；在一定条件下，病毒被激活又开始复制，使疾病急性发作，此期间可查出病毒，例如单纯疱疹病毒 1 型。

3）慢发病毒感染：显性或隐性感染后，潜伏期长，可达数月、数年至数十年，一旦出现临床症状，病情为亚急性进行性加重，最终导致死亡。如麻疹病毒引起的亚急性硬化性全脑炎（subacute sclerosing panencephalitis，SSPE）。现认为人类免疫缺陷病毒（HIV）引起的艾滋病也属于此类感染。

第二节　常见病毒

一、流行性感冒病毒

流行性感冒病毒（influenza virus），简称为流感病毒，包括人流感病毒和动物流感病毒。人流感病毒是人流行性感冒（简称流感）的病原体，分为甲（A）、乙（B）、丙（C）3 型。其中甲型流感病毒抗原性易发生变异，曾多次引起世界性大流行。

（一）生物学性状

1. 形态与结构　流感病毒呈球形，直径 80~120nm，初次从体内分离出的病毒有时呈丝状或杆状。病毒体的结构主要包括核衣壳和包膜（图 23-4）。

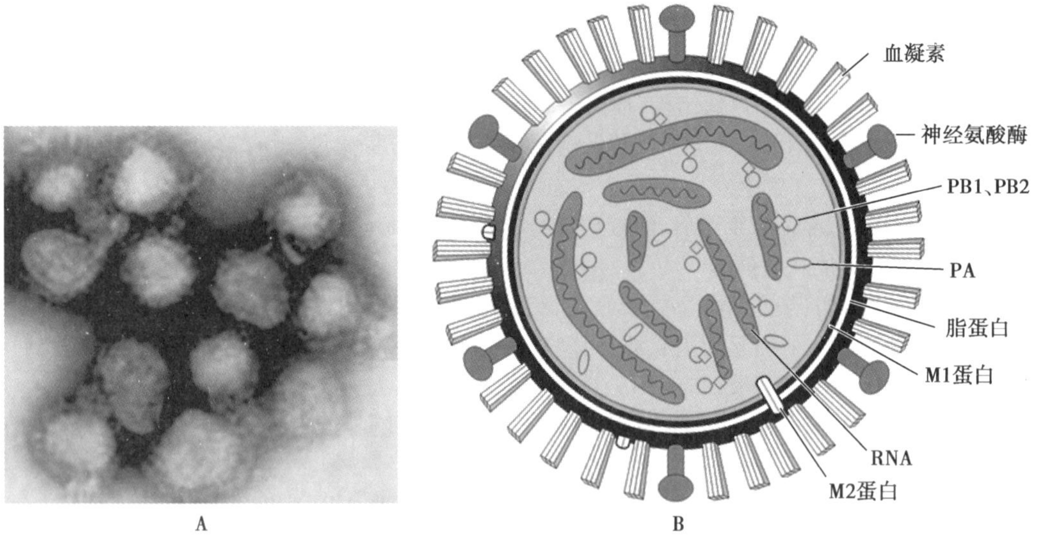

图 23-4　流行性感冒病毒的形态与结构

A. 病毒形态，负染，×100 000，透射电镜；B. 病毒结构，由内向外分别是核衣壳和包膜。

（1）核衣壳：位于病毒体的核心，呈螺旋对称，含病毒核酸、核蛋白（NP），RNA 多聚酶（PB1、PB2、PA）。病毒核酸为分节段的单负链 RNA，甲型、乙型流感病毒分 8 个节段，丙型流感病毒分 7 个节段。

（2）包膜：流感病毒包膜分 2 层。内层为基质蛋白 M1（matrix protein 1，M1），外层是来自宿主细胞膜的脂质双层结构。病毒体包膜上镶嵌两种刺突：血凝素（HA）和神经氨酸酶（NA），包膜中还镶嵌着一种膜通道蛋白 M2。血凝素与病毒吸附和穿入宿主细胞有关，能与人、鸡等动物的红细胞结合，引起红细胞凝集。神经氨酸酶可水解宿主细胞膜上的病毒受体，有利于成熟病毒的释放与扩散。HA 和 NA 的抗原结构很不稳定，易发生变异，是划分甲型流感病毒亚型的重要依据。

2. 分型与变异

（1）分型：根据抗原性质的不同，可将流感病毒分为甲、乙、丙 3 型。甲型流感病毒根据其表面 HA 和 NA 抗原不同，又分为若干亚型。已发现 HA 有 16 种（1~16）、NA 有 9 种（1~9）抗原。在人群中流行的甲型流感病毒主要有 H1、H2、H3 和 N1、N2 等抗原构成的亚型。自 1997 年以来先后发现的 H5N7、H7N2、H7N7、H9N2、H7N9 等型禽流感病毒也可以感染人。乙型、丙型流感病毒抗原性稳定，至今尚未发现亚型。

（2）变异：三型流感病毒中最易发生变异的是甲型流感病毒，主要是 HA 和 NA 的抗原性易发生变异，尤以 HA 为甚。两者变异可同时出现，也可单独发生，病毒的变异幅度与流行关系密切。流感病毒抗原性变异有两种形式：①抗原漂移，抗原变异的幅度小，属于量变，HA 或 NA 氨基酸变异率小于 1%，仅引起小规模的流感流行。②抗原转变，抗原变异的幅度大，属于质变，HA 或 NA 氨基酸变异率为 20%~25%，常导致新亚型的出现。人群缺乏对变异病毒的免疫力，可以引起流感大流行。

3. 抵抗力　流感病毒对理化因素的抵抗力较弱，不耐热，56℃、30min 即被灭活。室温下很快丧失传染性，在 0~4℃ 能存活数周，-70℃ 以下可长期保存。对干燥、紫外线、脂溶剂、氧化剂及酸等均比较敏感。

（二）致病性

流感的传染源主要是病人。流感病毒经飞沫或气溶胶传播，病毒进入细胞内增殖，引起呼吸道纤毛上皮细胞变性、坏死和脱落，一般不入血。人对流感病毒普遍易感。潜伏期一般 1~4d，病人起病急，表现为畏寒、发热、头痛、肌肉酸痛等全身症状，伴有鼻塞、流涕等呼吸道症状。流行性感冒为自限性疾病，无并发症病人通常 5~7d 可自愈。年老体弱、免疫力低下或婴幼儿可出现并发症，一般为继发细菌感染性肺炎，是流感病人死亡的主要原因。

二、乙型肝炎病毒及其他肝炎病毒

肝炎病毒是指一类主要侵犯肝脏并引起病毒性肝炎的病毒。目前公认的肝炎病毒主要有甲型肝炎病毒、乙型肝炎病毒、丙型肝炎病毒、丁型肝炎病毒和戊型肝炎病毒等。这些病毒分别属于不同的病毒科。

（一）乙型肝炎病毒

乙型肝炎病毒（hepatitis B virus，HBV）是乙型肝炎的病原体，归类于嗜肝 DNA 病毒科正嗜肝 DNA 病毒属。HBV 感染是全球性的公共卫生问题，估计全球 HBV 携带者高达 3.7 亿人。我国是乙型肝炎的高流行区，人群 HBV 携带率为 8%~9%，携带者超过亿人。

1. 生物学性状

（1）形态和结构：在电子显微镜下，HBV 感染者血清中可见 3 种不同形态的病毒颗粒（图 23-5）。

1）大球形颗粒：又称 Dane 颗粒，是 1970 年由 Dane 在乙型肝炎病人血清中首次发现的。Dane 颗粒是有感染性的完整的 HBV 颗粒，直径 42nm，具有双层衣壳，外衣壳相当于一般病毒的包膜，由脂质双层和包膜蛋白组成，此包膜蛋白中含有乙型肝炎病毒表面抗原（HBsAg）、前 S1 抗原和前 S2 抗原。内衣壳为 20 面体立体对称，相当于一般病毒的衣壳，内衣壳中含有乙型肝炎病毒的核心抗原（HBcAg），病毒的核心内部含有病毒的双链 DNA 和 DNA 多聚酶（图 23-6）。

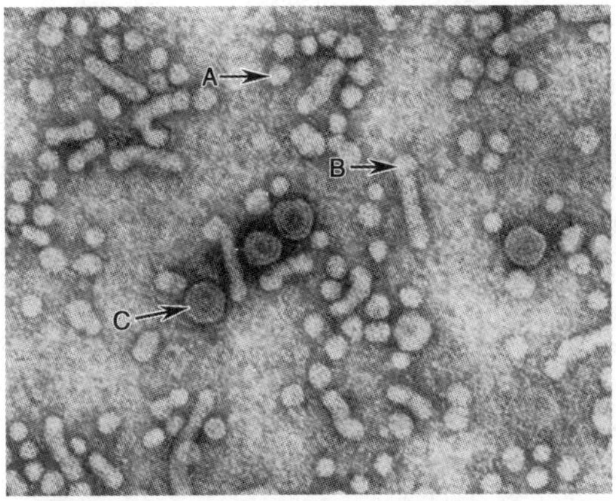

A. 小球形颗粒；B. 管形颗粒；C. 大球形颗粒(Dane颗粒)。

图 23-5 HBV 电镜图（×400 000）

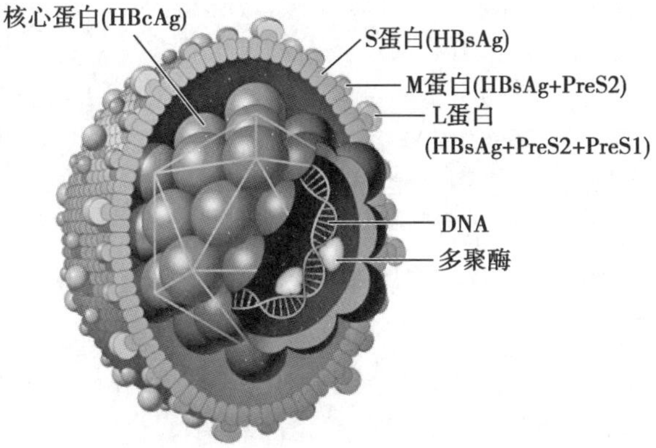

图 23-6 乙型肝炎病毒结构示意图

2）小球形颗粒：直径 22nm，为中空颗粒，主要成分是 HBsAg，不含病毒 DNA 和 DNA 多聚酶，因此无传染性。

3）管形颗粒：由小球形颗粒聚合而成，直径 22nm，长达 100~700nm。

（2）主要抗原组成

1）HBsAg：存在于大球形颗粒、小球形颗粒和管形颗粒表面，是 HBV 感染的主要指标。HBsAg 具有免疫原性，是制备疫苗的主要成分。HBsAg 可刺激机体产生抗体抗-HBs，抗-HBs 对机体有良好的保护作用。

2）HBcAg：存在于 Dane 颗粒的内衣壳上，HBcAg 被外衣壳所覆盖，故在感染者外周血中很难检测出来。小球形颗粒和管形颗粒不含有 HBcAg。HBcAg 免疫原性强，但其刺激机体产生抗-HBc 对机体无明显保护作用，抗-HBc IgM 出现提示 HBV 正在肝细胞内复制，抗-HBc IgG 在血清中维持时间较长，可存在多年。

3）HBeAg：为可溶性蛋白质抗原，是 HBV 复制和具有传染性的标志。HBeAg 也具有免疫原性，其刺激机体产生的抗-HBe 对机体有一定的保护作用。

（3）抵抗力：HBV 抵抗力强，对低温、干燥、紫外线和一般消毒剂均有耐受性。HBV 不被 70% 乙醇灭活。高压蒸汽灭菌法或 100℃ 10min 可将其灭活。环氧乙烷、0.5%过氧乙酸、5%次氯酸钠及 2%

戊二醛可消除其传染性。

2. 致病性

(1) 传染源:病人和无症状 HBV 携带者。

(2) 传播途径

1) 血液和血制品传播:因感染者血中含有大量 HBV,而人群又对其极敏感,故经输血、注射、外科或牙科手术、共用剃刀或牙刷等可使病毒侵入人体引起感染。

2) 母婴传播:母亲若为 HBV 感染者,病毒可经胎盘进入胎儿体内导致宫内感染,分娩时也可经产道感染新生儿,HBV 也可经哺乳传播。

3) 性传播及密切接触传播:HBV 感染者的唾液、乳汁、精液、阴道分泌物等体液均含 HBV,因此 HBV 可通过日常生活密切或性接触传播。

(3) 致病性:HBV 的致病机制尚未完全清楚,一般认为病毒对肝细胞的直接损害并不明显,而免疫病理损伤是导致肝细胞破坏的主要原因。乙型肝炎的临床表现呈多样性:无症状 HBV 携带者、急性肝炎、慢性肝炎及重症肝炎。有的慢性肝炎造成的肝脏病变可促进成纤维细胞增生,导致肝硬化。部分病人还可发展为肝癌。

知识拓展

“中国第一病”——乙型肝炎

据世界卫生组织(WHO)公布的数据显示,全球约 20 亿人感染乙型肝炎病毒(HBV),其中 3.5 亿~4 亿人为慢性 HBV 感染者。每年约有 100 万人死于 HBV 感染所致的肝衰竭、肝硬化及肝癌。我国是乙型肝炎高发区,堪称“肝炎大国”。流行病学调查表明,我国至少有 8 亿人感染过乙型肝炎,而我国人群中的乙肝表面抗原的携带率高达 10.34%,也就是说,约有 1.3 亿人为乙肝病毒携带者,几乎占全世界总数的一半,他们中的 1/4 最终将发展成慢性肝炎、肝硬化或原发性肝癌。此外,全国还有 1 200 多万的慢性肝炎病人,每年死于肝病者达 30 万之多,其中约半数为肝癌。更为严重的是,有 40% 携带乙肝表面抗原的母亲,将通过母婴垂直传播,使新生儿成为慢性乙肝病毒携带者。乙肝不仅严重影响人体健康,而且给家庭、社会造成沉重的经济负担,我国每年用于肝炎和肝病的医疗保健费用高达 1 000 多亿元。乙型肝炎已成为我国重大的公共卫生问题之一。

3. 微生物学检查 目前主要用 ELISA 法检测标本中 HBsAg、抗-HBs、HBeAg、抗-HBe 及抗-HBc(俗称乙肝五项或“两对半”,见表 23-1)。

表 23-1 HBV 抗原抗体检测结果的临床意义

HBsAg	HBeAg	抗-HBs	抗-HBe	抗-HBc		临床意义
				抗-HBc IgM	抗-HBc IgG	
+	-	-	-	-	-	HBV 感染者或无症状携带者
+	+	-	-	+	-	急性或慢性乙型肝炎(传染性强,俗称“大三阳”)
+	-	-	+	-	+	急性乙肝趋向恢复(“小三阳”)
+	+	-	-	+	+	急性或慢性乙型肝炎或无症状携带者
-	-	+	+	-	+	既往感染
-	-	-	-	-	+	既往感染
-	-	+	-	-	-	既往感染或接种过疫苗

4. 防治原则 乙型肝炎尚无特效疗法,主要依靠预防控制。

(1) 控制传染源及切断传播途径:严禁血液传播,加强血液及血制品的管理,严格筛选献血者,以降低输血后乙型肝炎的发生率。病人的血液、分泌物和排泄物,用过的食具、药杯、衣物、注射器和针

笔记

头等均须严格消毒。提倡使用一次性注射器具，禁止静脉吸毒。加强对妊娠妇女 HBsAg 的检测，及时阻断母婴传播。

（2）主动免疫：接种乙型肝炎疫苗是最有效的预防方法。我国已将乙肝疫苗接种纳入计划免疫，按 0、1、6 个月方案接种 HBV 疫苗共 3 次，可获得良好的免疫保护作用。

（3）被动免疫：注射含高效价抗-HBs 的人血清免疫球蛋白（HBIG）可用于紧急预防。意外暴露者在 7d 内注射 HBIG 0.08mg/kg，一个月后重复注射一次，可获得免疫保护。HBsAg 阳性母亲的新生儿，应在出生后 24h 内注射 HBIG 1ml，然后再全程接种 HBV 疫苗，可有效预防新生儿感染。

（4）药物：目前治疗乙型肝炎尚无有效药物和方法。慢性肝炎病人可用免疫调节剂、护肝药物及抗病毒要联合治疗。清热解毒、活血化瘀的中草药等对 HBV 感染有一定的疗效。

（二）其他肝炎病毒

常见的肝炎病毒除了乙型肝炎病毒外，还有甲型、丙型、丁型及戊型肝炎病毒等，其主要特点见表 23-2。

表 23-2　其他常见的肝炎病毒

病毒名称	主要生物学特性	主要致病性
甲型肝炎病毒（HAV）	RNA、球形、无包膜	粪-口途径传播，主要侵犯儿童和青少年，大多表现为隐性感染，易被忽略，病人粪便有病毒排出，是重要的传染源
丙型肝炎病毒（HCV）	RNA、球形、有包膜	传播途径与 HBV 类似，急性肝炎、慢性肝炎或无症状携带者，部分病人可发展为肝硬化，甚至肝癌
丁型肝炎病毒（HDV）	RNA、球形、有包膜	传播途径与 HBV 类似，属于缺陷病毒，在 HBV 等病毒辅助下可致感染。急性肝炎、慢性肝炎或无症状携带者
戊型肝炎病毒（HEV）	RNA、球形、无包膜	粪-口途径传播，急性戊型肝炎、重症肝炎等。孕妇感染 HEV 后常发生流产或死胎

三、人类免疫缺陷病毒

人类免疫缺陷病毒（human immunodeficiency virus，HIV）是引起获得性免疫缺陷综合征（acquired immunodeficiency syndrome，AIDS）即艾滋病的病原体。HIV 分为两型：HIV-1 和 HIV-2。HIV-1 在全球流行，HIV-2 主要在西非和西欧局部流行。自 1983 年分离出 HIV-1 以来，AIDS 已迅速蔓延，全球有数千万人感染 HIV。我国自 1985 年发现首例 AIDS 以来，HIV 感染人数逐年上升。目前 AIDS 已成为全球最重要的公共卫生问题之一。

（一）生物学性状

1. 形态结构　HIV 病毒体呈球形，直径 100~120nm，由包膜和核心两部分组成。病毒体外层为包膜，镶嵌由 gp120 和 gp41 两种病毒糖蛋白构成的刺突。包膜内侧衬有内膜蛋白（p17）。核衣壳核心为圆柱形，内含两条相同的单正链 RNA 基因组和包裹其外的核衣壳蛋白（p7）、衣壳蛋白（p24），并携带有反转录酶、整合酶、蛋白酶和 RNA 酶 H（图 23-7）。gp120 和 gp41 均具有免疫原性，刺激机体产生抗体，但 gp120 易发生变异，给疫苗的研制工作带来了很大困难。

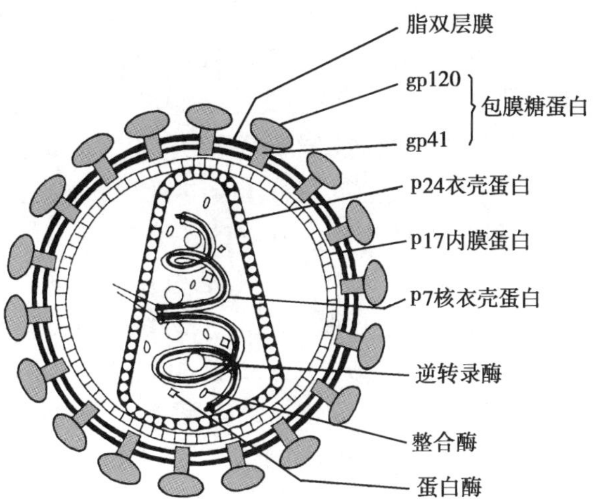

图 23-7　HIV 的结构模式图

2. 病毒的复制　HIV 的复制是一个特殊而复杂的过程。与细胞受体结合是病毒感染的第一环节。HIV 以靶细胞表面的 CD4 分子为主要受体，除 CD4 分子外，HIV 进入细胞还需要辅助受体（趋化因子受体

CXCR4 或 CCR5）。HIV 的包膜糖蛋白 gp120 首先与靶细胞表面的 CD4 分子结合，然后再与辅助受体结合，gp120 构象改变，暴露 gp41 融合肽，介导病毒包膜与细胞膜的融合；病毒核衣壳进入细胞内脱壳，释放出基因组 RNA。在反转录酶的催化下，以病毒 RNA 为模板合成负链 DNA，形成 RNA：DNA 中间体。中间体中的 RNA 被 RNA 酶 H 水解，再由负链 DNA 合成互补正链 DNA，形成双链 DNA。在整合酶的作用下，病毒双链 DNA 基因组整合入细胞染色体中，成为前病毒（provirus），病毒进入潜伏状态。当前病毒活化进行转录时，在细胞 RNA 聚合酶的催化下，病毒 DNA 转录形成 RNA。有的 RNA 经拼接成为病毒 mRNA，转译病毒的结构蛋白和非结构蛋白；有的 RNA 经加帽和加尾形成病毒子代基因组 RNA，与病毒蛋白装配成核衣壳核心，从细胞膜出芽释放时获得包膜，组成完整的子代病毒体。以出芽方式释放到细胞外。

（二）培养特性

HIV 感染的宿主范围和细胞范围较窄。在体外仅感染表面有 CD4 分子的 T 细胞和巨噬细胞。实验室常用新鲜分离的正常人 T 细胞或用病人自身分离的 T 细胞培养病毒。黑猩猩和恒河猴可作为 HIV 感染的动物模型，但其感染过程和症状与人不同。

（三）抵抗力

HIV 对理化因素的抵抗力较弱。常用消毒剂 0.5%次氯酸钠、5%甲醛、2%戊二醛、0.5%过氧乙酸、70%乙醇处理污染物 10～30min 即可灭活 HIV。高压灭菌 121℃、20min 或者煮沸 100℃、20min 均可达到灭活病毒的目的；但在冷冻血制品中，须 68℃加热 72h 才能保证灭活病毒。HIV 对紫外线不敏感，有较强的抵抗力。

（四）致病性与免疫性

1. 传染源和传播途径　AIDS 的传染源是 HIV 感染者和 AIDS 病人。HIV 感染者是指血中 HIV 抗体或抗原阳性而无临床症状的病毒携带者，是重要的传染源。HIV 主要存在于血液、精液、阴道分泌物、乳汁等体液中，主要的传播途径有：

（1）性传播：是 HIV 的主要传播方式，AIDS 是重要的性传播疾病（STD）之一。性活跃人群（包含异性恋和同性恋者）是高危人群。患有其他的性传播疾病能增加 HIV 感染的危险，因为梅毒、淋病、生殖器疱疹等所引起的炎症、溃疡可破坏生殖器黏膜屏障，使 HIV 更易侵入。

（2）血液传播：接受含有 HIV 的血液或血制品、骨髓或器官移植，使用被污染的注射器、针头、手术器械等，均会发生 HIV 感染。静脉毒品成瘾者是高危人群。

（3）垂直传播：通过胎盘、产道、哺乳等途径母婴传播，其中经胎盘感染胎儿最为多见。如不采取干预措施，HIV 母婴传播的概率为 15%～45%，HIV 感染的母亲接受抗反转录病毒治疗可显著降低母婴间的传播。

2. 致病机制　HIV 感染的主要特点是 $CD4^+$T 淋巴细胞的损耗。T 细胞表面的 CD4 分子是 HIV 的受体，病毒包膜与细胞膜融合使病毒进入胞内，造成细胞破坏。感染早期，HIV 在宿主细胞内慢性或持续性感染，外周血中一般不易检测到 HIV 病毒。随着感染时间的延长，病毒大量复制增殖，出芽释放并重新感染其他靶细胞，导致大量 $CD4^+$T 细胞被感染而裂解死亡，T 细胞数量大量减少，从而引起细胞免疫功能低下，抗感染能力降低，以及与 T 细胞相关的体液免疫功能和免疫调节功能紊乱，最终诱发机会感染、恶性肿瘤等 AIDS 相关综合征。

3. 所致疾病及临床表现　人体感染 HIV 后，可经历很长的潜伏期才发病。临床上将 HIV 感染至发展为典型 AIDS 分为急性感染期、无症状潜伏期、AIDS 相关综合征期及典型 AIDS 期等四期。

（1）急性感染期：HIV 在靶细胞内大量复制，引起病毒血症。病人可出现类似流感的非特异性症状，如发热、头痛、乏力、淋巴结肿大等。一般持续 2～3 周，症状自行消退，进入无症状潜伏期。但病毒血症可持续 8～12 周。此后，大多数病毒以前病毒形式整合于宿主细胞染色体上，长期潜伏下来。

（2）无症状潜伏期：持续 6 个月到 10 年或更长。病人一般无临床症状，或症状轻微，有无痛性淋巴结肿大。此期血中 HIV 数量明显下降,HIV 感染细胞在淋巴结持续存在,并进行大量增殖,不断有少量病毒释放人血,病人的血液及体液均具有传染性。血清中可检出抗 HIV 抗体,但由于病毒滴度低,需用敏感的方法才能查出病毒。

(3) AIDS 相关综合征期:随着 HIV 大量复制并造成机体免疫系统进行性损伤,各种症状开始出现,如低热、盗汗、全身倦怠、慢性腹泻及持续性全身淋巴结肿大,症状逐渐加重。

(4) 典型 AIDS 期:此期从病人血中能稳定检出高水平的 HIV。病人血中 $CD4^+T$ 细胞明显下降,出现严重免疫缺陷,一些病毒(如巨细胞病毒、疱疹病毒、腺病毒)、细菌(如结核分枝杆菌、李斯特菌)、真菌(如白假丝酵母菌、肺孢子菌)等大量增殖,常可造成致死性感染;艾滋病病人后期常伴发卡波西肉瘤、恶性淋巴瘤等严重的全身症状,病人全身症状加重,并可出现神经系统症状,如头痛、癫痫、进行性痴呆等。未经治疗的病人,通常在临床症状出现后 2 年内死亡。

4. 免疫性　HIV 感染可诱导特异性细胞免疫和体液免疫应答的产生。CTL、中和抗体,以及 NK 细胞的 ADCC 均在抗 HIV 感染中发挥作用。感染细胞内病毒的清除主要依靠机体的细胞免疫。研究显示,$CD8^+$和 $CD4^+T$ 细胞可部分抑制 HIV 复制,延迟疾病进展。CTL 可限制 HIV 感染,但不能完全清除病毒,并随疾病进展而下降。大多数 HIV 感染者可产生中和抗体,中和抗体与 HIV 结合后诱导 ADCC 作用。然而,由于 $CD4^+T$ 细胞首先被感染,$CD4^+T$ 细胞功能的早期丧失可导致特异性 $CD8^+T$ 细胞功能障碍,或因病毒抗原频繁变异逃避了免疫清除作用,使得免疫应答在阻止疾病进展方面变得无效。NK 细胞可通过 ADCC 效应杀伤表达 gp120 的靶细胞,在 HIV 感染早期发挥重要作用,但随病程进展,NK 细胞的功能减弱。

四、其他常见病毒

其他常见病毒还有麻疹病毒、流行性乙型脑炎病毒、脊髓灰质炎病毒和人类轮状病毒等,其主要特点见表 23-3。

表 23-3　其他常见病毒

病毒名称	主要生物学特性	主要致病性
麻疹病毒	球形或丝形,有包膜,核衣壳呈螺旋对称,核心为不分节段的单负链 RNA	麻疹传染性极强,易感者接触后几乎全部发病,好发于冬春季节。传染源是急性期病人,主要通过飞沫传播,也可经病人用品或密切接触传播
流行性乙型脑炎病毒	呈小球状,核酸为单正链 RNA,核衣壳呈 20 面体立体对称,有包膜	所致疾病流行性乙型脑炎,传染源主要是猪;在我国,幼猪是主要的传染源和中间宿主。主要传播途径是带毒的蚊子叮咬,蚊子不仅是传播媒介,也是重要的贮存宿主
脊髓灰质炎病毒	呈球形,直径约 27nm,无包膜,核酸为单股正链 RNA,衣壳呈 20 面体立体对称	所致疾病脊髓灰质炎(即小儿麻痹),传染源为病人或无症状带病毒者。主要经粪-口途径传播
人类轮状病毒	为 60～80nm 球形颗粒,核心为双链 RNA,由 11 个不连续的基因节段组成,有内、外双层衣壳排列呈放射状,形同车轮辐条,故名轮状病毒,无包膜	轮状病毒广泛存在于自然界,传染性强,人类轮状病毒感染常见于 6 个月～2 岁的婴幼儿,主要在冬季流行,传染源为病人及无症状的病毒携带者,一般经粪-口途径传播(也可通过呼吸道传播),可散发或暴发流行

笔记

本章小结

病毒是一类个体微小，结构简单，只含单一核酸（DNA/RNA），必须在活细胞内寄生，以复制方式增殖的非细胞型微生物。病毒的复制周期包括吸附、穿入、脱壳、生物合成、装配和释放。病毒主要通过直接损伤和免疫病理损伤两种机制引起疾病。病毒性疾病根据临床症状的有无，分为显性感染和隐性感染；按病毒在机体内滞留的时间，分急性感染和持续性感染，后者又分为慢性感染、潜伏感染和慢发病毒感染。病毒所致疾病具有传染性强，传播范围广的特点。许多新发传染病与病毒有关。目前尚无有效的抗病毒药物，研制和应用抗病毒疫苗具有重要意义。

流感病毒属正黏病毒科，根据核蛋白和基质蛋白抗原性的差异，分为甲型流感病毒、乙型流感病毒及丙型流感病毒。病毒核酸为分节段的单股负链 RNA。甲型流感病毒 NA、HA 抗原性极易发生变异，常引起大规模流行。

肝炎病毒是指以侵害肝脏为主的一组病原体，人类肝炎病毒主要包括 HAV、HBV、HCV、HDV 和 HEV。HBV 属嗜肝 DNA 病毒科正嗜肝病毒属，有大球形颗粒、小球形颗粒和管形颗粒三种。主要传染源是无症状 HBsAg 携带者和病人，传播途径有血液、血制品等传播、接触传播和母婴传播。临床上 HBV 感染的病原学诊断主要依靠 HBV 标志物和核酸检测。HBV 标志物包括 HBsAg 和抗-HBs、HBeAg 和抗-HBe 以及抗-HBc（俗称两对半）。

人类免疫缺陷病毒（HIV）是艾滋病的病原体，主要通过性接触、输血、注射、垂直传播等途径传播。HIV 病毒选择性侵犯 $CD4^{+}$T 细胞，引起以 $CD4^{+}$T 细胞缺损和功能障碍为主的严重免疫缺陷。典型 HIV 感染病程包括急性感染期、无症状潜伏期、AIDS 相关综合征期和艾滋病期。

（徐丽丹）

2301

扫一扫，测一测

思考题

1. 试述病毒的感染途径。
2. 试述 HBV 抗原抗体及其检测的临床意义。

2302

思路解析

笔记

第二十四章 真菌

24章PPT

学习目标

1. 掌握:常见病原性真菌的致病性。
2. 熟悉:真菌的生物学特性。
3. 了解:真菌的致病性;常见病原性真菌的主要生物学性状。

第一节 病原性真菌的生物学特性

一、真菌概述

真菌(fungus)是一类具有典型细胞核和完整细胞器,不分根、茎、叶,不含叶绿素的真核细胞型微生物。真菌种类繁多,在自然界分布广。绝大多数真菌对人体有益,如酿酒、食品发酵、生产抗生素等;少数真菌可引起人类疾病,这类真菌称为病原性真菌。

(一)真菌的生物学特性

真菌的结构比细菌复杂,细胞核分化程度较高,胞质中有完整的细胞器,真菌的细胞壁不含肽聚糖,由几丁质、蛋白质、多糖等组成。真菌的形态多种多样,大小不一,按形态、结构分为单细胞真菌和多细胞真菌两大类。

1. 单细胞真菌　单细胞真菌呈圆形或卵圆形,分为酵母菌和类酵母菌两类。前者如新型隐球菌,后者如白假丝酵母菌。这类真菌以出芽方式繁殖。

2. 多细胞真菌　多细胞真菌由菌丝和孢子组成,也称为丝状菌或霉菌。

不同种类真菌的菌丝和孢子形态不同,是鉴别多细胞真菌的重要标志。

(1) 菌丝(hypha):孢子出芽长出芽管,芽管逐渐延长呈丝状,称为菌丝。菌丝继续分枝、延长、交织成团,形成菌丝体。菌丝按功能可分为营养菌丝、气生菌丝、生殖菌丝;按结构可分为有隔菌丝和无隔菌丝。菌丝的形态多种多样,如螺旋状、球拍状、结节状、鹿角状和梳状等,不同种类真菌的形态各异,有助于鉴别真菌(图 24-1)。

(2) 孢子(spore):孢子是真菌的繁殖器官,是由生殖菌丝产生的圆形或卵圆形结构。与细菌的芽孢不同,孢子的抵抗力不强,湿热 60~70℃时迅速死亡。不同种类的真菌孢子形态各异,孢子也是真菌鉴定和分类的主要依据。真菌孢子可分为有性孢子和无性孢子两大类。

(二)抵抗力

真菌对热敏感,60℃、1h 可被杀死,对干燥、紫外线、一般消毒剂抵抗力较强,对 2%苯酚、2. 5%碘酊或 10%甲醛较敏感。对常用抗生素不敏感,灰黄霉素、制霉菌素、两性霉素 B、克霉唑、酮康唑、伊曲康唑等对多种真菌有抑制作用。

笔记

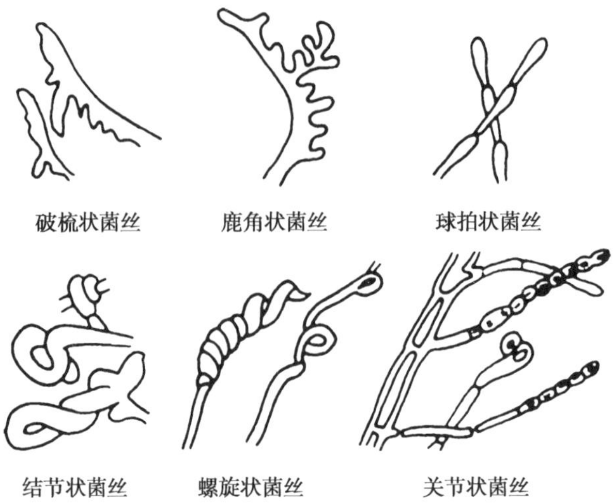

图 24-1　真菌的各种菌丝

二、病原性真菌的致病性

病原性真菌引起机体感染需要具有一定的毒力，如白假丝酵母菌、烟曲霉、黄曲霉的细胞壁蛋白质有内毒素样活性，能引起组织化脓性炎症和休克等；白假丝酵母菌具有黏附人体细胞的能力。不同的真菌致病形式不同，真菌所致的疾病主要有以下几种：

1. 致病性真菌感染　主要是外源性感染，如皮肤癣菌有亲嗜角质特性，能侵犯皮肤、指（趾）甲、毛发等组织，引起局部炎症等病变。

2. 条件致病性真菌感染　主要是内源性感染，如白假丝酵母菌、曲霉菌等，此类真菌致病性不强，在机体免疫力正常时不致病，但在机体免疫力低下或菌群失调时可引起疾病，常发生于肿瘤、免疫缺陷、糖尿病，长期使用广谱抗生素、激素、免疫抑制剂，放疗及化疗病人。

3. 真菌超敏反应性疾病　主要通过吸入或食入某些真菌的菌丝或孢子导致超敏反应，如过敏性鼻炎、荨麻疹、皮炎等。

4. 真菌毒素中毒性疾病　真菌毒素是真菌在代谢过程中产生的，人或动物食入含毒素的食物或饲料后可引起急性或慢性中毒。真菌毒素中毒常导致肝、肾、神经系统的损害以及造血障碍。

5. 真菌毒素与肿瘤　有些真菌毒素与肿瘤有关，已证明黄曲霉毒素是诱发肝癌的重要原因之一。

第二节　常见病原性真菌

一、浅部真菌

（一）皮肤癣菌

皮肤癣菌（dermatophytes）是浅部真菌最常见的类型，主要侵犯部位是角化的表皮、毛发和指（趾）甲，引起手足癣、体癣、股癣、头癣等疾病，其中手足癣是人类最常见的真菌病。皮肤癣菌主要有毛癣菌、表皮癣菌、小孢子癣菌三个属，三者的特点见图 24-2。

（二）角层癣菌

角层癣菌可侵犯角质层和毛干，引起角层型和毛发型病变。引起这种感染的病原性真菌主要有秕糠状鳞斑癣菌和何德毛结节菌。

秕糠状鳞斑癣菌可导致局部皮肤出现黄褐色花斑癣，俗称“汗斑”。何德毛结节菌主要侵犯头发，被感染发干形成坚硬的沙砾状黑色结节。

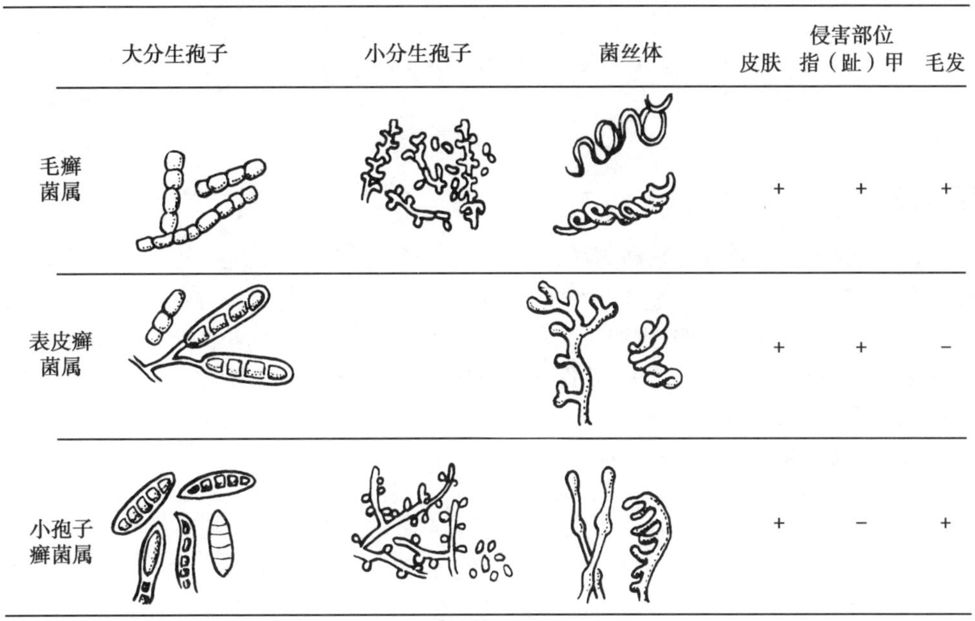

图 24-2　皮肤癣菌的孢子、菌丝形态和侵害部位

二、深部真菌

（一）白假丝酵母菌

白假丝酵母菌（*Candida albicans*）俗称白念珠菌，属于假丝酵母菌属。白假丝酵母菌的致病性不强，在机体免疫力低下或菌群失调时，可引起皮肤、黏膜和内脏的急性或慢性炎症。

1. 生物学性状　白假丝酵母菌菌体呈圆形或卵圆形（2μm×4μm），革兰氏染色阳性，着色不均匀。以出芽方式增殖，形成芽生孢子。孢子伸长成芽管，不与母体分离，形成较长的假菌丝。本菌在沙保培养基、普通培养基、血琼脂培养基均生长良好。在玉米培养中可长出厚膜孢子。白假丝酵母菌的芽生孢子、假菌丝和厚膜孢子有助于鉴别诊断（图 24-3）。

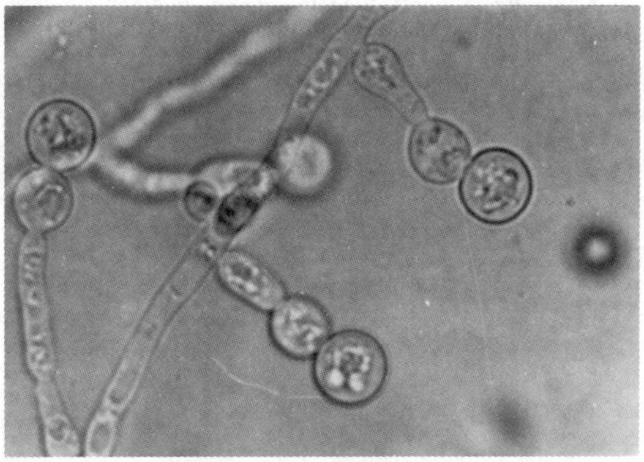

图 24-3　白假丝酵母菌

2. 致病性　白假丝酵母菌通常存在于人的皮肤及口腔、上呼吸道、阴道与肠黏膜，随着广谱抗生素、激素和免疫抑制剂的广泛应用，白假丝酵母菌感染日益增多。常见的感染类型有以下几种：

（1）皮肤黏膜感染：好发于皮肤皱褶、潮湿的部位，如腋窝、腹股沟、乳房下、会阴部及指（趾）间等处。易与湿疹混淆。黏膜感染可见有鹅口疮，口角糜烂、外阴与阴道炎等，其中以鹅口疮最为常见。

（2）内脏感染：主要有肺炎、支气管炎、食管炎、肠炎、膀胱炎等，其中以肺炎最为常见。

（3）中枢神经系统感染：主要有脑膜炎、脑膜脑炎、脑脓肿等。

（二）新型隐球菌

新型隐球菌（*Cryptococcus neoformans*）广泛分布于自然界，尤其在鸽粪中大量存在。

1. 生物学性状　新型隐球菌为酵母菌，菌体呈圆形，直径为 4～12μm，外有较厚的荚膜。用墨汁负染色后镜检，可见在黑色背景中有圆形或卵圆形透亮的菌体，菌体上常见出芽，无假菌丝。新型隐球菌在沙保弱培养和血平板培养基中，于 25℃和 37℃均能生长，3～5d 后形成酵母型菌落，表面黏稠，初为乳白色，后转变为橘黄色，最后呈棕褐色。

2. 致病性　新型隐球菌的荚膜多糖是重要的致病物质，有抑制吞噬，降低机体抵抗力的作用。新型隐球菌多引起外源性感染，肺部感染多见，但症状不明显，且能自愈。部分病人发生血行播散而累及中枢神经系统，引起慢性脑膜炎。

本章小结

真菌是一类细胞核分化程度较高、有完整细胞器、以寄生或腐生方式生存、能进行有性或无性繁殖的真核细胞型微生物。真菌分为单细胞真菌和多细胞真菌两大类，后者又由菌丝和孢子组成。绝大多数真菌对人是有益的；少数真菌可引起人和动植物的疾病，称为病原性真菌。病原性真菌感染类型主要有致病性真菌感染、条件致病性真菌感染、真菌超敏反应性疾病、真菌毒素中毒等。目前真菌疾病尚无特异性预防措施。新型抗真菌药物伊曲康唑、氟康唑等，抗真菌谱较广，毒、副作用低，对表皮癣菌和深部真菌均有疗效。

（徐丽丹）

2401

扫一扫，测一测

思考题

1. 病原性真菌的致病形式有哪些？
2. 白假丝酵母菌引起的感染有哪些？

2402

思路解析

笔记

第四篇　免　疫　学

第二十五章　免疫学概述

25章 PPT

学习目标

1. 掌握:免疫的概念及功能。
2. 熟悉:固有免疫与适应性免疫的特点。

免疫学是研究机体免疫系统的组成、结构、功能,免疫应答的发生机制以及在临床疾病诊断和防治中应用的一门科学。免疫最早的含义是“免除瘟疫”,是指机体清除病原微生物,抵抗感染的能力,故有关它的研究一直隶属于微生物学抗感染的范畴。但随着人们对免疫机制研究的深入,发现了许多与感染无关的免疫现象,如药物过敏性休克和移植物排斥反应等,为此,1971 年召开的第一届国际免疫学会议决定将免疫学和微生物学分开,免疫学自此成为一门独立的学科。经近百年的快速发展,免疫学已成为当今生命科学的前沿学科和现代医学的支撑学科之一。

第一节　免疫概述

一、免疫的概念

免疫(immunity)一词源于拉丁文“immunitas”,其原意为免除税赋及差役,引入医学则指免除瘟疫即传染病。早在 2000 多年前,人们就发现传染病病人康复后,一般不会再患同样的传染病的事实,表明人得过某种传染病后机体会对该种传染病产生抵抗力。因此,传统免疫概念认为免疫就是机体抗感染的防御能力,机体的免疫功能由免疫系统来完成。随着免疫学研究的不断深入,人们发现机体的免疫系统除了能清除入侵体内的病原生物外,还能识别和清除体内发生突变的肿瘤细胞、衰老死亡的细胞及其他有害成分。因此,现代免疫学将免疫定义为:免疫是机体免疫系统识别“自己”和“非己”并清除抗原性“非己”物质的功能,维持自身生理平衡和稳定的功能。

二、免疫的功能

免疫功能正常时对机体有利,表现为维护自身生理平衡和稳定;异常时则对机体有害,表现为组织损伤或生理功能紊乱。根据识别和清除抗原性异物种类的不同,将免疫功能分为免疫防御、免疫自身稳定、免疫监视(表 25-1)。

(一)免疫防御

免疫防御(immune defense)指机体识别与清除病原生物和其他外来性异物的功能。该功能过低

笔记

表 25-1 免疫的功能及其利弊表现

免疫功能	正常表现(有利)	异常表现(有害)
免疫防御	抵抗外来抗原性异物(主要是病原体及毒素)作用	超敏反应(防御过强) 免疫缺陷(防御过弱)
免疫自身稳定	清除损伤、衰老、变性或死亡的细胞	自身免疫病
免疫监视	防止细胞癌变或持续性感染	肿瘤或持续性病毒感染

或缺陷,机体抵抗病原生物的能力降低,易反复发生感染;敏感性过高,可导致组织损伤或生理功能紊乱,引发超敏反应。

(二)免疫自身稳定

免疫自身稳定(immune homeostasis)指机体识别和清除体内衰老、损伤或死亡的细胞,维持机体内环境相对平衡和稳定的功能。该功能异常,可引发自身免疫性疾病。

(三)免疫监视

免疫监视(immune surveillance)指机体识别和清除体内突变细胞的功能。该功能异常,突变细胞未能被及时清除,可过度增殖形成肿瘤。

第二节 免疫的类型

根据获得形式及效应机制的不同,免疫分为固有免疫和适应性免疫。

一、固有免疫

固有免疫(innate immunity)是机体抗感染的第一道防线。行使固有免疫功能的物质基础有各种屏障(包括皮肤黏膜屏障,局部细胞分泌抑菌、杀菌物质的化学屏障,局部正常菌群的生物屏障等),有各种组织和血液循环中的吞噬细胞(包括单核巨噬细胞、中性粒细胞)和自然杀伤细胞(natural killer, NK),有各种体液中存在的抗菌和杀菌分子(包括补体、急性期蛋白、细胞因子和溶菌酶等)。其作用特点是:①先天具有,可遗传性,在整个个体发育过程中变化很小,故称固有免疫;②发生作用较早、作用较弱,在病原感染数分钟至96h内即可发生,可引起急性炎症反应;③非特异性,机体对不同的病原具有相同的作用机制;④无免疫记忆性,机体对抗原初次和再次进入机体所产生的免疫应答效应相同。

二、适应性免疫

适应性免疫(adaptive immunity)是机体抗感染的第二道防线。其执行者主要有T、B淋巴细胞及其产生的抗体、致敏淋巴细胞和细胞因子。作用特点是:

(1)获得性:此种免疫的获得只有通过后天接触抗原才可产生,在整个个体发育过程中变化很大,故称适应性免疫。

(2)发生作用较迟、作用较强:在病原感染至少需要4~5d后才能产生效应,可进一步清除固有免疫未清除的病原体。

(3)特异性:机体通过T、B细胞表面的抗原识别受体,特异性识别、清除某一种病原。

(4)具有免疫记忆性:机体对抗原初次和再次进入机体所产生的免疫应答效应不同。

固有免疫与适应性免疫在机体的免疫应答中均具有重要的作用,两者缺一不可,相辅相成。当病原侵入机体时,固有免疫即刻启动,使病原在感染早期终止,或者至少在适应性免疫应答发挥作用之前不能迅速扩散。随后固有免疫触发适应性免疫应答,并伴随适应性免疫的全过程。适应性免疫产生的效应细胞和效应分子除可以直接作用外,还可以通过加强固有免疫发挥作用,两者同心协力清除病原。

笔记

本章小结

免疫是机体免疫系统识别“自己”和“非己”并清除抗原性“非己”物质的功能;维持自身生理平衡和稳定的功能。免疫功能正常时对机体有利,表现为维护自身生理平衡和稳定;异常时则对机体有害,表现为组织损伤或生理功能紊乱。根据识别和清除抗原性异物种类的不同,将免疫功能分为免疫防御、免疫自身稳定、免疫监视。根据获得形式及效应机制不同,免疫分为固有免疫和适应性免疫,固有免疫即先天免疫,亦称非特异性免疫。适应性免疫即获得性免疫,又称特异性免疫。

（黄静芳）

2501

扫一扫,测一测

思考题

1. 简述机体的免疫功能及异常表现。
2. 固有免疫与适应性免疫作用分别有何特点?

2502

思路解析

笔记

第二十六章 抗原

学习目标

1. 掌握：抗原的概念及基本特性；T 细胞抗原表位和 B 细胞抗原表位；胸腺依赖性抗原和非胸腺依赖性抗原。
2. 熟悉：决定抗原免疫原性的条件；抗原的分类。
3. 了解：超抗原的概念和特点。
4. 能够利用抗原理论知识解释临床相关疾病发生的机制。

第一节 抗 原 概 述

机体的免疫系统具有识别“自己”和“非己”的能力，通过识别和清除“非己”成分，耐受“自己”来维护机体的生理平衡。“非己”成分即为抗原，抗原既可以是外来侵入的异物，也可以是体内形成的异物。抗原是机体建立特异性免疫的始动因素和必备条件，没有抗原刺激就没有特异性免疫应答的形成。

一、抗原的概念

抗原（antigen，Ag）是指所有能激活和诱导免疫应答的物质，通常指能被 T、B 淋巴细胞表面特异性抗原受体（TCR 或 BCR）识别及结合，激活 T、B 细胞增殖、分化，产生免疫应答效应产物（特异性淋巴细胞或抗体），并与效应产物特异性结合，进而发挥免疫应答效应的物质。

二、抗原的特性

抗原具有两个重要特性：①免疫原性（immunogenicity）是指抗原刺激机体特定的免疫细胞进行活化、增殖、分化，产生免疫效应物质（抗体或效应淋巴细胞）的特性；②免疫反应性（immunoreactivity）是指抗原与其诱生的抗体或效应淋巴细胞特异性结合，产生免疫反应的特性。

根据抗原的基本特性，可以把抗原分为完全抗原和半抗原：

1. 完全抗原　既具有免疫原性又具有免疫反应性的抗原，常见完全抗原如细菌、病毒、异种血清和大多数蛋白质抗原等。

2. 半抗原　某些小分子物质，只有免疫反应性而没有免疫原性的物质，即只能与抗体特异性结合，却不能单独诱导机体产生抗体。这些抗原单独存在时无免疫原性，当与蛋白质载体结合后可获得免疫原性，诱导免疫应答，但单独能与相应的应答效应产物结合而具有抗原性。这类抗原一般分子量较小，如大多数的多糖抗原、脂类抗原和某些药物。

笔记

第二节　决定抗原免疫原性的条件

一、异物性

正常情况下，机体免疫系统对自身抗原不发生免疫应答，这种免疫耐受的能力源自胚胎期免疫细胞发育过程中与自身抗原成分的特异性接触。与宿主自身成分相异和未与宿主胚胎期淋巴细胞接触过的自身物质具有异物性(foreignness)，可诱导免疫应答。抗原与宿主之间的亲缘关系越远，组织成分和结构差异越大，则异物性越强，其免疫原性就越强；反之，亲缘关系越近则免疫原性就越弱。

二、理化性状

(一) 分子量大小

具有免疫原性的物质分子量一般在 10kDa 以上，通常分子量越大，免疫原性越强。其原因有：分子量越大，其表面抗原决定簇的种类和数目就越多；大分子物质结构稳定，不易被降解，与免疫细胞接触机会较多，有利于刺激免疫系统产生免疫应答。如果大分子物质被降解成小分子物质后，其免疫原性就会减弱或消失。分子量小于 4.0kDa 的物质一般无免疫原性。

(二) 化学组成和分子构象

免疫原性除与异物性和分子量有关外，还与其化学结构相关，抗原物质必须具有复杂的化学结构。抗原物质若含有大量芳香族氨基酸，尤其是酪氨酸时，免疫原性较强；以直链氨基酸为主要组成成分的蛋白质，免疫原性较弱，如明胶分子量可达 100kDa，但免疫原性却很弱。

抗原表位的空间构象很大程度上影响了抗原的免疫原性。某些抗原分子在天然状态下可诱生特异性抗体，但一经变性，由于所含构象表位的改变，可失去诱生抗体的能力。抗原分子中所含抗原表位的性质、数目、位置和空间构象均可影响抗原的免疫原性或免疫反应性。

三、宿主方面的因素

机体的遗传、年龄、生理状态、个体差异、抗原进入机体的方式和途径等诸多因素决定某一物质是否具有免疫原性。此外，抗原进入机体的途径也会影响到机体免疫应答的强度，由弱到强依次为静脉注射<腹腔注射<肌内注射<皮下注射<皮内注射。经口服的蛋白类抗原物质(如鸡蛋、牛奶、猪肉等)，可在消化道内被降解为氨基酸，从而丧失其免疫原性。但某些抗原经口服进入人体可诱导免疫耐受，此原理在防治移植排斥反应、自身免疫病和超敏反应等疾病中具有应用前景。

第三节　抗原的特异性

一、抗原特异性的概念

抗原的特异性(specificity)是指抗原诱导机体产生免疫应答及其与免疫应答产物相互作用的高度专一性。表现在免疫原性上，即抗原只能激活具有相应受体的淋巴细胞，使之发生免疫应答，产生特异性抗体和效应淋巴细胞；表现在免疫反应性上，指抗原只能与相应的抗体和效应淋巴细胞特异性结合而发生免疫反应。

二、抗原决定簇

特异性是免疫应答最根本的特点，也是免疫学诊断和免疫学防治的理论依据。即指抗原刺激机体产生免疫应答及其与应答产物发生反应所显示的专一性。免疫应答的特异性是由抗原的特异性所决定的，决定抗原特异性的结构基础是抗原分子上的抗原决定簇。

抗原表位(epitope)指存在于抗原分子中决定抗原特异性的特殊化学基团，又称抗原决定簇(antigenic determinant)。抗原通过抗原表位与相应淋巴细胞表面的抗原受体(BCR/TCR)结合，引起免疫应答。抗原表位的大小相当于相应抗体的抗原结合部位,一般由 5~15 个氨基酸残基、多糖残基或核苷酸组成。一个抗原分子可具有一种或多种不同的抗原决定簇。位于抗原分子表面的表位,易被相应的淋巴细胞识别,具有易接近性,可以启动免疫应答,称为功能性抗原表位。位于抗原分子内部的表位,一般情况下被包绕于分子内部不能引起免疫应答,称为隐蔽的抗原决定簇。一个抗原表面能和抗体分子结合的功能性抗原表位的总数称为抗原结合价(antigenic valence),天然抗原的分子结构十分复杂,由多个抗原表位组成,是多价抗原。

知识拓展

B 细胞表位与 T 细胞表位

B 细胞表位是指能够被 B 细胞表面抗原受体(BCR)或抗体识别的表位,包括构象表位和暴露于分子表面的线性表位。T 细胞表位是指能够被 T 细胞抗原识别受体(TCR)识别的线性表位。B 细胞和 T 细胞识别抗原的方式完全不同,前者可直接识别天然抗原分子的构象和线性表位,后者只能经抗原提呈细胞(antigen presenting cell,APC)加工处理后,由主要组织相容性复合体(major histocompatibility complex,MHC)分子提呈的抗原裂解片段即线性抗原肽。在同一蛋白质抗原分子中,T 细胞表位和 B 细胞表位通常位于不同的部位。

三、共同抗原与交叉反应

天然抗原表面常带有多种抗原决定簇,一般来说每种决定簇都能刺激机体产生一种特异性抗体,因此,复杂抗原能使机体产生多种抗体。例如一种细菌感染机体后可测到体内有其鞭毛抗体、菌体抗体、荚膜抗体等多种成分的抗体。有时两种不同的抗原之间可存在一种相同或相似的抗原决定簇,称为共同抗原(common antigen)。由共同抗原刺激机体产生的抗体或效应淋巴细胞,不但能与诱导它们产生的抗原特异性结合,而且也能与含有相同或相似抗原决定簇的其他抗原发生反应,称为交叉反应。交叉反应可在抗原决定簇构型相似的情况下发生,由于两者之间并不完全吻合,故结合力较弱,为低亲和力。血清学检测时发生交叉反应可能出现假阳性结果造成误诊,进行血清学诊断时应予注意。但根据交叉反应原理也可简化临床某些疾病的诊断,例如某些立克次体与变形杆菌之间有异嗜性抗原,临床上可用变形杆菌 OX_{19} 和 OX_2 菌株代替立克次体作为抗原,来检查立克次体的抗体,进行斑疹伤寒的辅助诊断,称为外斐反应(Weil-Felix reaction)。传染性单核细胞增多症病人的血清中可出现凝集羊红细胞的异嗜性抗体,可用羊红细胞凝集反应进行诊断。

2601

视频:共同抗原

第四节 医学上重要的抗原

一、病原生物及其代谢产物

各种病原生物如细菌、病毒、螺旋体、寄生虫等对机体均有较强的免疫原性。微生物是一个含有多种抗原决定簇的天然抗原复合物。以细菌为例,就具有表面抗原、鞭毛抗原、菌毛抗原,菌体抗原、荚膜抗原等,这些抗原成分均可作为微生物鉴定、分型的依据,寄生虫的抗原结构则更为复杂。

病原生物的一些代谢产物也是典型的抗原,如细菌外毒素具有很强的免疫原性,能刺激机体产生相应的抗体即抗毒素(antitoxin)。外毒素经 0.3%~0.4% 甲醛处理后,可使其失去毒性而保留免疫原性,称为类毒素(toxoid)。类毒素可作为人工自动免疫制剂,在预防相应疾病中起重要作用。

二、动物免疫血清

用类毒素免疫动物(如马、羊等)后,动物血清中可含大量相应的抗毒素抗体,即动物免疫血清。临床上常用抗毒素对相应疾病进行特异性治疗及紧急预防。这种来源于动物血清的抗毒素,既含抗毒素抗体,又含免疫血清,所以对人体具有二重性:一方面可向机体提供特异性抗体(抗毒素),可以中和细菌产生的相应外毒素,起到防治疾病的作用;另一方面,对人而言又是一种具有免疫原性的异种蛋白质(动物

笔记

血清)，可以刺激机体产生抗动物血清的抗体，当机体再次接受此种动物血清时，有可能发生超敏反应。

三、异嗜性抗原

异嗜性抗原(heterophile antigen)是一类与种属特异性无关，存在于不同种系生物间的共同抗原。有些病原微生物与人体某些组织具有共同抗原成分，是引起免疫性疾病的原因之一。如溶血性链球菌的多糖和蛋白质抗原与人体的心肌、心瓣膜或肾小球基底膜之间可有共同抗原存在，当机体感染了溶血性链球菌并产生抗体后，可以与含有异嗜性抗原的上述组织结合，通过免疫反应造成机体的组织损伤，临床表现为风湿热或肾小球肾炎；大肠埃希氏菌 OX_{14} 型的脂多糖与人的结肠黏膜之间也有异嗜性抗原存在，此与溃疡性结肠炎的发病机制有关。

四、同种异型抗原

同种异型抗原(allogenic antigen)是指在同一种属的不同个体之间存在的特异性抗原。由于人类遗传基因的不同，细胞表面的抗原结构也存在差异，所以不同个体的细胞或组织之间存在同种异型抗原。人类重要的同种异型抗原有组织相容性抗原、免疫球蛋白遗传标志抗原和血型抗原。

(一)红细胞抗原(血型抗原)

1. ABO 血型系统 根据人类红细胞表面 A、B 抗原的不同，可将血型分为 A 型、B 型、AB 型和 O 型。ABO 血型不符的血液在体外混合可出现凝集现象，如输入人体内可引起溶血反应。临床输血前均要进行交叉配血(供血者红细胞加受者血清、受者红细胞加供血者血清)，以防止错误输血引起严重的输血反应。

2. Rh 血型系统 Landsteiner 和 Wiener(1940)发现，将恒河猴的红细胞免疫家兔后得到的抗体可以与多数人的红细胞发生凝集，表明人类红细胞上有一种与恒河猴红细胞相同的抗原，命名为 Rh 抗原。根据红细胞表面 Rh 抗原的存在与否，可将人类红细胞分为 Rh 阳性(Rh^+)和 Rh 阴性(Rh^-)两种。人类血清中不存在抗 Rh 的天然抗体，抗 Rh 抗体仅在接受免疫的情况下产生。例如将 Rh^+的血液输给 Rh^-的受者；或 Rh^-的母亲妊娠而胎儿为 Rh^+，导致体内产生抗 Rh 抗体，如输入 Rh^+红细胞或再次妊娠 Rh^+胎儿时，则可能产生输血反应或新生儿溶血症。

(二)人类白细胞抗原(组织相容性抗原)

人类白细胞抗原是一个复杂的抗原系统，是不同个体间进行器官或组织移植时供者与受者相互接受的程度，该抗原是产生移植排斥反应的基因群。因首先在白细胞上发现，所以称人类白细胞抗原(human leukocyte antigen，HLA)，该抗原存在于白细胞、淋巴细胞、血小板和一切有核细胞表面，主要参与免疫应答、免疫调节，且与移植排斥及某些疾病相关。除同卵孪生同胞外，不同个体之间很难表达完全一致的组织相容性抗原，这也是组织移植难以成功的障碍。

五、自身抗原

能引起机体发生免疫应答的自身成分称为自身抗原。正常情况下，机体对自身成分不产生免疫应答，即免疫耐受。但在自身成分结构改变、隐蔽抗原暴露、自身免疫细胞功能异常等情况下，自身成分也可成为抗原物质，引发免疫应答，导致自身免疫病。自身抗原主要包括隐蔽性自身抗原和被修饰自身抗原。

隐蔽性自身抗原如脑组织、精子、甲状腺球蛋白、眼晶状体蛋白等，在正常情况下，由于这些组织细胞与免疫系统相对隔绝，因此不能激发免疫应答，当相关部位被感染或发生外伤及手术后，这些成分可进入血液，即隐蔽自身物质被释放，可引起自身免疫应答。被修饰的自身抗原是自身组织成分在感染、烧伤、电离辐射、化学药物等因素的作用下发生改变，出现新的抗原表位，引起自身免疫应答。

六、肿瘤抗原

肿瘤抗原是细胞在癌变过程中出现的新抗原及过度表达的抗原物质的总称，肿瘤抗原分为肿瘤特异性抗原和肿瘤相关抗原两大类。

(一)肿瘤特异性抗原(tumor specific antigen，TSA)

只存在于肿瘤细胞表面，为某一肿瘤细胞所特有的抗原。TSA 在实验动物肿瘤中业已证实。近

笔记

年来应用单克隆抗体技术，已在黑色素瘤、结肠癌、乳腺癌等肿瘤细胞表面检测到肿瘤特异性抗原。如黑色素瘤相关排斥抗原（melanoma-associated rejection antigen，MARA），不存在于正常黑色素细胞。

（二）肿瘤相关抗原（tumor associated antigen，TAA）

非肿瘤细胞特有，正常细胞也可表达的抗原，称为肿瘤相关抗原。但在细胞癌变时，其含量明显增加，此类抗原只表现出量的变化而无严格的肿瘤特异性，胚胎抗原是其中的典型代表。胚胎抗原系指在胚胎发育阶段由胚胎细胞产生的正常成分，在胚胎发育后期减少，出生后逐渐消失或残留极微量，而细胞癌变时此类抗原重新生成。

七、超抗原

超抗原（superantigen，SAg）是一类只需极低浓度（1~10ng/ml）即可非特异激活多克隆 T 细胞（占细胞总数的 2%~20%），使之产生大量细胞因子，引发强烈的免疫应答效应。它对 T 细胞的激活方式有别于常规抗原与有丝分裂原。

超抗原可能参与机体的多种生理和病理效应，与许多毒素性疾病的发病机制、机体的抗肿瘤免疫及自身免疫病发生均有密切关系。

本章小结

抗原是指能够与 T 细胞抗原受体和 B 细胞抗原受体特异性结合，导致 T/B 细胞活化、增殖、分化产生抗体和/或致敏淋巴细胞，并能够与免疫应答产物（抗体和/或致敏淋巴细胞）在体内、外特异性结合，发挥免疫效应的物质。抗原的两个基本特性是指免疫原性和免疫反应性。决定抗原免疫原性的条件有三个方面：①异物性；②理化性状；③宿主的遗传因素以及年龄、性别和健康状态。抗原的特异性既表现在免疫原性上，又表现在免疫反应性上。决定抗原特异性的物质基础是抗原分子上的抗原决定簇。抗原决定簇是指抗原分子中决定抗原特异性的特殊化学基团。在共同抗原存在的情况下会发生交叉反应现象。医学上重要的抗原有：病原微生物及其代谢产物、动物免疫血清、异嗜性抗原、同种异型抗原、自身抗原、肿瘤抗原以及可活化多克隆淋巴细胞的超抗原等。

（马春玲）

2602

扫一扫，测一测

思考题

1. 什么是抗原决定簇？半抗原在什么条件下变为完全抗原？
2. 什么是共同抗原？为什么会发生交叉反应？
3. 简述医学上重要的抗原物质种类并说明其医学意义。

2603

思路解析

笔记

第二十七章 免疫系统

27章PPT

学习目标

1. 掌握:免疫系统的组成;中枢免疫器官和外周免疫器官的概念、组成;免疫细胞的种类、功能。
2. 熟悉:免疫球蛋白与抗体的基本结构和功能;补体的概念。
3. 了解:其他免疫细胞及补体的激活途径。

免疫系统是机体进行免疫应答的物质基础,具有识别和清除抗原性异物,调节并维持体内环境平衡与稳定的功能。免疫系统由免疫器官、免疫细胞和免疫分子组成(图27-1)。

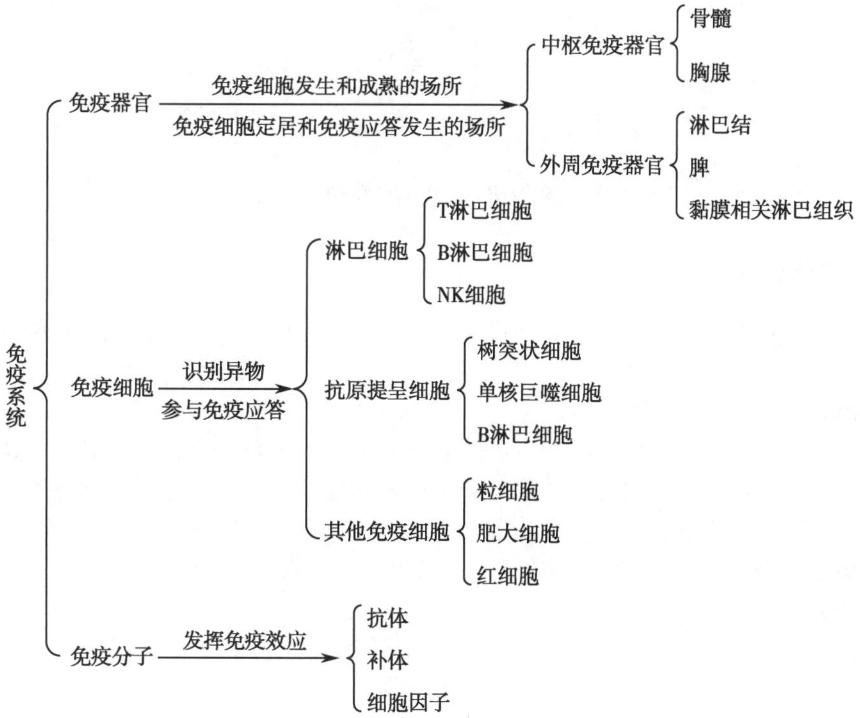

图27-1 免疫系统的组成

笔记

第一节 免疫器官

根据功能不同,免疫器官分为中枢免疫器官和外周免疫器官(图 27-2)。

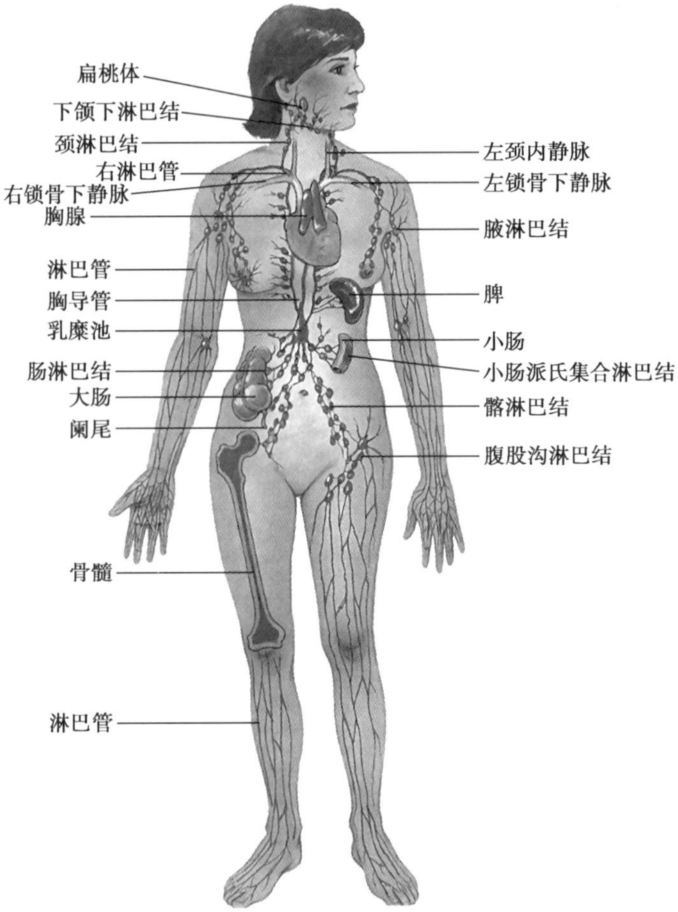

图 27-2 人体的免疫器官

一、中枢免疫器官

中枢免疫器官是免疫细胞发生、分化和成熟的场所。人或其他哺乳类动物的中枢免疫器官有骨髓和胸腺。

(一)骨髓

骨髓(bone marrow)是各种血细胞的发源地,也是重要的中枢免疫器官。骨髓中的多能干细胞具有很强的自我增殖和分化功能,可分化为髓样干细胞和淋巴样干细胞。髓样干细胞进一步分化成熟为红细胞、粒细胞、单核细胞和血小板等;一部分淋巴样干细胞在骨髓内继续分化成熟为 B 淋巴细胞和自然杀伤细胞。骨髓功能障碍时,机体的造血功能和免疫功能均将受损。

(二)胸腺

胸腺(thymus)位于胸腔纵隔上部,胸骨后方,分左、右两叶。胸腺是发育最早的免疫器官,在胚胎第 20 周时已发育成熟。新生儿胸腺重 20g 左右,青春期达高峰,可达 40g,以后逐渐退化。胸腺能分泌胸腺素,在胸腺微环境的作用下,从骨髓迁入的淋巴样干细胞可分化发育为成熟的 T 淋巴细胞。胸腺摘除或缺如,可导致 T 细胞缺乏,细胞免疫和体液免疫功能均降低。

二、外周免疫器官

外周免疫器官是免疫细胞定居和增殖的场所,也是免疫应答发生的场所;包括淋巴结、脾和黏膜相关淋巴组织。

（一）淋巴结

广泛分布于全身非黏膜部位的淋巴管道上。

1. 淋巴结的结构及细胞分布　淋巴结由被膜和实质组成，实质分皮质和髓质两部分。皮质又分浅皮质区和深皮质区。浅皮质区主要是B细胞定居的场所；T细胞主要定居在深皮质区。髓质由髓索和髓窦组成，内有B细胞、浆细胞、巨噬细胞等定居（图27-3）。

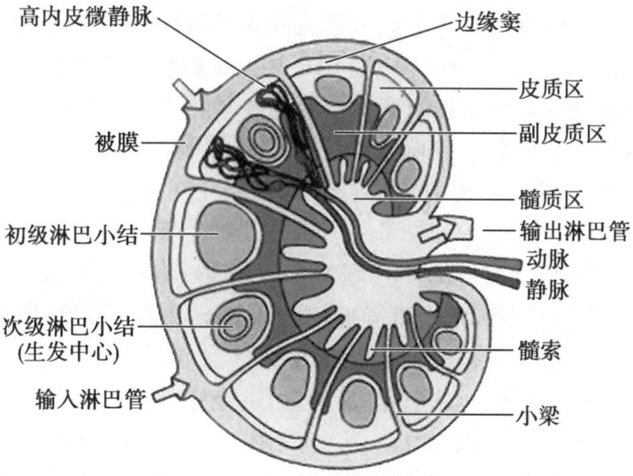

图27-3　淋巴结结构模式图

2. 淋巴结的功能　淋巴结是成熟T细胞和B细胞的主要定居场所，也是发生特异性免疫应答的重要部位。淋巴结有过滤和净化淋巴液、参与淋巴细胞再循环的作用。淋巴细胞再循环是指淋巴结中的T、B淋巴细胞由输出淋巴管进入胸导管，经上腔静脉进入血液循环，在淋巴结副皮质区，穿越高内皮微静脉返回淋巴结的过程。淋巴细胞再循环使淋巴细胞有更多机会与抗原接触，从而扩大免疫效应。

（二）脾

脾是胚胎时期的造血器官，自骨髓开始造血后，脾演变成人体最大的外周免疫器官。

1. 脾的结构及细胞分布　脾由被膜和实质两部分组成，实质分为红髓和白髓。白髓为密集排列的淋巴组织，是由动脉周围淋巴鞘、淋巴小结和边缘区组成。T淋巴细胞主要定居在动脉周围淋巴鞘，而淋巴小结为B淋巴细胞区。白髓与红髓交界处为边缘区，内有T细胞、B细胞和较多巨噬细胞分布。红髓由脾索和脾窦组成。脾索内主要含B细胞、浆细胞、巨噬细胞、树突状细胞等。

2. 脾的功能　脾有储存和滤过血液的功能，也是发生免疫应答（特别是对血源性抗原的应答）的重要场所。

（三）黏膜相关淋巴组织

黏膜相关淋巴组织（mucosal-associated lymphoid tissue，MALT）主要包括扁桃体、阑尾及胃肠道、呼吸道和泌尿生殖道黏膜下分散的淋巴组织，这些组织中分布有各种免疫细胞，如T细胞、B细胞和抗原提呈细胞（APC）等。人体黏膜是病原微生物侵入机体的主要门户，故黏膜下淋巴组织是人体重要的防御屏障。

第二节　免疫细胞

免疫细胞是指与免疫应答有关的细胞，包括淋巴细胞、抗原提呈细胞及其他免疫细胞如粒细胞、红细胞等。免疫反应的发生有赖于免疫细胞之间相互识别和作用，其分子基础是表达于细胞表面的多种多样的功能分子，包括多种抗原、受体和黏附分子等，常用分化群-CD缀以发现的顺序号表示，如CD1、CD2等。

一、淋巴细胞

淋巴细胞是免疫应答中发挥主要作用的免疫细胞，包括T淋巴细胞、B淋巴细胞和自然杀伤细胞。

其中T淋巴细胞和B淋巴细胞因能识别特异性抗原，在抗原诱导下可活化、增殖、分化，发生免疫应答，产生效应T细胞和抗体，故称为免疫活性细胞（immunocompetent cell，ICC）。

（一）T淋巴细胞

T淋巴细胞（T lymphocyte）来源于骨髓中的淋巴样干细胞，在胸腺中发育成熟，故称为胸腺依赖性淋巴细胞，简称T细胞，占外周血淋巴细胞总数的65%～80%。T细胞主要介导细胞免疫和参与免疫调节，在TD-Ag诱导的体液免疫中亦发挥重要的辅助作用。

1. T细胞主要表面分子　T细胞在不同的发育阶段，细胞表面可表达多种膜表面结构，这些结构不但与T细胞功能有关，也可作为鉴别T细胞及其活性状态的标志。

（1）T细胞抗原受体（T cell receptor，TCR）：TCR是T细胞特征性的表面标志，是由两条不同的肽链经二硫键连接而成的异二聚体，是T细胞特异性识别抗原并与之结合的结构。

（2）CD3分子：主要表达于成熟T细胞表面，是由6条肽链构成的复合体分子。CD3分子与TCR形成TCR-CD3复合体，在抗原识别过程中，CD3分子负责将TCR识别的抗原信息传入T细胞内，在其他分子的协助下使T细胞活化。

（3）CD2分子（绵羊红细胞受体）：是T细胞特有结构，在体外一定条件下，能与绵羊红细胞结合形成玫瑰花环（E花环）。通过E花环形成试验可检测T细胞在外周血中淋巴细胞的百分含量，但不能反映细胞功能状态。

（4）丝裂原受体：丝裂原是指能非特异性刺激细胞发生有丝分裂的物质，包括植物血凝素（PHA）、刀豆蛋白A（Con-A）、美洲商陆（PWM）等。T细胞表面可表达多种识别丝裂原的膜分子，接受相应丝裂原刺激后，发生有丝分裂，转化为母细胞。临床上常用PHA刺激人外周血T细胞，观察其增殖、转化为母细胞的程度，并计算其转化率，该试验称为淋巴细胞转化试验。T细胞转化率在一定程度上可反映机体的细胞免疫功能。正常人T细胞转化率为60%～80%。

（5）其他表面分子及作用见表27-1。

2. T细胞亚群　根据是否表达CD4或CD8分子，将T细胞分为CD4$^+$T细胞和CD8$^+$T细胞；根据免疫效应功能不同，将T细胞分为辅助性T细胞、细胞毒性T细胞和调节性T细胞等（表27-2）。

表27-1　T细胞其他表面分子及作用

表面分子	主要生物学作用
CD4	能与MHCⅡ类分子结合，参与CD4$^+$T细胞的活化；也是HIV受体，可与HIV相结合
CD8	能与MHCⅠ类分子结合，参与CD8$^+$T细胞的活化
CD28	与APC上B7结合，传导T细胞活化的第二活化信号，诱导T细胞活化和增殖
CD40L	表达于活化的T细胞表面，与B细胞的CD40结合，形成B细胞活化的第二信号

表27-2　T细胞亚群及功能

T细胞亚群		主要功能
CD4$^+$T细胞	辅助性T细胞1（Th1）	释放细胞因子，参与免疫应答和介导迟发型超敏反应
	辅助性T细胞2（Th2）	辅助B淋巴细胞活化与增殖，发挥体液免疫效应
CD8$^+$T细胞	细胞毒性T细胞（Tc或CTL）	细胞毒性T细胞（Tc或CTL）发挥特异性细胞毒作用
CD4$^+$/CD8$^+$T细胞	调节性T细胞（Treg）	下调免疫应答、维持自身免疫耐受及抑制自身免疫病发生

（二）B淋巴细胞

人类B淋巴细胞（B lymphocyte）是由骨髓中的淋巴样干细胞在骨髓微环境作用下分化发育而来，故称骨髓依赖性淋巴细胞，简称B细胞，占外周血淋巴细胞总数的8%～15%。B细胞主要介导体液免疫应答，同时也是重要的抗原提呈细胞。

1. B细胞主要表面分子　B细胞可表达多种表面分子，发挥不同的生物学作用。

（1）B细胞抗原受体（B cell receptor，BCR）：是镶嵌于B细胞膜表面的免疫球蛋白（mIg）。BCR通常与Igα、Igβ组成复合体，由BCR识别并结合特异性抗原，Igα/Igβ转导抗原结合信号。

笔记

（2）CD80/CD86（B7）：是 B 细胞表面的协同刺激分子，与 T 细胞表面的 CD28 分子结合后，可产生协同刺激信号，诱导 T 细胞活化。

（3）CD40：为 B 细胞表面的协同刺激分子受体，与活化的 T 细胞表面表达的 CD40L 结合后，促进 B 细胞活化。

2. B 细胞分类 根据 B 细胞表面 CD5 表达与否，可将 B 细胞分为 B1 细胞（$CD5^+$）和 B2 细胞（$CD5^-$）两个亚群。通常所说的 B 细胞是指 B2 细胞。

T 细胞和 B 细胞的比较见表 27-3。

表 27-3 T 细胞和 B 细胞的比较

比较项目	T 细胞	B 细胞
来源及分化成熟场所	淋巴样干细胞、胸腺	淋巴样干细胞、骨髓
外周血占比	65%～80%	8%～15%
在淋巴结密集区域	深（副）皮质区	浅皮质区和髓索
在脾脏的密集区	中央动脉周围淋巴鞘	脾小结
表面分子、CD2 分子	+	-
PHA 受体	+	-
主要功能	介导细胞免疫，辅助体液免疫，参与免疫调节	介导体液免疫，参与抗原提呈

（三）自然杀伤细胞

自然杀伤细胞（natural killer cell，NK 细胞）来源于骨髓中的淋巴样干细胞，其分化、发育依赖于骨髓微环境，主要分布于外周血和脾中。NK 细胞不表达特异性抗原识别受体，可直接杀伤肿瘤细胞、病毒或病原菌感染的靶细胞，在抗病毒感染早期和免疫监视过程中起重要作用。NK 细胞膜上表达 IgG Fc 受体（CD16）和 CD56 分子。当靶细胞膜上的抗原与 IgG 特异性结合时，IgG 还可通过其 Fc 段与 NK 细胞上的 IgG Fc 受体结合，激发 NK 细胞活性，增强其杀伤靶细胞的作用。这种以 IgG 抗体作为桥梁杀伤靶细胞的作用，称为抗体依赖性细胞介导的细胞毒作用（antibody dependent cell-mediated cytotoxicity，ADCC）（图 27-4）。

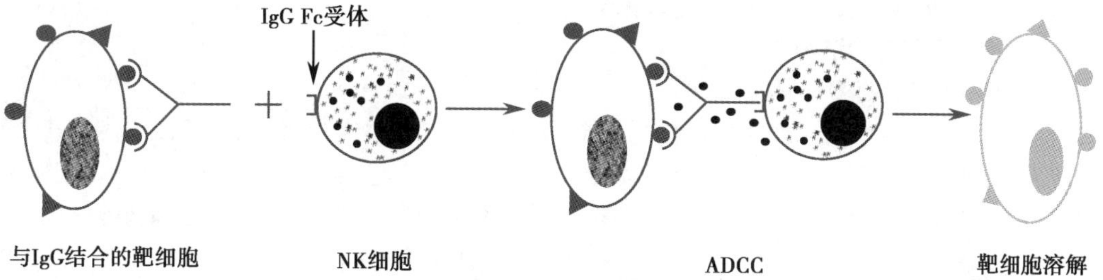

图 27-4 ADCC 示意图

二、抗原提呈细胞

抗原提呈细胞（antigen presenting cell，APC）是指能摄取、加工、处理抗原，并将抗原信息（抗原肽）提呈给 T 细胞的一类免疫细胞。主要包括单核/巨噬细胞、树突状细胞和 B 细胞等。此类细胞表达 MHC Ⅱ类分子，为“专职”抗原提呈细胞。

（一）单核/巨噬细胞

单核/巨噬细胞包括血液中的单核细胞和组织中的巨噬细胞。单核细胞来源于骨髓中的髓样干细胞，进入血液，存留数小时至数日后，移行分布到全身各组织中，分化成熟为巨噬细胞。单核/巨噬细胞除了具有提呈抗原的作用外，还有吞噬病原菌、调节免疫应答、抗肿瘤和促进炎症等作用。

（二）树突状细胞

树突状细胞（dendritic cell，DC）来源于骨髓的多能造血干细胞，分髓系 DC 和淋巴系 DC。因其成熟时表面有许多树枝状突起而得名。成熟的 DC 表面高表达 MHC Ⅱ类分子和协同刺激分子，是专职

笔记

APC 中抗原提呈能力最强者。DC 最大的特点是能刺激初始化 T 细胞增殖，是适应性细胞免疫应答的始动者。此外，DC 还表达丰富的免疫识别受体，识别入侵的病原微生物后，能通过快速地释放大量细胞因子参与固有免疫应答，是连接适应性免疫应答和固有免疫应答的桥梁。

（三）B 细胞

B 细胞无吞噬作用，主要通过特异性抗原识别受体识别、结合和提呈抗原。特别是当抗原浓度较低时，B 细胞可通过其高亲和力的抗原受体浓集抗原并使之内化，此时 B 细胞的抗原提呈能力显得尤为重要。

APC 通过吞噬、吞饮等方式摄取抗原后，对其进行加工处理，使其降解为抗原肽片段，与 APC 内的 MHC Ⅱ类分子结合，以抗原肽-MHC Ⅱ类分子复合物的形式表达于 APC 表面，供 $CD4^+$Th 细胞识别和结合，诱导 T 细胞活化，引发免疫应答。

三、其他免疫细胞

除上述细胞外，血液中的红细胞、粒细胞（中性粒细胞、嗜酸性粒细胞、嗜碱性粒细胞）、血小板及组织中的肥大细胞等在免疫应答、炎症反应、超敏反应中均发挥一定作用。

第三节 免 疫 分 子

免疫分子是免疫应答中发挥免疫效应的物质，主要包括免疫球蛋白、抗体、补体、细胞因子等。这里主要介绍免疫球蛋白（抗体）、补体。

一、抗体与免疫球蛋白

抗体（antibody，Ab）是 B 细胞接受抗原刺激后增殖分化为浆细胞所产生的一类能与相应抗原特异性结合的球蛋白。将能与相应抗原特异性结合的特性称为抗体活性。抗体主要存在于血清中，电泳分析属丙种球蛋白。免疫球蛋白（immunoglobulin，Ig）是指具有抗体活性或化学结构与抗体相似的球蛋白。抗体都是免疫球蛋白，但免疫球蛋白并非都是抗体。如在骨髓瘤、巨球蛋白血症等病人血清中存在着与抗体结构相似的球蛋白，但不具有抗体活性。免疫球蛋白有分泌型（sIg）和膜型（mIg）两种。抗体主要强调生物学功能，免疫球蛋白侧重化学结构。

（一）免疫球蛋白的结构

免疫球蛋白的结构即是抗体的结构。

1. 基本结构　Ig 的基本结构是由两对（4 条）多肽链经二硫键连接而成的，又称单体。其中两条相同的长链，每条链含 450~550 个氨基酸残基，分子量较重，称为重链（H 链），重链间以二硫键相连。两条相同的短链，每条链约含 214 个氨基酸残基，称为轻链（L 链）。轻链以二硫键与重链连接。肽链的两端称氨基端（N 端）和羧基端（C 端）。在肽链的 N 端，L 链的 1/2 和 H 链的 1/4，氨基酸的种类和排列顺序随抗体特异性的不同变化较大，称为可变区（V 区）。其中某些特定位置的氨基酸序列更易变化，称高变区，该部位构型与抗原肽互补，又称互补决定区。肽链 C 端，L 链的 1/2 和 H 链的 3/4，氨基酸的种类和排列顺序变化不大，称为恒定区（C 区）。根据 Ig 重链恒定区（C_H）氨基酸的组成和排列顺序不同，将重链分为 α、γ、δ、ε 和 μ 5 种，与之相应的免疫球蛋白也分为 IgA、IgG、IgD、IgE 和 IgM 5 类。轻链分 κ 和 λ 两型，一个天然免疫球蛋白分子上两条轻链的型别总是相同的。免疫球蛋白的基本结构见图 27-5。

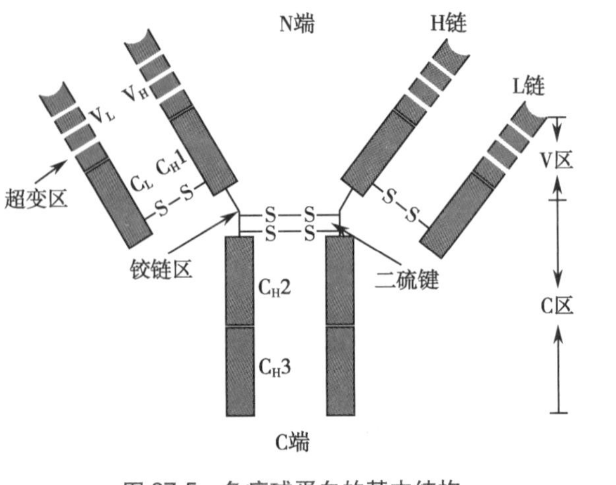

图 27-5　免疫球蛋白的基本结构

2. 其他成分　①J 链：是由浆细胞合成

的多肽链，主要功能是将两个或两个以上的 Ig 单体连接在一起形成二聚体或多聚体。②分泌片(SP)：是一种含糖的肽链，由黏膜上皮细胞合成和分泌，并结合于 IgA 二聚体上，构成分泌型 IgA(SIgA)。其作用是保护 SIgA 免受蛋白水解酶降解，并实现其从黏膜下转运到黏膜表面的目的。

3. 功能区　L 链和 H 链内借助链内二硫键折叠成数个球形结构域，每个结构域约由 110 个氨基酸残基组成，具有一定的生理功能，称功能区。L 链有 V_L 和 C_L 两个功能区；IgA、IgG、IgD 的 H 链有 V_H、C_{H1}、C_{H2}、C_{H3} 四个功能区，IgE 和 IgM 的 H 链有 V_H、C_{H1}、C_{H2}、C_{H3} 和 C_{H4} 五个功能区(表 27-4，图 27-6)。C_{H1} 与 C_{H2} 之间的肽链称铰链区(但 IgE 和 IgM 无铰链区)，该区肽链富含二硫键和脯氨酸，具有弹性，易于伸展和弯曲，有利于其对抗原的捕获和结合。

表 27-4　免疫球蛋白功能区及功能

功能区	名　称	功　能
V_L 和 V_H	抗原结合区	特异性结合抗原
C_L 和 C_{H1}	遗传标志区	与遗传有关
C_{H2} 或 C_{H3}	补体结合区	结合补体 C1，通过传统途径激活补体
C_{H3} 或 C_{H4}	细胞结合区	能与吞噬细胞、NK 细胞、肥大细胞等相结合

五类免疫球蛋白的结构见图 27-6。

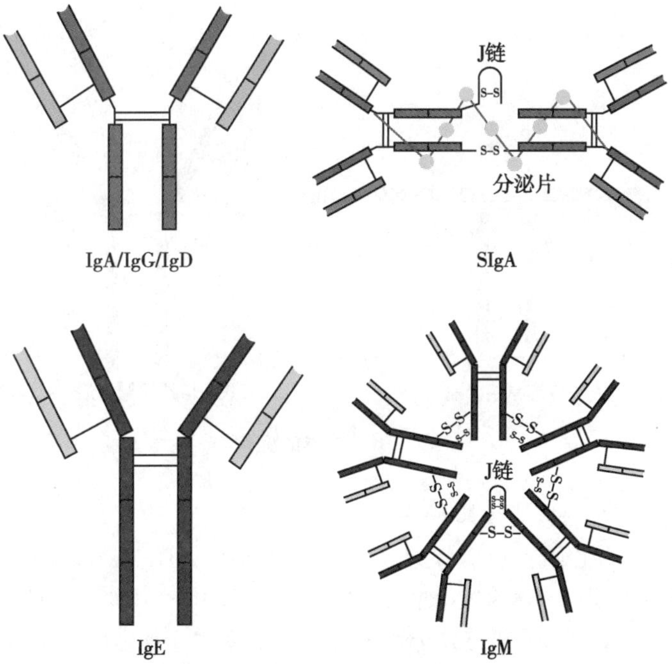

图 27-6　五类免疫球蛋白的结构

(二) 免疫球蛋白的水解片段

在一定条件下，免疫球蛋白肽链的某些部位易被蛋白酶水解，形成不同的水解片段，具有一定的临床意义(图 27-7)。

1. 木瓜蛋白酶水解片段　木瓜蛋白酶水解 IgG 的部位是在铰链区二硫键连接的 2 条重链的近 N 端，水解后可得到 2 个相同的 Fab 段(抗原结合片段)和 1 个 Fc 段(可结晶片段)。

2. 胃蛋白酶水解片段　胃蛋白酶在铰链区连接重链的二硫键近 C 端水解 IgG，获得 1 个 F(ab′)2 片段和 pFc′段碎片。在实际应用中，将抗毒素经胃蛋白酶水解后，易引起超敏反应的 Fc′成分被水解成碎片，而具有双价抗体活性的 F(ab′)2 片段得以保留，可避免或减少超敏反应的发生。

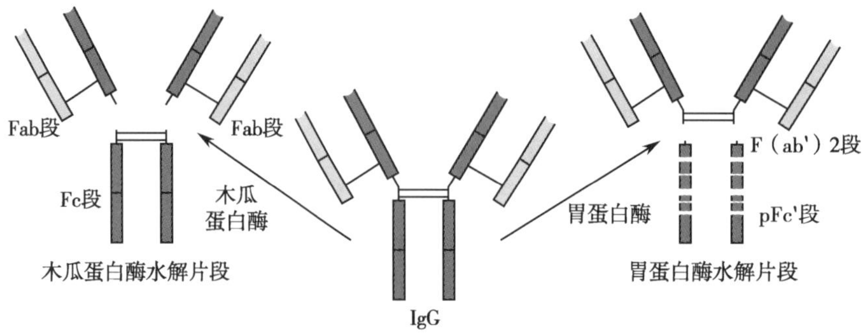

图 27-7 IgG 的水解片段

（三）免疫球蛋白的生物学作用

免疫球蛋白具有特异性结合抗原、激活补体、结合细胞、通过胎盘和黏膜等作用。

1. 特异性结合抗原　免疫球蛋白的可变区，特别是高变区，与抗原表位的结构互补，在静电引力等作用下，与相应的抗原结合，从而发挥中和游离外毒素、阻止病毒侵入易感细胞、抑制病原体黏附于宿主细胞等作用。

2. 激活补体　当抗体（IgG，IgM）与相应抗原结合后，抗体发生变构（图 27-8），C_{H2}（IgG）或 C_{H3}（IgM）功能区补体结合位点暴露，结合补体 C1，使补体通过传统途径激活。此外，IgA、IgE 等可通过旁路途径激活补体。

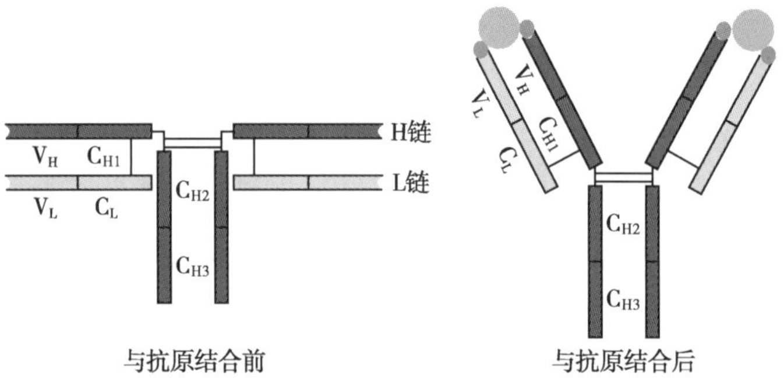

图 27-8 抗体的变构

3. 结合细胞　免疫球蛋白可通过其 Fc 段与多种细胞表面的 Fc 受体结合，从而产生不同的免疫效应：①IgG 的 Fc 段与中性粒细胞、巨噬细胞表面 Fc 受体结合，可增强吞噬细胞的吞噬功能，发挥抗体的调理作用；②IgG 的 Fc 段与 NK 细胞表面 Fc 受体结合，可引发 ADCC；③IgE 的 Fc 段与肥大细胞、嗜碱性粒细胞表面 Fc 受体结合，使机体处于致敏状态，进而引发 Ⅰ 型超敏反应。

4. 通过胎盘和黏膜　母体内的 IgG 通过 Fc 段与胎盘滋养层细胞的 Fc 受体结合，转运至滋养层细胞内，通过外排作用，进入胎儿血液循环。这种免疫机制对新生儿抗感染起着重要作用。IgA 在消化道和呼吸道黏膜固有层合成，穿出黏膜时与分泌片 SP 结合形成 SIgA，是机体黏膜局部免疫的重要因素。

免疫球蛋白的生物学作用见图 27-9。

（四）五类免疫球蛋白的特性与功能

五类免疫球蛋白的结构不同，其特性和功能亦不相同。

1. IgG　IgG 分 IgG1、IgG2、IgG3 和 IgG4 四个亚类，出生后 3 个月即开始合成，3～5 岁接近成人水平，是血清中含量最高的免疫球蛋白（75%～80%）；IgG 半衰期 20～23d，是再次免疫应答的主要抗体。IgG1、IgG2 和 IgG3 能通过经典途径激活补体，并可与巨噬细胞、NK 细胞表面的 Fc 受体结合，发挥调理作用、ADCC 作用等；IgG 是唯一能通过胎盘的抗体，在新生儿抗感染中起重要作用；IgG 分布广，亲和

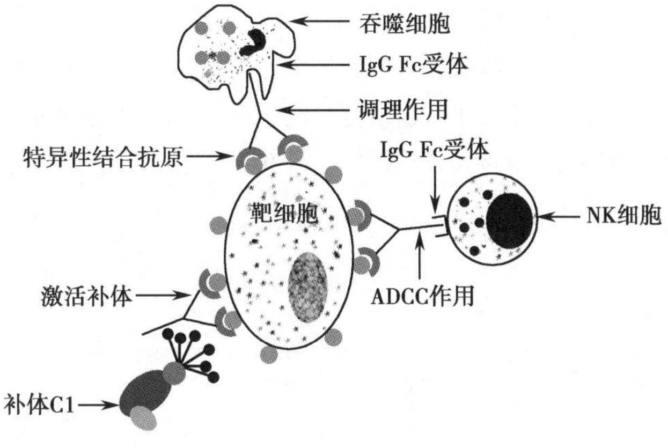

图 27-9　免疫球蛋白的生物学作用

力高，是抗感染的主要抗体；某些自身抗体如抗甲状腺球蛋白抗体、抗核抗体，以及引起Ⅱ、Ⅲ型超敏反应的抗体也多为 IgG。

2. IgM　IgM 占血清免疫球蛋白总量的 10%~15%，是由 5 个单体通过 J 链连接而成的五聚体，分子量最大，故又称巨球蛋白。IgM 一般不能通过血管壁，主要存在于血液中，其激活补体的能力比 IgG 强；天然的血型抗体为 IgM 型；IgM 是个体发育过程中最早合成和分泌的抗体，胚胎发育晚期的胎儿即能产生 IgM，故脐带血 IgM 增高提示胎儿有宫内感染；在体液免疫应答中，IgM 也是最先产生的抗体，在早期免疫防御中具有重要作用；血清 IgM 水平升高，说明有近期感染，故该指标有助于感染性疾病的早期诊断。

3. IgA　IgA 分为血清型和分泌型（sIgA）两种，前者以单体形式存在于血清中，占血清免疫球蛋白总量的 10%~15%。后者是由两个单体、J 链和分泌片构成，主要存在于胃肠道和支气管分泌液、初乳、唾液和泪液中。sIgA 通过阻止病原生物黏附细胞而发挥重要的局部抗感染作用。新生儿易患呼吸道、胃肠道感染可能与 sIgA 合成不足有关。

4. IgD　正常人血清 IgD 占免疫球蛋白总量的 0.3%，功能尚不清楚。B 细胞表面的 mIgD 可作为 B 细胞分化发育成熟的标志，未成熟 B 细胞仅表达 mIgM，成熟 B 细胞同时表达 mIgM 和 mIgD。

5. IgE　是正常人血清中含量最少的免疫球蛋白，占血清 Ig 总量的 0.02%；IgE 为亲细胞抗体，其 Fc 段与肥大细胞、嗜碱性粒细胞上的 Fc 受体结合，可引发Ⅰ型超敏反应。此外，IgE 与机体抗寄生虫免疫有关。

二、补体

补体（complement，C）是存在于正常人或脊椎动物体液或细胞膜表面的一组具有酶活性的球蛋白，因包含多种成分，也称补体系统。补体主要由肝细胞合成，广泛存在于血清、组织液和细胞膜表面。补体性质很不稳定，易受理化因素影响而失去活性。

（一）补体系统的组成

1. 补体固有成分　主要包括 C1~C9（其中 C1 由 C1q、C1r、C1s 3 个亚单位组成）、B 因子、D 因子、P 因子及甘露聚糖结合凝集素（MBL）等。

2. 补体调节蛋白　以可溶性和膜结合两种形式存在。前者包括 C1 抑制物（C1 inhibitor，C1INH）、I 因子、H 因子、C4 结合蛋白、S 蛋白等；后者包括促衰变因子、膜辅助蛋白等。

3. 补体受体（CR）　如 CR1。生理状态下，补体固有成分多以非活性状态存在于体液中，无生物学功能，被激活后才能发挥免疫作用。补体活化后的裂解片段以该成分的符号后缀以英文小写字母表示，如 C3a 和 Bb 等；被灭活后的成分在其符号前加 i 表示，如 iC3b。

笔记

（二）补体系统的激活

在生理情况下，大多数补体成分均以酶原的形式存在。在激活物作用下，启动酶促反应，依次活化各补体成分，发挥其生物学效应。补体的活化途径有经典激活途径、MBL激活途径和旁路途径。上述三条激活途径具有共同的末端通路，即膜攻击复合物（membrane attack complex，MAC）的形成及其溶解细胞效应。传统途径和旁路途径的激活过程见图27-10。

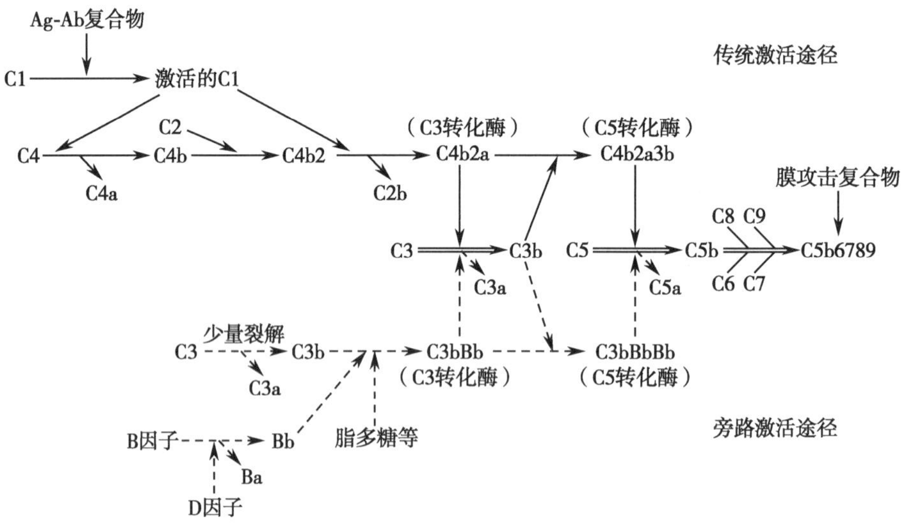

图27-10 补体激活过程

3条补体激活途径的比较见表27-5。

表27-5 3条补体激活途径的比较

比较项目	传统途径	旁路途径	MBL途径
激活物	抗原-抗体复合物	细菌脂多糖、酵母多糖等	MBL、细菌甘露糖基、C反应蛋白
参与成分	C1～C9 C3、C5～C9	C3、C5～C9、D因子、B因子、P因子	C1～C9
C3转化酶	C4b2a	C3bBb	C4b2a
C5转化酶	C4b2a3b	C3bBb3b	C4b2a3b
临床意义	参与体液免疫的效应阶段，在感染后期发挥作用	感染早期，机体尚未产生抗体前，即可发挥抗感染作用	参与非特异性免疫，在感染早期即发挥作用

（三）补体的主要生物学作用

补体主要通过形成膜攻击复合物和产生活性片段发挥免疫作用（表27-6）。

表27-6 补体的主要生物学作用

生物学作用	参与成分	作用机制
溶细胞作用	C5b6789	通过形成膜攻击复合物，导致靶细胞膜穿孔，细胞内容物流出而死亡
调理作用	C3b、C4b	与具有相应受体的吞噬细胞结合，增强吞噬作用
免疫黏附作用	C3b、C4b	使免疫复合物黏附到有相应受体的细胞上，形成较大复合物，使之易被清除
过敏毒素作用	C3a、C5a	使肥大细胞释放血管活性介质，导致毛细血管扩张，平滑肌痉挛
趋化作用	C5a	可吸引吞噬细胞向炎症部位定向移动聚集

笔记

本章小结

免疫系统是机体进行免疫应答的物质基础，免疫系统由免疫器官、免疫细胞和免疫分子组成。免疫器官由中枢免疫器官（骨髓、胸腺）和外周免疫器官（淋巴结、脾和黏膜相关淋巴组织等）组成。免疫细胞是指与免疫应答有关的细胞，包括淋巴细胞、抗原提呈细胞及其他免疫细胞如粒细胞、红细胞等。其中最重要的是T、B淋巴细胞。T、B淋巴细胞的许多表面标志，对抗原的识别、结合和活化信号的传递有着重要意义。免疫分子是免疫应答中发挥免疫效应的物质，主要包括抗体、补体、细胞因子等。

免疫球蛋白（Ig）是指具有抗体活性或化学结构与抗体相似的球蛋白。抗体是B细胞接受抗原刺激后增殖分化为浆细胞所产生的一类能与相应抗原特异性结合的球蛋白。Ig的基本结构是由两对（4条）多肽链经二硫键连接而成的，又称单体。根据Ig重链恒定区氨基酸的组成和排列顺序不同，将免疫球蛋白分为IgA、IgG、IgD、IgE和IgM 5类。各类Ig发挥着不同的作用，包括特异性结合抗原、激活补体、结合细胞、通过胎盘和黏膜等作用。

补体是存在于正常人或脊椎动物体液或细胞膜表面的一组具有酶活性的球蛋白。补体在不同激活物作用下可通过传统途径、旁路途径和凝集素途径被激活，发挥溶细胞作用、调理作用、免疫黏附作用、过敏毒素作用、趋化作用等。

（黄静芳）

2701

扫一扫，测一测

思考题

1. 免疫系统由哪几部分组成？免疫器官有何功能？
2. 简述各类Ig的主要生物学特性。

2702

思路解析

笔记

第二十八章　免疫应答

28章PPT

学习目标

1. 掌握：免疫应答概念及类型；适应性免疫应答的基本过程及特点。
2. 熟悉：抗体产生的一般规律，细胞免疫的效应。
3. 了解：外源性抗原和内源性抗原的加工提呈过程。
4. 会用免疫应答的理论解释抗感染的临床结果。

第一节　免疫应答的概念及其类型

一、免疫应答的概念

免疫应答（immune response）是指机体免疫系统识别“自己”和“非己”物质，并清除“非己”性抗原异物的一系列反应过程。机体通过此过程来维持内环境的相对稳定。

二、免疫应答的类型

由于进入机体的抗原质量、途径、机体免疫功能状态以及遗传背景的不同，其诱发机体产生的免疫应答也会有各种类型。其分类也是有所不同的：

1. 根据机体对抗原刺激的反应结果不同，免疫应答可分为正免疫应答和负免疫应答。正免疫应答是指正常情况下对非己抗原的排斥效应，如抗感染免疫或抗肿瘤免疫等；负免疫应答是指正常情况下，机体对自身成分的特异性不应答状态，即免疫耐受。无论正应答还是负应答，两者都是正常机体维持平衡的重要保护性反应。在异常情况下，机体可产生过高的免疫应答，造成超敏反应；若对非己抗原发生负应答，则失去抗感染和抗肿瘤能力，导致反复感染和肿瘤的发生；若对自身成分的耐受性遭破坏，可造成自身免疫病。

2. 根据介导免疫应答的主要淋巴细胞及效应机制的不同，可将其分为：主要由B细胞介导产生抗体的体液免疫和主要由T细胞介导产生致敏T细胞的细胞免疫。

3. 根据种系和个体免疫系统的发育过程及免疫细胞对抗原性异物的识别、清除有无针对性，可将其分为：适应性免疫应答（又称特异性免疫应答）和固有免疫应答（又称非特异性免疫应答）。

笔记

第二节 适应性免疫应答

一、适应性免疫应答的过程与特点

（一）适应性免疫应答的过程

适应性免疫应答的过程可概括为：抗原刺激T细胞和B细胞，使之发生活化后产生抗体或效应T细胞，发挥免疫效应的过程。具体可分为三个阶段：①识别活化阶段，是指抗原提呈细胞（APC）加工处理、提呈抗原，和抗原特异性T/B淋巴细胞识别抗原后在细胞间共刺激分子协同作用下，启动活化的阶段，又称抗原识别阶段；②增殖分化阶段，是指抗原特异性T/B淋巴细胞接受相应抗原刺激后，在细胞间黏附分子和细胞因子协同作用下活化、增殖，进而分化为免疫效应细胞，即效应T细胞和浆细胞的阶段；③效应阶段，是浆细胞分泌抗体和效应T细胞释放细胞因子和细胞毒性介质后，在固有免疫细胞和分子参与下产生免疫效应的阶段。

1. APC对外源性抗原的加工处理和提呈　外源性抗原是抗原提呈细胞通过吞噬或吞饮等作用，从细胞外摄入胞内的抗原，如细菌和某些可溶性蛋白等。此途径也称为MHCⅡ类分子途径。APC对外源性抗原的加工处理和提呈过程（图28-1）：①外源性抗原被APC摄入胞质，形成吞噬体；②吞噬体与溶酶体融合形成吞噬溶酶体，外源性抗原在吞噬溶酶体内被蛋白水解酶降解成小分子的抗原肽；③在内质网中合成的MHCⅡ类分子与恒定链（Ii）结合，并形成分泌囊泡，经高尔基体进入胞质与吞噬溶酶体融合，Ii在蛋白酶作用下降解；④在HLA-DM分子作用下，Ⅱ类相关恒定链短肽（CLIP）与MHCⅡ类分子解离，外源性抗原肽与空载MHCⅡ类分子结合，形成抗原肽-MHCⅡ类分子复合体，通过胞吐作用与细胞膜融合，使抗原肽-MHCⅡ类分子复合体表达于APC表面，供$CD4^+$T细胞识别。

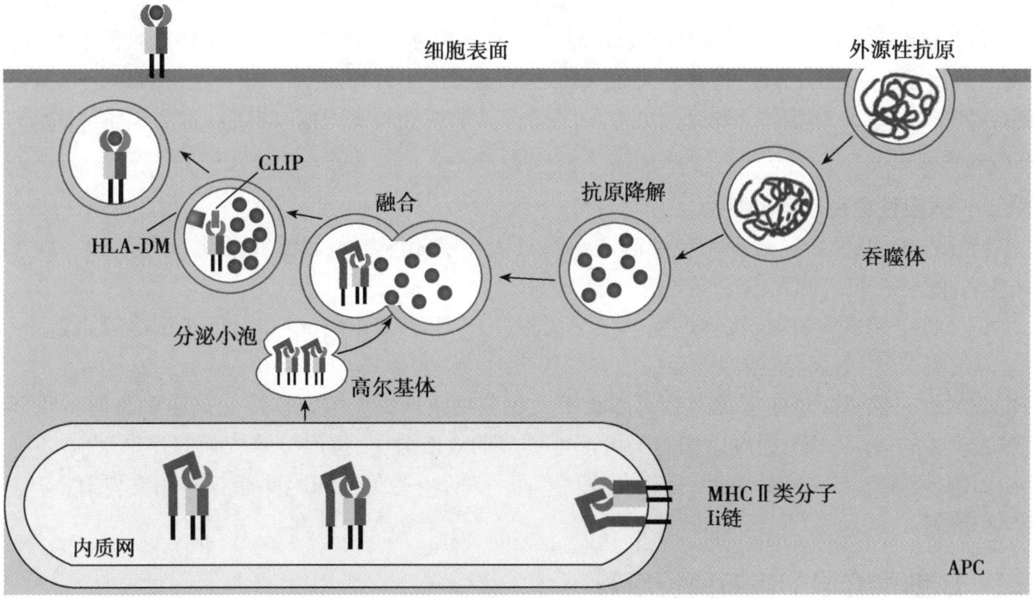

图28-1　外源性抗原的加工处理和提呈过程示意图

2. APC对内源性抗原的加工处理和提呈途径　内源性抗原是在抗原提呈细胞内产生的抗原，如病毒感染细胞内产生的病毒抗原和基因突变产生的肿瘤抗原等。此途径也称为MHCⅠ类分子途径。APC对内源性抗原的加工处理和提呈过程（图28-2）：①靶细胞内合成的内源性抗原在蛋白酶体内被降解为小分子抗原肽；②抗原肽与内质网膜上的抗原加工相关转运体（TAP）结合后进入内质网腔；③在内质网中合成的MHCⅠ类分子（α链），先与钙联蛋白结合，而后再与β_2-微球蛋白（β_2-m）结合形成MHCⅠ类分子；④MHCⅠ类分子与进入内质网的抗原肽结合成抗原肽-MHCⅠ类分子复合体，形成

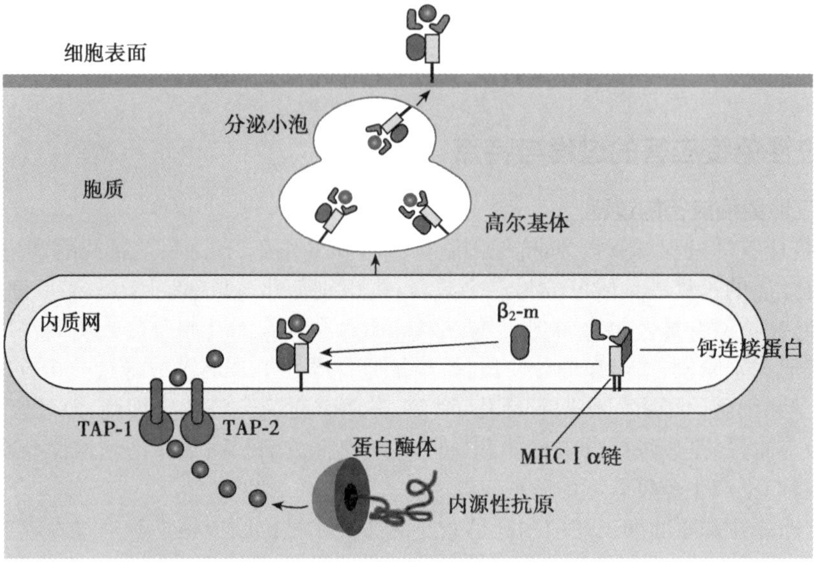

图 28-2 内源性抗原的加工处理和提呈过程示意图

分泌囊泡，经高尔基体进入胞质，并通过胞吐作用表达于 APC 表面，供 $CD8^{+}T$ 细胞识别。

知识拓展

克隆选择学说

Burnet 创立了著名的克隆选择学说（The clonal selection theory），这一学说解释了免疫系统如何应答外环境中的大量抗原，是免疫学重要的基本理论。免疫系统作为功能整体，之所以能识别天文数字种类的抗原，必须具备与抗原巨大数量相匹配的个体淋巴细胞的总数，即淋巴细胞库。某一特定抗原选择了在体内预先存在的相对应的淋巴细胞克隆，并与之特异性结合，进而使该克隆发生活化增殖。也就是说，特异性免疫细胞理论上可产生针对所有在外环境中可能遭遇到的抗原的各种 TCR、BCR 和抗体。Burnet 创立的克隆选择学说获得 1959 年的诺贝尔生理学或医学奖。

（二）适应性免疫应答的特点

1. 特异性　即针对性，表现为免疫活性细胞只能接受相应抗原刺激而活化，所形成的效应 Tc 细胞和抗体只能对相应抗原发挥免疫效应。

2. 记忆性　初次应答时，机体产生了记忆细胞，当再次遇到相同抗原时，记忆细胞可迅速增殖、分化为效应细胞，产生更快、更强烈的免疫应答。

3. 放大性　是指免疫应答的过程可逐级扩大免疫功效。T、B 细胞在接受抗原刺激后活化、增殖、分化形成较多的效应细胞，而效应细胞又可产生更多的效应分子，进而导致较强的排斥反应。

4. MHC 限制性　又称约束性，是指免疫应答过程中，一些免疫细胞间相互作用时要有 MHC 产物的参与和限制。

二、B 细胞介导的体液免疫应答

可诱发体液免疫应答的抗原分为 TD 抗原和 TI 抗原两类，这两类抗原分子结构组成特征不同，他们刺激机体产生体液免疫应答所需的免疫细胞种类和免疫应答特点也不尽相同。

1. TD 抗原诱导的体液免疫应答

（1）识别活化阶段：TD 抗原诱导的体液免疫应答首先是 APC（主要是树突状细胞）摄取加工处理 TD 抗原后，将 TD 抗原提呈给 $CD4^{+}Th$ 细胞，并相互作用导致 $CD4^{+}Th$ 细胞活化。活化的 $CD4^{+}Th$ 细胞可表达 CD40L 和 IL-2、4、12、13、INFγ 等多种细胞因子的受体，同时分泌 IL-2、4、5 和 IFN-γ 等多种细胞因子，参与对 B 细胞活化、增殖和分化的诱导。B 细胞作为 APC，通过表面特异性 BCR-Igα/Igβ 复合物识别结合可溶性 TD 抗原，经 MHC Ⅱ 类分子途径，以抗原肽-MHC Ⅱ 类分子复合物的形式表达于 B 细胞表面，供相应 $CD4^{+}$Th 细胞识别，并产生 T 细胞活化第一信号；B 细胞表面的 B7（CD80/CD86）和 ICAM-1（CD54）等协同刺激分子与 $CD4^{+}$Th 细胞表面相应的 CD28 和 LFA-1（CD11a/CD18）等协同刺激分子结合，产生 T 细胞活化第二信号，使 $CD4^{+}$Th 细胞激活。B 细胞作为免疫应答细胞，通过表面 BCR-Igα/Igβ 复合物识别结合抗原或抗原-C3d 复合物后，在 CD19-CD21-CD81 复合物协助作用下，可产生 B 细胞活化第一信号；B 细胞通过表面 CD40 和 ICAM-1（CD54）等协同刺激分子与活化 $CD4^{+}$Th 细胞表面相应 CD40L 和 LFA-1 等协同刺激分子结合相互作用，可诱导产生共刺激信号即 B 细胞活化第二信号，使 B 细胞活化。活化 B 细胞可表达多种细胞因子受体，同时分泌多种细胞因子，为其进一步增殖分化做好准备（图 28-3）。

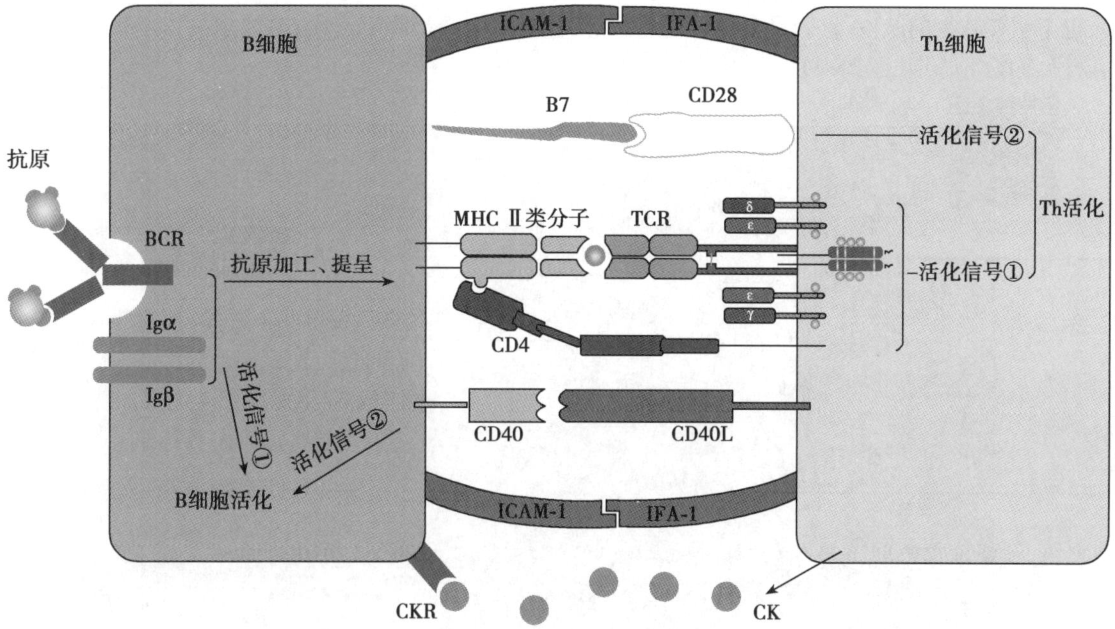

图 28-3　B 细胞与 $CD4^{+}$Th 细胞的相互作用及其活化信号的产生示意图

（2）增殖分化阶段：活化 B 细胞通过表面 IL-2、4、5、6 等细胞因子受体，与活化 $CD4^{+}$Th1 细胞和 $CD4^{+}$Th2 细胞产生的 IL-2、4、5、6 等细胞因子作用后，可进一步增殖分化为浆细胞。浆细胞是具有合成分泌抗体功能的效应 B 细胞。在细胞因子作用下，浆细胞可合成分泌不同类型的抗体，发挥体液免疫效应。在 B 细胞分化阶段，有部分 B 细胞停止分化，成为长寿命记忆 B 细胞（图 28-4）。记忆 B 细胞

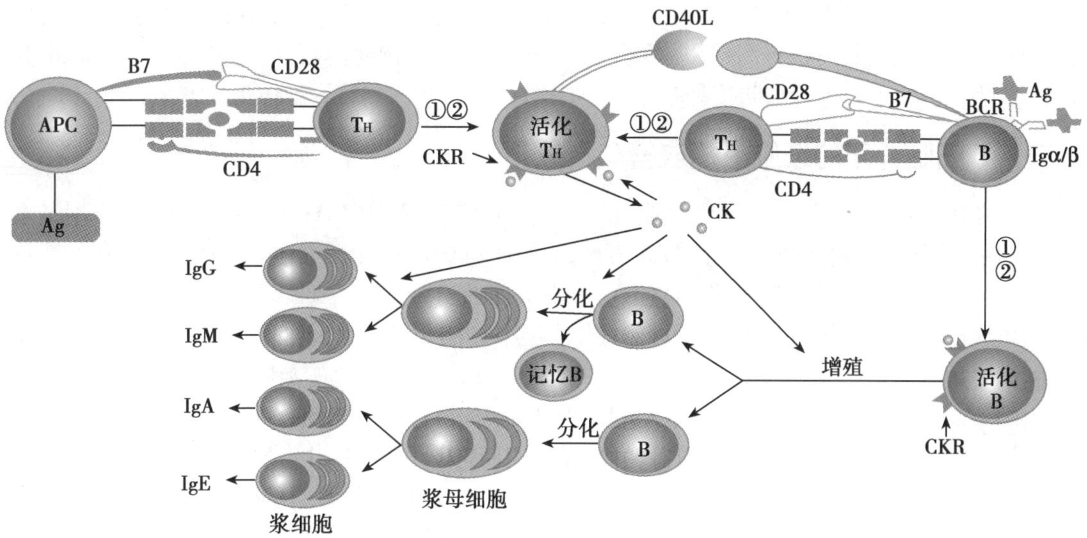

图 28-4　B 细胞活化增殖分化及产生抗体的过程示意图

再次与相同抗原接触后，可迅速增殖分化为浆细胞、合成分泌抗体产生免疫效应。

（3）效应阶段：是指浆细胞分泌免疫球蛋白（抗体）发挥免疫保护作用或引起免疫病理损伤的阶段。

2. TI 抗原引起的体液免疫应答　TI 抗原是在没有 $CD4^+Th$ 细胞和 APC 参加下，直接刺激 B 细胞产生抗体。对 TI 抗原产生免疫应答的细胞为 $CD5^+B1$ 细胞，此类 B 细胞应答不受 MHC 限制，主要产生 IgM 类抗体，没有免疫记忆，也不发生抗体类别转换。

3. 体液免疫应答的一般规律　体液免疫应答可分为初次和再次免疫应答。初次免疫应答是未受抗原刺激的初始 B 细胞发生的应答。再次免疫应答是记忆性 B 细胞再次受相应抗原刺激后，所发生的迅速、高效的特异性免疫应答。抗原进入体内到相应抗体产生之前的阶段，称为潜伏期。潜伏期后，血清中特异性抗体的产生呈对数增长，称为对数期。随后进入血清中的特异性抗体既不明显增高，也不明显减少的阶段，称为平台期。此后，抗体合成速度低于降解速度，血清中抗体水平逐渐下降的阶段，称为下降期（图 28-5）。

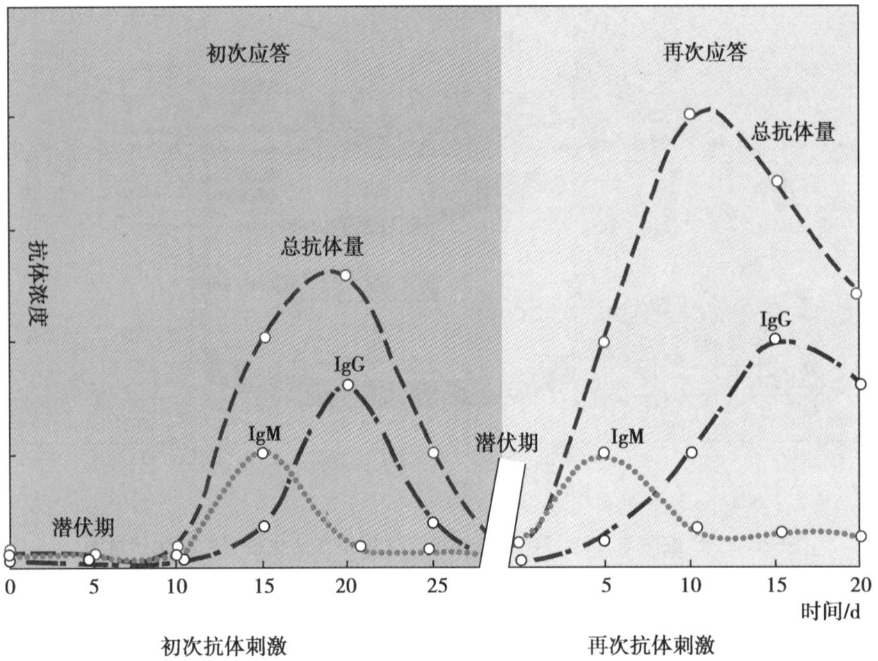

图 28-5　初次与再次免疫应答抗体产生的一般规律

初次免疫应答的特点是：①潜伏期长；②产生的抗体滴度（抗体含量）低；③抗体在体内持续时间较短；④抗体与抗原的亲和力低，以 IgM 为主，IgG 出现相对较晚。再次免疫应答的特点是：①潜伏期短；②抗体含量迅速大幅度上升，抗体滴度高；③抗体在体内维持时间较长；④抗体与抗原的亲和力高，以 IgG 为主。因此在进行预防接种时，可根据抗体产生的规律制订合理的免疫方案。

三、T 细胞介导的细胞免疫应答

1. T 细胞识别特异性抗原及活化信号的产生　T 细胞表面 TCR-CD3 复合物不能直接识别结合游离的抗原分子，只能识别结合表达于 APC 表面的抗原肽-MHC 分子复合物，此种识别具有高度特异性。APC 对 $CD4^+Th$ 细胞和 $CD8^+CTL$ 细胞的激活作用如图 28-6 所示：①$CD4^+Th$ 细胞/$CD8^+CTL$ 细胞通过表面 TCR-CD3 复合物与 APC 表面相应抗原肽-MHC Ⅱ/Ⅰ类分子复合物特异性结合后，在 CD4/CD8 分子协助下，诱导产生 T 细胞活化第一信号；②在活化第一信号产生基础上，$CD4^+Th$ 细胞和 $CD8^+CTL$ 细胞通过表面 CD28、LFA-2（CD2）、LFA-1（CD11a/CD18）等协同刺激分子与 APC 表面 B7（CD80/CD86）、LFA-3（CD58）、ICAM-1（CD54）等协同刺激分子间的相互作用，可诱导产生共刺激信号即 T 细胞活化第二信号，使 $CD4^+Th$/$CD8^+CTL$ 活化。活化 $CD4^+Th$ 细胞可表达 CD40 的配体（CD40L）和多种细胞因子受体，同时分泌多种细胞因子，参与免疫应答和发挥免疫调节作用。

2. T 细胞的增殖分化　在双信号刺激下，$CD4^+Th$ 细胞和 $CD8^+CTL$ 细胞发生活化，活化的 $CD4^+Th$

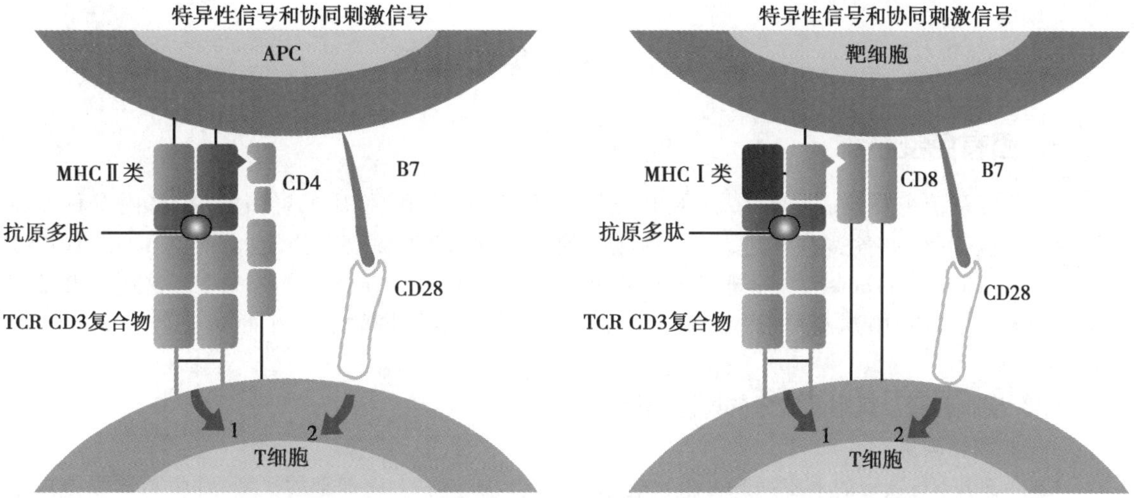

图 28-6　CD4⁺Th 细胞和 CD8⁺CTL 细胞活化信号的产生过程示意图

细胞和 CD8⁺CTL 细胞表达 IL-2、12 和 IFN-γ 等多种细胞因子受体，在局部细胞因子的诱导下，发生增殖分化、克隆扩增，最终成熟为特异性的 CD4⁺效应 Th 细胞和 CD8⁺效应 CTL 细胞。同时，在上述细胞活化增殖分化的过程中，有一些 T 细胞分化发育为长寿命、功能静止的记忆性 T 细胞（Tm）。Tm 在机体遭遇相同抗原的再次免疫应答中发挥重要作用。

3. 效应性 T 细胞介导的细胞免疫效应

（1）CD4⁺效应 Th 细胞介导的效应：CD4⁺效应 Th 细胞主要包括 CD4⁺Th1 细胞和 CD4⁺Th2 细胞。CD4⁺Th1 细胞又称 CD4⁺炎性 T 细胞，其主要功能是参与吞噬细胞介导的对胞内感染微生物的防御反应。CD4⁺效应 Th1 细胞再次通过表面 TCR-CD3 复合受体分子与 APC 表面相应抗原肽-MHC Ⅱ类分子复合物结合相互作用后，可分泌 IL-2、IFN-γ、TNF-β、IL-12 等 Th1 型细胞因子，激活吞噬细胞的杀菌活性，在局部组织产生以淋巴细胞和单核-吞噬细胞浸润为主的慢性炎症反应或迟发型超敏反应（图 28-7）。CD4⁺Th2 细胞再次通过表面 TCR-CD3 复合受体分子与 APC 表面相应抗原肽-MHC Ⅱ类分子复合物结合相互作用后，可分泌 IL-4、IL-5、IL-6、IL-10、IL-13 等 Th2 型细胞因子，参与 B 细胞介导的体液免疫应答。

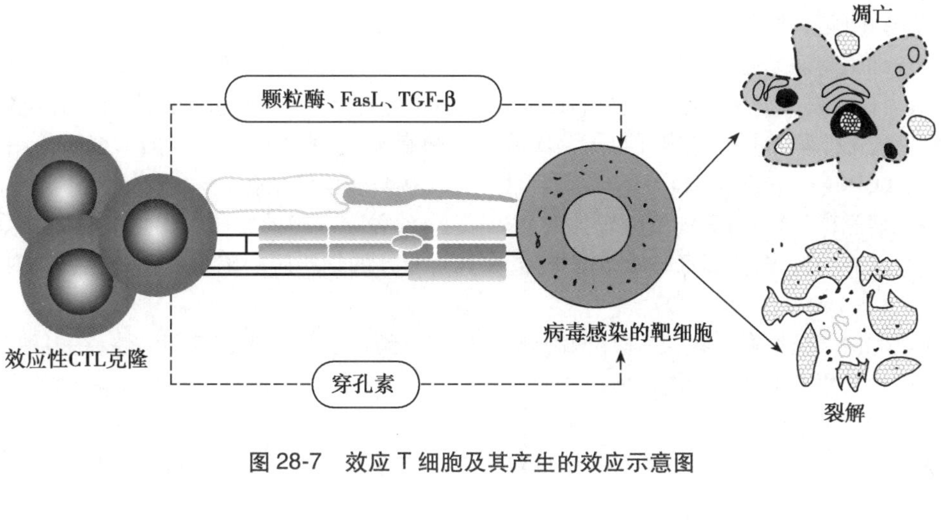

图 28-7　效应 T 细胞及其产生的效应示意图

（2）CD8⁺效应 CTL 细胞介导的效应：CD8⁺效应 CTL 细胞通过表面 TCR-CD3 复合受体分子与靶细胞表面相应抗原肽-MHC Ⅰ类分子复合物结合相互作用后，可通过释放穿孔素、颗粒酶和表达 Fas 蛋白的配体（FasL）对靶细胞产生细胞毒性作用。CD8⁺效应 CTL 细胞的主要作用是清除肿瘤和细胞内微生物感染的靶细胞。

笔记

第三节 固有免疫应答

一、固有免疫系统

固有免疫系统主要包括皮肤、黏膜及其分泌物的抑菌(杀菌)物质的屏障效应,体内多种非特异性免疫效应细胞(如各类粒细胞、单核-吞噬细胞、NK 细胞等)和效应分子(如补体)。固有免疫应答(innate immune response)又称非特异性免疫应答(non-specific immune response),是在种群长期种系发育和进化过程中逐渐形成的一种天然防御功能,是机体抵御病原生物感染的一系列防御体系。

(一)皮肤黏膜及其附属成分的屏障作用

1. 皮肤和黏膜屏障

(1) 物理屏障:致密的上皮细胞可阻止病原生物侵入机体。上皮细胞的更新、呼吸道黏膜上皮细胞纤毛随呼吸的定向摆动及黏膜上皮细胞表面分泌物的冲洗作用,可清除病原微生物。

(2) 化学屏障:皮肤和黏膜分泌物中含有多种杀/抑菌物质,如皮脂腺分泌的不饱和脂肪酸、汗腺分泌的乳酸、胃液中的胃酸等,均具有抵御病原生物的作用。

(3) 微生物屏障:寄居在皮肤和黏膜表面的正常菌群对病原微生物具有拮抗作用,能阻止病原微生物在局部生长。如肠道中大肠埃希氏菌产生的细菌素对某些厌氧菌和革兰氏阳性菌具有抑制和杀伤作用。

2. 血-脑屏障 由软脑膜、脉络丛的毛细血管壁和星形胶质细胞等共同组成。能阻挡病原微生物及一些大分子物质从血流进入脑组织或脑脊液,从而保护中枢神经系统。婴幼儿因血-脑屏障发育不完善,故易发生中枢神经系统感染。

3. 血-胎盘屏障 由母体子宫内膜的基蜕膜和胎儿绒毛膜滋养层细胞共同组成。可以防止母体内的病原微生物进入胎儿体内。在妊娠的前 3 个月内,胎盘屏障尚未发育完善,此时母体若感染风疹病毒和巨细胞病毒等易致畸的病毒,有可能导致胎儿畸形流产。

(二)固有免疫细胞及其作用

固有免疫细胞主要包括吞噬细胞、树突状细胞、NK 细胞、NKT 细胞、γδT 细胞、B1 细胞、肥大细胞、嗜碱性粒细胞和嗜酸性粒细胞等。

1. 吞噬细胞 吞噬细胞包括中性粒细胞、血中的单核细胞和组织中的巨噬细胞。

(1) 吞噬细胞的吞噬过程

1) 吞噬细胞与病原微生物接触:可为偶然相遇,也可经趋化因子的作用聚集于应答部位。吞噬细胞通过其表面的模式识别受体直接与病原体结合,如甘露糖受体可与病原体表面的甘露糖和岩藻糖结合,清道夫受体和 Toll 样受体可与革兰氏阴性菌的脂多糖、革兰氏阳性菌的磷壁酸等结合;也可通过 FcγRⅠ(CD64)、FcαR、CR(CD35)等调理性受体间接与病原体结合。

2) 吞入病原微生物:对于细菌等较大的病原微生物,吞噬细胞的胞膜突出形成伪足将其包围并摄入细胞内,形成吞噬体;对病毒等较小的物体,在其附着处的细胞膜内陷将病毒等包裹在内,形成吞饮体。

3) 杀灭和破坏病原微生物:吞噬体向胞内运动,与溶酶体融合形成吞噬溶酶体,在多种溶酶体水解酶作用下,对病原微生物进行消化处理。

(2) 吞噬细胞的吞噬结局

1) 完全吞噬:病原微生物在吞噬溶酶体中被杀灭消化,通过胞吐作用将消化后的残渣排出胞外。

2) 不完全吞噬:某些病原微生物如结核杆菌、伤寒杆菌等,可被吞噬但不被杀灭,称为不完全吞噬。病原体在吞噬细胞内可免受体液中杀菌物质的作用,甚至生长繁殖,随吞噬细胞的游走而导致病原体扩散。

3) 组织损伤:吞噬细胞在吞噬过程中,溶酶体释放的多种水解酶也能破坏周围正常组织细胞,造成组织损伤和炎症反应。

2. NK细胞 是执行机体免疫监视作用的重要效应细胞。在无预先致敏时，可杀伤某些肿瘤细胞、病毒或胞内寄生菌感染的靶细胞。

3. NKT细胞 是指细胞表面既有NK细胞受体又有T细胞受体的特殊T细胞。主要分布在肝、骨髓和胸腺。NKT细胞可非特异性杀伤肿瘤、病毒或胞内寄生菌感染的靶细胞，其杀伤机制与$CD8^+$ CTL类似；同时可分泌IL-4、IFN-γ等细胞因子参与免疫调节和介导炎症反应。

（三）固有免疫分子及其作用

机体正常组织和体液中存在多种抗菌物质，主要有补体、细胞因子、防御素、溶菌酶和乙型溶素等。

1. 补体 补体是存在于正常人和哺乳动物血清中一组经活化具有酶活性的球蛋白。在感染早期抗体出现前，补体可通过旁路途径激活而发挥趋化、调理和溶菌等防御作用。

2. 细胞因子 病原体感染机体后，可刺激免疫细胞和感染的组织细胞产生多种细胞因子，共同发挥抗感染、抗病毒和免疫调节功能。

3. 防御素 防御素是一组能耐受蛋白酶的富含精氨酸的小分子多肽，对细菌、真菌和某些有包膜病毒具有直接杀伤作用。其杀伤机制主要是破坏病原体的完整性、增强吞噬细胞的吞噬杀伤作用和诱导病原体产生自溶酶，使病原体溶解死亡。

4. 溶菌酶 溶菌酶是一种不耐热碱性蛋白，主要来源于吞噬细胞。广泛分布于血清、唾液、泪液、乳汁和黏膜分泌液中。它能裂解革兰氏阳性菌细胞壁中的*N*-乙酰葡萄糖胺与*N*-乙酰胞壁酸之间的β-1,4-糖苷键，使细胞壁的肽聚糖破坏，从而导致细菌溶解。革兰氏阴性菌肽聚糖外还有脂多糖和脂蛋白包裹，所以溶菌酶对其不敏感。但在相应抗体和补体存在条件下，革兰氏阴性菌也可被溶菌酶溶解破坏。

5. 乙型溶素 乙型溶素是血清中一种对热较稳定的碱性多肽，在血液凝固时由血小板释放。作用于革兰氏阳性菌细胞膜，产生非酶性破坏效应，但对革兰氏阴性菌无效。

二、固有免疫应答的特点

固有免疫应答的特点为个体出生时就有、可以遗传、防御作用无针对性，故又称天然防御功能或非特异性免疫。固有免疫的识别和应答特点包括：

1. 固有免疫细胞不表达特异性抗原识别受体，而是通过模式识别受体直接识别病原体及其代谢产物、病毒感染细胞或肿瘤细胞而被激活产生免疫应答。

2. 固有免疫细胞是通过趋向化募集作用，即“集中优势兵力”来迅速发挥免疫效应。

3. 固有免疫细胞参与适应性免疫应答全过程，并通过其产生的细胞因子影响适应性免疫应答的类型。

4. 固有免疫细胞寿命较短，所以固有免疫维持时间短，通常不能产生记忆细胞，也不会产生再次应答反应。

知识拓展

体液免疫学说与细胞免疫学说

19世纪末，关于抗感染免疫的本质，存在体液免疫学说和细胞免疫学说两派两种观点。前者以德国的欧立希（Paul Ehrlich）为代表，他们认为在用某种毒素免疫动物后，免疫血清中有着能和毒素专一结合的活跃组分，因而能中和毒素，保护机体，其中主要起免疫作用的是体液组分。另一派以俄国的梅契尼科夫（Elie Metchnikoff）为代表，他强调细胞吞噬对病原体的杀伤作用。两派学说进行了长达数十年的争论，后来由于血清中调理素的发现，观察到被调理素包被的颗粒更容易被吞噬，证明体液因素可以增强细胞吞噬作用，两种免疫因素相辅相成。直至1903年，Wright及Douglas终于把细胞免疫学说和体液免疫学说统一起来。之后，1908年的诺贝尔生理学或医学奖同时授予了免疫学的体液免疫和细胞免疫理论的创始人Paul Ehrlich及Elie Metchnikoff。

笔记

本章小结

免疫应答是指机体免疫系统识别和清除抗原性异物的全过程，包括固有免疫应答和适应性免疫应答。适应性免疫应答是指免疫活性细胞接受抗原刺激后发生活化、增殖、分化，产生效应物质，发挥特异性免疫效应的过程，包括B细胞介导的体液免疫应答和T细胞介导的细胞免疫应答。体液免疫应答是指B细胞接受抗原刺激后，活化、增殖、分化成浆细胞，浆细胞产生和分泌抗体，由抗体发挥的特异性免疫效应过程。因抗体主要存在于血清及外分泌液中，故由抗体介导的免疫应答称为体液免疫应答。细胞免疫应答是T细胞接受抗原刺激后，活化、增殖、分化为效应T细胞，发挥特异性免疫效应的过程。细胞免疫是通过Tc细胞的细胞毒作用和Th1分泌的细胞因子发挥免疫效应的。固有免疫是机体在种系发育进化过程中逐渐建立起来的天然防御功能，其抗感染作用主要是通过机体的屏障结构、固有免疫细胞和固有免疫分子实现的。

（马春玲）

2801

扫一扫，测一测

思考题

1. 简述适应性免疫应答的概念、类型和特点。
2. 免疫系统如何识别、加工处理抗原？
3. 简述适应性免疫应答的基本过程。
4. 列表比较抗体产生的初次应答与再次应答的特点。

2802

思路解析

第二十九章　超敏反应

29章 PPT

学习目标

1. 掌握:掌握 4 型超敏反应的常见疾病。
2. 熟悉:4 型超敏反应的机制和特点。
3. 了解:4 型超敏反应变应原的种类和常见疾病的处理方法。
4. 能解释为何远离这些变应原可以降低过敏性疾病的发病率。

超敏反应(hypersensitivity)又称为变态反应(allergy),是指机体受某些抗原物质刺激后,再次接触相同抗原时发生的一种以生理功能紊乱或组织细胞损伤为主的特异性免疫应答。引起超敏反应的抗原称为变应原(allergen)。某些超敏反应的发生具有明显个体差异。根据发生机制和临床特点,超敏反应分为Ⅰ型、Ⅱ型、Ⅲ型、Ⅳ型。

第一节　Ⅰ型超敏反应

Ⅰ型超敏反应又称为速发型超敏反应,是指机体受到某些抗原刺激时,引起的由特异性抗体 IgE 介导产生的一种发生快、消退亦快的免疫应答,表现为局部或全身的生理功能紊乱。

一、发生机制及特点

(一)参与反应的物质

1. 变应原　种类繁多,主要有以下 3 种:①吸入性变应原,如花粉、羽屑、真菌孢子、动物皮屑、尘螨等;②食入性变应原,如鱼、虾、贝、蟹、奶、蛋、食品添加剂等;③药物变应原,常见的有青霉素、磺胺类、普鲁卡因等,它们多是半抗原,进入机体与某种蛋白质结合后获得免疫原性。

2. 抗体　抗体主要是 IgE,IgE 主要由呼吸道和消化道黏膜下固有层淋巴细胞中的 B 细胞产生,因此,鼻咽部、气管、胃肠道是Ⅰ型超敏反应的好发部位。过敏体质的个体受变应原刺激后易产生较多的 IgE。IgE 是亲细胞抗体,能与肥大细胞和嗜碱性粒细胞结合,使机体处于致敏状态。

3. 细胞　肥大细胞和嗜碱性粒细胞膜是 IgE 的靶细胞。IgE 借助肥大细胞和嗜碱性粒细胞膜表面 IgE Fc 受体(FcεR)与细胞结合。当相同变应原再次进入机体时,变应原与细胞表面的 IgE 结合,促使细胞脱颗粒释放多种生物活性介质,从而引起一系列的临床表现。嗜酸性粒细胞通过吞噬完整颗粒或分泌多种酶灭活生物活性介质,发挥重要的负反馈调节作用。

4. 生物活性介质　肥大细胞和嗜碱性粒细胞释放的生物活性介质主要有两大类:①预先储存于颗粒中的介质,主要有组胺、激肽酶原等;②新合成的介质,主要有白三烯(LTs)、前列腺素 D_2(PGD_2)、血小板活化因子(PAF)等。

（二）发生机制

Ⅰ型超敏反应的发生过程可分为三个阶段（图 29-1）。

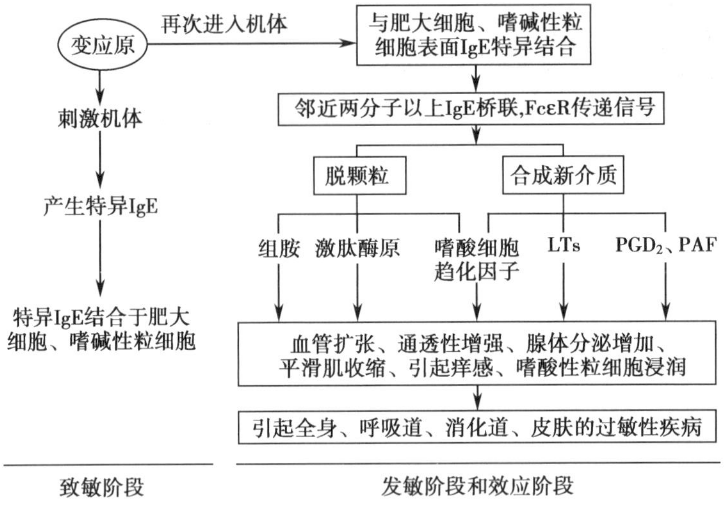

图 29-1 Ⅰ型超敏反应发生机制

1. 致敏阶段　变应原进入机体，刺激某些 B 细胞转化为浆细胞，产生特异性抗体 IgE。IgE 以其 Fc 段结合于肥大细胞和嗜碱性粒细胞膜表面 IgE Fc 受体，使机体处于致敏状态。致敏状态一般在机体受变应原刺激两周后形成，此状态可维持数月或更长时间，如果长期不接触相同变应原，致敏状态可逐渐消失。

2. 发敏阶段　相同变应原再次进入已致敏机体时，迅速与肥大细胞或嗜碱性粒细胞表面的 IgE 结合，一个变应原只要与两个 IgE 分子结合，就能引起 IgE 受体发生桥联，使致敏的靶细胞活化，膜通透性增加，细胞脱颗粒释放多种生物活性介质。

3. 效应阶段　生物活性介质作用于不同组织和器官，引起平滑肌收缩、毛细胞血管扩张、通透性增加、腺体分泌增加、局部水肿和嗜酸性粒细胞浸润等病理变化，出现以生理功能紊乱为主要表现的超敏反应。

（三）特点

1. 发生快，几秒钟至几十分钟内出现症状，消退亦快，为可逆性反应。
2. 由结合肥大细胞和嗜碱性粒细胞的 IgE 抗体所介导。
3. 以生理功能紊乱为主，主要表现为：毛细血管扩张，通透性增加，平滑肌收缩，腺体分泌增加。通常不发生组织细胞损伤。
4. 有明显的个体差异和遗传倾向。
5. 补体不参与此型反应。

二、常见疾病

1. 过敏性休克　是最严重的一种过敏反应。致敏病人常在接触变应原后数分钟内出现胸闷、气急、呼吸困难、面色苍白、出冷汗、手足发凉、脉搏细速、血压下降、意识障碍或昏迷等症状，抢救不及时可导致死亡。

（1）药物过敏性休克：以青霉素过敏性休克最常见。青霉素含有大分子杂质或发生降解时易发生过敏性休克，青霉素降解产物青霉烯酸或青霉噻唑酸等半抗原与组织蛋白结合成为变应原，诱发过敏性休克。因此，使用青霉素时应新鲜配制。此外，头孢菌素、链霉素、普鲁卡因、有机碘等也可引起过敏性休克。

（2）血清过敏性休克：临床上再次使用抗毒素、抗病毒血清等动物免疫血清治疗或紧急预防破伤风、白喉等疾病时，可引起过敏性休克。

笔记

2. 呼吸道过敏反应　致敏个体再次吸入花粉、尘螨、真菌孢子等变应原时可迅速引起呼吸道过敏反应。以过敏性鼻炎和过敏性哮喘最常见。

3. 消化道过敏反应 少数人进食鱼、虾、蛋、牛奶及服用某些药物后，可引起恶心、呕吐、腹泻等消化道过敏症状。

4. 皮肤过敏反应 食入某些食物或药物后也可引起荨麻疹、湿疹等皮肤过敏症状。

案 例

杨某，男，5岁，因“频繁呕吐半天余伴腹痛”就诊。发病1h前患儿进食清蒸海蟹1只，而后出现呕吐，为清水样，量中等。伴有腹痛，为脐周、中上腹阵发性疼痛。无发热、腹泻、皮疹。

该患儿有湿疹史及哮喘性支气管炎病史，3岁时喘息发作过1次，给予布地奈德气雾剂（普米克，为糖皮质激素类药）和硫酸特布他林气雾剂（喘康速，β_2肾上腺素受体激动剂）吸入治疗，并服用氯雷他定片（开瑞坦，抗组胺药），以后未再发作。以往曾有进食螃蟹史。

请问：

1. 引起患儿过敏的食物是什么？属于哪一型超敏反应？
2. 患儿发生过敏性胃肠炎的机制是什么？

三、防治原则

1. 查明变应原并避免接触 临床寻找变应原最常用的方法是询问病史和进行变应原皮肤试验。但有些变应原被查出后却难以避免接触（如花粉、尘螨），可进行脱敏疗法或减敏疗法。

2. 脱敏疗法和减敏疗法

（1）脱敏疗法：对必须使用免疫动物血清进行治疗而又过敏的病人，可采用小剂量、短间隔（20~30min）、多次注射的方法，可以避免发生过敏反应，称为脱敏疗法。

（2）减敏疗法：对一些已查明变应原（如花粉、尘螨）却难以避免接触的呼吸道或消化道过敏反应，可采用小剂量、长间隔（1周左右）、逐渐加量、多次皮下注射变应原的方法，达到减敏的目的。

3. 抗过敏药物治疗

（1）抑制生物活性介质释放的药物：色甘酸钠、肾上腺素、氨茶碱等，可通过稳定细胞膜和提高细胞内cAMP浓度来抑制靶细胞脱颗粒，从而抑制生物活性介质的释放。

（2）拮抗生物介质的药物：如苯海拉明、氯苯那敏、异丙嗪等，通过与组胺竞争结合效应器官细胞膜上的组胺受体，发挥抗组胺作用。

（3）改变效应器官反应性的药物：如糖皮质激素、钙剂、维生素C等，可以有效降低毛细血管的通透性、减轻充血和渗出。

第二节 Ⅱ型超敏反应

Ⅱ型超敏反应是由IgG、IgM、IgA类抗体与靶细胞表面相应的抗原或半抗原结合后，在补体、吞噬细胞或NK细胞参与下，引起的以细胞溶解或组织损伤为主的免疫病理反应。故又称细胞毒型或细胞溶解型。

一、发生机制及特点

（一）发生机制

1. 靶细胞表面抗原 诱发Ⅱ型超敏反应的抗原主要是同种异型抗原、改变的自身抗原、吸附于细胞表面的药物半抗原等。

2. 抗体 介导Ⅱ型超敏反应的抗体主要是IgG、IgM。

3. 细胞损伤机制 由抗体与靶细胞膜上相应抗原结合后，通过以下3条途径杀伤靶细胞：①激活补体，溶解靶细胞；②激活吞噬细胞，增强其吞噬作用；③激活NK细胞，通过ADCC杀伤靶细胞。

笔记

（二）特点

1. 发生比较快。
2. 必须有靶细胞表面抗原结合的 IgG、IgM 参与。
3. 引起组织细胞损伤。
4. 有补体参与。

二、常见疾病

1. 输血反应　由于误输异型血所致。输入的异型红细胞与受血者体内天然抗体（IgM）结合，激活补体引起溶血反应。

2. 新生儿溶血症　多发生于母亲为 Rh$^-$、胎儿 Rh$^+$时，母亲初次妊娠时由于胎盘剥离出血，使胎儿红细胞进入母体，刺激母体产生抗 Rh 抗体（IgG）。若母体再次妊娠时胎儿仍为 Rh$^+$时，母体抗 Rh 抗体通过胎盘进入胎儿体内，并与胎儿 Rh$^+$红细胞结合，激活补体，导致红细胞溶解。

3. 自身免疫性溶血性贫血　某些药物，如甲基多巴可使红细胞膜抗原发生改变，EB 病毒感染也可使某些病人红细胞抗原改变，形成自身抗原。改变了膜抗原的红细胞可诱发机体产生抗体，导致溶血性贫血。

4. 药物过敏性血细胞减少症　药物半抗原（如青霉素、磺胺、奎宁等）与血细胞表面蛋白质结合，刺激机体产生针对药物的特异性抗体。此抗体与结合在细胞表面的药物结合后，通过激活补体、调理吞噬及 ADCC 作用，导致血细胞溶解。临床上可出现药物过敏性贫血、粒细胞减少症或血小板减少性紫癜。

5. 甲状腺功能亢进　又称 Graves 病。是一种特殊类型的Ⅱ型超敏反应，又称刺激型Ⅱ型超敏反应。本病病人体内可产生针对甲状腺细胞表面甲状腺激素（TSH）受体的自身抗体。这种抗体与 TSH 受体结合，并不引起细胞损伤，而是持续刺激甲状腺细胞分泌甲状腺素，导致病人体内甲状腺素水平明显增高，出现甲状腺功能亢进的临床表现。

知识拓展

青霉素过敏的应急处理方案

1. 肾上腺素应用　立即停止使用青霉素，将病人放置水平卧位，足部稍抬高，迅速皮下或肌内注射肾上腺素。

2. 突击量糖皮质激素应用　首次地塞米松 20mg 加入 50%葡萄糖 40ml 静脉注射，然后用地塞米松 20mg 加入 5%葡萄糖静脉滴注。

3. 血管活性药物的应用　在使用肾上腺素、激素后病人血压仍不回升时，可应用间羟胺 20～100mg 加入生理盐水 250～500ml 静滴。

4. 心肺脑复苏　对心脏骤停、呼吸抵制的病人，按心肺脑复苏程序处理。

5. 其他　酌情应用抗过敏药物，保持呼吸道畅通，必要时做气管插管进行人工呼吸。

第三节　Ⅲ型超敏反应

Ⅲ型超敏反应又称为免疫复合物（immune complexes，IC）型或血管炎型超敏反应，由免疫复合物沉积于局部或全身毛细血管基底膜后，通过激活补体或在血小板、嗜碱性粒细胞、中性粒细胞参与作用下，引起的以充血水肿、局部坏死和中性粒细胞浸润为主要特征的炎症反应和组织损伤。

一、发生机制及特点

（一）发生机制

1. 中等大小免疫复合物的形成与沉积

（1）中等大小免疫复合物的形成：抗原和抗体在机体内结合，通常不导致组织损伤。不溶性大分子免疫复合物可被单核/巨噬细胞清除；可溶性小分子免疫复合物通过肾小球滤过排出体外；当抗原抗体形成中等大小免疫复合物时，不易被清除，会长时间在血流中循环。

（2）中等大小免疫复合物的沉积：中等大小免疫复合物在血液中循环，激活补体，嗜碱性粒细胞和血小板等释放血管活性介质，使血管内皮细胞间隙增大，有利于中等大小免疫复合物沉积和嵌入。中等大小免疫复合物最常见的沉积部位是肾小球、关节、心肌等部位的毛细血管及抗原进入部位。

2. 中等大小免疫复合物的致病作用　在中等大小免疫复合物致病过程中，补体、中性粒细胞及血小板等物质具有重要作用。①补体的作用：沉积的免疫复合物激活补体系统，产生多种炎症介质，主要有趋化因子和过敏毒素，趋化因子（C5a）吸引中性粒细胞到达免疫复合物沉积局部，过敏毒素（C3a、C5a）可刺激肥大细胞和嗜碱性粒细胞释放组胺、血小板活化因子等生物活性介质，使局部血管通透性增高，导致水肿。②中性粒细胞的作用：被趋化因子吸引至局部的中性粒细胞释放溶酶体酶，造成血管基底膜和邻近组织损伤。③血小板的作用：免疫复合物、C3a、C5a 和 C3b 引起血小板聚集于局部并活化，释放血管活性胺类物质，使血管通透性增加，加重局部水肿，并激活凝血系统，形成微血栓，造成局部缺血、出血。

（二）特点

1. 主要由 IgG、IgM、IgA 介导。
2. 中等大小的可溶性免疫复合物沉积于病灶（如血管、关节等）是致病的关键。
3. 中性粒细胞将溶酶体酶释放于病灶是引起损伤的主要因素。

二、常见疾病

1. 局部免疫复合物病

（1）Arthus 反应：给家兔皮下多次注射马血清后，注射局部出现红肿、出血和坏死等剧烈炎症反应，这是由于抗原（马血清）与相应抗体结合成免疫复合物所致。

（2）类 Arthus 反应：1 型糖尿病病人反复注射胰岛素，刺激机体产生相应的抗体，若此时再次注射胰岛素时，可在注射局部出现红肿、出血和坏死等与 Arthus 反应类似的局部炎症反应。

2. 全身免疫复合物病

（1）血清病：通常在一次大量注射抗毒素（异种动物免疫血清）后 1～2 周后发生。病人出现发热、皮疹、关节肿痛、淋巴结肿大及蛋白尿等症状。这是由于病人产生的针对异种动物血清的抗体与体内残存的抗毒素结合，形成中等大小的免疫复合物，引起全身免疫复合物病。

（2）肾小球肾炎：多发生于链球菌感染后 2～3 周，少数病人可发生急性肾小球肾炎。这是由于链球菌抗原与相应抗体结合形成免疫复合物，沉积于肾小球基底膜所致。

（3）类风湿关节炎：病因不清，可能与病毒或支原体持续感染有关。这些病原体使体内的 IgG 发生变性，从而刺激机体产生抗变性 IgG 的自身抗体（IgM），即类风湿因子。病人体内变性的 IgG 与类风湿因子结合形成中等大小免疫复合物，并沉积于小关节滑膜引起类风湿关节炎。

（4）系统性红斑狼疮：病人体内出现多种自身抗体，如抗核抗体。自身抗体与自身成分结合成免疫复合物，沉积在全身多处血管基底膜，导致组织损伤，表现为全身多器官病变。

第四节　Ⅳ型超敏反应

Ⅳ型超敏反应又称为迟发型超敏反应，是效应 T 细胞受到相同抗原再次刺激后引起的免疫病理损伤。

一、发生机制及特点

（一）发生机制

引起Ⅳ型超敏反应的抗原主要有病毒、胞内寄生菌（如结核分枝杆菌）、真菌、寄生虫、细胞抗原（肿瘤细胞、移植细胞）等。

1. 致敏阶段　进入体内的抗原经过抗原提呈细胞的加工处理后，以抗原肽-MHC Ⅰ/Ⅱ类复合物的形式提呈给 $CD4^+T$（Th1）和 $CD8^+T$（Tc）细胞。二者经活化、增殖、分化成为致敏 Th1 细胞和 Tc 细胞。此阶段需 1～2 周。

笔记

2. 致敏 T 细胞的效应阶段　当致敏 Th1 细胞和 Tc 细胞再次与抗原提呈细胞或靶细胞表面抗原接触时，Th1 细胞释放多种细胞因子，在发挥免疫作用的同时，引起局部以单核-吞噬细胞和淋巴细胞浸润为特征的组织炎症损伤。Tc 细胞通过释放穿孔素和颗粒酶，并通过 FasL/Fas 途径引起靶细胞溶解或凋亡。

（二）特点

1. 反应发生慢，通常需经 24～72h 才能出现炎症反应，消退也慢。
2. 由 T 细胞介导。
3. 无抗体和补体参与。
4. 病变特征为以单个核细胞浸润为主的炎症反应。

二、常见疾病

1. 传染性迟发型超敏反应　是伴随感染过程发生的Ⅳ型超敏反应。变应原主要是胞内寄生病原体（细菌、病毒、真菌及寄生虫）。机体抵抗细胞内病原体的感染主要依靠细胞免疫，在细胞免疫过程中也出现组织损伤。

2. 接触性皮炎　小分子半抗原（如油漆、染料、塑料、化妆品或某些药物等）与表皮的角质蛋白结合，形成完全抗原，使机体致敏。当再次接触相同变应原时，经 24 小时，局部皮肤可出现红斑、皮疹、水疱，严重者甚至可发生剥脱性皮炎。

3. 移植排斥反应　是指在进行同种异体器官或组织移植后，由于供受双方组织相容性抗原（HLA）不完全相同，会发生排斥反应，最终导致移植物坏死脱落，称为移植排斥反应。

4 型超敏反应发生的机制各不相同，临床实际情况复杂多样，同一变应原在不同个体会引起不同类型的超敏反应，有些病人可同时存在几型超敏反应，以某一型为主。因此，在临床上遇到具体病例时，应结合具体情况进行综合分析判断。

本章小结

超敏反应包括 4 型：Ⅰ型、Ⅱ型、Ⅲ型和Ⅳ型。Ⅰ型超敏反应常见疾病有过敏性休克、消化道过敏、呼吸道过敏和皮肤过敏等；Ⅱ型超敏反应常见疾病包括输血反应、溶血症等；Ⅲ型超敏反应常见疾病有血清病、肾小球肾炎、类风湿关节炎、系统性红斑狼疮等；Ⅳ型超敏反应常见疾病有传染性迟发型超敏反应、接触性皮炎和移植排斥等。

（赵英会）

2901

扫一扫，测一测

思考题

1. 如何预防Ⅰ型超敏反应？
2. 能引起组织损伤的超敏反应是哪几型？

2902

思路解析

第三十章　免疫学应用

学习目标

1. 掌握：免疫学预防的基本原理；主动免疫与被动免疫的区别。
2. 熟悉：免疫学诊断的常用方法。
3. 了解：临床常用免疫治疗的技术方法。
4. 能解释常用疫苗预防传染性疾病的机制。

免疫学的理论和实践为人类疾病的诊断和防治做出了巨大贡献，对现代医学的发展产生了深远的影响。免疫学的应用越来越广泛，主要包括免疫学预防、免疫学诊断和免疫学治疗。

第一节　免疫学预防

免疫学预防是根据特异性免疫的原理，利用各种生物或非生物制剂来建立机体的免疫应答，以达到预防疾病的目的。根据特异性免疫的获得方式分为自然免疫和人工免疫两种：自然免疫主要指机体感染病原体后建立的特异性免疫，也包括胎儿或新生儿经胎盘或乳汁从母体获得抗体而产生的免疫；人工免疫则是人为地给机体注射抗原物质或直接输入抗体，使机体产生特异性免疫力，以达到预防和治疗疾病的目的。根据注入机体的物质不同，人工免疫分为人工主动免疫和人工被动免疫（表30-1）。

表30-1　人工主动免疫和人工被动免疫的比较

区别点	人工主动免疫	人工被动免疫
输入物质	抗原（疫苗、类毒素）	抗体（抗毒素、丙种球蛋白）
免疫力出现时间	1~4周后生效	注入后立即生效
免疫力维持时间	数个月至数年	2~3周
用途	多用于预防	多用于治疗或紧急预防

一、人工主动免疫

人工主动免疫（artificial active immunization）是指给机体接种疫苗、类毒素等抗原物质，刺激机体产生特异性免疫应答以获得免疫力的方法，也称预防接种。其特点是免疫力出现较慢，免疫力维持时间较长，主要用于传染病的特异性预防。人工免疫注入机体的抗原物质或抗体均来源于生物体，统称为生物制品。国际上将用于人工主动免疫的生物制品（如细菌性制剂、病毒性制剂及类毒素等）统称为疫苗，疫苗的基本要求是安全、有效、实用。常用人工主动免疫制剂有：

笔记

(一) 灭活疫苗

选用免疫原性强的病原体,经人工大量培养后,采用物理或化学方法将病原微生物杀死而制成的用于预防某些传染病的生物制品称灭活疫苗或死疫苗。如伤寒、乙型脑炎、百日咳、霍乱、狂犬病疫苗等。死疫苗已失去致病性,但仍保留其免疫原性,可刺激机体产生免疫力。由于死疫苗不能在体内生长繁殖,对机体的免疫作用较弱,为获得强而持久的免疫效果,死疫苗需多次接种,用量较大,接种后不良反应较明显。死疫苗的优点是稳定,易于保存,无毒力回复突变的可能。

(二) 减毒活疫苗

采用人工变异或直接从自然界筛选的减毒或无毒的病原微生物制成,如脊髓灰质炎疫苗、卡介苗、麻疹疫苗等。活疫苗可在人体内生长繁殖,如同隐性感染或轻型感染,一般只需接种一次,用量较小,免疫力维持时间较长,不良反应较轻。某些活疫苗如脊髓灰质炎疫苗,经自然感染途径接种后,不仅可产生全身免疫,还可产生局部 sIgA,发挥黏膜免疫保护作用。活疫苗的缺点是:稳定性较差,不易保存,且有毒力回复突变的危险(表 30-2)。免疫缺陷病者和孕妇一般不宜接种减毒活疫苗。

表 30-2 死疫苗与活疫苗的比较

区别点	死疫苗	活疫苗
接种剂量	较大	较少
接种次数	2 次或多次	多数只需一次
不良反应	较大	较小
免疫原性	较弱	较强
疫苗保存	稳定、较易保存	稳定性较差、不易保存
危险性	无毒力回复突变可能	有毒力回复突变的危险

(三) 类毒素

细菌外毒素经 0.3%~0.4%甲醛处理后,失去毒性,保留其抗原性所制成的生物制品称类毒素。接种后可诱导机体产生抗毒素,预防相应外毒素引起的疾病。常用的类毒素有破伤风类毒素和白喉类毒素。这两种类毒素常与百日咳死疫苗混合制成百、白、破三联疫苗。

(四) 新型疫苗

近 30 年来,随着免疫学、生物化学和分子生物学技术的发展,研制出了许多高效、安全且廉价的新型疫苗,例如亚单位疫苗、合成肽疫苗、结合疫苗、基因工程疫苗等。

(五) 计划免疫

计划免疫是根据某些特定传染病的疫情监测、人群免疫状况分析,有计划地用疫苗进行预防接种,以提高人群免疫水平,达到控制以至消灭相应传染病的重要措施。我国儿童计划免疫的疫苗种类有卡介苗、百日咳-白喉-破伤风混合疫苗(百白破)、三价脊髓灰质炎活疫苗、麻疹疫苗、乙型肝炎疫苗、甲型肝炎疫苗、乙脑疫苗、流脑多糖疫苗、风疹疫苗、腮腺炎疫苗、钩体病疫苗、流行性出血热疫苗和炭疽疫苗(表 30-3)。

二、人工被动免疫

人工被动免疫(artificial passive immunization)是给人体注射含特异性抗体的免疫血清或细胞因子等生物制剂,使机体获得特异性免疫力。由于这些免疫物质并非由被接种者自己产生,因此作用维持时间较短,一般 2~3 周,注射后立即发挥免疫效应,多用于传染病的特异性治疗和紧急预防。

(一) 抗毒素

将类毒素多次免疫动物(一般选择马),取其血清纯化、浓缩所制成的抗体制剂,具有中和外毒素毒性的作用。如破伤风抗毒素、白喉抗毒素等。抗毒素用于相应外毒素所致疾病的治疗和紧急预防。由于抗毒素是异种动物血清,注射前应进行皮肤过敏试验,以防止出现过敏性休克。

笔记

表 30-3　我国儿童计划免疫程序

年　龄	疫　苗
出生时	卡介苗，乙肝疫苗（第 1 针）
1 个月	乙肝疫苗（第 2 针）
2 个月	三价脊髓灰质炎疫苗（初服）
3 个月	三价脊髓灰质炎疫苗（复服），百白破（第 1 针）
4 个月	三价脊髓灰质炎疫苗（复服），百白破（第 2 针）
5 个月	百白破（第 3 针）
6 个月	乙肝疫苗（第 3 针）
8 个月	麻疹疫苗（初种）
1.5 岁	三价脊髓灰质炎疫苗（加服），百白破（加强）
4 岁	三价脊髓灰质炎疫苗（加服），麻疹疫苗（复种）
7 岁	卡介苗（复种），麻疹疫苗（复种），百白破（加强）
12 岁	卡介苗

（二）人免疫球蛋白制剂

从正常人血浆或健康产妇胎盘血中分离制成的免疫球蛋白浓缩剂，分别称人血浆丙种球蛋白和胎盘丙种球蛋白。肌内注射制剂主要用于甲型肝炎、丙型肝炎、麻疹、脊髓灰质炎等疾病的预防。静脉注射制剂须经特殊工艺制备，主要用于原发性或继发性免疫缺陷病的治疗。人特异性免疫球蛋白主要来源于含高效价特异性抗体供血者的血浆，用于特定微生物感染的预防。

微视频：免疫预防

（三）细胞因子与单克隆抗体

细胞因子制剂及单克隆抗体制剂为近年来研制的新型免疫治疗剂，以应用于肿瘤、感染、自身免疫性疾病的治疗。

第二节　免疫学诊断和治疗

一、免疫学诊断

免疫学诊断是指采用免疫学检测技术辅助诊断疾病。近年来随着免疫检测技术的发展，免疫学诊断的应用已从最初的传染病诊断扩展到肿瘤、超敏反应性疾病、自身免疫病的诊断以及微量蛋白质、激素和药物的测定。

（一）抗原和抗体的检测

1. 抗原-抗体反应的基本原理　抗原和抗体在体外特异性结合后可出现肉眼可见或借助仪器可检测出的反应现象。

2. 抗原-抗体反应的基本特点

（1）特异性：即一种抗原通常只能与由它刺激所产生的抗体结合。

（2）可逆性：抗原与抗体反应是非共价键结合，在一定条件下可发生解离，解离后的抗原和抗体仍具有原有的特性。

（3）可见性：在一定条件下，抗原、抗体的浓度和比例适当时出现肉眼可见的反应。

3. 常见的抗原和抗体检测方法　抗原-抗体反应种类繁多，其基本类型有凝集反应、沉淀反应、补体介导的反应、中和反应和免疫标记技术。

（1）凝集反应（agglutination）：细菌、细胞等颗粒性抗原在适当的电解质条件下与相应的抗体发生可见的结合反应，称为凝集反应。分为直接凝集反应和间接凝集反应。

1）直接凝集反应：指颗粒性抗原（细菌、细胞等）直接与相应抗体结合出现凝集现象，包括玻片法

（如 ABO 血型鉴定）和试管法（如伤寒或副伤寒的肥达反应）。

2）间接凝集反应：将可溶性抗原（蛋白质、多糖等）吸附于载体颗粒表面，与相应抗体结合而出现的凝集现象称间接凝集反应。常用的载体颗粒有红细胞、乳胶、活性炭等。

（2）沉淀反应（precipitation）：可溶性抗原（血清蛋白、病毒抗原等）与相应抗体结合，在有电解质存在和两者比例恰当时，可出现肉眼可见的沉淀现象，称沉淀反应。沉淀反应包括单向琼脂扩散、双向琼脂扩散实验、对流免疫电泳和免疫比浊等。

（3）免疫标记技术（immunolabeling techniques）：采用酶、荧光素、放射性核素等标记物标记抗原或抗体所进行的抗原-抗体反应。免疫标记技术既可对样品作定性、定量检测，也可进行定位分析，大大地提高了方法的灵敏度，是目前应用最广泛的免疫学检测技术。

（二）免疫细胞数量及其功能的测定

免疫细胞及其功能检测包括免疫细胞的计数、鉴定以及某些细胞因子的检测，检测目的在于评估机体免疫状态、辅助诊断某些疾病和观察临床治疗效果。

1. 免疫细胞的分离与数量检测

（1）外周血单个核细胞的分离：其原理是根据外周血中各种血细胞比重不同，使不同密度的细胞在葡聚糖-泛影葡胺介质中呈梯度分布。红细胞密度最大，沉至管底；外周血单个核细胞分布于淋巴细胞分层液上面，最上层是血浆。

（2）淋巴细胞及其亚群的分离：①E 花环试验，是利用 T 淋巴细胞表面绵羊红细胞受体吸附绵羊红细胞而形成的花环，正常值为 60%~80%。②免疫荧光法，用荧光素标记淋巴细胞特异性表面标志的单克隆抗体，常通过间接免疫荧光法检测淋巴细胞表面标志或鉴定细胞亚群。

2. 免疫细胞功能的测定

（1）T 细胞功能测定：主要包括 T 细胞增殖试验（又称淋巴细胞转化试验）和皮肤试验。

（2）B 细胞功能测定：主要包括 B 细胞增殖试验和抗体形成细胞测定。

二、分子治疗与细胞治疗

（一）分子免疫治疗

1. 分子疫苗治疗　分子疫苗包括微生物抗原疫苗和多肽疫苗。

2. 抗体治疗　免疫治疗的抗体包括多克隆抗体、单克隆抗体和基因工程抗体，如抗 CD3 单克隆抗体等。

3. 细胞因子治疗　细胞因子如干扰素 α（IFN-α）对毛细胞白血病疗效显著。

（二）细胞免疫治疗

1. 过继免疫治疗　治疗细胞主要包括肿瘤浸润淋巴细胞（TIL）、细胞因子诱导的杀伤细胞（CIK）和淋巴因子激活的杀伤细胞（LAK）。

2. 造血干细胞移植　来源于 HLA 型别相同的供者骨髓、外周血或脐带血中的 $CD34^+$ 干细胞，其中脐带血的干细胞含量与骨髓相近，HLA 表达低，免疫原性弱，来源方便、易于采集，是较好的干细胞来源。

3. 肿瘤细胞疫苗　包括灭活/异构瘤苗、基因修饰的瘤苗和肿瘤抗原致敏后形成的树突状细胞瘤苗。

本章小结

免疫学在疾病的诊断、预防和治疗方面得到广泛应用。免疫诊断包括抗原抗体检测和免疫功能测定两大类；免疫治疗措施有免疫调节、免疫重建和免疫替代疗法；人工免疫是免疫预防的重要手段。人工主动免疫是给机体输入疫苗等抗原物质，免疫力产生慢，但维持时间较长，故主要用于远期预防；人工被动免疫是给机体输注抗毒素等抗体物质，免疫力产生快，但维持时间较短，故主要用于疾病的紧急预防和特异性治疗。

笔记

（马春玲）

3002

扫一扫，测一测

思考题

1. 免疫预防的基本原理是什么？人工主动免疫与被动免疫的区别是什么？
2. 免疫治疗方法包括哪些基本类型？
3. 抗原-抗体反应的原理、特点及影响因素有哪些？
4. 免疫细胞的数量及功能检测常用方法有哪些？

3003

思路解析

笔记

第五篇　病理学与病理生理学

第三十一章　绪论与疾病概论

学习目标

1. 掌握：病理学与病理生理学的任务；健康、疾病的概念；脑死亡的概念与标准。
2. 熟悉：病理学与病理生理学的地位和研究方法；疾病的病因；亚健康的概念。
3. 了解：疾病的条件；疾病发展的一般规律。
4. 具有临床思维的观念，理解脑死亡的临床意义。
5. 能对亚健康人群开展健康教育。

第一节　绪　　论

一、病理学与病理生理学的概念及任务

病理学与病理生理学是阐述疾病的发生、发展及转归规律的一门医学基础学科。通过研究疾病的代谢、功能及形态结构的改变，揭示疾病的病因、发病机制、病理变化和转归规律，为疾病的预防、诊断和治疗提供科学的理论依据。其主要任务包括：①病因学，疾病发生的病因，包括内因、外因及其相互关系。②发病学，在病因作用下导致疾病发生、发展的机制和过程。③病理变化，疾病在发生、发展过程中机体的代谢、功能和形态结构的变化。④疾病的转归和结局。

二、病理学与病理生理学的地位

病理学与病理生理学在医学中具有极其重要的地位。

在医学教育中，病理学与病理生理学是基础医学与临床医学之间的桥梁，以解剖学、组织胚胎学、生理学、生物化学、微生物学、寄生虫学、免疫学等为基础，同时又是临床医学各门课程的基础。

在临床医疗工作中，活体组织检查是诊断疾病最可靠的方法。细胞学检查在发现早期肿瘤等方面具有重要作用。对不明原因的死亡，尸体剖验是判断死因的最权威方法，也是提高临床诊断水平和治疗水平的重要方法。虽然医学实验室检验、内镜检查、影像学检查等技术快速发展，并在疾病诊断中发挥了重要作用，但病理诊断在很多疾病的诊断中发挥了最后确诊的作用。

三、病理学与病理生理学的研究方法

1. 活体组织检查(biopsy)　根据临床需要，采用钳取、穿刺、局部切除、摘除等方法，从病人病变部位取得组织进行病理诊断，称活体组织检查(简称活检)。这是临床广泛采用的检查方法，特别对良恶性肿瘤鉴别具有十分重要的意义。活检标本经肉眼和显微镜检查，及时准确地进行病理诊断，以指导

治疗和判断预后。在手术过程中,冷冻切片快速病理诊断可协助手术医生选择最佳的手术治疗方案。

2. 细胞学检查　通过采集病变处的细胞,涂片染色后进行诊断。可以运用各种采集器,在口腔、食管、鼻咽、女性生殖道等病变部位直接采集病变细胞,也可从分泌物、体液及排泄物中采集细胞,还可通过内镜或细针穿刺从病变部位获取细胞。细胞学检查设备简单,操作简便。

3. 尸体剖检(autopsy)　简称尸检,即对死者的遗体进行病理剖验。通过肉眼观察和显微镜观察,系统检查各器官和组织的病理变化,结合临床资料,作出全面的病理诊断和死因分析。尸检是病理学的基本研究方法之一,其主要作用有:①确定诊断,查明死因,协助临床总结在诊断和治疗过程中的经验和教训,提高诊治水平;②完成医疗事故鉴定及司法鉴定,明确责任;③及时发现和确诊某些新的疾病,如传染病、地方病、流行病等,为卫生防疫部门采取防疫措施提供依据;④积累各种疾病的人体病理资料,进行科学研究,并为病理教学收集各种疾病的病理标本。

第二节　疾 病 概 论

一、健康、疾病与亚健康的概念

健康(health)与疾病(disease)是生命活动过程中两个对立的概念,是医学科学必须面对和研究的问题。目前仍无完整的定义来明确区分两者的界限,而且在医学实践中又衍生出介于两者之间的亚健康(subhealth)概念。

(一)健康

随着医学模式由生物医学模式向生物-心理-社会医学模式的转变,健康的内涵也发生了根本性转变。世界卫生组织(World Health Organization,WHO)提出的健康定义:健康不仅是没有疾病和病痛,而且是躯体上、精神上和社会适应上处于完好状态。

(二)疾病

疾病是病因与机体相互作用而产生的损伤与抗损伤相互斗争的过程。在此过程中,体内发生一系列功能、代谢和形态上的改变,临床表现不同的症状与体征,机体与环境之间的协调发生障碍。如感冒常发生在机体疲劳、受凉之后,病毒侵入机体,对机体造成损害;同时体内出现免疫反应加强等抗损伤措施;病人出现咽喉疼痛、流涕、咳嗽、发热、乏力等一系列表现。因此,疾病是指在一定病因作用下,机体自稳态调节紊乱而导致的异常生命活动过程。

(三)亚健康

从健康发展到疾病是一个由量变到质变的过程,有一个中间过渡状态,这种介于健康与疾病之间的非病、非健康的状态,即为亚健康。亚健康状态可以向健康或疾病转化。

亚健康的原因是多方面的,可能与工作压力、不良生活习惯、环境污染等多种因素有关。其表现既有躯体上的表现,又可有精神心理上的异常。亚健康者一般能正常学习、工作和生活,但生活质量不高,工作效率较低,容易疲劳,同时可能出现食欲缺乏、失眠健忘、焦虑易怒、精神萎靡、性功能减退等表现。

亚健康状态的群体很大,尤其在中年人群比例较高。亚健康概念的提出,对于疾病的早期预防具有积极的意义。从加强自我保健、加强体育锻炼、提高免疫功能、调节心理活动等多方面进行综合防治,争取亚健康向健康状态发展,防止疾病的发生。

二、病因学

病因学主要研究疾病发生的原因和条件。

(一)疾病发生的原因

疾病发生的原因简称病因。它是指引起疾病必不可少的、赋予该疾病特征的因素。病因种类很多,一般可归纳为以下几大类:

1. 生物性因素　生物性因素是最常见的致病因素。主要包括病原微生物(如细菌、病毒、真菌、立克次体、真菌等)和寄生虫。生物性因素的致病性取决于病原体的侵袭力、侵入量、毒力,并与机体的

笔记

防御功能密切相关。

2. 理化因素　物理因素包括机械力、温度、气压、噪声、电离辐射、紫外线等；化学因素包括强酸、强碱、化学毒物或动植物毒性物质（蛇毒、蕈毒）等。理化因素的致病性与其作用强度、部位和持续时间密切相关，而机体的防御功能对其影响不大。

3. 营养因素　糖类、蛋白质、脂肪、维生素、无机盐（钾、钠、钙、镁、磷、氯）、微量元素（铁、氟、硒、锰、锌、碘）以及膳食纤维素等是维持人体正常生命活动所必需的营养素，氧和水是维持生命活动的基本物质。这些物质的摄入不足或过度都可引起疾病。土壤缺碘可导致碘缺乏病；糖类、蛋白质和脂肪摄入不足可导致营养不良，摄入过剩可导致肥胖；维生素 D 和钙缺乏可引起小儿佝偻病和老年骨质疏松。

4. 遗传性因素　指生殖细胞基因突变或染色体畸变等导致遗传物质的异常，而且异常的遗传物质可传给子代。基因突变可导致相应蛋白质的结构和功能发生改变而引起疾病，如血友病、白化病等；染色体畸变可引起唐氏综合征，性染色体畸变可导致两性畸形等。某些遗传因素并不直接导致疾病，但可提高个体罹患某种疾病的风险，称遗传易感性，如糖尿病、高血压、肥胖。

5. 先天性因素　指能够损害胎儿发育的有害因素。由先天性因素引起的疾病称为先天性疾病，如孕妇感染风疹可导致胎儿罹患先天性心脏病。先天性疾病一般不会遗传，但也有部分先天性疾病可能存在遗传性。

6. 免疫因素　免疫反应过强、免疫缺陷或自身免疫反应等免疫因素均可对机体造成损害。异种血清蛋白、药物、食物、花粉等可引起超敏反应性疾病，如过敏性休克、支气管哮喘、荨麻疹等；机体对自身抗原发生免疫反应可引起自身免疫性疾病，如系统性红斑狼疮、类风湿性关节炎等；人类免疫缺陷病毒（HIV）感染后，破坏 T 淋巴细胞及其功能，引起获得性免疫缺陷综合征（AIDS）。

7. 精神、心理、社会因素　随着生物医学模式向生物-心理-社会医学模式转变，精神、心理、社会因素引起的疾病越来越受到重视。例如，应激性疾病、变态人格、心身疾病等疾病的发生过程体现了生物、精神、心理、社会因素的复杂联系。正确认识精神、心理、社会因素在疾病发生过程中的作用，有利于深入了解与合理防治疾病。

综上所述，疾病的原因多种多样，每种疾病都有病因，没有病因就不可能发生疾病。但目前很多疾病的病因尚不明确，随着医学科学的发展，更多疾病的病因终将阐明。在疾病发生发展过程中，病因的作用机制错综复杂，因此，对疾病病因的预防要具体分析和个性化防治。

（二）疾病发生的条件

疾病发生的条件是指能够影响疾病发生发展的各种体内外因素。条件本身虽不能直接引起疾病，但可以影响病因对机体的作用，促进或阻碍疾病的发生和发展。例如，营养不良、过度疲劳等都可削弱机体的抵抗能力，在正常状态下不足以导致发病的少量结核分枝杆菌就可能乘虚侵入机体，引起结核病；与此相反，充足的营养、良好的生活条件、适度的体育活动等，都能增强机体对病原微生物的抵抗力，此时即使有少量结核分枝杆菌侵入机体，也可能不发生结核病。因此在有些疾病的病因预防中，条件的作用是很重要的。

在疾病发生的条件中，能加强病因作用或促进疾病发生发展的因素称为诱因。如存在基础心脏疾病的病人出现肺部感染可诱发心力衰竭，存在基础心脏疾病是发生心力衰竭的原因，肺部感染促进了心力衰竭的发生，是心力衰竭的诱因；大量高蛋白饮食可引起肝硬化病人发生肝性脑病，肝硬化是肝性脑病的原因，而大量高蛋白饮食是肝性脑病的诱因。

有些因素与特定疾病的发生、发展明显相关，但又难以区分是疾病的病因还是条件，这类因素统称为某类疾病的危险因素。如高血压、高血脂、糖尿病、吸烟是动脉粥样硬化的危险因素。

疾病发生发展过程中，原因与条件是相对的。同一个因素对于某种疾病可能是病因，而对于另一种疾病就可能是条件，必须具体问题具体分析。如寒冷是发生上呼吸道感染的条件，但却是冻伤的病因。

三、发病学

笔记

研究疾病的发生发展规律和机制的科学称为发病学。不同疾病有其特定的发生机制和发展规律，但疾病的发生发展一般都包括损伤与抗损伤、因果转化、局部和整体三个方面的基本规律。

（一）损伤与抗损伤

损伤与抗损伤是疾病发生发展过程中的一对基本矛盾，贯穿于疾病的始终，是决定疾病发展的基本动力。双方力量的对比决定疾病的发展方向和结局。如烧伤，高温引起皮肤组织坏死、大量渗出引起循环血量减少和血压下降等变化均属损伤性变化；同时，机体也会启动一系列抗损伤反应，如白细胞增加、微动脉收缩、心率加快、心排出量增加等；如果损伤较轻，通过各种抗损伤反应和恰当的治疗，机体可恢复健康；反之，如果损伤较重，抗损伤反应无法抗衡损伤反应，也未得到及时有效的治疗，则病情恶化。

损伤和抗损伤反应通常具有两重性，并可相互转化。如外伤大失血时，血管收缩有利于维持血压和减少出血，对机体具有保护作用；但持续的血管收缩也会加重组织缺血缺氧，加重组织损伤和功能障碍。因此，正确认识疾病发生发展过程中的损伤和抗损伤因素，积极支持和加强抗损伤反应，对于疾病的防治具有重要的意义。

（二）因果转化

因果转化是指疾病发生发展过程中，原始病因作用于机体所产生的结果，又可作为病因引起新的后果。这种因果的相互转化常常促进疾病恶化，导致恶性循环。原因和结果之间的相互交替和相互转化，推动疾病的进展，甚至形成因果转化的恶性循环，使疾病进行性恶化。因此，采取医学干预手段阻断因果转化和恶性循环，才能使疾病向有利于康复的方向发展。失血性休克时，机体微循环障碍的恶性循环就是疾病发生发展过程中因果转化的典型案例（图 31-1）。

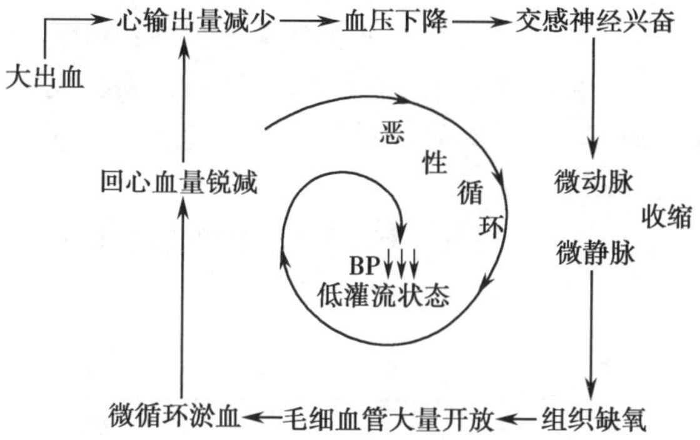

图 31-1　大出血时的恶性循环

（三）局部与整体

疾病可表现为局部变化或全身变化或二者兼有。在疾病发生发展过程中，存在局部与整体的辩证关系。局部病变可以通过神经或体液途径影响整体，而全身功能状态也可以通过神经或体液途径影响局部病变的发展。例如，皮肤发生局部感染（疖、痈）时，除引起红、肿、热、痛等局部炎症反应外，还可通过神经、体液途径引起白细胞计数升高、发热、寒战等全身性反应；如果感染者身体状态良好，并给予适当的抗感染治疗，则局部疖、痈可很快痊愈；反之，若感染者体质较弱、免疫力低下，又未适当治疗，则可能发展为脓毒血症等严重后果。因此，医务工作者应善于识别局部和整体病变之间的主从关系，抓住主要矛盾进行处理。

四、疾病的转归

转归是指疾病所呈现的发展趋向和结局。疾病的转归有康复和死亡两种，其走向取决于病因的类型、损伤的程度、损伤与抗损伤反应的力量对比以及是否得到及时有效的治疗。

1. 康复　康复（recovery）是疾病发展的良性结局。根据康复的程度，可分为完全康复和不完全康复。

（1）完全康复：指疾病时所发生的损伤性变化完全消失，机体的稳态调节恢复正常，机体的功能、代谢、形态完全恢复正常，临床症状和体征完全消失。有些感染性疾病（如天花），康复后机体还可以获得特异性的免疫能力。

（2）不完全康复：指疾病时的损伤变化得到控制，机体通过代偿可以维持正常生命活动，主要症状消失，但基本病理变化并未完全恢复，部分疾病可能会留有后遗症，如烧伤后的瘢痕等。

2. 死亡　死亡(death)是指机体作为一个整体功能的永久性停止，也是生命过程的最终结局。传统观点认为死亡是一个过程，包括濒死期、临床死亡期和生物学死亡期，以呼吸停止、心脏停搏和各种反射消失作为临床死亡的标志(心肺死亡模式)。

随着复苏技术的发展、器官移植的广泛应用，心肺死亡模式已不能满足临床伦理学需要，人们对死亡的概念和判定标准提出了新的认识。目前脑死亡的概念正在逐渐被人们接受和应用。脑死亡(brain death)是指全脑功能不可逆的永久性丧失，但并不意味着各组织器官同时死亡。

案　例

病人，男，60岁，胸骨后压榨性疼痛，伴恶心、呕吐2h。病人于2h前跑步时突感胸骨后疼痛，逐渐加重，压榨性，有濒死感。查体：T 37.5℃，P 106次/min，R 22次/min，BP 100/60mmHg，心电图显示：$V_2 \sim V_5$ST段抬高，T波高尖，QS波。在120抢救转运途中，病人呼吸、心跳停止，瞳孔散大固定，脑电波消失。

请问：

1. 病人最可能的死亡原因是什么？
2. 如何判断脑死亡？
3. 你如何与病人家属进行沟通？

判断脑死亡的标准：①自主呼吸停止；②不可逆性深度昏迷；③脑干反射消失；④脑电波消失；⑤脑血液循环完全停止。脑死亡须与"植物人"相鉴别，"植物人"是指大脑皮质功能严重受损导致主观意识丧失，但病人仍保留皮质下中枢功能的一种状态。"植物人"与脑死亡最重要的区别是仍能保持自主呼吸。

脑死亡概念的提出和标准的建立具有重要意义，可以及时中断徒劳无益的治疗，也有利于器官捐献和器官移植的发展。

本章小结

病理学与病理生理学是阐述疾病的发生、发展及转归规律的一门医学基础学科，在医学中具有重要的地位，活体组织学检查、细胞学检查和尸体剖验是其主要研究方法。健康、疾病、亚健康是不同的生命状态。健康不仅是没有疾病和病痛，而且在躯体上、精神上和社会适应上处于完好状态。疾病是指在一定病因作用下，机体自稳态调节紊乱而导致的异常生命活动过程。亚健康是介于健康与疾病之间生理功能低下的状态。病因学主要研究疾病发生的原因和条件，导致疾病发生的原因多种多样，没有病因就不可能发生疾病，但病因的作用受条件的影响，病因和条件在不同的疾病中可以相互转化。研究疾病发生发展规律和机制的科学称为发病学。疾病发生发展一般包括损伤与抗损伤、因果转化、局部与整体的辩证关系3方面的基本规律。疾病所呈现的发展趋向和结局称为疾病的转归，包括康复和死亡两种情况。死亡是指机体作为一个整体功能的永久性停止；脑死亡是指全脑功能不可逆的永久性丧失，脑死亡具有重要的临床意义。

(李宪孟)

扫一扫，测一测

笔记

思考题

1. 什么是病因？常见的原因分几类？
2. 什么是脑死亡？判断脑死亡的标准有哪些？

3102

思路解析

第三十二章　应激

学习目标

1. 掌握：应激和应激原的概念；应激的神经内分泌反应；应激性溃疡的发病机制。
2. 熟悉：应激的细胞体液反应；心理应激；原发性高血压与应激的关系。
3. 了解：应激时机体的代谢和功能变化。
4. 具有分析应激性变化的能力，预防应激性疾病的发生。
5. 能用应激的知识对应激性疾病进行健康教育和人文关怀。

第一节　应激与应激原

应激（stress）是指机体在受到一定强度的应激原（躯体或心理刺激）作用时，所出现的全身性非特异性适应反应，又称为应激反应。适度应激有利于机体在变化的环境中维持自身稳态，提高机体应对不利环境的能力；但过强或过长的应激，可导致器官功能障碍和代谢紊乱，产生身心疾病。

一、应激原

能够引起应激的刺激因素称为应激原（stressor）。应激原主要包括以下几种类型：

1. 机体外环境因素

（1）物理性：高温、寒冷、低氧、射线、噪声、电击、创伤等。

（2）化学性：酸、碱、各种毒素、毒气、过量药物、化学污染等。

（3）生物性：细菌、病毒、寄生虫等病原微生物及生物性毒素等。

2. 机体内环境因素　主要包括水电解质紊乱、酸碱平衡紊乱、心功能低下、心律失常、休克、发热、贫血等。

3. 心理、社会因素　主要包括恐怖环境、工作压力、家庭变故、社会变革、巨大灾难等。

二、应激反应的类型

根据应激原的种类、作用强度和时间，可将应激分为下列类型。

1. 躯体性应激和心理性应激　导致躯体性应激的应激原主要是外环境因素和内环境因素，如高温、寒冷、创伤、感染。而引发心理性应激的应激原主要是心理和社会因素，机体在遭受不良事件或主观感觉到压力和威胁时产生的一种伴有生理、行为和情绪改变的心理紧张状态。一些应激原既可引起躯体性应激，也可引起心理性应激，如严重创伤能使病人产生对残疾、治疗和预后的焦虑，引发心理性应激。

2. 急性应激和慢性应激 急性应激指机体受到突然刺激，如突发的天灾人祸、意外受伤等所致的应激。过强的急性应激原可诱发心脏性猝死、急性心肌梗死及精神障碍等。慢性应激由应激原长时间作用(如长期处于高负荷的学习和工作状态)所致。慢性应激可导致消瘦、影响生长发育，并可引起抑郁和高血压等疾病。

3. 生理性应激和病理性应激 生理性应激指适度的、持续时间不长的应激，如体育竞赛、适度的工作压力。这种应激可以促进机体的物质代谢，调动器官的储备能力，增强人的活力。病理性应激指由强烈的或作用持续时间过长的应激原(如大面积烧伤)导致的应激。这种应激除具有一定的防御代偿意义外，还可引起机体代谢紊乱和器官功能障碍而导致疾病。

第二节 应激的基本表现

应激涉及从整体到细胞多个层面的改变，其基本表现主要包括神经内分泌反应、细胞体液变化、心理性应激以及代谢和功能的变化。

一、应激的神经内分泌反应

应激时最重要的神经内分泌反应是交感-肾上腺髓质系统和下丘脑-垂体-肾上腺皮质系统的强烈兴奋。神经内分泌反应是应激状态下代谢和器官功能变化的基础。

(一) 交感-肾上腺髓质系统

交感-肾上腺髓质系统的强烈兴奋是应激时重要的神经内分泌反应，表现为血浆肾上腺素(epinephrine,E)和去甲肾上腺素(norepinephrine,NE)浓度迅速升高。在强烈应激时，血浆去甲肾上腺素可升高10~45倍，肾上腺素可升高4~6倍。

1. 防御作用 交感-肾上腺髓质系统兴奋所产生的防御作用：①加快心率、加强心肌收缩力、增加外周阻力，提高心排出量和血压；②扩张支气管，改善肺泡通气，以向血液提供更多的氧；③收缩皮肤、黏膜和腹腔脏器的血管，扩张冠状动脉和骨骼肌血管，调整血液重分布，保证心脏、脑和骨骼肌的血液供应；④促进糖原、脂肪分解，升高血糖，通过生物氧化以增加应激时机体对能量供应的需要。上述作用促使机体紧急动员，使机体处于一种唤起状态，有利于应对环境的剧烈变化。

2. 不利影响 交感-肾上腺髓质系统兴奋所致的不利影响：①收缩外周小血管，降低微循环灌流量，导致组织缺血、缺氧；②促进血小板聚集，阻碍小血管血流，加重组织缺血、缺氧；③增强组织代谢，消耗过多能量；④增强心脏活动，增加心肌耗氧量，加重心脏负担。

(二) 下丘脑-垂体-肾上腺皮质系统

下丘脑-垂体-肾上腺皮质系统(hypothalamic-pituitary-adrenal cortex system,HPA)兴奋对机体抵抗有害刺激起着极为重要的作用。应激时下丘脑的促肾上腺皮质激素释放激素(corticotropin releasing hormone,CRH)分泌增多。CRH是HPA轴激活的关键环节，能通过促进腺垂体分泌促肾上腺皮质激素(adrenocorticotropic hormone,ACTH)，使肾上腺皮质分泌糖皮质激素(glucocorticoid,GC)增多。糖皮质激素分泌增多是应激最重要的反应之一。正常成人每日分泌皮质醇25~37mg，应激时其分泌量明显增加。如外科手术导致的应激可使每日皮质醇的分泌量超过100mg。

1. 防御作用 糖皮质激素分泌增多对机体抵抗有害刺激具有极为重要的作用。①提高物质代谢：促进蛋白质分解及糖原异生，补充应激时的肝糖原储备，从而将血糖维持在高水平，保证重要器官充足的能量供应；保证儿茶酚胺及胰高血糖素的脂肪动员作用，增强机体的物质储备；②增强心血管功能：应激时，儿茶酚胺对心功能作用依赖高水平糖皮质激素支持，两者协同作用才能维持心血管功能的增强；③减轻组织细胞损伤：应激可导致细胞内稳态失衡，溶酶体膜破裂，糖皮质激素能稳定细胞膜及溶酶体膜，防止或减轻溶酶体酶对组织细胞的损害，对细胞发挥保护作用；④抑制中性粒细胞活化，抑制炎症介质和细胞因子的生成，具有抗炎、抑制免疫的自稳作用。

2. 不利影响 如果应激状态持续存在，血浆糖皮质激素水平长期异常升高，将对机体产生不利作用。①抑制免疫力：慢性应激时，高水平的糖皮质激素可抑制淋巴细胞增殖，抑制抗体和细胞因子产生，使机体整体免疫水平下降，易发生感染；②促进细胞凋亡：慢性应激引起高水平的糖皮质激素，可导致心、脑组织细胞凋亡，引起心功能损伤、海马记忆和认知功能障碍；③抑制内分泌系统：糖皮质激素水平的持续升高，抑制促性腺激素释放激素及黄体生成素分泌，从而导致性功能减退、月经失调、哺乳期妇女乳汁分泌减少等；抑制促甲状腺激素释放激素及促甲状腺激素分泌，使甲状腺素分泌减少，导致基础代谢水平紊乱；④生长发育迟缓：长期应激可使生长激素分泌减少，从而导致生长发育迟缓、伤口愈合不良等；⑤物质代谢异常：由于糖皮质激素对糖、脂肪、蛋白质代谢的作用，可出现高血脂、高血糖等变化，并参与形成胰岛素抵抗等；⑥行为改变：慢性应激时高水平的糖皮质激素有诱发抑郁症、异食癖及自杀倾向等的作用。

（三）中枢神经系统变化

中枢神经系统是应激反应的调控中心，机体对大多数应激原的感受都包含认知的因素。

中枢神经系统与应激关系最密切的部位包括：大脑皮质、边缘系统、杏仁体、海马、下丘脑、脑桥的蓝斑等。这些部位在应激时出现活跃的神经传导、神经递质和神经内分泌变化，并出现相应的功能改变。

（四）其他神经内分泌反应

1. β-内啡肽　β-内啡肽（β-endorphin）主要在腺垂体合成，也可在其他组织细胞合成。多种应激原（严重感染、休克、创伤）均可使其分泌明显增多，在应激反应的调控中发挥重要作用。血液β-内啡肽增高能抑制交感-肾上腺髓质系统和下丘脑-垂体-肾上腺皮质系统的活性，避免这两个系统在应激反应中过度兴奋。β-内啡肽具有很强的镇痛作用，可减轻创伤病人的疼痛及由此诱发的不良反应。

2. 胰高血糖素和胰岛素　应激时，交感神经兴奋，促进胰高血糖素分泌、抑制胰岛素的分泌或产生胰岛素抵抗，使血糖浓度明显升高，以满足机体在应激状态下对能量的需求。

3. 调节水盐平衡的激素　运动、情绪紧张、创伤、疼痛、手术等应激原可引起抗利尿激素（antidiuretic hormone，ADH）分泌增加；这些应激原也可引起交感-肾上腺髓质系统兴奋而使肾血管收缩，激活肾素-血管紧张素-醛固酮系统，使醛固酮分泌增加。增多的 ADH 和醛固酮可促进肾小管上皮细胞对水和钠的重吸收，减少尿量，从而有利于维持血容量。

二、应激的细胞体液变化

生物体在遭受明显的环境改变时能产生一系列适应性的变化，最终导致基因表达的改变，以增强细胞抗损伤能力和在不利环境下的生存能力，这种反应称为细胞应激。细胞应激是更为原始的应激反应；而高等生物细胞水平的应激受神经内分泌的调节，应激反应更复杂、更精细。细胞应激过程中，细胞内信号转导激活，相关基因表达增强，生成一系列应激相关蛋白质，如急性期蛋白、热休克蛋白、某些酶和细胞因子等，形成应激时的细胞体液变化。

（一）急性期反应和急性期蛋白

急性期反应（acute phase response，APR）是感染、创伤、烧伤、炎症等应激原诱发机体发生的快速防御反应，除表现为体温升高、血糖升高、补体增高、外周血白细胞增多等非特异性反应外，还表现为血浆中某些蛋白浓度迅速变化，这些蛋白称为急性期蛋白（acute phase protein，AP）。AP 属于分泌型蛋白，种类很多，主要由肝细胞合成。正常情况下 AP 血浆含量较低，应激时大多数 AP 含量增加，如 C 反应蛋白和血清淀粉样蛋白可增加 1 000 倍。也有某些蛋白含量降低，如清蛋白、运铁蛋白等，称负性 AP。重要的急性期蛋白见表 32-1。

急性期蛋白的主要生物学功能有：

1. 抑制蛋白酶活化　创伤、感染等引起的应激，体内蛋白水解酶增多，导致组织损伤。多种 AP 为蛋白酶抑制物，如 α_1-抗胰蛋白酶、α_1-抗糜蛋白酶等。血浆中 AP 增多可抑制蛋白酶的水解作用，发挥对组织的保护作用。

2. 抗感染、抗损伤　在感染、创伤等应激状态下，血浆 C 反应蛋白迅速增多，其增高程度常与炎症和组织损伤程度呈正相关，因此临床上常将 C 反应蛋白作为炎症性疾病活动的指标。C 反应蛋白可促进吞噬细胞的功能，增强机体抗感染能力。补体也具有抗感染作用，纤维连接蛋白能促进单核细胞的趋化性和吞噬能力。

笔记

表 32-1 急性期蛋白的基本构成

成 分	分子量	正常血浆浓度/($mg \cdot ml^{-1}$)	急性炎症时增加
C 反应蛋白	105 000	<8.0	>1 000 倍
血清淀粉样 A 蛋白	160 000	<10	>1 000 倍
α_1-酸性糖蛋白	4 000	0.6~1.2	2~3 倍
α_1-抗糜蛋白酶	68 000	0.3~0.6	2~3 倍
结合珠蛋白	100 000	0.5~2.0	2~3 倍
纤维蛋白原	340 000	2.0~4.0	2~3 倍
铜蓝蛋白	151 000	0.2~0.6	50%
补体成分 C3	180 000	0.75~1.65	50%

3. 参与凝血和纤溶　增加的凝血因子(凝血因子Ⅷ、纤维蛋白原)可在组织损伤早期促进凝血。纤维蛋白原在凝血酶作用下形成的纤维蛋白在炎症区构成网状物,有利于阻止病原体的扩散。增加的纤溶酶原在凝血后期能促进纤溶系统的激活,有利于纤维蛋白凝块的溶解。

4. 抑制自由基　铜蓝蛋白能活化超氧化物歧化酶(superoxide dismutase,SOD),故有清除氧自由基的作用。

(二)热休克反应和热休克蛋白

生物体在热刺激或其他应激原作用下所表现出的以基因表达改变和热休克蛋白生成增多为特征的反应,称为热休克反应(heat shock response,HSR),是最早发现的细胞应激。热休克蛋白(heat shock protein,HSP)是指在应激原特别是热应激作用下,新合成或合成增多的一组蛋白质。HSP 最初是从受热应激(从 25℃ 移到 30℃,30min)的果蝇唾液腺中发现的,故取名热休克蛋白。以后发现多种应激原(缺血、缺氧、细胞因子、酸中毒、创伤、感染等)均可诱导 HSP 增多,故 HSP 又称为应激蛋白。

1. 热休克蛋白基本组成　HSP 是生物体中普遍存在的一组高度保守的细胞内蛋白质。根据分子量分成若干个家族,如 HSP90、HSP70、HSP60、泛素等,每个亚家族可含有 1 个或多个成员。按其生成方式,HSP 可分为组成性和诱导性两种,前者存在于正常细胞内,后者由应激原诱导产生,在应激时表达明显增多。

2. 热休克蛋白的功能　HSP 能够帮助蛋白质正确的折叠(folding)、移位(translocation)、复性(renaturation)、降解(degradation),始终伴随着蛋白质代谢,因此被称为"分子伴侣"。

应激时不仅有多种新合成的蛋白质,还存在被应激原作用后变性的蛋白质,这些变性蛋白的疏水区域可暴露在分子表面,通过疏水基团的相互结合可使蛋白质聚集而失去活性。蛋白质聚集物可对细胞造成严重损伤。

热休克蛋白通过其羧基端的疏水区与新合成的尚未折叠的肽链或变性蛋白暴露的疏水区结合,帮助新合成的蛋白质正确折叠和运输;促进变性蛋白质复性,防止它们凝聚;而当蛋白质损害严重不能复性时,则协助蛋白酶系统对它们进行降解。HSP 可增强机体对多种应激原(热毒素、内毒素、病毒感染、心肌缺血等)的耐受能力,对细胞产生非特异性保护作用。

除热刺激导致的热应激外,其他能导致细胞应激的应激原有射线、紫外线、低氧、营养缺乏、温度变化、过量活性氧等。此外,感染细胞的病毒和细菌毒素、进入生物体的药物和毒物等也可导致细胞应激反应。

细胞发生氧化应激时,由于活性氧(reactive oxygen species,ROS)增多,ROS 可通过激活多条细胞内信号转导通路和转录因子,诱导超氧化物歧化酶、过氧化氢酶、谷胱甘肽过氧化物酶等具有灭活 ROS 功能酶的表达,从而清除 ROS,产生对细胞特异性的保护作用。

细胞的应激反应包括一系列高度有序的事件,如细胞对应激原的感知,应激原诱发的细胞内信号转导和激活特定转录因子,导致基因表达的改变,诱导多种特异性和非特异性的对细胞具有保护作用的蛋白表达;同时细胞内一些正常基因的表达受到抑制,以去除有害刺激,保护细胞防止损伤或修复

笔记

已发生的损伤。若细胞的损伤比较严重，则可通过诱导细胞凋亡或导致细胞死亡来清除损伤细胞，以维持内环境的稳定。

三、心理性应激

心理性应激是指机体在遭受不良事件或主观感觉到压力和威胁时产生的一种伴有生理、行为和情绪改变的心理紧张状态。导致人类心理性应激的应激原包括强烈的职业竞争、紧张快速的工作生活节奏、失业、人事纠纷、拥挤的生活环境、重大或突发的生活事件、社会动荡以及自然灾害等。

适度的心理性应激可导致积极的心理反应，提高个体的警觉水平，有利于集中注意力，提高判断和应对能力。但过度和长时间的刺激所致的严重心理应激或慢性心理应激则可导致不同程度的精神障碍，表现为焦虑、紧张、害怕、孤独、易怒、不合群、仇恨和沮丧，甚至出现抑郁、自闭和自杀倾向。

心理性应激还可改变人们相互之间的社会行为方式，使人的行为异常，出现敌意的、自私的或攻击性的倾向。如在激烈对抗的体育竞技性项目中，常可看到运动员的失控行为。

创伤后应激障碍（post-traumatic stress disorder，PTSD）是指受到剧烈的精神打击（残酷的战争、突发性的自然灾害、严重的创伤、被强暴或劫持、儿童长期遭受家庭虐待等）而引起的延迟出现或长期持续存在的心理和精神障碍，一般在遭受打击数周至数月后发病。个体以反复重现和体验先前的恐怖经历或目睹的应激场面为特征，表现为极度恐惧、痛苦和无助，并伴有情绪的易激惹和回避行为。

四、应激时机体的代谢和功能变化

应激时机体不仅出现一系列的生理反应，还会导致功能和代谢的改变，使机体迅速适应变化的内外环境，产生保护作用。

（一）代谢变化

应激时物质分解代谢增强、合成代谢减少。由于糖皮质激素、胰高血糖素等促进分解代谢的激素释放增多，而胰岛素分泌相对不足和组织细胞对胰岛素抵抗，引起糖、蛋白质和脂肪的分解代谢增强；促进糖原分解和糖异生，使血糖明显升高；脂肪分解增加，使游离的脂肪酸及酮体增加；同时蛋白质分解代谢增强，出现负氮平衡。

应激时高代谢率的防御意义在于为机体应付“紧急情况”提供足够的能量。但是如果应激持续时间过长，则病人会出现消瘦、体重下降。由于负氮平衡，蛋白质缺乏，病人会发生贫血，创面愈合延迟，抵抗力降低。因此对于严重的、持续时间长的应激反应病人，要注意补充营养物质和胰岛素。

（二）功能变化

1. 中枢神经系统　脑桥蓝斑的去甲肾上腺素神经元是交感-肾上腺髓质系统的中枢位点。应激时蓝斑去甲肾上腺素神经元被激活，血浆去甲肾上腺素水平增高，病人产生紧张、焦虑、愤怒等情绪反应。

下丘脑的室旁核是 HPA 轴的中枢位点，其分泌的 CRH 是应激反应的核心神经内分泌因素之一，其重要功能是调控应激时的情绪行为反应。适量的 CRH 增多可促进适应，使机体兴奋或有愉快感；但大量的 CRH 增多（特别是慢性应激）则造成适应机制的障碍，出现焦虑、抑郁、食欲降低和性欲减退等，这是重症慢性病人都会出现的共同表现。

2. 心血管系统　应激时交感-肾上腺髓质系统兴奋，儿茶酚胺分泌增多，引起心率加快、心肌收缩力增强、心排血量增加、总外周阻力增加、血压升高、血流重新分布等变化，以保证心、脑等重要器官供血需要。而当交感-肾上腺髓质系统过度兴奋时，可使冠状动脉痉挛，血流量减少，导致心肌缺血缺氧，影响心脏功能。

3. 消化系统　慢性应激时，消化系统的典型变化是食欲减退，严重病人可诱发神经性厌食症。食欲减退与 CRH 分泌增多有关。部分病人可出现进食增加，成为肥胖症的诱因。应激时还可发生胃肠运动的改变，儿童在情绪紧张时可出现胃部不适；某些个体心理应激可诱发肠平滑肌的收缩、痉挛，出现便意、腹痛、腹泻。

肠易激综合征（irritable bowel syndrome，IBS）是一种以腹痛或腹部不适伴排便异常为特征的肠功能紊乱性综合征，其发生与心理性应激密切相关，是经典的心身疾病之一。该病以 20～50 岁发病者居

笔记

多,女性多于男性。临床上主要表现为慢性和反复发作的腹痛、腹胀、腹鸣、便秘和腹泻等症状,但没有肠道明显的形态和生化方面异常。

4. 免疫系统 急性应激时,外周血吞噬细胞增多,补体、C反应蛋白等非特异性感染的急性期蛋白升高,可使免疫功能增强。但是,慢性应激和长时间的心理应激可导致免疫功能下降,对感染的抵抗力下降,可促进肿瘤的发生和发展。

5. 血液系统 急性损伤性应激时,外周血白细胞数量增多,血小板数量增多,黏附力增强,纤维蛋白原浓度升高,凝血因子Ⅴ、凝血因子Ⅷ、血浆纤溶酶原等浓度也升高。血液表现出非特异性抗感染能力和凝血能力增强,血液黏度增加,红细胞沉降率加快等。这些改变既有抗感染、抗损伤出血的有利方面,也有促进血栓、DIC发生的不利方面。

第三节 应激与疾病

应激是机体在受到应激原刺激时产生的非特异性保护性反应。但是如果应激反应过强或反应时间过长,都可导致器官的功能紊乱,从而发生疾病。

应激不仅是某些疾病的病因,还是多种疾病发生发展的重要参与因素,75%~90%的人类疾病与应激有关。通常将由应激直接引起的疾病称为应激性疾病,如应激性溃疡;由应激诱发或加重的疾病称为应激相关性疾病,如原发性高血压等。

一、应激性溃疡

应激性溃疡(stress ulcer)是一种典型的应激性疾病,机体在遭受严重应激(如严重创伤、大手术、重病等)情况下,出现胃、十二指肠黏膜的急性损伤,主要表现为胃、十二指肠黏膜的糜烂、溃疡、出血等。病变常表浅,少数溃疡可较深或穿孔。当溃疡侵蚀大血管时,可引起大出血。重伤重病时应激性溃疡发病率相当高,可达75%~100%。

应激性溃疡的发生与下列因素有关:

1. 胃黏膜缺血 这是应激性溃疡形成的最基本条件。由于应激时交感-肾上腺髓质系统兴奋,儿茶酚胺分泌增多,胃肠血管收缩,血流量减少,胃肠黏膜缺血缺氧可造成黏膜损伤,这是应激时胃肠黏膜出现糜烂、溃疡、出血的基本原因。

2. 黏膜屏障功能降低 黏膜缺血使上皮细胞能量不足,不能产生足量的碳酸氢盐和黏液;而糖皮质激素可使盐酸和胃蛋白酶的分泌增加,胃肠黏液分泌减少;上述变化使黏膜上皮表面的黏膜屏障破坏,胃酸和胃蛋白酶造成局部黏膜上皮的损害。

在胃肠黏膜血流灌注良好的情况下,反向弥散至黏膜内的过量H^+可被血流中的HCO_3^-中和或被运走,从而防止H^+对局部细胞的损害。在创伤、休克等应激状态下,胃黏膜血流量减少,胃腔内的H^+顺浓度差进入黏膜,不能被血液HCO_3^-中和或及时运走,使H^+在黏膜内积聚而造成损伤。胃腔内H^+向黏膜内的反向弥散是应激性溃疡形成的必要条件。

3. 糖皮质激素的作用 应激时,糖皮质激素增多一方面可以抑制胃黏液的合成和分泌,另一方面也可减少胃肠黏膜蛋白质的合成,抑制黏膜上皮的修复能力,使黏膜屏障减弱。

4. 其他因素 胆汁逆流可损伤黏膜的屏障功能,使黏膜通透性升高,H^+反向流入黏膜增多。损伤性应激时,氧自由基对黏膜上皮的损害也与应激性溃疡的发生有关。

二、免疫功能障碍

应激可诱发自身免疫性疾病。许多自身免疫性疾病如类风湿关节炎、系统性红斑狼疮都与心理性应激因素密切相关,严重的心理应激常可诱发这些疾病的急性发作。慢性应激时,病人免疫力降低,易患各种感染性疾病。严重的精神创伤易导致免疫功能减弱,可能由于HPA轴的持续兴奋,糖皮质激素过多所致。

三、心血管疾病

应激与心血管疾病关系密切。强烈的应激以及长时间心理性应激可对心血管系统产生不利影

笔记

响,促进心血管疾病的发生和发展。

1. 原发性高血压　过度的脑力工作负荷、持续紧张、长期精神刺激、烦恼、焦虑等可使心理处于长期紧张状态,从而促使高血压的发病和发展。应激时,交感-肾上腺髓质系统兴奋,儿茶酚胺分泌增多,引起外周小血管收缩;醛固酮和抗利尿激素增多,引起钠水潴留,血容量增加;糖皮质激素增多使平滑肌细胞敏感性增高。这些都是导致原发性高血压发生的重要因素。

2. 心肌梗死　心理刺激是冠心病发生、加重和复发的重要诱因。工作不稳定、过度紧张和劳累也能促进与加重冠状动脉粥样硬化。应激时交感-肾上腺髓质系统过度兴奋,儿茶酚胺持续升高,引起冠状动脉痉挛,血液黏滞度增加,血小板数量增多,促进受损血管处的血栓形成,可引起急性心肌缺血及心肌梗死。1/3~1/2 的冠心病病人发病前有不同程度的应激,以情绪激动、心理紧张及体力劳动最为多见。

3. 心律失常和心脏性猝死　心律失常的发生与强烈的情绪性应激或心理应激密切相关。交感-肾上腺髓质系统的强烈兴奋,应激负荷过强使心血管反应过于激烈,会导致心肌纤维断裂,心肌细胞功能损伤或坏死,并引起外周血管强烈收缩,冠状动脉痉挛,使心肌缺血更为严重。在冠状动脉粥样硬化的基础上,应激可引起心肌电活动异常,降低心室纤颤的阈值,诱发心律失常,特别是诱发致死性心室纤颤,导致心脏性猝死。有学者认为,心血管疾病是第一位的应激性疾病。

本章小结

应激是机体在受到一定程度的内外环境因素及社会心理因素刺激时所出现的全身性非特异性适应反应。应激时神经-内分泌反应主要包括交感-肾上腺髓质系统和下丘脑-垂体-肾上腺皮质系统兴奋,分别释放儿茶酚胺和糖皮质激素,产生一系列防御反应和不利影响。急性期反应时,血浆某些蛋白质浓度可发生迅速变化,这些蛋白质称为急性期蛋白,它能减少组织损伤、清除坏死组织。热休克蛋白的主要功能是帮助蛋白质折叠、移位、复性、降解,进而形成正常的空间构象。应激时机体分解代谢增强,合成代谢减少,可引起心肌缺血、食欲减退等功能变化。机体在遭受各种严重应激的情况下,出现胃、十二指肠黏膜的急性损伤,形成应激性溃疡;其发生机制主要包括胃黏膜缺血,H^+向胃黏膜内反向弥散等。应激可诱发类风湿关节炎、系统性红斑狼疮等自身免疫性疾病,慢性应激可降低病人的免疫能力。强烈的应激以及长时间心理性应激可对心血管系统产生不利影响,促进原发性高血压、心肌梗死和心律失常等心血管疾病的发生和发展。

（李宪孟）

3201

扫一扫,测一测

思考题

1. 什么是应激？应激分为哪些类型？
2. 应激时,交感-肾上腺髓质系统有什么变化？具有什么防御作用？
3. 何为急性期蛋白？其主要功能是什么？

3202

思路解析

笔记

第三十三章 细胞和组织的适应、损伤与修复

33章 PPT

学习目标

1. 掌握：变性、细胞水肿、脂肪变、再生、肉芽组织、创伤愈合的概念；肉芽组织的形态特点和功能；一、二期创伤愈合的特点。
2. 熟悉：常见变性、坏死的类型及病理变化；骨折愈合过程。
3. 了解：细胞、组织的适应类型；各种组织的再生能力、再生过程及特点；影响再生与修复的因素。
4. 学会观察肉芽组织的形态结构。
5. 能针对创伤愈合和骨折愈合有一定的健康指导能力。

在生命活动过程中，机体不断地受到内、外环境变化的刺激。机体通过自身的反应和调节机制产生适应性变化，以保证细胞得以存活。当刺激强度超过一定界限则会成为致病因素，造成损伤性变化。如致病因素程度轻微，作用缓慢，持续时间短暂，细胞可通过自身调节获得适应而不发生损害；如致病因素强烈和（或）自身调节能力降低，轻则出现可逆性损伤，即变性；重则导致不可逆性损伤，即细胞死亡。组织损伤后，机体会对损伤进行结构和功能的修复。

第一节 细胞和组织的适应

适应（adaptation）指细胞和组织对于内、外环境中各种有害因子的刺激而产生的非损伤性应答反应。适应的目的是使自身在新的环境中得以生存。在形态上常表现为萎缩、肥大、增生和化生。

一、萎缩

发育正常的细胞、组织或器官体积缩小称为萎缩（atrophy）。常由于血液及营养物质供应不足、神经或内分泌刺激减少等引起。组织器官的未发育或发育不全不属于萎缩。萎缩细胞的代谢和功能常降低。

萎缩分为生理性萎缩和病理性萎缩。生理性萎缩是当机体发育到一定阶段，一些组织和器官开始萎缩。常与年龄有关，如青春期后的胸腺萎缩，更年期后的子宫和卵巢萎缩，老年人心、脑、肝等器官的萎缩。病理性萎缩根据其发生原因分为：

1. 营养不良性萎缩 见于长期营养不良、慢性消耗性疾病及恶性肿瘤病人晚期引起蛋白质等营养物质摄入不足或过度消耗导致的全身肌肉萎缩；由于局部缺血引起氧和营养物质供应不足所致局部萎缩，如脑动脉粥样硬化使其管腔狭窄，脑组织供血不足，出现脑萎缩（图 33-1）。

2. 失用性萎缩 因组织器官长期不运动导致功能代谢降低引起，如长期卧床病人的下肢肌肉萎缩。

3. 神经性萎缩 当运动神经元或轴突损害时，可引起效应器萎缩。如脊髓灰质炎病人因脊髓前

笔记

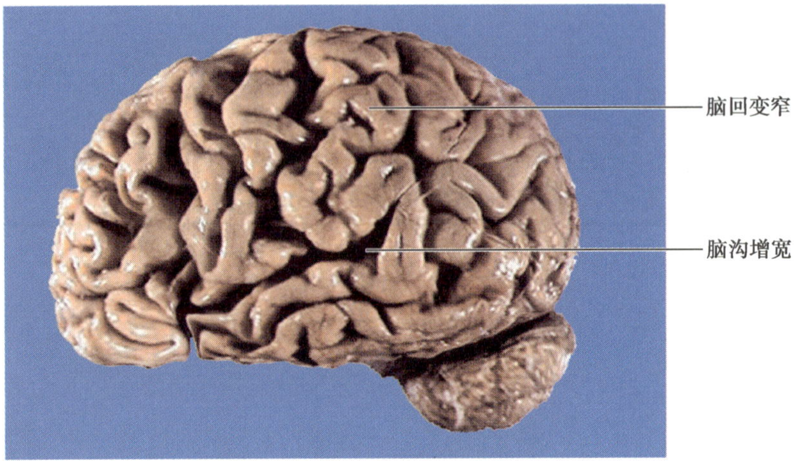

图 33-1 脑萎缩

角运动神经元损伤而引起所支配的下肢肌肉明显萎缩。

4. 压迫性萎缩 组织器官长期受压可导致萎缩。如尿路梗阻引起的肾盂积水可压迫肾实质造成萎缩。

5. 内分泌性萎缩 由于内分泌腺功能下降，引起靶器官萎缩，如垂体功能低下引起的肾上腺、甲状腺、性腺等器官的萎缩。

萎缩的器官体积缩小，重量减轻，色泽变深，包膜皱缩，表面血管迂曲（如心脏萎缩时的冠状动脉迂曲）。整个器官可呈棕褐色，故又称褐色萎缩（brown atrophy）。镜下可见实质细胞的数量较正常组织明显减少，体积明显缩小，胞质内可见棕褐色的脂褐素颗粒（未被消化的细胞器残片）。萎缩一般是可逆性改变。轻度的萎缩，及早祛除病因可恢复正常，但持续性萎缩可引起细胞死亡。

二、肥大

细胞、组织或器官体积的增大称为肥大（hypertrophy）。细胞肥大的物质基础是胞质内细胞器数量增多、蛋白合成增加和 DNA 含量增加。常伴有功能增强。

肥大分为生理性肥大和病理性肥大两种类型。

1. 生理性肥大 在生理情况下，为了满足组织、器官的生理需要和代谢增强而产生，如体力劳动者和运动员发达的骨骼肌、妊娠期的子宫肥大、哺乳期的乳腺肥大等。

3301
图片：心肌肥大

2. 病理性肥大 由各种致病因素引起。如高血压时左心室的压力负荷增加引起的心肌肥大、一侧肾切除后对侧肾脏的肥大，这种肥大是因组织、器官的功能负荷增加所致，故又称代偿性肥大；如垂体生长激素腺瘤引起生长激素分泌增多导致肢端肥大，这种肥大是因某种激素分泌过多作用于效应器官所致，又称内分泌性肥大。

三、增生

组织、器官的实质细胞数量增多称为增生（hyperplasia）。增生是某些原因刺激细胞分裂能力增强的结果，常常和肥大伴随发生。

增生可分为生理性增生和病理性增生。

1. 生理性增生 分为代偿性增生和激素性增生。肝部分切除后，剩余的肝细胞即可增生，使肝脏恢复正常的体积，此为代偿性增生。妊娠期子宫和乳腺的增生则为激素性增生。

2. 病理性增生 在致病因素刺激下产生的增生。

（1）内分泌性增生：由于内分泌异常而引起靶细胞的增生。如雌激素过多引起的子宫内膜增生；雄激素过多导致的前列腺增生；肝硬化时雌激素灭活障碍引起男性乳房发育。

（2）再生性增生：组织损伤后，由健康细胞增生进行修复。如病毒性肝炎时肝细胞变性坏死后残存肝细胞的增生。

笔记

（3）代偿性增生：组织、器官因功能负荷增加而产生的增生。如一侧肾脏切除后，对侧肾脏发生的增生。

在刺激因素消除后,增生可以停止。但某些病理性增生持续存在则可发展为肿瘤。

四、化生

化生(metaplasia)指由一种分化成熟的细胞取代另一种分化成熟细胞的过程。化生并非是分化成熟细胞的直接转变,而是由具有分裂增殖能力的未分化细胞或干细胞分化的结果。化生只能在同源细胞间进行,即上皮细胞之间或间叶细胞之间。

(一)上皮组织化生

1. 鳞状上皮化生 最常见,如慢性支气管炎时,该处黏膜长期受到化学性或炎症性损伤会出现化生,原有的假复层纤毛柱状上皮转化为对外环境刺激抵抗能力较强的鳞状上皮。

2. 肠上皮化生 常发生于慢性萎缩性胃炎。由于慢性炎症的刺激,可使部分胃黏膜的未分化细胞再生、转化为含有大量杯状细胞、帕内特细胞的肠型黏膜上皮(图 33-2)。

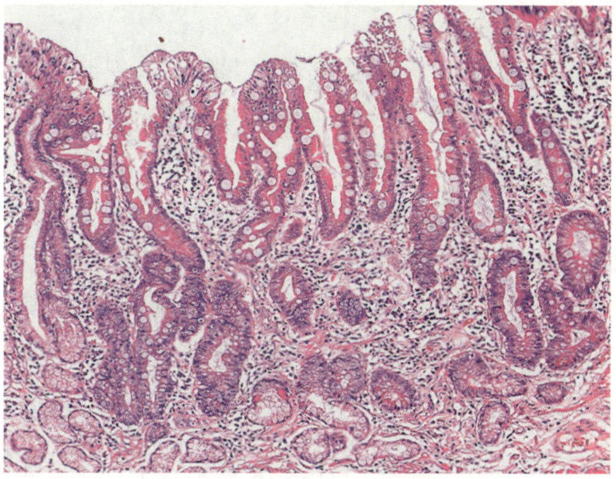
图 33-2 肠上皮化生

3302
图片:肘关节骨化性肌炎

(二)间叶组织化生

结缔组织或肌肉反复外伤可使肌间纤维组织增生并化生为骨组织。

化生虽然是机体对不良刺激产生的适应改变,具有一定的保护作用,但同时也丧失了其原有组织的功能,常对机体产生不利的影响,如支气管上皮鳞状上皮化生后,对慢性刺激有较强的抵抗能力,但丧失了纤毛,导致自净功能下降,易感染,还可能发展为鳞癌。胃黏膜的肠上皮化生可进展为胃癌。

第二节 细胞可逆性损伤

当内外因素的刺激作用超过了组织细胞的承受能力时,组织和细胞即可发生损伤。组织细胞损伤的程度与刺激因素的强度和持续时间有关。轻者表现为可逆性损伤,去除病因后可逐渐恢复正常。

可逆性损伤,又称变性(degeneration),是指由于物质代谢障碍,在细胞或间质中出现异常物质或原有正常物质异常蓄积的现象,多伴有不同程度的功能障碍。变性是一种可逆性病变,病因及时消除后可以恢复正常,严重的细胞变性则发展为坏死。常见的变性有以下类型:

一、细胞水肿

细胞内水分异常增多称为细胞水肿(cellular swelling),又称水样变性(hydropic degeneration)。好发于心肌细胞、肝细胞、肾小管上皮细胞等。

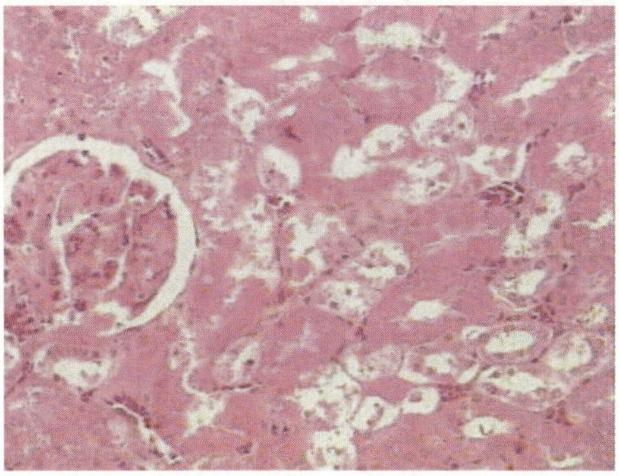
图 33-3 肾小管上皮细胞水肿

1. 原因 缺氧、高热、电离辐射及感染等可损伤细胞线粒体,ATP 生成减少,细胞膜上的钠泵功能降低,造成细胞内 Na^{+}和水的积聚而形成细胞水肿。

2. 病理变化 肉眼观,病变的器官体积增大,重量增加,包膜紧张,边缘外翻,颜色变淡,失去正常光泽。光镜下见细胞肿大,胞质内出现红染的颗粒状物质(图 33-3),电镜观察红染的颗粒状物质为肿胀的内质网和线粒体。若水、钠进一步积聚,胞质逐渐变得疏松、淡染,严重者胞质透明呈空泡状,细胞变大、变圆,似气球状,称为气

笔记

球样变。

3. 结局　水肿细胞功能常常降低。如心肌细胞水肿可致心肌收缩力下降。细胞水肿是一种可逆性损伤，轻度细胞水肿去除病因后可恢复正常，但病因持续存在时可发展为细胞死亡。

二、脂肪变

甘油三酯蓄积于非脂肪细胞的胞质中，称为脂肪变（fatty change）。常发生于肝、心、肾等实质器官。

1. 原因　常由于感染、酗酒、中毒、缺氧、营养不良及糖尿病等造成脂肪在体内的氧化、利用或转运异常所致。

2. 病理变化　肉眼观，受累器官体积肿大，边缘变钝，颜色淡黄，切面触之有油腻感。光镜下见脂肪变的细胞质中出现大小不等的脂滴。大的脂滴可将细胞核挤压到一侧。在石蜡切片中，脂滴被有机溶剂溶解，脂滴呈空泡状（图33-4）。在冷冻切片中，脂质性染料苏丹Ⅲ可使脂滴染成橘红色或锇酸染色将其染成黑色。心肌脂肪变常累及左心室内膜下和乳头肌部位，脂肪变的心肌呈黄色，与正常的红色心肌相间排列，状似虎皮斑纹，故称“虎斑心”。慢性肝淤血时，脂肪变首先出现在肝小叶中央区；磷中毒时，肝小叶周边肝细胞常首先受累。

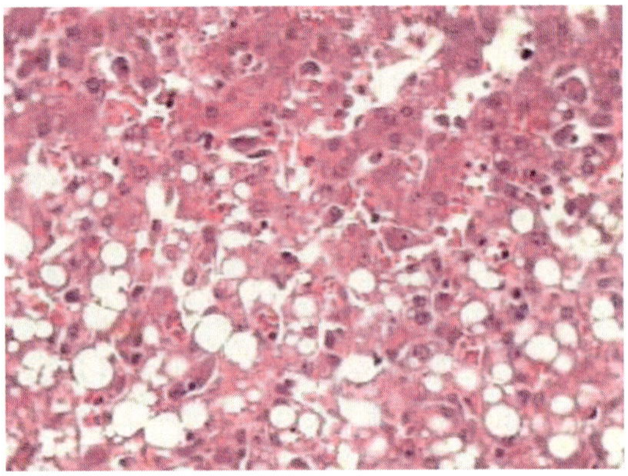

图33-4　肝细胞脂肪变

3. 影响及结局　轻、中度脂肪变在病因消除后可逐渐恢复正常；重度脂肪变可导致功能障碍。如严重的肝脂肪变可使肝细胞逐渐坏死、纤维组织增生，进而发展为肝硬化。

三、玻璃样变

玻璃样变指细胞内或间质出现半透明、均质红染的玻璃样物质，在HE染色切片呈均质性红染，又称为透明变性（hyaline degeneration）。常见于结缔组织、血管壁和细胞内。

1. 纤维结缔组织玻璃样变　常见于生理性或病理性结缔组织增生时，是胶原纤维老化的表现。其特点是增生的胶原纤维增粗，胶原蛋白发生交联、融合、变性，其间少有血管和纤维细胞。肉眼观呈灰白色、质韧、半透明、缺乏弹性。

2. 血管壁玻璃样变　常见于高血压病病人肾、脑、脾等处的细动脉。由于细动脉持续痉挛，使动脉内膜受损，通透性增加，血浆蛋白渗入内膜，形成均质红染的无结构物质，造成细动脉管壁增厚、管腔狭窄甚至闭塞（图33-5）。

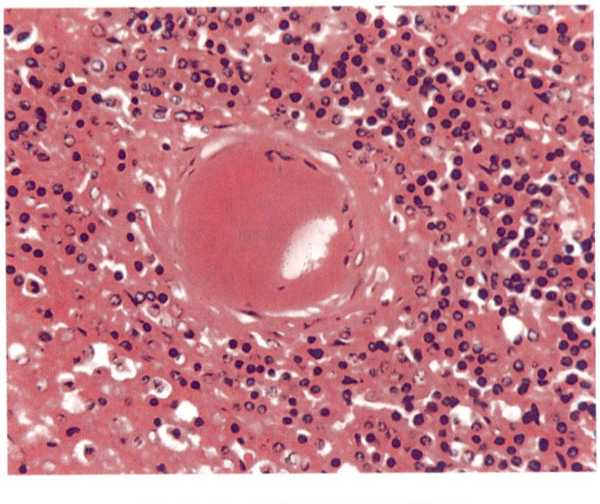

图33-5　脾细动脉玻璃样变

3. 细胞内玻璃样变　通常为均匀红染的圆形小体，位于细胞质内。如肾脏疾病时出现大量蛋白尿，肾近曲小管上皮细胞重吸收蛋白，在胞质内形成玻璃样小滴；慢性炎症时，浆细胞粗面内质网中蓄积的免疫球蛋白形成Rusell小体；酒精性肝炎时，肝细胞胞质中间丝前角蛋白变性形成Mallory小体。

四、病理性色素沉着

病理性色素沉着（pathological pigmentation）是指在细胞和组织内有异常的色素蓄积。沉积的色素分为外源性和内源性两类。外源性色素

笔记

主要来自体外，如肺内的炭尘沉积。内源性色素主要有含铁血黄素、胆红素、脂褐素、黑色素等。

1. 含铁血黄素　是由血红蛋白降解产生的铁蛋白微粒聚集而形成的棕褐色颗粒，常见于组织的陈旧性出血病灶和大量溶血病人的脾、骨髓等处。左心衰竭时，肺泡腔内漏出的红细胞被巨噬细胞吞噬后，含铁血黄素沉积在巨噬细胞胞质中，称为"心衰细胞"。

3303

组图：病理性色素沉着

2. 胆红素　由血红蛋白衍生而来，是正常胆汁的主要色素。在胆道梗阻或某些肝疾病时，血中胆红素过多，可将组织染成黄色，称为黄疸。

3. 脂褐素　是细胞自噬溶酶体内未被消化的细胞器碎片残体形成的黄褐色细颗粒。在老年人和慢性消耗性疾病病人萎缩的心肌细胞核周围出现大量黄褐色的脂褐素，故有消耗性色素之称。

4. 黑色素　是黑色素细胞内酪氨酸氧化、聚合而成的黑褐色颗粒。存在于正常人的皮肤、毛发、虹膜、眼脉络膜。局部黑色素增多会形成色素痣或黑色素瘤。肾上腺皮质功能低下的 Addison 病病人，黑色素异常增多，沉积在全身皮肤、黏膜等处。

五、病理性钙化

病理性钙化（pathological calcification）是指除骨、牙齿之外的其他组织固态钙盐的沉积。沉积的钙盐主要成分是磷酸钙和碳酸钙。钙化物肉眼观呈灰白色，质硬如砂石状，HE 染色呈蓝色颗粒状。

1. 营养不良性钙化　钙盐沉积于坏死组织或异物中，但体内钙、磷代谢正常。见于结核病的坏死灶、脂肪坏死灶、动脉粥样硬化斑块等，可能与局部碱性磷酸酶增多有关。

2. 转移性钙化　由于全身钙、磷代谢失调而致钙盐沉积于正常组织内。主要见于维生素 D 摄入过多、甲状旁腺功能亢进及某些骨肿瘤。

第三节　细 胞 死 亡

案　例

病人，男，69 岁，既往有高血压病史 20 年。尸检见：左、右冠状动脉粥样硬化，以冠状动脉前降左支最为严重，左心室壁厚 1.5cm，有苍白色病灶。镜下见大片心肌细胞核溶解消失，胞质均质红染，病灶周围部分心肌细胞体积增大，染色变深，部分心肌细胞体积缩小，核周有褐色颗粒样物。心肌间质脂肪组织丰富，由心外膜伸入至心肌细胞间。脾小体中央动脉和肾入球小动脉管壁增厚、均匀粉染，管腔狭窄。

请问：

1. 该病人的诊断是什么？
2. 病人的心脏、脾和肾发生了哪些基本病变？

当细胞受到严重损伤时，可发生代谢停止、功能丧失和结构破坏，称不可逆性损伤，即细胞死亡。细胞死亡分为坏死和凋亡。

一、坏死

活体内局部细胞、组织的死亡并出现形态改变称为坏死（necrosis）。多数坏死由可逆性损伤发展而来，也可由严重的损伤直接导致。坏死的组织和细胞代谢停止、功能丧失，细胞内的物质漏出到细胞外，引起周围组织的炎症反应。

3304

动画：细胞坏死时细胞核的变化

（一）病理变化

由于坏死细胞内蛋白质变性或被其自身的溶酶体酶消化，可使其出现形态学改变。细胞坏死几小时后，在光镜下就可以见到这些改变。

1. 细胞核的变化　细胞核变化是细胞坏死的主要形态学标志，表现为：

（1）核固缩：细胞核内水分脱失使染色质浓缩，染色加深，核体积缩小。

（2）核碎裂：核膜破裂，染色质崩解为小碎片，分散于细胞质中。

笔记

（3）核溶解：在 DNA 水解酶的作用下，染色质的 DNA 及核蛋白被分解，失去对碱性染料的亲和力，染色变淡，仅可见到核的轮廓（图 33-6）。

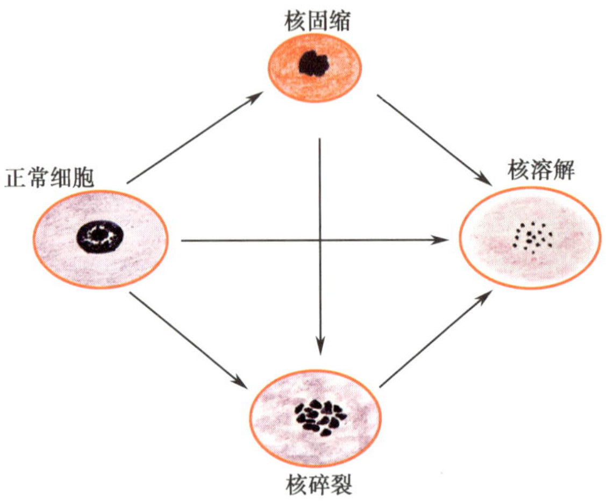

图 33-6　细胞坏死时细胞核的变化

2. 细胞质的改变　坏死时除了核的改变外，细胞质和间质也有变化。胞质中嗜碱性核糖体减少或消失，胞质嗜酸性增强，使胞质红染，同时胞质的超微结构破坏。进一步发展可致细胞膜破裂，整个细胞完全溶解、消失。

间质的变化：在多种水解酶的作用下基质崩解，胶原纤维肿胀、断裂、崩解或液化。最终坏死细胞和崩解的间质融合成一片模糊、无结构的红染物质。

坏死组织又称为失活组织，其特点为：①色泽污秽，无光泽；②无正常血供而温度降低；③失去正常弹性；④无血管搏动；⑤失去正常感觉及运动功能。一旦发现应及时切除。

（二）坏死类型

因坏死的原因和坏死灶的形态特点不同，坏死分为四种类型：

1. 凝固性坏死（coagulation necrosis）　坏死组织由于水分脱失，蛋白凝固，形成灰黄色、干燥坚实的凝固体，称为凝固性坏死。多见于心脏、脾、肾等器官的缺血性坏死。肉眼观，坏死灶灰黄或灰白色，质地较硬，与健康组织之间形成明显的暗红色出血带。镜下见坏死灶内的细胞出现核固缩、核碎裂、核溶解，胞质红染，可见原有组织的轮廓。

结核病时，坏死区呈淡黄色，切面均匀、细腻，类似奶酪，称为干酪样坏死（caseous necrosis）。干酪样坏死是凝固性坏死的特殊类型。镜下为无结构、红染、颗粒状物质。

2. 液化性坏死（liquefactive necrosis）　细胞坏死后，由于组织内多种酶作用，坏死组织酶性水解而呈液态，称为液化性坏死。脑组织含磷脂较多而蛋白质含量少，发生坏死时脑组织液化变软，故又称脑软化。化脓性炎症时，由于浸润的中性粒细胞释放出大量蛋白水解酶，可使坏死组织溶解液化形成脓液。急性胰腺炎时，大量胰酶外逸，引起胰腺周围的脂肪组织分解液化。

3. 纤维素样坏死（fibrinoid necrosis）　间质结缔组织或小血管壁的胶原纤维肿胀、断裂、崩解为强嗜酸性的颗粒状、小片状或细丝状类似纤维素的物质，称为纤维素样坏死。常见于风湿病、结节性多动脉炎、急进性高血压等。

4. 坏疽（gangrene）　大块组织坏死并继发腐败菌感染，称为坏疽。腐败菌分解坏死组织产生硫化氢，与红细胞血红蛋白中的铁结合形成硫化铁，使坏死组织呈黑褐色，常有恶臭。根据发生原因及形态特点的不同，坏疽分为三种类型，即干性坏疽（图 33-7）、湿性坏疽和气性坏疽（表 33-1）。

（三）坏死的结局

1. 溶解吸收　较小的坏死组织可被坏死细胞及中性粒细胞释放的水解酶分解、液化，然后经淋巴管或血管吸收，不能吸收的组织残片由巨噬细胞吞噬清除。

2. 分离排出　坏死灶范围较大难以完全吸收时，其周围出现充血、出血、中性粒细胞浸润等炎症反应，使坏死灶边缘分解、液化，与健康组织分离。发生在皮肤、黏膜的坏死组织会脱落，在局部留下缺损，浅者称为糜烂，深者称为溃疡（ulcer）；深部组织坏死后形成开口于皮肤或黏膜表面的盲管称为窦道

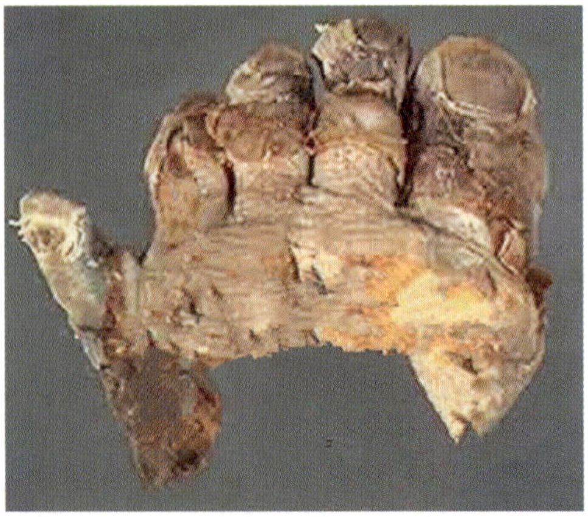

图 33-7　脚趾的干性坏疽

笔记

(sinus),体表与空腔器官之间或空腔器官之间形成的两端开口的通道称为瘘管(fistula);肺、肾等内脏器官的坏死物通过自然管道(如支气管、输尿管)排出,所残留的空腔,称为空洞(cavity)。

表 33-1　干性坏疽、湿性坏疽、气性坏疽的特点

	干性坏疽	湿性坏疽	气性坏疽
好发部位	四肢末端	肺、肠、子宫、阑尾	肌肉
原因	动脉受阻,静脉回流正常	动脉阻塞,同时静脉回流受阻	深达肌肉的开放性创伤合并厌氧菌感染
形态特点	干燥、皱缩、黑褐色、与周围正常组织分界清楚,臭味轻	肿胀、蓝绿色或污黑色、与周围正常组织分界不清,恶臭	肿胀、蜂窝状,污秽、奇臭,触之捻发感
危害	病变进展缓慢,全身中毒症状轻	病变进展较快,全身中毒症状严重	病变发展迅速,中毒症状明显,可发生中毒性休克

3. 机化或包裹　坏死组织范围较大、不能溶解吸收或脱落排出时,由肉芽组织长入逐渐取代坏死组织,最后形成纤维瘢痕,称为机化(organization)。如坏死灶较大不能完全机化时,周围肉芽组织增生形成纤维组织将其包绕,称为包裹(encapsulation)。

4. 钙化　某些陈旧的坏死组织中可有钙盐沉积,称为钙化。

二、凋亡

凋亡(apoptosis)是指活体内细胞发生由基因调控的主动而有序的死亡过程,又称程序性死亡(programmed cell death,PCD)。一般表现为单个细胞的死亡,不伴有炎症反应。

图片:细胞凋亡

1. 细胞凋亡的意义　凋亡普遍存在于生物界,是多细胞动物中存在的一种高度保守现象,在生理状态和病理状态下均能见到,对维持机体正常生理功能和自身稳定非常重要。如胚胎时期的指(趾)的形成、衰老和变异细胞的清除等。细胞凋亡也与许多疾病的发生、发展密切相关,如胚胎发育过程中某些细胞的凋亡异常可导致器官畸形;基因变异细胞不能及时凋亡则导致肿瘤形成等。

2. 细胞凋亡的形态特点　电镜下,细胞凋亡的形态特点:①细胞皱缩,体积减小,胞质浓缩,核糖体、线粒体等聚集;②染色质逐渐凝聚成新月状附着在核膜周围,嗜碱性增强,细胞核固缩;③胞膜出芽、脱落,细胞变成数个大小不等的由胞膜包绕的凋亡小体,其内可含细胞质、细胞器和核碎片;④凋亡小体被巨噬细胞、上皮细胞等吞噬、降解;⑤凋亡过程中细胞膜保持完整,故不引起炎症反应。

光镜下见凋亡常累及单个或几个细胞,细胞呈圆形,胞质红染,核染色质致密,聚集成团位于核膜处,细胞器浓缩。细胞膜完整,可下陷包裹核碎片和细胞器,形成凋亡小体。

第四节　损伤的修复

各种致病因素引起机体局部细胞和组织损伤后,机体对缺损部分在结构和功能上进行修补及恢复的过程,称为修复(repair)。修复是靠细胞的再生来完成的。

一、再生

组织细胞损伤后,由周围同种细胞分裂增生来修复组织原有结构和功能的过程,称再生(regeneration)。

(一)类型

1. 生理性再生　在生理情况下,机体有些细胞不断衰老、死亡后,由同类细胞不断增生补充,以维持原有结构和功能的过程。如皮肤表层细胞角化脱落后由基底细胞增生补充;周期性脱落的子宫内膜,由新生子宫内膜代替。

2. 病理性再生　在病理状态下,对细胞、组织的缺损进行修复的再生,包括完全性再生和不完全性再生两种。完全性再生指由同种细胞增生修复的过程,修复后可以恢复原有组织的结构和功能;不完

笔记

全性再生是指组织损伤较严重或缺损大，由肉芽组织再生进行修复，最终形成瘢痕，故也称瘢痕性修复。

（二）各种细胞的再生能力

在生命活动过程中，人体各种组织细胞不断进化而具有不同的再生能力。一般而言，低等动物比高等动物的组织再生能力强；幼稚组织比高分化组织再生能力强；平时易受损伤或需要经常更新的细胞再生能力较强。人体细胞按再生能力强弱将分为三类：

1. 不稳定细胞　即再生能力强的细胞。生理状态下这类细胞就不断地分裂增殖进行更新，包括表皮细胞、淋巴造血细胞、间皮细胞、呼吸道和消化道黏膜上皮细胞、生殖器官管腔的被覆上皮细胞等。

2. 稳定细胞　即有很强潜在再生能力的细胞。这类细胞在生理状态下处于静止期，一旦受到损伤或刺激则迅速进入增殖期，进行再生修复。此类细胞见于各种腺体和腺样器官的实质细胞，如肝、肾、胰的实质细胞，以及成纤维细胞、骨细胞等间叶细胞。平滑肌细胞也属于稳定细胞，但其再生能力通常较弱。

3. 永久细胞　即再生能力极弱或无再生能力的细胞。如神经细胞、心肌细胞和骨骼肌细胞等，在出生后此类细胞即处于静止状态，不再进行细胞分裂。这类细胞损伤缺失后一般不能再生，而由周围纤维结缔组织进行纤维性修复，因此一旦受损，即造成永久性损伤。

（三）各种组织的再生过程

1. 上皮组织的再生　表皮损伤后，损伤边缘的基底细胞迅速分裂增殖，向缺损中心迁移，先形成单层上皮覆盖创面，再增生分化为复层鳞状上皮。胃肠黏膜上皮缺损后也以同样方式修复，由腺颈部健康细胞分裂增生，逐渐覆盖缺损。

2. 腺体的再生　腺体损伤后，由残留的上皮分裂、补充。若损伤仅限于腺上皮而基底膜完整，由残留的上皮细胞分化补充，完全恢复原有结构。若基底膜破坏则难以完全再生，往往依靠纤维性修复。

3. 血管的再生　毛细血管主要以出芽的方式进行再生。血管内皮细胞分裂、增生先在局部突起形成幼芽，然后进一步增生并向前延伸形成实性内皮细胞索，在血流冲击下出现管腔，形成新生的毛细血管，彼此吻合形成毛细血管网。为适应功能需要，这些毛细血管会不断改建，转变为小动脉或小静脉。较大血管断裂后需要手术进行吻合，内皮细胞增生覆盖断裂处，内皮下离断的平滑肌层由肉芽组织增生修复，最终形成环状瘢痕。

4. 结缔组织的再生　损伤处的成纤维细胞可进行分裂、增生，形成纤维组织。成纤维细胞可由局部静止状态的纤维细胞活化而来，或由周围幼稚间叶细胞分化而来。成纤维细胞停止分裂后，开始合成并分泌前胶原蛋白。前胶原蛋白在间质中形成胶原纤维，成纤维细胞又逐渐恢复到静止状态成为纤维细胞。

5. 神经纤维的再生　神经细胞坏死后不能再生，由神经胶质细胞增生进行修复，最终形成胶质瘢痕。但外周神经纤维断离后，如果其胞体还存活，则可以再生修复。首先，断离处近端和远端的一部分髓鞘及轴突崩解吸收，再由两端的神经鞘细胞增生将断端连接，轴突向远端逐渐生长，穿过神经鞘细胞，最后到达末梢，同时神经鞘细胞产生髓磷脂将其包绕形成髓鞘，完成再生过程。若断端有软组织嵌入、断端相距太远（超过 2.5cm）或远端被切除，再生的轴突不能到达远端，则与增生的纤维组织混合在一起呈小球状，成为创伤性神经瘤。

3306
视频：毛细血管再生

二、纤维性修复

案　例

病人，女，30 岁，因急性化脓性阑尾炎就诊。入院后行阑尾切除术。术后第 3d 病人体温 38.5℃。换药时发现刀口处红肿明显并有渗出，拆开缝线后，排出脓液约 10ml。用过氧化氢冲洗后，消毒并放入引流条包扎，同时输液给予大剂量抗生素。7d 后痊愈出院。

请问：

1. 病人手术切口愈合应属于几期愈合？
2. 该切口愈合过程是怎样的？

笔记

当组织损伤后，不能完全再生修复时，通过肉芽组织增生来填补组织缺损，而后逐渐成熟转化为以胶原纤维为主的瘢痕组织，完成修复。

（一）肉芽组织

1. 肉芽组织的组成及形态特点　肉芽组织(granulation tissue)是由新生的毛细血管、增生的成纤维细胞及炎症细胞组成的幼稚结缔组织。肉眼观：呈鲜红色，颗粒状，柔软湿润，触之易出血，形似鲜嫩的肉芽。肉芽组织中无神经末梢，故无正常感觉。镜下观：大量新生的毛细血管，与创面垂直生长，并在近创缘处形成弓状吻合。血管间可见大量增生的成纤维细胞。新生毛细血管内皮细胞间隙较大，基底膜不完整，通透性较高，故在新生毛细血管周围常伴有大量渗出液及炎症细胞浸润。炎症细胞以巨噬细胞为主，也可见少量中性粒细胞和淋巴细胞。巨噬细胞和中性粒细胞能吞噬细菌及组织碎片，还能释放出各种蛋白水解酶，分解液化坏死组织(图 33-8)。

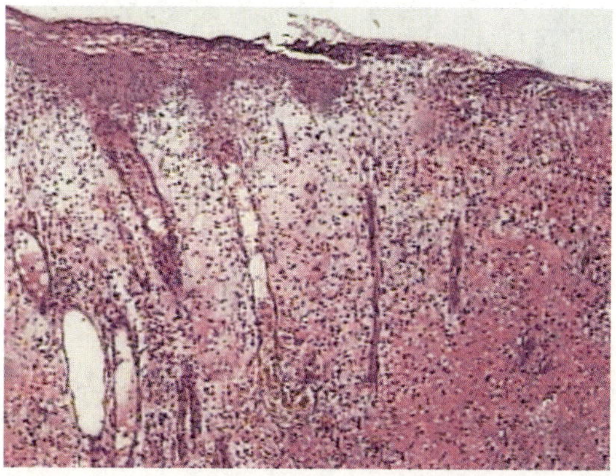

图 33-8　肉芽组织

如果局部存在感染或异物，长出的肉芽组织呈苍白色、水肿明显、表面颗粒不均匀且覆盖脓性渗出物、触之出血少，这种肉芽组织称为不良肉芽组织，因生长缓慢，抗感染能力低，不利于伤口愈合，应及时手术清除。

2. 肉芽组织的功能　肉芽组织在组织损伤修复过程中起着重要作用：①抗感染，保护创面；②填补创口及其他组织缺损，或连接断裂组织；③机化或包裹坏死组织、血凝块等。

3. 肉芽组织的结局　在组织损伤后 2～3d 内肉芽组织即可形成，自周边向中心生长，逐渐填补创口缺损或机化异物。1～2 周后，肉芽组织按其生长的先后顺序逐渐成熟。主要表现为毛细血管减少及消失，少数毛细血管改建为小动脉或小静脉；成纤维细胞转变为纤维细胞；胶原纤维产生增多，其排列与表面平行，以适应伤口增加张力强度的需要；炎症细胞逐渐减少并消失。随着时间的推移，胶原纤维量更多，并可发生玻璃样变性。

（二）瘢痕组织

1. 瘢痕组织的形态　瘢痕(scar)组织是指由肉芽组织改建的成熟纤维结缔组织。外观颜色苍白或灰白，半透明，质地坚韧，缺乏弹性。镜下见大量平行或交错排列的胶原纤维，少量血管和纤维细胞。

2. 瘢痕组织的作用及影响

（1）瘢痕组织对机体有利的作用：能长期地填补缺损并连接断端组织，可使组织器官保持其完整性；含有大量胶原纤维，有较强的抗拉力，可使组织器官保持其坚固性。

（2）瘢痕组织对机体也有不利影响：

1）瘢痕挛缩：瘢痕在关节附近可引起关节变形，活动受限；胃肠道的瘢痕可导致管腔狭窄。

2）瘢痕膨出：瘢痕弹性较差，如长期承受的较大压力，可造成局部膨出。如腹壁的切口疝，心肌梗死愈合后形成室壁瘤。

3）瘢痕性粘连：如胸膜炎时炎性渗出物机化后可造成胸腔粘连。

4）瘢痕疙瘩：瘢痕组织过度增生，突出皮肤表面并向周围扩延，形成瘢痕疙瘩，常发生于有瘢痕体质的人。

3307 组图：瘢痕

三、创伤愈合

创伤愈合(wound healing)是指机体遭受外力作用后，皮肤、软组织等出现断离或缺损进行修复的过程。表现为各种组织再生、肉芽组织增生及瘢痕形成等复杂组合，表现出各种修复过程的协同作用。

（一）皮肤创伤愈合

1. 创伤愈合的基本过程

（1）伤口的早期变化：创伤发生后，局部有不同程度的组织坏死和血管破裂，数小时内即可出现充血、水肿、炎症细胞浸润等急性炎症反应。表现为局部红肿，出现渗出物和出血凝结成块，起到保护伤口的作用。

（2）伤口收缩：伤口形成2~3d后，边缘的皮肤及皮下组织向中心移动，使伤口缩小，至14d左右停止。伤口收缩主要由伤口边缘新生的肌成纤维细胞的牵拉引起，目的是缩小创面、有利于愈合。

（3）肉芽组织增生和瘢痕形成：伤口形成第3d，伤口底部及边缘开始长出肉芽组织填平伤口缺损。第5~6d后成纤维细胞开始合成胶原纤维，其后1周胶原纤维形成最为活跃，以后逐渐减慢。随着胶原纤维形成，瘢痕逐渐形成，在伤后1个月左右瘢痕可以完全形成。

（4）表皮及其他组织再生：伤口边缘的表皮基底细胞在创伤后24h内开始增生，并在凝块下面向伤口中心迁移，先形成单层上皮，覆盖于肉芽组织表面，之后增生、分化成为鳞状上皮。如存在异物或感染时则肉芽组织过度生长，高出皮肤表面，也会阻止表皮再生。当皮肤伤口直径超过20cm时，再生表皮难以完全覆盖伤口，往往需要植皮。

毛囊、汗腺、皮脂腺等皮肤附属器若完全被破坏，一般不能再生，多由瘢痕组织修复；肌腱断裂后，也是纤维性修复，但可随着功能锻炼不断改建，达到完全再生。

2. 创伤愈合的类型　根据组织损伤程度及有无感染，创伤愈合可分为三种类型（图33-9）：

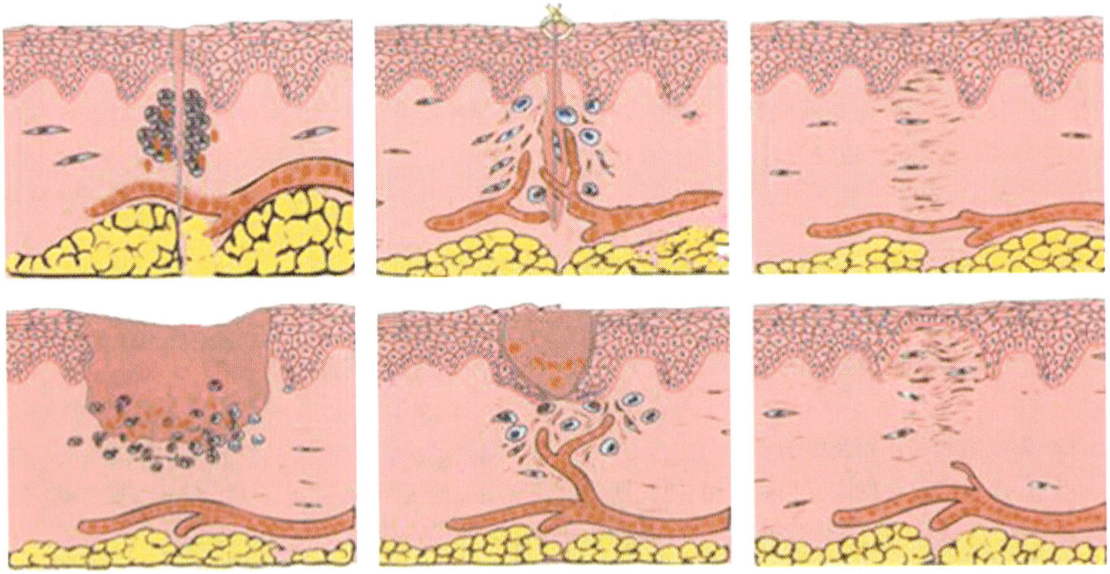

图33-9　一期愈合和二期愈合过程

（1）一期愈合（healing by first intention）：见于组织缺损少、创缘整齐、对合严密、无感染或异物的伤口，如无菌手术切口。此类伤口缺损少，1~2d表皮即可再生覆盖，在2~3d肉芽组织开始长入，很快填满伤口。第5~6d，胶原纤维形成，此时可以拆线。抗拉力强度在3个月达到顶峰，切口可在数月后形成一条白色线状瘢痕。

（2）二期愈合（healing by second intention）：见于组织缺损多、创缘不整齐、无法对合、伴有感染或异物的伤口。此类伤口首先要控制感染，清除坏死组织；伤口周边长出多量肉芽组织填充缺损，填满后表皮再生覆盖。因组织缺损多，愈合需要的时间较长，形成瘢痕较大。

（3）痂下愈合：多见于皮肤表浅的擦伤。伤口表面的血液、渗出液凝固干燥后形成黑褐色硬痂。在痂下表皮进行再生，待表皮再生覆盖完全后，痂皮会自行脱落。由于痂皮干燥不利于细菌生长，对

笔记

伤口有保护作用。但如果痂下渗出物较多，尤其伴有细菌感染时，痂皮阻碍渗出物排出，需要切除痂皮，以利于愈合。

（二）骨折愈合

骨折（bone fracture）分为外伤性骨折和病理性骨折。骨折的愈合效果、病程的长短与骨折的部位、程度及类型等因素有关。骨组织的再生能力很强，复位良好的单纯性外伤性骨折在数月内可完全愈合，恢复骨的正常结构和功能。骨折愈合过程可分为四个阶段（图 33-10）：

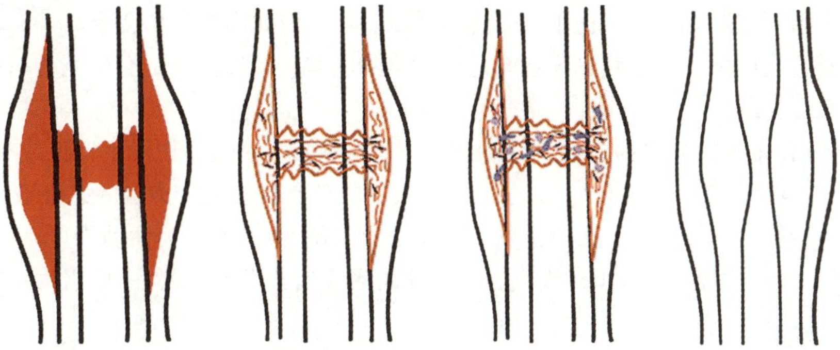

图 33-10　骨折愈合过程

1. 血肿形成　骨折发生后，骨及其周围血管、软组织断裂，造成出血，在局部形成血肿。数小时血肿内的血液凝固，将骨折断端暂时连接起来。局部还会出现红、肿等炎症反应。

2. 纤维性骨痂形成　骨折后 2~3d，肉芽组织长入血肿内，机化血凝块。肉芽组织的成纤维细胞主要来自骨内膜及骨外膜细胞。随后发生纤维化，并形成纤维性骨痂，又称暂时性骨痂。这种骨痂并不牢固，不能承受外力。这一过程需要 2~3 周。

3. 骨性骨痂形成　纤维性骨痂逐渐分化出骨母细胞，形成类骨组织。钙盐沉积后，类骨组织转变为编织骨。纤维性骨痂中的软骨组织也经软骨化骨过程演变为骨组织，至此形成骨性骨痂。骨性骨痂属于编织骨，骨小梁排列紊乱，达不到正常功能需要。这一过程需要 4~8 周。

4. 骨痂的改建重塑　为适应骨活动时所受应力，编织骨经过进一步改建成为成熟的板层骨、骨皮质和髓腔的正常关系以及骨小梁正常的排列结构也重新恢复。改建是在破骨细胞的骨质吸收及骨母细胞的新骨质形成的协调作用下完成的。这一过程常需要数月、甚至数年的时间。

（三）影响创伤愈合的因素

损伤的程度、组织的再生能力、伤口是否有坏死组织和异物以及有无感染等因素决定修复的方式、愈合的时间和瘢痕的大小。因此，治疗原则应是缩小创面、避免感染及促进再生修复。影响再生修复的因素包括全身因素和局部因素。

1. 全身因素

（1）年龄因素：儿童和青少年代谢旺盛，组织再生能力强，创伤愈合快；老年人则相反，愈合慢。老年人常因血管硬化导致组织供血不足，也是妨碍愈合的原因。

（2）营养状况：蛋白质和维生素是组织再生中必不可少的物质。蛋白质缺乏尤其是含硫氨基酸缺乏时，会导致肉芽组织和胶原纤维形成不足，使伤口愈合迟缓。维生素 C 对胶原纤维合成过程中的脯氨酸羟化有重要作用，如果维生素 C 缺乏，前胶原分子难以形成，使胶原纤维的形成障碍。钙和磷在骨折愈合过程中也起着重要作用，锌缺乏也会延缓愈合。

（3）药物影响：大量使用肾上腺皮质激素会对炎症反应产生抑制作用，不利于伤口愈合。抗癌药也可以延缓伤口愈合。

2. 局部因素

（1）感染与异物：感染会使损伤加重，细菌毒素会妨碍细胞的代谢过程。感染时形成大量渗出物易使感染扩散或伤口裂开。异物（如缝线、纱布、弹片等）和坏死组织对局部组织产生炎症反应，妨碍修复。因此，对于有感染或异物的伤口，必须先清创、控制感染。

（2）局部血液循环：局部动脉血液供应不足或静脉回流障碍均可导致氧气和营养物质供应不足，影响肉芽组织生长速度，也不利于坏死物质的吸收和感染的控制。动脉粥样硬化、静脉曲张、伤口包扎过紧或缝合过紧等均不利于伤口愈合。

（3）神经支配：正常的神经支配对组织再生有一定支持营养作用。如麻风病引起的小腿经久不愈的溃疡，就是由于胫腓神经受累所致。自主神经损伤使局部血液供应发生变化，对再生的影响更为明显。

（4）电离辐射：能破坏细胞、损伤小血管、抑制组织再生，因此影响创伤愈合。

3308

骨折的康复

3. 影响骨折愈合的因素　影响创伤愈合过程的全身因素和局部因素都会影响骨折的愈合。骨折愈合应注意以下几点：

（1）骨折及时、正确的复位：完全性骨折由于肌肉的收缩，两断端往往发生错位或有其他组织、异物的嵌塞，而使愈合延迟或不能愈合。因此，及时正确的复位是骨折完全愈合的必要条件。

（2）骨折断端及时、牢靠的固定：骨折断端即使已经复位，但由于肌肉活动仍可错位，因此复位后及时、牢靠的固定，如采用打石膏、小夹板或髓腔钢针固定等处置尤显重要，一般需固定到骨性骨痂形成以后。

（3）尽早进行全身和局部功能锻炼，保持良好的局部血供：由于骨折后常需复位、固定及卧床，这样虽然有利于骨折愈合，但长期卧床、血液供应不良，则又会延迟愈合。局部长期固定不动也能引起骨及肌肉的失用性萎缩及关节强直等后果。因此，在不影响局部固定情况下，应尽早离床活动。

知识拓展

骨折临床愈合标准

临床愈合是骨折愈合的重要阶段，此时病人已可拆除外固定，通过功能锻炼，逐渐恢复患肢功能。其标准为：

1. 局部无压痛，无纵向叩击痛。
2. 局部无异常活动。
3. X线平片显示骨折处有连续性骨痂，骨折线已模糊。

本章小结

适应是细胞、组织或器官对各种有害因子和刺激作用而产生的非损伤性应答反应，包括萎缩、肥大、增生和化生。细胞和组织的损伤分为可逆性损伤和不可逆性损伤。一般来说，轻度的损伤多为可逆的，一旦消除刺激即可恢复正常；严重的损伤是不可逆的，可导致细胞死亡。可逆性损伤包括细胞水肿、脂肪变、玻璃样变、病理性色素沉着、病理性钙化。不可逆性损伤包括坏死和凋亡。细胞坏死的主要病理变化包括核固缩、核碎裂、核溶解。当组织受到损伤后，机体会对损伤部位进行修复，包括再生性修复和纤维性修复。前者是由损伤的同种细胞进行修复，后者是由肉芽组织进行修复。

（张　颖）

3309

扫一扫，测一测

笔记

思考题

1. 常见变性的类型及病理变化有哪些？
2. 肉芽组织的形态特点和功能是什么？
3. 创伤愈合的类型及不同点有哪些？

3310

思路解析

笔记

第三十四章 局部血液循环障碍

34章 PPT

学习目标

1. 掌握:淤血的概念、原因、后果及肺淤血和肝淤血的形态特点;血栓形成的概念、条件、结局及其对机体的影响;栓塞、栓子的概念,栓子的运行途径,栓塞的类型及对机体的影响;梗死的概念和梗死发生的条件;血栓形成、栓塞、梗死三者之间的区别和联系。

2. 熟悉:充血概念、病因、病变和后果;出血的类型、血栓形成的过程和血栓的形态、结局;梗死的原因、类型及形态变化。

3. 了解:血栓形成的发生机制;梗死对机体的影响和结局。

4. 能够说出血栓形成、栓塞及梗死的关系,知道局部血液循环障碍在人类疾病防治中的重要地位与意义。

5. 具有利用病理学知识解释临床血栓性疾病的职业素养。

血液循环的主要功能是向组织器官输送氧和营养物质,同时运走二氧化碳和代谢产物,以保持机体内环境的稳定和组织器官代谢、功能活动的正常进行。血液循环发生障碍,则会引起相应器官和组织的功能异常、代谢障碍及形态结构改变,并出现相应临床表现,严重的甚至死亡。血液循环障碍分为全身和局部血液循环障碍两种类型,二者既有区别又有联系。下面主要讨论局部血液循环障碍。

局部血液循环障碍表现为:①血管内成分溢出血管,水分在组织间隙中增加称水肿;水分在体腔内积聚称积液;红细胞溢出血管呈出血。②局部组织血管内血液含量异常,动脉血量增加称充血;静脉血量增加称淤血;血管内血量减少称缺血。③血液内出现异常物质,血液有形成分凝集或血液凝固称为血栓形成;血管内出现空气、脂滴、羊水等异常物质阻塞局部血管称为栓塞;由于缺血、栓塞引起组织坏死称为梗死。

第一节 充血和淤血

案 例

病人,女,46岁,农民。因咳嗽、咳痰、尿少、呼吸困难加重入院,既往有风湿性心脏病病史,二尖瓣狭窄。近1个月症状加重,夜间不能平卧,起初痰中带血,现在痰呈铁锈色。体检:体温37℃,脉搏105次/min,呼吸31次/min,血压140/90mmHg,肝、脾未超肋缘,腹部无移动性浊音,双下肢无水肿。X线检查:双肺纹理增粗,心界扩大。

请问:

1. 该病人肺部可能有哪些病理变化?

2. 试分析肺部病变形成机制。

笔记

充血(hyperemia)是指组织或器官的血管内血液含量增多。充血时,器官或组织内毛细血管和小静脉充分开放和扩张,以容纳增加的血量。可分为动脉性充血(充血)和静脉性充血(淤血)两类(图34-1)。

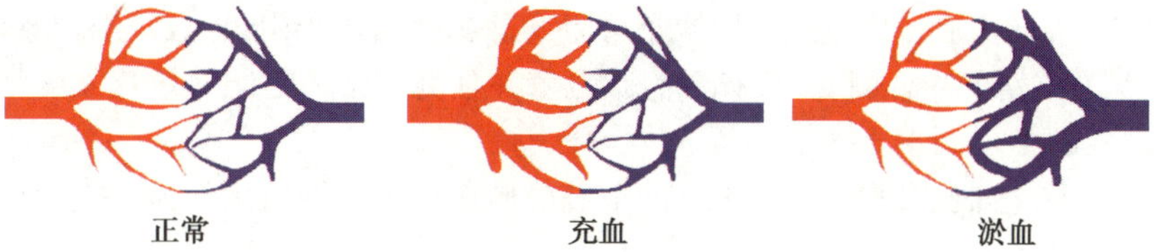

红色为动脉,蓝色为静脉。

图 34-1　正常、充血和淤血示意图

一、充血

局部组织或器官因动脉输入血量增多而引起的充血称为动脉性充血(arterial hyperemia),简称充血。动脉性充血是主动的过程,表现为局部组织或器官小动脉和毛细血管扩张,血液输入量增加。

(一) 类型和原因

充血是器官或组织动脉扩张的结果。在生理和病理情况下,血管舒张神经兴奋性增高或血管收缩神经兴奋性降低、舒血管活性物质释放增加,引起细动脉扩张、血流加快,使动脉血输入微循环的量增多。充血可分为以下几种类型:

1. 生理性充血　为适应器官或组织生理上的需要或代谢增强而发生的充血,称为生理性充血,如进食后的胃肠道黏膜、运动时的骨骼肌和妊娠时的子宫充血以及情绪激动时的面部、颈部充血。

2. 病理性充血　指各种病理状态下的充血,发生于三种情况:

(1) 炎症性充血:见于局部炎症反应的早期,由于致炎因子的作用经轴突反射使血管舒张神经兴奋,以及组胺、缓激肽等血管活性物质作用,使炎症区局部细动脉扩张而充血。

(2) 减压后充血:局部组织或器官长期受压,压力解除后,反射性引起小血管扩张而发生的充血,如大量抽吸胸腔、腹腔积液后分别引起胸、腹腔脏器的充血。因此抽放胸、腹水不宜过多,以防止因过多的血液流入胸、腹腔脏器而引起有效循环血量骤减,病人血压下降导致脑缺血而突发晕厥。

(3) 侧支性充血:当局部组织缺血缺氧,代谢产物堆积,刺激动脉舒张神经兴奋,引起缺血组织周围的动脉吻合支扩张充血,以快速建立局部的动脉侧支循环,发挥代偿作用,对心肌梗死、脑梗死等,临床应用血管扩张剂就是为了这个目的。

(二) 病理变化

动脉充血的器官或组织内血量增多,体积可轻度增大。充血如发生于体表,由于局部微循环内氧合血红蛋白增多,可见局部组织的颜色鲜红和温度升高。镜下见组织、器官内的小动脉和毛细血管扩张充血。

(三) 结局

动脉性充血是暂时性的血管反应,原因消除后,局部血量迅速恢复正常。大多数情况下,充血对机体有益。充血时局部血液循环加快,动脉血流入增多,带来大量的氧和营养物质,促进物质代谢,增强组织或器官的功能,透热疗法和拔火罐的治疗作用即在于此。但是有时也对机体造成不利影响,如因情绪过于激动等引起脑动脉充血,可导致脑血管破裂而发生脑血管意外,引发严重后果。

二、淤血

由于静脉血液回流受阻,局部组织或器官内的毛细血管和小静脉内含血量增多,称为静脉性充血(venous hyperemia),简称淤血。淤血是一被动过程,可发生于局部或全身。

笔记

（一）病因

1. 静脉受压　静脉受外部各种原因压迫，静脉管腔发生狭窄或闭塞，血液回流障碍，导致器官或组织淤血。如肿瘤压迫局部静脉；妊娠子宫压迫髂静脉；嵌顿性肠疝、肠套叠和肠扭转时压迫肠系膜静脉。

2. 静脉阻塞　静脉内血栓形成或肿瘤栓子可阻塞静脉使回流受阻，导致局部出现淤血。但由于静脉分支较多，又有丰富的吻合侧支，只有在静脉阻塞并且侧支循环不能有效建立的情况下，静脉管腔的阻塞才会发生淤血。

3. 静脉血液坠积　如长时间站立或坐位的下肢静脉血液坠积而发生淤血，久病卧床病人的肺贴近床面的一侧容易发生淤血。

4. 心力衰竭　心力衰竭时，心脏不能排出正常容量的血液进入动脉，心腔内滞留血量增多，压力增高，使静脉回流受阻，造成淤血。如二尖瓣狭窄和高血压病引起的左心衰竭，导致肺淤血；肺源性心脏病时发生的右心衰竭，导致体循环脏器淤血。全心衰竭引起全身淤血。

（二）病理变化

由于静脉回流受阻，血液淤积在扩张的小静脉和毛细血管内，故淤血的器官或组织体积增大；由于淤血区血液流动缓慢、缺氧，氧合血红蛋白减少，还原血红蛋白增多，故淤血脏器呈暗红色；由于局部血液停滞，毛细血管扩张，使散热增加，体表温度下降。发生在皮肤、黏膜则呈紫蓝色，称为发绀（cyanosis）。镜下见局部细静脉和毛细血管扩张充盈，管腔内充满血液。

（三）结局

淤血的后果取决于淤血发生的速度、程度、部位、持续时间以及侧支循环建立的状况等因素。短时间的淤血后果轻微，而长时间的淤血后果较为严重。长时间的淤血又称慢性淤血，可引起以下病变：

1. 组织水肿、体腔积液和出血　较长期的静脉性充血，使局部组织内代谢中间产物蓄积，毛细血管内血流量增多，加之毛细血管壁因缺氧而受损，使其通透性增高，且淤血时小静脉和毛细血管内流体静压升高，血管内的水、盐和少量蛋白质可漏出，漏出液潴留在组织内引起组织水肿，积聚在浆膜腔引起积液。毛细血管通透性进一步增高或破裂，引起红细胞漏出，形成小灶性出血，称淤血性出血。

2. 实质细胞损伤　长期淤血，由于氧和营养物质供应不足或代谢中间产物的作用，引起实质细胞的萎缩和变性。程度严重的可引起细胞坏死。

3. 淤血性硬化　某些组织或器官，慢性淤血引起实质细胞萎缩的同时，其组织内网状纤维胶原化和纤维组织增生，引起器官质地变硬，造成淤血性硬化。如慢性肝淤血时，小叶中央肝细胞萎缩，结缔组织则增生，最后形成淤血性肝硬化。

4. 侧支循环形成　侧支循环的建立对缓解局部淤血起到代偿作用，如肝硬化门脉高压时，侧支循环失代偿会发生食管下端静脉曲张破裂、直肠静脉丛曲张破裂。

（四）重要器官的淤血

1. 肺淤血　多为左心衰竭引起，尤其是慢性风湿性心瓣膜病引起的左心衰竭。由于左心腔内压力升高，肺静脉回流受阻，造成肺淤血。

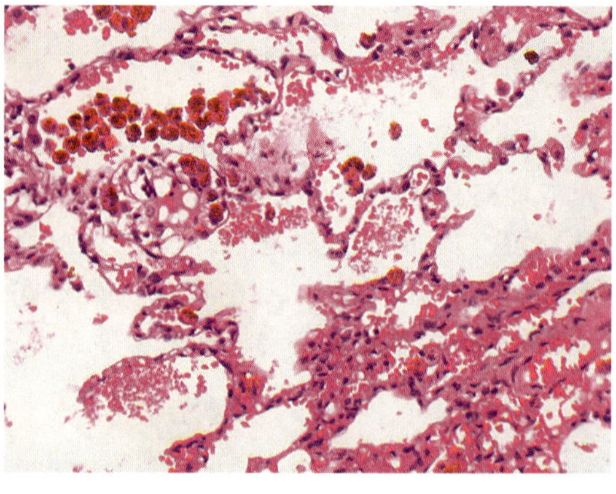

图 34-2　慢性肺淤血
肺泡壁毛细血管扩张、充血，肺泡腔内除有漏出的红细胞外，还可见含铁血黄素的心衰细胞。

肉眼观，肺体积增大、重量增加、色暗红或呈棕褐色，质地变硬。切面流出泡沫状红色血性液体。急性肺淤血镜下见肺泡壁毛细血管扩张充血，肺泡壁增厚，肺泡腔内充满水肿液及出血。慢性肺淤血时，除见肺泡壁毛细血管扩张充血更为明显外，还可见肺泡壁变厚和纤维化，肺泡腔除有水肿液和出血外，还可见大量含有铁血黄素颗粒的巨噬细胞，称为心力衰竭细胞（heart failure cells）（图 34-2）。长期慢性肺淤血，肺质地变硬，肉眼呈棕褐色，称肺褐色硬化（brown duration）。肺淤血病人有气促、缺氧、发绀，咳出大量浆液性粉红色泡沫痰等症状。

2. 肝淤血　主要见于右心衰竭，肝静脉回流受阻，致使肝小叶中央静脉及肝窦扩张淤血。

急性肝淤血时，肝脏体积增大，呈暗红色，包膜紧张。镜下，肝小叶中央静脉和与之相连的肝窦扩张，充满红细胞，严重时可有小叶中央肝细胞萎缩、坏死。小叶外围汇管区附近的肝细胞缺氧程度较轻，出现肝脂肪变性。

慢性肝淤血时，肝小叶中央区因严重淤血呈暗红色，两个或多个肝小叶中央淤血区可相连，而肝小叶周边部肝细胞因脂肪变性呈黄色，致使在肝的切面上出现红（淤血区）黄（肝脂肪变区）相间的状似槟榔切面的条纹，称为槟榔肝（nutmeg liver）（图 34-3）。镜下见肝小叶中央肝窦高度扩张淤血出血、肝细胞萎缩，甚至坏死消失。肝小叶周边肝细胞脂肪变性，肝细胞胞质可见多个脂肪空泡（图 34-4）。如果严重的长期慢性肝淤血，小叶中央肝细胞萎缩消失，网状纤维塌陷后胶原化，肝窦旁的贮脂细胞增生，合成胶原纤维增多，加上汇管区纤维结缔组织的增生，致使肝脏的间质纤维组织增多，形成淤血性肝硬化（congestive liver cirrhosis），又称心源性肝硬化。

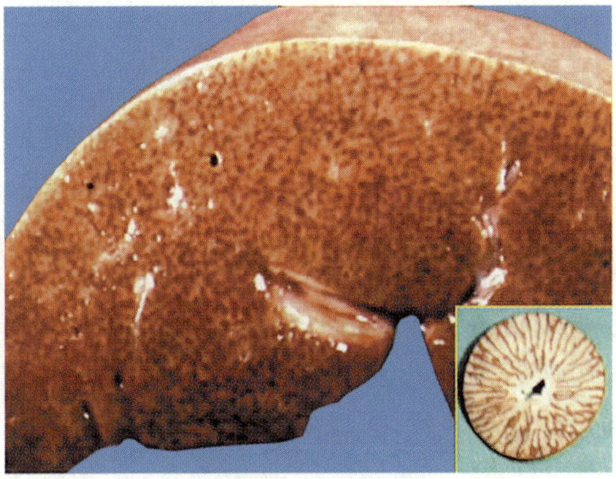

图 34-3　槟榔肝

肝的切面上出现红（淤血区）黄（肝脂肪变区）相间的条纹，状似槟榔切面（见右下角插图）。

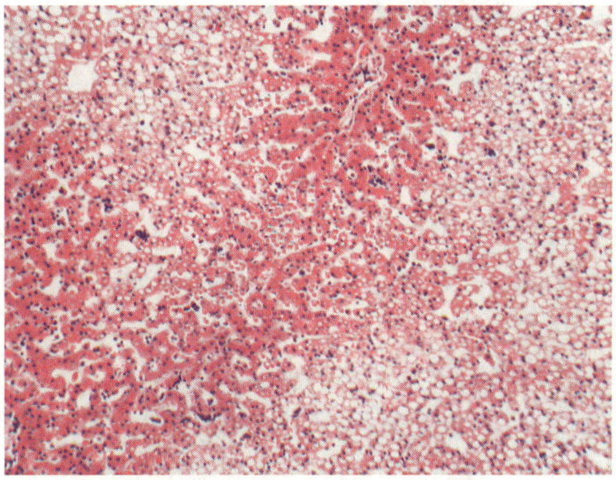

图 34-4　慢性肝淤血（镜下）

镜下见肝小叶中央肝窦高度扩张淤血，肝细胞脂肪变性，胞质出现小的脂肪空泡。

第二节　出　　血

血液自血管或心脏溢出的过程称为出血（hemorrhage）。根据发生部位不同，出血可分为内出血（指血液溢入组织间隙或体腔内）和外出血（指血液流出体外）。

一、病因和发病机制

出血有生理性出血和病理性出血。按血液溢出的机制可分为破裂性出血和漏出性出血。

1. 破裂性出血　破裂性出血是指心脏或血管壁破裂，血液通过心脏、血管的破裂口直接流出所引起的出血，可发生于心脏、动脉、静脉和毛细血管的任何部位，一般出血量较多。

（1）血管机械性损伤：当机体受到机械性暴力作用后，器官组织结构被破坏或功能发生障碍。如车祸导致的脾出血、脑出血等。毛细血管的破裂性出血发生于局部软组织的损伤。

（2）血管壁或心脏的病变：破裂可发生于心脏，如心壁瘤的破裂；也可发生于动脉，其原因可为动脉壁本身的病变，如主动脉瘤。

（3）血管壁周围的病变侵蚀：可因动脉旁病变侵蚀动脉壁，如肺结核空洞对肺血管壁的破坏，肺癌、胃癌、子宫颈癌的癌组织侵蚀局部血管壁，胃和十二指肠慢性溃疡的溃疡底的血管被病变侵蚀。

（4）肝硬化时食管下段静脉曲张破裂出血：静脉破裂性出血的原因除创伤外，较常见的病例是肝硬化时出现食管胃底静脉曲张的病人中有 50%~60% 并发静脉破裂出血。

2. 漏出性出血　漏出性出血是由于毛细血管后静脉和微循环的毛细血管的通透性增高，血液通过扩大的内皮细胞间隙和受损的血管基底膜而漏出于管腔外。一般情况下，漏出性出血的出血量较少，常见的原因有：

（1）血管壁的损害：往往是由于缺氧、感染、中毒等因子的损害引起，使毛细血管内皮细胞变性；如败血症、流行性出血热、蛇毒、有机磷中毒等使毛细血管壁损伤；一些药物可引起超敏反应性血管炎；维生素 C 缺乏可引起毛细血管基底膜破坏而致管壁通透性升高；过敏性紫癜时，由于免疫复合物沉着于血管壁引起超敏反应性血管炎。

（2）血小板减少或功能障碍：血小板减少到一定数量时即可发生漏出性出血。例如，再生障碍性贫血、白血病、骨髓内广泛性肿瘤转移等均可使血小板生成减少；原发性血小板减少性紫癜、DIC 使血小板破坏或消耗过多；某些药物如阿司匹林可使血小板黏附与凝集功能降低。血小板的结构和功能缺陷也能引起漏出性出血。

（3）凝血因子缺乏：可为先天性的，如与血友病有关的Ⅷ、Ⅸ因子缺乏，或因肝脏病变合成的凝血酶原、纤维蛋白原、Ⅴ因子等减少，均造成凝血障碍和出血倾向。

二、病理变化

（一）内出血

血液蓄积于体腔内称为体腔积血，如胸腔、腹腔和心包腔积血等，在积血的体腔内可见到数量不等的血液和凝血块；血液蓄积在组织间隙时，在组织间隙内可见到数量不等的红细胞，如局部组织内有较大量的出血时，可形成血肿，如脑硬膜下血肿，皮下血肿等。

皮肤、黏膜、浆膜的少量出血，在局部可以看到散在的出血点，称为瘀点；如出血严重，出血点可以相互融合成片，直径超过 1~2cm 称为瘀斑，介于瘀点和瘀斑之间的称为紫癜。皮肤、黏膜出血灶的颜色随着红细胞崩解后释放出血红蛋白降解的过程而改变，开始为紫红色，2~3d 后转变为蓝绿色，4~6d 后转变为橙黄色，直至恢复正常。在实质脏器的组织内（如肾、脑），如有少量出血可形成小出血灶。

（二）外出血

鼻腔出血流至体外者称为鼻出血；呼吸道出血经过口腔咯出体外者称为咯血。上消化道出血经过口腔吐出体外者称为呕血；消化道出血经过粪便排出体外者称为便血，泌尿道出血经过尿液排出者称为血尿等。

三、后果与结局

出血对机体的影响取决于出血的类型、出血量、出血的速度和出血部位。漏出性出血过程相对缓慢，一般出血量较少，不会引起严重后果。破裂性出血或广泛漏出性出血，在短时间内出血量超过循环血量的 20%~25% 可发生失血性休克。重要器官的出血如心脏破裂、脑出血常危及生命，尤其是脑干出血，即使出血量不多也可致命。

知识拓展

无偿献血

外伤性出血、产后大出血、严重烧伤、各种血液病以及外科手术的伤病员等都需要依靠输血来救治。血液不能人工制造或用其他物质代替，只能依靠健康适龄公民献血来获取。《中华人民共和国献血法》的实施时间是 1998 年 10 月 1 日。国家实行无偿献血制度，一方面是要保证病人能得到健康安全的血液，另一方面是要严格地规范采供血单位的行为，保障献血者的健康。无偿献血者本人及其不享受公费医疗和劳保医疗待遇的直系亲属，因病需要用血时可以享受全部或部分免费用血。无偿献血是无私奉献、救死扶伤的崇高行为。坚持适量献血有益于健康。

笔记

第三节　血栓形成

在活体的心脏和血管内，血液中有形成分凝集或血液发生凝固形成固体质块的过程，称为血栓形成(thrombosis)。所形成的固体质块称为血栓(thrombus)。

血液中存在凝血系统和抗凝血系统(纤维蛋白溶解系统)。在生理状态下，血液中的凝血因子不断地被激活，从而产生凝血酶，形成微量纤维蛋白，沉着于血管内膜上，但这些微量的纤维蛋白又不断地被激活了的纤维蛋白溶解系统所溶解，同时被激活的凝血因子也不断地被单核-巨噬细胞系统所吞噬，从而形成凝血系统和纤维蛋白溶解系统的动态平衡。若在某些能诱发凝血过程的因素作用下，上述的动态平衡被打破，触发凝血过程，便可形成血栓。

一、血栓形成的条件和机制

血栓形成是血液在流动状态下由于血小板被活化、凝血因子被激活致使血液发生凝固，其形成条件和机制主要包括以下三方面：

(一) 心血管内膜损伤

心血管内皮细胞是一层分隔内皮下结缔组织和血液中凝血因子、血小板的单细胞薄膜，具有抗凝、抗血小板黏集的功能。风湿性心内膜炎、细菌性心内膜炎、动脉或静脉内膜炎、动脉粥样硬化和心肌梗死等病变均可引起内膜的损伤，发生内皮细胞变性、坏死及脱落，暴露出内皮下胶原纤维。裸露的胶原激活了血小板和凝血因子Ⅻ，从而触发内源性凝血系统，同时，损伤的内皮释放组织因子，激活凝血因子Ⅶ，启动了外源性凝血系统。

在触发凝血过程中，起核心作用的是血小板的活化，数分钟内完成一系列的酶促生化连锁反应：

(1) 黏附反应：损伤的内皮细胞，释放 vWF 因子，介导血小板与内皮下胶原的黏附。

(2) 释放反应：黏附后，血小板被激活，释放 α 颗粒(含纤维蛋白原、凝血因子Ⅳ、纤维连接蛋白等)和致密颗粒[含有 5-羟色胺、腺苷二磷酸(ADP)、腺苷三磷酸(ATP)、钙离子、肾上腺素等]，其中 ADP 是促使血小板互相黏集的强有力介质。

(3) 黏集反应：在 ADP 和血小板活化时生成的血栓素 A_2(TXA_2)作用下，血液中的血小板不断地黏集，又不断地释放 ADP 和 TXA_2(具有强大的促黏集性)，使更多的血小板彼此黏集，形成血小板黏集堆。初始的血小板黏集堆是可逆的，随着 TXA_2 的大量生成，血小板黏集进一步增大，特别是内源性和外源性凝血途径的激活，其产物凝血酶和纤维蛋白与血小板表面受体结合，变成持久性血小板融合团块，成为血栓形成的起始点(图 34-5)。

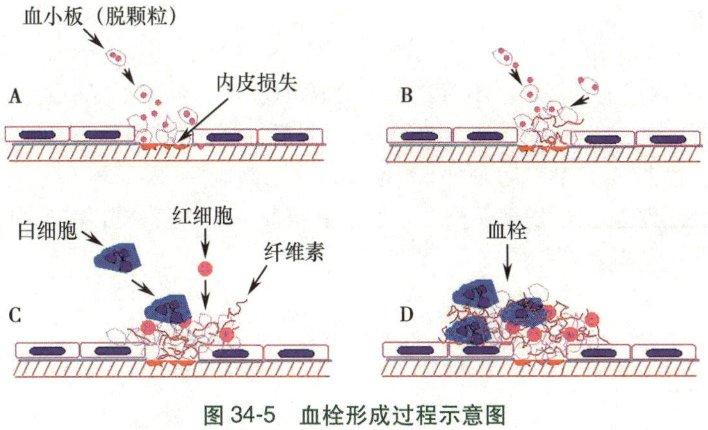

图 34-5　血栓形成过程示意图

A. 血管内皮损伤，暴露内皮下的胶原，血小板与胶原黏附；B. 血小板释放颗粒(含 ADP、5-HT，并合成血栓素 A_2)；C. ADP、5-HT、血栓素 A_2 激活血小板，互相黏附，并将纤维蛋白原转变为纤维蛋白，网住红细胞和白细胞；D. 内膜受损处血栓形成。

（二）血流状态的改变

1. 正常情况　血流是分层的，红细胞和白细胞在血管的中轴流动，形成轴流，外层是血小板，周边是流得较慢的血浆，构成边流。此种分层的血流将血小板和血管内膜分开，阻止血小板和内膜接触与激活。

2. 病理情况　血流缓慢或有涡流时，血小板进入边流，黏附于内膜的可能性也大大增加，同时凝血因子也易于在局部堆积和活化，从而启动凝血过程。涡流产生的离心力和血流缓慢都会损伤内皮细胞，使细胞内产生的前列腺环素（PGI_2 抑制血小板凝集）和纤溶酶原激活物（t-PA）等物质减少，使抗血小板黏集、抗凝血和降解纤维蛋白能力降低。临床上，血流缓慢是静脉血栓形成的重要原因，其多见于久病和术后卧床或心力衰竭病人的下肢深静脉或盆腔静脉，亦可伴发于大隐静脉曲张。心脏和动脉在某些病理情况下也会出现血液缓慢或涡流而形成血栓，常见于二尖瓣狭窄时高度扩张的左心房内以及病变的动脉壁局部膨出所形成的动脉瘤内。

（三）血液凝固性增加

血小板增多或黏性增大、凝血因子合成增多或灭活减弱均可增加血液凝固性。

1. 遗传性高凝状态　不常见，主要为Ⅴ因子基因突变，突变的Ⅴ因子基因编码蛋白能抵抗激活的蛋白 C 对它的降解，蛋白 C 失去抗凝作用，使Ⅴ因子容易处在激活状态，因此造成血液高凝状态，病人常有反复深静脉血栓形成。

2. 获得性高凝状态　主要见于：①高脂饮食、吸烟、妊娠、手术后、分娩前后血液凝固性增高，此时形成血栓的倾向与血小板增多、黏性增加和肝脏合成抗凝血因子增加及抗凝血酶Ⅲ合成减少有关。②弥散性血管内凝血（DIC），指在某些致病因子作用下凝血因子或血小板被激活，大量促凝物质入血，从而引起一个以凝血功能失常为主要特征的病理过程。在羊水栓塞、溶血、严重创伤和烧伤时大量促凝物质进入血液循环，引起急性 DIC。已浸润血管和转移的癌，大多数为胰腺、胃肠道、肺、卵巢等黏液腺癌，或早幼粒细胞白血病等恶性肿瘤可不断释放组织因子样促凝因子入血，引起慢性 DIC。

上述血栓形成的三个基本条件往往合并存在，常以其中之一为主。一般而言，心血管内膜的损伤是血栓形成最重要和最常见的原因，也是动脉血栓形成的主要条件；血流缓慢及涡流则是静脉血栓形成的主要条件；血液凝固性增高则为共同条件。外科大手术、创伤、烧伤、恶性肿瘤、长期卧床、内科危重症（ICU）病人、慢性心力衰竭、心肌梗死、急性脑卒中及口服避孕药、某些孕妇、长时间乘坐飞机等都是深静脉血栓形成的危险人群，必须重视预防。

二、血栓形成过程及形态

案　例

病人，男，32 岁，两周前下楼梯时不慎左侧踝关节扭伤，检查可见左侧小腿红肿，X 线显示左侧踝关节无明显骨折出现，遵医嘱卧床休息两周，约两周后逐渐恢复，慢慢下地锻炼，活动后发现左小腿有数次疼痛和肿胀，今日下午病人在下地活动后突然倒地，四肢痉挛、颜色青紫、口吐白沫、瞳孔散大，经抢救无效死亡。解剖发现左侧一段股静脉被凝固的血液成分堵塞，肺动脉主干及两大分支均被凝血块样的团块堵塞。

请问：

1. 左股静脉内有什么病变？为什么能形成这种病变？
2. 为什么股动脉无此改变？

无论心脏还是动脉、静脉内的血栓都是从内膜表面的血小板黏集堆开始。当血小板黏附于内膜损伤处时，血小板发生变形释放 ADP，同时由于胶原的刺激，合成血栓素 A_2，二者共同作用于血流中的血小板，使其继续黏集。与此同时，机体的凝血过程启动，产生大量纤维蛋白多聚体，后者再和受损内

笔记

膜基质中的纤维连接蛋白共同使黏集的血小板堆牢固地黏附于受损内膜表面，血小板不再离散，形成镜下均匀一致、无结构的血小板小梁。此后血栓的发生以及其组成、形态和大小决定于局部血液速度和血栓发生的部位等因素。静脉内血栓形成示意图，见图34-6。

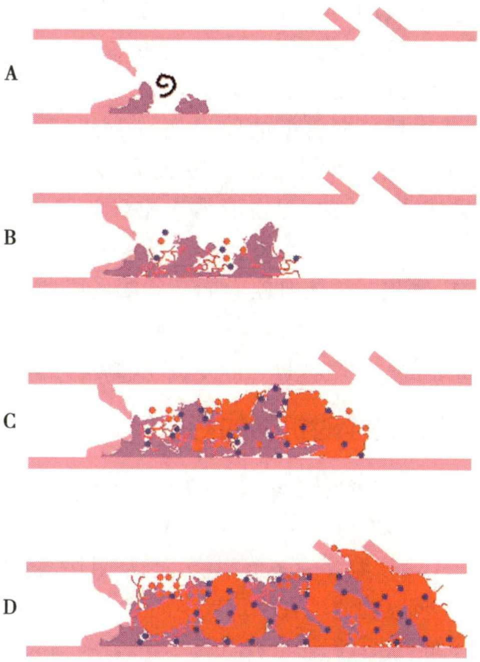

图34-6　静脉内血栓形成示意图

A. 静脉瓣膜内血流形成漩涡，血小板沉积；B. 血小板继续沉积形成小梁，小梁周围有白细胞黏附；C. 血小板梁间形成纤维蛋白网，网眼内充满红细胞；D. 血管腔阻塞，局部血流停滞致血液凝固。

血栓类型可分为以下四种：

1. 白色血栓　主要由血小板和少量纤维蛋白组成，随血小板不断黏着而逐渐增大。白色血栓多见于心脏和动脉内膜，静脉内的白色血栓往往并不独立存在，而是静脉血栓的起始部，构成静脉延续性血栓的头部。外观呈灰白色小结节或粟粒状，与瓣膜或血管壁黏着紧密，不易脱落。镜下见黏集的血小板形成珊瑚状小梁和少量的纤维蛋白构成。

2. 混合血栓　又称层状血栓，由于白色血栓的不断增大，其下游涡流形成，导致局部凝血因子浓度不断增高，从而在原白色血栓的下游形成一个或若干个新的血栓，其间血液成分因血液停滞而发生凝固，形成红白相间的血栓，称为混合血栓，成为静脉延续性血栓的体部。外观呈粗糙、干燥的圆柱状，与血管壁粘连，有时可辨认出灰白与红褐色相间的条纹状结构。镜下可见血小板、纤维蛋白网、红细胞和白细胞成分（图34-7）。

3. 红色血栓　主要见于静脉，随混合血栓逐渐增大最终阻塞管腔，局部血流停止，血液发生凝固，构成静脉血栓的尾部。新鲜的红色血栓较湿润，并有一定的弹性，与血凝块无异。经过一定时间后，由于水分被吸收而失去弹性，变得干燥易碎，并容易脱落而造成血栓栓塞。

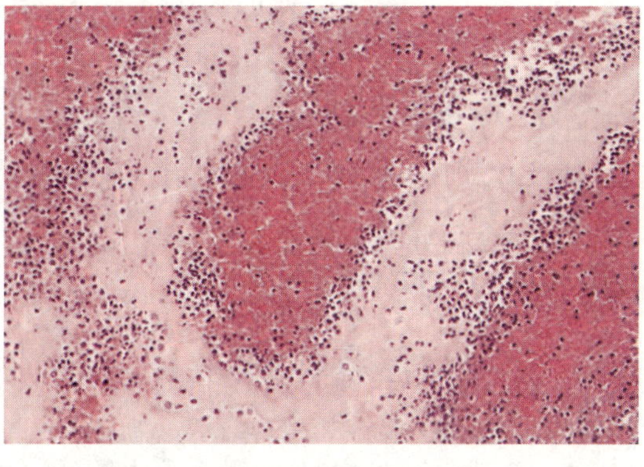

图34-7　混合血栓

血小板凝集成小梁状，小梁之间血液凝固，充满大量凝固的纤维蛋白和红细胞。

4. 透明血栓　见于弥散性血管内凝血（DIC）。血栓发生于全身微循环小血管内，只能在显微镜下见到，故又称微血栓。主要由纤维蛋白构成。

除上述血栓类型外，根据血栓是否阻塞管腔，还可将血栓分为阻塞性血栓、附壁血栓和赘生物。引起管腔完全阻塞的血栓称为阻塞性血栓，多发生在静脉和中小动脉；发生在心腔或者动脉的血栓紧紧地附着在心房（室）壁或动脉管壁上，未完全阻塞管腔，称为附壁血栓；感染性和风湿性心内膜炎时在心瓣膜上形成的血栓为赘生物。

三、血栓的结局

1. 溶解、吸收　激活的Ⅻ因子一方面促使血栓形成，另一方面激活纤维蛋白溶解系统，降解纤维蛋白和溶解血栓。若纤维蛋白溶解系统活性较强，刚形成的新鲜血栓能很快软化并逐渐被溶解，变成细小颗粒，可被血流冲走或被吞噬细胞吞噬，小的新鲜的血栓可被快速并完全溶解吸收。

2. 软化、脱落　大的血栓多为部分软化，若被血液冲击可形成碎片状或整个脱落，随血流运行到组织器官中，在与血栓大小相应的血管中停留，造成血栓栓塞。

3. 机化和再通　机化是指血栓形成后在血栓附着处有新生的肉芽组织形成并逐渐替代血栓的

过程。较大的血栓完全机化需 2~3 周。经过一段时间后,机化的血栓和血管壁紧密相连,不易脱落。再通是指机化的血栓发生收缩,使血栓内或血栓与血管壁之间出现裂隙,此后血管内皮细胞长入并衬覆于裂隙表面形成新的管腔,虽然狭窄迂曲,但血液得以重新流过,称为再通(图 34-8)。

4. 钙化 长久血栓未能充分溶解吸收或完全机化时,可发生钙盐沉积,使血栓部分或全部钙化成坚硬的质块,称为静脉石或动脉石。

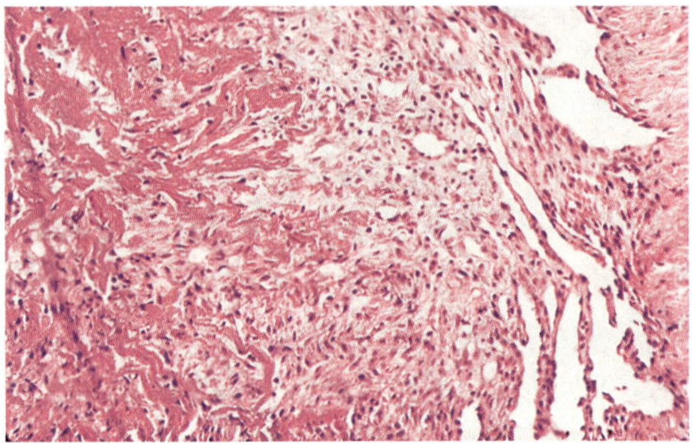

图 34-8 血栓机化

左侧见未完全被机化的血栓,中央为肉芽组织,右侧见再通的血管。

四、血栓对机体的影响

(一)血栓形成对机体的主要危害

血栓形成对机体的主要危害是引起局部甚至全身血液循环障碍。危害的严重程度视其阻塞管腔的程度、阻塞血管的大小、阻塞部位、阻塞发生的速度以及侧支循环建立等情况的不同而异。

1. 阻塞血管 在缺乏或不能建立有效侧支循环的情况下,动脉血栓形成会引起组织细胞变性或萎缩;如动脉管腔完全被阻塞,则可引起相应组织、器官发生缺血性坏死(梗死)。静脉侧支循环丰富,下肢主要的深静脉,如腓肠肌静脉、腘静脉、股静脉的血栓形成,可阻塞远端引起淤血、水肿;门静脉血栓形成,可导致脾淤血性肿大和胃肠道淤血;肠系膜静脉主干的血栓形成,静脉回流完全阻断,引起部分小肠出血性梗死;DIC 形成的微血栓会引起微小梗死。

2. 栓塞 血栓部分脱落成为栓子,随血液运行引起栓塞。如果栓子内含有细菌,细菌可随栓子运行而蔓延扩散,引起败血性梗死或栓塞性脓肿。

3. 心瓣膜变形 心瓣膜上的血栓,机化后可以引起瓣膜增厚、皱缩、粘连、变硬形成慢性心瓣膜病,如风湿性心脏病时二尖瓣狭窄或关闭不全。

4. 出血 见于弥散性血管内凝血(DIC)。DIC 时微循环内广泛性微血栓形成,使凝血因子和血小板耗竭,造成血液的低凝状态,引起全身广泛性出血。

(二)血栓形成对机体也具有一定的防卫功能

1. 止血作用 当血管受到损伤而破裂时,在损伤处血栓形成有利于止血。

2. 预防出血 在某些病变情况下(如胃溃疡或肺结核性空洞),其病变周围血管内的血栓形成可以预防病灶内的血管破裂出血。

3. 防止炎症扩散 炎症病灶周围的小血管内血栓形成,可以防止病原体蔓延扩散。

知识拓展

血栓性疾病的预防

血栓形成可导致急性心肌梗死、脑卒中、肺栓塞等心、脑、肺循环疾病,是外科手术中常见的并发症,也是介入性血管成形术后再闭塞的重要因素。血小板活化在心、脑血管疾病发病中占有重要地位,抗血小板聚集药已作为常规治疗用于心、脑血管疾病中。其中首选药物就是已应用多年的阿司匹林,它通过抑制血小板的环加氧酶-1 途径,使 TXA_2 合成减少,不仅能够抑制血小板的聚集,而且性价比高。作为预防血栓性疾病的一线用药,小剂量阿司匹林在心、脑血管疾病和抗血小板治疗方面疗效明显,大量临床研究证明,每天服用 75~150mg 阿司匹林可以有效地预防多数血栓性疾病。

第四节 栓 塞

循环血液中出现的不溶于血液的异常物质,随血流运行阻塞血管腔的现象称为栓塞(embolism)。

阻塞血管的异常物质称为栓子(embolus)。以脱落的血栓栓子引起的栓塞为最常见,进入血流的脂肪滴、羊水、气体较少见。侵入血管的肿瘤细胞团(瘤栓)、细菌、寄生虫及其虫卵也可引起栓塞。

一、栓子运行途径

栓子运行途径一般与血流方向一致(图 34-9),但也有例外的情况。来自不同血管系统的栓子,其运行途径不同。

1. 静脉系统及右心的栓子　来自体循环静脉系统及右心的栓子,随血流进入肺动脉主干及其分支,引起肺栓塞。某些体积小而又富于弹性的栓子(如脂肪栓子)可通过肺泡壁毛细血管回流入左心,再进入体循环动脉系统,阻塞动脉小分支。

2. 主动脉系统及左心的栓子　来自主动脉系统及左心的栓子,随动脉血流运行,阻塞于各器官的小动脉内,常见于脑、脾、肾、下肢等处。

3. 门静脉系统的栓子　来自肠系膜静脉等门静脉系统的栓子,可引起肝内门静脉分支的栓塞。

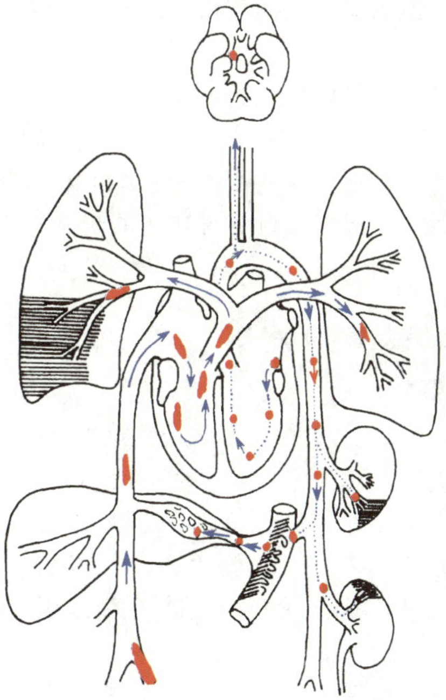
血管内的红色小体示意栓子;箭头示意栓子运行方向;气管内的线条区示意梗死区。

图 34-9　栓子运行途径与栓塞部位示意图

4. 交叉性栓塞的栓子　偶见来自右心或腔静脉系统的栓子,在右心压力升高的情况下通过先天性房(室)间隔缺损到达左心,再进入体循环系统引起栓塞。罕见有静脉脱落的小血栓经肺动脉未闭的动脉导管进入体循环而引起栓塞。

5. 逆行性栓塞的栓子　极罕见于下腔静脉内血栓,在胸、腹压突然升高(如咳嗽或深呼吸)时,使血栓一时性逆流至肝、肾、髂静脉分支并引起栓塞。

二、栓塞的类型及对机体的影响

栓子的种类不同,引起栓塞的类型就不同,对机体的影响也不同。

(一)血栓栓塞

血栓脱落引起的栓塞称为血栓栓塞(thromboembolism),是栓塞中最常见的一种。由于血栓栓子的来源、大小和栓塞部位不同,其对机体的影响也不相同。主要有肺动脉栓塞及体循环动脉栓塞。

1. 肺动脉栓塞　肺动脉血栓栓塞的栓子 90%以上来自下肢深静脉,少数可来自盆腔静脉,偶尔来自右心。

肺栓塞的后果取决于栓子的大小和数量。一般有以下三种情况:①如果栓子较小,且肺功能状态良好,一般不会产生严重后果;②栓子虽小,但在栓塞前肺已有严重的淤血,致微循环内压升高,使支气管动脉供血受阻,侧支循环不能充分发挥作用,则可引起肺组织的出血性梗死;③来自下肢静脉或右心附壁血栓的栓子,因体积较大,常栓塞于肺动脉主干或大分支(图 34-10),或众多小的血栓栓子,广泛阻塞多数肺动脉分支时,可引起病人猝死。

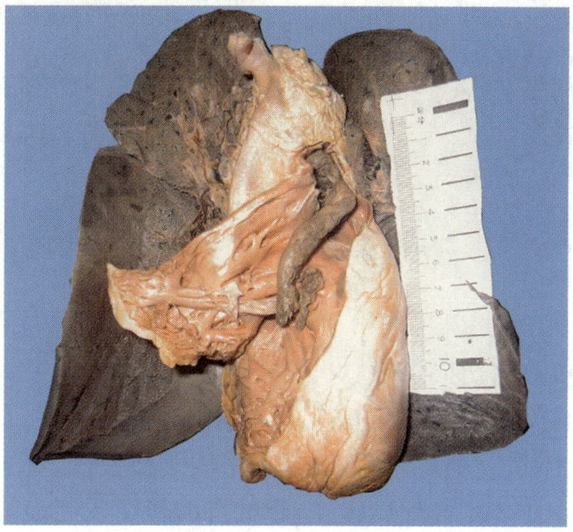
图 34-10　肺动脉血栓栓塞
长条状的混合血栓堵塞在一侧肺的肺动脉主干。

深静脉血栓形成和肺血栓栓塞症之间存在一定的因果关系,称为静脉血栓栓塞症,这是住院病人"意外致死"的主要原因之一,必须重视预防。

2. 体循环动脉栓塞　栓子大多数来自左心及动脉系统的附壁血栓（如亚急性细菌性心内膜炎时心瓣膜赘生物、二尖瓣狭窄时左心房附壁血栓、心肌梗死的附壁血栓）；少数来自动脉粥样硬化溃疡或主动脉瘤表面的血栓；极少数来自腔静脉的栓子，可通过房、室间隔缺损进入左心，发生交叉性栓塞。

动脉栓塞的主要部位为脑和下肢，肾、脾和肠较常见。栓塞的后果取决于栓塞的部位和局部的侧支循环情况以及组织对缺血的耐受性。当栓塞的动脉缺乏有效的侧支循环时，可引起局部组织的梗死。

案　例

某女，44岁。患风湿病病史30余年，15年前诊断为“风湿性心脏病，二尖瓣狭窄”，5年前诊断“心力衰竭”。近日呼吸困难加重，下肢凹陷性水肿明显。今晨起床后突然发生右侧肢体瘫痪和感觉障碍。查体：心脏浊音界扩大，心音强弱不等，心率快慢不一，心率132次/min，心尖区闻及舒张期隆隆杂音，双侧背部闻及水泡音。颈静脉怒张，肝脏右锁骨中线肋下4cm、质较硬。入夜后，端坐呼吸，出冷汗，咳粉红色泡沫痰。

请问：

1. 试分析病人心、肺发生了哪些病变？
2. 右侧偏瘫是怎样发生的？解释其他临床表现。

（二）脂肪栓塞

在循环的血流中出现脂肪滴阻塞于小血管，称为脂肪栓塞。栓子来源常见于长骨粉碎性骨折、脂肪组织挫伤和脂肪肝挤压伤时，脂肪细胞破裂释出脂滴，由破裂的小静脉进入血液循环引起脂肪栓塞。

但在某些没有骨折或脂肪组织挫伤的疾病，也可发生脂肪栓塞。在非创伤性疾病如糖尿病、酗酒和慢性胰腺炎因血脂过高或精神激烈刺激、过度紧张使呈悬乳状态的血脂不能保持稳定，游离并互相融合形成脂肪滴。常可在尸检时发现脂肪栓塞。

脂肪栓塞常见于肺、脑等器官。脂滴栓子随静脉入右心到肺，直径大于20μm的脂滴栓子引起肺动脉分支、小动脉或毛细血管的栓塞（图34-11）；直径小于20μm的脂滴栓子可通过肺泡壁毛细血管，经肺静脉至左心达体循环的分支，可引起全身多器官的栓塞。最常见的为脑血管栓塞，引起脑水肿和血管周围点状出血。其临床表现是在损伤后可出现突然发作性的呼吸急促、呼吸困难和心动过速等。

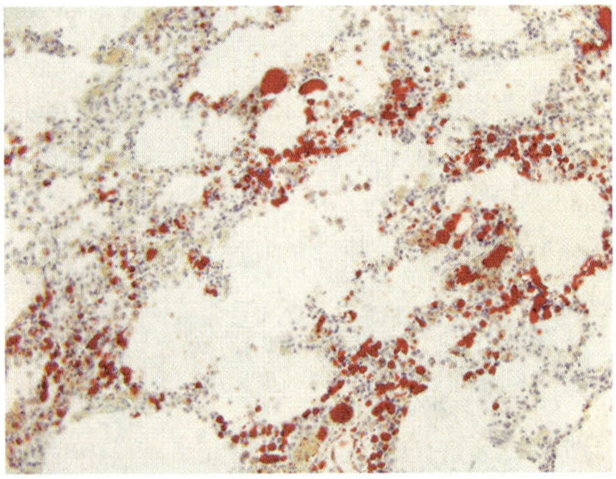

图34-11　肺脂肪栓塞

肺冷冻切片苏丹Ⅲ染色，肺泡壁毛细血管内大量脂肪滴。

（三）气体栓塞

大量空气迅速进入血液循环或原溶于血液内的气体迅速游离，形成气泡阻塞心、血管腔，称为气体栓塞。主要有空气栓塞及氮气栓塞。

1. 空气栓塞　多由于静脉损伤破裂，外界空气由静脉缺损处进入血流所致。如头颈手术、胸壁和肺创伤损伤静脉、使用正压静脉输液以及人工气胸或气腹误伤静脉时，空气可被吸气时因静脉腔内的负压吸引，由损伤口进入静脉。

空气进入血液循环的后果取决于进入的速度和气体量。小量气体入血，可溶解于血液内，不会发生气体栓塞。若大量气体（大于100ml）迅速进入静脉，随血流到右心后，因心脏搏动将空气与血液搅拌形成大量气泡，使血液变成可压缩的泡沫状充满心腔，阻碍了静脉血的回流和向肺动脉的输出，造成严重的循环障碍。病人可出现发绀、呼吸困难甚至猝死。进入右心的部分气泡可进入肺动脉，阻塞

笔记

小的肺动脉分支，引起肺小动脉气体栓塞。小气泡亦可经过肺动脉小分支和毛细血管到左心，引起体循环一些器官的栓塞。

空气栓塞动物实验时，发现在肺动脉终末分支内有纤维素凝块，可能是气泡激活血小板，血小板和第Ⅲ因子启动凝血系统，致纤维素析出，引起DIC，从而加重栓塞症状和导致死亡。

2. 氮气栓塞　又称减压病、沉箱病或潜水员病，是气体栓塞的一种。是指溶解于血液中的气体由于压力突然降低而游离形成栓子引起的栓塞。人体从高气压环境迅速进入常压或低气压的环境，使原来溶于血液、组织液和脂肪组织的气体包括氧气、二氧化碳和氮气迅速游离形成气泡，但氧和二氧化碳可再溶于体液内被吸收，氮气在体液内溶解迟缓，导致在血液和组织内形成很多微气泡或融合成大气泡，继而在血管内形成氮气栓塞，当影响心、脑、肺等器官时可引起局部缺血和梗死。若短期内大量气泡堵塞血管，尤其是堵塞动脉可引起猝死。局部组织间隙内气泡所致的张力改变，常引起关节、肌肉疼痛。

（四）羊水栓塞

羊水栓塞是分娩过程中一种罕见严重合并症（1/50 000人），死亡率极高。在分娩过程中，羊膜破裂或早破、胎盘早期剥离、胎儿阻塞产道时，由于子宫强烈收缩，宫内压增高，可将羊水压入子宫壁破裂的静脉窦内，经血液循环进入肺动脉分支、小动脉及毛细血管内引起栓塞。少量羊水可通过肺的毛细血管经肺动脉达左心，引起体循环器官的小血管栓塞。镜下观察在肺的小动脉和毛细血管内见到角化鳞状上皮、胎毛、皮脂、胎粪和黏液等羊水成分。本病发病急，病人常突然出现呼吸困难、发绀、休克及死亡。

（五）其他栓塞

肿瘤细胞的转移过程中可引起癌栓栓塞，寄生虫虫卵、细菌或真菌团和其他异物如子弹偶可进入血液循环引起栓塞。动脉粥样硬化灶中的胆固醇结晶脱落引起动脉系统的栓塞；寄生在门静脉的血吸虫及虫卵栓塞肝内门静脉小分支。

第五节　梗　　死

器官或组织由于血管阻塞、血流停止导致缺氧而发生的坏死，称为梗死（infarct）。一般是由于动脉血管阻塞且不能建立有效的侧支循环，引起局部的组织缺血缺氧而坏死。

一、梗死形成的原因和条件

凡能造成动脉供血阻断（原因）且不能建立有效侧支循环（条件）时均可引起梗死。

（一）梗死形成的原因

1. 血栓形成　动脉血栓形成是引起梗死最常见的原因，主要见于冠状动脉、脑、肾、脾和下肢大动脉的粥样硬化合并血栓形成。

2. 动脉栓塞　主要是血栓栓塞，引起肺、脑、下肢、肾、脾和肠的梗死。

3. 血管受压闭塞　血管受压闭塞见于动脉受肿瘤或其他机械性压迫而导致的血管腔闭塞；肠扭转、肠套叠和嵌顿疝时肠系膜静脉和动脉受压，血液回流受阻，静脉压升高，引起局部组织血流中断而发生梗死。

4. 动脉痉挛　单纯的动脉痉挛引起的梗死十分罕见，多数是在动脉粥样硬化（如冠状动脉、脑动脉）的基础上，由于情绪激动、过度疲劳、强烈刺激等诱因的影响下，使血管持续痉挛而引起血流中断，导致器官或组织梗死。

（二）梗死形成的条件

动脉血流阻断是否引起梗死，主要取决于下面的条件：

1. 有效侧支循环未建立　大多数器官的动脉都有或多或少的吻合支以相互连接，当某一血管阻塞后，可以尽快建立有效的侧支循环，不至于引起梗死。尤其是肝、肺均具有双重血液循环，通过侧支循环的代偿，不易发生梗死。一些器官动脉吻合支少，如肾、脾及脑，动脉迅速发生阻塞时，常易发生

笔记

梗死。

2. 局部组织对缺血的耐受性　机体不同部位的组织细胞对缺氧的耐受性不同。神经细胞对氧气的耐受性最低（3~5min），其次是心肌细胞（15~30min），血流阻断容易引起梗死；骨骼肌和纤维结缔组织的耐受性较强，一般不易发生梗死。

3. 血液和心血管的功能状态　血液携氧量减少，心输出量减少，组织或器官有效循环血量不足等，都会促成梗死的发生。

二、梗死的类型及病变

（一）梗死的一般形态特征

梗死是局限性组织坏死，梗死灶的部位、形状、质地、颜色、大小与受阻动脉的供血范围有关。

梗死灶的形状取决于该器官的血管分布方式。多数器官的血管呈锥形分支，如脾、肾（图 34-12）、肺等，故梗死灶也呈锥形，切面呈楔形或三角形，其尖端位于血管阻塞处，底部为器官的表面。冠状动脉分支不规则，故心肌梗死灶呈地图状。肠系膜血管呈扇形分支，故肠梗死灶呈节段形。

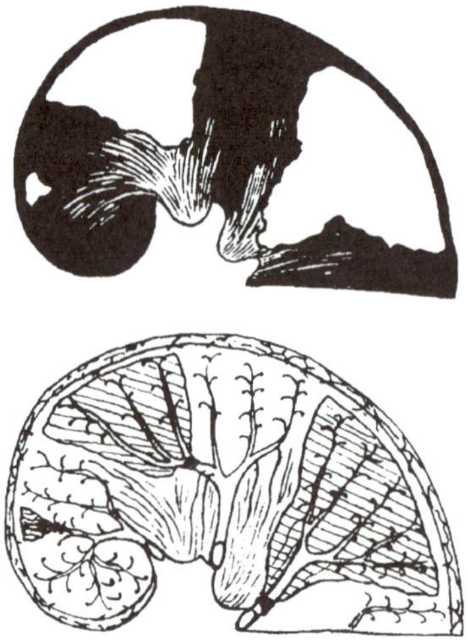

图 34-12　肾动脉分支栓塞及贫血性梗死模式图

梗死灶的质地决定于其坏死的类型。心、肾、脾和肝等器官梗死为凝固性坏死，坏死组织新鲜时局部肿胀，略向表面隆起，切面可略凸出；陈旧时较干燥、质硬、表面下陷。脑梗死为液化性坏死，新鲜时质软疏松，日久后可液化成囊腔。

梗死的颜色取决于病灶内的含血量，含血量少时颜色灰白，称为贫血性梗死。含血量多时颜色暗红，称为出血性梗死。

（二）梗死类型

1. 贫血性梗死（anemic infarct）　贫血性梗死的梗死灶呈灰白色，故又称白色梗死。多发生于组织致密，侧支循环不丰富的实质器官，如心、肾、脾、脑，当这些器官动脉分支的血流阻断后，局部组织缺血缺氧而使其所属的微血管通透性增高，血管扩张充血，血液漏出，形成梗死灶的暗红色出血带。由于出血量少，出血的红细胞崩解后，血红蛋白溶于组织液被吸收，故梗死灶呈灰白色。发生于脾、肾的梗死灶称锥形，尖端向血管阻塞的部位，底部靠脏器表面，浆膜面常有纤维素性渗出物被覆（图 34-13）。镜下观，早期的梗死灶内尚见核固缩、核碎裂和核溶解等变化，细胞质则均匀一致，组织结构轮廓粗略可见（图 34-14）。晚期，病灶呈均质性结构，边缘有肉芽组织和瘢痕形成。

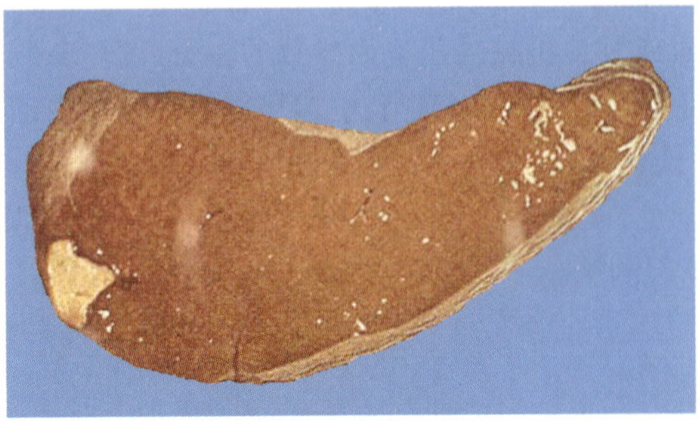

图 34-13　脾梗死

切面见三角形梗死区

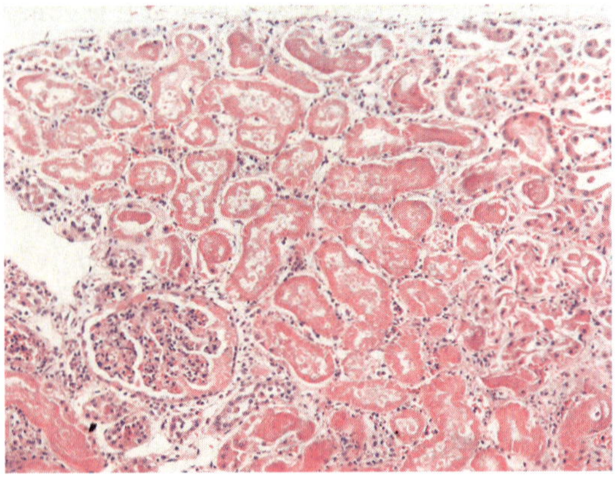

图 34-14　肾贫血性梗死（镜下）

图为肾贫血性梗死灶边缘，右上角为梗死区，可见肾小球、肾小管凝固性坏死，细胞核消失，但组织轮廓尚保存。左下侧为正常肾组织，其中可见一肾小球。

2. 出血性梗死(hemorrhagic infarct)　出血性梗死的梗死灶呈红色，所以又称红色梗死。主要见于肺和肠等双重血液供应或血液吻合支丰富和组织结构疏松的器官，往往在淤血的基础上发生。

肺有双重血液供应，一般情况下，即使肺动脉分支阻塞，另一支尚可维持供应，一般不引起梗死。但在肺严重淤血的情况下，整个器官的静脉和毛细血管内压增高，另一支动脉未建立有效侧支循环，导致梗死区发生弥漫性出血现象。梗死灶呈暗红色，常位于肺下叶外周部，尤其是肋膈角处。形状常呈锥形，切面为楔形，尖朝肺门或血管堵塞处，底部靠近胸膜面(图 34-15)。镜下见梗死灶中肺组织坏死、出血，在梗死灶相应的胸膜面上因炎症反应而有纤维蛋白性渗出物附着。临床上可出现胸痛、咳嗽及咯血、发热及白细胞总数升高等症状。

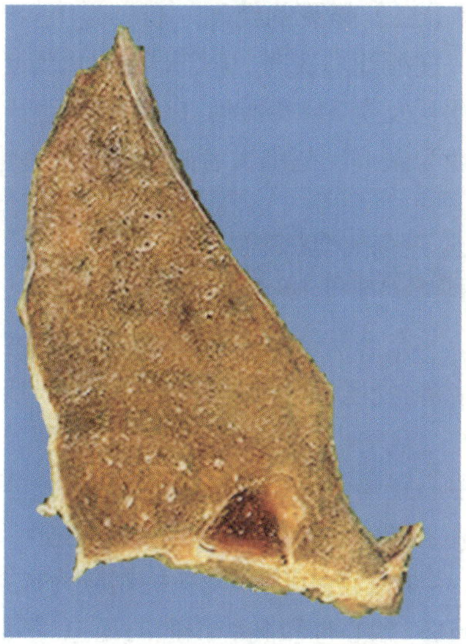

图 34-15　肺出血性梗死
肺组织下部见一楔形梗死灶，灶内肺组织出血、坏死。

肠出血性梗死多发生在肠扭转、肠套叠、嵌顿性肠疝、肿瘤压迫等情况，在这些情况下肠系膜静脉受压发生高度淤血，继而肠系膜动脉受压阻塞而造成出血性梗死。肠梗死灶呈节段性暗红色，肠壁因淤血、水肿和出血呈明显增厚(图 34-16)。镜下见肠壁各层组织坏死及弥漫性出血。肠梗死容易发生穿孔，引起弥漫性腹膜炎，后果严重。

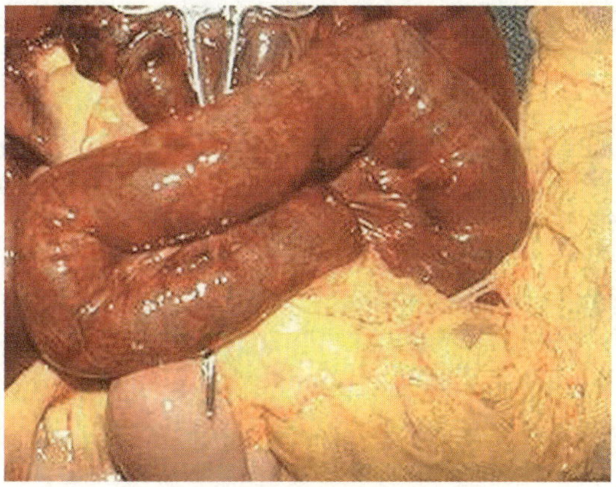

图 34-16　肠出血性梗死
梗死的肠壁呈暗红色。

3. 败血性梗死(septic infarction)　是由含有细菌的栓子阻塞血管引起。常见于急性感染性心内膜炎，含细菌的栓子从心内膜脱落，即血流运行而引起相应组织器官动脉栓塞所致。梗死灶内可见有细菌团及大量炎症细胞浸润，若有化脓性细菌感染时，可出现脓肿形成。

三、梗死对机体的影响及结局

(一)梗死对机体的影响

梗死对机体的影响，取决于发生梗死的器官、梗死灶的大小和部位。

1. 心肌梗死　常病情危重，可并发心力衰竭、心律失常和心源性休克，死亡率较高，突发持续性压榨性胸痛，可有放射痛，有心电图异常和心肌酶升高。

2. 脑梗死　视梗死灶大小和梗死部位而出现相应的临床表现，轻者可偏瘫，重者昏迷，甚至死亡。脑梗死出现其相应部位的功能障碍。

3. 肺梗死　若梗死灶较小则无严重影响，病人可有胸痛和咯血。较大区域梗死可发生呼吸困难，有肺实变体征，重者可引起死亡。梗死区易继发感染。

4. 肠梗死　早期由于肠组织缺血，肠壁肌肉发生痉挛性收缩，常出现剧烈腹痛、血便症状；该段肠壁梗死后，肠蠕动消失，引起腹胀，可并发肠穿孔而引起弥散性腹膜炎和气腹征。由于坏死肠管丧失屏障功能，肠腔内细菌及其毒素入血，易发生感染性休克而危及生命。

5. 肾梗死　一般不会对机体产生明显影响。可有左上腹疼痛，因梗死区的被膜常有纤维素渗出，深呼吸时可有刺痛感。

6. 脾梗死　一般不会对机体产生明显影响。可有左上腹疼痛，因梗死区的被膜常有纤维素渗出，深呼吸时可有刺痛感。

四肢、肺、肠梗死等可继发腐败菌的感染而造成相应部位坏疽。

（二）梗死的结局

梗死灶形成时，病灶周围的血管扩张充血，并有中性粒细胞和巨噬细胞渗出，继而形成肉芽组织。在梗死发生 24~48h 后，肉芽组织已开始从梗死灶周围长入病灶内，小的病灶可被肉芽组织所取代，日后变为瘢痕。范围大者则由肉芽组织将其包裹，病灶内钙盐沉积而钙化。

本章小结

充血是动脉主动扩张，有炎症性、减压后和侧支性充血。淤血是静脉的被动扩张，原因有静脉堵塞、受压、血液坠积和心力衰竭，后果有水肿、出血、实质萎缩及损伤、纤维组织增生和侧支形成；左心衰竭引起肺淤血，发生肺水肿，可见心衰细胞，久之肺褐色硬化，还会引起缺氧性肺动脉高压；右心衰竭引起体静脉淤血，发生颈静脉怒张、肝大、下肢水肿及浆膜腔积液，慢性肝淤血呈槟榔肝，久之淤血性硬化。

出血按病因和发病机制分为破裂性和漏出性，出血本身的危害一是对出血部位造成的压迫及破坏，如心包和胸腔积血的压迫、颅内出血的压迫和破坏、肺出血的窒息；二是丢失血液量多、速度快，导致贫血或失血性休克。

血栓形成的关键是血小板，类型有白色、混合、红色和透明血栓。所需条件有三，心血管内膜损伤为首要，血流状态改变为静脉血栓所必要，血液凝固性增高为共有；不利影响有阻塞、栓塞、瓣膜变形及出血；血栓脱落成为最常见的栓子，少见脂肪、羊水、空气及其他，栓子运行的途径与血液流动的方向一致；来自左心的血栓栓子常栓塞于脑、下肢、肾、脾和肠。来自右心的栓子常见是下肢深静脉血栓形成后脱落，发生肺血栓栓塞很凶险。梗死的原因有动脉血栓形成、栓塞、压迫和痉挛；贫血性梗死常见心、脑、肾、脾和下肢，出血性梗死主要见于肺、肠。

（李　娜）

3401

扫一扫，测一测

思考题

1. 淤血的原因、病变及结局。
2. 简述血栓形成的条件及其对机体的好处。
3. 栓塞的类型及其产生的后果。
4. 梗死的原因、类型及不同类型梗死的形成条件。
5. 简述血栓形成、栓塞、梗死三者的相互联系。

3402

思路解析

笔记

第三十五章 水、电解质代谢紊乱

35章 PPT

学习目标

1. 掌握:水、钠代谢紊乱的分类;脱水的概念;高渗性脱水、低渗性脱水、等渗性脱水的概念及对机体的影响。
2. 熟悉:水中毒和水肿的概念;低钾和高钾的概念和原因。
3. 了解:水中毒和水肿的原因、对机体的影响和防治原则;钙、磷紊乱的概念和原因。
4. 具有基本医疗思维与素养,具有分析多种类型水电解质代谢紊乱病例的能力。
5. 能够开展相关的健康教育,将维护民众的健康利益作为自己的职业责任。

第一节 水、电解质平衡

一、体液的组成与交换

(一) 体液的含量与分布

水是人体最重要的组成成分之一。体内的液体称为体液,体液由水及溶解在其中的电解质、低分子有机化合物和蛋白质等组成。当体内水、电解质的变化超出机体的调节能力和(或)出现调节系统本身功能障碍时,都可导致水、电解质代谢紊乱。

成人体液总量占体重的60%左右,体液由细胞膜划分为细胞内液(intracellular fluid,ICF)和细胞外液(extracellular fluid,ECF),其中细胞内液约占体重的40%,细胞外液约占体重的20%。细胞外液又由毛细血管壁进一步划分为组织间液和血浆,组织间液约占体重的15%,血浆约占体重的5%,血浆是血液循环的基础。细胞外液中还有一些特殊的分泌液,如消化液、脑脊液和胸腔、腹腔、滑膜腔和眼内的液体等,这些液体占体重的1%~2%,由上皮细胞分泌,统称为跨细胞液(transcellular fluid),又称第三间隙液(third space fluid)。

体液的含量和分布因年龄、性别和胖瘦而异。从婴儿到成年人,体液量占体重的比例逐渐减少。新生儿体液量约占体重的80%,学龄儿童约占65%,老年人体液仅占体重的45%。脂肪组织(10%~30%)较肌肉组织(75%~80%)含水量低,相同体重的肥胖者相对正常体态者体液量较少。成年女性体内脂肪含量多于男性,故女性体液总量低于男性。由于婴幼儿体液总量大、细胞外液比例高、体内外水的交换率高、对水代谢的调节与代偿能力较弱。老年人体液总量相对较少。因此,当婴幼儿、老年人及肥胖者丧失体液则更容易发生脱水。

(二) 体液的物质组成

分布在不同位置的体液物质组成存在一定的差异。由于电解质不能自由透过细胞膜,细胞内液与细胞外液之间的电解质成分存在明显差异。细胞外液中最主要的阳离子是 Na^+,其次为 K^+、Ca^{2+}、

笔记

Mg^{2+}等，主要的阴离子是Cl^-、HCO_3^-和蛋白质；细胞内液中的主要阳离子是K^+和Mg^{2+}，主要阴离子是HPO_4^{2-}和蛋白质。各部分体液所含阳离子和阴离子数的总和是相等的，故体液为电中性。由于电解质可以自由透过毛细血管壁，血浆和组织间液的电解质组成与含量非常接近，但由于蛋白质不能自由透过毛细血管壁，造成组织间液和血浆之间蛋白质含量存在较大差别，组织间液蛋白质含量为0.5~3.5g/L，而血浆蛋白质含量高达60~80g/L。

（三）体液的交换

调节水在不同体液组成之间移动最主要的动力是渗透压。正常情况下，细胞内液、组织间液、血浆之间的渗透压基本相等。正常血浆渗透压范围为280~310mmol/L，由血浆晶体渗透压和血浆胶体渗透压两部分组成。血浆晶体渗透压主要来自血浆中的电解质，占血浆渗透压的99.5%，主要由血浆中的Na^+形成。由于电解质能够自由透过毛细血管壁，血浆晶体渗透压与组织间液晶体渗透压总能保持一致，对调节水在细胞内外的分布发挥决定性作用。血浆胶体渗透压来自血浆蛋白质，仅占血浆渗透压的0.5%，但由于蛋白质不能自由透过毛细血管壁，血浆胶体渗透压和组织间液胶体渗透压可能出现差异，对调节水在血管内外的分布发挥重要作用。

1. 血浆与组织间液的体液交换　血浆与组织间液的体液交换取决于两个因素：有效滤过压和毛细血管通透性。有效滤过压=（毛细血管流体静压+组织间液胶体渗透压）-（血浆胶体渗透压+组织间液流体静压）。毛细血管流体静压和组织间液胶体渗透压促使水进入组织间隙；血浆胶体渗透压和组织间液流体静压促使水进入毛细血管内，换言之，有效滤过压为正值，水从血浆向组织间液移动；有效滤过压为负值，水从组织间液向血浆移动。正常时，毛细血管只允许微量蛋白质滤过，但在各种炎症时，毛细血管壁通透性升高，血浆蛋白成分渗出到组织间液，升高组织间液胶体渗透压，增加水向组织间液移动。

2. 细胞内、外体液的交换　Na^+对细胞外、K^+对细胞内晶体渗透压起主要作用。血浆Na^+浓度过高或过低，可明显影响细胞外晶体渗透压，从而影响细胞内、外水的流向。如果由于细胞膜功能异常等原因使Na^+在细胞内潴留，可升高细胞内液晶体渗透压，促进水从细胞外液向细胞内液移动，引起细胞肿胀和细胞损伤。

二、水、钠平衡与调节

（一）水平衡

人体每日都会有一部分水丢失，通过饮水、食物的摄入等来补充这部分丢失的水，以维持体内水平衡（water balance）。水的来源有饮水、食物水、代谢水。成人每天饮水量波动于1 000~1 300ml，食物中含水量为700~900ml，糖、蛋白质、脂肪等营养物质在体内氧化生成的水称为代谢水，每天约300ml，总计摄入水量2 000~2 500ml。机体排出水分有四条途径，分别为消化道（粪）、皮肤（显性汗和非显性蒸发）、肺（呼吸蒸发）和肾（尿）。每日经皮肤非显性蒸发水分约为500ml，呼吸蒸发水分约为350ml，粪便排出水分约150ml，尿排出1 000~1 500ml，总计排出水量2 000~2 500ml。正常人每天水的摄入和排出处于动态平衡，若水的摄入量小于排出量，可引起体内脱水；若水的摄入量大于排出量，会导致水过多症，甚至发生水中毒。

（二）钠的平衡

正常成人体内钠总量为40~50mmol/kg。其中50%存在于细胞外液，10%存在于细胞内液，是可以交换的。约40%主要结合于骨的基质中，是不可以交换的。正常血清钠浓度为135~145mmol/L。天然食物中钠含量很少，因此人们主要以摄入食盐来补充机体所需的钠，多余的钠主要经肾脏排出。肾脏排钠的特点是"多吃多排，少吃少排，不吃不排"。此外，随粪便和汗液也可排出少量的钠，但是大汗和腹泻时可排出较多的钠。各种肠道消化液中富含钠（多为$NaHCO_3$的形式）。汗液虽然是低渗溶液，但钠浓度也能达到10~70mmol/L，因此严重腹泻或大量出汗时若不注意盐的补充，可导致钠的大量丢失。正常情况下，钠的摄入和排出量几乎相等。

（三）水、钠平衡的调节

正常状态下，机体对水、钠代谢的调节紧密相关，共同影响细胞外液的渗透压和容量。细胞外液容量和渗透压的相对稳定是通过神经内分泌系统的调节实现的。机体主要通过渴感调节水的摄入，通过抗利尿激素、醛固酮、心房钠尿肽等调节水、钠的排出。

1. 渴感　渴感中枢位于下丘脑视上核侧面。当血清钠浓度增高、有效循环血量降低和血管紧张素Ⅱ水平增高时，均可通过刺激渴感中枢引起渴感，机体主动饮水而补充水的不足。

2. 抗利尿激素　抗利尿激素（antidiuretic hormone，ADH）是由下丘脑视上核和室旁核神经元分泌，作用于肾远曲小管和集合管，增加小管上皮细胞对水的通透性，从而增加水的重吸收。当血浆晶体渗透压增高或血容量明显降低，均可刺激 ADH 的释放。

3. 醛固酮　醛固酮（aldosterone）是肾上腺皮质球状带分泌的盐皮质激素。循环血量减少和血压降低是激活肾素-血管紧张素系统的有效刺激。这种刺激促使肾素释放增加，通过血管紧张素刺激肾上腺皮质球状带分泌和释放醛固酮。醛固酮作用于肾远曲小管和集合管，增加对 Na^+的主动重吸收，提高细胞外液晶体渗透压，并通过促进 ADH 的释放增加水的重吸收，以代偿减少的血容量。

4. 心房钠尿肽　心房钠尿肽（atrial natriuretic peptide，ANP）是由心房肌细胞分泌的，其有效刺激是血容量增加或血压升高，ANP 是血容量的负调节因素，有利钠、利尿、扩血管和降低血压的生理作用。其机制为：①抑制肾素的活性；②抑制醛固酮分泌及拮抗其滞 Na^+作用；③减轻血容量降低后引起的 ADH 升高的水平。

三、钾的平衡与调节

（一）钾的平衡

钾是体内重要的阳离子，正常成人体内总钾量为 50～55mmol/kg。其中约 90%钾分布于细胞内液，骨骼钾约占 7.6%，跨细胞液约占 1%，仅约 1.4%的钾存在于细胞外液中，细胞内、外液钾浓度相差达 35 倍。正常血清钾的浓度为 3.5～4.5mmol/L，细胞内液中钾的浓度高达 150mmol/L。天然食物中含钾比较丰富，人体摄入的钾主要来源于食物。摄入的钾 90%经肾脏排出，10%随粪便和汗液排出体外。肾脏排钾的特点是“多吃多排，少吃少排，不吃也排”，说明肾脏虽然有保钾能力，但不如保钠能力强。在钾摄入量极少或无钾摄入的情况，肾仍排出钾，因此低钾血症在临床上较为常见。

（二）钾平衡的调节

血钾浓度的相对稳定由其在细胞内、外液之间的分布及摄入与排出之间的平衡维持。机体主要通过两种机制，即钾的跨细胞转移和肾调节维持血钾平衡。正常饮食均能满足机体对钾的摄入需求，机体钾平衡主要依靠肾脏排钾进行调节，而肾脏排钾主要受醛固酮、细胞外液酸碱度以及远端小管流速和肾小管上皮细胞内外跨膜电位差的影响。

1. 钾的跨细胞转移　细胞内高钾主要依靠细胞膜上的钠泵（Na^+-K^+-ATP 酶）向细胞内主动转运 K^+维持。在细胞膜上还存在着一种 H^+-K^+交换机制。H^+-K^+交换机制是指当细胞外液中的 H^+浓度升高时，会向细胞内转移，同时细胞内液中的 K^+会交换到细胞外。反之，当细胞外液中的 K^+浓度升高时，也会交换出细胞内的 H^+。这一机制有助于维持体液电中性，同时也是造成酸中毒时出现高血钾，高钾血症时出现酸中毒的主要原因。

2. 肾对钾排泄的调节

（1）醛固酮的作用：醛固酮的作用是保钠排钾，即：当血 K^+浓度增高时，醛固酮分泌增加，促进远曲小管与集合管重吸收钠和排钾增多；相反，当血 K^+浓度降低时，醛固酮分泌减少，则远曲小管与集合管重吸收钠和排钾减少。

（2）细胞外液酸碱度：远曲小管和集合管上皮细胞管腔膜侧存在 Na^+-H^+交换和 Na^+-K^+交换相互竞争的机制。酸中毒时，肾小管上皮细胞代偿性泌 H^+增加，Na^+-H^+交换增强，Na^+-K^+交换受到抑制，泌 K^+减少，血钾升高；相反，碱中毒时则泌 H^+减少，泌 K^+增多，易引起血钾降低。

（3）肾小管远端流速和肾小管上皮细胞内外跨膜电位差：肾小管远端流速增快或肾小管上皮细胞内电位高于小管液，会促进钾的排出。

笔记

第二节 水、电解质代谢紊乱类型

一、水代谢紊乱

人体水平衡紊乱分为两种基本类型:水过少和水过多。水过少临床上称为脱水,主要是由于水摄入量不足和(或)水丢失过多引起的;水过多则是由于水的摄入量超过机体的排水能力而引起的,包括水中毒和水肿。

(一)脱水

脱水(dehydration)是指细胞外液容量明显减少,并出现一系列功能、代谢紊乱的病理过程。由于机体水的丢失主要是细胞外液的丢失,而 Na^+ 是细胞外液中最主要的阳离子,因此脱水常伴有钠的丢失。根据水和钠丢失的比例及体液渗透压的改变,可将脱水分成低渗性脱水、高渗性脱水和等渗性脱水三类。

1. 低渗性脱水 低渗性脱水(hypotonic dehydration)其特征是水、钠同时丢失,但失钠多于失水,血清钠浓度<130mmol/L,血浆渗透压<280mmol/L,伴有细胞外液量的减少。

(1) 病因和发生机制:主要是肾内或肾外丢失大量液体或者液体积聚在“第三间隙”后处理措施不当所致,如失液后只补充水,未补充电解质造成失钠多于失水。

(2) 对机体的影响

1) 细胞外液减少,易出现休克:由于丢失的主要是细胞外液,同时细胞外液呈低渗状态,水分可从细胞外液向渗透压相对较高的细胞内转移,从而进一步减少细胞外液量,容易发生低血容量性休克。

2) 脱水体征明显:由于细胞外液减少,血液浓缩,血浆胶体渗透压升高,组织间液向血管内转移,使体液减少最明显的部位是细胞间液,因此病人较早出现皮肤弹性降低,眼窝下陷等体征(脱水貌),在三型脱水中最明显。在婴幼儿发生低渗性脱水时,可有“三凹”体征,即囟门凹陷、眼窝凹陷和舟状腹。

3) 口渴不明显:血浆渗透压降低,无口渴感,因此机体虽然缺水,却不思饮,难以自觉补充水分。

4) 尿的变化:由于血浆渗透压降低,抑制渗透压感受器,ADH 分泌减少,肾小管对水重吸收减少,轻症或早期病人尿量不减少。但在晚期血容量明显降低时,ADH 释放增多,可出现少尿。经肾丢失钠的病人,尿钠增多。肾外因素所致者,则因血容量降低使醛固酮分泌增加,则尿钠减少。

低渗性脱水按失钠程度分成轻、中、重度三类:①轻度缺钠,病人有疲乏感,头晕、手足麻木、口渴不明显,血清钠在 135mmol/L 以下,尿中钠减少;②中度缺钠,除上述症状外,常有恶心、呕吐,脉搏细速,血压不稳定,视物模糊,尿量少,血清钠在 130mmol/L 以下;③重度缺钠,病人神志不清、肌腱反射减弱或消失,出现木僵,甚至昏迷,常发生休克,血清钠在 120mmol/L 以下。

2. 高渗性脱水 高渗性脱水(hypertonic dehydration)的特征是水和钠同时丢失,但是失水多于失钠,血清钠浓度>150mmol/L,血浆渗透压>310mmol/L,伴有细胞外液量的减少。

(1) 病因和发生机制:主要是水摄入减少及水丢失过多。水摄入减少多见水源断绝、进食或饮水困难和渴感障碍。水丢失过多可由于过度通气经呼吸道失水;高热、大量出汗等经皮肤失水;呕吐、腹泻及消化道引流经胃肠道失水;中枢神经系统或头部疾病影响 ADH 分泌或其对肾脏的作用,导致经肾丢失水过多。

(2) 对机体的影响

1) 口渴:由于细胞外液高渗,刺激渴感中枢,引起口渴感,促进病人主动饮水补充体液。

2) 细胞内液向细胞外液转移:由于细胞外液高渗,可使水分由渗透压低的细胞内液向细胞外液转移,这有助于恢复循环血量,但同时也可引起细胞脱水。

3) 尿的变化:细胞外液渗透压增加,抗利尿激素分泌增多,肾小管对水的重吸收增加,尿量减少。轻度高渗性脱水(早期),细胞外液渗透压增高而血容量减少不明显,故醛固酮分泌无明显增加,ADH 则增多,导致肾小管重吸收水大于钠,尿钠浓度偏高。中、重度脱水,血容量和肾血流量明显降低时,

笔记

醛固酮分泌增加，则尿钠浓度减低。

4）脱水热：严重病例，尤其是小儿，由于皮肤蒸发的水分减少，散热障碍，导致体温升高，称为脱水热。

5）中枢神经系统功能障碍：当严重高渗性脱水使细胞内液明显减少时，因脑细胞脱水和颅内压降低，可出现严重程度不同的中枢神经系统症状。脱水严重的脑组织细胞因牵拉作用，可引起脑静脉破裂出血及蛛网膜下腔出血，检查可有血性脑脊液。

高渗性脱水按失水程度分成轻、中、重度三类：①轻度，失水量相当于体重的2%~5%，病人有黏膜干燥，汗少，口渴，皮肤弹性低，尿量少、可出现酸中毒，但不发生休克；②中度，失水量相当于体重的4%~6%，有严重口渴，恶心，心动过速，肾功能低下，少尿，直立性低血压，表情淡漠；③重度，失水量大于体重的6%，病人常发生休克，主要表现为少尿、无尿、肾功能受损，代谢性酸中毒严重。重度脱水常导致死亡。

3. 等渗性脱水　等渗性脱水（isotonic dehydration）的特征是水和钠成比例丢失或失液后经机体调节血浆渗透压仍在正常范围，血清钠浓度维持在130~150mmol/L，血浆渗透压为280~310mmol/L。等渗性脱水是外科病人最容易发生的缺水。常见病因是呕吐、腹泻，大量丢失接近等渗的消化液；大量胸腔积液、腹水形成；大面积烧伤和严重创伤使血浆丢失等。

等渗性脱水常兼有低渗性及高渗性脱水的临床表现。大量丢失等渗性体液首先引起细胞外液和血容量的减少，但容易发生血压降低和外周循环衰竭，尿量减少，也可存在体温升高和明显脱水外貌。等渗性脱水由于渗透压正常，对细胞内液影响不大。

等渗性脱水在临床上虽多有发生，但一般不会持久存在。当病人继续发生血容量减少，肾素-血管紧张素-醛固酮系统激活，或增加的不感蒸发、严重呕吐、不能饮水等情况使失水相对较多，可发生向高渗性脱水转变的倾向。如果等渗性脱水在处理上只补水而不注意补钠，也可使之转变为低渗性脱水。三种类型脱水的比较见表35-1。

表35-1　三种类型脱水的比较

	低渗性脱水	高渗性脱水	等渗性脱水
发病原因	体液丢失而单纯补水	水摄入不足或丢失过多	水和钠等比例丢失
血清钠	<130mmol/L	>150mmol/L	130~150mmol/L
血浆渗透压	<280mmol/L	>310mmol/L	280~310mmol/L
脱水部位	细胞外液丢失为主	细胞内液丢失为主	细胞外液丢失为主
主要表现	休克、脱水貌、脑细胞水肿	口渴、尿少、脱水热、脑细胞脱水	口渴、尿少、脱水貌、休克
尿钠	肾性增加，肾外性少	轻度增多、重度减少	减少
治疗	补充生理盐水或3%氯化钠溶液	补充水分为主	补充低渗盐水

（二）水中毒

当水的摄入过多，超过神经-内分泌系统调节和肾脏的排水能力时，使大量水分在体内潴留，导致细胞内、外液容量扩大，并出现包括稀释性低钠血症在内的一系列病理生理改变，称为水中毒（water intoxication）。水中毒的原因和机制有口渴中枢受刺激所致饮水过多或精神性饮水过多，超过肾脏排水能力的最大极限时（1 200ml/h），可发生水中毒。肾功能不全时，肾脏的排水能力降低，容易发生水中毒。另外当ADH分泌过多，如心力衰竭、肝性腹水等可引起有效循环血量减少，使肾小球滤过率下降、肾排水减少，这时如果增加水负荷，就易引起水中毒。

轻度水中毒时，细胞内、外液量增加可不明显。轻度和慢性水中毒的症状也不明显，可有乏力、头晕、嗜睡、记忆力减退、恶心、呕吐和肌肉挛痛，有时出现唾液、泪液过多等。急性重度水中毒（血钠<120mmol/L，血浆渗透压<250mmol/L）主要引起脑细胞水肿和颅内压增高，可危及病人的生命。此外，水中毒尚能因循环血量增加，使心血管系统负荷增大而引起肺水肿或心力衰竭。

（三）水肿

过多的液体在组织间隙或者体腔内积聚称为水肿（edema）。它不是独立的疾病，而是多种疾病的

笔记

重要病理过程。其积聚的体液来自血浆,其钠与水的比例与血浆大致相同。习惯上,将过多的体液在体腔中积聚称为积水(hydrops)或积液,如胸腔积水、腹腔积水、心包积水等。

1. 水肿的发病机制　正常人体组织间液量保持相对恒定有赖于血管内、外液体交换平衡和体内外的液体交换平衡。当平衡失调时,则可发生水肿。水肿的发生机制为两大方面:

(1) 血管内外的液体交换平衡失调。影响血管内、外液体交换的因素主要有:①毛细血管流体静压和组织液胶体渗透压,是促使液体滤出毛细血管的力量;②血浆胶体渗透压和组织液流体静压,是促使液体回流至毛细血管的力量;③淋巴回流的作用,组织液生成略大于回流,组织液回流剩余的部分则由淋巴系统进入血液循环,淋巴回流还能促使血管外多余的大分子物质回收入体循环。在病理情况下,组织液的生成大于回流,就会引起组织间隙内液体增多而发生水肿(图 35-1)。组织液生成增加主要见于下列几种情况:

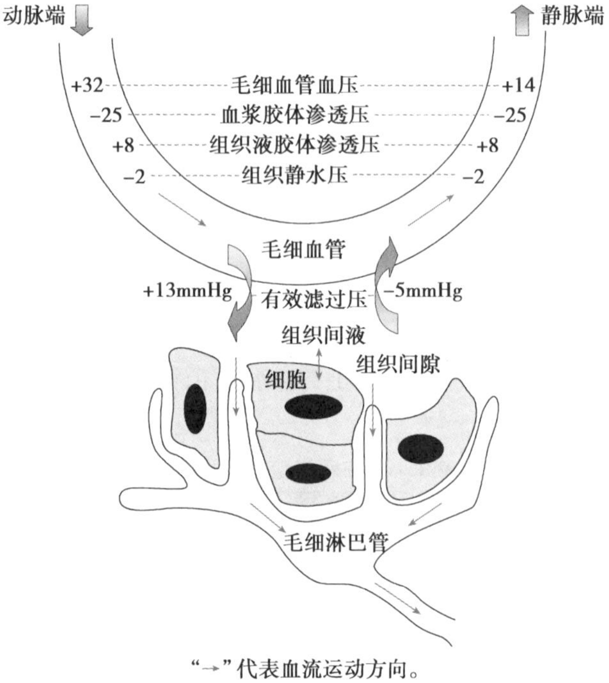

图 35-1　血管内、外液体交换示意图

1) 毛细血管流体静压增高:常见原因是静脉压增高。充血性心力衰竭时静脉压升高是全身性水肿的重要原因,肿瘤压迫或静脉血栓可使毛细血管流体静压升高,引起局部水肿。

2) 血浆胶体渗透压降低:主要见于一些引起血浆白蛋白含量降低的疾病,如肝硬化、肾病综合征、慢性消耗性疾病、恶性肿瘤等。

3) 微血管壁通透性增高:血浆蛋白大量滤出,使血浆胶体渗透压下降,组织液胶体渗透压上升,导致有效滤过压升高,常见于各种炎症及过敏性疾病。

4) 淋巴回流受阻:常见于恶性肿瘤细胞侵入并阻塞淋巴管、丝虫病等,使含蛋白的水肿液在组织间隙积聚,形成淋巴性水肿。

(2) 体内、外液体交换平衡失调——钠、水潴留:正常人钠、水摄入和排出呈动态平衡,肾脏在调节钠、水平衡起重要作用。在病理条件下,某些因素导致该平衡失调,可致钠水潴留,是水肿发生的重要原因。主要有:①肾小球滤过率下降,引起肾小球滤过率下降的原因有广泛的肾小球病变,有效循环血量的减少,以及继发于此的交感-肾上腺髓质系统和肾素-血管紧张素系统的兴奋,使肾血流量进一步减少;②近端小管重吸收钠水增加;③远端小管和集合管重吸收钠水增加。

2. 水肿的特点　水肿液根据其蛋白质含量的不同分为漏出液(transudate)和渗出液(exudate)。漏出液的特点是液体比重<1.015,蛋白质的含量<25g/L,细胞数<500/100ml。特点是液体比重>1.018,蛋白质的含量可达30~50g/L,可见多数白细胞。漏出液和渗出液区别见表 35-2。渗出液和根据水肿的皮肤特点，可分为凹陷性水肿（pitting edema）和隐性水肿（recessive edema）。凹陷性水肿又称显性水肿（frank edema）。当皮下组织有过多的液体积聚时，以手指按压片刻，移开后可见凹陷，称为凹陷性水肿。这是由于凹陷性水肿时，皮下组织间隙中有较多的游离水，因按压局部压力增高，使游离水移向压力较低处，故出现凹陷，手指松开后，游离水回复到原处的时间即为凹陷平复的时间。在出现明显凹陷性水肿之前，组织间隙中的液体已经增多，但按压局部无凹陷，此种状态称为隐性水肿。

表 35-2　漏出液与渗出液区别

	漏出液	渗出液
原因	非炎症性	炎症反应性
外观	淡黄、透明水样	浑浊、脓性、血性
蛋白定量	<25g/L	30~50g/L
细胞计数	<500/100ml	>500/100ml
细菌	无	正常阳性
比重	<1. 015	>1. 018
细胞分类	以淋巴细胞为主	以中性粒细胞为主

3. 水肿对机体的影响　除炎性水肿具有稀释毒素，运送抗体等抗损伤作用外，其他水肿对机体具有多种不利的影响，其影响大小取决于水肿的部位、程度、发生速度和持续时间。组织间隙过量的液体积聚使组织细胞与毛细血管之间的距离加大，氧与营养物质运输时间延长；水肿液的堆积还可压迫局部毛细血管，致使血流量减少，造成细胞营养障碍。水肿部位易发生组织损伤、溃疡而不易愈合。水肿可导致相应器官功能障碍，如胃肠黏膜水肿可影响消化吸收，肺水肿可引起呼吸功能障碍，心包积水可影响心脏泵血功能，喉头水肿可致气道阻塞甚至窒息，脑水肿可致颅内压升高，甚至形成脑疝，危及生命。

二、电解质代谢紊乱

（一）钾代谢紊乱

1. 低钾血症　血清钾浓度低于 3. 5mmol/L，称为低钾血症（hypokalemia）。血清钾浓度降低，除了由体内钾分布异常引起者外，往往伴有体钾总量的减少。低钾血症的主要原因包括三方面：①钾摄入不足；②钾丢失过多；③细胞外的钾转入细胞内。

低钾血症引起的功能代谢变化及其严重程度与血钾降低的速度、幅度及持续时间有关。血钾降低速度越快，血钾浓度越低，对机体影响越大。一般当血清钾低于 3. 0mmol/L 时，才出现较为明显的临床表现。急性低钾轻症者可无症状或仅有全身无力；重症者可发生迟缓性麻痹。慢性失钾者，尽管血钾浓度较低，临床症状也不很明显。但这种影响在不同个体之间存在较大差异。

低钾血症对机体的影响主要有四方面：

（1）神经肌肉方面：主要表现为肌无力、肌麻痹、腹胀和麻痹性肠梗阻。

（2）对心肌的影响：心肌生理特性的改变为兴奋性增高，自律性增强，传导性降低，收缩性在轻度低钾血症时增强，重度低钾血症时由于细胞内缺钾导致心肌细胞代谢障碍，收缩性减弱；心功能损害的改变主要为心律失常，容易诱发洋地黄中毒，心电图出现典型变化。低钾血症的心电图改变主要是 ST 段压低，T 波低平，T 波后出现 U 波。严重低钾血症还出现 P 波增宽，P-R 间期延长，QRS 波增宽。

（3）对代谢的影响：钾是细胞内的主要阳离子，因此，体内缺钾引起细胞结构和功能的损害。严重缺钾表现为骨骼肌发生坏死，称为横纹肌溶解。慢性缺钾肾脏表现为尿浓缩功能障碍，其机制是远曲小管和集合管上皮细胞受损。

（4）对酸碱平衡的影响：低钾血症可引起代谢性碱中毒和反常性酸性尿。由于细胞外液 K^+浓度减少，使细胞内 K^+移出，为保持体液的电中性，H^+向细胞内转移，从而使细胞外液 H^+浓度降低，引起代谢性碱中毒；肾小管上皮细胞内 K^+ 降低，在重吸收 Na^+ 时，肾排 K^+ 减少、排 H^+ 增加，使尿液呈酸性。由血钾降低作为主要原因引起的代谢性碱中毒，其尿液呈酸性，称之为“反常性酸性尿”。

2. 高钾血症　血清 K^+ 浓度大于 5.5mmol/L 称为高钾血症（hyperkalemia）。高钾血症的主要原因有：①钾摄入过多，如经静脉输入过多钾盐及输入大量库存血；②钾排出减少，主要由肾脏排出减少，这是高钾血症最主要的原因，常见于肾衰竭，盐皮质激素缺乏及长期应用潴钾利尿药；③细胞内钾转移到细胞外，当超过肾的排钾能力，血钾浓度升高；④假性高钾血症，多见于静脉穿刺造成红细胞机械性损伤。输入库存血导致高钾血症，在酸中毒和氮质血症等疾病条件下，Na^+-K^+-ATP 酶的活性降低而使细胞摄钾能力减少，当给病人输入库存血，因血浆内 K^+、Na^+、氨和乳酸等成分含量高，会增加病人的代谢负担，最终导致高钾血症。

高钾血症对机体的影响表现为三个方面：

（1）对神经-肌肉的影响：轻度高钾血症（5.5～7.0mmol/L）常表现为神经肌肉兴奋性增加；重度高钾血症（7.0～9.0mmol/L）常使肌细胞出现去极化阻滞状态而不能兴奋，引起肌麻痹。

（2）对心肌的影响：与低钾血症一样也能引起心律失常或发生心室纤颤，但与低钾血症不同的是，严重高钾血症可引起心脏停搏。心肌生理特性的改变主要有：轻度急性高钾血症，心肌兴奋性增高，重度急性高钾血症，心肌兴奋性降低，而慢性高钾，改变不明显；自律性降低；传导性降低；收缩性减弱。高钾血症的心电图改变主要是 P 波压低、增宽或消失；P-R 间期延长；R 波降低；QRS 波群增宽；T 波狭窄高耸；Q-T 间期稍缩短。

（3）对酸碱平衡的影响：高钾血症可引起代谢性酸中毒和反常性碱性尿。由于高钾血症细胞外液 K^+ 增高，使 K^+ 向细胞内转移，为保持体液的电中性，H^+ 向细胞外转移，从而使细胞外液 H^+ 浓度升高，引起代谢性酸中毒；肾小管上皮细胞内 H^+ 浓度降低，在重吸收 Na^+ 时，排 K^+ 增多、排 H^+ 减少，尿液呈碱性。由血钾增高作为主要原因引起的代谢性酸中毒，其尿液呈碱性，称之为“反常性碱性尿”。高钾血症应尽快祛除病因，可应用葡萄糖和胰岛素静脉输入促使钾向细胞内转移，亦可应用钙剂拮抗高钾血症对心肌的毒性作用。

（二）钙、磷代谢紊乱

钙和磷是人体内含量最丰富的无机元素。正常人含钙总量为 700～1 400g，含磷总量为 400～800g。从食物中摄取的钙和磷在体内进行合成代谢并分解，最后排出体外。成人体内钙 99% 主要存在于骨骼和牙齿中，血钙分为结合钙和游离钙。少部分游离钙可与有机酸结合并通过生物膜扩散，发挥生理作用。正常人血浆中钙与磷的浓度维持相对恒定，当血磷增高时，血钙则降低。反之，当血钙增高时血磷则减少。此种关系在骨组织的钙化中有重要作用。在体内，钙磷代谢主要由甲状旁腺激素、1,25-$(OH)_2D_3$ 和降钙素 3 种激素作用于肾脏、骨骼和小肠 3 个靶器官进行调节。

1. 低钙血症　血钙浓度<2.2mmol/L，或者血清钙<1mmol/L，称为低钙血症。主要原因包括：甲状旁腺功能减退；维生素 D 代谢障碍；肾衰竭；低镁血症、药物和恶性肿瘤伴发的低钙血症。低钙血症经常没有明显的临床症状，临床症状的轻重与血钙降低的程度不完全一致，而与血钙降低的速度、持续时间有关。低钙血症时，神经、肌肉兴奋性增加，可出现肌肉痉挛、手足抽搐。在婴幼儿，低血钙会引起佝偻病，囟门闭合迟缓、O 形或 X 形腿等，成人可表现为骨质疏松和骨质软化。低血钙也会引起传导阻滞等心律失常，严重时可出现心室纤颤，心力衰竭时合并低血钙会引起洋地黄效应下降。低血钙时心电图典型表现为 Q-T 间期和 ST 段明显延长。

2. 高钙血症　血钙浓度>2.75mmol/L，或者血清钙>1.25mmol/L，称为高钙血症。主要原因包括甲状旁腺功能亢进；维生素 D 中毒；恶性肿瘤和甲状腺功能亢进等。症状表现在消化、运动、神经、泌尿等系统。畏食、恶心、呕吐、便秘；乏力、肌肉疲劳、肌张力减低，烦渴，多尿；嗜睡，神志不清，甚至昏迷。病程长时，可以发生组织内钙沉积，如结膜、关节周围沉积及肾结石。高钙血症的临床表现与血钙升高幅度和速度有关。当血清钙高于 4.5mm/L，可发生高血钙危象，如严重脱水、高热、心律失常、意识不清，病人易死于心搏骤停、坏死性胰腺炎等。

3. 低磷血症　血清磷浓度<0.8mmol/L 称为低磷血症。主要原因有小肠吸收减少、尿磷排泄增加和磷向细胞内转移。临床上通常没有特异性症状，严重者可出现肌无力、感觉异常等。

笔记

4. 高磷血症　成人血清磷浓度>1.6mmol/L，儿童血清磷>1.9mmol/L，称为高磷血症。高磷血症是慢性肾脏病的常见并发症，是引起继发性甲状旁腺功能亢进、钙磷沉积变化、维生素D代谢障碍和肾性骨病的重要因素，与冠状动脉病变、心瓣膜钙化等严重心血管并发症密切相关。其临床表现与高磷血症诱导的低钙血症有关。

本章小结

水是人体最重要的组成成分之一。体液约占体重的60%，由细胞膜分为细胞内液和细胞外液。细胞内液约占体重的40%，细胞外液约占体重的20%。机体正常钠钾平衡的调节，是维持体液正常生理功能的基础。水、钠代谢紊乱是临床常见的病理过程，包括脱水和水肿。脱水是指体液容量的明显减少，并出现一系列功能代谢变化的病理过程。根据脱水时细胞外液渗透压的变化分为高渗性脱水、低渗性脱水和等渗性脱水。过多的液体在组织间隙或者体腔内积聚称为水肿，根据水肿的皮肤特点，可分为显性水肿和隐性水肿。钾的代谢紊乱分为高钾血症和低钾血症，是水电解质代谢紊乱中常见的病理过程。正常人血浆中钙与磷的浓度维持相对恒定，当血磷增高时，血钙则降低。反之，当血钙增高时血磷则减少。此种关系在骨组织的钙化中有重要作用。

（刘　巍）

3501

扫一扫，测一测

思考题

1. 试述低渗性脱水导致休克的原因。
2. 试述血管内、外液体交换平衡失调引起水肿的原因和机制。

3502

思路解析

笔记

第三十六章　酸碱平衡紊乱

36章PPT

学习目标

1. 掌握：酸碱平衡紊乱的基本概念；机体对酸碱平衡的调节。
2. 熟悉：四种单纯型酸碱平衡紊乱的基本概念、特点及代偿机制。
3. 了解：混合型酸碱平衡紊乱的基本概念和分类。
4. 具有基本医疗思维与素养；分析单纯型和二重混合型酸碱平衡紊乱病例的能力。
5. 能与相关医疗人员进行专业交流与团结协作，开展医疗工作，将维护民众的健康利益作为自己的职业责任。

第一节　酸碱平衡

人体的体液环境必须具有适宜的酸碱度才能维持正常的代谢和生理功能，正常人体血浆的酸碱度在范围很窄的弱碱性环境中变动，动脉血的 pH 保持在 7.35～7.45，平均为 7.40。机体这种调节酸碱物质含量及其比例，维持血液 pH 在正常范围内的过程，称为酸碱平衡（acid-base balance）。各种原因引起酸碱负荷过度或调节机制障碍导致的体液酸碱度稳定性破坏，称为酸碱平衡紊乱（acid-base disturbance）。

一、体内酸性物质和碱性物质来源

（一）酸的来源

1. 挥发酸（volatile acid）　糖、脂肪和蛋白质氧化分解的最终产物是 CO_2，CO_2 与 H_2O 结合生成碳酸（H_2CO_3），是机体在代谢过程中产生最多的酸性物质。碳酸可释放 H^+，也可形成 CO_2 经肺排出体外，故称为挥发酸。成人在安静状态下，每天组织细胞代谢产生 CO_2 可达 300～400L，相当于每天产 H^+ 13～15mol，成为体内酸性物质的主要来源。

2. 固定酸（fixed acid）　此类酸性物质不能变成气体经肺排出，需经肾由尿排出体外，故称为固定酸或非挥发酸（unvolatile acid）。主要包括磷酸、硫酸、尿酸和有机酸。在正常机体内，有机酸最终氧化成 CO_2。成人每天由固定酸释放的 H^+ 仅有 50～100mmol，与每天产生的挥发酸相比要少得多。但在疾病状态下，可因有机酸含量过多，影响机体的酸碱平衡。

（二）碱的来源

体内碱性物质的主要来源是食物，特别是蔬菜和水果中所含的有机酸盐，如柠檬酸盐、苹果酸盐及草酸盐，其在体内代谢过程中可以转变成碳酸氢盐。机体在代谢过程中也可由氨基酸脱氨基生成氨（NH_3）等碱性物质，最终合成尿素，正常时并不是碱的主要来源。人体碱的生成量远远小于

笔记

酸的生成量。

二、机体对酸碱平衡的调节

机体在正常情况下不断生成与摄入酸性和碱性物质，但血液 pH 并不发生显著变化，这是由于机体内存在酸碱平衡调节机制，主要是体液的缓冲系统以及肺、组织细胞和肾对酸碱平衡的调节。

（一）血液的缓冲作用

血液中有一系列缓冲物质，由弱酸（缓冲酸）及其相对应的缓冲碱组成。根据化学上的缓冲作用原理，人为地把它们归纳为五个主要的缓冲系统，即碳酸氢盐缓冲系统（H_2CO_3/HCO_3^-）、磷酸盐缓冲系统（$H_2PO_4^-/HPO_4^{2-}$）、血浆蛋白缓冲系统（HPr/Pr^-）、血红蛋白（HHb/Hb^-）缓冲系统和氧合血红蛋白（$HHbO_2/HbO_2^-$）缓冲系统。它们具有很强且迅速的缓冲酸碱度的能力。每一个缓冲物质既能缓冲酸也能缓冲碱，其中以碳酸氢盐缓冲系统最为重要。碳酸氢盐缓冲系统缓冲能力强，是细胞外液含量最多的缓冲系统。例如，我们将 10mmol 的 HCl 加 1 000ml 中性蒸馏水中，其 pH 可从 7 降至 2，但同量酸加于 1 000ml 血浆中，其 pH 的变化却很小，几乎测不出来。从上面的反应可以看出，经 $NaHCO_3$ 缓冲，解离度大的强酸 HCl 转变为解离度小的弱酸 H_2CO_3，后者在体液中的解离度仅约为前者的 1/1 500。因此 H^+浓度大为减小，而且 H_2CO_3 还能分解为 H_2O 和 CO_2，CO_2 又能呼出体外。总的来说，碳酸氢盐缓冲系统不能缓冲挥发酸，挥发酸的缓冲主要靠非碳酸氢盐缓冲系统，特别是血红蛋白及氧合血红蛋白缓冲，而固定酸和碱能被所有的缓冲系统缓冲。

（二）肺在酸碱平衡中的调节作用

肺通过改变 CO_2 的排出量调节血浆碳酸浓度，维持血浆 pH 相对恒定。肺泡通气量是受延髓呼吸中枢控制的，呼吸中枢接受来自中枢化学感受器和外周化学感受器的刺激。延髓呼吸中枢化学感受器可感知动脉血二氧化碳分压（$PaCO_2$）的变化。$PaCO_2$ 正常值为 5. 32kPa（40mmHg），当升高 2mmHg 即可刺激中枢化学感受器，从而使呼吸中枢兴奋，肺通气量增加。但是当 $PaCO_2$ 超过 10. 7kPa（80mmHg）时可造成中枢神经系统功能损伤，如呼吸中枢抑制等，称为“二氧化碳麻醉”。主动脉体和颈动脉体的外周化学感受器可感受 $PaCO_2$、血 pH 和 PaO_2 的刺激。$PaCO_2$ 需升高 10mmHg 才刺激外周化学感受器，所以外周化学感受器主要感受低氧，使呼吸加深加快，但 PaO_2 过低对呼吸中枢的直接效应是抑制。总的说来，外周化学感受器反应不敏感，因此 $PaCO_2$ 升高或血 pH 降低时，主要是通过延髓中枢化学感受器感受。

（三）组织细胞在酸碱平衡中的调节作用

组织细胞对酸碱平衡也有缓冲作用，主要是通过细胞内、外离子交换方式进行的。当能改变酸碱平衡的离子如 H^+、HCO_3^-等在细胞外液中升高时，它们能进入细胞内（或进入骨内）换出与其符号相同的离子，以保持细胞外液的 pH。进入细胞内的 H^+可与细胞内的化学缓冲物质起化学反应而被缓冲。根据实验研究估算，酸或碱在细胞外液增加后，一般经 2~4h，将有 1/2 的量进入细胞内。所以尽管细胞内液量大于细胞外液量 1 倍，但二者化学缓冲总能力却大致相等，可见细胞外液中缓冲物质的浓度是高于细胞内液的。

（四）肾在酸碱平衡中的调节作用

肾脏主要调节固定酸，通过排酸或保碱的作用来维持血浆 $NaHCO_3$ 的浓度，从而对酸碱平衡进行调节。

1. 近曲小管泌 H^+和对 $NaHCO_3$ 的重吸收　近曲小管上皮细胞泌 H^+的同时，常伴有 HCO_3^-的重吸收。血浆中 $NaHCO_3$ 可自由通过肾小球，滤出的 $NaHCO_3$ 85%~90%在近曲小管被重吸收，其余部分在远曲小管和集合管被重吸收（图 36-1）。正常情况下，随尿液排出体外的 $NaHCO_3$ 仅为滤出量的 0. 1%。近曲小管上皮细胞内 CO_2 和 H_2O 在碳酸酐酶（carbonic anhydrase，CA）催化下生成 H_2CO_3，H_2CO_3 解离成 H^+和 HCO_3^-，细胞内的 H^+通过肾小管细胞管腔膜 H^+-Na^+交换体与滤液 Na^+交换，两者转运方向相反，称 H^+-Na^+ 交换或 H^+-Na^+ 逆向转运。进入肾小管腔的 H^+ 与滤过的 HCO_3^- 结合成 H_2CO_3，再迅速分解为 H_2O 和 CO_2，H_2O 随尿排出，CO_2 又弥散回肾小管上皮细胞。重吸收的 Na^+与肾小管上皮细胞内的 HCO_3^-经基侧膜 Na^+-HCO_3^-的转运体同向重吸收入血液循环。酸中毒时碳酸酐酶活性增高，泌 H^+及重吸收 HCO_3^-的作用加强。

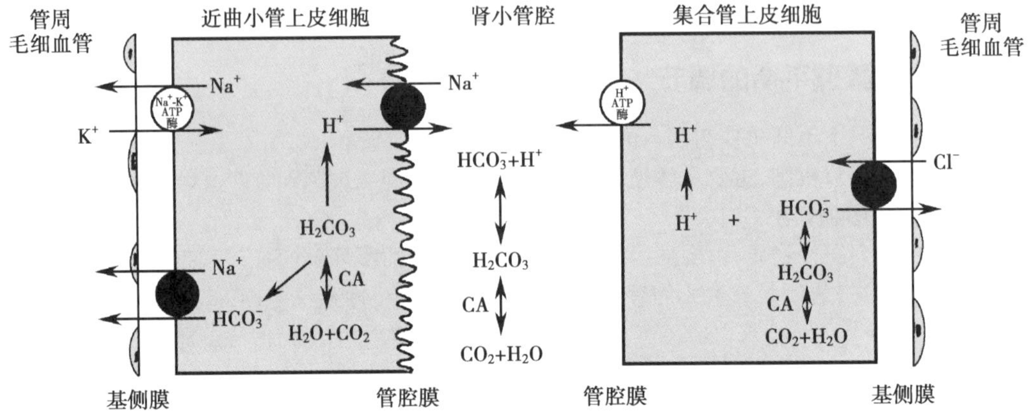

○表示主动转运；●表示继发性主动转运；CA指碳酸酐酶。

图 36-1 近曲小管和集合管泌 H^+、重吸收 $NaHCO_3$ 过程示意图

2. 远曲小管及集合管泌 H^+ 和对 $NaHCO_3$ 的重吸收 远曲小管和集合管的闰细胞可分泌 H^+，也称泌氢细胞。正常人血浆中 Na_2HPO_4/NaH_2PO_4 的浓度比为 4∶1，近曲小管滤液中主要为碱性磷酸盐。当原尿流经远曲小管和集合管时，闰细胞借助于管腔膜 H^+-ATP 酶向管腔中分泌 H^+，同时在基膜侧以 Cl^--HCO_3^- 交换的方式重吸收 HCO_3^-。滤至管腔的 H^+ 与小管液中的 HPO_4^{2-+} 结合转变成酸性 $H_2PO_4^-$，使尿液酸化。

3. NH_4^+ 的排出 肾近曲小管上皮细胞是泌铵（NH_4^+）主要场所。在近曲小管上皮细胞内，谷氨酰胺在谷氨酰胺酶的作用下产生 NH_3 和 α-酮戊二酸，后者进一步生成 HCO_3^- 进入血液，而 NH_3 与 H_2CO_3 解离的 H^+ 结合成 NH_4^+，经载体与 Na^+ 交换进入小管腔，由尿排出。远曲小管和集合管上皮细胞内也有谷氨酰胺酶，使谷氨酰胺分解而释放 NH_3，NH_3 不带电荷，为脂溶性，容易通过细胞膜进入管腔。NH_3 进入肾小管管腔后，与小管上皮细胞排泌的 H^+ 结合成 NH_4^+，以氯化铵形式随尿液排出体外（图 36-2）。酸中毒越严重，谷氨酰胺酶的活性也越高，产氨和 α-酮戊二酸也越多，尿排 NH_4^+ 量越多。

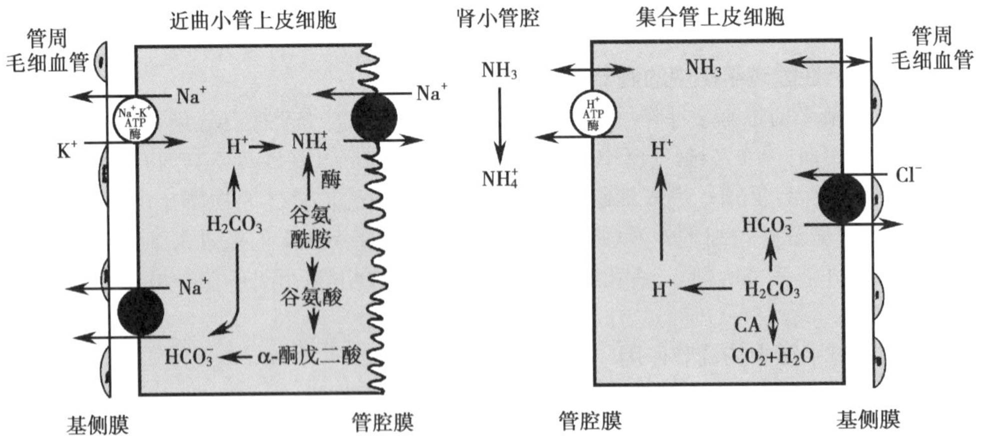

图 36-2 尿铵形成示意图

当体内 HCO_3^- 含量过高，远曲小管和集合管上皮细胞可减少 $NaHCO_3$ 的生成和重吸收，使血浆 $NaHCO_3$ 浓度降低。当血液 pH 降低、血 K^+ 降低、血 Cl^- 降低、有效循环血量降低、醛固酮升高及碳酸酐酶活性增强时，肾小管泌 H^+ 和重吸收 HCO_3^- 增多。

三、酸碱平衡常用指标

（一）pH 和 H^+ 浓度

pH 和 H^+ 浓度是酸碱度的重要指标，因为血液中 H^+ 很少，因此广泛使用 H^+ 浓度的负对数即 pH 来表示。血液的 pH 取决于 HCO_3^- 与 H_2CO_3 的浓度比，pH 为 7.4 时其比值为 20/1。正常情况下机体内

环境处于弱碱性环境，正常动脉血 pH 为 7.35～7.45，平均值为 7.4，凡低于 7.35 的为失代偿性酸中毒，凡高于 7.45 的为失代偿性碱中毒。

pH 主要取决于 HCO_3^-/H_2CO_3，两者比值只要维持在 20∶1，pH 即处在正常范围。因此，pH 在正常范围有三种可能：①没有酸碱紊乱；②代偿型酸碱紊乱时，通过机体的调节作用，HCO_3^-/H_2CO_3 比值可维持在 20∶1，pH 仍处在正常范围；③机体同时存在酸中毒和碱中毒且程度相当时，pH 也可能在正常范围。若要区别它们，还需要进一步测定反映血浆 HCO_3^- 和 H_2CO_3 浓度等指标的改变。

（二）动脉血 CO_2 分压

动脉血 CO_2 分压（$PaCO_2$）是指血浆中溶解的 CO_2 所产生的张力。因 CO_2 有较强的弥散能力，故 $PaCO_2$ 基本上可以反映肺泡气 CO_2 分压（$PACO_2$）。因此测定 $PaCO_2$ 可了解肺泡通气量的情况。$PaCO_2$ 正常值为 33～46mmHg，平均值为 40mmHg。$PaCO_2$<33mmHg，表明肺通气过度，CO_2 排出过多，见于呼吸性碱中毒或代偿后的代谢性酸中毒；$PaCO_2$>46mmHg 表明肺通气不足，CO_2 潴留，见于呼吸性酸中毒或代偿后的代谢性碱中毒。

（三）标准碳酸氢盐和实际碳酸氢盐

标准碳酸氢盐（standard bicarbonate，SB）是指动脉血标本在 38℃ 和血红蛋白完全氧合的条件下，用 $PaCO_2$ 为 40mmHg（5.33kPa）的气体平衡后所测得的血浆 HCO_3^- 浓度。因这种方法已排除呼吸因素影响，故为判断代谢性酸碱中毒的指标。正常平均值为 24mmol/L，范围为 22～27mmol/L。代谢性酸中毒病人 SB 降低，代谢性碱中毒时则 SB 升高。

实际碳酸氢盐（actual bicarbonate，AB）是指隔绝空气的血液标本，在保持其原有 $PaCO_2$ 和血氧饱和度不变的条件下测得的血浆碳酸氢盐浓度。因此 AB 受代谢和呼吸两方面因素的影响。正常人 AB＝SB，因为正常人的条件和测定 SB 的人工条件是相同的。AB 与 SB 的差值能反映呼吸因素对酸碱平衡的影响。病人有 CO_2 潴留时，AB>SB，提示呼吸性酸中毒；病人有 CO_2 呼出过多即通气过度时，AB<SB，提示呼吸性碱中毒。两者数值均高于正常表示有代谢性碱中毒或慢性呼吸性酸中毒有代偿变化；两者数值均低则表示有代谢性酸中毒或慢性呼吸性碱中毒有代偿变化。

（四）缓冲碱

缓冲碱（buffer base，BB）指血液中一切具有缓冲作用的负离子碱的总和。正常范围为 45～52mmol/L，平均值为 48mmol/L。缓冲碱也是反映代谢因素的指标，代谢性酸中毒时 BB 减少，而代谢性碱中毒时 BB 升高。

（五）碱剩余

碱剩余（base excess，BE）是指标准条件下，用酸或碱将 1L 血的 pH 调至 7.40 所需加入的酸或碱的量（mmol/L），表示全血或者血浆中碱储备增加或减少的情况。如需用酸滴定，表明受测血样缓冲碱量高，为碱剩余，用正值表示。如用碱滴定，表明受测血样缓冲碱量低，为碱缺失，用负值表示。BE 正常范围是－3～＋3mmol/L。BE 不受呼吸因素的影响，是反映代谢因素的指标，代谢性酸中毒时 BE 负值增加，代谢性碱中毒时 BE 正值增加。

（六）阴离子间隙

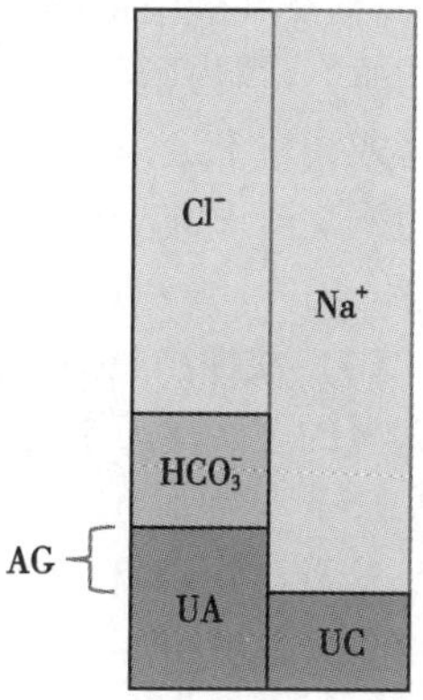

图 36-3 血浆阴离子间隙

阴离子间隙（anion gap，AG）是指血浆中未测定的阴离子（undetermined anion，UA）与未测定的阳离子（undetermined cation，UC）的差值（图 36-3）。由于细胞外液中阴、阳离子总当量数相等，故有：已测定阳离子（Na^+）＋未测定阳离子（UC）＝已测定阴离子（Cl^-＋HCO_3^-）＋未测定阴离子（UA）。阴离子间隙，即 AG＝[Na^+]－（[Cl^-]＋[HCO_3^-]）。AG 的正常值为 10～14mmol/L，平均值为 12mmol/L。目前多以 AG>16mmol/L 作为判断是否有 AG 增高型代谢性酸中毒的界限，常见于固定酸增加。而 AG 降低则意义不大。

第二节 酸碱平衡紊乱类型

在病理情况下，因器官功能障碍和细胞代谢障碍或临床治疗措施不当，使 pH 发生改变，并超过了机体代偿调节的范围，必然伴有血液 pH 以及其他反映酸碱平衡代谢性因素的指标和呼吸性因素指标的改变，从而导致酸碱平衡紊乱。酸碱平衡紊乱可分为单纯型酸碱平衡紊乱（simple acid-base disturbance）和混合型酸碱平衡紊乱（mixed acid-base disturbance）。如果原发改变只影响呼吸性因素和代谢性因素中的一个因素，并导致酸碱失衡，称为单纯型酸碱平衡紊乱。单纯型酸碱平衡紊乱可分为四种类型：①代谢性酸中毒；②呼吸性酸中毒；③代谢性碱中毒；④呼吸性碱中毒。混合型酸碱平衡紊乱分为二重酸碱平衡紊乱和三重酸碱平衡紊乱。

一、单纯型酸碱平衡紊乱

（一）代谢性酸中毒

代谢性酸中毒（metabolic acidosis）是指细胞外液 H^+ 增加和（或）HCO_3^- 丢失而引起的以血浆 HCO_3^- 原发性减少为特征，最终导致 pH 下降的酸碱平衡紊乱，是临床常见的酸碱平衡紊乱之一。

1. 原因和机制

（1）肾脏排酸保碱功能障碍

1）肾衰竭：由于肾小球滤过率严重降低，体内固定酸难以从尿中排出，可引起代谢性酸中毒。肾衰竭时主要是磷酸根和硫酸根排出减少，血中磷酸根和硫酸根浓度升高，进而血中 H^+ 浓度升高，引起代谢性酸中毒。

2）Ⅰ型肾小管性酸中毒：主要是远曲小管的泌 H^+ 功能降低，H^+ 在体内蓄积，致使血中 HCO_3^- 浓度进行性下降。除远端肾小管的泌 H^+ 功能外，肾脏的其他功能可正常。

3）Ⅱ型肾小管性酸中毒：主要是近端肾小管上皮细胞重吸收 HCO_3^- 能力降低。由于 H^+-Na^+ 转运体功能障碍或碳酸酐酶活性降低，导致 HCO_3^- 重吸收减少，经尿排出 HCO_3^- 增多。除近端肾小管上皮细胞重吸收 HCO_3^- 能力降低外，肾脏的其他功能可正常。

（2）HCO_3^- 直接丢失过多：肠液、胰液及胆汁中碳酸氢盐含量高于血浆，肠道丢失 HCO_3^- 过多，导致代谢性酸中毒。常见于重症腹泻、肠道瘘管或引流等情况。

（3）固定酸产生过多

1）乳酸性酸中毒（lactic acidosis）：缺氧时，细胞内糖的无氧酵解增强，乳酸产生增多，导致乳酸血症。临床常见于休克、缺氧、心力衰竭、心脏停搏、呼吸衰竭、严重贫血、一氧化碳中毒。因肝脏疾病导致乳酸在肝脏的代谢障碍也可引起血中乳酸增多。

2）酮症酸中毒（keto-acidosis）：体内脂肪分解时会产生酮体（其中的 β-羟基丁酸和乙酰乙酸为酸性物质）。体内脂肪被大量动员的情况常见于糖尿病、严重饥饿和酒精中毒等。糖尿病时由于胰岛素绝对或相对不足，使葡萄糖利用减少，而脂肪分解加速，由于大量脂肪酸进入肝脏而形成过多的酮体，发生酮症酸中毒。长时间饥饿或禁食时，体内糖原耗尽后，能量来源于脂肪分解，也可引起酮症酸中毒。

（4）酸性物质摄入过多：外源性固定酸摄入过多，HCO_3^- 缓冲消耗，常见于水杨酸中毒，甲醇中毒及含氯的呈酸性药物摄入过量。

（5）高钾血症：各种原因引起的细胞外液高 K^+，可引起细胞内外 H^+-K^+ 交换，导致代谢性酸中毒。这种酸中毒，体内 H^+ 离子总量并未增加，只是 H^+ 从细胞内逸出，造成细胞内碱中毒，在远曲小管上皮细胞 K^+-Na^+ 交换增强，H^+-Na^+ 交换减弱，肾排 K^+ 增多，排 H^+ 减少，尿液呈碱性，引起“反常性碱性尿”。

2. 机体的代偿调节

（1）血液的缓冲及细胞内、外离子交换的缓冲：代谢性酸中毒时，血液和细胞内的各缓冲系统均能参与代偿调节，而以 HCO_3^- 为主的缓冲碱则被大量消耗。此外，细胞内外的 H^+-K^+ 交换也能参与调节，可导致高钾血症。

（2）肺的代偿调节作用：血液和细胞的缓冲代偿能力是有限的。肺的代偿则不同，不仅起效快，而且能持续不断地将 CO_2 呼出体外，故其代偿能力快速、强大、持久。肺的代偿在代谢性酸碱平衡紊乱时是早期代偿机制的重要力量。代谢性酸中毒时，血中 H^+ 浓度升高，刺激颈动脉体和主动脉体的化学感受器，反射性兴奋呼吸中枢，使呼吸加深、加快，促使 CO_2 排出增多，血液 H_2CO_3 浓度继发性降低，

维持 HCO_3^-/H_2CO_3 比值接近正常，使 pH 稳定。当 pH 由 7.4 下降到 7.0 时，肺泡通气量可由正常的 4L/min 增加到 30L/min 以上，呼吸加深加快是代谢性酸中毒的主要临床表现。

（3）肾的代偿调节作用：代谢性酸中毒时，肾脏也是重要的代偿调节力量。肾脏通过增强碳酸酐酶和谷氨酰胺酶活性，增加泌 H^+ 和泌 NH_4^+ 而排酸；通过增强 HCO_3^- 重吸收，酸化尿液而保碱。但是肾脏代偿作用缓慢，一般要 3~5d 才能达到高峰，并且代偿容量不大，当肾脏本身有病变，如肾衰竭时，肾功能严重障碍，其对酸碱失衡的代偿调节能力也难以发挥作用。

3. 血气参数变化　代谢性酸中毒时由于 HCO_3^- 降低，反映酸碱平衡代谢性因素的指标 AB、SB、BB 均降低，BE 负值增大；同时由于呼吸的代偿作用，可使 $PaCO_2$ 继发性降低，使 AB<SB。

4. 对机体的影响

（1）心血管系统改变：代谢性酸中毒时，心血管系统受到严重影响，主要表现在以下三个方面：

1）心律失常：主要是室性心律失常，严重时可发生传导阻滞，甚至心跳停搏。引起心律失常的原因是代谢性酸中毒时发生的继发性高钾血症。代谢性酸中毒时，一方面 K^+ 经 H^+-K^+ 交换从细胞内移出至细胞外，另一方面肾脏在代偿调节过程中泌 H^+ 增强，泌 K^+ 减弱，肾保 K^+ 增多，故随着酸中毒的加重，血钾浓度也会越来越高。

2）心肌收缩力减弱：虽然酸中毒时肾上腺髓质释放肾上腺素增多，但是酸中毒时的 H^+ 可以阻断肾上腺素对心脏的作用。随着酸中毒的加重，H^+ 对心脏的抑制作用更为明显，当 pH<7.2 时，心肌收缩力大大降低，心排出量也显著减少。

3）血管系统对儿茶酚胺的反应性降低：酸中毒时，血管系统对儿茶酚胺的反应性降低，尤以毛细血管前括约肌最为明显。由于血管扩张，血管容量不断扩大，回心血量减少，加上心肌收缩力减弱，导致血压下降。

（2）中枢神经系统改变：严重的代谢性酸中毒（失代偿性代谢性酸中毒）常引起中枢神经系统代谢障碍，主要表现为意识障碍、昏迷，最后可因呼吸中枢和心血管中枢麻痹而死亡。其机制包括：①酸中毒时，谷氨酸脱羧酶活性增强，生成抑制性神经递质 γ-氨基丁酸增多；②酸中毒使脑细胞氧化磷酸化障碍，ATP 产生减少；③严重酸中毒抑制呼吸中枢和心血管中枢。

（3）骨骼系统改变：由于机体不断地从骨骼释放钙盐用于缓冲机体内多余的酸，会导致骨骼发育迟缓，延迟小儿生长，还可以引起纤维性骨炎和肾性佝偻病，成人可引起骨软化症。主要见于慢性肾衰竭伴酸中毒。

（二）呼吸性酸中毒

呼吸性酸中毒（respiratory acidosis）是指 CO_2 排出障碍或者吸入过多引起的以血浆 H_2CO_3 浓度原发性升高、pH 下降为特征的酸碱平衡紊乱。

1. 原因和机制　呼吸性酸中毒可发生于肺泡通气不足或外环境 CO_2 浓度过高，但主要见于肺泡通气不足。

（1）呼吸中枢抑制：临床上常见于脑血管意外、脑外伤、脑炎、呼吸中枢抑制剂如镇静剂、麻醉剂或酒精中毒等。

（2）呼吸肌麻痹：急性脊髓灰质炎、传染性多发性神经根炎、重症肌无力、有机磷中毒、低钾血症、周期性瘫痪、脊髓高位损伤等疾病时，由于呼吸运动困难，可使 CO_2 潴留而发生呼吸性酸中毒。

（3）呼吸道阻塞：临床上异物堵塞气道、溺水或喉头痉挛和水肿等常引起急性呼吸障碍，肺泡通气不足，导致急性呼吸性酸中毒；慢性阻塞性肺疾病、支气管哮喘等则是引起慢性呼吸性酸中毒的常见原因。

（4）胸廓病变：如胸外伤、严重气胸、胸膜腔积液、严重胸廓畸形引起肺通气功能障碍，引起呼吸性酸中毒。

（5）肺部疾病：许多肺部疾病均可引起肺泡通气不足，CO_2 排出障碍，导致呼吸性酸中毒。如肺部广泛性炎症、肺实变、肺纤维化、重度肺气肿、急性心源性肺水肿等。

（6）人工呼吸机使用不当：通气量过小，CO_2 排出困难。

（7）CO_2 吸入过多：见于外环境 CO_2 浓度较高，如矿井、坑道或防空洞内等，吸入 CO_2 过多，使血浆中 H_2CO_3 浓度升高。

笔记

2. 机体的代偿调节

(1) 急性呼吸性酸中毒:急性呼吸性酸中毒发病急骤,机体调节系统来不及代偿。由于呼吸系统及血中碳酸盐缓冲系统均不能有效发挥代偿作用,而肾脏代偿作用又非常缓慢,不能及时起到代偿作用,因此,机体对急性呼吸性酸中毒的代偿主要靠细胞内、外的离子交换及细胞内缓冲系统的缓冲,但是十分有限,所以常表现为代偿不足或失代偿状态,即 pH 低于正常,血液明显偏酸性。

由于 $PaCO_2$ 原发性升高,CO_2 在体内潴留,使血中 H_2CO_3 浓度不断升高,解离为 H^+ 和 HCO_3^-,H^+ 与细胞内的 K^+ 进行交换,进入细胞的 H^+ 可被细胞内的蛋白质缓冲,血中的 HCO_3^- 会代偿性升高,以维持 HCO_3^-/H_2CO_3 比值接近正常。此外,血中的 CO_2 通过弥散迅速进入红细胞,并在碳酸酐酶的作用下生成 H_2CO_3,进而解离为 H^+ 和 HCO_3^-,H^+ 主要被红细胞内的血红蛋白和氧合血红蛋白缓冲,而 HCO_3^- 则与血中的 Cl^- 交换,使血中 HCO_3^- 浓度增加。

(2) 慢性呼吸性酸中毒:慢性呼吸性酸中毒多见于慢性阻塞性肺疾病,也常伴有低氧血症。与急性呼吸性酸中毒时一样,慢性呼吸性酸中毒时肺的代偿和血中碳酸氢盐缓冲系统的代偿也受到限制。慢性呼吸性酸中毒时,除了与急性呼吸性酸中毒一样有细胞内外 H^+-K^+ 交换和红细胞的缓冲作用外,主要靠肾脏代偿。由于 $PaCO_2$ 和 H^+ 浓度升高,肾小管上皮细胞内碳酸酐酶和线粒体中谷氨酰胺酶活性增强,使肾小管上皮细胞的泌 H^+ 和泌 NH_4^+ 都增加,同时加强对 HCO_3^- 的重吸收,以达到排酸保碱的目的,但这一作用需要 3~5d 才能发挥最佳代偿效果。

3. 血气参数变化　呼吸性酸中毒时反映呼吸性的指标 $PaCO_2$ 增高,AB>SB。通过肾的代偿后,代谢性因素的指标继发性升高,AB、SB、BB 均升高,BE 正值增大。

4. 对机体的影响　呼吸性酸中毒对机体的影响与代谢性酸中毒基本相似,也可引起心律失常、心肌收缩性减弱、外周血管扩张、高钾血症等。此外,由于 $PaCO_2$ 升高,可引起一系列血管运动和神经精神方面的障碍。

(1) 神经系统:血中 $PaCO_2$ 升高和 PaO_2 下降可引起精神障碍和神经系统功能异常,早期有头痛、不安、焦虑等,晚期可出现震颤、精神错乱、嗜睡、昏睡和昏迷,临床上称为肺性脑病。CO_2 还可导致脑血管扩张,脑血流量增加,脑水肿,颅内压升高,表现为头痛、视盘水肿。pH<7.3 的急性 CO_2 潴留,就会引起精神神经症状。CO_2 为脂溶性,能迅速通过血-脑脊液屏障,而 HCO_3^- 为水溶性,通过血-脑脊液屏障极为缓慢,因而脑脊液中的 pH 降低较一般细胞外液更为显著,这可能解释为何中枢神经系统的功能紊乱在呼吸性酸中毒时较代谢性酸中毒时更为显著。

(2) 循环系统:CO_2 有直接扩张血管的作用,但是高浓度的 CO_2 能刺激血管运动中枢或神经-体液调节,使心脏收缩加强、加快,内脏血管收缩,皮肤血管扩张,且其强度大于直接扩血管作用。当 $PaCO_2$>50mmHg 时出现血压升高,脉搏洪大,皮肤潮红等;随着 $PaCO_2$ 的进一步升高,pH 明显下降,中枢抑制作用增强,可出现血压下降。

(三) 代谢性碱中毒

代谢性碱中毒(metabolic alkalosis)是指细胞外液碱增多和(或)H^+ 丢失而引起的以血浆 HCO_3^- 原发性增多、pH 升高为特征的酸碱平衡紊乱。

1. 原因和机制

(1) 酸性物质丢失过多

1) 经胃丢失:在剧烈呕吐及胃液抽吸等病理情况下,胃液中大量 HCl 丢失,血浆中的 HCO_3^- 未被中和,导致血浆 HCO_3^- 浓度升高。

2) 经肾丢失:主要有原发性醛固酮增多症及因血容量不足引起的继发性醛固酮增多症时,血中醛固酮水平明显升高,刺激集合管泌氢细胞,促进泌 H^+,导致原发性碱中毒,同时也可通过保钠排钾作用,使泌 K^+ 和重吸收 Na^+ 增多,导致低钾性碱中毒。另外,除保钾利尿药外,使用其他利尿药均可导致排钾增多,长期使用可引起低钾血症,进而导致低钾性碱中毒。

(2) HCO_3^- 过量负荷:见于 HCO_3^- 摄入过多或临床补碱过多,如消化道溃疡病人服用过多的 $NaHCO_3$、纠正代谢性酸中毒时补碱过多、大量输入含有枸橼酸盐抗凝剂的库存血等。此外,脱水时仅丢失 H_2O 和 NaCl 可造成浓缩性碱中毒,血中 HCO_3^- 增多,pH 升高。HCO_3^- 补充过多是否导致代谢性碱中毒不仅取决于补碱的量,同时也与病人的肾功能有关,因为肾脏具有较强的排泄 HCO_3^- 的能力。正常人即

笔记

使长期摄入 $NaHCO_3$，血浆 HCO_3^- 的浓度只是轻度上升，不易发生代谢性碱中毒，但如果同时伴有肾功能障碍则易发生代谢性碱中毒。

（3）H^+ 向细胞内移动：低钾血症时，经细胞内外 H^+-K^+ 交换，H^+ 进入细胞内，导致细胞外碱中毒。在远曲小管上皮细胞内酸中毒，导致 K^+-Na^+ 交换减弱，H^+-Na^+ 交换增强，肾排 K^+ 减少，排 H^+ 增加，尿液呈酸性，引起"反常性酸性尿"。

2. 机体的代偿调节

（1）血液的缓冲及细胞内、外离子交换的缓冲：代谢性碱中毒时，血液缓冲系统首先代偿，细胞内的缓冲系统随后也发挥代偿作用，但代偿能力有限。此外，细胞内外 H^+-K^+ 交换，虽然使细胞内的 H^+ 移出至细胞外而起到一定代偿作用，但是 K^+ 由细胞外进入细胞内，可引起低钾血症。代谢性碱中毒的代偿主要靠肺和肾。

（2）肺的代偿调节作用：代谢性碱中毒时，HCO_3^- 浓度升高，H^+ 浓度降低，使 H^+ 反射性兴奋呼吸中枢的作用减弱，呼吸变浅变慢，肺泡通气量减少，CO_2 排出量减少，血中 $PaCO_2$ 或 H_2CO_3 继发性升高，以维持 HCO_3^-/H_2CO_3 比值接近 20∶1，防止 pH 过度升高。肺的代偿非常快，数分钟内出现，12～24h 达高峰。

（3）肾的代偿调节作用：碱中毒血中 H^+ 减少时，肾小管上皮细胞的碳酸酐酶和谷氨酰胺酶受到抑制，引起肾脏泌 H^+、泌 NH_4^+ 减少，同时 HCO_3^- 的重吸收也减少，可使血中 HCO_3^- 浓度有所回落，以维持血中 HCO_3^-/H_2CO_3 比值接近 20∶1。肾脏在代谢性碱中毒时对 HCO_3^- 的排出增多，3～5d 达峰值。因此在急性代谢性碱中毒时，肾脏常常来不及起代偿作用。

3. 血气参数变化　代谢性碱中毒时由于 HCO_3^- 升高，反映酸碱平衡代谢性因素的指标 AB、SB、BB 均升高，BE 正值增大；同时由于呼吸的代偿活动，可使 $PaCO_2$ 继发性升高，使 AB>SB。

4. 对机体的影响

（1）中枢神经系统：严重的代谢性碱中毒病人常出现明显的中枢神经系统症状，主要表现为烦躁不安、精神错乱、谵妄、昏睡、昏迷等。其发生机制与脑内抑制性神经递质 γ-氨基丁酸含量减少有关。血中 pH 升高时，脑内谷氨酸脱羧酶活性降低，而 γ-氨基丁酸转氨酶活性升高，使 γ-氨基丁酸生成减少，破坏增多，脑内 γ-氨基丁酸明显减少，出现中枢神经系统兴奋的表现。但是碱中毒也能通过抑制脑细胞代谢或使血红蛋白氧解离曲线左移，引起脑组织缺氧，ATP 产生不足，最后导致中枢抑制。

（2）骨骼肌系统的影响：严重碱中毒时，神经-肌肉兴奋性应激性升高，可出现面部和四肢肌肉兴奋、手足抽搐，甚至惊厥等症状。其机制一般认为是由于 pH 升高，引起血中游离 Ca^{2+} 和 Mg^{2+} 浓度降低所致。

（3）对氧解离曲线的影响：血中 pH 升高，H^+ 减少，可使血红蛋白与 O_2 的亲和力增强，在相同的氧分压下，血红蛋白能结合更多的 O_2，血氧饱和度增大，导致血红蛋白氧解离曲线向左移动，在血液流经组织时释放的 O_2 减少，造成组织细胞供氧不足。

（4）低钾血症：碱中毒可引起低钾血症，其机制有：

1）细胞内、外 H^+-K^+ 交换增强，H^+ 由细胞内移出至细胞外，而 K^+ 从细胞外进入细胞内。

2）肾小管上皮细胞泌 H^+ 减少，排钾增多。

（四）呼吸性碱中毒

呼吸性碱中毒（respiratory alkalosis）是指因通气过度，使 $PaCO_2$ 原发性降低而导致的血浆中以 H_2CO_3 浓度原发性减少为特征的酸碱平衡紊乱。

1. 原因和机制

（1）肺疾病和低氧血症：部分肺部病变病人，如急性呼吸窘迫综合征主要表现为换气功能障碍和低氧血症，通常因代偿性通气过度，使 CO_2 呼出增多，$PaCO_2$ 下降。

（2）呼吸中枢受到直接刺激：中枢神经系统疾病，如脑血管障碍、脑炎、脑外伤及脑肿瘤等均可刺激呼吸中枢引起过度通气；某些药物如水杨酸、血氨浓度升高等可直接兴奋呼吸中枢；癔症的发作也可引起精神性通气过度。

（3）代谢旺盛：见于败血症、严重创伤、高热、甲状腺功能亢进等，机体代谢率升高和高血温可刺激呼吸中枢，引起通气过度。

（4）人工呼吸机使用不当：常因通气量过大而引起严重呼吸性碱中毒。

笔记

2. 机体的代偿调节

（1）细胞内、外离子交换的缓冲：机体对碱中毒的代偿能力较弱，血液和细胞内的代偿均有限，故在呼吸性碱中毒时，pH 升高明显。急性呼吸性碱中毒时，由于过度通气，CO_2 经肺排出增多，使血中 H_2CO_3 浓度迅速降低，HCO_3^- 相对量增多，pH 很快上升。约在 10min 内，通过 H^+-K^+ 交换，H^+ 从细胞内移出至细胞外，然后与 HCO_3^- 结合，使血中 HCO_3^- 代偿性下降，而 H_2CO_3 浓度有所回升。这一过程可导致血钾降低。另一方面，血中部分 HCO_3^- 与细胞内的 Cl^- 交换，进入细胞中与 H^+ 结合，进一步生成 CO_2，CO_2 通过弥散进入血液，又与 H_2O 结合生成 H_2CO_3，使血中 H_2CO_3 的浓度回升，从而发挥代偿作用。

（2）肾的代偿调节作用：慢性呼吸性碱中毒时，除了有细胞内外 H^+-K^+ 交换和 HCO_3^--Cl^- 交换外，还有肾脏的代偿。慢性呼吸性碱中毒时，低碳酸血症常常持续存在，此时肾脏的代偿主要表现在泌 H^+、泌 NH_4^+ 减少和 HCO_3^- 重吸收减少，故尿中 HCO_3^- 增多、NH_4^+ 减少，尿 pH 明显上升，而血中 HCO_3^- 出现代偿性下降。

3. 血气参数变化　呼吸性碱中毒时，反映呼吸性的指标 $PaCO_2$ 降低，AB<SB，通过肾的代偿后，代谢性因素的指标继发性降低，AB、SB、BB 均减低，BE 负值增大。

4. 对机体的影响　呼吸性碱中毒与代谢性碱中毒相似，也能导致低钾血症和组织缺氧。急性呼吸性碱中毒可出现眩晕、四肢及口周感觉异常，严重时发生意识障碍、昏迷，甚至不可逆性脑损伤。神经-肌肉兴奋性增高表现为手足麻木、肌肉震颤，甚至手足抽搐等。其原因与碱中毒使血中游离 Ca^{2+}、游离 Mg^{2+} 降低有关。慢性呼吸性碱中毒时，由于发病缓慢，血液、细胞内、脑脊液以及肾脏的代偿都很充分，有效地避免了细胞外液 pH 发生大幅度波动，故不会出现特别严重的呼吸性碱中毒，对机体的影响也远不如急性呼吸性碱中毒。因此，除原发病的表现外，慢性呼吸性碱中毒本身导致的临床症状不明显。

二、混合型酸碱平衡紊乱

（一）酸碱一致型二重酸碱平衡紊乱

1. 呼吸性酸中毒合并代谢性酸中毒　常见于心跳、呼吸骤停病人，通气换气功能停止，引起急性呼吸性酸中毒，组织缺氧引起乳酸性酸中毒，pH 显著降低，HCO_3^- 浓度降低，$PaCO_2$ 增高。

2. 呼吸性碱中毒合并代谢性碱中毒　常见于发热、呕吐的病人，因发热过度通气引起呼吸性碱中毒，严重呕吐丢失胃酸而致代谢性碱中毒。通常 pH 显著增高，$PaCO_2$ 降低和 HCO_3^- 浓度增高。

（二）酸碱混合型二重酸碱平衡紊乱

1. 呼吸性酸中毒合并代谢性碱中毒　常见于慢性肺源性心脏病病人，慢性阻塞性肺疾病可引起显著呼吸性酸中毒，同时由于心力衰竭而长期大量应用利尿药，不断丢失 Cl^- 和 K^+，合并代谢性碱中毒。pH 可高可低，多在正常范围，$PaCO_2$ 和 HCO_3^- 浓度显著加大。

2. 代谢性酸中毒合并呼吸性碱中毒　常见于肾功能不全病人，已有代谢性酸中毒，又因发热而过度通气，可合并引起呼吸性碱中毒。pH 多在正常范围内，也可高可低，$PaCO_2$ 降低，HCO_3^- 浓度减少。

3. 代谢性酸中毒合并代谢性碱中毒　常见于肾衰竭或糖尿病病人引起代谢性酸中毒，剧烈呕吐引起代谢性碱中毒。pH、HCO_3^- 和 $PaCO_2$ 均在正常范围内。

本章小结

人体的体液环境必须具有合适的酸碱度，才能维持正常的功能代谢和生理功能。正常人体的血浆酸碱度在很窄的弱碱环境内变动，其动脉血 pH 为 7.35~7.45。机体内酸碱调节主要依靠血液缓冲、肺缓冲、组织细胞缓冲和肾缓冲。在病理情况下，因器官功能障碍和细胞代谢障碍等原因，使 pH 发生改变，超越机体代偿范围，即导致酸碱平衡紊乱，包括代谢性酸中毒、呼吸性酸中毒、代谢性碱中毒、呼吸性碱中毒四型单纯型酸碱平衡紊乱和混合型酸碱平衡紊乱。在很多情况下，酸碱平衡紊乱是某些疾病或病理过程的继发性变化，一旦发生酸碱平衡紊乱，会对病情造成严重的威胁，因此及时发现和正确处理是治疗成败的关键。

笔记

（刘　巍）

扫一扫,测一测

思考题

1. 试述 pH 为 7.4 时是否会有酸碱平衡紊乱？会有哪些类型？为什么？
2. 为什么呼吸性酸中毒时中枢神经系统功能紊乱比代谢性酸中毒更严重？
3. 试述钾代谢障碍与酸碱平衡紊乱的关系,并说明尿液的变化。

思路解析

笔记

第三十七章　炎症

37章PPT

学习目标

1. 掌握:炎症的概念;炎症的基本病理变化;各型炎症的病理特征;炎症的局部表现。
2. 熟悉:渗出液与漏出液的区别;炎症的全身反应;炎症的结局。
3. 了解:炎症的原因;渗出过程中血管改变、液体渗出和白细胞渗出的机制;白细胞的作用。
4. 具备通过血常规检查的结果判定可能为何种原因引起炎症的能力,能正确认识炎症。
5. 能识别不同的炎症细胞。

炎症是动物进化至具备血管系统时才具有的复杂而完善的保护性反应。如果没有炎症,机体将无法应对损伤,不能长期在充满致病因子的自然环境中生存。但炎症在某些情况下也可以对机体造成不同程度的危害。

第一节　概　　述

炎症反应可以作为共有的基本病理变化,不同程度地见于所有疾病的病理过程;也可以发展成为不同的独立的炎症性疾病,如各种传染病、过敏性疾病、自身免疫性疾病等都属于炎症性疾病。

一、炎症的概念

炎症(inflammation)是具有血管系统的活体组织对各种损伤因子的以防御为主的反应。只有当机体具有血管系统,在神经体液等因素的参与下,出现了血管反应,尤以炎性渗出和炎症细胞浸润为主要病理变化的过程才称为炎症。血管反应是炎症过程的中心环节,血液中的抗体、补体及各种白细胞进入局部组织,消灭致炎因子,同时清除和吸收坏死组织,使受损组织得以修复。

二、炎症的原因

凡是能引起组织、细胞损伤的因素都可成为炎症的原因,即致炎因子。根据致炎因子性质的不同可分为以下几类:

1. 生物性因子　生物性因子是引起炎症最常见的原因。由细菌、病毒、支原体、真菌、寄生虫等引起的炎症称为感染(infection),这些病原体引起炎症的机制各不相同。

2. 免疫反应　免疫反应异常是造成组织损伤的常见原因之一,如超敏反应引起的过敏性鼻炎;自身免疫性损伤引起的系统性红斑狼疮等疾病。

3. 物理性因子　高温(如烫伤)、低温(如冻伤)、电击、挤压、紫外线和放射线等均能引起炎症性病变。

4. 化学性因子 内源性化学物质如坏死组织的分解产物，及在某些病理条件下堆积于体内的代谢产物如尿素等；外源性化学物质如强酸、强碱和强氧化剂等。

5. 组织坏死 缺血或缺氧等原因引起的组织坏死是潜在的致炎因子，在新鲜梗死灶边缘出现的充血出血带和炎症细胞浸润都是炎症的表现。

三、炎症的基本病理变化

炎症的基本病理变化包括变质（alteration）、渗出（exudation）和增生（proliferation）。在炎症过程中这三种变化是以一定的先后顺序发生的，一般在病变早期以变质或渗出为主，病变后期以增生为主；同时，三者也是相互联系的。一般来说，变质是损伤的过程，而渗出和增生是抗损伤和修复过程。

1. 变质 变质是指在炎症过程中，局部组织细胞发生的变性和坏死。变质既可以发生在实质细胞，又可以发生在间质细胞。实质细胞常出现的变质性变化为细胞水肿、脂肪变性、凝固性坏死、液化性坏死。间质变质性改变主要表现为黏液样变性和纤维素样坏死。变质不仅可由致炎因子直接损伤引起，还可因局部血液循环障碍和炎症反应产物的间接作用引起。

2. 渗出 渗出是指炎症局部组织血管内的液体、蛋白质和细胞成分通过血管壁进入组织间隙、体腔、体表或黏膜表面的过程。所渗出的液体、蛋白质和细胞成分总称为渗出液或渗出物。

渗出是炎症最具有特征性的病理变化，也是急性炎症的重要特征。其过程包括三个相互关联的事件：①血管口径改变和血流量增加，即炎性充血；②血管通透性增高，即炎性渗出；③白细胞游出和聚集，即炎性浸润。

3. 增生 增生是指在致炎因子、组织坏死的崩解产物或某些理化因子的刺激下，炎症局部的巨噬细胞、成纤维细胞及血管内皮细胞等均可发生增生，并形成以增生为主的炎症局部病变，多见于慢性炎症过程。在某些情况下，炎症病灶周围的实质细胞或上皮细胞也发生增生。增生是一种防御反应，具有限制炎症蔓延，使受损组织得以修复的作用，但也可对机体产生不利的影响。

炎症反应过程中都具有变质、渗出和增生三种基本病理变化。但是，常以其中之一为主。一般而言，急性炎症往往以渗出性和变质性病变为主，而慢性炎症则以增生性改变为主。同时，炎症局部三种基本病理变化也可以在一定条件下相互转化。

第二节 炎症的局部表现和全身反应

一、炎症的局部表现

炎症的局部表现包括：红、肿、热、痛和功能障碍，在急性炎症尤为突出。炎症局部的发红和发热是由于局部血管扩张、充血和血流速度改变，引起局部血量增加、代谢加强、产热增多所致。由于炎性充血、渗出，特别是炎性水肿，引起局部肿胀。炎症局部疼痛与多种因素有关，如局部肿胀，压迫神经末梢和炎症介质的刺激，可引起疼痛；病灶内氢离子、钾离子聚集也可刺激神经末梢引起疼痛。病变局部实质细胞的变性、坏死，局部肿胀造成的压迫等，均可使局部病变组织和器官出现功能障碍。

二、炎症的全身反应

当炎症局部的病变较为严重时，常出现明显的全身反应，主要包括发热和外周血白细胞计数增多，有的可以出现单核-巨噬细胞系统增生，甚至可发生实质细胞变质性病变。此外，还可伴有嗜睡、厌食、肌肉酸痛、末梢血白细胞计数的改变和红细胞沉降率加快等变化。

1. 发热 引起发热的化学物质称为致热原。致热原分为发热激活物和内生致热原两类，前者包括细菌、病毒、抗原-抗体复合物等；后者主要是细胞因子，包括肿瘤坏死因子、前列腺素等。发热激活物不直接致热，是通过激活内生致热原而引起发热。一定程度的发热能促进抗体形成、使单核-巨噬细胞系统增生、吞噬作用增强，这些变化能增强机体的防御功能。但高热或长期发热则可影响机体的正常代谢，严重的甚至危及生命。

2. 外周血白细胞计数增多 外周血白细胞计数增多是炎症重要的全身反应。细菌感染是以中性粒细胞升高为主;病毒感染或慢性炎症是以淋巴细胞升高为主;寄生虫感染或过敏反应是以嗜酸性粒细胞升高为主。白细胞增多的程度与感染的严重程度及机体免疫力有关,感染严重、免疫力较强,则白细胞明显增多,外周血可出现较多相对未成熟的中性粒细胞,称为核左移。某些病毒、细菌(如伤寒沙门氏菌)、立克次体和寄生虫感染时,外周血白细胞往往不增加,有时反而减少。

3. 单核-巨噬细胞系统增生　单核-巨噬细胞系统增生是机体防御能力提高的重要表现。在病原微生物引起炎症时,全身的单核-巨噬细胞系统常有不同程度的增生,包括肝、脾、骨髓、淋巴结的巨噬细胞增生;同时,淋巴细胞也有增生。临床上常表现为局部淋巴结肿大,或肝、脾大。

4. 实质细胞的病变　局部炎症严重时,由于病原微生物及毒素的损伤、发热、局部血液循环障碍等因素的协同作用,致使部分脏器受到影响。心、脑、肝、肾的实质细胞可发生不同程度的变性,甚至坏死,造成不同程度的器官功能障碍。

第三节　急性炎症

炎症依其病程经过分为两大类:急性炎症和慢性炎症。急性炎症(acute inflammation)反应迅速,持续时间短,常常仅数天或数周,主要是以液体、蛋白成分渗出为主,或以中性粒细胞渗出、浸润为特征的炎症过程。一般在损伤后即可发生,或见于炎症的早期反应。渗出过程包括三组重要改变:血管改变、液体渗出和白细胞渗出(图 37-1)。

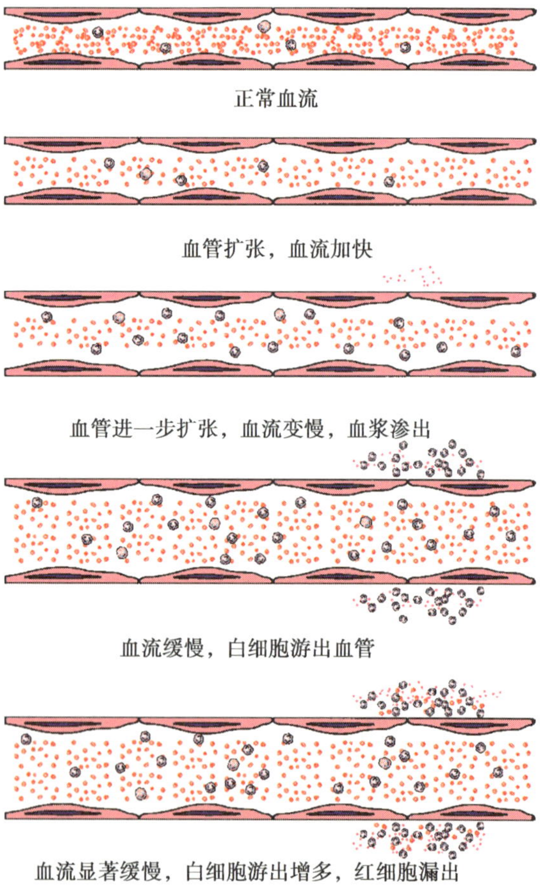

图 37-1　急性炎症的血管反应和渗出

一、血管改变

渗出时的血管改变包括:血管口径和血流的改变、血管壁通透性增高。

1. 血管口径和血流的改变　损伤后,炎症局部血管口径和血流立即发生改变,其基本特征为炎性充血。①细动脉短暂痉挛:机体受到致炎因子作用后,立即发生细动脉短暂痉挛,持续数秒;②血管扩张和血流加速:细动脉短暂痉挛后,通过神经轴突反射和炎症介质的释放,动脉端的毛细血管括约肌舒张,毛细血管床开放,血流速度加快,局部血量增多;③血流速度减慢:随着炎症的发展,静脉端的毛细血管和小静脉也随之扩张,血流速度减慢,引起静脉性充血。

2. 血管壁通透性增高　血管壁通透性增高是引起炎症局部液体和蛋白质渗出的最重要原因,其发生主要与血管内皮细胞的改变有关:①内皮细胞收缩可使细胞间隙增大;②内皮细胞损伤、脱落,可引起血管通透性增高;③在内皮细胞连接处附近有由相互连接的囊泡形成的穿胞通道,富含蛋白质的液体能通过穿胞通道穿越内皮细胞,炎症时,穿胞通道的数目和大小增加;④新生毛细血管的高通透性。

二、液体渗出

急性炎症血管改变的结果就是液体渗出。在炎症早期,血管口径和血流状态的改变使局部微循环内流体静压升高,致毛细血管内液体及小分子物质外渗。随后,炎症局部血管壁通透性增高,血管内富含蛋白的液体及细胞成分渗出进入周围组织内。再者,由于血浆的蛋白成分进入组织间,造成血管内胶体渗透压降低,同时又使血管外组织间胶体渗透压增高,进一步促进液体成分外渗。

在一些非炎症病理过程中,可因血液循环障碍、血管内外流体静压平衡失调而造成液体漏出,形成漏出液。漏出液与渗出液的发生机制和成分均有所不同(表 37-1)。

表 37-1 渗出液与漏出液的比较

项目	渗出液	漏出液
原因	炎症	血管内流体静压增高
蛋白量	>30g/L	<30g/L
细胞数	$>500\times10^6$/L	$<100\times10^6$/L
比重	>1.018	<1.018
凝固性	易自凝	不自凝
外观	浑浊	澄清

渗出过程对机体具有积极意义。渗出液能稀释毒素,带走炎症区内的有害物质;渗出液内的抗体和补体有利于防御和消灭病原微生物;渗出的纤维蛋白原转变成纤维蛋白而交织成网,能限制病原扩散,使病灶局限,并有利于吞噬细胞发挥吞噬作用。但过多的渗出液会压迫邻近的组织和器官,造成不良后果。当渗出液中大量纤维蛋白不能完全被溶解吸收时,易发生机化粘连。

三、白细胞渗出

白细胞渗出是炎症反应过程中最重要的指征。血液中的白细胞通过血管壁游出到血管外的过程,称为白细胞渗出;渗出的白细胞称为炎症细胞。炎症细胞在血管外组织出现的现象,称为炎症细胞浸润。炎症细胞中,尤其是中性粒细胞和单核细胞,能够吞噬和降解病原体、免疫复合物和坏死细胞碎片等,参与炎症的防御反应。另一方面,白细胞也可通过释放蛋白水解酶、化学介质等,进一步造成组织损伤,加重和延长炎症反应过程。白细胞从血管内渗出到血管外的过程,包括白细胞边集、附壁、黏附、游出、趋化、吞噬和降解等阶段。

(一)白细胞边集与附壁

炎症局部血流缓慢或发生淤滞,微循环的轴流变宽,白细胞进入边流,集聚靠近血管壁,称为白细胞边集。而后,白细胞沿血管内皮表面滚动,随后与血管内皮细胞形成一过性、可复性的黏附,称为白细胞附壁。

(二)白细胞黏附

起初附壁的白细胞数量少,附着也不牢固,随着血流逐渐缓慢或停滞,附壁的白细胞数量逐渐增多。通过细胞黏附分子与特异受体结合的作用,附壁的白细胞与血管内皮细胞形成牢固的黏附。

(三)白细胞游出和趋化作用

白细胞游出是指白细胞通过血管壁进入周围组织间隙的过程。黏附于内皮细胞表面的白细胞沿着血管内皮细胞缓慢移动,在内皮细胞连接处伸出伪足,并以阿米巴样运动的方式从内皮细胞间挤出,到达内皮细胞和基底膜之间,停留片刻后以同样方式穿过基底膜到达血管外。游出的白细胞开始是围绕在血管周围的,以后则沿组织间隙向病灶中心移动。

趋化作用(chemotaxis)指白细胞沿着一定的浓度梯度向化学刺激物部位作定向移动的过程。吸引白细胞作定向移动的化学刺激物则称为趋化因子。趋化因子有外源性的,如可溶性的细菌产物;也有内源性的,如补体成分、细胞因子等。不同类型的白细胞对趋化因子的反应能力不同。

(四)白细胞的作用

白细胞聚集在炎症局部,能有效地杀伤病原微生物,参与构成炎症防御反应。白细胞在局部的作用包括:吞噬作用、免疫作用和损伤反应。

1. 吞噬作用 吞噬作用(phagocytosis)是指聚集在炎症局部的白细胞吞入、杀伤、降解病原体和组织碎片的过程。具有吞噬作用的白细胞称为吞噬细胞。吞噬细胞主要有两种,即中性粒细胞和巨噬细胞。进入吞噬细胞内的病原体主要是被具有活性的氧化代谢产物杀伤。

2. 免疫作用 在炎症反应过程中发挥免疫作用的白细胞主要是单核细胞(巨噬细胞)和淋巴细

笔记

胞。病原体进入体内,经单核(巨噬)细胞吞噬,再将抗原提呈给 T 淋巴细胞或 B 淋巴细胞,免疫活化的淋巴细胞分别产生淋巴因子或抗体,参与细胞免疫和体液免疫而发挥作用。

知识拓展

炎症介质

在炎症反应过程中,除了致炎因子能直接引起局部组织细胞损伤外,主要还是通过一系列化学活性物质的作用而实现的。这些化学物质称为炎症介质,对炎症时的血管反应及白细胞的渗出等有重要的介导作用。炎症介质包括内源性和外源性,前者可来自细胞和血浆,后者可来自细菌及其产物。在炎症发生前,炎症介质多以其前身状态或非活性状态存在,在各种致炎因子的作用下,被释放出来并转变为有生物活性的物质。细胞源性的炎症介质包括:血管活性胺、花生四烯酸代谢产物、白细胞产物、细胞因子。血浆源性的炎症介质来自:激肽系统、补体系统和凝血纤溶系统。

四、急性炎症的类型及病理变化

任何炎症都存在变质、渗出、增生这三种变化。根据机体的反应状态、炎症发生部位及炎症发展阶段的不同,常以其中某一基本病理变化为主,因此可将炎症分为变质性炎、渗出性炎和增生性炎三类。

(一)变质性炎

变质性炎(alternative inflammation)是指以组织细胞变性、坏死为主的炎症。变质性炎多见于心、脑、肝、肾等实质性器官,可出现明显的器官功能障碍,多呈急性经过,有时也可迁延呈慢性。如病毒性肝炎是以肝细胞变性、坏死为主要改变的炎症,常伴有肝功能障碍。

(二)渗出性炎

渗出性炎(exudative inflammation)是指以渗出改变为主,炎症局部有大量渗出物形成为主要特征的炎症。渗出性炎常伴有一定程度的变质性改变,而增生反应比较轻微。根据渗出物的主要成分和病变特点的不同,将渗出性炎分为浆液性炎、纤维素性炎、化脓性炎和出血性炎。

3701

图片:水疱

3702

图片:胸腔积液

1. 浆液性炎 浆液性炎(serous inflammation)是以浆液渗出为特征的炎症。渗出物的主要成分为血浆,含 3%~5%蛋白,同时混有少量细胞和纤维蛋白。浆液性炎好发于疏松结缔组织、皮肤、黏膜、浆膜和滑膜。

由于致炎因子和发病部位不同,浆液性炎的表现也不一样。如皮肤Ⅱ度烫伤后形成的水疱,是由浆液性渗出物聚集在皮肤的表皮内和皮下所形成;毒蛇咬伤后,渗出的浆液聚集于结缔组织间隙形成局部炎性水肿;黏膜的浆液性炎又称浆液性卡他性炎,如感冒初期鼻黏膜排出浆液性分泌物;渗出性结核性胸膜炎可引起胸腔积液;风湿性关节炎可引起关节腔积液。

浆液性炎在病因去除后易于消退,但如果浆液渗出过多也能导致严重的后果,如心包腔积液可压迫心脏;严重的喉部水肿能引起呼吸困难等。

2. 纤维素性炎 纤维素性炎(fibrinous inflammation)以纤维蛋白原渗出为主,继而形成纤维蛋白,即纤维素。多由细菌毒素或各种内源性、外源性毒素所引起。在 HE 切片中,可见纤维素呈红染交织的网状、条索状或颗粒状,多混有多量中性粒细胞及坏死碎片。纤维素性炎易发生于黏膜、浆膜和肺组织。

(1)黏膜:发生在黏膜的纤维素性炎会在黏膜表面形成灰白色膜状物(假膜),称为假膜性炎(pseudomembranous inflammation)。假膜的成分包括纤维蛋白、白细胞、病原菌和坏死的黏膜组织等。多发生于呼吸道和消化道黏膜,如白喉(图 37-2)和细菌性痢疾。

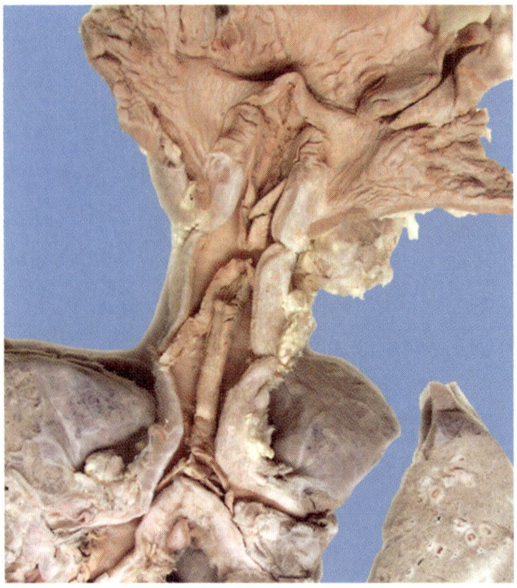

图 37-2 假膜性炎(白喉)
咽部及气管内可见假膜,气管内假膜已与气管壁剥离。

笔记

（2）浆膜：多见于胸膜和心包。如纤维素性心包炎，在心包腔内有大量纤维蛋白渗出，心脏的搏动使心包的脏、壁两层渗出的纤维蛋白呈绒毛状，形成“绒毛心”，严重影响心脏的功能。

（3）肺：发生于肺的纤维素性炎是在肺泡腔内有大量的纤维蛋白渗出，病变的肺叶呈实性改变，如大叶性肺炎。

纤维素性炎一般呈急性经过，渗出的纤维蛋白可被中性粒细胞所释放的蛋白酶水解，进而被吸收。若纤维蛋白渗出过多、中性粒细胞渗出过少，则难以溶解吸收，随后发生机化、粘连，给机体带来不利影响。如胸膜的纤维性粘连，可以使胸膜腔闭塞。

3. 化脓性炎 化脓性炎（purulent inflammation）以中性粒细胞渗出为主，并伴有不同程度的组织坏死和脓液形成。化脓性炎多由化脓菌（如葡萄球菌、链球菌、脑膜炎双球菌或大肠埃希氏菌等）感染所致，亦可由组织坏死继发感染产生。炎症局部的中性粒细胞坏死、崩解所释放的溶酶体酶溶解、液化坏死组织，形成的脓性渗出物称为脓液（pus），为一种浑浊的灰黄色或黄绿色凝乳状液体。脓液内含有大量渗出的中性粒细胞、脓细胞（变性、坏死的中性粒细胞）、病原微生物、坏死组织碎片和少量浆液。

（1）脓肿：脓肿（abscess）是指发生在组织或器官内的局限性化脓性炎症，其主要特征为组织发生溶解坏死，形成充满脓液的脓腔（图 37-3）。脓肿好发于皮下和内脏，主要由金黄色葡萄球菌引起。金黄色葡萄球菌可产生毒素使局部组织坏死，继而大量中性粒细胞浸润，之后中性粒细胞崩解释放出蛋白水解酶，使坏死组织液化形成含有脓液的空腔。金黄色葡萄球菌可产生血浆凝固酶，使渗出的纤维蛋白原转变成纤维素，遏制病原菌扩散，因此病变较为局限且与周围组织分界清楚。在慢性期，脓肿周围有肉芽组织形成，包绕脓肿形成所谓的脓肿膜。脓肿膜具有吸收脓液，限制病变扩散的作用。小的脓肿如病原菌被消灭，脓液可逐渐吸收、消散，由肉芽组织修复愈合；大的脓肿由于脓液量多，吸收困难，需要切开排脓或穿刺抽脓，而后由肉芽组织代替修复。

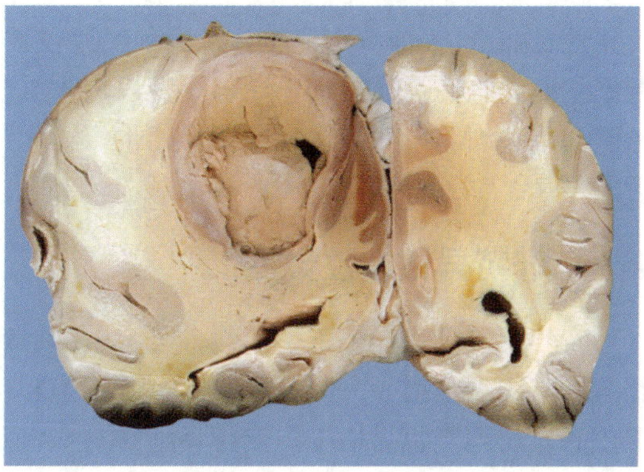

图 37-3 脑脓肿

疖是单个毛囊、皮脂腺及其周围组织的脓肿。痈是由多个疖融合形成，在皮下脂肪和筋膜组织中形成多个相互沟通的脓肿，多见于后颈部、背部和腰臀部等处，需及时切开排脓后才能修复愈合。

皮肤或黏膜的化脓性炎，由于局部皮肤或黏膜坏死、脱落，可形成局部组织缺损，称为溃疡。深部脓肿则可以向体表或自然管道穿破，仅有一个开口的病理性管道称为窦道；有两个或两个以上开口、两端相通的病理性管道称为瘘管。例如，肛门周围组织的脓肿，可向皮肤穿破，形成窦道；也可以既向皮肤穿破，又向肛管穿破，形成瘘管。窦道或瘘管的管壁由肉芽组织构成，可以长期不愈合，并从管中不断排出脓性渗出物。

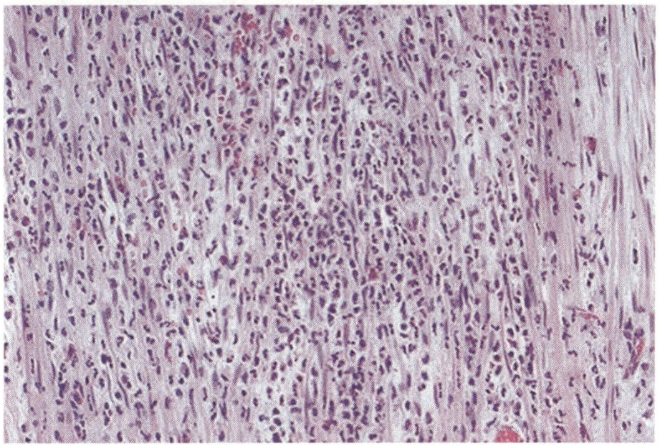

图 37-4 蜂窝织炎

大量中性粒细胞弥散浸润。

（2）蜂窝织炎：蜂窝织炎（phlegmonous inflammation）是指发生在疏松结缔组织的弥漫性化脓性炎。蜂窝织炎主要由溶血性链球菌引起，后者既能分泌透明质酸酶，降解结缔组织中的透明质酸；还能分泌链激酶，溶解纤维蛋白，而使细菌易于通过组织间隙和淋巴管向周围蔓延和扩散。蜂窝织炎常发生于皮下组织、肌肉和阑尾。炎症局部组织有大量中性粒细胞弥漫性浸润，与正常组织分界不清（图 37-4）。局部组织一般不发生明显的坏死和溶解，严重者病变迅速扩展，全身中毒症状明显。

3703 图片：绒毛心

3704 图片：心包粘连

3705 图片：化脓性扁桃体炎

3706 图片：脓肿

3707 图片：溃疡、窦道、瘘管

笔记

（3）表面化脓和积脓：表面化脓是指发生在黏膜和浆膜表面的化脓性炎症。其特征是脓性渗出物主要向黏膜或浆膜表面渗出，而黏膜下或浆膜下的病变相对较轻，也称之为脓性卡他。如化脓性尿道炎，渗出的脓液可沿尿道排出体外。

3708

图片：出血性炎

当化脓性炎发生于浆膜、胆囊和输卵管时，脓液在浆膜腔、胆囊、输卵管腔内蓄积不易排出，称为积脓。

4. 出血性炎　出血性炎（hemorrhagic inflammation）是一种以红细胞渗出为主的炎症，常与其他类型渗出性炎同时存在。炎症局部发生了严重血管损伤，使渗出物中含有大量红细胞。常见于流行性出血热、钩端螺旋体病和鼠疫等急性传染病。

（三）增生性炎

增生性炎主要见于慢性炎症，但也有少数急性炎症是以细胞增生性改变为主，如链球菌感染后的急性肾小球肾炎，病变以肾小球的血管内皮细胞和系膜细胞增生为主；伤寒病时，病变以单核-巨噬细胞增生为主。

第四节　慢 性 炎 症

慢性炎症（chronic inflammation）病程经过较长，可达数周甚至数年。可由急性炎症迁延而来，也可隐匿发生而无急性炎症过程。局部病变以增生反应为主，变质和渗出性变化较轻微。常以淋巴细胞、浆细胞和巨噬细胞浸润为主。慢性炎症也可转化为急性炎症，称为慢性炎症急性发作，如慢性胆囊炎急性发作。

一、非特异性慢性炎症

非特异性慢性炎症也称一般慢性炎症，在临床上十分常见。病变主要表现为成纤维细胞、血管内皮细胞和组织细胞增生，伴有淋巴细胞、浆细胞和巨噬细胞等慢性炎症细胞浸润，同时局部被覆上皮、腺上皮和实质细胞也可增生。此种炎症在某些特定部位可以出现特殊的形态特征：

3709

图片：肠息肉

1. 炎性息肉　炎性息肉（inflammatory polyp）是指在慢性炎症刺激下，局部的黏膜上皮、腺体和间质增生并向黏膜表面突起形成的炎性肿块。好发于鼻黏膜、子宫颈黏膜和结肠、直肠黏膜，基底部常形成蒂。镜下可见黏膜上皮、腺体和间质增生，间质常有炎性水肿伴慢性炎症细胞浸润。

2. 炎性假瘤　炎性假瘤（inflammatory pseudotumor）是指慢性炎症增生时形成境界较为清楚的瘤样病变。由于影像学检查形态与肿瘤相似，故称炎性假瘤。炎性假瘤常发生于眼眶和肺。

二、慢性肉芽肿性炎

炎症局部出现以巨噬细胞增生为主，并形成境界清楚的结节状病灶为特征的慢性炎症，称为肉芽肿性炎（granulomatous inflammation）。肉芽肿性炎是特殊类型的慢性增生性炎，巨噬细胞和淋巴细胞是其主要的构成成分。根据致炎因子的不同，一般将肉芽肿性炎分为两个类型：

1. 感染性肉芽肿　最常见，是由生物病原体感染引起的肉芽肿性炎。常见的病原体有结核杆菌、伤寒沙门氏菌、麻风杆菌、真菌和寄生虫等，常形成具有诊断价值的结节状病灶。结核病引起的肉芽肿性炎，其病变特征为结核结节形成（图 37-5）。典型的结核结节中央为干酪样坏死，周围由上皮样细胞呈放射状排列围绕形成肉芽肿主体，其间散在少量朗汉斯巨细胞（Langhans giant cell）。此外，周围还有许多淋巴细胞浸润。肉芽肿的形成能限制病变扩散，具有重要的防御

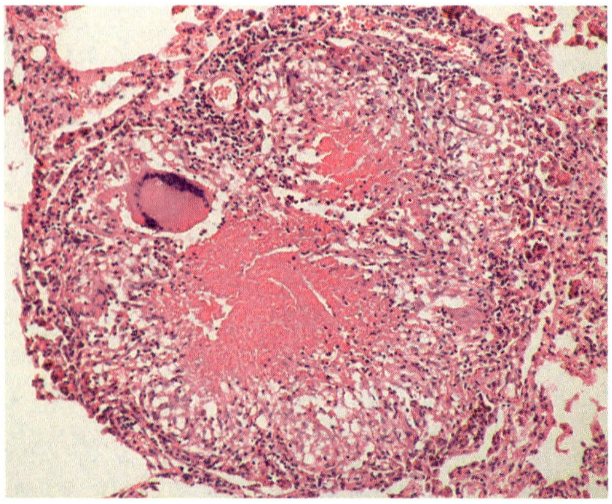

图 37-5　结核结节

中央为干酪样坏死，周围有上皮样细胞，左侧可见 Langhans 巨细胞。

笔记

作用。

上皮样细胞为巨噬细胞增生、吞噬结核杆菌后转变而来,其细胞体积增大,胞质丰富,形态与表皮细胞类似。朗汉斯巨细胞为多核巨细胞,细胞体积大,胞质丰富红染,细胞核数可达几十个,在细胞周边部呈马蹄状或花环状排列,系由上皮样细胞融合而成。

2. 异物性肉芽肿 异物性肉芽肿是由异物(粉尘、木刺、手术缝线、滑石粉等)引起的慢性肉芽肿性炎症。病变处形成结节状病灶,以异物为中心,周围有数量不等的巨噬细胞、异物巨细胞、成纤维细胞和淋巴细胞等。异物巨细胞类似朗汉斯巨细胞,但其细胞核排列杂乱,不呈马蹄状或花环状,而且胞质内常含有异物。

第五节 炎症的结局

致炎因子引起的损伤与机体的抗损伤反应贯穿于炎症的整个过程,决定着炎症的发生、发展和结局。如损伤方面占优势,则炎症加重,甚至全身播散;如抗损伤反应占优势,则炎症趋向痊愈。如损伤因子持续存在,或机体的抵抗力相对较弱,则炎症可转变为慢性过程。炎症的结局大致有以下三种情况:

一、痊愈

多数情况下,由于机体抵抗能力强或经过适当的治疗,使抗损伤反应占优势,致炎因子被消灭,炎症局部坏死组织和渗出物被溶解、吸收,通过局部组织细胞的再生进行修复,达到痊愈。

二、迁延不愈或转为慢性

当机体抵抗力低下或治疗不彻底时,致炎因子不能被清除而持续存在,可不断地损伤组织,造成炎症过程迁延不愈,可使急性炎症转变成慢性炎症。如慢性支气管炎多由急性支气管炎转化而来,而且可多年迁延不愈。

三、蔓延播散

在机体抵抗力低下或病原微生物数量多、毒力强的情况下,损伤方面占优势,病原微生物可向周围蔓延或经血管、淋巴管向全身播散。

1. 局部蔓延 炎症局部的病原微生物,可通过组织间隙或自然管道向周围组织、器官蔓延,使炎症播散。如肺结核,当机体抵抗力低下时,结核分枝杆菌可沿组织间隙蔓延,使病灶扩大;也可沿支气管播散,在肺的其他部位形成新的结核病灶,使炎症蔓延。

2. 淋巴道播散 病原微生物可侵入淋巴管,通过淋巴道播散。先引起局部淋巴管炎,经淋巴管引流导致局部淋巴结炎,表现为淋巴结肿大。如下肢感染可引起腹股沟淋巴结肿大。

3. 血道播散 病灶中的病原微生物及其毒素可直接侵入血液循环,引起炎症的血道播散,分别引起菌血症、毒血症、败血症和脓毒败血症等。

本章小结

炎症是具有血管系统的活体组织,对损伤因子的以防御为主的反应。炎症的基本病理变化包括变质、渗出和增生,血管反应是炎症的中心环节。炎症局部表现为红、肿、热、痛和功能障碍,同时常伴有发热、白细胞增多等全身反应。急性炎症的形态学类型分为变质性炎、渗出性炎和增生性炎,其中渗出性炎常见,包括浆液性炎、纤维素性炎、化脓性炎、出血性炎。根据病变特点,慢性炎症可分为非特异性慢性炎症和肉芽肿性炎症。炎症的结局包括痊愈、迁延不愈或转为慢性、蔓延播散。

笔记

(冯 蕾)

3710

扫一扫，测一测

思考题

1. 何谓炎症？其基本病理变化有哪些？
2. 说明炎症的形态学类型及其特征。
3. 简述炎症的局部表现和发生机制。
4. 简述炎症的结局和转归。

3711

思路解析

笔记

第三十八章　发热

38章 PPT

学习目标

1. 掌握：发热、发热激活物、内生致热原的概念；发热的发生机制。
2. 熟悉：发热时相；发热时机体功能代谢变化。
3. 了解：发热激活物的种类；内生致热原种类；发热中枢调节介质。
4. 具有解释、分析发热临床表现的能力。
5. 能与病人沟通，开展与发热相关的健康教育。

为了适应正常生命活动的需要，人体具有完善的体温调节系统。正常成人体温维持在37℃左右，24h上下波动不超过1℃。体温和年龄、性别也有一定的关系，儿童的体温通常较高，而老年人的体温较低，女性的平均体温高于男性约0.3℃。体温调节的主要中枢位于视前区下丘脑前部(preoptic anterior hypothalamus，POAH)，在该中枢内部有一个调定点，围绕这个调定点调控体温。

发热(fever)是指机体由于致热原的作用，使体温调节中枢的调定点上移所引起的调节性体温升高。

一般认为超过正常体温0.5℃为体温升高，包括生理性体温升高和病理性体温升高。前者是指在某些生理情况下的体温升高，如运动、进食、妊娠、月经前期、心理性应激等。病理性体温升高包括发热和过热。发热是中枢调定点上移，其体温调节功能正常，只是在较高水平进行体温调节；而过热是一种非调节性被动性的体温升高，是由于体温调节中枢损伤引起的体温调节障碍、甲状腺功能亢进引起的产热增加、环境高温引起散热障碍等导致，其体温调节中枢的调定点并未上移，而体温调节中枢不能将体温控制在与调定点相适应的水平上(图38-1)。

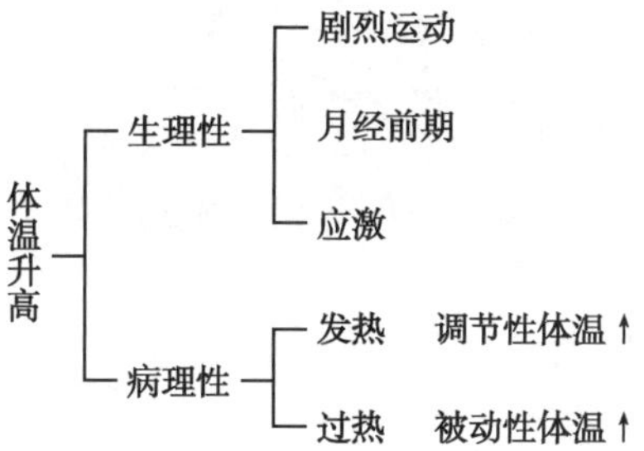

图38-1　体温升高的分类

发热不是独立的疾病，但在整个病程中体温的变化可以反映病情的进展，所以了解发热的特点，对判断病情、诊断疾病及估计预后具有重要意义。

第一节　发热的原因和机制

案　例

病人,男,13岁。1d前于游泳后出现发热,伴头痛、全身肌肉酸痛、食欲减退、轻咳无痰,无抽搐、腹痛等不适。门诊以“发热待查”收治入院。查体:体温39.5℃,脉搏110次/min,呼吸27次/min,血压120/70mmHg,神志清楚,精神差,急性热病容,全身未见皮疹及出血点,咽充血,双侧扁桃体肿大,可见少许脓栓,双侧颈部淋巴结肿大。心、肺检查未及异常。腹软,肋下未及肝、脾,病理反射未引出。尿少色黄。血常规示白细胞14.7×10^9/L,中性粒细胞81.6%,淋巴细胞11.7%。入院后给予抗感染及输液治疗。在输液过程中出现畏寒、寒战、烦躁不安。体温高达41℃,心率128次/min,立即停止输液,肌内注射异丙嗪1支,并给予酒精擦浴,头部置冰袋。次日,体温渐降,病人精神萎靡,出汗较多,继续输液及抗生素治疗。3d后,体温降至37℃,除乏力外,无自觉不适。住院6d痊愈出院。

请问:

1. 病人入院时的发热是怎么引起的?本病可能的诊断是什么?
2. 请解释输液过程中出现的畏寒、寒战和体温升高现象?
3. 给病人用酒精擦浴、头部置冰袋的意义是什么?

发热是由于发热激活物作用于机体,刺激产内生致热原细胞产生和释放内生致热原,进入脑作用于体温调节中枢,引起发热中枢介质的释放,进而引起体温调定点的上移,再通过一系列环节,最终引起体温升高。

一、发热的原因

(一)发热激活物

发热激活物(pyromaniac activator)是指能刺激产内生致热原细胞产生和释放内生致热原,从而引起体温升高的物质。发热激活物包括:

1. 外致热原　来自体外的发热激活物称为外致热原,包括病原微生物及寄生虫。

(1)细菌:引起发热常见的革兰氏阴性菌主要有大肠埃希氏菌、志贺氏菌、霍乱弧菌、伤寒沙门氏菌、淋病奈瑟菌、脑膜炎奈瑟菌等,其主要致热成分是内毒素(endotoxin,ET)。ET是最常见的外致热原,耐热高(一般需干热160℃、2h才能灭活),是血液制品和输液过程中的主要污染物。ET无论是体内注射还是体外与产EP细胞一起培养,都可刺激EP的产生和释放,这可能是其主要致热方式。常见的革兰氏阳性菌主要有葡萄球菌、链球菌、肺炎链球菌、白喉杆菌等,其致热物质主要有肽聚糖及外毒素。此外还有结核分枝杆菌,其致热物质主要有全菌体及细胞壁中所含的肽聚糖、蛋白质及多糖等成分。结核病是伴有发热的典型临床疾病,常出现明显发热、盗汗。

(2)病毒:常见的有流感病毒、SARS病毒、腮腺炎病毒、柯萨奇病毒以及人类疱疹病毒等。流感和SARS等疾病的最主要症状就是发热。其致热物质主要有全病毒体及其所含的血细胞凝集素等。给动物静脉内注射病毒可引起发热同时产生EP,将白细胞和病毒在体外一起培养,也可产生EP。病毒反复注射也可产生耐受性。

(3)真菌:许多真菌感染也常引起发热,常见真菌有白念珠菌、新型隐球菌、组织胞浆菌、球孢子菌等。其致热物质主要有全菌体及菌体所含的荚膜多糖和蛋白质。

(4)螺旋体:螺旋体感染也是发热的原因之一。常见的有钩端螺旋体、梅毒螺旋体和回归热螺旋体。钩端螺旋体感染后引起发热、头痛、乏力。回归热螺旋体感染致回归热,表现为周期性高热。梅毒螺旋体感染后可伴有低热。螺旋体致热主要和溶血素、细胞素因子及外毒素有关。

(5)寄生虫:常见的有丝虫、华支睾吸虫、血吸虫、疟原虫等。寄生虫侵入人体后,也可通过激活免疫系统而引起发热。其中疟原虫感染后,进入红细胞发育成裂殖子并使红细胞破裂,释放出裂殖

笔记

体、原虫代谢产物等引起发热。

2. 体内产物　抗原-抗体复合物、类固醇、尿酸盐结晶、硅酸盐结晶等，均可通过刺激单核-巨噬细胞释放致热性细胞因子而引起发热。此外，严重创伤、大手术、心肌梗死、大面积烧伤等情况下，因组织蛋白分解、组织坏死产物的吸收等，也可导致发热。

（二）内生致热原

内生致热原（endogenous pyrogen，EP）是指产内生致热原细胞在发热激活物作用下，产生和释放的能引起体温升高的物质。产内生致热原细胞是指能够产生和释放 EP 的细胞，主要有单核细胞、巨噬细胞、内皮细胞、淋巴细胞、肝星状细胞以及肿瘤细胞等。当这些细胞与发热激活物结合后即被激活，合成 EP 并释放入血。目前发现的 EP 种类很多，常见的主要有以下几类：

3801 图片：产致热原细胞

1. 白细胞介素-1（IL-1）　主要由单核细胞、巨噬细胞、内皮细胞、肿瘤细胞、星状细胞等在发热激活物刺激下产生的多肽类物质。目前已发现有两种亚型：IL-1α 和 IL-2β。IL-1 受体广泛分布于脑内，密度最大的区域是靠近体温调节中枢的下丘脑外侧。IL-1 致热效率高，微量即可产生明显的效应。这种反应可被水杨酸阻断。IL-1 不耐热，70℃时 30min 即丧失活性。

2. 肿瘤坏死因子（TNF）　也是重要的内生致热原之一。TNF 有 TNF-α 和 TNF-β 两个亚型，与发热相关的主要是 TNF-α。主要由巨噬细胞、淋巴细胞等产生及释放。TNF 有很强的致热性，可快速引起发热。这些反应可被环加氧酶抑制剂布洛芬阻断。TNF 也不耐热，70℃时 30min 失活。

3. 干扰素（IFN）　是一种具有抗病毒、抗肿瘤作用的蛋白质。IFN 有 IFN-α、IFN-β、IFN-γ 三种亚型，均与发热有关。主要由单核细胞和淋巴细胞产生并释放。IFN 反复注射可产生耐受性。IFN 不耐热，60℃时 40min 可灭活。

4. 白细胞介素-6（IL-6）　是一种由 184 个氨基酸组成的蛋白质。由单核细胞、内皮细胞、成纤维细胞、骨髓基质细胞等细胞产生和释放。由于 IL-6 能引起各种动物的发热反应，也被认为是 EP 之一。其常在 IL-1、TNF-α 的诱导下产生，其致热效应弱于 IL-1 及 TNF。

5. 巨噬细胞炎症蛋白-1（MIP-1）　由内毒素作用于巨噬细胞所诱生的肝素-结合蛋白质。它包括 MIP-1α 和 MIP-1β 两种类型。已证明用纯化的 MIP-1 给家兔静脉注射引起剂量依赖性单相热。其可能通过引起 IL-1 和 TNF 的产生而导致发热。

白细胞介素-2（IL-2）也可诱导发热，但发热反应出现晚，可能是通过激活其他 EP 间接引起发热。此外，睫状神经营养因子、白细胞介素-8 及内皮素等也被认为与发热有一定的关系。

二、发热的机制

（一）体温调节中枢

体温调节中枢位于视前区下丘脑前部（POAH），该区含有温度敏感神经元，可以整合外周和深部的温度信息。另外一些部位，如中杏仁核、腹中膈和弓状核对体温产生负向作用。当外周致热信号通过某些途径传入中枢后，启动体温正负调节机制，经过复杂的信息整合过程，最终正负调节相互作用的结果决定引起调定点上移的程度及发热的时程。

（二）致热信号传入中枢的途径

血液循环中的 EP，可能通过以下几种途径进入体温调节中枢引起发热。

1. 通过血-脑脊液屏障入脑　研究中发现血-脑脊液屏障的毛细血管床部位存在 IL-1、IL-6、TNF 等蛋白质分子的可饱和转运机制，推测可将内生致热原特异性地转运入脑。另外，EP 也可能从脉络丛部位渗入或易化扩散入脑，通过脑脊液循环到达 POAH。

2. 通过终板血管器入脑　下丘脑终板血管器被认为是致热信号入脑的关键部位。其紧靠 POAH，是血脑屏障的薄弱部位。该处毛细血管有孔，对大分子物质有较高的通透性，血液循环中的 EP 易通过此处进入脑内。但也有观点认为，EP 并不直接入脑，而是被分布此处的细胞（巨噬细胞、神经胶质细胞）膜受体识别，产生新的信息介质，传入 POAH。

3802 图片：终极血管器

3. 通过迷走神经传递　发热激活物可刺激肝脏产生细胞因子，作用于肝迷走神经，通过迷走神经将致热信号传送入脑。

（三）中枢调节介质

EP 进入体温调节中枢，不能直接引起调定点升高，而是通过刺激发热中枢介质的释放，引起体温

调定点的升高。发热中枢介质分为两类:

1. 正调节介质 包括前列腺素E(PGE)、促肾上腺皮质激素释放激素(CRH)、环磷酸腺苷(cAMP)、一氧化氮(NO)等,这些介质的释放可以引起体温调定点上移。此外,体温调节中枢Na^+/Ca^{2+}比值升高,可使体温调定点上移;反之则下移。

(1) 前列腺素E(PGE):有研究证明,EP诱导的发热期间,下丘脑合成和释放PGE,动物脑脊液中PGE水平明显升高;使用PGE合成抑制剂如阿司匹林、布洛芬等可降低体温;将PGE直接注射动物脑室内,引起明显发热。

(2) 环磷酸腺苷(cAMP):是一种重要的发热介质。外源性cAMP注入动物静脉或脑室内迅速引起发热,潜伏期明显短于EP性发热;其致热作用可被磷酸二酯酶抑制剂和茶碱所增强,或被磷酸二酯酶激活剂烟酸所减弱。

(3) Na^+/Ca^{2+}比值:实验证明,动物脑室内灌注Na^+使体温很快升高,灌注Ca^{2+}则使体温迅速下降,降钙剂灌注脑室内也可引起体温升高。这些资料表明:Na^+/Ca^{2+}比值的改变在发热机制中起着重要中介作用。

(4) 促肾上腺皮质激素释放激素(CRH):主要分布于室旁核和杏仁核。它是发热体温中枢正调节介质。主要证据:IL-1、IL-6等均能刺激离体和在体下丘脑释放CRH,中枢注入CRH可引起动物脑温和结肠温度明显升高;CRH单克隆抗体或CRH受体拮抗剂阻断CRH的作用,可完全抑制IL-1、IL-6等EP的致热作用。但也有实验证实在发热动物的脑室内注射CRH使已升高的体温下降。因此,目前也有学者认为CRH是一种双向调节介质。

(5) 一氧化氮(NO):NO作用于POAH、OVLT等部位,可增加棕色脂肪组织的代谢活动致使产热增加;抑制发热时负向调节介质的合成和释放。

2. 负调节介质 主要包括精氨酸加压素(AVP)、黑素细胞刺激素(α-MSH)、脂皮质蛋白-1、白细胞介素-10等。这类介质对体温升高有限制作用。因此,发热时体温升高很少会超过41℃。发热时体温上升的幅度被限制在特定范围内的现象称为热限。这是机体的自我保护功能和自稳调节过程,具有极其重要的生物学意义。

(1) 精氨酸加压素(AVP):是由下丘脑神经元合成的神经垂体肽类激素,也是一种神经递质。多种动物实验证实AVP脑内微量注射后,可降低LPS、EP、PGE等诱导的发热;应用AVP拮抗剂或其受体拮抗剂能阻断AVP的解热作用或加强致热原的发热效应。

(2) 黑素细胞刺激素(α-MSH):是由腺垂体分泌的多肽激素。实验表明:在EP诱导发热期间,脑室中隔区α-MSH含量升高,如将α-MSH注射于此区可使发热减弱,说明其作用点可能在此。其解热作用与增强散热有关。

(四)发热时体温调节的方式及时相

发热时,发热激活物作用于产内生致热原细胞,产生并释放EP,EP经血液循环进入脑内,到达POAH或终板血管器附近,引起中枢发热介质的释放,后者作用于相应的神经元,使调定点上移。此时调定点高于体温,体温调节中枢通过对产热和散热的调节,即加强产热,抑制散热,把体温升高到新调定点水平。同时,发热中枢释放负调节介质,控制调定点上移,避免体温的过度升高(图38-2)。正、负调节相互作用的结果决定体温上升的水平。发热持续一定时间后,随着病因消除,EP及发热中枢调节介质被清除或降解,调定点回调至正常水平,机体通过加大散热调节体温下降至正常。

3803

微课:发热发生机制及分期

发热过程可分为三个时相(图38-3)。

1. 体温上升期 发热的开始阶段,体温调节中枢调定点上移,此时体温低于调定点,产生“冷刺激”,当POAH受此刺激便解除对寒战中枢的抑制,寒战中枢兴奋,传导冲动至脊髓前角运动神经元,引起骨骼肌产生不随意的节律性收缩,即寒战,使产热量明显增高,这是发热时体温上升期的主要产热来源。同时“冷刺激”使中枢发送指令至交感神经,交感神经兴奋,皮肤血管收缩,血流量减少,皮肤表面温度降低,散热减少。热代谢特点为:产热增加,散热减少,产热大于散热,体温升高。

在体温上升期,由于皮肤表面温度降低,刺激皮肤冷感受器,传导冲动至中枢,病人表现出畏冷、寒战;皮肤血管收缩,血液量减少,病人面色苍白、四肢冰冷;因交感神经兴奋,皮肤竖毛肌收缩,可出现“鸡皮疙瘩”。

笔记

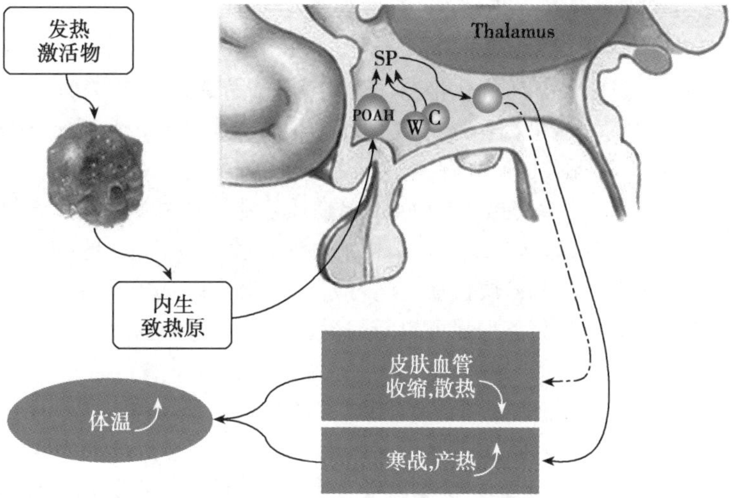

图 38-2 发热发病机制示意图

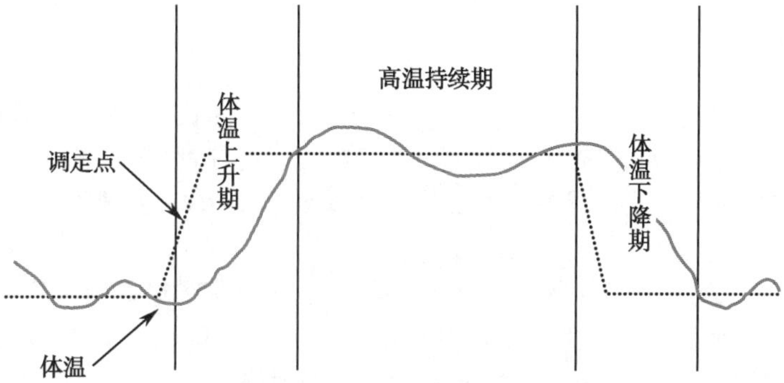

图 38-3 发热过程中的时相

2. 高温持续期 当机体体温上升到新调定点水平时,不再产生冷刺激,寒战解除。皮肤血管扩张,血流量增加,散热增多。热代谢特点为:产热、散热均增强,产热与散热处于动态平衡。

此期因皮肤表面血管扩张,血流量增加,皮肤温度升高,病人自觉酷热,皮肤潮红;因皮肤温度的升高增加了水分蒸发,病人皮肤及口唇干燥。此期持续时间与发热病因有关,如疟疾可持续几小时;大叶性肺炎可持续几天;伤寒可以持续 1 周以上。

3. 体温下降期 病因消除,发热激活物及内生致热原逐渐清除,体温调定点恢复至正常,此时体温高于调定点水平,刺激 POAH 的温敏神经元,降低交感神经兴奋性,使皮肤血管进一步舒张,散热增强。同时刺激发汗中枢,汗腺分泌增强,使散热大大增加。体温下降期,由于皮肤血管扩张,汗腺分泌增强,病人会表现为大量出汗,严重者可能出现脱水。热代谢特点为:散热大大增强,超过产热,体温下降。退热期持续几小时或一昼夜(骤退),也可以几天内降至正常(渐退)。

发热分期及各期特点

第二节 发热时机体的代谢变化和功能变化

一、代谢变化

体温升高可使物质代谢增强。通常认为,体温每升高 1℃,基础代谢率增高 13%,蛋白质、脂肪、糖原等分解代谢均增强。所以发热病人应注意营养物质的补充。

1. 糖代谢 发热时,由于产热的需要,能量消耗大大增加,导致糖的分解代谢明显增强,糖原储备减少,糖原大量分解,引起血糖升高,可出现糖尿。发热时,由于消耗能量增多,细胞内 ATP/AMP 比值降低,加速了糖酵解过程。尤其是寒战时,由于骨骼肌的剧烈活动,耗氧量增加,相对供氧不足,此时肌肉运动主要依靠无氧代谢来供能。糖酵解过程显著增强，产生大量乳酸。

2. 脂肪代谢　发热时，由于能量消耗的需要增多，糖原大量分解，糖原贮备不足，机体动员脂肪贮备，脂肪代谢明显增强。大量脂肪分解提供能量，血中游离脂肪酸的浓度增加、酮体生成增多。可出现酮血症和酮尿。长期发热病人，可因脂肪消耗而日渐消瘦。另外，交感-肾上腺髓质系统兴奋性增高，脂解激素分泌增加，也促进脂肪加速分解。

3. 蛋白质代谢　正常成人每日需摄入 30~45g 蛋白质才能维持总氮平衡。发热时，不但能量代谢增加，而且代谢方式也有所改变，即从分解葡萄糖供能为主转化为分解蛋白质和脂肪供能为主。蛋白质大量分解供能，出现低蛋白血症和氮质血症。此时如果未能及时补充足够的蛋白质，可出现负氮平衡，引起病人抵抗力降低。蛋白质分解加强可为肝脏提供大量游离氨基酸，用于急性期蛋白的合成和组织修复。

4. 水、盐及维生素代谢　发热时，还可出现水、电解质代谢紊乱。体温上升期由于交感-肾上腺髓质系统兴奋，肾血流量减少，尿量也明显减少，可引起钠水潴留。高温持续期皮肤血管扩张，水分蒸发增加；体温下降期大量出汗引起水分及电解质大量丢失，严重者会出现脱水和低钾血症等电解质紊乱。此外，发热时由于代谢增强，维生素消耗增多，加之摄入吸收不足，可引起维生素缺乏，尤其是 B 族维生素及维生素 C 等缺乏更为明显，应注意及时补充。

二、功能变化

1. 中枢神经系统改变　发热时神经系统兴奋性增高，特别是高热（40~41℃）时，病人往往有头痛、头晕等症状，还可出现烦躁、谵妄、幻觉等。小儿高热可引起惊厥（热惊厥），这可能与小儿中枢神经系统尚未发育成熟有关。有些高热病人可出现神经系统抑制状态，表现为表情淡漠、嗜睡，甚至昏迷等。

2. 循环系统改变　发热时交感-肾上腺髓质系统兴奋，加之体温升高对窦房结的刺激，引起心率加快，心肌收缩力增强，体温每升高 1℃，心率增加约 18 次/min。LPS 导致的发热引起血浆中 IL-1 和 TNF 升高，其可直接提高外周交感神经的兴奋性，引起心率加快。另外，代谢率增加，耗氧量和 CO_2 生成增加也是影响因素之一。心率加快一方面可以增加心排出量，具有代偿意义；另一方面心率加快会加重心脏负荷，心脏病病人容易诱发心衰等。在体温上升期心排出量增加和外周血管收缩，会使血压轻度升高。高温持续期及体温下降期因大量出汗及外周血管舒张，血压可出现下降，少数病人可因大汗而致虚脱，甚至循环衰竭，应注意预防。

3. 呼吸系统改变　发热时，血液温度的增高、酸性代谢产物及 CO_2 增多均可刺激呼吸中枢使呼吸加深加快，从而增加呼吸道散热。但呼吸过快，CO_2 过度排出，易出现呼吸性碱中毒。过高热或长期发热病人可能会出现呼吸中枢抑制，表现为呼吸变浅、变慢或者不规则。

4. 消化系统改变　发热时由于交感神经兴奋、副交感神经抑制以及水分蒸发过多，使得胃肠蠕动减慢，消化液分泌减少，消化酶活性降低，病人常有食欲缺乏、口干、恶心、呕吐、腹胀、便秘等临床症状。

5. 防御功能改变　发热时机体防御功能的改变既有有利的一面，也有有害的一面。

（1）抗感染能力的改变：有研究证明，发热时体温升高，可抑制某些热敏感病原微生物的活性，如淋病奈瑟菌、梅毒螺旋体、肺炎球菌等，可被人工发热杀灭。许多微生物生长繁殖需要铁，EP 可使血清铁下降，导致微生物生长繁殖受到抑制。有实验证明 EP 可降低大鼠血清铁并增加其抗感染能力。发热过程中产生的 EP，除了作为致热原引起体温升高外，还可作为细胞因子通过各种途径刺激机体免疫功能，如激活单核-巨噬细胞，产生趋化因子，使中性粒细胞的吞噬能力、游走能力增强，促进 T、B 淋巴细胞的转化，抗体生成增多，肝脏的解毒能力增强等。但也有资料表明，发热可降低免疫细胞功能和机体抗感染能力，如发热可抑制自然杀伤细胞的活性；降低沙门氏菌感染的大鼠生存率等。

（2）抑制或杀灭肿瘤细胞：发热时产生的大量 EP 如 IL-1、TNF、IFN 及 IL-6 等，除引起发热外，还可以在一定程度上抑制或杀灭肿瘤细胞。肿瘤细胞因长期处于缺氧状态，对高温较为敏感。当体温升高到 41℃时，肿瘤细胞就会出现生长抑制并部分灭活。因此，发热疗法被用于肿瘤的综合治疗。

笔记

（3）急性期反应：急性期反应是指机体在细菌感染或组织损伤时所出现的一系列急性时相的反

应。它是机体防御反应的一个组成部分。EP 在诱导发热的同时也引起急性期反应。其可引起急性期蛋白的合成增多、血浆微量元素浓度的改变及白细胞计数改变。IL-1 可通过中枢和外周途径引起急性期反应,TNF 只通过外周靶器官发挥作用。IFN 静脉注射引起铁、锌浓度下降。

综上所述,发热时机体对各种致病因子引起的损伤所产生的防御反应,对疾病诊断、评价疗效及估计预后有重要的意义。发热对机体防御功能的影响是利弊并存,这与发热的程度有一定关系。中等程度发热能提高机体的抗感染能力,使免疫功能增强。但持续高热,可使营养物质消耗过多,器官功能障碍,对机体造成不利影响。

本章小结

发热是体温调节中枢的调定点上移所引起的调节性体温升高。机体在内、外源性发热激活物的作用下,刺激产内生致热原细胞产生和释放内生致热原,进入脑作用于体温调节中枢,引起发热中枢介质的释放,进而引起体温调定点的上移,再通过产热和散热的调节最终引起体温升高。发热时蛋白质、脂肪、糖原等分解代谢均增强。一定程度的发热可以增强机体的防御功能,帮助杀灭病原体,但是长期发热或过高热,对神经系统、心血管系统、呼吸系统、消化系统功能均会造成一定影响,故应根据病人不同的情况采取不同的解热措施。

(张 颖)

3805

扫一扫,测一测

思考题

1. 发热的发病机制是什么?
2. 发热分几期?各期热代谢的特点怎样?

3806

思路解析

笔记

第三十九章　缺氧

39章 PPT

学习目标

1. 掌握:缺氧的概念;缺氧的分类;各种类型缺氧的原因及血氧变化特点。
2. 熟悉:各类型缺氧的发生机制;缺氧对机体的影响。
3. 了解:常用血氧指标(血氧分压、血氧容量、血氧含量、血氧饱和度、动-静脉血氧含量差)。
4. 具有基本医疗思维与素养,能根据血氧指标判断病人缺氧的类型。
5. 能与相关医务人员进行专业交流与团结协作,开展医疗工作,能根据不同类型的缺氧拟订正确的处理方案。

缺氧(hypoxia)是指由于组织细胞供氧不足或利用氧的能力障碍,导致机体的功能代谢甚至形态结构发生异常变化的病理过程。

氧是维持正常生命活动的必需物质。成人静息状态下需氧量约为 250ml/min,而人体内储氧量仅有 1.5L,一旦呼吸停止、心脏停搏,数分钟内即可因为缺氧而死亡。

缺氧是临床上常见的病理过程,也是许多疾病病人死亡的重要原因。

第一节　常用的血氧指标

机体内氧主要由血液携带并运输到组织,供应机体代谢需要。所以临床上常用血氧指标来反映组织的供氧和耗氧情况。常用的血氧指标有:

一、血氧分压

血氧分压(partial pressure of oxygen, PO_2)是指以物理状态溶解在血液中的氧所产生的张力。正常人动脉血氧分压(PaO_2)约为 13.3kPa(100mmHg),其高低主要取决于吸入气的氧分压和肺的呼吸功能。静脉血氧分压(PvO_2)约为 5.33kPa(40mmHg),其高低主要取决于组织摄取氧和利用氧的能力。

二、血氧容量

血氧容量(oxygen binding capacity in blood, CO_2max)是指在 38℃、氧分压为 20kPa(150mmHg)、二氧化碳分压为 5.33kPa(40mmHg)时,每 100ml 血液内血红蛋白被氧充分饱和时所能结合的最大氧量。正常值约为 20ml/dl。血氧容量的高低反映了血液携带氧的能力,其大小取决于血液中血红蛋白的质和量。

三、血氧含量

血氧含量(oxygen content in blood, CO_2)是指 100ml 血液实际携带的氧量,包括血红蛋白结合的氧

笔记

和物理状态溶解于血浆的氧。正常动脉血氧含量(CaO_2)约为19ml/dl,静脉血氧含量(CvO_2)约为14ml/dl,血氧含量取决于血氧分压和血氧容量。

四、动-静脉血氧含量差

动-静脉血氧含量差是指动脉血氧含量(CaO_2)与静脉血氧含量(CvO_2)的差值。正常值约为5ml/dl,动-静脉血氧含量差取决于组织从单位容积血液中摄取氧的能力。当血红蛋白含量减少、血红蛋白与氧的亲和力异常增强、组织氧化过程障碍或存在动、静脉分流时,组织对氧的摄取和利用能力降低,使动-静脉血氧含量差减小;反之可增大。

五、血红蛋白氧饱和度

血红蛋白氧饱和度(oxygen saturation of hemoglobin,SO_2)是指Hb与氧结合的百分数,简称血氧饱和度,正常动脉血氧饱和度(SaO_2)应为95%~97%;静脉血氧饱和度(SvO_2)应为75%。血氧饱和度的高低主要取决于血氧分压。血氧分压与血氧饱和度之间的关系,可用氧合血红蛋白解离曲线来表示(图39-1)。当红细胞内2,3-二磷酸甘油酸(2,3-diphosphoglyceric acid,2,3-DPG)增多、血液pH降低、CO_2增多或血温升高时,血红蛋白与氧的亲和力降低,氧解离曲线右移;反之则左移。

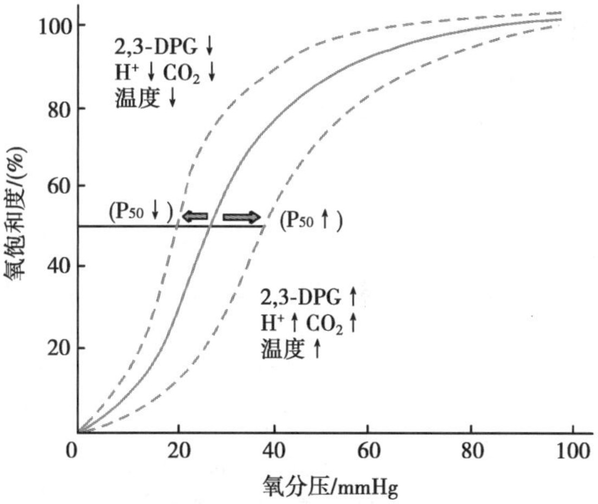

图39-1 氧合血红蛋白解离曲线及其影响因素

第二节 缺氧的原因和类型

组织对氧的摄取和利用是通过呼吸过程来完成的,包括外呼吸、气体运输和内呼吸三个环节。其中任何一个环节出现障碍都有可能引起缺氧。根据缺氧的原因及血氧指标变化的不同,将缺氧分为以下四种类型:

一、低张性缺氧

低张性缺氧(hypotonic hypoxia)是指因动脉血氧分压降低,使动脉血氧含量减少,引起组织供氧不足的缺氧,又称乏氧性缺氧。

(一)原因

1. 吸入气氧分压过低 多见于海拔3 000m以上的高原或高空,通风不良的矿井、坑道或吸入混合有惰性气体或麻醉药的低氧气体等。

2. 外呼吸功能障碍 即肺的通气或换气功能障碍,使得通过外呼吸弥散入血液的氧气减少,常见于呼吸中枢抑制、呼吸肌麻痹、呼吸道的狭窄或阻塞、胸腔疾病、肺部疾病,如肺炎、气胸、喉头水肿等。

3. 静脉血分流入动脉 常见于先天性心脏病,如房间隔或室间隔缺损,伴有肺动脉狭窄或肺动脉高压时,右心压力高过左心,右心静脉血分流入左心动脉血,使得动脉血氧分压降低。

(二)血氧变化特点

低张性缺氧时,由于各种原因引起动脉血氧分压降低、导致动脉血氧含量和动脉血氧饱和度均降低。由于动脉血氧分压及动脉血氧含量的降低,影响了氧向组织弥散的速度,使得动-静脉血氧含量差减小。因血红蛋白无明显质和量的异常,故血氧容量保持正常。但慢性缺氧病人通过代偿增加红细胞和血红蛋白的含量,血氧容量可升高;又因代偿组织对氧的利用能力增强,动-静脉血氧差也可没有明显变化。

低张性缺氧时,因血红蛋白氧饱和度降低,氧合血红蛋白减少,脱氧血红蛋白浓度升高。当毛细血管中脱氧血红蛋白平均浓度升高并超过 5g/dl 以上，皮肤、黏膜呈青紫色，称为发绀。发绀是缺氧的一种临床表现，但缺氧病人不一定都有发绀，如血液性缺氧、组织性缺氧可无发绀；发绀的病人也可无缺氧，如红细胞增多症。故发绀不能作为缺氧的判断指标。

二、血液性缺氧

血液性缺氧（hemic hypoxia）是指由于血红蛋白的质或量改变，以致血液携带氧的能力降低或结合的氧不易释出所引起的缺氧。

（一）原因

1. 血红蛋白含量减少　各种原因引起的严重贫血，因血红蛋白量减少，血氧容量降低，引起动脉血氧含量减少，导致组织供氧不足。

2. 一氧化碳中毒　一氧化碳与血红蛋白的亲和力是氧的 210 倍，一氧化碳中毒时，血红蛋白与一氧化碳结合形成碳氧血红蛋白，从而失去携带氧的能力。形成的碳氧血红蛋白还会增强血红蛋白和氧的亲和力，使血红蛋白已结合的氧不容易解离弥散入组织，从而加重组织缺氧。此外，一氧化碳还能抑制红细胞内糖酵解过程，使 2,3-DPG 生成减少，氧解离曲线左移，氧合血红蛋白中的氧不易释出，进一步加重缺氧。

3. 高铁血红蛋白血症　亚硝酸盐、苯胺、硝基苯等中毒时，血红蛋白中的二价铁在这些氧化剂的作用下被氧化成三价铁而形成高铁血红蛋白。高铁血红蛋白中的三价铁因与羟基牢固结合而失去携带氧的能力。此外，血红蛋白分子的二价铁部分氧化为三价铁后，还能使剩余的二价铁与氧的亲和力增高，导致血红蛋白中结合的氧不易释放入组织，加重组织缺氧。常见于大量进食含硝酸盐的腌菜后，或者误食掺有大量亚硝酸盐的食物，也可见于硝酸甘油、非那西汀、磺胺类药物等的不良反应。

4. 血红蛋白与氧的亲和力增强　输入大量库存血液使 2,3-DPG 含量降低，或输入大量碱性液体使血液 H^+ 下降等，这些情况下氧合血红蛋白解离曲线左移，导致血红蛋白与氧的亲和力增强，氧合血红蛋白中已结合的氧不容易解离释出，而引起组织缺氧。此外，某些血红蛋白病病人血红蛋白与氧的亲和力比正常高几倍，也可导致组织缺氧。

（二）血氧变化特点

血液性缺氧时，由于吸入气氧分压及外呼吸功能均无异常，故动脉血氧分压及血氧饱和度均正常。贫血、一氧化碳中毒病人，因血红蛋白的质和量改变，血氧容量降低，使动脉血氧含量也降低。动脉血氧含量降低合并血红蛋白与氧的亲和力异常增强，影响血液中氧向组织弥散的速度，导致组织动-静脉血氧含量差降低。血红蛋白与氧的亲和力增强而引起的血液性缺氧病人，因其血红蛋白的质与量均无明显异常，故其动脉血氧容量和血氧含量正常，但由于血红蛋白与氧的亲和力增强，氧不易与血红蛋白解离释出，由血液弥散入组织的氧减少，动-静脉血氧含量差降低。

血液性缺氧时，病人一般无发绀的表现，皮肤、黏膜的颜色因不同病因而异。严重贫血的病人皮肤黏膜苍白；一氧化碳中毒病人皮肤、黏膜呈樱桃红色；高铁血红蛋白血症病人，因高铁血红蛋白是棕褐色的，故皮肤、黏膜类似发绀的颜色，称为肠源性发绀。

三、循环性缺氧

循环性缺氧（circulatory hypoxia）是指由于血液循环障碍，使组织的血流量减少，引起组织供氧不足而导致的缺氧。

（一）原因

1. 全身性血液循环障碍　主要见于休克和心力衰竭，可致全身组织缺氧。

2. 局部性血液循环障碍　常见的有动脉血栓形成、栓塞、动脉粥样硬化、脉管炎等造成的动脉狭窄或阻塞。静脉血栓形成，静脉炎等引起静脉回流受阻，造成局部组织淤血。

（二）血氧变化特点

循环障碍未累及肺血流的单纯性循环性缺氧，因外呼吸功能和血液携氧能力均正常，故动脉血氧分压、血氧容量、动脉血氧饱和度和动脉血氧含量等均正常。由于血液循环障碍，血流缓慢，单位容量血液流经组织的时间延长，组织细胞从中摄取的氧量增多，故动-静脉血氧含量差升高。血液循环障碍如果累及肺，如左心衰竭引起肺淤血水肿，病人可因外呼吸功能障碍而导致动脉血氧分压、动脉血氧含量及动脉血氧饱和度均降低。

循环性缺氧时，由于动-静脉血氧含量差升高，故毛细血管中脱氧血红蛋白可超过 50g/L，皮肤黏膜出现发绀。

四、组织性缺氧

组织性缺氧（histogenous hypoxia）是指组织供氧环节正常，但由于组织细胞利用氧的能力障碍而导致的缺氧。

（一）原因

1. 线粒体氧化磷酸化的抑制　氰化物中毒时，氰化物与氧化型细胞色素氧化酶中的三价铁结合，形成氰化高铁细胞色素氧化酶，阻止其转变为还原型细胞色素氧化酶，使呼吸链的电子传递中断，细胞氧化磷酸化过程受到抑制。砷化物中毒，硫化物、鱼藤酮等某些药物过量，可通过抑制细胞色素氧化酶，中断呼吸链，影响线粒体氧化磷酸化过程，甲醇中毒则是因为其代谢产物甲醛与细胞色素氧化酶结合，影响氧化磷酸化过程，从而引起组织对氧的利用障碍。

2. 呼吸酶合成减少　许多维生素是呼吸链中多种氧化还原酶的辅酶的重要组成成分，如维生素 B_1、维生素 B_2、泛酸等。这些维生素的严重缺乏可抑制细胞生物氧化过程，从而引起组织细胞利用氧障碍。

3. 线粒体损伤　严重缺氧、细菌毒素、大剂量放射线照射、高热等可损伤线粒体，而组织细胞生物氧化过程主要在线粒体内进行，因此线粒体损伤可引起细胞生物氧化障碍，导致氧利用障碍。

（二）血氧变化特点

组织性缺氧时，因外呼吸及气体运输环节均无异常，故动脉血氧分压、血氧容量、动脉血氧含量、动脉血氧饱和度均正常。由于组织内呼吸障碍使组织不能正常利用氧，故动-静脉血氧含量差减小。

组织性缺氧病人因组织细胞利用氧障碍，毛细血管中氧合血红蛋白增多，故皮肤、黏膜多呈鲜红或玫瑰红色。

临床上所见的缺氧往往并非单一类型的缺氧，其通常表现为混合性的。例如，左心衰竭病人主要因血液循环障碍表现为循环性缺氧；同时又因为肺淤血、水肿而引起低张性缺氧；严重缺氧又导致线粒体损伤而出现组织性缺氧。

各型缺氧的血氧变化特点见表 39-1。

表 39-1　各型缺氧的血氧变化特点

缺氧类型	动脉血氧分压	动脉血氧容量	动脉血氧含量	动脉血氧饱和度	动-静脉血氧含量差
低张性缺氧	↓	N 或↑	↓	↓	N 或↓
血液性缺氧	N	↓或 N	↓或 N	N	↓
循环性缺氧	N	N	N	N	↑
组织性缺氧	N	N	N	N	↓

注：↓指降低；↑指升高；N 指正常。

第三节　缺氧对机体的影响

缺氧时，机体既会出现代偿性反应，也会有损伤性反应，有时两者的区别仅在反应程度的不同。各种类型缺氧所引起的变化既有共性，又具有其独特性。以下主要以低张性缺氧为例，说明缺氧时机体功能和代谢的变化。

一、呼吸系统的变化

1. 肺通气量增大　肺通气量增大是低张性缺氧的最重要代偿反应。低张性缺氧 PaO_2 低于 8kPa（60mmHg），可刺激颈动脉体和主动脉体化学感受器，反射性地引起呼吸中枢兴奋，呼吸加深加快，使

笔记

肺泡通气量增加，进而使 PaO_2 升高；此外，呼吸加深可使胸内负压增大，静脉回流增快，增加心排出量和肺血流量，有利于氧的摄取和运输，进而达到代偿目的。

血液性缺氧、循环性缺氧和组织性缺氧，由于动脉血氧分压正常，肺通气量无明显变化。

2. 高原性肺水肿　在快速进入 2 500m 以上高原时，少数人可在 1~4d 内发生高原性肺水肿。高原性肺水肿的发病机制目前尚不清楚，可能是由于缺氧导致外周血管收缩，回心血量增加，肺血流量增多；同时肺血管收缩导致肺动脉高压，二者共同作用导致肺毛细血管内流体静压升高，血浆外渗，出现肺水肿。另外，继发性炎症反应导致的微血管壁通透性增高也是其发生机制之一。病人起病急骤，表现为呼吸困难、咳嗽，咳白色或粉红色泡沫痰，发绀，肺部可闻及湿性啰音。

3. 中枢性呼吸衰竭　严重缺氧，当 PaO_2<3.99kPa(30mmHg)时，缺氧对呼吸中枢的直接抑制作用超过对外周化学感受器的兴奋作用，使呼吸抑制，呼吸变浅变慢，呼吸节律和频率不规则，造成中枢性呼吸衰竭。

二、循环系统的变化

1. 心脏功能的变化　轻、中度低张性缺氧时，可出现心率加快、心肌收缩力增强和静脉回流量增加，从而使心排出量增高。其发生机制是：PaO_2 降低引起呼吸加深加快，通过肺膨胀对肺牵张感受器的刺激，可反射性地兴奋交感神经引起心率加快、心肌收缩性增强；同时胸廓呼吸运动的增强促进了静脉回流，增加了回心血量。心输出量的增加可提高全身组织的供氧量，对缺氧有一定的代偿意义。

严重全身性缺氧可引起心功能降低，甚至出现心力衰竭。缺氧使心肌细胞 ATP 生成减少，能量不足，引起心肌舒缩功能障碍，ATP 减少还会引起心肌细胞膜离子泵功能障碍，严重者心肌细胞变性、坏死。另外，缺氧引起肺血管收缩，导致肺动脉高压，增加心脏负荷，也可造成心功能不全。缺氧还可引起多种心律失常，如心室颤动等，是心力衰竭出现的重要诱因。严重缺氧还可通过抑制呼吸中枢使胸廓活动受限，从而影响静脉回流，使得回心血量减少。心功能不全加上回心血量减少，使病人心输出量大大减少，组织进一步缺血缺氧。

2. 血流分布改变　急性缺氧时，交感神经兴奋，儿茶酚胺分泌，皮肤、腹腔脏器血管收缩；而心、脑组织代谢旺盛，局部组织因缺氧而进行无氧酵解，产生大量乳酸等扩血管物质，加之心、脑血管对儿茶酚胺的敏感性较低，故而心、脑局部血管扩张，血流量增加。通过这种血流重新分布，血液集中供应心脑，对于保证重要生命器官供氧具有代偿意义。

3. 肺循环变化　肺血管对缺氧很敏感，肺泡气氧分压降低或者动脉血氧分压降低都可引起局部的肺血管收缩。其机制目前尚未完全阐明，一般认为是神经、体液等多因素综合作用的结果。肺血管收缩一方面有利于维持肺泡通气与血流的适当比例，有代偿意义。当某处肺泡气氧分压降低时，该处肺小动脉收缩，血流量减少，使得更多的血液流向具有高氧分压的肺泡以获得更多氧，从而维持动脉血氧分压正常。另一方面，慢性缺氧时，由于动脉血氧分压的降低，交感神经兴奋，儿茶酚胺等缩血管物质分泌，肺小动脉长期收缩，使血管壁弹力纤维和胶原纤维增生、平滑肌肥大，导致肺小动脉壁增厚变硬，血管阻力持续增高，肺动脉压增高加重右心室的后负荷，导致右心室肥大甚至心力衰竭。

4. 组织毛细血管增生　长期慢性缺氧可使毛细血管广泛增生，尤其是脑、心脏和骨骼肌毛细血管增生明显。毛细血管密度增加可提高组织细胞的血液灌流量，缩短氧的弥散距离，增加对细胞的供氧量。

三、中枢神经系统的变化

脑是对缺氧最为敏感的一个生命器官，因脑组织耗氧量最高，而脑内贮存的氧及能量很少，一旦缺氧，病人就可出现一系列中枢神经系统功能障碍的表现。急性缺氧可有头痛，情绪激动，判断力减弱以及运动不协调等；严重者可出现烦躁不安、惊厥、昏迷，甚至死亡。慢性缺氧可有易疲劳、乏力、嗜睡、注意力不集中及精神抑郁等症状。

缺氧损害中枢神经系统的机制比较复杂，主要与脑水肿及脑细胞的变性坏死有关。脑水肿是由于：缺氧时脑血管扩张充血、毛细血管内流体静压升高，加之缺氧酸中毒引起的毛细血管壁通透性升高，血浆外渗，脑间质水肿。脑水肿造成颅内高压，压迫脑血管，又进一步加重脑的缺血缺氧。脑细胞

笔记

变性坏死的机制是:缺氧导致ATP生成不足、使脑细胞膜上的钠泵运转失灵,引起细胞水肿,严重时溶酶体酶释放引起脑细胞自溶坏死。此外,缺氧还会引起神经细胞膜电位降低、神经递质合成减少、使神经冲动传导受阻等,引起中枢神经系统功能紊乱。

四、血液系统的变化

1. 红细胞和血红蛋白增多　缺氧可使血液红细胞及血红蛋白增多。急性缺氧是由于交感神经兴奋,肝和脾的血管收缩,使贮血进入血液循环。慢性缺氧主要是由于血氧含量降低,可促进肾脏分泌促红细胞生成素,刺激骨髓造血功能。红细胞和血红蛋白增多一方面可以提高血液携带氧的能力,使血氧容量及动脉血氧含量升高,从而增加组织的供氧量;另一方面,如果红细胞过度增多会使血液黏滞度增高,从而增大血流阻力,增加心脏的后负荷,促进心力衰竭的发生。

2. 红细胞释氧能力增强　缺氧时,红细胞内糖酵解增强,使中间代谢产物2,3-DPG增多。2,3-DPG增多使氧解离曲线右移,血红蛋白和氧的亲和力降低,有利于将结合的氧解离弥散入组织细胞。

五、组织细胞的变化

(一)代偿适应性变化

1. 细胞利用氧的能力增强　慢性缺氧时,组织细胞线粒体数目增多,表面积增大,有利于氧的弥散和利用。呼吸链中细胞色素氧化酶等酶含量增多、活性增强,促进了细胞氧化磷酸化过程,使组织对氧的利用效率提高。

2. 肌红蛋白增加　肌红蛋白和血红蛋白的结构相似,但其与氧的亲和力明显高于血红蛋白,即使在低氧分压的情况下,肌红蛋白也可被氧迅速饱和,故其有很强的贮氧能力。慢性缺氧时肌红蛋白增加,可加强氧的储备、释放和传送,具有代偿意义。

3. 糖酵解增强　缺氧时,通过增强的无氧酵解来获取ATP,在一定程度上可补偿因缺氧而引起的能量不足。

4. 细胞代谢降低　缺氧时,细胞处于低代谢状态,可减少能量消耗,从而减弱缺氧对细胞的影响。

(二)损伤性变化

缺氧对组织细胞的损伤,主要表现在细胞膜、线粒体及溶酶体发生一系列的功能、代谢和结构改变。具体表现为细胞膜通透性升高,水、钠内流引起细胞水肿。钾离子外流,细胞缺钾,酶活性减弱,ATP生成进一步减少,可使线粒体出现肿胀、嵴崩解、外膜破裂,溶酶体膜通透性增高,进而使溶酶体肿胀、破裂,大量溶酶体酶释出,导致细胞自溶及其周围组织的溶解、坏死。

本章小结

缺氧是组织供氧不足或利用氧障碍引起功能、代谢甚至形态结构发生异常变化的病理过程。呼吸过程任何一环节发生障碍,都可引起缺氧。根据缺氧的原因及血氧指标变化的不同,可将缺氧分为低张性缺氧、血液性缺氧、循环性缺氧和组织性缺氧等四种类型。缺氧对机体的影响因缺氧的原因、程度和机体的功能状态而不同。轻度缺氧以激发机体的代偿活动为主;而重度缺氧则可引起各系统器官功能代谢障碍,甚至引起组织细胞结构的破坏。

(冯　蕾)

3901

扫一扫,测一测

笔记

思考题

1. 缺氧如何分类？区别各类缺氧血氧指标变化的异同。
2. 轻度缺氧机体可以出现哪些代偿反应？
3. 重度缺氧可造成哪些功能和代谢障碍？

3902

思路解析

笔记

第四十章 肿瘤

学习目标

1. 掌握：肿瘤的概念，组织结构；肿瘤的异型性；肿瘤的生长和扩散；良恶性肿瘤的区别；肿瘤对机体的影响；非典型增生、上皮内瘤变和原位癌的概念。
2. 熟悉：肿瘤的形态结构特点；肿瘤的命名原则；癌的常见类型。
3. 了解：肿瘤的分级；间叶组织肿瘤的类型和特点。
4. 具有初步判断良恶性肿瘤的能力，并解释其生物学特性。
5. 能利用肿瘤的病理知识，进行健康教育，为临床课奠定基础。

第一节 肿瘤概述

一、肿瘤的概念

肿瘤（tumor）是机体在各种致瘤因素作用下，局部组织细胞在基因水平上失去了对其生长的正常调控，导致异常增生而形成的新生物。这种新生物常形成局部肿块。

正常细胞转变为肿瘤细胞后具有了异常的形态、代谢和功能，并不同程度地失去了分化成熟的能力。肿瘤细胞生长旺盛，具有相对的自主性，即使致瘤因素已不存在，肿瘤仍能持续生长。肿瘤是一种基因病，肿瘤细胞的生物学特性可通过遗传物质传递给子代细胞。它不仅与机体不协调，而且有害无益。

机体在生理状态、炎症和损伤修复等病理状态下，局部组织细胞的增生称为非肿瘤性增生。非肿瘤性增生属于正常新陈代谢所需的细胞更新，有的是针对特定刺激或损伤的修复性反应；增生的细胞分化成熟，并在一定程度上能恢复原来正常组织的结构和功能。这类增生具有一定限度，一旦增生的原因消除后就不再继续，与肿瘤性增生有本质的区别。

根据生物学特性及其对机体危害性的不同，一般将肿瘤分为良性肿瘤和恶性肿瘤两大类。这种分类在肿瘤的诊断、治疗和判断预后等均有十分重要的意义。

肿瘤是一类常见病，其中恶性肿瘤是危害人类健康最严重的一类疾病。在欧美一些国家，癌症的死亡率仅次于心血管系统疾病。全世界每年约700万人死于恶性肿瘤。在我国，随着人口的老龄化，肿瘤的发病率和死亡率都有所增加。近年统计资料显示，我国城市居民疾病死因第1位是恶性肿瘤；在农村地区，恶性肿瘤居疾病死因的第2位。我国最为常见和危害严重的恶性肿瘤，按死亡率排列依次为：肺癌、胃癌、肝癌、食管癌、大肠癌、乳腺癌、白血病、子宫颈癌、膀胱癌、鼻咽癌等。这些肿瘤的病因学、发病学及其防治，均是我国肿瘤研究的重点。

二、肿瘤的形态

为了正确诊断肿瘤，需要做各种临床检查和实验室检查。其中病理学检查（大体形态检查和组织形态检查）在肿瘤诊断中具有决定性的意义。

（一）肿瘤的大体形态

肿瘤的大体形态多种多样。在观察肿瘤的大体形态时，应注意肿瘤的数目、大小、形状、颜色和质地等。这些信息有助于判断肿瘤的类型和良恶性质。

1. 肿瘤的数目　一个肿瘤病人可以只有一个肿瘤（单发肿瘤），也可以同时或先后发生多个原发肿瘤（多发肿瘤）。有些类型的肿瘤单发者较多，如消化道肿瘤；有些类型的肿瘤常为多发，如神经纤维瘤病、子宫平滑肌瘤。

2. 肿瘤的大小　肿瘤的大小不一。极小的肿瘤，肉眼很难查见，需要在显微镜下才能发现，如原位癌。大的肿瘤，可重达数千克甚至数十千克，如卵巢囊腺瘤。

肿瘤的体积与多种因素有关，如肿瘤的性质（良、恶性）、生长时间和发生部位。生长于体表或大的体腔（如腹腔）内的肿瘤，体积可以很大；发生于密闭的狭小腔道（如颅腔、椎管）内的肿瘤，体积一般较小。肿瘤极大者通常生长缓慢，生长时间较长，且多为良性。恶性肿瘤生长迅速，短期内即可带来不良后果，通常体积不会很大。恶性肿瘤体积愈大，发生转移的机会也愈大，因此恶性肿瘤的体积是肿瘤分期的重要指标。

3. 肿瘤的形状　肿瘤的形状多种多样，有乳头状、菜花状、绒毛状、蕈伞状、息肉状、结节状、分叶状、浸润性包块状、溃疡状和囊状等形状（图 40-1）。肿瘤形状与其发生部位、组织来源、生长方式和肿瘤的良恶性质等密切相关。息肉状、结节状肿瘤多为良性，浸润性、溃疡状多为恶性。

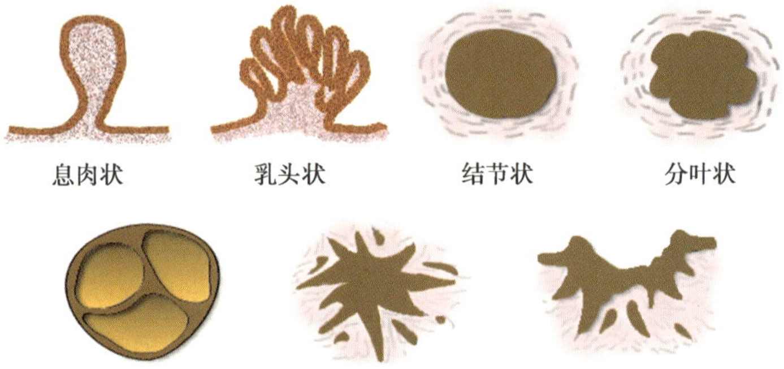

图 40-1　肿瘤的大体形态和生长方式示意图

4. 肿瘤的颜色　肿瘤的颜色通常近似于起源组织的颜色。如纤维组织的肿瘤多呈灰白色，脂肪瘤呈黄色，血管瘤呈暗红色，黑色素瘤呈黑褐色。上皮组织来源的肿瘤切面多呈灰白，但可因其含血量的多寡、有无变性、坏死、出血等而呈现各种不同的颜色。

5. 肿瘤的质地　肿瘤的硬度与肿瘤的组织种类、肿瘤实质与间质的比例、有无变性坏死等因素有关。如骨瘤坚硬，脂肪瘤质软；实质多于间质的肿瘤一般较软，反之则较硬；瘤组织发生坏死时质地变软，有钙化时则质地变硬。

（二）肿瘤的组织形态

肿瘤的组织形态（细胞形态和组织结构）是肿瘤病理诊断的基本依据。由于肿瘤的类型繁多，所以肿瘤的组织形态多种多样。但任何一个肿瘤的组织结构都可分为实质和间质两部分。

1. 肿瘤的实质　肿瘤实质是肿瘤细胞的总称，是肿瘤的特异性成分。肿瘤的生物学特性都是由肿瘤实质细胞所决定的。不同组织来源的肿瘤，其实质细胞各不相同。通常根据肿瘤的实质来识别各种肿瘤的组织来源，进行肿瘤的分类、命名和组织学诊断；根据其分化成熟程度和异型性大小来确定肿瘤的良恶性和恶性程度。

2. 肿瘤的间质　肿瘤的间质成分不具特异性，一般由结缔组织和血管组成，发挥支持和营养肿瘤实质的作用。通常生长迅速的肿瘤，其间质内血管较丰富；生长缓慢的肿瘤，其间质内血管则较少（图 40-2）。肿瘤间质内常有淋巴细胞的浸润，可能与机体对肿瘤组织的免疫反应有关。

三、肿瘤的异型性

笔记

肿瘤的分化是指肿瘤组织与其起源的正常组织相比较，在形态和功能上的相似程度。两者相似

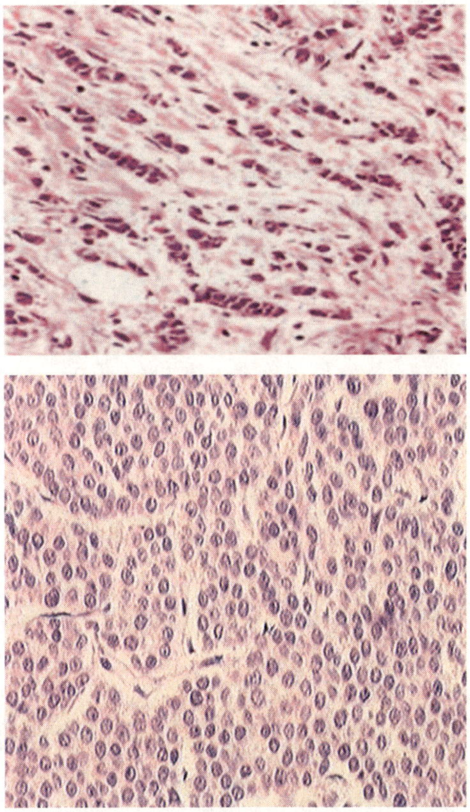

图 40-2 肿瘤的实质和间质

乳腺硬癌（上图）与软癌（下图）比较：前者间质多，后者实质多而间质少。

性大，表明肿瘤的分化程度高；两者的相似性小，表明肿瘤的分化程度低。

肿瘤无论在细胞形态和组织结构上，都与其起源的正常组织有不同程度的差异，这种差异称为肿瘤的异型性（atypia）。肿瘤异型性的大小反映肿瘤组织的成熟程度（即分化程度）。异型性小者，表明它与起源的正常组织细胞相似性大，肿瘤组织成熟程度高（分化程度高），其恶性程度低；反之亦然。肿瘤异型性的大小是诊断肿瘤、确定其良恶性的主要组织学依据。恶性肿瘤常具有明显的异型性。

间变（anaplasia）是指恶性肿瘤细胞缺乏分化，异型性显著。有的恶性肿瘤主要由未分化细胞构成，称为间变性肿瘤。间变性肿瘤几乎都是高度恶性的肿瘤。

（一）肿瘤组织结构的异型性

肿瘤组织结构的异型性是指肿瘤组织在空间排列方式上（包括极性、层次、器官样结构、与间质的关系等方面）与其起源的正常组织的差异。

良性肿瘤细胞的异型性不明显，一般与其起源组织相似。因此，这些肿瘤的诊断有赖于其组织结构的异型性。如子宫平滑肌瘤细胞和正常子宫平滑肌细胞很相似，只是其排列与正常组织不同，呈编织状。

恶性肿瘤的组织结构异型性明显，与其起源组织差异大，瘤细胞排列紊乱，失去正常的排列结构和层次。如腺癌，癌细胞排列紊乱，形成大小不等、形状不规则的腺腔样结构，并可呈多层排列。

（二）肿瘤细胞的异型性

1. 良性肿瘤　良性肿瘤细胞的异型性小，一般与其起源的正常细胞相似。如脂肪瘤的瘤细胞与脂肪细胞很相似。

2. 恶性肿瘤　恶性肿瘤细胞分化差，具有高度的异型性。

（1）细胞的多形性：恶性肿瘤细胞一般体积较大，且大小不一；瘤细胞的形态各异，有时出现瘤巨细胞。但少数分化很差的肿瘤，瘤细胞体积较小，形态也较一致，如肺小细胞癌。

（2）细胞核的多形性：肿瘤细胞核的体积增大，核大小、形状和染色不一，并可出现巨核、双核、多核或奇异形核，核染色加深，染色质呈粗颗粒状，分布不均匀。核仁肥大，数目也常增多。核分裂象常增多，特别是出现不对称性、多极性及顿挫性等病理性核分裂象（图 40-3），对诊断恶性肿瘤具有重要意义。

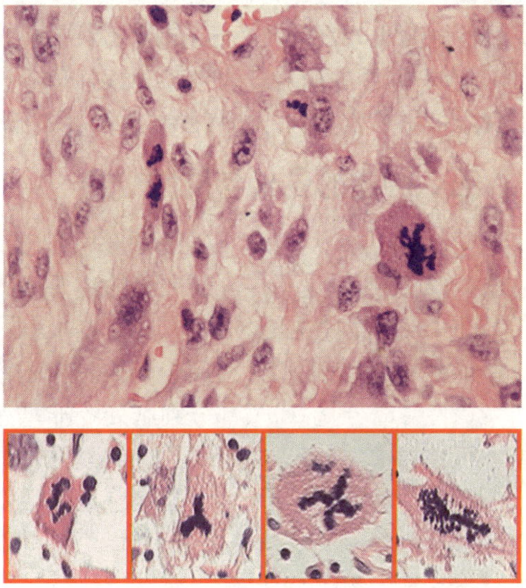

图 40-3 恶性肿瘤的细胞异型性及病理核分裂象

上图：瘤细胞异型性大，核大，深染，细胞大小形态差异显著，核分裂象多，可见瘤巨细胞。下图：自左至右分别为不对称、3 极、4 极、顿挫型病理核分裂象。

（3）细胞质的改变：由于胞质内核糖体增多而嗜碱性，并可因瘤细胞产生的异常分泌物或代谢产物（如激素、黏液、糖原、脂质、角蛋白和色素等）而具有不同特点。

（三）肿瘤的分级

恶性肿瘤的分级是根据肿瘤的异型性，是判断其恶性程度的指标。一般分为三级：Ⅰ级为高分化，属低度恶性；Ⅱ级为中等分化，属中度恶性；Ⅲ级为低分

笔记

化，属高度恶性。分级是临床确定治疗方案和判断预后的重要依据之一。

知识拓展

肿瘤的分期

肿瘤的分期是指恶性肿瘤的生长范围和播散程度。对肿瘤进行分期，其主要原则是根据原发肿瘤的大小、浸润深度、浸润范围、邻近器官受累情况、局部和远处淋巴结转移情况、远处转移等。

肿瘤的分期有多种方案，国际上广泛采用 TNM 分期系统。T 指肿瘤原发灶的情况，随着肿瘤体积的增大和邻近组织受累范围的增加，依次用 $T_1 \sim T_4$ 来表示；Tis 代表原位癌。N 指区域淋巴结受累情况，淋巴结未受累时，用 N_0 表示；随着淋巴结受累程度和范围的加大，依次用 $N_1 \sim N_3$ 表示。M 指远处转移（通常指血行转移），没有远处转移者，用 M_0 表示；有远处转移者，用 M_1 表示。

肿瘤的分期对临床医师制订治疗方案和估计预后具有重要意义。但必须结合恶性肿瘤的生物学特性以及病人的全身情况等综合考虑。

四、肿瘤的命名原则

人体的任何组织都可发生肿瘤，因此肿瘤的种类繁多，命名也很复杂。一般根据其组织来源和良恶性质来命名。

1. 良性肿瘤的命名　任何组织的良性肿瘤统称为瘤。命名方法是在其起源组织名称后加一“瘤”字，如来源于纤维结缔组织的良性肿瘤称为纤维瘤，来源于腺上皮的良性肿瘤称为腺瘤。有时还可结合肿瘤的形态特点命名，如腺瘤呈乳头状生长并有囊腔形成者称为乳头状囊腺瘤。

2. 恶性肿瘤的命名

（1）癌（carcinoma）：来源于上皮组织的恶性肿瘤统称为癌。命名方法是在其来源组织名称之后加一“癌”字，如来源于鳞状上皮的恶性肿瘤称为鳞状细胞癌，来源于腺上皮的恶性肿瘤称为腺癌。

（2）肉瘤（sarcoma）：从间叶组织（包括纤维结缔组织、脂肪、肌肉、脉管、骨、软骨）发生的恶性肿瘤统称为肉瘤，其命名方法是在来源组织名称之后加“肉瘤”二字，如纤维肉瘤、横纹肌肉瘤、骨肉瘤等。

病理学上“癌”是指上皮组织来源的恶性肿瘤，但一般人所说的“癌症”，习惯上泛指所有恶性肿瘤。

3. 肿瘤命名的特殊情况　①母细胞瘤：将有些来源于发育十分幼稚组织的肿瘤称为母细胞瘤，恶性者如神经母细胞瘤、肾母细胞瘤等；良性者如骨母细胞瘤、软骨母细胞瘤等；②添加“恶性”二字：有些恶性肿瘤成分复杂或由于习惯沿袭，则在肿瘤的名称前加“恶性”二字，如恶性畸胎瘤等；③以人名命名：有些恶性肿瘤冠以人名，如尤因（Ewing）瘤、霍奇金（Hodgkin）淋巴瘤；④以“病”命名：白血病等是少数采用习惯名称的恶性肿瘤；⑤后缀“瘤病”：多用于多发性良性肿瘤，如神经纤维瘤病。

五、肿瘤的生长与扩散

恶性肿瘤除了不断生长，还发生局部浸润和远处转移。局部浸润和远处转移的能力是恶性肿瘤最重要的特点，也是恶性肿瘤致死的主要原因。

（一）肿瘤的生长

1. 肿瘤的生长速度　不同肿瘤的生长速度差异很大。

良性肿瘤分化好，大部分细胞处于非增殖状态，生长速度较慢，可达几年或几十年。如果近期肿瘤体积突然增大，应考虑有恶性变或囊性变的可能。

影响肿瘤生长的因素

恶性肿瘤分化较差，大部分细胞处于活跃的增殖状态，肿瘤生长较快，短期内即可形成明显肿块，并且由于血管形成及营养供应相对不足，易发生坏死、出血和感染等继发性改变。生长速度快是恶性肿瘤重要的生物学特征之一。

2. 肿瘤的生长方式　肿瘤的生长方式主要有三种：膨胀性生长、浸润性生长和外生性生长。

（1）膨胀性生长：是良性肿瘤的典型生长方式。由于良性肿瘤细胞生长缓慢，不侵袭周围正常组织，随着肿瘤体积的逐渐增大，犹如逐渐膨胀的气球，将周围组织推开或挤压。因此肿瘤往往呈结节状，有完整的包膜，与周围分界清楚（图 40-4）。触诊时肿块活动度良好，容易手术切除，不易复发。膨胀性生长的肿瘤对局部组织器官的影响主要是压迫或阻塞作用。

笔记

(2) 浸润性生长:为恶性肿瘤的典型生长方式。肿瘤细胞像树根长入泥土一样,浸润并破坏周围组织(包括间隙、淋巴管或血管),这种现象称为肿瘤浸润。浸润性生长的肿瘤没有包膜,与邻近的正常组织紧密连接在一起而无明显界限(图 40-5)。临床触诊时,肿瘤活动度小。手术切除这类肿瘤时,切除组织应大于肉眼所见的肿瘤范围,因为这些部位可能有肿瘤细胞的浸润,否则手术后易于复发。

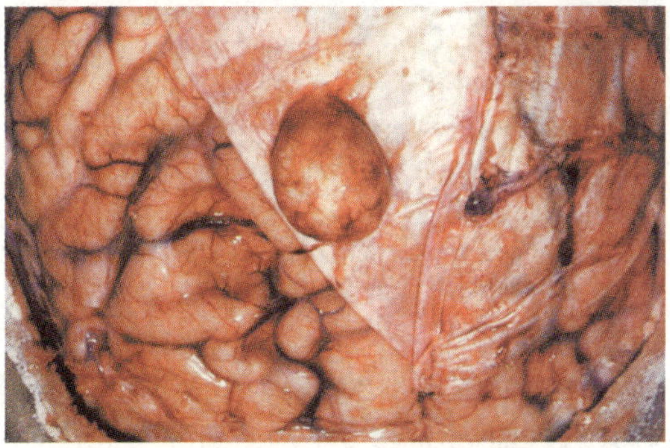

图 40-4 良性肿瘤的膨胀性生长(脑膜瘤)
肿瘤呈球形,有蒂,有包膜,挤压周围正常脑组织形成压迹。

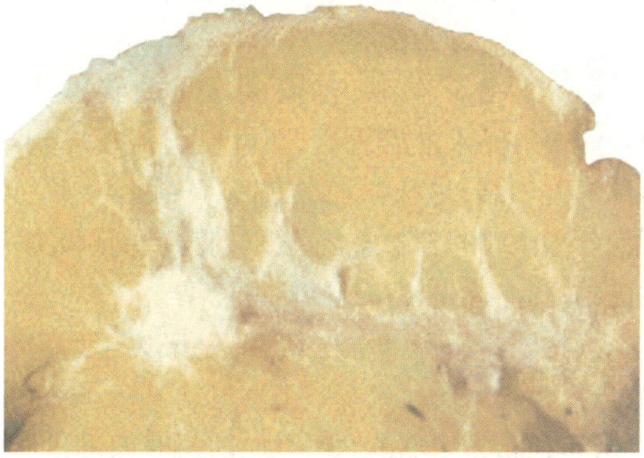

图 40-5 恶性肿瘤的浸润性生长(乳腺癌)
乳腺导管浸润癌,灰白色癌组织呈树根状扎入周围脂肪组织。

(3) 外生性生长:发生在体表、体腔表面或管道器官(如消化道,泌尿生殖道等)腔面的肿瘤,常向表面生长,形成突起的乳头状、息肉状、蕈伞状或菜花状的肿物,这种生长方式称为外生性生长。良性肿瘤和恶性肿瘤都可呈外生性生长。但恶性肿瘤在外生性生长的同时,其基底部常呈浸润性生长。这种恶性肿瘤由于生长迅速,血液供应不足,容易发生坏死脱落而形成底部高低不平、边缘隆起的恶性溃疡。

肿瘤的演进和异质性

(二) 肿瘤的扩散

1. 局部浸润 随着肿瘤的不断长大,瘤细胞常沿着组织间隙连续地浸润性生长,破坏邻近正常器官或组织,称为局部浸润或直接蔓延。例如晚期子宫颈癌可蔓延到直肠和膀胱。局部浸润是恶性肿瘤重要的生物学特征之一(图 40-6)。

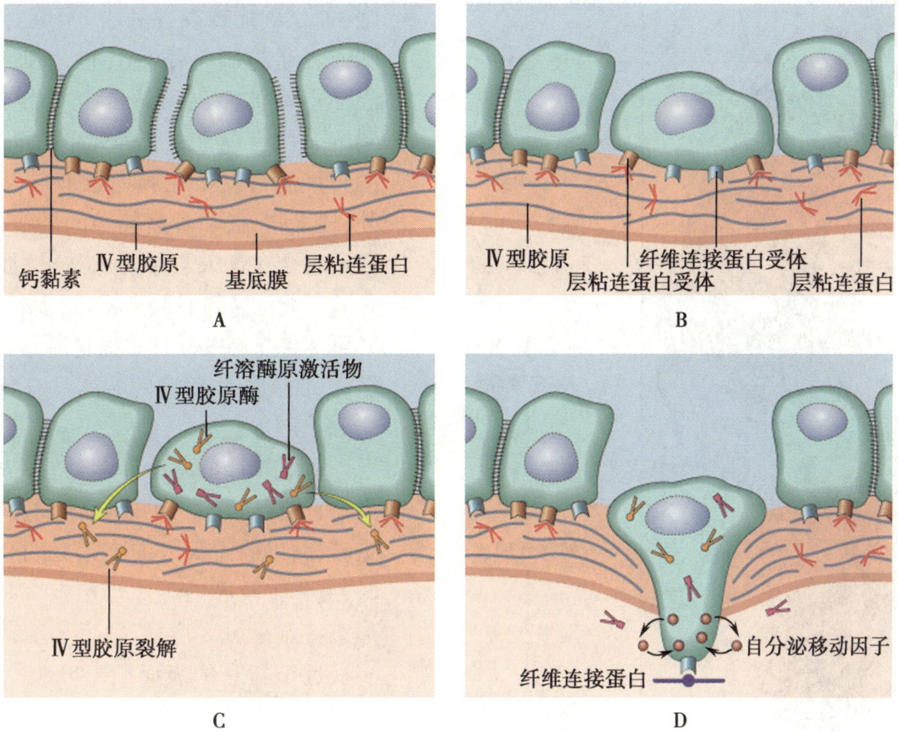

肿瘤局部浸润的机制

图 40-6 恶性肿瘤细胞局部浸润机制示意图
A. 细胞间连接松动;B. 黏着;C. 降解;D. 移出。

笔记

2. 转移(metastasis)　瘤细胞从原发部位侵入淋巴管、血管或体腔,迁徙到其他部位继续生长,形成与原发瘤同样类型的肿瘤,这个过程称为转移,所形成的肿瘤称为转移瘤。良性肿瘤不转移;转移是恶性肿瘤最重要的生物学特征。

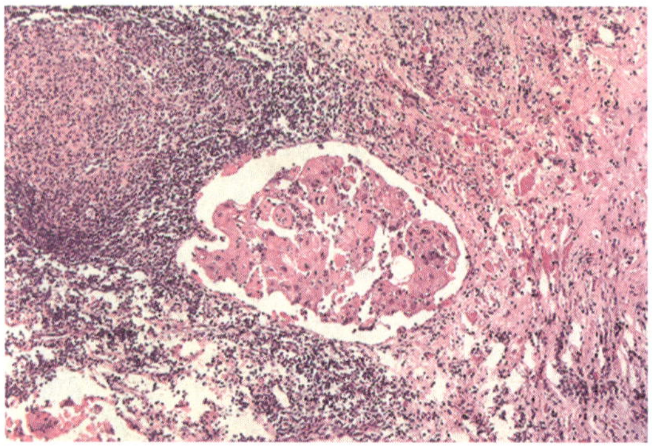

图 40-7　肿瘤的淋巴道转移
图示肺间质淋巴管内的瘤细胞团。

(1) 淋巴道转移:是癌最常见的转移途径。瘤细胞侵入淋巴管后,随淋巴引流首先到达局部淋巴结,形成淋巴结转移癌(图 40-7)。例如外上象限的乳腺癌常首先转移到同侧腋窝淋巴结;肺癌首先转移到肺门淋巴结。

瘤细胞到达局部淋巴结后,先聚集于边缘窦,以后生长繁殖而累及整个淋巴结,呈无痛性肿大,质地变硬,切面常呈灰白色。由于肿瘤组织侵出被膜,可使相邻的淋巴结融合成团。局部淋巴结发生转移后,可继续转移至下一站的淋巴结,最后可经胸导管或右淋巴导管进入血流,发生血道转移。

(2) 血道转移:是肉瘤最常见的转移途径。瘤细胞侵入血管后可随血流到达远处的器官并继续生长,形成转移瘤(图 40-8)。由于静脉壁较薄,同时管内压力较低,故瘤细胞多经静脉入血。少数亦可经淋巴管间接入血。

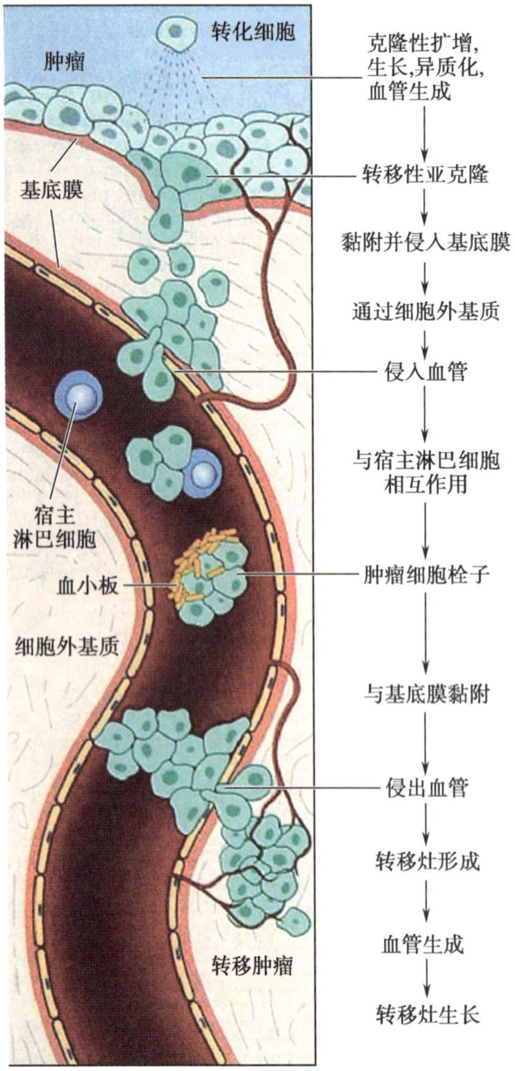

图 40-8　恶性肿瘤浸润和血道转移机制示意图

血道转移的运行途径与血栓栓塞过程相似。①侵入体循环静脉的肿瘤细胞经右心到肺,在肺内形成转移瘤,例如骨肉瘤肺转移;②侵入门静脉系统的肿瘤细胞,首先发生肝转移,例如肠癌肝转移;③肺肿瘤细胞(原发肿瘤或继发肿瘤)可直接侵入肺静脉或者通过肺毛细血管进入肺静脉,经左心随主动脉血流到达全身各器官,常转移到脑、骨、肾及肾上腺等处。因此,这些器官的转移瘤常发生在肺内已有转移之后。此外,侵入胸、腰和骨盆静脉的肿瘤细胞,也可通过吻合支进入脊椎静脉丛,例如前列腺癌可通过此途径转移到脊椎,进而转移到脑,这时可不伴有肺的转移。血道转移的发生并不是随机的,某些肿瘤的转移具有特殊的器官"亲和性"。

血道转移虽见于许多器官,但最常受累的器官是肺,其次是肝。临床上判断有无血道转移,以确定病人的临床分期和治疗方案时,应作肺及肝的影像学检查。血道转移瘤形态特点是边界清楚,常为多个,散在分布,多接近于器官的表面(图 40-9)。位于器官表面的转移瘤,由于瘤结节中央出血、坏死而下陷,形成所谓的"癌脐"。

(3) 种植性转移:体腔内器官的恶性肿

笔记

瘤侵及器官表面时，瘤细胞可以脱落，像播种一样种植在体腔内各器官的表面，形成多个转移瘤，这种转移方式称为种植性转移。种植性转移常见于腹腔器官的恶性肿瘤，例如胃癌破坏胃壁侵及浆膜后，可种植到大网膜、腹膜、腹腔内器官或盆腔器官。

卵巢发生种植性转移时，双侧卵巢体积增大，镜下见富于黏液的印戒细胞癌弥漫浸润，这种特殊类型的卵巢转移性肿瘤称为Krukenberg瘤，多由胃肠道黏液癌（特别是胃印戒细胞癌）转移而来。除种植性转移外，也可通过淋巴道和血道转移到卵巢。

肺癌可在胸腔内形成广泛的种植性转移。浆膜腔的种植性转移常伴有血性浆液性积液，抽吸体腔积液检查脱落细胞是诊断恶性肿瘤的重要方法。脑部恶性肿瘤（如小脑髓母细胞瘤）亦可经脑脊液种植转移到脑的其他部位。值得注意的是手术操作也可造成医源性种植转移，虽然其可能性很小，但亦应尽量避免。

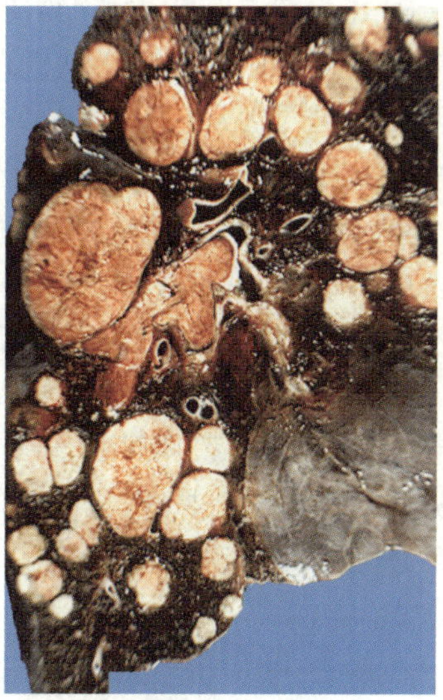

图40-9 肺转移瘤
肝癌肺转移，右肺见多个散在分布的灰白色球形结节，边界清楚。

第二节 肿瘤对机体的影响

肿瘤因其良恶性的不同，对机体的影响会有很大差异。良性肿瘤对机体影响较小，而恶性肿瘤由于其浸润和转移，对机体产生严重影响。

一、良性肿瘤对机体的影响

良性肿瘤因其分化较成熟，生长缓慢，局部生长，不浸润，不转移，故一般对机体的影响相对较小，主要表现为局部压迫和阻塞症状。其影响的大小主要与其发生部位和继发性改变有关。

1. 局部压迫和阻塞　这是良性肿瘤对机体最主要的影响。消化道良性肿瘤（如突入肠腔的平滑肌瘤）会引起肠梗阻或肠套叠；颅内良性瘤（如脑膜瘤、星形胶质细胞瘤）可压迫脑组织、阻塞脑室系统而引起颅内压升高等相应的神经系统症状。

2. 继发性改变　良性肿瘤有时可发生继发性改变，对机体带来程度不同的影响。如肠道乳头状腺瘤、膀胱乳头状腺瘤和子宫黏膜下平滑肌瘤常伴有浅表糜烂或溃疡，可引起出血和感染。

3. 激素增多症状　内分泌腺的良性肿瘤可因分泌过多的激素而引起症状。如肾上腺皮质腺瘤可引起原发性醛固酮增多症；脑垂体前叶的嗜酸性细胞腺瘤可引起巨人症或肢端肥大症；胰岛细胞瘤分泌过多的胰岛素，可引起阵发性低血糖。

二、恶性肿瘤对机体的影响

恶性肿瘤由于分化不成熟，生长较迅速，浸润破坏器官的结构和功能，并可发生转移，因而对机体影响严重。除引起局部压迫和阻塞症状外，还可引起更为严重的后果。

1. 继发性改变　恶性肿瘤可继发出血、穿孔、感染及病理性骨折等较严重的改变。恶性肿瘤由于侵袭性破坏或缺血性坏死而引起出血，出血常是警觉的信号。如肺癌的咯血、胃肠道癌的便血、鼻咽癌的涕血、子宫颈癌的血性白带、肾癌和膀胱癌的血尿等。肿瘤组织坏死可导致组织器官穿孔和瘘管形成，如胃肠道癌的穿孔，食管癌的食管气管瘘。肿瘤组织坏死还可继发感染，引起发热。内分泌系统的恶性肿瘤可产生生物胺或多肽激素，引起内分泌紊乱的临床表现。骨肿瘤或骨转移瘤可发生病理性骨折。

2. 疼痛　恶性肿瘤由于浸润性生长，常累及局部神经而引起顽固性疼痛症状。

3. 恶病质（cachexia）　恶性肿瘤晚期，病人出现极度消瘦、乏力、严重贫血和全身衰竭的状态，称

笔记

为恶病质，常导致病人死亡。恶病质的发生机制尚未完全阐明，恶性肿瘤迅速生长并消耗机体大量营养物质、肿瘤产物的毒性作用、厌食和消化吸收障碍、精神压力和疼痛而影响睡眠等，都与恶病质的发生有关。

4. 副肿瘤综合征　不能用肿瘤的直接蔓延或远处转移加以解释的一些病变和临床表现，是由肿瘤的产物（如异位激素）或异常免疫反应等原因间接引起，可表现为内分泌、神经、消化、造血、骨关节、肾脏及皮肤等系统的异常，称为副肿瘤综合征。

一些非内分泌腺肿瘤也可产生和分泌激素或激素类物质，如促肾上腺皮质激素、甲状旁腺素、降钙素、生长激素等，并引起内分泌症状，称为异位内分泌综合征。此类肿瘤大多数为恶性肿瘤，以癌为多，如肺癌、胃癌、肝癌、胰腺癌、结肠癌等。异位内分泌综合征属于副肿瘤综合征。

良性肿瘤和恶性肿瘤对机体的影响有很大不同，治疗方式和临床预后也有很大差别，所以鉴别肿瘤的良恶性质，对正确的诊断和治疗具有重要的意义。良、恶性肿瘤的区别见表 40-1。

表 40-1　良性肿瘤与恶性肿瘤的区别

	良性肿瘤	恶性肿瘤
分化程度	分化程度高，异型性小	分化程度低，异型性大
核分裂象	无或少，少见病理核性分裂象	多见，可见病理性核分裂象
生长速度	缓慢	较快
生长方式	膨胀性或外生性生长	浸润性或外生性生长
继发性改变	少见	常见，如出血、坏死、溃疡形成等
转移	不转移	常有转移
复发	不复发或很少复发	易复发
对机体影响	较小，主要为局部压迫或阻塞	较大，破坏原发部位和转移部位组织，坏死、出血、感染，恶病质

良性肿瘤与恶性肿瘤之间有时并无绝对界限，有些肿瘤并不能截然划分为良性或恶性。某些组织类型的肿瘤，除了有典型的良性肿瘤和恶性肿瘤，还存在一些组织形态和生物学行为介于两者之间的肿瘤，称为交界性肿瘤，如卵巢交界性浆液性乳头状囊腺瘤。

知识拓展

肿瘤的复发

肿瘤的复发是指肿瘤经过治疗后消失，经过一段时间又在同一部位发生相同组织类型的肿瘤，其根源是局部仍有少量瘤细胞残留。肿瘤从消失到复发的时间间隔，短则几个月，长则十多年，可能与瘤细胞休眠和机体免疫状态等有关。临床上常用“5 年生存率”的统计指标来衡量肿瘤的恶性行为和对治疗的反应，即从确诊后经过治疗，生存 5 年的病人数占该种肿瘤同期病人总数的百分比。

肿瘤复发是肿瘤治疗所面临的一个大难题。目前恶性肿瘤主要的治疗手段为手术、放疗、化疗和免疫治疗等，都是以创伤为代价的治疗手段，在杀伤肿瘤细胞的同时，也会对正常细胞和机体功能造成损伤。尽管肿瘤的手术方式不断改进，化疗药物不断更新，却始终无法解决彻底清除残存恶性肿瘤细胞的问题，恶性肿瘤的复发率和死亡率仍然很高。早期发现、早期诊断和早期治疗是提高治疗效果、降低复发率的有效途径。

肿瘤的良恶性是指其生物学行为的良恶性。病理上通过形态学等指标来判断肿瘤的良恶性，并对其生物学行为和预后进行评估，在绝大多数情况下是可行的，这是肿瘤病理诊断的重要任务。但

笔记

是，影响肿瘤生物学行为的因素非常复杂，病理学家观察到的只是其中的某些方面，有许多因素目前还知之甚少；而且组织学诊断不可避免地会遇到组织样本是否具有代表性等技术问题。所以，这种预后估计并不十分精确。

第三节 癌前疾病、非典型增生和原位癌

正确识别癌前疾病、非典型增生及原位癌，对防止肿瘤的发生发展、指导临床诊断和治疗具有重要意义。

一、癌前疾病

某些疾病（或病变）具有癌变的潜在可能性，如长期存在，病人发生相关癌的风险较大，这些疾病（或病变）称为癌前疾病（precancerous disease）。因此，早期发现并及时治愈癌前病变，对肿瘤的预防具有重要的实际意义。常见的癌前疾病（或病变）有以下几种：

1. 黏膜白斑 常发生在口腔、外阴和阴茎等黏膜。主要病理改变是黏膜的鳞状上皮过度增生和过度角化，并出现一定的异型性。肉眼上呈白色斑块。如长期不愈有可能转变为鳞状细胞癌。

2. 乳腺增生性纤维囊性变 本病由内分泌失调引起，常见于40岁左右的妇女，主要表现为乳腺小叶导管和腺泡上皮细胞的增生、大汗腺化生及导管囊性扩张，间质纤维组织也有增生。伴有导管内乳头状增生者较易发生癌变。

3. 大肠息肉状腺瘤 较常见，可单发或多发，均可发生癌变（绒毛状腺瘤发生癌变的机会更大）。多发者常有家族史，易发生癌变。

4. 慢性萎缩性胃炎及胃溃疡 慢性萎缩性胃炎时，胃黏膜腺体可有肠上皮化生，这种肠上皮化生与胃癌的发生有一定关系，如久治不愈可发生癌变。慢性胃溃疡时溃疡边缘的黏膜因受刺激而不断增生，可转变为癌，其癌变率约为1%。近年发现慢性幽门螺杆菌性胃炎，可能引发胃黏膜相关淋巴组织来源的B细胞性淋巴瘤。

5. 慢性溃疡性结肠炎 在反复溃疡和黏膜增生的基础上，可发生结肠腺癌。

6. 皮肤慢性溃疡 经久不愈的皮肤溃疡，由于长期慢性刺激，引起鳞状上皮增生和非典型增生，可进一步发展为癌。

7. 肝硬化 由慢性病毒性肝炎所致的肝硬化，部分病人可进一步发展，形成肝细胞性肝癌。

癌的形成要经历一个漫长的逐渐演进的过程，平均为15~20年。并非所有癌前病变都必然转变为癌，还取决于很多因素；并非所有的癌都已发现明确的癌前病变，这方面的研究在肿瘤预防方面具有重要意义。

二、非典型增生和原位癌

非典型增生（atypical hyperplasia）是指上皮细胞增生并有异型性，但还不足以诊断为癌。增生的上皮细胞大小不一，形态多样，核大而浓染，核浆比例增大，核分裂增多，但一般不见病理性核分裂象。细胞排列紊乱，极性消失。非典型增生多发生于皮肤或被覆鳞状上皮的黏膜。目前学术界倾向于使用“异型增生”这一术语来描述与肿瘤形成相关的非典型增生。

根据异型性大小和累及范围，将非典型增生分为轻度、中度、重度三级。轻度：异型性较小，累及上皮层的下1/3；中度：累及上皮层的下2/3；重度：异型性大，累及上皮层的下2/3以上（图40-10）。

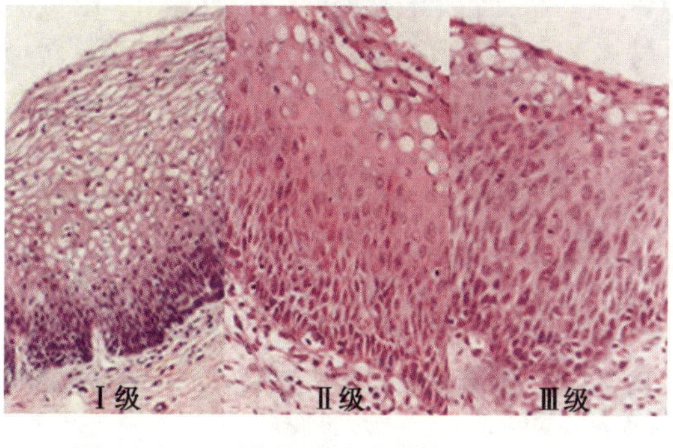

图40-10 子宫颈上皮内瘤变Ⅰ、Ⅱ、Ⅲ级

轻度异性增生,在病因消除后可恢复正常;而中至重度异性增生则很难逆转,常转变为癌。

原位癌(carcinoma in situ)通常由中至重度异型增生发展而来。原位癌指异型增生的细胞在形态和生物学特性上与癌细胞相同,常累及上皮的全层,但没有突破基底膜向下浸润。例如子宫颈、食管及皮肤的原位癌。乳腺导管上皮发生癌变但未突破基底膜向间质浸润者,称为导管原位癌或导管内癌。乳腺小叶腺泡发生癌变而尚未侵破基底膜者,称为小叶原位癌。原位癌是一种早期癌,早期发现和积极治疗可防止发展为浸润性癌,提高病人的治愈率。

目前多用上皮内瘤变(intraepithelial neoplasia,IN)描述上皮组织从异型增生到原位癌这一连续的过程。上皮内瘤变也分3级,其中Ⅰ级、Ⅱ级分别与轻、中度非典型增生相对应,Ⅲ级包括重度非典型增生和原位癌。

第四节 常见肿瘤举例

一、上皮组织肿瘤

上皮组织包括被覆上皮和腺上皮。由上皮组织发生的肿瘤最为常见,其中上皮组织恶性肿瘤对人类危害最大。

(一)上皮组织良性肿瘤

1. 乳头状瘤 多见于鳞状上皮、移行上皮等被覆的部位。肿瘤向表面呈外生性生长,形成指状或乳头状突起,也可呈菜花状或绒毛状。肿瘤根部常变细成蒂与正常组织相连。

镜下观,每一乳头的轴心由血管和结缔组织等间质构成,其表面覆盖上皮(图40-11)。因发生部位不同,被覆的上皮类型也不一样。在外耳道、阴茎、膀胱和结肠的乳头状瘤较易发生恶变,值得注意。

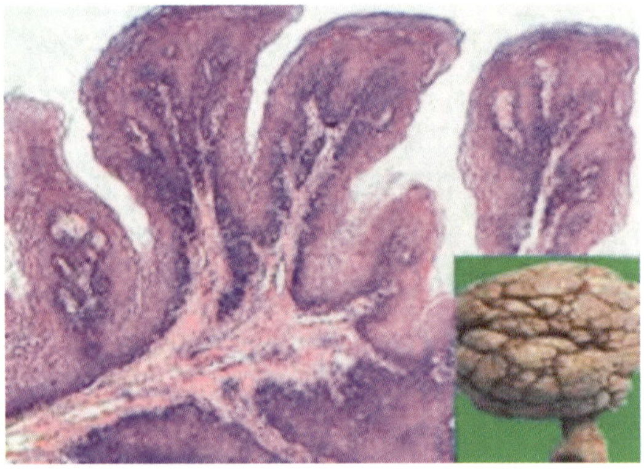

图 40-11 皮肤乳头状瘤

2. 腺瘤 由腺上皮发生的良性肿瘤,多见于甲状腺、卵巢、乳腺、涎腺和肠等处。黏膜的腺瘤多呈息肉状,腺器官内的腺瘤则多呈结节状,常有包膜,与周围正常组织分界清楚。腺瘤的腺体与其起源腺体在结构上相似,而且具有分泌功能。

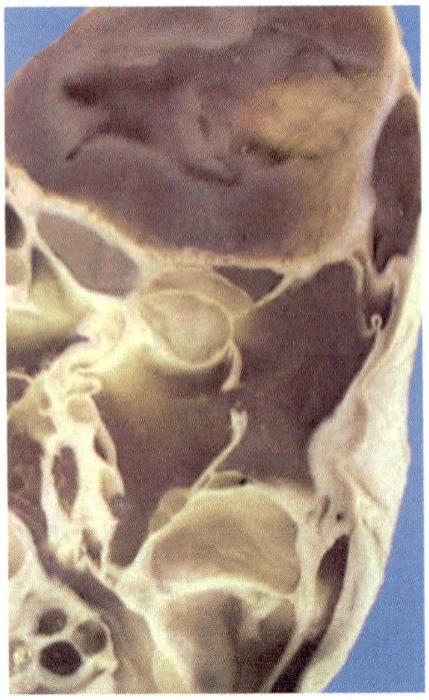

图 40-12 卵巢黏液性囊腺瘤
肿瘤为多房性,囊壁光滑,囊腔内含灰白色黏液。

根据腺瘤的组成成分或形态特点,可将其分为囊腺瘤、纤维腺瘤、多形性腺瘤和息肉状腺瘤等类型。

(1) 囊腺瘤:由于腺瘤组织中的腺体分泌物淤积,腺腔逐渐扩大并互相融合,肉眼可见大小不等的囊腔,因而称为囊腺瘤。常发生于卵巢。卵巢囊腺瘤主要有两种类型:①腺上皮向囊腔内呈乳头状生长,并分泌浆液,称为浆液性乳头状囊腺瘤;②常为多房性,囊壁多光滑,少有乳头状增生,并分泌黏液,称为黏液性囊腺瘤(图40-12)。

(2) 纤维腺瘤:常发生于女性乳腺,是乳腺常见的良性肿瘤。除腺上皮细胞增生形成腺体外,同时伴有大量纤维结缔组织增生。

(3) 多形性腺瘤:腮腺最多见。由腺上皮、肌上皮、黏液样物质和软骨样组织等多种成分混合组成。本瘤生长缓慢,但术后较易复发。

(4) 息肉状腺瘤:多见于胃肠道。肿瘤呈息肉状,有蒂与黏膜相连,表面呈乳头状或绒毛状者恶变率较高。结肠多发性腺瘤性息肉病常有家族遗传性,癌变率高,且癌变早。

（二）上皮组织恶性肿瘤

由上皮组织发生的恶性肿瘤统称为癌，多见于 40 岁以上人群，是人类最常见的恶性肿瘤。癌呈浸润性生长，与周围组织分界不清。发生于皮肤、黏膜表面的癌，外观常呈息肉状、蕈伞状或菜花状，表面常有坏死及溃疡形成。发生于器官内的癌，常为不规则结节状，呈树根状或蟹足状向周围组织浸润，质地较硬，切面灰白色。镜下观，癌细胞呈巢状、腺状或条索状排列，与间质分界清楚。癌在早期一般经淋巴道转移，晚期发生血道转移。

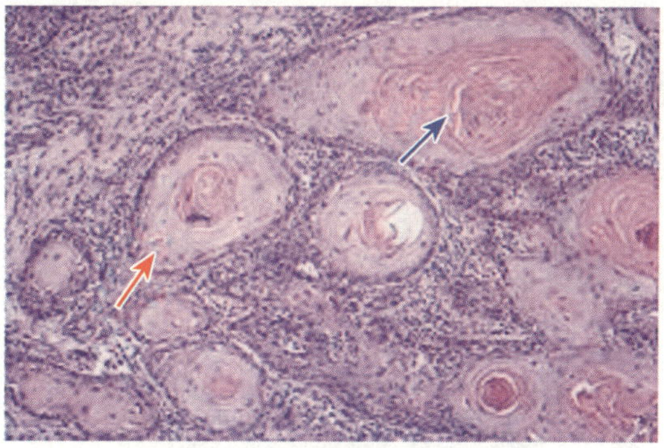

红色箭头为癌巢，蓝色箭头为角化珠。

图 40-13 高分化鳞状细胞癌

1. 鳞状细胞癌 常发生在原有鳞状上皮被覆的部位，如皮肤、口腔、食管、喉、子宫颈、阴茎等处。有些部位（如支气管、胆囊等）正常时虽不是由鳞状上皮被覆，但可通过鳞状上皮化生而发生鳞状细胞癌。

鳞状细胞癌大体常呈菜花状，表面坏死脱落而形成溃疡。癌组织向深层呈浸润性生长。镜下观，分化好的鳞状细胞癌，癌巢中央可出现层状的角化物，称为角化珠或癌珠（图 40-13）；细胞间可见细胞间桥。分化较差的鳞状细胞癌无角化珠，也无细胞间桥，癌细胞异型性明显。

食管癌是由食管黏膜上皮或腺体来源的恶性肿瘤，中晚期食管癌肉眼形态分为髓质型、蕈伞型、溃疡型和缩窄型 4 种类型（图 40-14），其组织学类型主要是鳞状细胞癌。

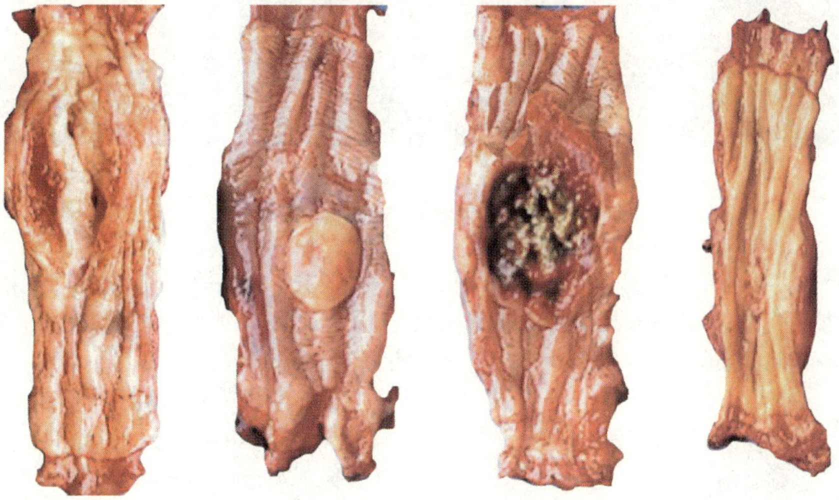

A　　B　　C　　D

图 40-14 中晚期食管癌
A. 髓质型；B. 蕈伞型；C. 溃疡型；D. 缩窄型。

肺癌

图片：中央型肺癌大体形态

案 例

病人，男，56 岁，胸骨后烧灼感，哽噎感 1 个月余，近期加重，并出现进行性吞咽困难。食管钡剂透视：食管中段管腔不规则狭窄，钡剂通过困难，食管壁僵硬。食管镜检查：食管中段管腔狭窄，黏膜表面糜烂；黏膜活检送病理检查。

请问：

1. 该病人最可能的诊断是什么？
2. 请用病理变化解释病人的临床表现。

笔记

2. 腺癌　由腺上皮发生的恶性肿瘤。腺癌多见于胃肠道、乳腺、女性生殖系统等。根据形态结构和分化程度，可分为高分化腺癌和低分化实性癌。腺癌分泌黏液较多者则称黏液癌。

（1）高分化腺癌：多见于胃肠、胆囊、子宫体等处。癌细胞形成大小不等、形状不一、排列不规则的腺样结构（图 40-15），癌细胞常不规则地排列成多层，核大小不一，核分裂象多见。乳头状结构为主的腺癌称为乳头状腺癌，腺腔高度扩张呈囊状的腺癌称为囊腺癌，伴乳头状生长的囊腺癌称为乳头状囊腺癌。

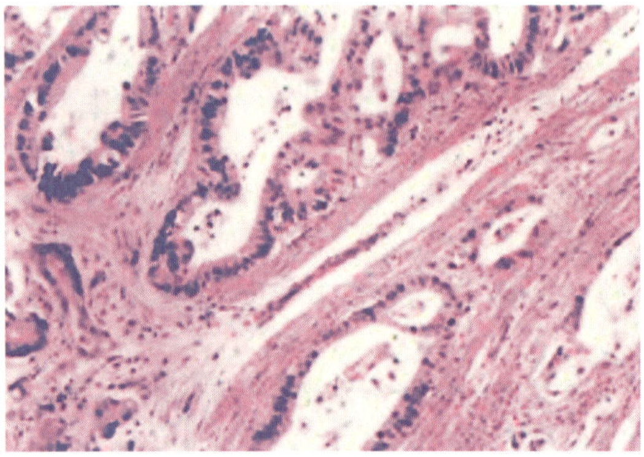
图 40-15　中分化管状腺癌

胃癌是由胃黏膜上皮或腺上皮来源的常见恶性肿瘤，中晚期胃癌肉眼形态分为息肉型（蕈伞型）、溃疡型和浸润型（图 40-16），其组织学类型主要是腺癌。

4006
原发性肝癌

4007
图片：中晚期肝癌大体形态

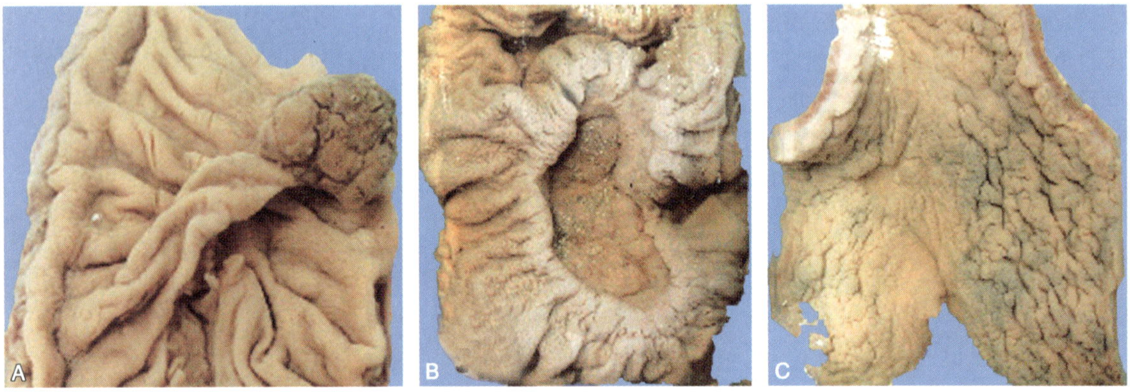

图 40-16　中晚期胃癌
A. 息肉型；B. 溃疡型；C. 浸润型。

（2）低分化实性癌：属低分化的腺癌，恶性程度较高，多发生于乳腺。癌巢为实体性，无腺腔样结构，癌细胞异型性高，核分裂象多见。有的腺癌癌巢小而少，间质结缔组织多，质地硬，称为硬癌。有的腺癌癌巢大而多，间质结缔组织相对较少，质软如脑髓，称为髓样癌。

（3）黏液癌：又称胶样癌，常见于胃和大肠。肉眼观，癌组织呈灰白色，湿润，半透明如胶冻样。镜下观，黏液聚积在癌细胞内，将核挤向一侧，使细胞呈印戒状，故称为印戒细胞。以印戒细胞为主要成分的癌称为印戒细胞癌。以后黏液堆积在腺腔内，致腺腔扩张，并可由于腺体的崩解而形成黏液池，散在的癌细胞漂浮其中（图 40-17）。

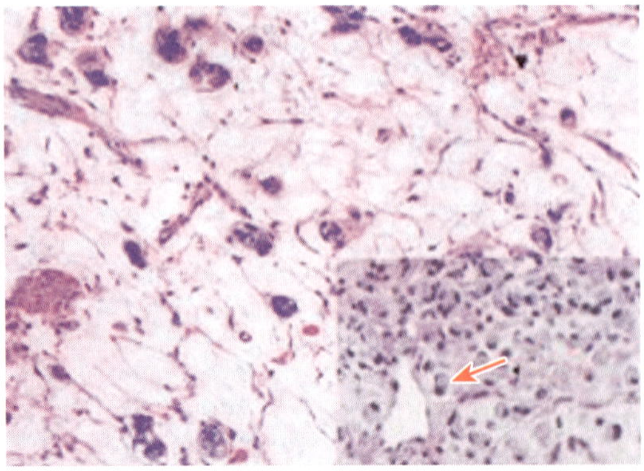
箭头所指为印戒细胞。
图 40-17　黏液腺癌

二、间叶组织肿瘤

（一）间叶组织良性肿瘤

间叶组织良性肿瘤分化程度高，生长慢，呈膨胀性生长，有包膜，边界清楚。

1. 纤维瘤　常见于四肢及躯干的皮下。大体呈结节状，质地韧硬，有包膜，与周围组织分界明显。切面灰白色，可见编织状条纹。肿瘤组织内的胶原纤维排成束状，互相编织，纤维间有细长的纤维细胞。此瘤生长缓慢，手术摘除后不复发。

2. 脂肪瘤 最常见于背、肩、颈及四肢近端的皮下，是最常见的软组织良性肿瘤。大体呈卵圆形或分叶状，有包膜，质地柔软，切面淡黄色，似正常的脂肪组织。镜下观，组织结构与正常脂肪的主要区别在于有包膜，瘤组织呈大小不规则的分叶，有不均等的纤维组织间隔（图 40-18）。脂肪瘤无明显症状，手术易切除。

3. 血管瘤 血管瘤可发生在任何部位，但以皮肤为多见。一般分为毛细血管瘤（由增生的毛细血管构成）（图 40-19）、海绵状血管瘤（由扩张的血窦构成）（图 40-20）及混合型血管瘤等类型。无包膜，边界不清。在皮肤或黏膜可呈突起的鲜红肿块，或呈暗红或紫红色斑。内脏血管瘤多呈结节状。血管瘤常见于儿童，可为先天性，随身体的发育而长大，成年后即停止发展，甚至可自然消退。

4. 平滑肌瘤 最多见于子宫（图 40-21），其次为胃肠道。肿瘤呈结节状，瘤组织由梭形细胞构成，形态比较一致，核呈长杆状，形态似平滑肌细胞，细胞排列成束，编织状。

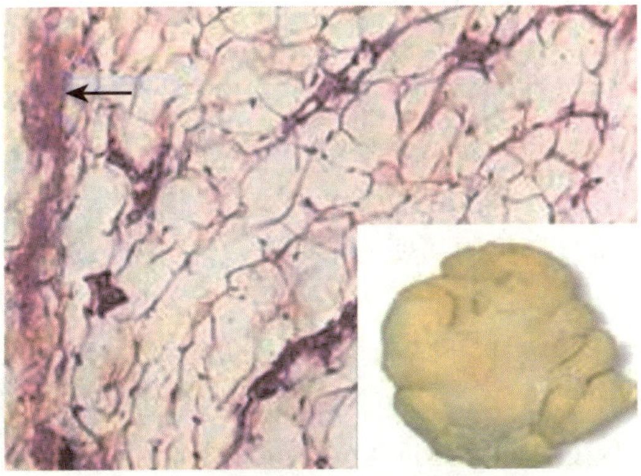

箭头所指为包膜。

图 40-18 脂肪瘤

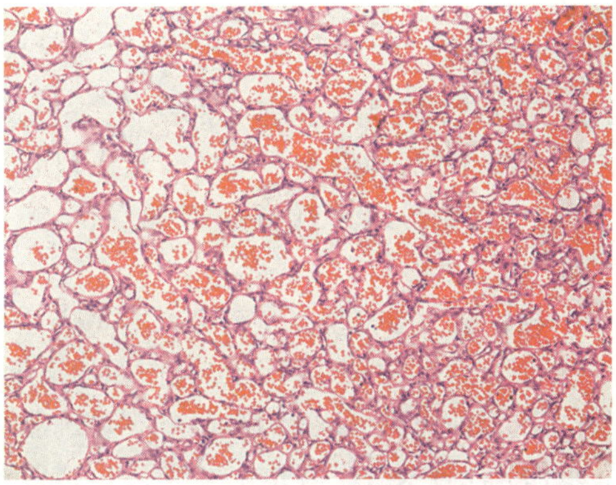

图 40-19 毛细血管瘤

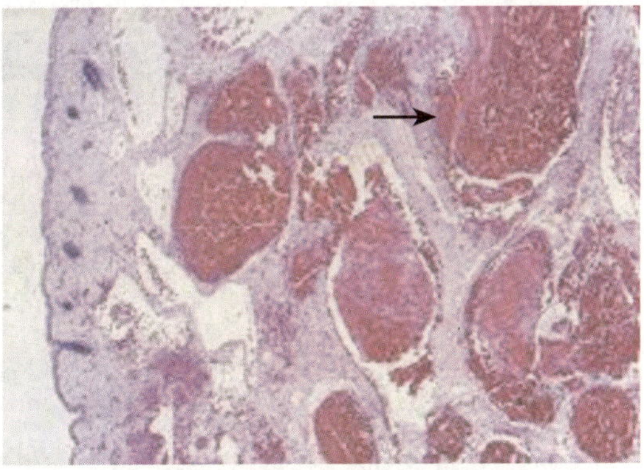

箭头所指为扩张的血窦。

图 40-20 海绵状血管瘤

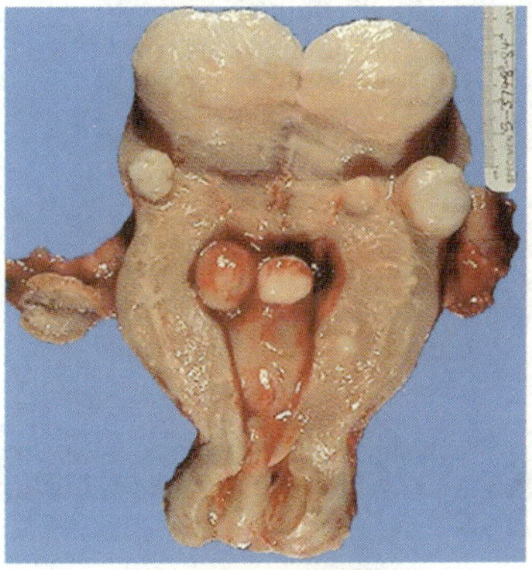

图 40-21 子宫平滑肌瘤

（二）间叶组织恶性肿瘤

间叶组织恶性肿瘤统称为肉瘤。肉瘤比癌少见，多发生于青少年。肉眼观，呈结节状或分叶状。由于其生长较快，除浸润性生长外，也可挤压周围组织形成假包膜。肉瘤体积常较大，质软，切面多呈灰红色，均质，湿润，外观多呈鱼肉状，故称为肉瘤。肉瘤易发生出血、坏死、囊性变等继发性改变。镜下观，肉瘤细胞大多弥漫排列，不形成细胞巢，与间质分界不清。肿瘤间质的结缔组织少，但血管较丰富，故肉瘤多先由血道转移。正确掌握癌与肉瘤的特点，对临床诊断和治疗均有实际意义。癌与肉瘤的主要鉴别见表 40-2。

1. 纤维肉瘤 肉瘤中常见的类型，好发于四肢皮下组织，呈浸润性生长，切面灰白色，鱼肉状，常伴有坏死、出血。分化好的纤维肉瘤细胞呈梭形，异型性小，与纤维瘤有些相似；分化差的纤维肉瘤则异型性明显，生长快，易发生血道转移，切除后易复发。

笔记

表 40-2　癌与肉瘤的鉴别

	癌	肉瘤
组织来源	上皮组织	间叶组织
发病率	较常见，约为肉瘤的 9 倍	较少见
发病年龄	多见于 40 岁以上成人	大多见于青少年
大体特点	质较硬、灰白色、较干燥	质软、灰红色、湿润、鱼肉状
组织学特征	形成癌巢，实质与间质分界清楚	瘤细胞多弥漫分布，实质与间质分界不清，间质内血管丰富
网状纤维	癌细胞间多无网状纤维	肉瘤细胞间多有网状纤维
转移	多经淋巴道转移	多经血道转移

2. 脂肪肉瘤　是成人多见的肉瘤之一，多见于 40 岁以上成人。常发生于大腿及腹膜后深部软组织。肉眼观，肿瘤大多呈结节状或分叶状（图 40-22），可似脂肪瘤，也可呈黏液样或鱼肉样。镜下观，瘤细胞形态多样，以出现脂肪母细胞为特征，胞质内可见多少不等、大小不一的脂滴空泡。

3. 横纹肌肉瘤　是儿童较常见的肉瘤，主要发生于 10 岁以下的儿童和婴幼儿。好发于头颈、泌尿生殖道等部位。肿瘤由不同分化阶段的横纹肌母细胞组成（图 40-23）。分化较好的横纹肌母细胞，胞质红染，有时可见纵纹和横纹。根据瘤细胞的分化程度、排列结构和大体特点，可分为细胞分化程度很低的胚胎性横纹肌肉瘤、瘤细胞排列成腺泡状的腺泡状横纹肌肉瘤和瘤细胞呈形态多样的多形性横纹肌肉瘤三种类型。横纹肌肉瘤生长迅速，易发生血道转移，预后差。

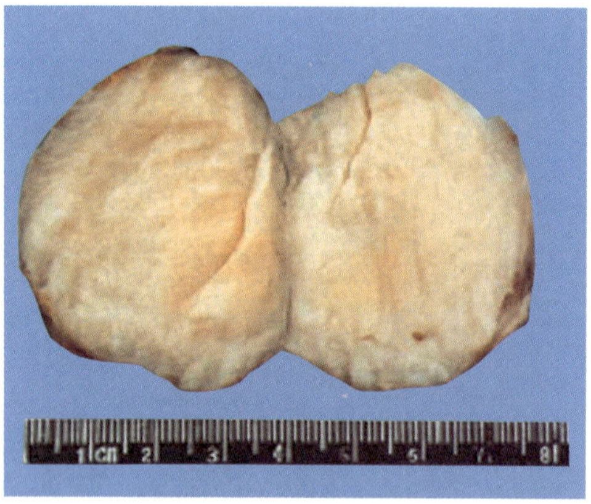

图 40-22　脂肪肉瘤
本例为多次复发的腹膜后脂肪肉瘤，大体观呈多结节状，切面呈黄白色。

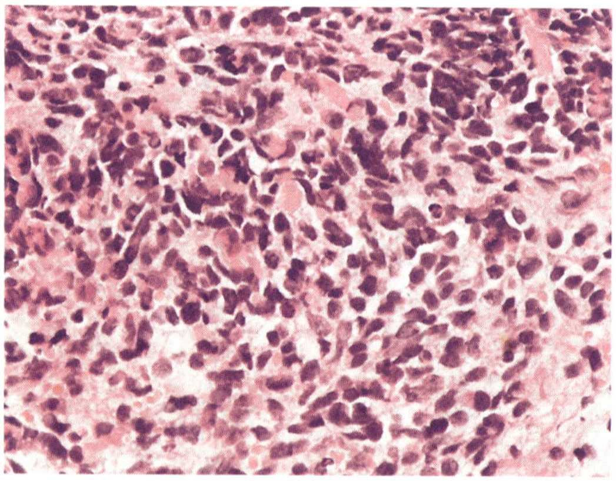

图 40-23　横纹肌肉瘤
以小细胞核的短梭形细胞为主，多数细胞胞质少，核深染，其间可见横纹肌母细胞。

4. 平滑肌肉瘤　多见于子宫及胃肠道。病人多为中老年人。肉眼多呈不规则的结节状，切面灰白色或灰红色，常并发坏死出血。肉瘤细胞多呈梭形，核大，异型性明显，常有病理性核分裂象（核分裂象的多少对判断其恶性程度有重要意义）。恶性程度高者，手术后易复发，可发生血道转移。

5. 骨肉瘤　骨肉瘤为最常见的骨恶性肿瘤。常见于青少年，好发于四肢长骨，尤其是股骨下端和胫骨上端。

肉眼观，肿瘤位于长骨干骺端时，呈梭形膨大，切面灰白色鱼肉状，常有出血坏死，侵犯骨皮质及周围组织。肿瘤表面的骨外膜常被瘤组织掀起，肿瘤上下两端可见骨皮质与掀起的骨外膜之间形成

笔记

三角形隆起，其间为骨外膜产生的新生骨，在X线片上称为Codman三角（图40-24）。由于骨膜被掀起，在骨外膜和骨皮质之间可形成与骨表面垂直的放射状反应性新生骨小梁，X线上表现为日光放射状阴影，这种现象与Codman三角在X线片上对骨肉瘤具有诊断意义。

镜下观，肿瘤由异型性明显的梭形或多边形肉瘤细胞组成，瘤细胞可直接形成肿瘤性骨样组织或骨组织（图40-25），是诊断骨肉瘤最重要的组织学依据。骨肉瘤呈高度恶性，生长迅速，常在发现时已有血道转移。

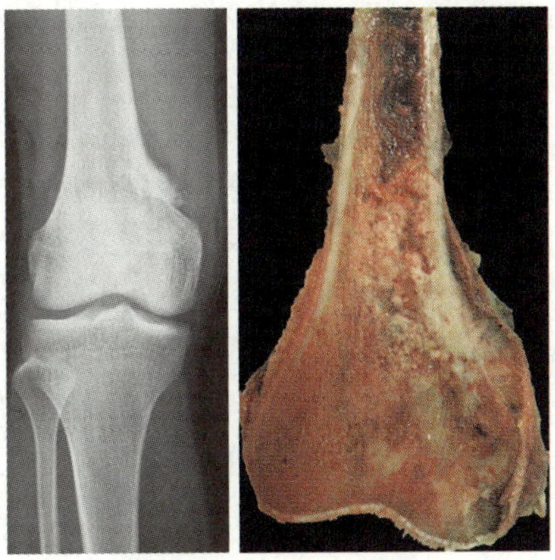

图40-24 骨肉瘤

股骨下端骨肉瘤的影像学和大体表现，肿瘤破坏骨皮质，并浸润周围软组织和骨髓腔，切面灰白色，鱼肉状伴出血坏死。

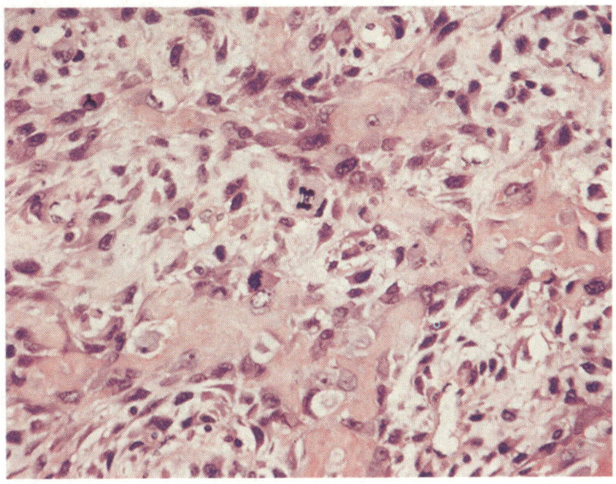

图40-25 骨肉瘤

肿瘤细胞异型性明显，核分裂象多见，可见肿瘤性骨质形成。

三、淋巴造血组织肿瘤

白血病是骨髓造血干细胞发生的恶性肿瘤，在我国十大恶性肿瘤中居第九位，在我国儿童和青少年恶性肿瘤中居首位。

造血干细胞生长分化的各阶段都可能发生恶变，转化为具有异型性和幼稚性的白血病细胞。在骨髓和其他造血组织中，白血病细胞大量增生、进入外周血液、浸润其他器官和组织，同时正常造血功能受到抑制，临床表现为贫血、出血、感染及各器官浸润症状。

根据白血病的病程、临床表现和细胞形态等，可分为四种基本类型：急性髓细胞性白血病、慢性髓细胞性白血病、急性淋巴母细胞性白血病、慢性淋巴细胞性白血病。我国以急性髓细胞性白血病最多见。

白血病的病理变化主要有两方面：白血病细胞的肿瘤性增生和白血病细胞浸润破坏组织器官。主要病变包括：

（1）骨髓：骨髓内白血病细胞弥漫性增生，破坏骨髓造血组织。

（2）外周血象：血液白细胞有质和量的变化，并见大量原始细胞。

（3）淋巴结：白血病细胞浸润淋巴结，使淋巴结呈不同程度增大。

（4）脾：一般呈轻度到中度肿大，以慢性白血病较明显。

（5）肝：常呈不同程度肿大，尤以慢性白血病为甚。

（6）中枢神经系统：多数白血病病人有大脑、基底核、脑干、小脑和脊髓受累，主要累及白质。

骨髓造血干细胞移植是目前唯一能根治白血病的方法。

笔记

本章小结

肿瘤是机体在各种致瘤因素作用下，局部组织细胞在基因水平上失去了对其生长的正常调控，导致异常增生而形成的新生物。不同类型的肿瘤，其大体形态和组织学结构各不相同。良性肿瘤异型性小，主要表现在组织结构的异型性；而恶性肿瘤的细胞形态和组织结构均具有显著的异型性。异型性是判断肿瘤良恶性的重要依据。肿瘤的生长方式有膨胀性生长、浸润性生长和外生性生长，膨胀性生长是良性肿瘤主要的生长方式，而浸润性生长是恶性肿瘤的主要生长方式。恶性肿瘤具有局部浸润和转移的能力，癌主要通过淋巴道转移，而肉瘤主要通过血道转移。肿瘤种类繁多，一般根据其组织起源和良恶性进行命名。良性肿瘤对机体影响小，而恶性肿瘤对机体影响大，临床上鉴别肿瘤的良恶性具有重要意义。某些疾病（或病变）具有癌变的潜在可能性，如长期存在，病人发生相关癌的风险较大，这些疾病（或病变）称为癌前疾病。正确识别癌前疾病、非典型增生及原位癌，对防止肿瘤的发生发展、指导临床诊断和治疗具有重要意义。癌主要见于中老年人，占恶性肿瘤的 90% 左右，癌的主要组织学类型有鳞状细胞癌、腺癌；肉瘤主要见于青少年，比较少见。癌与肉瘤的主要区别是组织来源和组织结构，癌细胞形成癌巢，而肉瘤细胞弥漫分布。白血病是骨髓造血干细胞发生的恶性肿瘤，在我国儿童和青少年恶性肿瘤中居首位。白血病的病理变化主要有两方面：白血病细胞的肿瘤性增生和白血病细胞浸润破坏组织器官。

（李宪孟）

4008

扫一扫，测一测

思考题

1. 什么是肿瘤的异型性？恶性肿瘤的异型性主要有哪些表现？
2. 良恶性肿瘤的主要区别是什么？
3. 癌与肉瘤的主要鉴别有哪些？

4009

思路解析

笔记

第四十一章 常见慢性疾病

41章 PPT

学习目标

1. 掌握:慢性病病理变化和临床病理联系;高血压病的基本病变及高血压病引起心、脑、肾的病理变化和临床病理联系;冠心病的临床表现;慢性阻塞性肺疾病的病理变化。
2. 熟悉:慢性病的病因、主要危险因素。
3. 了解:慢性病的分类、流行病学特点和慢性病对病人、家庭及社会的影响。
4. 能够识别慢性疾病的病理变化,并将病理知识与临床表现相联系。
5. 具有与病人及家属进行耐心沟通的职业素养,关注慢性病病人的心理健康,依据慢性疾病的病因和发病机制开展疾病防治和健康宣传工作。

第一节 慢性疾病概述

慢性疾病(chronic disease)即慢性非传染性疾病,简称“慢性病”,指一类病程漫长,无传染性,不能自愈,目前也几乎不能被治愈的疾病。慢性病主要特点:①病因复杂,其发病与不良行为和生活方式密切相关;②潜伏期较长,没有明确的患病时间;③病程长,随着疾病发展,表现为功能进行性受损或丧失;④很难彻底治愈,表现为不可逆性。常见慢性疾病主要包括高血压、糖尿病、心脑血管病、糖尿病、慢性阻塞性肺疾病和精神心理性疾病等。

慢性病致病的最主要危险因素:不合理膳食(食物中脂肪过多、维生素缺乏,纤维素摄入量不足,饮食中总热量过多等而引起肥胖与超重,导致冠心病、高血压、脑卒中和糖尿病的发生),吸烟,体力活动不足(缺乏体力活动致使冠心病、高血压、脑卒中、糖尿病、癌症和骨质疏松症的发生);次要危险因素:病原体感染、遗传和基因因素、职业暴露、环境污染和精神心理因素。慢性病严重危害人群健康,慢性病的治疗使经济负担日益加重。

笔记

第二节　常见慢性疾病

案　例

李某，男，52岁，喜重口味，肥胖体型。半年前，提重物时突发胸骨后疼痛，同时伴左肩、左上臂疼痛，经休息后缓解。以后，劳累后出现上述症状并加重。实验室检查：血总胆固醇、脂蛋白升高。数周前上楼后，胸骨后剧痛，出现呼吸困难、咳粉红色泡沫痰。今晨上厕所时，突然昏倒，经抢救无效死亡。

请问：

1. 为明确李某死因，需做哪些检查？
2. 分析李某可能的死因。

在全球常见的慢性疾病中，每年因心血管病死亡约1 700万人，在心血管病死因中有3/4以上可归于吸烟、高血压和高胆固醇。心血管病已成为全球性的重大公共卫生问题。慢性病的发生与流行往往不是单个因素引起，而是多个危险因素综合（交互、协同）作用的结果。

心血管危险因素分为可干预和不可干预因素。不可干预的因素包括年龄、性别和遗传（如家族史），可干预因素包括吸烟、肥胖、高血压、胆固醇升高、糖尿病等，可引起全身血管的病变如动脉粥样硬化、高血压等，最后导致心血管各种疾病的发生。

一、高血压

高血压（hypertension）是指以体循环动脉血压［收缩压和（或）舒张压］增高为主要特征（收缩压≥140mmHg，舒张压≥90mmHg），可伴有心、脑、肾等器官的功能或器质性损害的临床综合征。

高血压分为原发性高血压和继发性高血压两类。原发性高血压是一种病因尚未明确的独立疾病，占所有高血压病人的90%以上。继发性高血压又称为症状性高血压，是病因明确的高血压，当查出病因并有效祛除和控制病因后，作为症状的高血压可被治愈或明显缓解，主要有肾性高血压、内分泌性高血压等。原发性高血压又称高血压病，是常见的慢性病，也是心、脑血管病最主要的危险因素。其流行病学特点为“三高”（高发病率、高致残率、高死亡率）和“三低”（低知晓率、低治疗率、低控制率）。根据临床表现和病理变化，高血压病分为良性高血压和恶性高血压。良性高血压又称缓进型高血压，占高血压病的95%；恶性高血压又称急进型高血压，仅占高血压病的5%。本节主要介绍良性高血压。

（一）病因

高血压病的病因和发病机制尚未完全清楚，目前认为是遗传因素和环境因素相互作用的结果。

1. 遗传因素　高血压病具有明显的遗传倾向。双亲无高血压、一方有高血压和双亲均有高血压，其子女高血压病的发病率分别是3%、28%和46%。高血压病被认为是一种多基因遗传病，某些基因的突变、缺失、重排和表达水平的差异，多个“微效基因”联合缺陷是高血压病的发病基础。

2. 环境因素　膳食高盐和中度以上饮酒是已确定的与高血压发病密切相关的危险因素；强烈、反复、长时间的精神紧张、情绪激动和精神创伤等社会心理因素也是重要的发病因素；吸烟、肥胖和饮食摄入高钙、低镁、低铜、低锌等也与高血压发生有关。

（二）分期和病理变化

良性高血压（benign hypertension）又称缓进型高血压，一般起病隐匿，进展缓慢，病程长，多见于中老年人。按病变发展过程分为三期：

笔记

1. 动脉功能紊乱期　高血压病早期，主要是间断性全身细小动脉收缩，血压升高。临床上血压常有波动，血压升高后经过适当休息和治疗，血压可恢复正常。病人可有间歇性头痛、头晕等症状。

2. 细小动脉硬化期

(1) 细动脉玻璃样变性硬化：是高血压病的主要病变特征，表现为全身细动脉玻璃样变，致使管壁增厚、变硬，管腔狭窄，甚至闭塞。细动脉玻璃样变最易累及肾入球小动脉(图 41-1)、视网膜动脉和脾的中心动脉。由于细动脉反复痉挛，内皮细胞间隙扩大，血浆蛋白(含免疫球蛋白及纤维蛋白原)渗入内皮下间隙。血浆蛋白的渗入连同由未坏死的平滑肌细胞产生的修复性胶原纤维及蛋白多糖使细动脉壁细胞愈来愈减少而发生玻璃样变，形成细动脉硬化。镜下观，细动脉内皮与中膜平滑肌细胞之间有玻璃样物质沉积，其内的胶原纤维亦均质化。

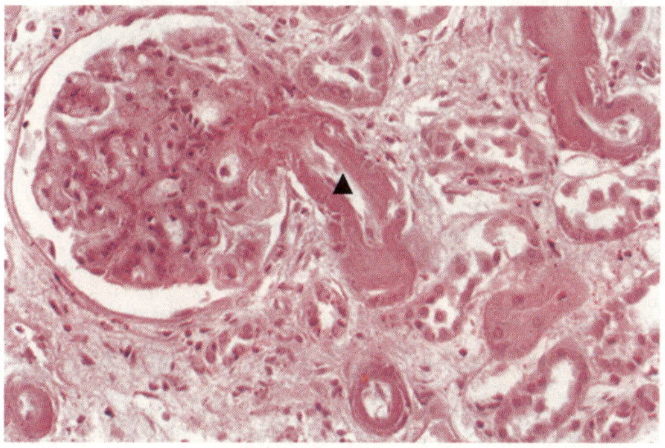

▲：肾入球小动脉管壁增厚呈红色均质状，管腔狭窄。

图 41-1　高血压肾入球小动脉玻璃样变

(2) 小动脉增生性硬化：主要累及肌性动脉，如脑的小动脉、肾弓形动脉及肾小叶间动脉。由于血压持续升高，使上述小动脉中膜平滑肌细胞肥大和增生，中膜内胶原、弹性纤维及蛋白多糖增加，使中膜增厚，致使小动脉管壁增厚变硬，管腔狭窄。高血压病病人常并发大中动脉粥样硬化。

3. 器官病变期　高血压病的后期，由于细小动脉硬化加重，血压持续升高，终将引起心、脑、肾和眼底等重要器官的病变，发生相应并发症。

(1) 心脏：主要表现为左心室肥大，这是对持续性血压升高、心肌工作负荷增加的一种适应性反应。在心脏处于代偿期时，肥大的心脏心腔不扩张，甚至略微缩小，称为向心性肥大(concentric hypertrophy)(图 41-2)。心脏重量增加，一般达 400g 以上。肉眼观，左心室壁增厚，可达 1.5~2cm(正常 1.0cm)；乳头肌和肉柱明显增粗，心腔不扩张，相对缩小。镜下观，肥大的心肌细胞变粗、变长，并有较多分支。心肌细胞核肥大，圆形或椭圆形，核深染。晚期心肌收缩力降低，逐渐出现心腔扩张，称为离心性肥大(eccentric hypertrophy)。严重者可发生心力衰竭。

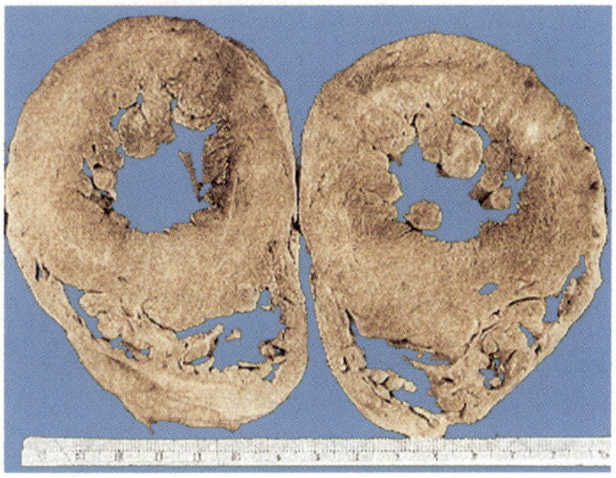

图 41-2　高血压病左心室向心性肥大

心脏横切面示左心室壁增厚，乳头肌显著增粗，心腔相对较小。

心脏发生的上述病变，称为高血压心脏病，病人可有心悸，心电图亦显示左心室肥大和心肌劳损，严重者有心力衰竭的症状和体征。

(2) 肾脏：表现为原发性颗粒性固缩肾(primary granular atrophy of the kidney)(图 41-3)。肉眼观，双侧肾脏对称性缩小，质地变硬，重量减轻，单侧肾一般小于 100g(正常成人约为 150g)。肾表面凹凸不平，呈细颗粒状。切面肾皮质变薄(达 0.2cm，正常厚 0.3~0.6cm)。肾脏皮髓质界限模糊，肾盂和肾周围脂肪组织增多。镜下观，肾细动脉硬化明显，小叶间动脉及弓形动脉内膜增厚。有多少不等的入球动脉及肾小球发生玻璃样变。附近的肾小管由于缺血而萎缩、消失，间质结缔组织增生及淋巴细胞浸润。病变相对较轻的肾小球代偿性肥大，相应的肾小管代偿性扩张。晚期由于病变的肾单位越来越多，肾血流量逐渐减少，肾小球滤过率逐渐降低。病人可发生水肿，出现蛋白尿及管型。严重者可出现尿毒

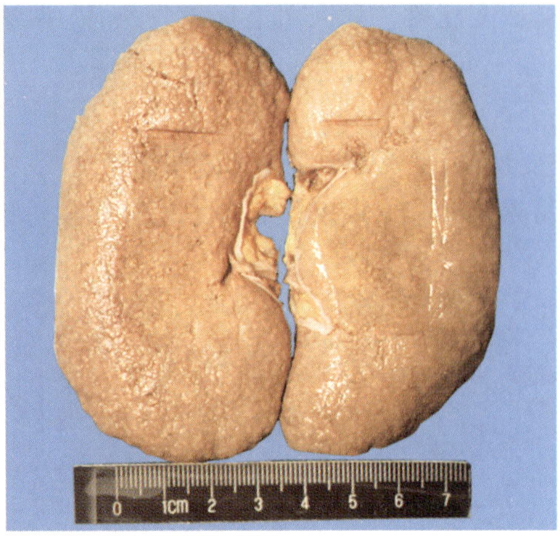

图 41-3　原发性颗粒性固缩肾
双侧肾脏对称性缩小，质地变硬，肾表面呈细颗粒状。

症的临床表现。

（3）脑：高血压时，由于脑内细小动脉的硬化造成局部组织缺血，毛细血管通透性增加，脑可发生一系列病变。①高血压脑病症状：由于脑小动脉硬化和痉挛，局部组织缺血，毛细血管通透性增加，发生脑水肿。病人出现头痛、头晕、眼花、呕吐、视力障碍等；有时病人血压急剧升高，可出现剧烈头痛、意识障碍、抽搐等症状，称为高血压危象。②脑软化：由于细动脉、小动脉硬化和痉挛，供血区脑组织缺血而发生多数小坏死灶，即微梗死灶。镜下观，梗死灶内脑组织坏死液化，形成染色较浅、质地疏松的筛网状病灶。后期坏死组织被吸收，由胶质瘢痕修复。由于软化灶较小，一般不引起严重后果。③脑出血：是高血压最严重的并发症，也是最常见的死亡原因。脑出血常发生于基底节、内囊。因为供应该区域的豆纹动脉从大脑中动脉呈直角分支，且直径较细，承受压力较高，易发生破裂。其次为大脑白质、脑桥和小脑。引起脑出血的原因一方面由于细、小动脉硬化使血管壁变脆，血压突然升高时血管破裂；另一方面，血管壁硬化导致弹性下降，血管局部膨出形成微小动脉瘤，血压突然升高时，微小动脉瘤破裂。脑出血的后果和表现因出血量和出血部位的不同而异，内囊出血可引起对侧“三偏”症状；大量出血可破入侧脑室（图 41-4）；左侧脑出血常引起失语；脑桥出血可引起同侧面神经麻痹及对侧上、下肢瘫痪；延髓针尖大小的出血即可致死。脑出血可因血肿占位和脑水肿而引起颅内压升高，可并发脑疝形成。

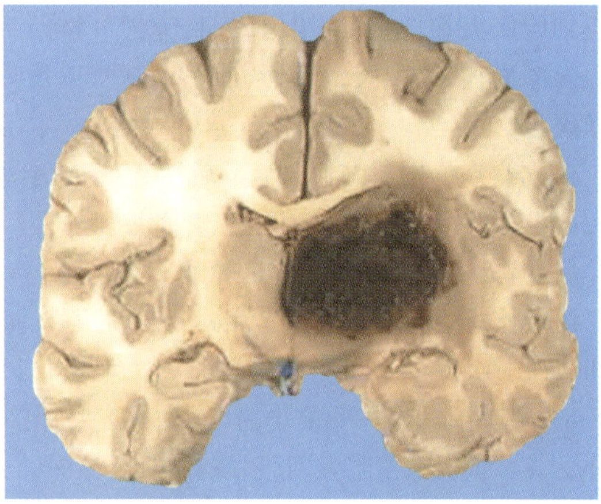

图 41-4　高血压病脑出血
内囊、基底节区脑组织被血凝块代替。

（4）视网膜的病变：视网膜中央动脉亦常发生硬化。检眼镜检查可见这些血管迂曲，颜色苍白，反光增强，呈银丝样改变。动、静脉交叉处静脉呈受压现象。严重者视神经盘发生水肿，视网膜渗出和出血，病人视物模糊。

二、冠心病

冠状动脉粥样硬化性心脏病（coronary atherosclerotic heart disease，CHD）简称为冠心病，是冠状动脉发生动脉粥样狭窄、导致心肌缺血而引起的心脏病，也称缺血性心脏病。男性多在 40 岁后出现症状，女性多在绝经前后开始出现临床症状，但近年来有年轻化的趋势，冠心病的基本类型有心绞痛、心肌梗死、慢性缺血性心脏病和冠状动脉性猝死四种临床类型。

（一）病因和好发部位

多见于冠状动脉狭窄，引起心肌供血不足所导致的缺血性心脏病，其中以冠状动脉粥样硬化最为常见，是动脉粥样硬化中对人类威胁最大的疾病。冠状动脉狭窄以冠状动脉左前降支为最多见，其余依次为右主干、左主干或左旋支、后降支。病变呈节段性，粥样斑块多位于心壁侧，横切面上呈新月形，内膜不规则增厚，使管腔呈不同程度狭窄（图 41-5）。继发血栓形成、斑块内出血引起缺血性心脏病，亦见于动脉痉挛，较少见于冠脉炎症。

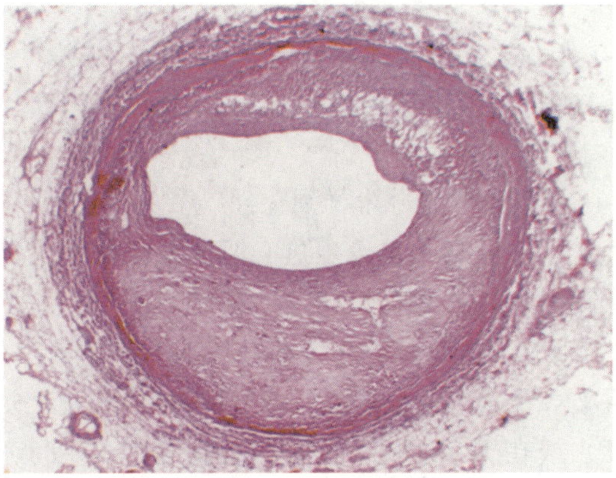

图 41-5　冠状动脉粥样硬化

内膜不规则增厚，粥样斑块形成，管腔狭窄程度Ⅲ级。

（二）临床表现

1. 心绞痛　心绞痛（angina pectoris）是由于冠状动脉供血不足和（或）心肌耗氧量骤增，导致心肌急性、暂时性缺血缺氧所引起的临床综合征。主要表现为阵发性胸骨后或心前区疼痛、憋闷或压迫感，可放射至左肩、左臂，持续数分钟，发作前可有明显诱因，如过度劳累、情绪激动、受寒、暴饮暴食等。运动引起的心绞痛用硝酸甘油或稍休息后症状可缓解，但随着病变的加重药效逐渐不明显。疼痛是由于心肌缺血缺氧造成心肌内酸性代谢产物或多肽类物质蓄积，刺激心内交感神经末梢，产生位置模糊的痛觉。

2. 心肌梗死　心肌梗死（myocardial infarction，MI）是冠状动脉供血急剧减少或中断，引起供血区持续缺血而导致的较大范围的心肌坏死。多在粥样斑块基础上继发血栓形成或冠状动脉持续痉挛而发病，部分病人在冠状动脉粥样硬化的基础上，由于某些诱因如过度劳累、心动过速等，造成心肌供血相对不足而发病。临床上常为剧烈而较持久的胸骨后疼痛，且用硝酸甘油或休息后症状不能完全缓解，可并发心律失常、休克或心力衰竭。

（1）病理类型：根据梗死灶的范围和深度，可将心肌梗死分为心内膜下梗死和透壁性梗死两种类型。①心内膜下梗死：梗死灶位于心室壁内侧 1/3 的心肌，可累及肉柱和乳头肌。常为多发性、小灶状坏死，严重者可累及整个左心室内膜下心肌，形成环状梗死。②透壁性梗死：又称区域性梗死，是典型的心肌梗死类型。梗死部位与闭塞的冠状动脉供血区一致，梗死灶较大，累及心室壁全层或近于全层。最常见于左前降支供血区，即左心室前壁、心尖部、室间隔前 2/3；约占全部心肌梗死的 50%：其次是右冠状动脉主干供血区，即左室后壁、室间隔后 1/3、右心室，约占 25%；左回旋支供血区即左室侧壁梗死少见。

（2）病理变化：心肌梗死属于贫血性梗死。冠状动脉闭塞后 20～30min，坏死细胞开始自溶，1～2h 出现细胞核坏死改变，心肌间质充血、水肿，有大量炎症细胞浸润。在 4～6h 后显现凝固性坏死，梗死区形状不规则，由灰白色渐呈土黄色，周围有充血、出血带。1～2 周，边缘区开始出现肉芽组织，3 周后，肉芽组织开始机化，逐渐形成灰白色瘢痕（图 41-6）。

（3）心肌梗死并发症

1）心脏破裂：是 MI 的严重并发症。梗死后 2 周内发生，由于梗死心肌和浸润的中性粒细胞释放大量蛋白水解酶，使梗死灶逐渐溶解变软，不能承受心脏收缩所升高的左室内压力而破裂。左室壁破裂，血液涌入心包腔造成急性心脏压塞而猝死；室间隔破裂，左心室血液流入右心室，导致急性右心功能不全。

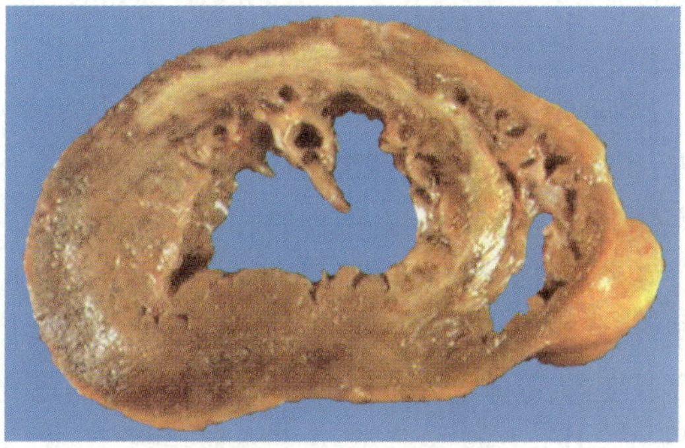

图 41-6　心肌梗死

左心室前臂及室间隔前 2/3 的梗死区被灰白色瘢痕组织代替。

2）室壁瘤：常见于 MI 的愈合期。多发生于左心室前壁近心尖处。由于梗死的心肌或瘢痕组织在左心室内压力作用下形成局限性的向外膨隆，易引起心功能不全和附壁血栓。

3）附壁血栓形成：多见于左心室。由于 MI 造成心内膜损伤，或室壁瘤造成血流形成涡流，易在局部形成附壁血栓。

4）急性心包炎：MI 后 2～4d 发生，由于梗死累及心外膜，引起纤维素性心包炎。

5）心力衰竭：累及二尖瓣乳头肌，可致二尖瓣关闭不全而诱发急性左心衰竭。梗死灶心肌收缩

笔记

力丧失，可引起左心衰竭、右心衰竭或全心衰竭。

6）心源性休克：MI 面积大于 40%时，心肌收缩力极度减弱，心输出量骤减，引起病人休克。

7）心律失常：梗死灶累及传导系统，或出现异常电兴奋，常出现各种心律失常，甚至室颤而导致心搏骤停。

3. 慢性缺血性心脏病　慢性缺血性心脏病是由中、重度冠状动脉粥样硬化性狭窄，引起心肌长期慢性缺血，心肌收缩力减弱而引起的进行性心功能不全。多数病人曾发生过心肌梗死或做过冠状动脉旁路移植术。病变心脏增大，心腔扩张，心壁厚度可正常。

4. 冠状动脉性猝死　冠状动脉性猝死是心脏性猝死中最常见的一种，多见于 40~50 岁成年人。可发生于某种诱因如饮酒、暴饮暴食、劳累、大量吸烟及剧烈运动后，病人突然晕倒、四肢抽搐，小便失禁，或突发呼吸困难，口吐白沫，意识不清。可立即死亡或在 1h 至数小时后死亡，有的可在夜间睡眠中死亡。尸检中发现大多数病人有冠状动脉Ⅲ级以上粥样硬化性狭窄，常并发血栓形成或斑块内出血。但少数病例冠状动脉粥样硬化程度较轻，可能与冠状动脉痉挛有关。

三、慢性阻塞性肺疾病

慢性阻塞性肺疾病（chronic obstructive pulmonary diseases，COPD）是一组因小气道和肺实质受损，导致以慢性气道阻塞、呼气阻力增加和肺功能不全为共同特征的肺疾病总称，包括慢性支气管炎、肺气肿、支气管哮喘及支气管扩张症等疾病。在我国，COPD 是常见病之一，主要包括具有不可逆性气道阻塞的慢性支气管炎和阻塞性肺气肿，尤以老年人多见，具有高患病率、高致残率和高病死率的特点，该病在早期主要以慢性支气管炎的临床表现为特征，随着病情的缓慢进展，常并发阻塞性肺气肿，甚至肺动脉高压形成肺源性心脏病。本节主要介绍慢性支气管炎和肺气肿。

（一）慢性支气管炎

慢性支气管炎（chronic bronchitis）是指气管、支气管黏膜及其周围组织的慢性非特异性炎症。临床上以反复咳嗽、咳痰或伴有喘息症状为特征，上述症状每年至少持续 3 个月且连续 2 年以上。病情进展，常常并发肺气肿和慢性肺源性心脏病。

1. 病因　慢性支气管炎往往是因多种因素长期综合作用所致。起病与感冒有关，多在气候变化比较剧烈的季节发病。呼吸道反复病毒感染和继发性细菌感染是导致慢性支气管炎病变发展和疾病加重的重要原因。吸烟是慢性支气管炎主要病因之一，吸烟者比不吸烟者的患病率高 2~8 倍，吸烟时间愈久，日吸烟量愈大，患病率愈高，戒烟可使病情减轻。此外，长期接触工业粉尘、大气污染和过敏因素也常是引起慢性支气管炎的原因，而机体抵抗力降低，呼吸系统防御功能受损则是发病的内在因素。

2. 病理变化　Ⅲ，Ⅳ级支气管均可受累，受累的细支气管愈多，病变愈重，后果也愈严重。主要病变有：①黏膜上皮纤毛倒伏，甚至脱失。上皮细胞变性、坏死脱落。上皮再生时杯状细胞增多，并可发生鳞状上皮化生（图 41-7）。②早期黏液腺肥大、增生，分泌亢进，浆液腺发生黏液化；后期黏膜变薄，腺体萎缩、消失。③管壁充血，淋巴细胞、浆细胞浸润，后期管壁平滑肌束断裂、萎缩，而喘息型病人，平滑肌束可增生、肥大，管腔变窄；管壁软骨可发生变性、萎缩，钙化或骨化。支气管炎反复发作的结果，病变不仅逐渐加重，而且逐级向纵深发展蔓延，受累的细支气管数量也不断增多。细支气管因管壁薄，炎症易向管壁周围组织及肺泡扩展，导致细支气管周围炎，这是引起慢性阻塞性肺气肿的病变基础。

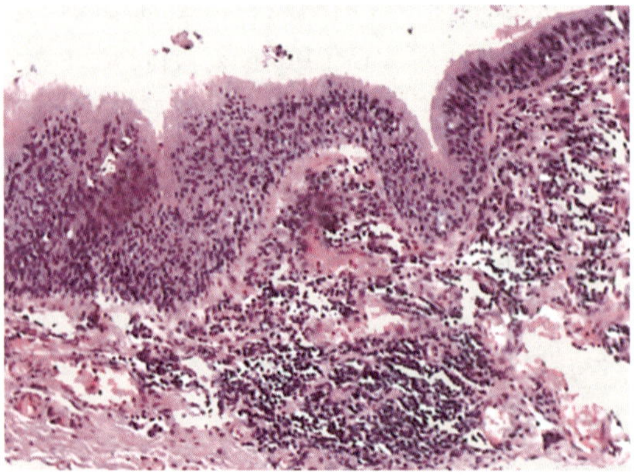

图 41-7　慢性支气管炎
纤毛柱状上皮增生并伴鳞化，支气管壁大量慢性炎症细胞浸润。

3. 临床病理联系　病人因支气管黏膜炎性渗出，杯状细胞增多，黏液腺增生和浆液腺黏液化而使分泌物增多，出现咳嗽、咳痰症状。痰液一般为白色黏液泡沫状，较黏稠而不易咳出。当继发细菌感染时痰量增多，转为黏液脓性痰。支气管痉挛狭窄及黏液和渗出物阻塞可引起喘息，出现哮鸣音。有的慢性支气管炎后期病人，因黏膜变薄，腺体萎缩、消失，分泌黏液减少而少痰或无痰。由于管壁组织炎性破坏，弹性减弱加之长期慢性咳嗽，使局部支气管吸气时被动扩张，呼气时不能充分回缩，久之可形成支气管扩张。小细支气管腔内的炎性渗出物产生干湿啰音。长期小气道管壁破坏塌陷或管腔内黏液栓阻塞致使管腔狭窄。主动吸气时，细支气管扩张，空气进入肺泡；呼气时，管腔缩小及黏液栓阻塞，使空气不能充分排出，加上炎症因素，导致肺组织弹力纤维减少，末梢肺组织过度充气，肺泡壁断裂，肺泡腔融合成囊泡，形成慢性阻塞性肺气肿，进而发展成慢性肺源性心脏病。此外，病人多为年老体弱者，机体抵抗力低下，易并发支气管肺炎，重者可危及生命。

（二）肺气肿

肺气肿（pulmonary emphysema）是指末梢肺组织（包括呼吸性支气管、肺泡管、肺泡囊、肺泡）因持续性含气量增多而呈过度扩张，并伴有肺泡间隔破坏的一种肺疾病。肺气肿是常见而重要的 COPD，也是其他支气管和肺疾病的常见并发症。

1. 病因和发病机制　肺气肿的病因和发病机制至今尚未完全阐明，一般认为是多种因素协同作用形成的。肺气肿常继发于 COPD，其中以慢性支气管炎最常见。肺气肿的发病机制主要有：

（1）小气道阻塞性通气障碍：是阻塞性肺气肿的关键环节。慢性支气管炎等细支气管炎症，造成长期小气道管壁破坏塌陷或管腔内黏液栓阻塞致使管腔狭窄。吸气时空气尚且进入肺泡，而被动的呼气时因管腔缩小及黏液栓阻塞，使空气不能充分排出，加上炎症因素，导致肺组织弹力纤维减少，末梢肺组织过度充气，肺泡壁断裂，肺泡腔融合成囊泡，形成慢性阻塞性肺气肿。

（2）α_1-抗胰蛋白酶与其抑制因子失衡：正常情况下 α_1-抗胰蛋白酶对中性粒细胞、巨噬细胞所分泌的弹性蛋白酶在内的多种蛋白水解酶有抑制作用，从而保护弹性纤维、胶原蛋白和蛋白多糖等免遭破坏。但吸烟和炎症促使 α_1-抗胰蛋白酶失活，同时又促使中性粒细胞、巨噬细胞释放大量的弹性蛋白酶，降解肺组织，造成肺的微细结构受损，引起肺气肿。先天性 α_1-抗胰蛋白酶缺乏者，肺气肿的患病率更高、更早、更重。

2. 类型及病理变化　肺气肿按照解剖组织学部位分为肺泡性肺气肿和间质型肺气肿两种类型。肺泡性肺气肿按部位和范围分为三型：腺泡中央型、腺泡周围型和全腺泡型肺气肿。另外，代偿性肺气肿、瘢痕旁肺气肿和老年性肺气肿由于无明显的肺泡间隔破坏，非真性肺气肿。

肉眼观，肺显著膨大，边缘钝圆，色泽灰白，表面常可见肋骨压痕，切面见扩大的肺泡囊腔。镜下见肺泡扩张，间隔变窄，肺泡孔扩大，肺泡间隔断裂，肺泡壁毛细血管减少，肺小动脉内膜纤维性增厚。扩张的肺泡融合成较大的囊腔（图 41-8）。小支气管和细支气管可见慢性炎症。

3. 临床病理联系　肺气肿病人因肺活量减少，残气量增多而致使肺功能降低，动脉血氧不足，会出现呼气性呼吸困难、气短甚至发绀等症状；严重者由于肺内残气量明显增多，肺显著膨大，使肋骨上举，肋间隙增宽，胸廓前后径加大，膈肌下降，形成“桶状胸”。最终导致肺源性心脏病。叩诊呈过清音，心浊音界缩小或消失。触诊语音震颤减弱。听诊时呼吸音减弱，呼气延长。当肺泡间隔毛细血管床减少时，病人严重缺氧，引起缺氧性肺动脉高压和右心室肥大而形成慢性肺源性心脏病。

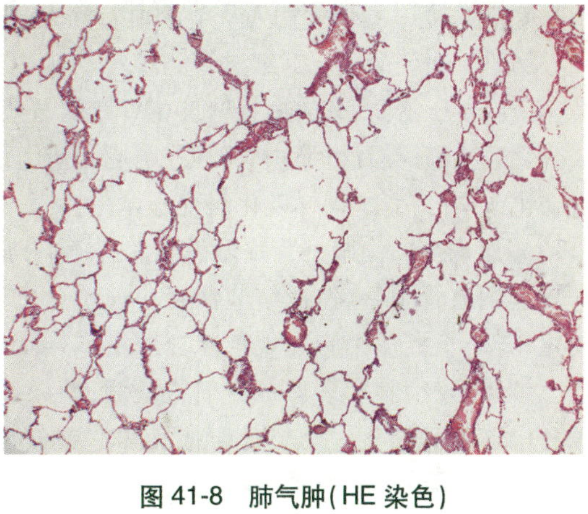

图 41-8　肺气肿（HE 染色）
部分肺泡间隔断裂，相邻肺泡融合，形成较大囊腔。

四、糖尿病

糖尿病(diabetes)是一种体内胰岛素相对或绝对不足或靶细胞对胰岛素敏感性降低,或胰岛素本身存在结构上的缺陷而引起的糖类、脂肪和蛋白质代谢紊乱的慢性疾病。临床上以多饮、多食、多尿和体重减少等“三多一少”症状为主要表现,引起组织或器官形态结构改变及功能障碍,引起酮症酸中毒、肢体坏疽、多发性神经炎、失明和肾衰竭等急性和慢性并发症,严重危害病人的身体健康,是严重致残的疾病。

(一)分类、病因及发病机制

糖尿病分为原发性糖尿病和继发性糖尿病。原发性糖尿病(即日常所俗称的糖尿病)又分为1型糖尿病和2型糖尿病两种。

1. 原发性糖尿病　①1型糖尿病:又称胰岛素依赖型或幼年型糖尿病,约占糖尿病患病人数的10%。主要特点是青少年发病,起病急,发病重,发展快,胰岛B细胞严重受损,胰岛素分泌绝对不足,血中胰岛素降低,引起糖尿病,易出现酮症,治疗依赖胰岛素。目前认为本型是在遗传易感性基础上由病毒感染等诱发的针对B细胞的一种自身免疫性疾病。②2型糖尿病:又称非胰岛素依赖型或成年型糖尿病,约占糖尿病患病人数的90%,主要特点是成年发病,起病缓慢,病情较轻,发展较慢,胰岛数目正常或轻度减少,血中胰岛素可正常、增多或降低,肥胖者多见,不易出现酮症,一般可以不依赖胰岛素治疗。本型病因、发病机制不清楚,认为是与肥胖有关的胰岛素相对不足及组织对胰岛素不敏感所致。

2. 继发性糖尿病　指已知原因造成胰岛内分泌功能不足所致的糖尿病,如炎症、肿瘤、手术或其他损伤和某些内分泌疾病(肢端肥大症、Cushing综合征、甲亢、嗜铬细胞瘤和类癌综合征)等。

知识拓展

胰 岛 素 泵

目前使用胰岛素治疗糖尿病的常用方法是“多次皮下注射法”,以降低病人餐前、餐后的血糖水平。该方法不能模拟正常人体胰岛素分泌的时相,容易出现餐后高血糖,如用药剂量大又会诱发低血糖,血糖水平波动较大。胰岛素泵是一个形状、大小如同小手机,通过一条与人体相连的软管向体内持续输注胰岛素的装置。胰岛素泵能模拟生理胰岛素基础分泌,不需每天多次注射,避免了血糖波动。增加了糖尿病病人进食的自由,改善了糖尿病病人的生活质量。

(二)病理变化

1. 胰岛病变　不同类型、不同时期,其病变不同。1型糖尿病早期为非特异性胰岛炎,继而胰岛B细胞颗粒脱失、变性、坏死、消失,纤维组织增生、玻璃样变;2型糖尿病早期病变不明显,后期胰岛B细胞数减少,常见胰岛淀粉样变性。

2. 动脉病变　糖尿病病人从毛细血管到大、中动脉均有不同程度的病变,且病变发病率较一般人群高、发病早、病变严重。毛细血管和细小动脉内皮细胞增生,基底膜明显增厚,血管壁增厚、玻璃样变性、变硬,血压增高;有的血管壁发生纤维素样变性和脂肪变性,血管壁通透性增强;有的可有血栓形成或管腔狭窄,导致血液供应障碍,引起相应组织或器官缺血、功能障碍和病变。大、中动脉有动脉粥样硬化或中层钙化,粥样硬化病变程度重。

3. 肾脏病变　肉眼见肾脏体积增大。镜下,肾小球系膜有结节状玻璃样物质沉积,结节增大可使外周毛细血管阻塞,造成结节性肾小球硬化;损害肾小球毛细血管壁和玻璃样变,使肾小球弥漫性硬化;肾小管上皮细胞出现颗粒样和空泡样变性,晚期肾小管萎缩,肾间质损害包括纤维化、水肿和淋巴细胞、浆细胞和多形核白细胞浸润;糖尿病累及所有的肾血管,多数损害是动脉硬化,特别是入球和出球动脉硬化。至于肾动脉及其主要分支的动脉粥样硬化,在糖尿病病人要比同龄的非糖尿病病人出现得更早、更常见。肾乳头坏死常见于糖尿病病人患急性肾盂肾炎时,是缺血加感染所致。

笔记

4. 视网膜病变　早期可表现为微小动脉瘤和视网膜小静脉扩张，继而渗出、水肿、微血栓形成、出血等非增生性视网膜病变；还可因血管病变引起缺氧，刺激纤维组织增生、新生血管形成等增生性视网膜病变。视网膜病变可引起失明和合并白内障。

5. 神经系统病变　周围神经可因血管病变引起缺血性损伤或症状，如肢体疼痛、麻木、感觉丧失、肌肉麻痹等，脑细胞也可发生广泛变性。

6. 其他组织或器官病变　可出现皮肤黄色瘤、肝脂肪变和糖原沉积、骨质疏松，糖尿病性外阴炎及化脓性和真菌性感染等。

五、脑卒中

脑卒中（cerebral stroke）又称“中风”“脑血管意外”（cerebrovascular accident，CVA），是一种急性脑血管疾病，是由于脑部血管突然破裂或因血管阻塞导致血液不能流入大脑而引起脑组织损伤的一组疾病。脑卒中是神经系统的常见病，死亡率约占所有疾病的10%，是目前人类疾病三大死亡原因之一，50%~70%的存活者遗留瘫痪、失语等严重残疾。在我国，多年来其发病率、死亡率、致残率在疾病谱中一直处于前3位。随着社会人口老龄化，发病率将会继续上升，给社会和家庭造成沉重负担。

（一）分类

流行病学发现，脑卒中的发病率与环境/饮食习惯、气候（纬度）等因素有关，总体分布呈北高南低/西高东低的特征，纬度每增高5°，脑卒中发病率增加64.0/10万，死亡率增加6.6/10万。脑卒中包括缺血性脑卒中和出血性脑卒中。

1. 缺血性脑卒中　又称脑梗死，包括脑血栓形成、脑栓塞和腔隙性脑梗死，指脑部血液供应障碍，缺血缺氧引起的局限性脑组织的缺血性坏死。脑梗死发病急骤，常在数分（或数秒）内发生，临床上以60岁以上人群发生率高，多在睡眠过程中或安静状态下发病。初期多为偏身感觉障碍，语言不利、偏瘫、面瘫为主要表现。若病情加重，会出现头晕、昏迷。

2. 出血性脑卒中　属原发性非外伤性脑血管出血。包括脑出血、蛛网膜下腔出血等。出血性脑卒中多发于50~70岁人群，冬春季发病较多，多有高血压病史。常在用力活动或情绪激动时突然发生。脑出血发病急，常在数分钟至数小时内达高峰。多数病人病前无预兆，部分病人有头痛、头晕、肢体麻木等症状。重症病人发病时出现剧烈头痛、反复呕吐、血压增高，短时间内转入意识障碍。随着中枢神经的继发损伤，病人可表现有偏瘫、感觉障碍、语言障碍、偏盲等症状。

（二）病因和发病机制

引起脑卒中的原因是多方面的，可以是某一种原因，也可以是几种原因同时存在所致。流行病学调查发现，许多因素为脑卒中发病的高危因素，常见的主要有以下几种：

1. 高血压　高血压是最重要的和独立的脑卒中危险因素，收缩压或（和）舒张压增高都会增加脑卒中的发生风险，且呈线性关系。血压与脑卒中的发病风险呈正相关。

2. 心脏病　包括心脏瓣膜疾病、冠状动脉粥样硬化性心脏病、心肌梗死、非风湿性心房颤动、二尖瓣脱垂、心脏黏膜瘤和各种原因所致的心力衰竭均会增加脑血管病的发病率，是肯定的脑卒中危险因素。有效防治这些疾病可降低脑卒中的发生率。

3. 糖尿病　糖尿病是缺血性卒中的独立危险因素，但不是出血性卒中的危险因素，糖尿病使缺血性卒中的患病风险增加3.6倍，高血糖可加重卒中病人的脑损伤程度。

4. 短暂性脑缺血与脑卒中史　短暂性脑缺血发生愈频繁，脑卒中风险愈高，有脑卒中史者脑血管病的复发率较一般人群高4倍。

5. 吸烟和酗酒　吸烟可提高血浆纤维蛋白原的含量，增加血液黏度和血管壁损害；尼古丁刺激交感神经导致血管收缩、血压升高。酗酒者脑卒中的发生率是一般人群的4~5倍，特别是容易增加出血性脑卒中的危险。

6. 高脂血症　易引发血液黏稠度增加，使脑动脉硬化速度加快。高胆固醇血症与缺血性脑卒中的发生关系密切。

笔记

7. 其他脑卒中危险因素　包括饮食不当（食盐、肉类、动物脂肪等摄入量过高）、体力活动减少、体重超重、滥用药物、口服避孕药；此外还有高龄、性别、种族、气候、卒中家族史等，这些危险因素有些是可以预防的，在康复工作中及时进行脑卒中三级预防知识的宣传，对可控的危险因素早期加以干预，将可降低脑卒中的发生率、致残率及死亡率。

（三）病理变化

①脑卒中初期，神经元急性坏死，细胞内蛋白质成分发生变化，呈嗜酸性，经 HE 染色后呈红色，出现胞质红染的神经元；②脑液化性坏死，组织呈筛网状；③坏死组织经修复吸收后，留有残存的液化腔，周围为胶质瘢痕组织。

脑卒中具有发病率高、死亡率高和致残率高的特点。不同类型的脑卒中，其治疗方式不同。由于一直缺乏有效的治疗手段，目前认为预防是最好的措施，其中高血压是导致脑卒中的重要可控危险因素。因此，降压治疗对预防卒中发病和复发尤为重要。应加强对全民普及脑卒中危险因素及先兆症状的教育，才能真正防治脑卒中。

六、帕金森病

帕金森病（Parkinson disease，PD）又称震颤麻痹，是中老年人常见的神经系统变性疾病，以黑质多巴胺能神经元变性、缺失和 Lewy 小体形成为特征。其临床特征是静止性震颤、运动迟缓、肌强直和姿势步态异常等。

（一）病因和发病机制

根据病因的不同，帕金森病分为原发性帕金森病和继发性帕金森病，后者又称为帕金森综合征，多由脑血管病、感染、药物、中毒以及其他神经系统变性疾病继发引起。原发性帕金森病的病因仍不十分清楚，目前研究认为与年龄老化、遗传易感性和环境毒素的接触等综合因素有关。只有遗传、环境因素及衰老等多种因素相互作用，通过氧化应激、钙超载、兴奋性氨基酸毒性、细胞凋亡、免疫遗传等机制，才导致黑质多巴胺能神经元大量变性丢失而神经功能紊乱。

（二）病理变化

早期无明显病变，晚期中脑黑质、脑桥的蓝斑及迷走神经运动核等处的神经色素脱失是本病相对具有的特征性变化（图 41-9）。光镜下可见该处的神经黑色素细胞丧失，残留的神经细胞中有 Lewy 包涵小体形成，该小体位于神经细胞胞质内，呈圆形，中心嗜酸性着色，折光性强，边缘着色浅。电镜下，该小体由细丝构成，中心细丝致密，周围则较松散。

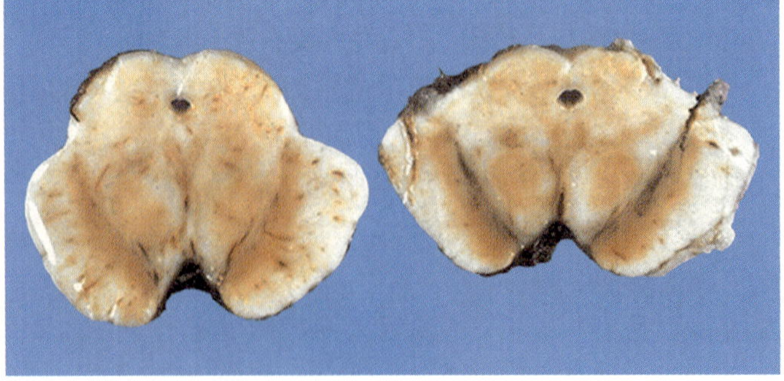

图 41-9　帕金森病中脑黑质脱色

由于该区域黑质细胞的变性和脱失，多巴胺合成减少，以致多巴胺（抑制性神经递质）与乙酰胆碱（兴奋性神经递质）的平衡失调。临床上病人表现为震颤、肌强直、运动减少、姿势及步态不稳，起步及止步困难，假面具样面容等。某些晚期病人出现痴呆症状，部分阿尔茨海默病病人大脑皮质神经元也可检出 Lewy 小体。两种变性疾病之间存在何种内在联系，尚有待于进一步研究。

笔记

七、阿尔茨海默病

阿尔茨海默病(Alzheimer disease,AD)是以进行性痴呆为主要临床表现的大脑变性疾病。起病多在 50 岁以后,随着世界人口老龄化,本病的发病率呈增高趋势。根据美国 1995 年统计资料,所有死亡人数中有 7.1%死于 AD,与脑血管疾病并列为第 3 位死因,因此又被冠名为“21 世纪的世纪病”或“即将到来的 21 世纪的瘟疫”。

(一) 病因

阿尔茨海默病的确切病因和发病机制尚未完全阐明。目前研究认为,本病的发病可能与多种因素有关:淀粉样物质沉积、遗传因素、Tau 蛋白过度磷酸化、受教育程度和继发性递质改变等。

(二) 病理变化

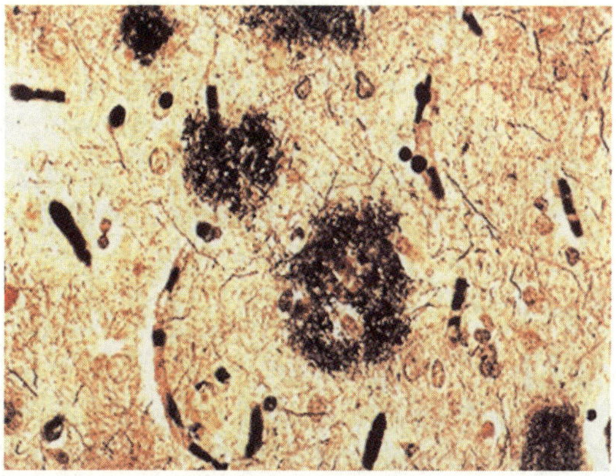

图 41-10　老年斑

光镜下见多个由嗜银性颗粒及细丝组成的老年斑。

肉眼观,脑明显萎缩,脑重量减轻,脑回窄,脑沟宽,病变尤以额叶、顶叶及颞叶最为显著。切面可见脑室呈代偿性扩张。光镜下,本病的主要病理学改变为老年斑、神经原纤维缠结,颗粒空泡变性和 Hirano 小体形成等。①老年斑:为细胞外结构,直径为 100~150μm,其本质为退变的神经轴突围绕淀粉样物质,HE 染色显示斑块中心为一均匀的嗜银团(图 41-10);免疫组化抗 β-淀粉样蛋白(A_4)抗体标记阳性;电镜下可见老年斑是由多个异常扩张变性的轴突终末及淀粉样细丝构成。②神经原纤维缠结:神经原纤维增粗、扭曲形成缠结,银染阳性。电镜下证实为由双螺旋缠绕的细丝构成,多见于海马、杏仁核、颞叶内侧及颞叶皮质的锥体细胞。③颗粒空泡变性:表现为神经细胞胞质中出现小空泡,内含嗜银颗粒,多见于海马的锥体细胞。④Hirano 小体:为神经细胞树突近端棒形嗜酸性包涵体,生化分析证实大多为肌动蛋白,多见于海马锥体细胞。

上述均为非特异性病变,可见于无特殊病变的老年性大脑,仅当其数目增多到诊断标准并具特定的分布部位时,才能作为阿尔茨海默病的诊断依据。

八、脑瘫

脑性瘫痪(cerebral palsy)简称脑瘫,是指婴儿出生前到出生后 1 个月内发育时期的非进行性脑损害所致的综合征,主要表现为中枢性运动障碍及姿势异常,同时可伴有精神发育迟滞,癫痫,视听觉、语言、摄食等障碍。脑瘫概念的核心内容为三要素:大脑在生长发育时期受到损伤;病变是非进行性的;临床症状可随年龄增长和脑的发育而改变,但中枢神经系统的病变是永久性的。脑瘫是目前儿童最常见的先天性或围生期所发生的致残性疾病,严重影响着我国人口素质的提高。

(一) 病因和发病机制

脑性瘫痪的病因复杂,包括遗传性和获得性。脑瘫的直接病因是脑损伤和脑发育缺陷,造成脑损伤和脑发育缺陷的时间可划分为三个阶段,即出生前、围生期及出生后。据统计,分娩过程损伤致病占 60%~65%,产前原因占 30%~40%,产后原因约占 12%。

1. 出生前病因　包括胚胎期脑发育畸形、先天性脑积水、母亲妊娠早期重症感染(特别是病毒感染)、严重营养缺乏、外伤、中毒及放射线照射等,遗传因素在发病中的作用不明显。

2. 围生期病因　病例分析表明,早产是脑性瘫痪的确定病因。美国每年约出生 5 万个体重不足 1 500g 的早产儿,在 85%的存活者中,5%~15%患脑性瘫痪,25%~30%出现学龄期精神障碍。分娩时间过长、脐带绕颈、胎盘早剥、前置胎盘、羊水堵塞及胎粪吸入等所致胎儿脑缺氧,难产或过期婴儿产程过长,产钳损伤及颅内出血等均是常见的围生期病因。母子血型不合或其他原因引起的新生儿高胆红素血症,如血清未结合胆红素>340μmol/L 可能发展为胆红素脑病而引起脑性瘫痪。

笔记

3. 出生后病因　包括各种感染、外伤、中毒、颅内出血及重症窒息等。统计发现脑性瘫痪的高危因素包括母亲产前患癫痫、甲状腺功能亢进及毒血症等，妊娠末期3个月内出血事件，产期宫缩无力、胎盘早剥、前置胎盘及臀位产等，婴儿早产、出生体重低、产时缺氧窒息及出生时Apgar评分<3分等。国内脑性瘫痪多发生于早产、出生体重低、产时缺氧窒息及产后黄疸的婴儿。

（二）病理变化

脑瘫的病理变化在脑部，但很多病人的脑组织无结构异常，且其变化与临床表现严重程度亦不相符合。病理改变有：①大脑某些部位发育不全；②脑回的瘢痕化和硬化；③脑室旁局限区域软化或囊肿样变；④脑穿通畸形；⑤脑膜下或硬膜下血肿。

九、颈椎病

颈椎病（cervical spondylosis）又称“颈椎综合征”，是颈椎椎间盘退行性改变及其继发的颈椎组织病理刺激或（和）压迫颈神经根、椎动脉、脊髓和颈部交感神经等而引起的一系列临床症状和体征。

颈椎病是一种常见病和多发病，好发于中老年人，高发年龄为30~50岁。近年来随着人们生活和工作方式的改变，如电脑、电视和空调的广泛使用，人们屈颈和遭受风寒湿邪侵袭的机会不断增加，造成颈椎病的患病率逐渐上升，且病人发病年龄有逐渐年轻化的趋势。

（一）病因

颈椎病发病机制至今尚不清楚，一般认为颈椎病的发生与椎间盘病变、骨质增生压迫脊髓或神经根，椎动脉、椎管狭窄等因素有关。随着年龄的增长，颈椎间盘逐渐变性，弹性减弱，椎间隙变窄，椎间韧带松弛；椎体骨质增生，使颈椎椎管狭窄或椎间孔变小、变形，直接压迫或刺激脊神经根、脊髓、椎动脉或交感神经，导致颈椎病的发生。但这种单纯的骨性压迫并非唯一的发病原因，颈部长期经受风寒、劳损、反复落枕、坐姿不当、颈椎先天性畸形，不适当的治疗和锻炼、创伤等均可导致本病的发生和发展。

（二）分型和临床病理联系

由于病变的部位、范围以及不同的受压组织，颈椎病可出现不同症状，临床常分为颈型、神经根型、脊髓型、椎动脉型和交感神经型颈椎病等。主要介绍前三型常见颈椎病的病理变化。

1. 颈型颈椎病　以局部软组织病变为主，多数病人因颈椎处于强迫姿势过久而发病，表现为颈痛、颈肌紧张、枕后区放射痛。晨起颈部僵硬、疼痛，表现为“落枕”症状，头颈活动时疼痛加剧，活动受限。

2. 神经根型颈椎病　是颈椎病较常见的类型，主要表现为颈肩痛伴患侧手臂及手指放射疼痛和麻木感，神经根压迫严重，病程较长者还可出现肌张力减弱，手部肌肉萎缩等表现。

3. 脊髓型颈椎病　病变呈慢性进行性发展，多数下肢行走不稳，步态蹒跚或痉挛步态，双上肢动作笨拙，不能做精细动作，四肢不自主“抽筋”及麻木。部分病人有性功能减退及排尿不畅等表现。

十、肩周炎

肩周炎（scapulohumeral periarthritis）又称为肩关节周围炎，俗称冻结肩、五十肩、漏肩风、凝肩等，是指肩关节周围组织包括肌肉、肌腱、滑囊及关节囊的慢性损伤性炎症，以肩部酸痛及活动受限、僵直为主要临床症状。本病好发于50岁左右的中老年人，女性发病率略高于男性，左肩稍多于右肩。

本病早期肩关节呈阵发性疼痛，常因天气变化及劳累而诱发，以后逐渐发展为持续性疼痛，病情逐渐加重，昼轻夜重，夜不能寐，不能向患侧侧卧，肩关节向各方向的主动和被动活动均受限。肩部受到牵拉时，可引起剧烈疼痛。肩关节可有广泛压痛，并向颈部及肘部放射，还可出现不同程度的三角肌萎缩。病人如得不到及时、有效的治疗，有可能严重影响肩关节的功能活动，妨碍日常生活。

（一）病因

1. 肩部原因　①肩关节周围软组织退行性变，从而对各种外力的承受能力减弱；②肩关节周围软组织劳损，长期过度劳动、姿势不良等所产生的慢性致伤力均可波及关节囊和周围的软组织，引起关节囊的慢性炎症和粘连；③上肢外伤后肩部固定过久，肩部活动减少，造成局部血液循环不良，肩周组织继发萎缩、粘连；④肩部急性挫伤、牵拉后治疗不当等。由于局部出现炎性渗出、疼痛及肌肉痉挛，

笔记

将会导致肩关节囊和周围软组织粘连，从而发生肩关节的冻结。

2. 肩外因素 ①颈椎源性肩周炎：指由颈椎病引起的肩周炎。临床资料表明，这种肩周炎的特点为先有颈椎病的体征和症状，而后再发生肩周炎。②冠心病：由于冠状动脉供血不足，造成心肌缺血或缺氧而引起的绞痛，疼痛放射到肩部，使肩关节运动受限，可诱发肩周炎。③其他邻近部位的疾病：包括肺部结核、膈下疾病、胆道疾病等也可发生肩部牵扯（涉）痛。另外本病的发生尚与精神心理因素、内分泌紊乱及自身免疫反应有关。

（二）病理分期和病理改变

肩周炎病理变化是一个由轻到重，由局部到广泛的渐进性过程。早期主要发生在关节囊，表现为关节囊收缩、硬化；在后期则波及关节囊以外的软组织，呈现普遍的胶原纤维退行性变，使组织失去弹性、硬化和短缩。常分为三期：

1. 凝结期 早期为凝结期，此期病变主要位于肩关节囊。肩关节造影显示关节囊紧缩，关节囊下皱褶互相粘连而消失，肱二头肌长头腱与腱鞘间有薄的粘连。

2. 冻结期 随着病变程度的加剧，进入冻结期。此期除关节囊严重挛缩外，关节周围软组织均受累，退行性变加剧，滑膜充血、组织缺乏弹性。喙肱韧带挛缩限制了肱骨头外旋，冈上肌、冈下肌、肩胛下肌挛缩，肱二头肌长头腱鞘炎，使肩关节活动明显受限。

3. 解冻期 经7~12个月后炎症逐渐消退，疼痛消失，肩关节活动功能逐渐恢复，称解冻期。

十一、腰椎间盘突出症

腰椎间盘突出症是在腰椎间盘退行性改变的基础上，受到相应的损伤或应力作用，造成腰椎纤维环破裂和髓核组织突出刺激或压迫神经根所引起的一系列症状和体征，是腰腿疼痛最常见的原因之一。在腰椎间盘突出症的病人中，以腰 $L_{4\sim5}$ 和腰 L_5 ~骶 S_1 最多，占95%以上，年龄以20~50岁的青壮年多发。

腰椎间盘突出症是临床常见的腰腿痛疾病，随着年龄的增长和经常做屈伸脊柱及弯腰转身的动作，使腰椎间盘内的水分和营养成分逐渐减小，随着退行性改变，椎间隙变窄，导致周围韧带松弛，椎体失稳。当腰骶部遭受急慢性损伤，尤其在弯腰旋转负重时，腰椎间盘不仅受到向内的压力，而且还受到张力和剪力作用，造成纤维环破裂和髓核组织突出，压迫神经根和马尾神经而出现腰腿痛症状。

（一）病因

腰椎间盘突出症的主要病因是腰椎间盘的退行性改变。①外伤：是腰椎间盘突出的重要原因，急性外伤时可波及纤维环、软骨板等结构，而促使已退变的髓核突出；②职业：与腰椎间盘突出的关系十分密切，长期处于坐位和颠簸状态，从事体力劳动者和举重运动员过度负荷，椎间盘内压力增大；③遗传因素：腰椎间盘突出有家庭性发病的报道，部分人种的发病率较低；④腰椎先天性异常。

（二）分期和病理变化

腰椎间盘突出症是因椎间盘变性，纤维环破裂，髓核突出刺激或压迫神经根、马尾神经所表现的一种综合征，多发于青壮年，常给病人的生活和工作带来诸多痛苦，甚至造成残疾，丧失劳动能力。腰椎间盘突出症的病理变化过程大致可分为三个阶段：

1. 突出前期 髓核因退变和损伤可变成碎块，或呈瘢痕样结缔组织；变性的纤维环可因反复损伤而变薄、变软或产生裂隙。这些变化可引起腰部不适和疼痛。青少年病人可在无退变时，因强大暴力引起纤维环破裂和髓核突出。

2. 椎间盘突出期 外伤或正常的活动使椎间盘内压力增加时，髓核从纤维环薄弱处或破裂处突出。突出物刺激或压迫神经组织引起腰腿痛，严重者引起大小便功能障碍。在老年病人，整个纤维环变得软弱松弛，椎间盘可向周围膨出，该平面椎管前后径变小。

3. 突出晚期 腰椎间盘突出后，病程较长者，其椎间盘本身和其他邻近结构均可发生各种继发性病理改变。①椎间盘突出物纤维化或钙化；②椎间隙变窄，椎体骨质增生；③后纵韧带增厚和骨化；④黄韧带肥厚、钙化，甚至骨化；⑤椎小关节退变：因椎间隙变窄和失稳，椎小关节负荷增加，引起关节突过度骑跨、肥大、增生、关节囊韧带增生骨化，发生骨关节炎；⑥继发椎管狭窄。

十二、骨关节炎

骨关节炎又称骨关节病、退行性关节病、增生性关节炎、肥大性关节炎、老年性关节炎，是最常见的一种慢性、进展性关节疾病。骨关节炎是一种系统性骨退化后再生长症状，是由于增龄、肥胖、劳损、创伤、关节先天性异常、关节畸形等诸多因素引起的关节软骨退化损伤、关节边缘和软骨下骨反应性增生。主要症状为关节疼痛，活动后疼痛反而减轻，但如活动过多，疼痛又可加重。

（一）分类及病因

根据有无全身性和局部致病因素，将骨关节炎分为原发性和继发性两大类。①原发性骨关节炎：是指目前检测手段尚不能查出发病原因的骨关节炎，也就是原因不明的骨关节炎。按累及部位不同而分为：周围关节病变的骨性关节炎、脊柱骨关节炎。②继发性骨关节炎：指有确切的原因导致的骨关节炎，如关节内的创伤、关节发育不良、无菌性坏死、佩吉特病、关节感染、代谢性疾病、神经性疾病、内分泌疾病、晶体沉积疾病、软骨发育不全，关节内过多应用激素所致的骨关节炎。

根据病理变化的特点，将骨关节炎分为增生性和侵蚀性两种。增生性骨关节炎其重点为软骨破坏丧失后，软骨下骨质增生、新骨形成以及硬化等表现；侵蚀性骨关节炎表现为软骨破坏后发生骨侵蚀，不出现骨质增生的变化即无新骨形成。

（二）病理变化

关节改变一般不明显，早期可有充血、局限性周围性淋巴细胞及浆细胞浸润。后期由于软骨及骨质病变严重，滑膜呈绒毛样增生并失去弹性，其内可埋有破碎软骨或骨质小块，并可引起异物巨细胞反应。

其病理特点为关节软骨变形、破坏、软骨下骨硬化，关节边缘和软骨下骨反应性增生、骨赘形成。①关节软骨：软骨变性为本病特征性病理改变；②骨质改变：包括关节边缘骨赘形成，关节软骨下骨髓内骨质增生，以及软骨下骨板弹性变，骨赘游离于关节腔，即所谓的“关节鼠”。软骨整体变化包括灶状软骨黏蛋白退变，灶性异染性物质缺失，脂肪降解等。

本章小结

慢性疾病指一类病程漫长，无传染性，不能自愈，目前也几乎不能被治愈的疾病。不合理膳食、吸烟、体力活动不足和职业暴露、环境污染和精神心理等各种因素致使冠心病、高血压、脑卒中、糖尿病、癌症和骨质疏松症等慢性疾病发生，慢性病严重危害人群健康。

高血压病以成人为诊断线，治疗起始线和控制标准线。基本病变是细动脉玻璃样变性硬化和小动脉增生性硬化，晚期常引起脑、心、肾等器官病变，脑出血为并发症中最常见，也是病人致伤致残的原因之一。发生在冠状动脉会引起冠心病的发生，脑动脉的粥样硬化致脑梗死最多见，其次是脑出血及局部脑萎缩。

慢性阻塞性肺疾病是一组因肺实质和小气道受损，导致以慢性气道阻塞、呼气阻力增加和肺功能不全为共同特征的肺疾病的总称。慢性支气管炎是一种支气管的慢性非特异性炎症，肺气肿是末梢肺组织因持续性含气量过多并伴有肺泡间隔破坏，导致肺容量增大，通气功能降低的一种肺疾病。

（李　娜）

扫一扫，测一测

思考题

1. 缓进型高血压动脉系统有何病变？如何用这些病变来解释心、肾、脑的病理变化？
2. 简述引起心肌梗死的常见原因，梗死的好发部位及病理变化。

4102

思路解析

笔记

第六篇　药　理　学

第四十二章　药理学绪论

42章 PPT

学习目标

1. 掌握：药理学的研究内容和任务；药物作用的选择性、治疗作用、不良反应、副反应、毒性反应、超敏反应、药物依赖性、受体激动药、受体拮抗药、首关消除、肝药酶、血浆半衰期、耐受性的概念。

2. 熟悉：局部作用、吸收作用、继发反应、特异质反应、量效关系、极量、治疗量、常用量、受体部分激动药、稳态浓度、生物利用度的概念及影响药物吸收、分布、生物转化及排泄的因素。

3. 了解：生理因素、个体差异、病理因素对药物作用的影响。

第一节　药理学的研究内容和任务

药物是指能影响机体组织器官功能及细胞代谢活动，主要用于预防、治疗、诊断疾病及特殊用途的物质。药物根据来源不同，可分为天然药物、合成药物和基因工程药物三类。药理学是研究药物与机体（包括病原体）相互作用及其规律的科学。主要研究内容包括药物效应动力学（简称药效学）和药物代谢动力学（简称药动学）。药效学研究药物对机体的作用和作用机制，包括药物的药理作用、临床应用、不良反应等；药动学研究机体对药物的作用及规律，包括药物的体内过程和血药浓度随时间而变化的规律等。

药理学的任务在于阐明药物与机体相互作用的基本规律，为临床合理用药提供理论依据；为研究和开发新药提供借鉴；为其他生命科学的研究提供重要的科学依据和研究方法，推动生命科学的发展。

药理学的研究是建立在解剖学、生理学、生物化学、病理学、病理生理学、微生物学、免疫学等基础医学课程的基础上，而且与临床医学学科紧密相关，药理学是基础医学与临床医学之间的桥梁学科。

第二节　药物效应动力学

一、药物的基本作用

药物的作用是指药物导致效应的初始反应；药物效应是指继发于药物作用之后的生理、生化功能或形态的变化。药物作用是动因，效应是结果，由于二者意义相近，故常相互通用，但当二者并用时应体现先后关系。药物能使机体原有功能增强的作用称为兴奋作用，如肾上腺素加快心率、新斯的明增强骨骼肌收缩力；药物能使机体原有功能减弱的作用称为抑制作用，如普萘洛尔减慢心率、地西泮降低中枢兴奋性引起镇静催眠。

二、药物的局部作用和吸收作用

药物的局部作用是指药物被吸收入血之前，在用药局部所产生的作用，如碘酊、乙醇的皮肤消毒作用。药物的吸收作用是指药物从给药部位吸收入血后，随血液循环分布到机体各组织器官所呈现的作用，如口服阿司匹林产生解热镇痛作用、普萘洛尔产生降压作用。

三、药物作用的选择性

机体不同组织器官对药物的敏感性是不一样的。多数药物在一定剂量下对某组织或器官有明显的作用，而对其他组织或器官的作用不明显或无作用，此称为药物作用的选择性。一般情况下，选择性高的药物应用时针对性较好，药物不良反应较少。药物作用的选择性与药物在体内的分布不均匀、机体组织细胞的结构不同及生化功能的差异等有关。药物作用的选择性是相对的，与用药剂量有关，当剂量增大时其作用范围也扩大，药物作用的选择性降低。

四、药物作用的两重性

药物作用具有两重性。药物既可呈现对机体有利的一面即治疗作用，又可呈现对机体不利的一面即不良反应。

（一）治疗作用

凡符合用药目的，有利于防病、治病的作用称为治疗作用。治疗作用可分为对因治疗和对症治疗。

1. 对因治疗　又称治本，用药目的在于消除原发致病因子，彻底治愈疾病。如急性扁桃体炎病人，应用青霉素杀灭致病菌。

2. 对症治疗　又称治标，用药目的在于改善疾病症状。如感冒发热病人，应用对乙酰氨基酚退热。

（二）不良反应

凡与用药目的无关，并给病人带来不适或痛苦的反应称为不良反应。少数较严重且较难恢复的不良反应称为药源性疾病，如链霉素引起的神经性耳聋。不良反应可分为：

1. 副反应　又称副作用，是指药物在治疗量时与治疗作用同时出现的与用药目的无关的反应。可给病人带来不适或痛苦，但一般危害不大，多半是可以恢复的功能性变化。不良反应是药物固有的作用，是可以预知的，有些不良反应也是可以避免或减轻的。

2. 毒性反应　多数药物的毒性反应是由于用药剂量过大、用药时间过长或机体敏感性过高引起的对机体有明显损害的反应。毒性反应一般比较严重，危害性较大，通常是可以预知的。

此外，有的药物可致畸（导致胎儿畸形）、致癌（导致恶性肿瘤）、致突变（导致基因突变），称为三致反应，属于慢性毒性反应。

知识拓展

反应停事件

沙利度胺最早由德国格仑南苏制药厂开发，1957 年首次被用作处方药。因为它能控制孕妇的精神紧张情绪，防止恶心，并有安眠作用，故此药又被称为“反应停”。20 世纪 60 年代前后，欧美至少 15 个国家都在使用这种药物治疗妊娠反应，很多孕妇使用反应停后症状得到了明显改善，于是它成了“孕妇的理想选择”（当时的广告用语）。反应停被大量生产和销售，仅在当时的联邦德国就有近 100 万人服用过反应停，其每个月销量达到了 1t。在联邦德国的某些州，病人甚至不需要医生处方就能购买到反应停。但随即而来的是，许多出生的新生儿都是短肢畸形，形同海豹，被称为“海豹肢畸形”。1961 年，这种症状被证实是孕妇服用反应停所致，受其影响的新生儿已多达 1.2 万名。从此，药物的致畸作用引起了人们的重视。

笔记

3. 超敏反应 又称过敏反应或变态反应，是指已被致敏的机体对某些药物产生的一种病理性免疫应答。超敏反应的发生与用药剂量无关，不易预知。超敏反应常表现为药源性发热、皮疹、血管神经性水肿、哮喘等，严重者可发生过敏性休克。对易致超敏反应的药物或过敏体质者，用药前应详细询问病人有无用药过敏史，按规定进行皮肤过敏试验，对该药有过敏史或过敏试验阳性者应禁用。

4. 继发反应 是指药物发挥治疗作用所引起的不良后果，或称治疗矛盾。如长期使用广谱抗生素后，体内敏感菌被抑制或杀灭，不敏感菌则大量繁殖生长，导致菌群失调引起新的感染，称为二重感染。

5. 特异质反应 是指少数由于遗传因素所致的生化缺陷病人对某些药物产生的特定反应，反应的性质与药物效应基本一致。如先天性葡萄糖-6-磷酸脱氢酶（G-6-PD）缺乏者，服用磺胺类药、阿司匹林等易引起溶血反应。

6. 药物依赖性 长期使用某些药物后，机体对其作用产生了精神性或生理性的依赖和需求。药物依赖性一旦形成，将迫使病人继续使用该药，以满足药物带来的精神欣快和避免停药出现的机体不适反应。药物依赖性分为：①精神依赖性又称心理依赖性，是指长期使用依赖性药物后，病人产生欣快、愉悦和满足等精神症状，致使病人有继续用药的强烈欲望；②生理依赖性又称躯体依赖性，是指长期使用依赖性药物后，药物参与维持机体功能和生命活动，使机体产生一种精神和身体的适应状态，若中断用药将产生戒断症状，表现为一系列精神症状和严重的生理功能紊乱。绝大多数依赖性药物同时兼有精神依赖性和生理依赖性。

五、药物剂量与效应关系

药物的剂量与效应关系简称量-效关系。一般来说，在一定剂量范围内，药理效应随着剂量增大而增强，但超过一定范围则会引起中毒，甚至死亡。

1. 无效量 是指由于用药剂量过小，不能出现药理效应的剂量。

2. 最小有效量 是指开始出现药理效应的最小剂量。

3. 极量 是指出现最大治疗效应，但尚未引起毒性反应的量，又称最大治疗量。极量是由《中华人民共和国药典》规定允许使用的最大剂量，超过极量有中毒的危险。除非特殊情况，一般不用极量，更不得超过极量。

4. 最小中毒量 是指超过极量，血药浓度继续升高，引起毒性反应的最小剂量。

5. 治疗量和常用量 治疗量是指最小有效量与极量之间的量。临床为使药物疗效可靠而安全，常采用比最小有效量大些，比极量小些的量，称为常用量。

六、药物作用机制

（一）受体途径

受体（receptor）是细胞在长期进化过程中逐渐形成的一类特殊蛋白质，能识别、结合特异性配体并产生特定效应。能与受体特异性结合的物质称为配体，包括神经递质、激素、自体活性物质和化学结构与之相似的药物等。配体与受体结合形成复合物而引起生物效应。许多药物是通过与受体结合而产生作用。药物与受体结合引起生物效应，需具备两个条件：一是亲和力，即药物与受体结合的能力；二是内在活性，即药物与受体结合产生效应的能力。据此将与受体结合的药物分为以下三类：

1. 受体激动药 又称受体兴奋药，是指药物与受体既有较强的亲和力，又具有较强的内在活性，从而可兴奋受体产生明显效应。如 β 受体激动药异丙肾上腺素，能激动 β 受体而呈现兴奋心脏和扩张支气管的作用。

2. 受体拮抗药 又称受体阻断药，是指药物与受体只有亲和力而没有内在活性，其与受体结合后不产生效应，但可阻碍激动药与受体的结合，因而对抗或取消激动药的作用。如 β 受体拮抗药普萘洛尔，可与肾上腺素竞争与 β 受体的结合，呈现对抗肾上腺素的作用，引起心脏抑制和支气管收缩。

笔记

3. 受体部分激动药　是指药物与受体虽具有亲和力，但仅有较弱的内在活性。受体部分激动药单独应用时可产生较弱的效应，而与激动药合用时，则呈现对抗激动药的作用即减弱激动药的效应。所以，部分激动药具有激动药与拮抗药的双重特性。如喷他佐辛（阿片受体部分激动药）单独应用时有较弱的镇痛作用，与吗啡合用时，则可减弱吗啡的镇痛作用。

（二）非受体途径

1. 改变某些酶的活性　有些药物可对酶产生诱导、激活或抑制作用。如苯巴比妥可诱导葡萄糖醛酸转移酶，加速胆红素的代谢，用于防治新生儿黄疸；新斯的明可抑制胆碱酯酶，产生拟胆碱作用，用于治疗重症肌无力。

2. 参与或干扰机体的代谢过程　如铁制剂参与血红蛋白的形成，可用于治疗缺铁性贫血。也有些药物化学结构与细菌代谢物质相似，可干扰细菌的生化代谢过程，如磺胺类药物与对氨基苯甲酸（PABA）结构相似，可干扰细菌二氢叶酸的合成，从而影响细菌的核酸代谢，产生抗菌作用。

3. 影响细胞膜离子通道　如抗高血压药物硝苯地平，通过阻滞血管平滑肌的 Ca^{2+} 通道，减少 Ca^{2+} 的内流，引起血管扩张而降低血压。

4. 改变理化环境　如甘露醇通过提高血浆渗透压，产生脱水作用，可用于治疗脑水肿；碳酸氢钠可碱化血液，提高血液 pH，用于纠正代谢性酸中毒。

5. 影响递质的释放或激素的分泌　如麻黄碱能促进去甲肾上腺素能神经末梢释放去甲肾上腺素，产生升压作用，可用于防治麻醉时的低血压；大剂量碘可抑制甲状腺激素的释放，用于治疗甲状腺功能亢进危象。

6. 影响免疫功能　如免疫增强剂胸腺素可诱导 T 细胞分化成熟，还可调节成熟 T 细胞的多种功能，从而调节胸腺依赖性免疫应答反应。免疫抑制药环孢素能抑制 T 细胞的增殖与分化，用于抑制器官移植术后的排斥反应和自身免疫性疾病等。

7. 非特异性作用　一些药物并无特异性作用机制，如消毒防腐药对蛋白质的变性作用，可用于体外消毒防腐。

第三节　药物代谢动力学

一、药物的体内过程

药物从给药部位进入机体到药物被机体消除的全过程称为药物的体内过程，包括药物的吸收、分布、生物转化（代谢）和排泄四个环节。

（一）药物的吸收

药物从给药部位进入血液循环的过程称为吸收（absorption）。除静脉给药外，其他给药途径均需通过吸收才能进入血液循环。药物只有经过吸收后才能产生全身作用，如口服阿司匹林吸收后可产生解热镇痛作用。药物吸收的快慢和多少，直接影响药物呈现作用的快慢和强弱。吸收快而完全的药物显效快、作用强；反之则显效慢，作用弱。

口服是最常用的给药途径。由于胃的吸收面积较小、排空较快，所以药物在胃的吸收较少，绝大多数弱酸性和弱碱性药物主要在肠道吸收。小肠具有吸收面积大、血流丰富、pH 为 5.0~8.0 等特点，适合于大多数药物的吸收。由胃肠道吸收的药物，首先经门静脉进入肝，有些药物通过肝时部分被代谢，使进入体循环的药量减少，药效降低，这种现象称为首关消除（first pass elimination），也称首过消除或首过效应。舌下给药和直肠给药几乎可避免首关消除。

（二）药物的分布

药物吸收后从血液循环到达机体各部位和组织的过程称为药物的分布（distribution）。影响药物分布的因素主要有以下几方面：

（1）药物与血浆蛋白的结合：与血浆蛋白结合的药物称为结合型药物，未结合的药物称为游离型药物，药物的血浆蛋白结合率是决定药物在体内分布的重要因素，只有游离型药物能通过毛细血管壁到达组织细胞发挥作用。

笔记

（2）药物的理化性质和体液的 pH：脂溶性药物或水溶性小分子药物易通过毛细血管壁，由血液分布到组织，水溶性大分子药物或离子型药物难以通过血管壁进入组织。

（3）药物与组织细胞的亲和力：有些药物对某些组织有特殊的亲和力，因而在该组织的浓度较高，如钙主要沉积于骨骼中。

（4）体内屏障：如血-脑屏障、胎盘屏障、血-眼屏障等。

（三）药物的生物转化

药物在体内发生的化学变化称为生物转化（biotransformation）或代谢（metabolism）。肝是药物生物转化的主要器官，其次是肠、肾、脑等。多数药物经生物转化后，失去药理活性成为代谢产物排出体外；但有些药物如地西泮、水合氯醛等，其代谢产物仍具有药理活性；少数药物如可的松，只有经过生物转化后才具有药理活性。

药物进行生物转化有赖于酶的催化，肝药酶是促进药物生物转化的主要酶系统。肝药酶专一性低，活性和数量个体差异性较大，受遗传、年龄、营养、病理状态及药物作用等方面的影响。某些药物可改变药酶的活性，因而影响本药及其他药物的代谢速度并可影响药物疗效。凡能增强药酶活性或加速药酶合成的药物称为药酶诱导剂，如苯巴比妥、苯妥英钠、利福平等是肝药酶诱导剂；凡能减弱药酶活性或减少药酶生成的药物称为药酶抑制剂，如西咪替丁、异烟肼等是肝药酶抑制剂。

（四）药物的排泄

药物及其代谢产物经机体的排泄器官或分泌器官排出体外的过程，称为药物的排泄（excretion）。

1. 肾排泄　大多数药物及其代谢产物能通过肾小球滤过，进入肾小管而排泄。当肾功能不全时，药物排泄速度减慢。有些药物经肾小球滤过后，又有部分被肾小管重吸收。药物经肾排泄受肾功能状态的影响，当肾功能受损时，以肾排泄为主要消除途径的药物自肾排泄变慢，此时宜相应减少药物剂量或延长给药间隔时间，以免产生蓄积中毒。另外，改变尿液的 pH 也可以影响药物的排泄速度。

2. 消化道排泄　有些药物及其代谢产物可经胆汁排泄进入肠道，随粪便排出。有些药物经胆汁排泄，在肠道再次被吸收入血，这种现象称为肝肠循环。肝肠循环量多的药物在连续应用时，应注意防止发生蓄积中毒。

3. 其他排泄途径　因乳汁比血液略呈酸性，又富含脂质，因此，脂溶性高或弱碱性药物易由乳汁排泄，如吗啡、氯霉素等。这些药物可对乳儿产生影响，故哺乳期妇女用药时应予注意。

二、药物代谢动力学的基本概念和参数

1. 时量（效）关系　用药后血药浓度随时间变化，药效也随时间变化，一般血药浓度与作用强度呈平行关系。血浆药物浓度随时间变化的动态过程，可用时量关系来表示；药物作用强度随时间变化的动态过程，可用时效关系来表示。时量（效）关系曲线的升段表明药物的吸收速度大于消除速度；曲线峰值表示分布过程达到动态平衡浓度，表明吸收速度等于消除速度；曲线降段表明消除速度大于吸收速度（图 42-1）。

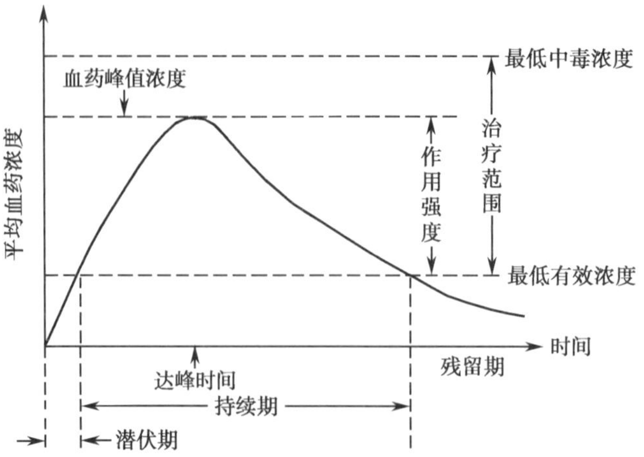

图 42-1　单次血管外给药的时量（效）关系曲线

2. 血浆半衰期($t_{1/2}$)　药物血浆半衰期是指血浆药物浓度下降一半所需的时间,它反映了药物在体内的消除速度。一次给药后,约经过5个半衰期,血中药物浓度消除约97%,可以认为药物已基本消除。临床采用口服或肌内注射多次给药时,常以1个半衰期为给药间隔时间,以维持体内相对稳定的有效浓度,如每隔1个半衰期重复恒量给药1次,体内药量将逐渐累积,约经5个半衰期,基本达到稳态浓度(C_{SS}),此时药物的吸收量与消除量几乎相等。肝、肾功能不全时,药物半衰期可明显延长,易发生蓄积中毒,应予注意。

3. 生物利用度(bioavailability)　是指经任何给药途径给予一定剂量的药物后达到全身血液循环内药物的百分率,它是反映药物吸收情况的重要参数。生物利用度用 F 表示,计算公式为:生物利用度(F)=A/D×100%。A 为体内药物总量,D 为用药剂量。

生物利用度是评价药物吸收率、药物制剂质量的一个重要指标。绝对生物利用度可用于评价同一药物不同给药途径的吸收程度;相对生物利用度可用于评价药物制剂对吸收率的影响,可以反映不同厂家同一种制剂或同一厂家的不同批号药品的吸收情况。

第四节　影响药物作用的因素

一、机体方面

(一)生理因素

1. 年龄　机体的某些生理功能如肝、肾功能,体液与体重的比例,血浆蛋白结合率等均可因年龄而异,年龄对药物作用的影响以小儿和老年人尤为突出。

小儿正处于生长发育期,尤其是婴幼儿各器官的生理功能尚未发育完善,其肝、肾功能与成年人相比有较大差异,对药物的处置能力低而敏感性高,以致影响某些药物的消除而产生毒性反应。如新生儿、早产儿因肝缺乏葡萄糖醛酸转移酶及肾排泄功能不完善,对氯霉素的消除能力弱,使用该药易引起灰婴综合征;新生儿的血-脑屏障发育尚未完善,药物容易分布到脑部产生不良反应,使用吗啡易引起呼吸抑制;小儿对中枢神经系统药敏感性比成人高。

老年人由于各器官功能逐渐减退,尤其是肝、肾功能的逐渐减退,对药物的代谢和排泄能力降低,对药物的耐受性较差,用药剂量一般约为成人的3/4(一般所说的剂量是指18~60岁成年人的药物平均剂量)。在敏感性方面,老年人与成年人也有所不同。老年人对中枢神经抑制药、利尿药、降压药、抗凝血药等药物的敏感性增高,易致严重不良反应;使用氨基糖苷类抗生素、呋塞米易引起听力损害,应用这些药物应当特别谨慎。

2. 性别　妇女有月经期、妊娠期、哺乳期等特殊生理周期。月经期妇女应避免使用作用强烈的泻药和抗凝药,以免月经量过多。妊娠期妇女,特别在妊娠早期,避免使用可能引起胎儿畸形或流产的药物。哺乳期妇女不宜使用对乳儿有不良影响的药物如抗甲状腺药,必须使用时应停止哺乳。

(二)心理因素

心理因素在一定程度上可影响药物作用,其中以病人的情绪、对药物信赖程度及医护人员的语言等因素最为显著。在临床用药时,应注意对用药者的心理疏导,充分发挥积极的心理效应,主动关心和爱护病人,消除病人的顾虑,使其积极、乐观、主动地接受药物治疗,以提高临床药物治疗效果,促进疾病的康复。

(三)遗传因素

基因是决定药物代谢酶、药物转运蛋白、受体活性和功能表达的结构基础,是药物代谢与反应的决定因素。药物代谢酶、药物转运蛋白和受体的遗传多态性是导致药物反应个体与群体差异的重要原因。如 *N*-乙酰基转移酶的活性在人群中呈多态分布,人群被分为慢型乙酰化代谢者、快型乙酰化代谢者和中间型乙酰化代谢者,不同的乙酰化代谢者对异烟肼、磺胺类等药物的代谢存在着差异性,从

笔记

而影响药物的血药浓度，结果影响其疗效和不良反应。药物的特异质反应也与遗传因素有关，如先天性 G-6-PD 缺乏者，使用磺胺类药物、伯氨喹等易引起溶血反应。

（四）个体差异

一般情况下，年龄、性别和体重等条件相似的病人，对药物作用的反应是相似的，但也有少数病人对药物作用的反应与一般人不同，有着显著的量或质的差异。量的差异表现为高敏性和耐受性。如病人对某些药物特别敏感，应用小剂量就能产生较强的作用，称为高敏性；与此相反，病人对某些药物很不敏感，应用较大剂量才能产生应有的作用，称为耐受性。耐受性有先天性与后天获得性之分，后者是反复用药后逐渐形成的。质的差异有超敏反应和特异质反应。

（五）病理因素

病理状态可以影响药物在体内的消除或使效应器官对药物的反应性发生改变，从而影响药物的效应。如肝、肾功能不全者易导致药物蓄积中毒；营养不良时低蛋白血症可使药物与血浆蛋白的结合率降低，游离型药物增多，使药物作用增强，甚至引起毒性反应；阿司匹林只能使发热病人体温降低，而对正常体温无影响；有机磷农药中毒病人对阿托品的耐受性增强，此时阿托品的用量可不受极量的限制。

二、药物方面

（一）药物的结构

一般说来，化学结构相似的药物其作用相似，如喹诺酮类药物的化学结构相似，该类药物作用也相似，均有抗菌作用。但化学结构相似的药物也可表现相反或拮抗作用，如维生素 K 与华法林结构相似但作用相反，前者能促进凝血过程，后者能对抗凝血过程。

（二）药物的剂量

参见本章第二节药物效应动力学。

（三）药物的剂型

药物的剂型影响药物的吸收，进而影响药物的作用。同种药物的不同剂型，有明显不同的药动学特征，生物利用度往往也不同。口服时液体制剂比固体制剂吸收快；同属固体制剂，吸收速度也不一样，吸收速度顺序为胶囊剂>片剂>丸剂。注射剂肌内注射时，吸收速度顺序为水溶液>乳剂>油剂。即使是同种药物、同种制剂，不同厂家、不同批号由于制剂工艺配方不同，药物的吸收情况和药物作用也有差别。控释制剂和缓释制剂可使药物缓慢释放，以达到较长时间维持血药浓度，产生持久药效，减少用药次数，如硝酸甘油透皮贴剂每日 1 贴。

三、其他方面

（一）给药途径

给药途径不同可影响药物作用出现的快慢和强弱。不同给药途径出现作用的快慢顺序依次为：静脉给药>吸入>舌下给药>肌内注射>皮下注射>直肠给药>口服给药>皮肤给药。有些药物，不同的给药途径可产生不同的药理作用，如硫酸镁口服呈现导泻和利胆作用，肌内注射则呈现抗惊厥和降血压作用，外用则可消肿止痛。

（二）给药时间和次数

给药的时间也可影响药物疗效，临床用药时需视具体药物和病情而定，如助消化药需在饭前或饭时服用；催眠药应在睡前服用；驱肠虫药宜空腹或半空腹服用；对胃肠道有刺激性的药物宜饭后服；食物可影响某些药物的吸收，如利福平宜空腹服用。

每日用药的次数，除根据病情需要外，药物半衰期是给药间隔的基本参考依据。一般来说，半衰期较短的药物，每日给药次数相应增多；半衰期较长的药物，每日给药次数相应减少，以维持有效血药浓度和防止蓄积中毒。如阿奇霉素半衰期为 35~48h，每日只需给药 1 次。肝、肾功能不全者应适当调节用药次数和给药间隔时间。

（三）药物相互作用

药物相互作用是指两种或两种以上药物同时或先后应用时，由于药物之间或药物与机体之间的相互影响，使药物作用较单用时增强或减弱。药理效应增强称为协同作用，药理效应减弱称为拮抗作用。

1. 药物在体外的相互作用　是指药物在体外配伍时所发生的物理性或化学性的相互作用，若出现浑浊、沉淀、变色，使疗效降低或毒性增大的现象称为药物配伍禁忌。如氢化可的松注射液（乙醇溶液）与氯化钾注射液（水溶性）混合时，由于溶剂性质的改变，可析出氢化可的松沉淀；酸性药物和碱性药物混合，产生中和反应而失效。

2. 药动学方面药物相互作用　是指药物在吸收、分布、生物转化和排泄过程中的相互影响，导致药物效应增强或减弱，作用时间缩短或延长。联合用药后，胃的排空、胃肠的蠕动、消化道 pH 的改变等均可影响药物吸收。如促进胃排空的药物多潘立酮可加速其他药物从肠道吸收，而抑制胃排空和减慢蠕动的抗胆碱药则减慢其他药物从肠道吸收；抗酸药可使胃肠道 pH 升高，若与弱酸性药物阿司匹林合用，则可增加后者的解离而减少吸收。药物还可通过相互竞争与血浆蛋白的结合影响药物的分布、通过对药酶的诱导或抑制作用影响药物的生物转化、改变尿液 pH 影响药物的排泄等，使另一药物作用增强或减弱，作用时间延长或缩短。

3. 药效学方面药物相互作用　是指靶系统、靶器官及靶细胞对药物的反应性被其他药物所改变，导致药物效应增强或减弱。作用性质相似的两类药物合用，往往出现协同作用，如吗啡与氯丙嗪合用，可使中枢抑制作用增强；作用性质相反的药物合用，往往出现拮抗作用，如纳洛酮可解救吗啡急性中毒。

【附】药品管理相关知识

（一）药品管理法简介

《中华人民共和国药品管理法》（简称《药品管理法》）是由国家颁布实施的药品管理基本法律，是制定各项具体药品法规的基础，其他有关药品的政策法规制定不得违背《药品管理法》。制定《药品管理法》的目的，是为加强药品监督管理，保证药品质量，保障人体用药安全，维护人民身体健康和用药的合法权益。凡是在中华人民共和国境内从事药品的研制、生产、经营、使用和监督管理的单位和个人必须共同遵守和执行《药品管理法》。

（二）处方

1. 处方概念与处方格式

（1）处方概念：处方是由注册的执业医师或执业助理医师在诊疗活动中为病人开具的、由执业药师或取得药学专业技术职务任职资格的药学专业技术人员审核、调配、核对，并作为病人用药凭证的医疗文书。医疗机构病区用药医嘱单也属于处方的范畴。护士必须严格按处方给病人用药。处方也是出现用药差错事故时，追究责任的法律凭证。

（2）处方格式由以下三部分组成：

1）前记：包括医疗、预防、保健机构名称、处方编号，费别、病人姓名、性别、年龄、门诊或住院病历号，科别或病室和床位号、临床诊断、开具日期等，并可添列特殊要求的项目。麻醉药品和第一类精神药品处方还应当包括病人身份证明编码，代办人姓名、身份证明编码。

2）正文：以 Rp.（拉丁文 Recipe“请取”的缩写）标示，分列药品名称、剂型、规格、数量、用法用量。

3）后记：医师签名和（或）加盖专用签章，药品金额以及审核、调配、核对、发药的药学专业技术人员签名。

2. 处方颜色　普通处方印刷用纸为白色；急诊处方印刷用纸为淡黄色，右上角标注“急诊”；儿科处方印刷用纸为淡绿色，右上角标注“儿科”；麻醉药品和第一类精神药品处方印刷用纸为淡红色，右上角标注“麻、精一”；第二类精神药品处方印刷用纸为白色，右上角标注“精二”。

笔记

（三）处方药与非处方药

为保障人民用药安全有效、使用方便，根据《中共中央、国务院关于卫生改革与发展的决定》，自2000年1月1日起施行制定处方药与非处方药分类管理办法。

1. 处方药（prescription drug） 是指必须凭执业医师或执业助理医师处方才可调配、购买和使用的药品。处方药一般都具有强烈的药理作用，专用性强，有的会产生过敏反应和依赖性。

2. 非处方药（over the counter drug，OTC） 是指不需要执业医师或执业助理医师处方即可自行判断、购买和使用的药品。消费者只要按照使用说明书或标签上列出的规定，如用法、用量、适应证、注意事项等就能安全使用。根据药品的安全性，非处方药分为甲、乙两类，乙类比甲类的不良反应相对轻些，更安全些。

处方药和非处方药不是药品本质的属性，而是管理上的界定。无论是处方药还是非处方药，都是经过国家药品监督管理部门批准的，其安全性和有效性是有保障的。其中非处方药主要是用于治疗各种消费者容易自我诊断、自我治疗的常见轻微疾病。

（四）药品名称

药品常用名称主要包括通用名称和商品名称。

1. 药品通用名称 我国《药品管理法》第五十条规定，列入国家药品标准的药品名称为药品通用名称。药品通用名称是药品的法定名称，其特点是通用性。不同品种的药品拥有不同的药品通用名称，而同一品种的药品则只能使用同一个药品通用名称。

2. 药品商品名称 药品商品名称是指一家企业生产的区别于其他企业同一产品、经过注册的法定标志名称，其特点是专有性。商品名称体现了药品生产企业的形象及其对商品名称的专属权。

我国《处方管理办法》中规定，开具处方应当使用经药品监督管理部门批准并公布的药品通用名称、新活性化合物的专利药品名称和复方制剂药品名称。

（五）药品说明书和药品标签

1. 药品说明书 药品说明书是指药品生产企业印制并提供的，用于指导临床正确使用药品的技术性资料。药品生产企业生产供上市销售的最小包装必须附有说明书。药品说明书既是对药品本身内容的解释和说明，体现了药企对其产品公开、透明的承诺，又是指导规范后续包括医院购药、医师开药、药师调药与病人用药等环节的指南和依据。

2. 药品标签 药品标签是指药品包装上印有或者贴有的内容，分为内标签和外标签。药品内标签指直接接触药品的包装标签，外标签指内标签以外的其他包装标签。

3. 药品说明书和标签上的部分标示

（1）药品批准文号：是国家批准药品生产企业生产药品的文号，是最直接、最简单地从外观判断药品合法性的标志之一。其格式为：国药准字+1位拼音字母+8位数字。化学药品使用拼音字母“H”，如国药准字H20020506；中药使用字母“Z”；生物制品使用字母“S”；进口分包装药品使用字母“J”。

（2）生产日期：是本药品生产的具体日期，一般按照“年+月+日”顺序编制。

（3）有效期：指可保证药品安全有效使用的期限。药品标签中的有效期应当按照年、月、日的顺序标注，年份用四位数字表示，月、日用两位数表示。其具体标注格式为“有效期至××××年××月”或者“有效期至××××年××月××日”；也可以用数字和其他符号表示为“有效期至××××.××.”或者“有效期至××××/××/××”等。例如，某药有效期至2008年8月，表明该药在2008年8月31日前使用均有效。

（4）批号：指在规定限度内具有同一性质和质量，并在同一周期中生产出来的一定数量的药品。批号是用于识别“批”的一组数字或字母加数字，用它追溯和审查本药品的生产历史。虽然多数药品批号也按着“年+月+日”顺序编制，但药品批号不等同于生产日期。

（5）药品专用标识：麻醉药品、精神药品、医用毒性药品、放射性药品、外用药品和非处方药品，必须印有规定的标识（图42-2）。

笔记

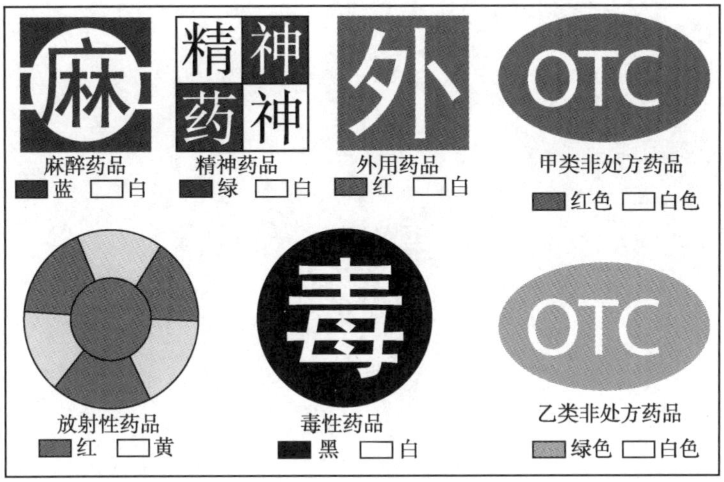

图 42-2　药品专用标识

（六）特殊药品

药品根据其临床特性，分为一般药品和特殊药品，后者指麻醉药品、精神药品、医疗用毒性药品和放射性药品。

1. 麻醉药品　是指连续使用后易产生生理依赖性，能引起瘾癖的药品。如吗啡、哌替啶、可卡因等。

2. 精神药品　是指直接作用于中枢神经系统，使之兴奋或抑制，连续使用能产生依赖性的药品。如咖啡因、地西泮等。根据精神药品使人体产生依赖性的程度和危害人体健康的程度，将精神药品分为第一类精神药品和第二类精神药品两大类，其中第一类精神药品比第二类精神药品更易于产生依赖性，且毒性更强。

3. 医疗用毒性药品　指毒性剧烈、治疗剂量与中毒剂量相近，使用不当会致人中毒或死亡的药品。如洋地黄毒苷、阿托品等。

4. 放射性药品　是指含有放射性元素的一类特殊药品。如放射性碘。

国家对以上特殊药品均有特定的管理法规，对其生产、包装、运输、贮藏、销售等各个环节都有明确的规定，各生产、经营单位及个人必须严格执行。

本章小结

药理学是研究药物与机体（包括病原体）相互作用及其规律的科学。研究内容包括药物效应动力学和药物代谢动力学。药物效应动力学研究药物的作用和作用机制。药物作用具有两重性，即治疗作用和不良反应。药物不良反应主要包括副反应、毒性反应、超敏反应、继发反应、药物依赖性和特异质反应。药物作用机制包括受体途径和非受体途径。药物代谢动力学研究药物的体内过程，包括药物的吸收、分布、生物转化（代谢）和排泄四个环节。影响药物作用的因素主要包括机体方面和药物方面。

（秦红兵）

4201

扫一扫，测一测

笔记

思考题

1. 药物不良反应有哪些？
2. 药物的体内过程包括哪些环节？
3. 药物半衰期有何临床意义？

思路解析

笔记

第四十三章　传出神经系统药物

学习目标

1. 掌握：传出神经系统受体的类别及生理效应；毛果芸香碱、新斯的明、阿托品、肾上腺素、去甲肾上腺素、异丙肾上腺素、酚妥拉明、普萘洛尔的药理作用、临床应用、不良反应和注意事项。

2. 熟悉：其他传出神经系统药物的特点。

3. 了解：传出神经系统按递质分类及药物的作用方式。

第一节　概　　述

传出神经主要是指把中枢神经系统的冲动传递到各器官或外周部分并支配效应器活动的神经。传出神经系统药物通过直接或间接影响传出神经的化学传递过程而改变效应器官的功能活动。

一、传出神经系统的分类

（一）按解剖学分类

1. 自主神经　包括交感神经和副交感神经，主要支配心肌、平滑肌、腺体等效应器。自主神经从中枢发出后，都要经过神经节中的突触更换神经元，然后到达所支配的效应器，故自主神经有节前纤维和节后纤维之分（图 43-1）。

2. 运动神经　自运动中枢发出后，中途不更换神经元，直接到达骨骼肌支配其运动（图 43-1）。

（二）按释放的递质分类

根据神经末梢释放递质的不同，可将传出神经主要分为胆碱能神经和去甲肾上腺素能神经两类：

1. 胆碱能神经　能合成乙酰胆碱，兴奋时从神经末梢释放乙酰胆碱的神经，包括：全部交感神经和副交感神经的节前纤维、全部副交感神经的节后纤维、极少数交感神经的节后纤维（如支配汗腺分泌和骨骼肌的血管舒张神经）及运动神经。

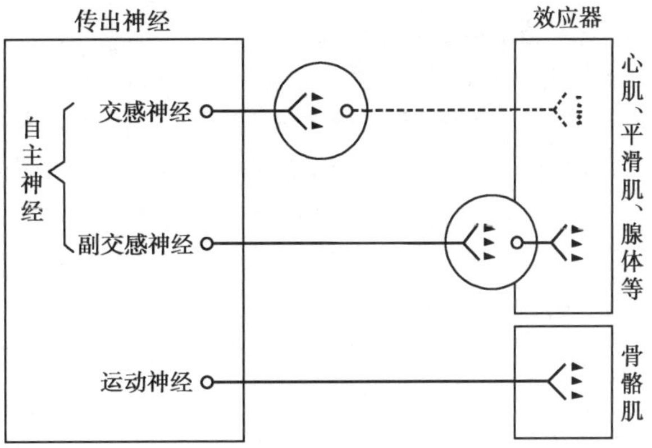

图 43-1　传出神经系统模式图

2. 去甲肾上腺素能神经　能合成去甲肾上腺素，兴奋时从神经末梢释放去甲肾上腺素的神经，包括大部分交感神经的节后纤维。

二、传出神经系统的递质

传出神经释放的递质主要有乙酰胆碱(acetylcholine,ACh)和去甲肾上腺素(noradrenaline,NA)。

1. 乙酰胆碱 乙酰胆碱主要在胆碱能神经末梢生物合成。胆碱能神经末梢内的胆碱和乙酰辅酶A,在胆碱乙酰转移酶的催化下合成乙酰胆碱。乙酰胆碱形成后即进入囊泡与ATP、蛋白多糖共同贮存于囊泡中。当神经冲动到达神经末梢时,囊泡中的乙酰胆碱以胞裂外排的方式释放至突触间隙,与突触后膜上的胆碱受体结合,并使效应器产生生理效应。在呈现作用的同时,数毫秒内即被突触间隙中的胆碱酯酶(acetylcholinesterase,AChE)水解为胆碱和乙酸。

2. 去甲肾上腺素 去甲肾上腺素主要在去甲肾上腺素能神经末梢生物合成。酪氨酸是合成NA的基本原料,从血液循环进入神经元后,经酪氨酸羟化酶催化生成多巴(dopa),再经多巴脱羧酶的催化生成多巴胺(dopamine,DA),后者进入囊泡中,经多巴胺β-羟化酶的催化,转变为去甲肾上腺素。去甲肾上腺素形成后,与ATP及嗜铬颗粒蛋白结合,贮存于囊泡中,以避免被胞质中的单胺氧化酶(mono-amine oxidase,MAO)所破坏。在肾上腺髓质嗜铬细胞中,NA在苯乙醇胺-*N*-甲基转移酶催化下,进一步生成肾上腺素。当神经冲动到达去甲肾上腺素神经末梢时,囊泡中的递质以胞裂外排的方式释放至突触间隙,释放的去甲肾上腺素在呈现作用的同时,75%~95%被突触前膜再摄取,是其作用终止的主要方式,递质被摄取后,由细胞内的儿茶酚氧位甲基转移酶(catechol-O-methyltransferase,COMT)和MAO代谢破坏。

三、传出神经系统的受体与效应

(一)胆碱受体与效应

能选择性地与乙酰胆碱结合的受体称为胆碱受体,可分为毒蕈碱型受体(简称M受体)和烟碱型受体(简称N受体)。

1. M受体与效应 能选择性地与毒蕈碱(muscarine)结合的受体称为M受体,主要分布在副交感神经节后纤维所支配的效应器细胞膜上。根据不同组织M受体与配体的亲和力不同,已将M受体分为5种亚型,较公认的是M_1、M_2、M_3受体。其中M_1受体主要分布于胃壁细胞、自主神经节、中枢神经系统等处,受体激动时可引起NA分泌减少、胃酸分泌增加、中枢兴奋等;M_2受体主要分布于心脏,被激动时可引起心肌收缩力减弱、心率减慢、传导减慢等;M_3受体主要分布于胃肠壁、膀胱壁、支气管平滑肌、胃肠及膀胱括约肌、瞳孔括约肌、血管内皮和腺体等处,激动时可引起胃肠壁、膀胱壁、支气管平滑肌收缩,胃肠及膀胱括约肌舒张,瞳孔缩小,血管扩张,腺体分泌增加等。M受体激动所产生的效应常称为M样作用。

2. N受体与效应 能选择性地与烟碱(nicotine)结合的受体称为N受体,可分为N_N和N_M受体两种亚型。N_N受体位于自主神经节突触后膜和肾上腺髓质,激动时可引起神经节兴奋和肾上腺髓质分泌增加;N_M受体位于骨骼肌,激动时可引起骨骼肌收缩。N受体激动所产生的效应常称为N样作用。

(二)肾上腺素受体与效应

能与去甲肾上腺素或肾上腺素(adrenaline,AD)结合的受体称为肾上腺素受体,可分为α肾上腺素受体(简称α受体)和β肾上腺素受体(简称β受体)。

1. α受体与效应 α受体可分为α_1和α_2受体两个亚型。α_1受体主要分布于血管平滑肌、瞳孔开大肌、胃肠和膀胱括约肌等处,激动时可引起血管收缩,瞳孔扩大,胃肠和膀胱括约肌收缩等;α_2受体主要分布于去甲肾上腺素能神经末梢、胰岛B细胞、血小板、血管平滑肌等处,激动时可引起NA释放减少、胰岛素分泌减少、血小板聚集、血管收缩等。

2. β受体与效应 β受体可分为β_1、β_2和β_3受体3个亚型。β_1受体主要分布于心脏、肾脏,激动时可引起心脏兴奋(心肌收缩力增强,心率加快,传导加速)、肾素释放量增加;β_2受体主要分布于支气管平滑肌、骨骼肌血管、冠状血管和肝等处,激动时可引起支气管平滑肌松弛,血管平滑肌舒张,糖原分解、血糖升高等;β_3受体分布于脂肪组织,激动时可引起脂肪分解。

笔记

四、传出神经系统药物的作用方式与分类

（一）传出神经系统药物的作用方式

1. 影响递质　有些药物通过影响递质生物转化而产生效应，如新斯的明通过抑制胆碱酯酶而阻碍 ACh 水解，使突触间隙的 ACh 含量增加，激动胆碱受体而发挥拟胆碱作用。有些药物可通过影响递质的合成、贮存、释放或摄取而产生效应，如麻黄碱和间羟胺可促进 NA 的释放而发挥拟肾上腺素作用。

2. 直接作用于受体　有些传出神经系统药物能直接与胆碱受体或肾上腺素受体结合而产生效应。凡结合后能激动受体并产生与递质相似的作用，称之为受体激动药或拟似药；结合后不能激动受体，并阻碍递质或激动药与受体结合，产生与递质相反的作用，称之为受体拮抗药或阻断药。

（二）传出神经系统药物的分类

传出神经系统药物通常分为拟胆碱药、抗胆碱药、拟肾上腺素药、抗肾上腺素药。

第二节　拟胆碱药

拟胆碱药（cholinomimetic drugs）是一类与胆碱能神经递质 ACh 作用相似的药物，包括胆碱受体激动药（cholinergic receptor agonists）和胆碱酯酶抑制药（cholinesterase inhibitor）。

一、M 受体激动药

毛果芸香碱

毛果芸香碱（pilocarpine）易穿透角膜，滴眼后 10～30min 开始缩瞳，降低眼压作用的达峰时间约 75min，可维持 4～8h。调节痉挛作用约维持 2h。

【药理作用】

1. 对眼的作用　以其溶液滴眼，可产生缩瞳、降低眼压和调节痉挛等作用。

（1）缩瞳：毛果芸香碱能直接激动瞳孔括约肌上的 M 受体，使瞳孔括约肌收缩，瞳孔缩小。

（2）降低眼压：毛果芸香碱通过缩瞳作用，使虹膜向中心方向收缩后根部变薄，前房角间隙扩大，房水易于通过小梁网经巩膜静脉窦流入血液循环，从而使眼压降低（图 43-2）。

（3）调节痉挛：毛果芸香碱能激动睫状肌环状纤维上的 M 受体，使睫状肌向瞳孔中心方向收缩，故悬韧带松弛，晶状体因本身弹性而自然变凸，屈光度增加，从而使远距离的物体不能成像在视网膜

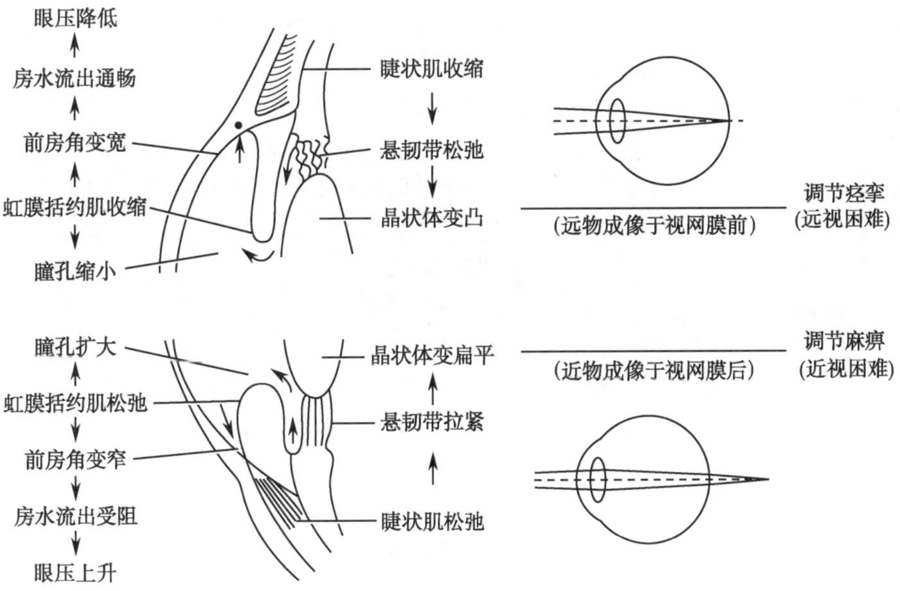

图 43-2　M 受体激动药（上）和 M 受体阻断药（下）对眼的作用

毛果芸香碱
对眼的作用

上，导致视近物清楚，而视远物模糊，这一作用称为调节痉挛（图 43-2）。

2. 对腺体的作用　毛果芸香碱被吸收后，能激动腺体的 M 受体，使腺体分泌增加，以汗腺和唾液腺分泌增加最为明显。

【临床应用】

1. 青光眼　毛果芸香碱能使前房角间隙扩大，眼压迅速降低，对闭角型青光眼疗效较佳；对开角型青光眼的早期也有一定疗效。

2. 虹膜炎　与扩瞳药交替应用，可防止虹膜与晶状体粘连。

3. M 受体阻断药中毒　以 1～2mg 皮下注射，可用于阿托品等药物中毒的解救。

【不良反应和注意事项】

吸收过量可出现流涎、多汗、腹痛、腹泻、支气管痉挛等 M 样症状，可用阿托品对抗。滴眼后，应轻压内眦 2～3min，以免药液经鼻黏膜吸收引起全身不良反应。

二、胆碱酯酶抑制药

胆碱酯酶抑制药又称抗胆碱酯酶药，能抑制胆碱酯酶活性，使乙酰胆碱水解减少，导致乙酰胆碱在突触间隙蓄积而激动 M、N 受体，呈现 M 及 N 样作用。按药物与胆碱酯酶结合后水解速度的快慢，可分为易逆性胆碱酯酶抑制药和难逆性胆碱酯酶抑制药，前者如新斯的明、毒扁豆碱等；后者主要为有机磷酸酯类杀虫药，具有毒理学意义。

新 斯 的 明

新斯的明（neostigmine）口服吸收缓慢，给药后 1h 显效，持续 3～4h；皮下注射或肌内注射 15min 显效，作用可持续 2～4h。不易透过血-脑屏障，无明显中枢作用；滴眼时不易透过角膜，对眼的作用很弱。

【药理作用】

主要通过抑制胆碱酯酶，使乙酰胆碱蓄积而呈现 M 样及 N 样作用。其作用具有选择性，对骨骼肌的兴奋作用最强，对胃肠道平滑肌和膀胱平滑肌兴奋作用较强，对心血管、腺体、眼和支气管等作用较弱。

【临床应用】

1. 重症肌无力　新斯的明通过兴奋骨骼肌，可改善肌无力症状。一般口服给药，即可改善症状。重症病人或紧急时，可皮下注射或肌内注射。

2. 腹气胀和尿潴留　新斯的明可增强胃肠道平滑肌和膀胱逼尿肌的张力，促进排气和排尿，常用于治疗术后腹气胀和尿潴留。

3. 阵发性室上性心动过速　新斯的明通过 M 样作用，使心率减慢。

4. 非除极化型肌松药中毒　适用于非除极化型肌松药如筒箭毒碱过量中毒时的解救，但禁用于除极化型肌松药如琥珀胆碱过量的解救。

【不良反应和注意事项】

治疗量时不良反应较少，可引起恶心、呕吐、腹痛、心动过缓、呼吸困难、肌肉震颤等。过量可引起胆碱能危象，出现肌无力症状加重，严重者可发生呼吸肌麻痹。机械性肠梗阻、尿路梗阻和支气管哮喘等病人禁用。

毒 扁 豆 碱

毒扁豆碱（physostigmine）脂溶性高，口服、注射和黏膜给药均可吸收，易透过血-脑屏障进入中枢神经系统；滴眼时易透过角膜。吸收后的外周作用与新斯的明相似；中枢作用表现为小剂量兴奋，大剂量抑制。本药吸收作用选择性低，毒性大，较少全身用药。对眼的作用与毛果芸香碱相似，但作用强、起效快而持久。缩瞳作用和降低眼压作用可维持 1～2d。主要用于治疗青光眼。滴眼后可致睫状肌强烈收缩而伴有头痛、眼痛，且刺激性强，故病人不易耐受，不宜久用。滴眼时需压迫内眦，以免药物吸收中毒。

吡 斯 的 明

吡斯的明（pyridostigmine）为人工合成药，作用较新斯的明弱，起效缓慢，作用维持时间较长。主要用于重症肌无力，也可用于腹气胀和尿潴留。副作用较少，很少引起胆碱能危象。禁忌证同新斯的明。

第三节　抗胆碱药

抗胆碱药(anticholinergic drugs)是一类能与胆碱受体结合而不激动或极少激动胆碱受体的药物，可竞争性阻断乙酰胆碱或胆碱受体激动药与受体结合，从而产生抗胆碱的作用。根据其对胆碱受体选择性的不同，可分为M受体阻断药和N受体阻断药。

一、M受体阻断药

阿　托　品

阿托品(atropine)口服易吸收，生物利用度约50%，1h后作用达高峰，持续3~4h；注射给药起效更快，$t_{1/2}$为2~4h。吸收后分布广泛，可透过血-脑屏障及胎盘屏障，亦可通过胎盘进入胎儿循环。80%以上经肾排泄，少量可随乳汁和粪便排出。

【药理作用】

1. 对内脏平滑肌的作用　阿托品通过阻断内脏平滑肌上的M受体，松弛多种内脏平滑肌，对处于过度活动或痉挛状态的平滑肌作用尤为明显。其中对胃肠道平滑肌松弛作用最强，对尿道和膀胱壁平滑肌其次，对胆管、输尿管和支气管平滑肌松弛作用较弱，对子宫平滑肌影响很小。

2. 对腺体的作用　阿托品抑制汗腺和唾液腺作用最强，小剂量即可使其分泌减少；对支气管腺体抑制作用较强；大剂量也能抑制胃液分泌，但对胃酸分泌影响较小。

3. 对眼的作用

(1) 扩瞳：阿托品能阻断瞳孔括约肌上的M受体，瞳孔括约肌松弛，使去甲肾上腺素能神经支配的瞳孔开大肌功能占优势，瞳孔扩大。

(2) 升高眼压：由于瞳孔扩大，虹膜退向四周外缘，前房角间隙变窄，妨碍房水回流入巩膜静脉窦，造成眼压升高。

(3) 调节麻痹：阿托品能阻断睫状肌上的M受体，睫状肌松弛而退向边缘，使悬韧带拉紧，晶状体变扁平，屈光度降低，不能将近距离的物体清晰地成像在视网膜上，导致视远物清楚，视近物模糊不清，这一作用称为调节麻痹(图43-2)。

4302
阿托品对眼的作用

4. 对心血管的作用

(1) 加快心率：较大剂量的阿托品能阻断窦房结的M_2受体，解除迷走神经对心脏的抑制，使心率加快。心率加快的程度取决于迷走神经张力，对迷走神经张力高的青壮年，其心率加快作用明显，对婴、幼儿及老年人影响较小。

(2) 加快房室传导：阿托品可拮抗迷走神经过度兴奋所致的房室传导阻滞和心动过缓，使房室传导加快。

(3) 扩张血管：一般治疗量的阿托品对血管和血压均无明显影响。大剂量阿托品可引起血管扩张，解除小血管痉挛，增加组织的血液灌注量，改善微循环。

5. 中枢兴奋作用　治疗量(0.5~1mg)的阿托品对中枢作用不明显；较大剂量(1~2mg)能兴奋延髓呼吸中枢；更大剂量(3~5mg)则可兴奋大脑皮质，出现烦躁不安、多言、谵妄等反应；中毒量(10mg以上)可产生幻觉、定向障碍、运动失调和惊厥等，严重时由兴奋转入抑制，出现昏迷及延髓麻痹而死亡。

【临床应用】

1. 解除平滑肌痉挛　对胃肠绞痛及膀胱刺激征等疗效较好；对胆绞痛和肾绞痛单用阿托品疗效较差，常与镇痛药哌替啶合用。此外，也可用于小儿遗尿症。

2. 麻醉前给药　通过减少呼吸道腺体及唾液腺分泌，防止分泌物阻塞呼吸道及吸入性肺炎的发生。

3. 眼科应用

(1) 虹膜睫状体炎：0.5%~1%阿托品局部滴眼，可松弛瞳孔括约肌和睫状肌，使之活动减少、充分休息，有助于炎症消退；同时还可预防虹膜与晶状体的粘连，常与缩瞳药交替使用。

（2）验光配镜、检查眼底：眼内滴入阿托品使睫状肌松弛，晶状体充分固定，可准确测定晶状体的屈光度；也可利用其扩瞳作用检查眼底，有助于观察眼底的周边部位。由于阿托品调节麻痹作用可维持2~3d，扩瞳作用可持续1~2周，视力恢复过于缓慢，现仅用于睫状肌调节功能较强的小儿验光。

4. 治疗缓慢型心律失常　用于迷走神经过度兴奋所致的心动过缓、传导阻滞等缓慢型心律失常。

5. 抗休克　在补足血容量的基础上，用于抢救暴发型流行性脑脊髓膜炎、中毒性菌痢、中毒性肺炎等所致的感染性休克。对于休克伴有高热或心率加快者不宜使用。由于阿托品副作用较多，目前多用山莨菪碱取代。

6. 解救有机磷酸酯类中毒　阿托品可迅速有效地缓解有机磷酸酯类中毒的M样症状。

【不良反应和注意事项】

常见口干、视近物模糊、畏光、心悸、皮肤干燥潮红、排尿困难和体温升高等，停药后均可逐渐消失；过量中毒时除上述外周症状加重外，还可出现中枢的表现，如焦虑、失眠、不安、幻觉、谵妄、躁狂，甚至惊厥等以兴奋为主的症状；严重中毒者由兴奋转为抑制，出现昏迷及呼吸麻痹。青光眼和前列腺肥大病人禁用。

山 莨 菪 碱

山莨菪碱（anisodamine）是从我国茄科植物唐古特莨菪中提取的生物碱，其人工合成的消旋品称654-2。本药脂溶性低，口服给药吸收差，多肌内注射给药。与阿托品相比，其对胃肠道平滑肌、血管平滑肌的解痉作用选择性高，强度与阿托品相似或略低；对眼和腺体的作用仅为阿托品的1/20~1/10；不易透过血-脑屏障，中枢作用不明显。主要用于胃肠绞痛、感染性休克等。不良反应与阿托品相似。

东 莨 菪 碱

东莨菪碱（scopolamine）是从洋金花、颠茄或莨菪等植物中提取的生物碱。与阿托品相比，其对中枢作用强且表现为抑制作用，随剂量增加依次为镇静、催眠、麻醉，但能兴奋呼吸中枢；抑制腺体分泌、扩瞳和调节麻痹作用强于阿托品，而对心血管及内脏平滑肌的作用较弱。主要用于麻醉前给药，作用效果优于阿托品。此外，可用于预防晕动病和抗帕金森病。防晕止吐作用可能与其抑制前庭神经内耳功能或大脑皮质功能及抑制胃肠蠕动有关。对帕金森病，可缓解流涎、震颤和肌肉强直，与其中枢抗胆碱作用有关。不良反应与阿托品相似。

知识拓展

修 氏 理 论

1983年4月，正在美国进修的中国医学科学院基础医学研究所助理研究员修瑞娟，在全美微循环学会会议上宣读她关于人体微循环新理论的论文，折服了美国的医学权威。“修氏理论”随即被公认，并被评为“1983年世界十大科技进展之一”。修瑞娟在大量实验基础上发现并证明，人体的各级微动脉血管的自律性运动是以波浪形进行传播的，微循环对器官和组织的灌注是海涛式灌注。这一成果是该领域研究的重大突破。莨菪碱类药物能增强微动脉血管的自律性运动。

二、N受体阻断药

（一）神经节阻断药

神经节阻断药可阻断交感神经节，使血管扩张，血压下降，曾作为降压药，但因其同时阻断副交感神经节，不良反应较多，现已少用。

（二）骨骼肌松弛药

骨骼肌松弛药简称肌松药，是一类通过作用于神经肌肉接头后膜的N_M受体，阻滞神经肌肉接头处神经冲动的正常传递，导致骨骼肌松弛的药物。主要作为外科麻醉的辅助用药。应用肌松药后，可在较浅的全身麻醉下获得外科手术所需要的肌肉松弛度，因此能减少全麻药的用量。按其作用机制的不同，可分为非除极化型肌松药和除极化型肌松药两类。

笔记

泮库溴铵

泮库溴铵（pancuronium bromide）为人工合成的长效非除极化型肌松药，其肌松作用强，起效快（4~6min），维持时间长（2~3h），蓄积性小，治疗量无神经节阻断作用和促进组胺释放作用。因有轻度抗胆碱作用和促进儿茶酚胺释放作用，故可引起心率加快和血压升高。主要用于各种手术维持肌松和气管插管等。重症肌无力、高血压和肾功能障碍病人慎用。过量中毒可用新斯的明解救。对溴化物过敏者禁用。

琥珀胆碱

琥珀胆碱（succinylcholine）是临床常用的除极化型肌松药，肌松作用快而短暂，静脉注射先出现短暂的肌束颤动，尤以胸腹部肌肉明显。1min内即转变为肌肉松弛，约2min肌肉松弛作用达高峰，5min作用即消失，静脉滴注可延长其作用时间。用于气管内插管及气管镜检查、食管镜等检查，外科麻醉辅助用药。不良反应有手术后肌痛、呼吸肌麻痹、眼压升高、血钾升高等。

第四节　拟肾上腺素药

拟肾上腺素药（adrenomimetic drugs）能与肾上腺素受体结合并激动受体，产生肾上腺素样作用。根据药物对肾上腺素受体的选择性不同，肾上腺素受体激动药分为α、β受体激动药，α受体激动药和β受体激动药三类。

一、α、β受体激动药

肾上腺素

肾上腺素（adrenaline，AD）口服无效，皮下注射因收缩血管而吸收缓慢，作用维持1h左右。肌内注射后吸收较快，作用维持10~30min。静脉注射立即起效，作用仅维持数分钟。AD在体内迅速被突触前膜再摄取或被COMT和MAO代谢失活，其代谢产物经肾排泄。

【药理作用】

1. 兴奋心脏　肾上腺素能激动心脏β_1受体，使心肌收缩力增强、心率加快、传导加速，心排出量增加，心肌耗氧量增加。

2. 对血管的作用　肾上腺素能激动血管平滑肌的α_1受体及β_2受体，使以α_1受体占优势的皮肤、黏膜和内脏血管收缩，以β_2受体占优势的骨骼肌血管和冠状动脉舒张。内脏血管具有α_1受体及β_2受体的双重分布，AD可显著收缩肾血管和肠系膜血管，而对脑及肺血管的收缩作用较弱。

3. 对血压的影响　肾上腺素对血压的影响与其用药剂量有关。①治疗量的肾上腺素激动β_1受体，使心脏兴奋，心排出量增加，故收缩压增高；由于激动β_2受体，使骨骼肌血管舒张作用抵消或超过了皮肤、黏膜和内脏血管的收缩作用，故舒张压不变或略下降，脉压增大，有利于组织器官的血液灌注；②较大剂量肾上腺素，除强烈兴奋心脏外，还可使血管平滑肌的α受体兴奋占优势，血管收缩效应超过血管舒张效应，外周阻力增加，收缩压和舒张压均升高。

4. 扩张支气管　肾上腺素能激动支气管平滑肌上的β_2受体，使支气管平滑肌舒张，并能抑制肥大细胞释放过敏性物质如组胺等；还可兴奋α受体，使支气管黏膜血管收缩，有利于消除支气管黏膜水肿。

5. 影响代谢　肾上腺素能提高机体基础代谢率，增加细胞耗氧量；激动α受体和β_2受体，抑制胰岛素分泌，促进肝糖原分解，并抑制外周组织对葡萄糖的摄取，使血糖增高；激活甘油三酯酶，使脂肪分解增加，血中游离脂肪酸升高。

【临床应用】

1. 心搏骤停　溺水、麻醉及手术意外、药物中毒、急性传染病及心脏传导阻滞等所致的心搏骤停，在进行心脏按压、人工呼吸和纠正酸中毒等措施的同时，可用肾上腺素静脉注射或心室内注射。

2. 过敏性休克　肾上腺素是抢救过敏性休克的首选药物。肾上腺素有兴奋心脏、收缩血管、舒张支气管、抑制过敏性物质释放和减轻支气管黏膜水肿等作用，可迅速缓解过敏性休克所致的循环衰竭和呼吸衰竭。一般皮下注射或肌内注射，必要时也可用0.9%氯化钠溶液稀释10倍后缓慢静脉注射，

笔记

但必须避免因过量或过快注射造成的血压剧升及心律失常等不良反应。

3. 支气管哮喘 用于控制支气管哮喘急性发作，皮下注射或肌内注射后数分钟内奏效，作用强，但维持时间短。

4. 与局麻药配伍 在局麻药液中加入少量肾上腺素，可使注射部位血管收缩，延缓局麻药的吸收，延长局麻药的作用时间；并可减少局麻药吸收中毒的可能性。

5. 局部止血 当鼻黏膜或牙龈出血时，可将浸有0.1%肾上腺素溶液的棉球或纱布填塞于出血处，使微血管收缩而止血。

【不良反应和注意事项】

可引起心悸、烦躁、皮肤苍白和头痛等，停药后上述症状可自行消失。剂量过大或静脉注射速度过快，可致血压骤升、剧烈的搏动性头痛，有发生脑出血的危险，也可引起心律失常，如期前收缩、心动过速、甚至心室颤动，故应用肾上腺素应严格控制剂量，密切观察病人的血压、脉搏及情绪变化。高血压、器质性心脏病、糖尿病和甲状腺功能亢进等病人禁用，老年人慎用。

多 巴 胺

多巴胺（dopamine，DA）化学性质不稳定，口服无效。在体内迅速经MAO和COMT代谢失效，作用时间短暂，一般采用静脉滴注给药。外源性DA不易透过血-脑屏障，故无明显中枢作用。

【药理作用】

1. 兴奋心脏 多巴胺能激动心脏β_1受体，使心肌收缩力增强、心排出量增加。治疗量对心率影响不明显，大剂量也可加快心率，但较少引起心律失常。

2. 对血管的作用 治疗量多巴胺激动α受体，使皮肤、黏膜血管收缩；能激动多巴胺受体（D_1受体），使肾和肠系膜血管扩张。大剂量时则以α受体的兴奋作用占优势，皮肤、黏膜、肾及肠系膜血管均收缩。

3. 对血压的影响 治疗量多巴胺使收缩压升高，舒张压不变或略升。但大剂量给药，则使收缩压、舒张压均升高。

4. 改善肾功能 治疗量多巴胺能激动肾血管D_1受体，使肾血管舒张，肾血流量及肾小球滤过率增加；还能直接抑制肾小管对Na^+的重吸收，产生排钠利尿作用。但应用大剂量时，因激动肾血管α受体，使肾血管明显收缩，肾血流量减少。

【临床应用】

1. 休克 可用于各种休克，如感染性休克、心源性休克、出血性休克等，尤其适用于伴有心肌收缩力减弱、尿量减少而血容量已补足的休克。用药前应注意补充血容量和纠正酸中毒。

2. 急性肾衰竭 与利尿药合用可增强疗效，可使尿量增加，血中非蛋白氮含量降低。

【不良反应和注意事项】

治疗量DA的不良反应较轻，偶见恶心、呕吐。剂量过大或静脉滴注速度过快可致心动过速、血压升高、心律失常、肾血管收缩、头痛等，因DA在体内消除迅速，故及时减慢静脉滴注速度或停药，上述症状即可消失。嗜铬细胞瘤病人禁用。室性心律失常、闭塞性血管病、心肌梗死、动脉硬化、高血压等病人慎用。

麻 黄 碱

麻黄碱（ephedrine）口服易吸收，易透过血-脑屏障。吸收后大部分以原形经肾排泄，因消除缓慢，药理作用较持久，一次给药可维持3~6h。本药兴奋心脏、收缩血管、升高血压和舒张支气管的作用缓慢、温和而持久，中枢兴奋作用强，易致失眠。主要用于防治硬膜外麻醉和蛛网膜下隙麻醉所引起的低血压、鼻黏膜充血所致鼻塞。可引起中枢兴奋，出现焦虑不安、失眠等，故尽量避免晚间用药，如需晚间应用宜加用镇静催眠药。禁忌证同肾上腺素。

二、α受体激动药

去甲肾上腺素

去甲肾上腺素（noradrenaline，NA）口服不吸收，皮下注射和肌内注射因强烈收缩血管，吸收很少，且易发生局部组织缺血坏死。静脉注射因迅速被突触前膜再摄取或被COMT和MAO破坏而作用短暂，临床采用静脉滴注给药以维持疗效。

【药理作用】

1. 对血管的作用 NA 能激动血管 α_1 受体，可使全身小动脉、小静脉收缩，其中皮肤黏膜血管收缩最明显，其次为肾血管。此外，脑、肝、肠系膜及骨骼肌血管也呈收缩反应。因心脏兴奋，心排出量增加，冠脉灌注压增高，且代谢产物如腺苷增多，故冠状血管舒张。

2. 兴奋心脏 NA 能激动心脏 β_1 受体，使心肌收缩力增强，心率加快，传导加速。但在整体情况下，心率可因血管收缩而反射性减慢。大剂量也能引起心律失常，但较肾上腺素少见。

3. 升高血压 小剂量 NA 静脉滴注，因兴奋心脏，心排出量增加，收缩压升高；此时，血管收缩不剧烈，故舒张压升高不多，脉压增大。较大剂量时，因血管强烈收缩，外周阻力明显增高，故收缩压、舒张压均明显升高。

【临床应用】

1. 休克和低血压 去甲肾上腺素在休克治疗中已不占重要地位，仅用于神经源性休克早期、过敏性休克、应用血管扩张药无效的感染性休克及药物中毒（如氯丙嗪、酚妥拉明）引起的低血压等，切忌大剂量或长时间应用，否则会因血管剧烈收缩而加重微循环障碍。

2. 上消化道出血 去甲肾上腺素 1~3mg，用 0.9%氯化钠溶液稀释后口服，可使食管或胃黏膜血管收缩而产生局部止血效应。

【不良反应和注意事项】

1. 局部组织缺血坏死 静脉滴注时间过长、浓度过高或药液外漏，使局部血管剧烈收缩，引起局部缺血坏死。故静脉穿刺时药液不得外漏，静脉滴注时间不宜过长，浓度不应过高，用药期间注意观察给药部位有无苍白、发凉、水肿等缺血表现，一旦出现应立即更换注射部位，局部热敷，并用 α 受体阻断药酚妥拉明或普鲁卡因局部浸润注射以扩张局部血管。

2. 急性肾衰竭 用药时间过长或剂量过大，可使肾血管剧烈收缩，肾血流量急剧减少，出现少尿、无尿等现象。故在用药过程中应严格控制静脉滴注速度，严密监测尿量、血压、末梢循环状况等，尿量至少保持在 25ml/h 以上。高血压、动脉硬化、器质性心脏病、少尿或无尿病人禁用。

间羟胺

间羟胺（metaraminol）性质较稳定，在体内不易被 MAO 破坏，作用维持时间较长。主要激动 α 受体，对 β_1 受体作用弱。可促进去甲肾上腺素能神经末梢释放去甲肾上腺素。与去甲肾上腺素比较，间羟胺的主要特点为：①收缩血管、升高血压的作用较弱而持久；②肾血管收缩作用较弱，不易引起急性肾衰竭；③对心率影响不明显，不易引起心律失常，有时可因血压升高而反射性地使心率减慢；④给药方便，可静脉滴注，也可肌内注射。常作为去甲肾上腺素的良好代用品，用于各种休克早期或其他低血压。

三、β 受体激动药

异丙肾上腺素

异丙肾上腺素（isoprenaline）口服无效，气雾吸入或舌下给药吸收较快，亦可静脉滴注。在体内主要被 COMT 代谢，代谢速度较慢，作用维持时间较肾上腺素略长。

【药理作用】

1. 兴奋心脏 异丙肾上腺素激动心脏 β_1 受体，可使心肌收缩力增强，心率加快，传导加速，心排出量增加，心肌耗氧量增加。与肾上腺素比较，异丙肾上腺素加快心率、加速传导的作用较强，对正位起搏点兴奋作用强，也可引起心律失常，但较少产生心室颤动。

2. 舒张血管 异丙肾上腺素激动 β_2 受体，使骨骼肌血管和冠状血管明显舒张，对肾和肠系膜血管舒张作用较弱，血管总外周阻力降低。

3. 对血压的影响 因兴奋心脏使心排出量增加，而外周血管舒张使外周阻力下降，故收缩压升高而舒张压下降，脉压增大。

4. 扩张支气管 异丙肾上腺素激动 β_2 受体，松弛支气管平滑肌，缓解支气管痉挛作用较肾上腺素强；也可抑制组胺等过敏物质释放，但无收缩支气管黏膜血管的作用。

5. 影响代谢 异丙肾上腺素促进糖原和脂肪分解，升高血糖和血中游离脂肪酸，增加组织耗氧量。

笔记

【临床应用】

1. 支气管哮喘　气雾吸入或舌下给药，可迅速控制支气管哮喘急性发作，疗效快而强。

2. 房室传导阻滞　舌下给药或静脉滴注给药，治疗Ⅱ、Ⅲ度房室传导阻滞。

3. 心搏骤停　心室内注射用于心室自身节律缓慢、房室传导阻滞或窦房结功能衰竭而导致的心搏骤停。

4. 休克　在补足血容量的基础上，异丙肾上腺素兴奋心脏，使心肌收缩力增强，心排出量增加，加之其扩血管的作用，适用于中心静脉压高、心排出量低的感染性休克。

【不良反应和注意事项】

常见心悸、头痛、头晕等不良反应。当支气管哮喘病人已明显缺氧时，易致心律失常。用药过程中应密切注意心率变化。长期反复应用易产生耐受性，大剂量应用可引起严重的心律失常，甚至心室颤动而引起猝死，故应严格控制剂量。冠心病、心肌炎和甲状腺功能亢进等病人禁用。

多巴酚丁胺

多巴酚丁胺（dobutamine）选择性激动 β_1 受体，使心肌收缩力增强，心排出量增加，对心率影响不明显。主要用于心肌梗死并发的心功能不全。

第五节　抗肾上腺素药

抗肾上腺素药（adrenergic receptor blocking drugs）能与肾上腺素受体结合，本身不产生或较少产生拟肾上腺素作用，但可阻断去甲肾上腺素能神经递质或肾上腺素受体激动药的作用。根据药物对肾上腺素受体的选择性不同，可将本类药物分为 α 受体阻断药和 β 受体阻断药。

一、α 受体阻断药

酚 妥 拉 明

酚妥拉明（phentolamine）为短效 α 受体阻断药。口服生物利用度低，常采用肌内注射或静脉给药，药物在体内迅速代谢和排泄，肌内注射作用维持 30~45min。

【药理作用】

1. 舒张血管　酚妥拉明可阻断血管平滑肌 α 受体和直接松弛血管平滑肌，使血管舒张，肺动脉压和外周阻力降低，血压下降。

2. 兴奋心脏　因血压下降可反射性地兴奋交感神经，又因阻断去甲肾上腺素能神经末梢突触前膜 α_2 受体，增加去甲肾上腺素释放，故可兴奋心脏，使心肌收缩力增强，心率加快，心排出量增加。

3. 其他　酚妥拉明还有拟胆碱作用、组胺样作用及抑制 5-羟色胺的多重作用。

【临床应用】

1. 外周血管痉挛性疾病　可用于肢端动脉痉挛性疾病（如雷诺病）、血栓闭塞性脉管炎。

2. 去甲肾上腺素静脉滴注外漏　可用本药作局部浸润注射，以拮抗去甲肾上腺素的血管收缩作用，防止局部组织缺血坏死。

3. 嗜铬细胞瘤　防治嗜铬细胞瘤手术过程中突然发生的高血压危象。也可用于嗜铬细胞瘤的鉴别诊断。

4. 休克　适用于感染性休克、心源性休克及神经源性休克。本药能扩张血管，改善微循环；还可增强心肌收缩力，增加心排出量，有利于休克的纠正。但给药前应补足血容量，以免引起血压下降。

5. 顽固性充血性心力衰竭　酚妥拉明能扩张血管，解除心力衰竭引起的小动脉和小静脉的反射性收缩，降低心脏前、后负荷，使左室舒张末期压和肺动脉压下降，心排出量增加，心力衰竭得以减轻。

【不良反应和注意事项】

1. 心血管反应　常见直立性低血压，静脉给药可引起心率加快、心律失常和心绞痛，冠心病病人慎用。用药过程中注意监测血压、脉搏变化。

2. 胃肠道反应　可引起腹痛、腹泻、呕吐、胃酸分泌增多等，甚至可诱发或加剧溃疡病，溃疡病病人慎用。

笔记

二、β 受体阻断药

（一）β 受体阻断药的共性

β 受体阻断药能选择性地与 β 受体结合，竞争性地阻断去甲肾上腺素能神经递质或肾上腺素受体激动药与 β 受体结合而发挥作用。

【药理作用】

1. β 受体阻断作用

（1）对心血管系统的影响：阻断心脏 $β_1$ 受体，使心率减慢，心房和房室结的传导减慢，心肌收缩力减弱，心排出量减少，心肌耗氧量下降，血压降低。由于非选择性 β 受体阻断药如普萘洛尔对血管 $β_2$ 受体也有阻断作用，加上心脏功能受到抑制，反射性地兴奋交感神经，引起血管收缩和外周阻力增加，可使肝、肾和骨骼肌等血流量减少，冠状血管血流量也降低。

（2）收缩支气管平滑肌：阻断支气管平滑肌 $β_2$ 受体，使支气管平滑肌收缩而增加呼吸道阻力，可诱发或加重哮喘。

（3）影响代谢：可抑制交感神经兴奋所致的脂肪、糖原分解，减弱肾上腺素的升高血糖作用，延缓使用胰岛素后的血糖恢复，并且能掩盖低血糖时交感神经兴奋的症状，使低血糖不易被及时察觉。对血糖、血脂正常者的糖代谢、脂肪代谢影响较小。

（4）抑制肾素释放：通过阻断肾小球球旁器细胞 $β_1$ 受体而抑制肾素的释放，这可能是其降压作用原因之一。

2. 内在拟交感活性　有些 β 受体阻断药（如吲哚洛尔）与 β 受体结合后除能阻断受体外，对 β 受体尚具有部分激动作用，称为内在拟交感活性。由于这种作用较弱，一般被其 β 受体阻断作用所掩盖。内在拟交感活性较强的药物在临床应用时，其抑制心肌收缩力、减慢心率和收缩支气管的作用较弱。

3. 膜稳定作用　有些 β 受体阻断药高浓度时可降低细胞膜对离子的通透性，产生局部麻醉作用和奎尼丁样作用，称为膜稳定作用。

4. 其他　普萘洛尔具有抗血小板聚集作用；噻吗洛尔具有降低眼压作用，这可能与其阻断血管平滑肌 $β_2$ 受体、减少房水的形成有关。

【临床应用】

1. 心律失常　对多种原因引起的快速型心律失常均有效，对于交感神经兴奋性过高、甲状腺功能亢进等引起的窦性心动过速疗效较好，也可用于运动或情绪激动所引发的室性心律失常。

2. 心绞痛和心肌梗死　对心绞痛有良好的疗效。长期应用可减少心绞痛发作、改善运动耐力、降低心肌梗死复发率和猝死率。

3. 高血压　能使高血压病人的血压下降，并伴有心率减慢，是治疗高血压的常用药物。

4. 充血性心力衰竭　对扩张型心肌病引起的心衰疗效好，在心肌状况严重恶化之前早期应用，能缓解某些充血性心力衰竭的症状，改善其预后。

5. 甲状腺功能亢进　可降低基础代谢率，减慢心率，控制激动不安等症状，对甲状腺危象可迅速控制症状。

6. 其他　①可用于嗜铬细胞瘤和肥厚型心肌病；②普萘洛尔试用于偏头痛、肌震颤、肝硬化所致的上消化道出血等；③噻吗洛尔局部用药治疗青光眼，疗效与毛果芸香碱相近或较优，且无缩瞳和调节痉挛等不良反应。

【不良反应和注意事项】

1. 一般不良反应　有恶心、呕吐、轻度腹泻等消化道症状。偶见过敏反应如皮疹、血小板减少等。

2. 心脏抑制　因对心脏 $β_1$ 受体的阻断作用，可引起心脏抑制，特别是窦性心动过缓、房室传导阻滞、心功能不全等病人对药物的敏感性增高，尤易发生，甚至引起严重心功能不全、肺水肿、房室传导完全阻滞或心搏骤停等严重后果。

3. 诱发或加重支气管哮喘　由于阻断支气管平滑肌 $β_2$ 受体，使支气管平滑肌收缩，呼吸道阻力增加。

4. 外周血管收缩和痉挛　由于阻断血管平滑肌 $β_2$ 受体，可使外周血管收缩和痉挛，导致四肢发冷、皮肤苍白或发绀，出现雷诺症状或间歇性跛行，甚至引起脚趾溃疡和坏死。

5. 反跳现象　长期应用 β 受体阻断药突然停药，可使疾病原有症状加重。

笔记

6. 其他 本类药物可掩盖低血糖反应所引起的心动过速、出汗等症状，使用本类药物的糖尿病病人，对此应予注意。严重心功能不全、窦性心动过缓、重度房室传导阻滞和支气管哮喘等禁用。心肌梗死、肝功能不全者慎用。

（二）常用药物

普 萘 洛 尔

普萘洛尔（propranolol）口服吸收完全，首关效应明显，生物利用度仅为 30%，使用剂量超过肝的消除能力时，其生物利用度可提高；与血浆蛋白结合率为 90%，易于通过血-脑屏障和胎盘屏障，也可分泌于乳汁中；主要在肝脏代谢，其代谢产物 90%以上从肾排泄；口服相同剂量的普萘洛尔，不同个体的血浆高峰浓度相差可达 20 倍之多，血浆高峰时间为 1~3h，$t_{1/2}$ 为 2~5h。

【药理作用和临床应用】

普萘洛尔为典型 β 受体阻断药，对 β_1、β_2 受体无选择性，没有内在拟交感活性，膜稳定作用较强。用药后使心肌收缩力减弱，高血压病人血压下降，并收缩支气管平滑肌，增加呼吸道阻力。临床常用于治疗心律失常、心绞痛、高血压和甲状腺功能亢进等，也用于治疗焦虑症、肌颤动、肝硬化的上消化道出血及预防偏头痛。

【不良反应和注意事项】

一般不良反应为恶心、呕吐、轻度腹泻、便秘以及疲乏、失眠等，停药后自动消失。严重不良反应可见急性心力衰竭、房室传导阻滞、诱发支气管哮喘以及引起雷诺病症状。心功能不全、窦性心动过缓、房室传导阻滞及支气管哮喘等病人禁用。肝功能不全病人慎用。

美 托 洛 尔

美托洛尔（metoprolol）可选择性阻断 β_1 受体，无内在活性。口服吸收完全，有首关效应，生物利用度为 40%。用药后 1.5h 达血药浓度高峰，血药浓度个体差异较大，相差 5 倍之多。血浆蛋白结合率为 12%，可通过血-脑脊液屏障和胎盘屏障。在肝脏中代谢，约 90%从尿中排泄，也可从乳汁中分泌。血浆 $t_{1/2}$ 为 3~4h。用于治疗各种高血压、心绞痛及室上性心律失常。也用于治疗甲状腺功能亢进和偏头痛等。静脉给药可用于急性心肌梗死病人的初期治疗。不良反应少，可出现胃部不适、头晕、多梦及疲倦等症状。

本章小结

传出神经按释放递质的不同，主要分为胆碱能神经和去甲肾上腺素能神经。传出神经系统药物通过影响递质或直接作用于受体，产生拟似作用或拮抗作用。

拟胆碱药主要有毛果芸香碱和新斯的明，毛果芸香碱主要用于青光眼，新斯的明可用于重症肌无力、术后腹气胀和尿潴留等。

抗胆碱药主要有阿托品，可用于内脏绞痛、麻醉前给药、缓慢型心律失常、抗休克、解救有机磷酸酯中毒等，青光眼、前列腺肥大病人禁用。同类药物有东莨菪碱和山莨菪碱。

拟肾上腺素药分为 α、β 受体激动药，α 受体激动药和 β 受体激动药 3 类。α、β 受体激动药主要有肾上腺素和多巴胺。肾上腺素可用于心搏骤停、过敏性休克、支气管哮喘、与局麻药配伍和局部止血，多巴胺可用于休克和急性肾衰竭。α 受体激动药主要有去甲肾上腺素和间羟胺。去甲肾上腺素可用于低血压和休克，因易引起局部组织缺血坏死和急性肾衰竭，现已少用，间羟胺作为其代用品，用于低血压和休克。β 受体激动药主要有异丙肾上腺素，可用于支气管哮喘、房室传导阻滞、心搏骤停、休克。

抗肾上腺素药分为 α 受体阻断药和 β 受体阻断药。α 受体阻断药主要有酚妥拉明，可用于外周血管痉挛性疾病、休克、嗜铬细胞瘤、休克、顽固性充血性心力衰竭等。β 受体阻断药代表药为普萘洛尔，可用于心律失常、心绞痛、高血压和甲状腺功能亢进等症等，心功能不全、窦性心动过缓、房室传导阻滞及支气管哮喘等病人禁用。

笔记

（何颖 秦红兵）

扫一扫，测一测

思考题

1. 毛果芸香碱为什么可以治疗青光眼？滴眼时应注意什么？
2. 新斯的明为什么可以治疗重症肌无力？
3. 阿托品的临床应用主要有哪些？
4. 过敏性休克为什么首选肾上腺素？
5. 异丙肾上腺素的临床应用主要有哪些？
6. 普萘洛尔的主要临床应用和禁忌证有哪些？

思路解析

第四十四章　局部麻醉药

学习目标

1. 掌握：普鲁卡因、利多卡因、丁卡因、布比卡因的作用特点及临床应用。
2. 熟悉：局部麻醉药的给药方法和不良反应。

麻醉是机体或机体的一部分暂时失去对外界刺激反应性的一种状态或造成这种状态的方法，它是进行外科手术的必要条件。能够引起麻醉状态的药物称为麻醉药，可分为全身麻醉药与局部麻醉药两类。全身麻醉药通过抑制中枢神经系统，使意识、感觉和反射暂时消失，骨骼肌松弛。本章主要介绍局部麻醉药。

第一节　局部麻醉药的作用和给药方法

局部麻醉药(local anesthetic)简称局麻药，是一类在用药局部可逆性、短暂性阻断感觉神经冲动产生与传导，在意识清醒的状态下，能使局部痛觉暂时消失的药物。按化学结构可分为酯类和酰胺类，前者有普鲁卡因、丁卡因等，后者有利多卡因、布比卡因等。

一、局部麻醉药的作用

(一) 局部麻醉作用

局麻药可通过阻滞神经细胞膜上电压门控性 Na^+ 通道，抑制 Na^+ 内流，使神经细胞膜不能去极化，从而阻滞神经冲动的产生和传导，产生局麻作用。局麻药的作用与神经纤维直径大小及神经组织的解剖特点有关。一般规律是细神经纤维比粗神经纤维更容易被阻断，无髓鞘的神经纤维比有髓鞘的神经纤维更敏感。局部麻醉的顺序为：痛觉最先消失，其次是温觉、触觉、压觉。较高浓度时运动神经亦可受到影响而出现麻痹。神经冲动传导的恢复则按相反顺序进行。

(二) 吸收作用

局麻药从给药部位吸收入血并达到一定浓度后，会对全身神经肌肉产生毒性作用，实际上是局麻药的不良反应。

1. 中枢神经系统　一般表现为先兴奋后抑制。表现为兴奋不安、肌肉震颤、抽搐、甚至惊厥，中枢过度兴奋可转为抑制，最终延髓抑制，导致呼吸衰竭而死亡。中毒时常见呼吸先停止，故宜采用人工呼吸抢救。禁用中枢兴奋剂抢救。

2. 心血管系统　局麻药对心肌细胞膜具有稳定作用，能降低心肌兴奋性、传导性，减弱心肌收缩力，抑制房室传导，不应期延长，引起心律失常，甚至心跳停搏。多数局麻药可使小动脉扩张，因此在血药浓度过高时可引起血压下降，甚至休克等心血管反应，特别是药物误入血管更易发生。高浓度局麻药对心血管的作用常发生在对中枢神经系统作用之后，偶有少数病人因应用小剂量引起突发的心室纤颤而死亡。

使用局麻药时，可在部分局麻药中加入肾上腺素(1∶1 000 000～1∶250 000 收缩血管，延缓局麻药的吸收，延长局麻作用时间，并能减少手术野出血。

二、局部麻醉药的给药方法

1. 表面麻醉　将穿透力强的局麻药根据需要涂或喷在黏膜表面，使黏膜下神经末梢麻醉。临床适用于口腔、咽喉、眼、鼻腔、气管和泌尿生殖道黏膜等部位的浅表手术或检查。常选用穿透力强的丁卡因、利多卡因等。

2. 浸润麻醉　将局麻药注射到皮下或手术切口部位，使局部神经末梢受药物浸润而麻醉。浸润麻醉的优点是麻醉效果好，对机体的正常功能无影响；缺点是用药量较大，麻醉区域较小，在做较大手术时，因需要量较大易产生全身毒性反应。适用于浅表小手术，可选用毒性较低的普鲁卡因或利多卡因。

3. 传导麻醉　又称神经干阻滞麻醉，是将局麻药注入神经干或神经丛周围，阻断神经冲动的传导，使该神经支配的区域麻醉。阻断神经干所需的局麻药浓度较麻醉神经末梢所需浓度高，但用量较小，麻醉区域较大。适用于四肢手术，可选用利多卡因、普鲁卡因、布比卡因等。

4. 蛛网膜下隙麻醉　又称脊髓麻醉或腰麻，将局麻药注入低位腰椎的蛛网膜下隙，麻醉该部位的脊神经根。药物在脊髓腔内的扩散受病人体位、姿势、药量、注射力量和药液比重等影响。适用于下腹部和下肢手术。可选用利多卡因、普鲁卡因、丁卡因等。

5. 硬膜外麻醉　将局麻药注入硬脊膜外腔，使通过硬脊膜外腔穿出椎间孔的神经根所支配的区域产生麻醉。由于硬脊膜外腔与颅腔不通，不易引起呼吸中枢麻痹，无腰麻时的头痛和脑膜刺激现象。适用于颈部至下肢的手术，尤其是上腹部手术。但因用药剂量比腰麻大 5～10 倍，如误将局麻药注入蛛网膜下隙，可引起呼吸与循环抑制等严重后果。常选用利多卡因，也可用普鲁卡因、丁卡因。

蛛网膜下隙麻醉和硬膜外麻醉又统称椎管内麻醉，由于能阻断交感神经传导，引起血管扩张，导致血压下降，可用麻黄碱防治。

第二节　常用局麻药

知识拓展

局麻药的发现及发展

18 世纪中叶，人们发现安第斯山脉上的古柯树叶中，含有一种能使人产生舒适感和增加耐力的生物碱，即可卡因。1884 年可卡因作为第一个麻醉药用于眼科，但因其毒性较大，应用受到限制。1905 年合成了毒性低的普鲁卡因，现已研发了很多新的局麻药，如丁卡因、利多卡因等，局麻药的使用范围逐渐扩大。

一、酯类局麻药

普 鲁 卡 因

普鲁卡因(procaine)为最常用的局麻药，对黏膜的穿透力弱，一般不用于表面麻醉。属短效局麻药，注射给药后 1～3min 起效，维持 30～60min，加用肾上腺素后局麻作用可延长 1～2h，但高血压、心脏病、指或趾端及阴茎手术禁用肾上腺素，以免造成局部组织缺血坏死。临床广泛用于浸润麻醉、传导麻醉、腰麻和硬膜外麻醉；也可用于局部封闭疗法，即将 0.25%～0.5%的普鲁卡因溶液注入损伤或炎症病灶内，可使损伤或炎症部位的症状缓解。

普鲁卡因在血浆中被酯酶水解，转变为对氨基苯甲酸(PABA)和二乙氨基乙醇，前者能对抗磺胺药的抗菌作用，后者增加强心苷的毒性反应，应尽量避免同时应用。

普鲁卡因毒性低，过量应用可引起中枢神经系统和心血管的反应。偶可引起过敏反应，用药前应做皮肤敏感试验。

丁 卡 因

丁卡因(tetracaine)的麻醉作用及毒性均比普鲁卡因大 10 倍左右，故一般不用于浸润麻醉；其对黏

笔记

膜穿透力强,作用迅速,1~3min 起效,作用持续 2h 以上,最常用于表面麻醉,也可用于传导麻醉、腰麻和硬膜外麻醉。丁卡因主要在肝脏代谢,但转化、降解速度缓慢,加之吸收迅速,易发生毒性反应,毒性表现与普鲁卡因相似。

二、酰胺类局麻药

利 多 卡 因

利多卡因(lidocaine)为中效局麻药,是目前应用最多的局麻药。与相同浓度的普鲁卡因比较,利多卡因起效快、作用强而持久,可达 1.5~2h。穿透力及毒性均介于普鲁卡因和丁卡因。无刺激性,不舒张血管。临床用于表面麻醉、浸润麻醉、传导麻醉以及硬膜外麻醉。由于扩散力强,麻醉范围及麻醉部位难以控制,一般不用于腰麻。对普鲁卡因过敏者可选用此药。本药也可用于室性心律失常,为防治各种急性快速型室性心律失常的首选药。

布 比 卡 因

布比卡因(bupivacaine)为长效、强效局麻药,主要用于浸润麻醉、传导麻醉、腰麻和硬膜外麻醉。

常用局麻药的作用比较见表 44-1。

表 44-1　常用局麻药的比较

局麻药	普鲁卡因	丁卡因	利多卡因	布比卡因
作用强度*	1	10	2	10
毒性*	1	10	2	5~8
起效时间/min	1~3	1~3	1~2	4~10
持续时间/h	1	2~3	1~2	5~10
对黏膜渗透力	弱	强	强	较强
主要用途	浸润、传导、腰麻、硬膜外	表面、传导、腰麻、硬膜外	各种麻醉	浸润、传导、腰麻、硬膜外

注:* 以普鲁卡因的作用强度与毒性为 1 进行比较。

本章小结

局部麻醉方法包括表面麻醉、浸润麻醉、传导麻醉、蛛网膜下隙麻醉和硬膜外麻醉等。常用局麻药分为酯类局麻药普鲁卡因、丁卡因等,酰胺类局麻药利多卡用、布比卡因等。

(马玉梅)

4401

扫一扫,测一测

思考题

1. 试述常用局麻药有哪些?各有何作用特点?
2. 局部麻醉时为什么常在局麻药液中加入少量的肾上腺素?

4402

思路解析

第四十五章 中枢神经系统药物

45章 PPT

学习目标

1. 掌握:地西泮、苯妥英钠、丙米嗪、吗啡、哌替啶、阿司匹林的药理作用、临床应用、不良反应和注意事项。

2. 熟悉:巴比妥类药物、卡马西平、左旋多巴、对乙酰氨基酚的药理作用、临床应用、不良反应和注意事项。

3. 了解:其他中枢神经系统药物的作用特点。

第一节 镇静催眠药

一、概述

镇静催眠药(sedatives-hypnotics)是一类中枢神经系统抑制药。凡能使兴奋不安、烦躁情绪趋于安静的药物称为镇静药(sedatives);能使失眠者诱导入睡或改善睡眠状况的药物称为催眠药(hypnotics)。但二者并无明显界限,镇静药较大剂量有催眠作用,而催眠药小剂量时起镇静作用,故统称为镇静催眠药。常用的镇静催眠药有苯二氮䓬类、巴比妥类及其他类。

二、常用镇静催眠药

(一)苯二氮䓬类

地　西　泮

地西泮(diazepam)又名安定,可口服、肌内注射、缓慢静脉注射。本药口服吸收迅速完全,服后1h血药浓度达高峰。肌内注射较口服吸收慢且不规则,故一般不肌内注射。静脉注射后迅速通过血-脑脊液屏障进入脑组织,因脂溶性高,随后又大量再分布到脂肪组织,使脑内药浓度迅速下降,故静注给药中枢作用快而短。与血浆蛋白结合率96%,可分布到全身大多数组织中,能透过胎盘屏障影响胎儿,也可从乳汁分泌,致乳儿嗜睡。主要由肝脏代谢,最后与葡萄糖醛酸结合并由尿排泄,血浆 $t_{1/2}$ 个体差异大,重复用药有一定蓄积性。

【药理作用和临床应用】

1. 抗焦虑　小于镇静剂量时即有良好的抗焦虑作用,选择性高,能显著改善紧张、恐惧、激动和不安等症状。主要用于焦虑症。

2. 镇静催眠　镇静作用发生快而确实,可缓解病人麻醉前的紧张、恐惧情绪;较大剂量产生催眠作用,能缩短睡眠诱导时间,延长睡眠时间,催眠作用优于巴比妥类。其特点为:对快波睡眠时相影响小,引起类似生理性睡眠。本药停药后反跳现象和后遗效应轻,治疗指数高,对呼吸影响小,大剂量不

笔记

引起全身麻醉，是目前最常用的镇静催眠药。临床用于失眠、麻醉前给药、心脏电击复律及内镜检查前给药。

知识拓展

睡 眠 时 相

生理性睡眠过程分为两种时相，即慢波睡眠和快波睡眠时相。慢波睡眠时脑电波呈现同步化慢波，对促进机体的生长及体力的恢复有利；快波睡眠时脑电波呈现同步化快波，梦境多发生在此时相中，对促进记忆与智力的恢复有利。两种睡眠时相在同一睡眠过程中循环交替4~6次，到睡眠后期，快波睡眠时间逐渐延长。

3. 抗惊厥、抗癫痫　地西泮抗惊厥作用明显，主要用于治疗破伤风、子痫、小儿高热、药物中毒等所致的惊厥。本药能抑制癫痫病灶异常高频放电扩散，是控制癫痫持续状态的首选药。

4. 中枢性肌肉松弛　肌松作用和降低肌张力的作用较强，但不影响正常活动。肌松作用可能是抑制脊髓多突触反射和抑制中间神经元传递过程的结果。用于治疗脑血管意外、脊髓损伤等中枢神经系统病变引起的肌强直，以及腰肌劳损、内镜检查等所致的肌肉痉挛。

【不良反应和注意事项】

1. 一般不良反应　地西泮毒性小，安全范围大，连续用药可出现头晕、嗜睡、乏力、记忆力下降等。大剂量可致共济失调。驾驶员与机械操作人员禁用。

2. 急性中毒　使用过量或静脉注射过快可致急性中毒，主要表现为昏迷和呼吸循环抑制，故静脉注射速度应缓慢，每分钟不得超过5mg。如发生急性中毒，主要是对症处理，必要时可选用苯二氮䓬类受体阻断剂氟马西尼(flumazeil)。

3. 耐受性和依赖性　长期大剂量应用时可产生耐受性和依赖性，但巴比妥类发生率低。应避免长期、反复使用，一般情况下，连续使用地西泮不应超过4~6周。如需继续使用，应停药2周后再继续使用。并尽可能及早及时逐渐停药。

4. 其他　偶有粒细胞减少、白细胞计数下降。有致畸作用，妊娠前3个月内禁用。青光眼、重症肌无力病人禁用。

（二）巴比妥类

目前临床应用的巴比妥类(barbiturates)药物主要有苯巴比妥(phenobarbital)和硫喷妥钠(thiopental sodium)。

【药理作用和临床应用】

巴比妥类主要是抑制中枢神经系统。随剂量由小到大，中枢抑制作用逐渐增强，依次出现镇静、催眠、抗惊厥、全身麻醉作用；中毒量抑制延髓呼吸中枢，导致呼吸麻痹，甚至死亡。

1. 镇静、催眠　应用1/4~1/3催眠量产生镇静作用，剂量增大则出现催眠作用，能延长睡眠时间，缩短入睡时间。由于缩短快波睡眠时相，易引起停药反跳现象，造成停药困难且后遗效应严重，现已少用。

2. 抗惊厥　苯巴比妥抗惊厥作用强大，主要用于破伤风、子痫、小儿高热、脑膜炎、脑炎引起的惊厥。

3. 抗癫痫　苯巴比妥具有抗癫痫作用，主要用于治疗强直-阵挛性发作，静脉给药可用于癫痫持续状态。

4. 麻醉及麻醉前给药　硫喷妥钠用于静脉麻醉和诱导麻醉。麻醉前给药常用苯巴比妥。

【不良反应和注意事项】

1. 后遗效应　服药次晨可出现头晕、困倦、嗜睡、精神萎靡及定向障碍等。

2. 耐受性和依赖性　长期使用可产生耐受性，是因中枢神经对巴比妥类产生适应性和本药诱导肝药酶加速自身代谢所致。长期使用还可产生精神依赖性和生理依赖性，突然停药可产生不安、震颤、精神失常及癫痫样发作等戒断症状，故应控制使用。

3. 急性中毒　口服10倍催眠量或静脉给药过快即可发生急性中毒，表现为昏迷、反射减弱、呼吸高度抑制、血压下降、甚至休克，最后死于呼吸麻痹。抢救措施：支持疗法维持呼吸和循环功能，口服

笔记

中毒者应洗胃、导泻，减少吸收；用碳酸氢钠碱化尿液，加强利尿，促进药物排泄，必要时应用血液透析或腹膜透析。

4. 其他　少数病人可发生皮疹、血管神经性水肿，偶见剥脱性皮炎。严重肝功能不全、支气管哮喘、颅脑损伤病人禁用。

（三）其他类

水合氯醛

水合氯醛（chloral hydrate）常用10%溶液口服、灌肠给药。口服或灌肠均易吸收，15～30min起效，1h达高峰，持续6～8h。大部分在肝内还原为三氯乙醇，活性更强，后者与葡萄糖醛酸结合，由肾排泄。水合氯醛及其代谢物三氯乙醇均有镇静、催眠、抗惊厥作用。催眠作用起效快，不缩短快波睡眠时相，无后遗效应。主要用于顽固性失眠，也可用于破伤风、子痫、小儿高热及中枢兴奋药中毒所致的惊厥。本药刺激性大，口服易引起恶心、呕吐、腹泻。消化性溃疡病人不宜口服。剂量过大抑制心脏。心、肝、肾功能严重障碍者禁用。久用可产生耐受性和依赖性。口服4～5g可致急性中毒，解救方法同巴比妥类。

唑吡坦

唑吡坦（zolpidem）能缩短入睡时间，减少夜间觉醒次数，增加总睡眠时间和改善睡眠。对快波睡眠无影响。口服给药，用于暂时性、偶发性和慢性失眠症。不良反应轻，但剂量过大可引起记忆丧失、运动障碍。

佐匹克隆

佐匹克隆（zopiclone）具有催眠、镇静、抗焦虑、肌肉松弛与抗惊厥作用，其催眠作用迅速，并可延长睡眠时间，提高睡眠质量，减少夜间醒觉次数和早醒次数。用于治疗失眠症。不良反应有嗜睡、头晕、口苦口干、肌无力、健忘、易怒好斗或精神紊乱。用药后突然停药可有戒断现象出现，有轻度的激动、焦虑、肌痛、反跳性失眠、噩梦等。过量可致昏睡或昏迷，但比一般苯二氮䓬类轻，毒性亦小。

第二节　抗癫痫药

一、概述

癫痫是大脑局部病灶神经元异常高频放电，并向周围正常脑组织扩布所引起的反复发作的大脑功能失调，表现为突然发作、短暂的运动、感觉功能或精神异常，并伴有脑电图异常。

知识拓展

癫痫主要发作类型和临床表现

1. 全身强直-阵挛性发作（大发作）　病人突然意识丧失，发出尖叫声，跌倒在地，全身肌肉强直性痉挛，继而转为阵发性抽搐，面色苍白、口吐白沫。一次发作持续数分钟。抽搐停止后，病人意识恢复或进入沉睡状态，1～2h后苏醒。

如果一次强直-阵挛性发作之后，意识尚未恢复，便又出现另一次发作，即强直-阵挛性发作连续发生，使病人持续处于昏迷状态，称为癫痫持续状态。

2. 失神性发作（小发作）　主要表现为短暂的意识丧失和动作中断，两目凝视失神，手中持物落地，无抽搐，持续数秒钟自然恢复，以儿童多见。

3. 复杂部分性发作（精神运动性发作）　意识不丧失，不抽搐，主要表现为阵发性精神失常，伴无意识动作。每次发作持续数分钟至数日。

4. 单纯部分性发作（局限性发作）　表现为一侧面部或肢体肌肉抽搐或感觉异常。若抽搐发展至对侧，则表现意识丧失，发展为强直-阵挛性发作。

目前癫痫的治疗仍以药物为主，其用药目的仅是减少或阻止发作，还不能有效预防发作和治愈疾病。抗癫痫药治疗癫痫的机制可能是：①影响中枢病灶神经元，减轻或防止过度放电；②提高正常脑细胞的兴奋阈，防止异常放电的扩散。多数抗癫痫药通过第二种方式起作用。

笔记

二、常用抗癫痫药

苯 妥 英 钠

苯妥英钠(phenytoin sodium)可口服、缓慢静脉注射。口服吸收缓慢而不规则,连服6~10d才能达到稳态血药浓度。碱性强(pH 10.4),刺激性大,不宜肌内注射。血浆蛋白结合率85%~90%。经肝药酶代谢,主要由肾排泄。因本药安全范围小,血药浓度个体差异较大,故用药剂量应个体化。

【药理作用和临床应用】

1. 抗癫痫　苯妥英钠是治疗全身强直-阵挛性发作的首选药,静脉缓慢注射可缓解癫痫持续状态;对复杂部分性发作和单纯部分性发作疗效次之;对失神性发作无效,甚至加重。

2. 抗外周神经痛　用于治疗三叉神经痛疗效好;对坐骨神经痛、舌咽神经痛也有一定效果。

3. 抗心律失常　对强心苷中毒引起的心律失常疗效较佳。

【不良反应和注意事项】

1. 局部刺激　苯妥英钠碱性强,口服刺激胃肠引起恶心、呕吐、腹痛、食欲减退,应饭后服用。静脉注射可引起静脉炎,宜选粗大血管。长期服用可致牙龈增生,发生率20%,多见于青少年,应注意口腔卫生,防止牙龈炎,并经常作牙龈按摩。

2. 神经系统反应　当血药浓度超过20μg/ml时,可致眼球震颤、复视、眩晕、共济失调;超过40μg/ml时,可出现语言障碍,精神错乱;达50μg/ml时,可致严重昏睡,甚至昏迷。

3. 血液系统反应　久服可致叶酸吸收与代谢障碍,抑制二氢叶酸还原酶,引起巨幼细胞贫血,宜补充亚叶酸钙治疗。

4. 过敏反应　2%~5%的病人可发生药物热、皮疹、粒细胞缺乏、血小板减少、再生障碍性贫血等。偶有剥脱性皮炎、系统性红斑狼疮及重型肝炎等。应定期作血常规和肝功能检查。

5. 其他　本药可加速维生素D代谢,长期用药可致低血钙,儿童病人可发生佝偻病样改变,少数成年病人出现骨软化症,必要时补充维生素D预防。偶见男性乳腺增大,女性多毛症,淋巴结肿大。偶致畸胎。静脉注射过快可致心律失常、心脏抑制和血压下降。室性心动过缓、Ⅱ~Ⅲ度房室传导阻滞、阿-斯综合征病人及孕妇禁用。

苯 巴 比 妥

苯巴比妥具有广谱抗癫痫作用,是治疗强直-阵挛性发作的常用药之一,静脉注射治疗癫痫持续状态;对复杂部分性发作和单纯部分性发作也有效;对失神性发作疗效差。因易致嗜睡、精神萎靡,故不作首选。

氯 硝 西 泮

氯硝西泮(clonazepam)口服吸收快,30~60min显效,1~2h血药浓度达高峰,作用持续6~8h,$t_{1/2}$ 22~38h,几乎全部经肝代谢,由肾排泄。抗惊厥、抗癫痫作用较强。主要用于癫痫持续状态、失神性发作、婴儿痉挛性发作、肌阵挛性发作及运动不能性发作等。不良反应以嗜睡、共济失调最常见,宜从小剂量开始逐渐增加剂量。长期应用可产生耐受性,突然停药可致癫痫持续状态,故应逐渐停药。静脉注射时抑制心脏和呼吸作用较地西泮强,应予以注意。孕妇慎用或禁用。

乙 琥 胺

乙琥胺(ethosuximide)口服吸收良好,3h血药浓度达高峰。对失神性发作疗效较好,且副作用及耐受性产生较少,是治疗失神性发作的首选药。常见副作用有嗜睡、眩晕、呃逆、食欲缺乏、恶心、呕吐、视物模糊等。偶见粒细胞减少、再生障碍性贫血。应定期检查血象和肝功能。

丙 戊 酸 钠

丙戊酸钠(sodium valproate)口服易吸收,1~4h血药浓度达峰值,具有广谱抗癫痫作用。用于失神性发作疗效优于乙琥胺,但因其具肝毒性而不作首选;对复杂部分性发作,疗效近似于卡马西平;对强直-阵挛性发作不如苯妥英钠和苯巴比妥;是强直-阵挛性发作合并失神性发作时的首选药。常见不良反应为胃肠道反应,偶见嗜睡、共济失调。大剂量可致胰腺炎,也有肝损害,严重者可因肝衰竭而死亡,多见于3岁以下儿童。故肝功能不良及3岁以下小儿禁用。

卡马西平

卡马西平（carbamazepine）又名酰胺咪嗪，口服吸收迅速，2～6h 血药浓度达峰值。对复杂部分性发作有良效，对强直-阵挛性发作和单纯部分性发作为首选药之一，对癫痫并发精神症状及对锂盐无效的躁狂症也有效。对失神性发作疗效差。对三叉神经痛及舌咽神经痛，疗效优于苯妥英钠。还可用于治疗尿崩症。常见不良反应有眩晕、恶心、嗜睡。少数病人出现共济失调、震颤、皮疹。严重的不良反应是偶尔引起骨髓抑制和肝脏损害。

第三节　治疗中枢神经系统退行性疾病药

一、抗帕金森病药

帕金森病（Parkinson disease，PD）又称震颤麻痹（paralysis agitans），是中枢神经系统锥体外系的慢性进行性运动障碍，其主要病变在中枢黑质-纹状体系统。是由于黑质-纹状体多巴胺能神经功能不足，胆碱能神经功能相对占优势而引起的中枢神经系统疾病。

由脑动脉硬化、一氧化碳中毒、脑炎后遗症、吩噻嗪类抗精神病药等引起的类似帕金森病表现，临床称为帕金森综合征。

抗帕金森病药可分为拟多巴胺药和中枢性抗胆碱药两大类。

（一）拟多巴胺药

左旋多巴

左旋多巴（levodopa，L-dopa）为多巴胺的前体物质，口服后经小肠主动转运而迅速吸收，吸收后 95%以上在外周被多巴脱羧酶脱羧生成多巴胺，后者不易透过血-脑屏障，大约仅有 1%的左旋多巴进入中枢神经系统。为减少左旋多巴外周脱羧以增强疗效和降低不良反应，常合用外周脱羧酶抑制剂。临床常采用口服用药。

【药理作用和临床应用】

1. 抗帕金森病　左旋多巴在脑内经多巴脱羧酶脱羧转变为多巴胺，补充黑质-纹状体通路中多巴胺的不足而发挥抗帕金森病作用。其特点为：①奏效慢；②对轻症和年轻病人疗效较好，对重症和老年病人疗效较差；③对肌肉强直和运动困难效果好，对肌肉震颤效果差；④对吩噻嗪类抗精神病药引起的帕金森综合征基本无效。

2. 治疗肝性脑病　严重肝功能障碍时，血中酪胺和苯乙胺升高，在脑内经 β-羟化酶生成伪递质苯乙醇胺和羟苯乙醇胺，取代了正常神经递质去甲肾上腺素的作用，引起中枢神经系统功能紊乱。左旋多巴能在脑内转化为去甲肾上腺素，恢复正常神经活动，使肝性脑病病人清醒，但对肝功能无改善作用。

【不良反应和注意事项】

1. 胃肠道反应　用药初期约 80%病人出现畏食、恶心、呕吐或上腹部不适。另外，还偶见消化性溃疡出血和穿孔。

2. 心血管反应　治疗初期约 30%病人出现直立性低血压，个别出现心律失常。

3. 神经系统反应　①不自主异常运动：约有 50%病人在治疗 2～4 个月内出现张口、伸舌、咬牙、皱眉等不随意运动；②“开-关”现象：长期用药的病人突然出现多动不安（开），而后全身僵直，运动不能（关），两种表现交替出现。

4. 精神障碍　表现为焦虑、失眠、噩梦、躁狂、幻觉、妄想和抑郁等，尤以老年人多见。

5. 其他　不宜与维生素 B_6 合用，因其加速左旋多巴在外周脱羧；不宜与肾上腺素受体激动药、抗精神病药和利血平等合用；精神病、高血压、心律失常、消化性溃疡病人慎用。

卡比多巴

卡比多巴（carbidopa）又名 α-甲基多巴肼，为外周多巴脱羧酶抑制药，不能透过血-脑屏障，但能减少 L-dopa 在外周组织中脱羧，致多巴胺生成受阻，使进入脑内的 L-dopa 浓度升高，提高疗效 50%，同时也可减轻其外周不良反应。常与 L-dopa 组成复方制剂。

笔记

金刚烷胺

金刚烷胺(amantadine)为抗病毒药,后来发现也有抗帕金森病作用。本药口服吸收迅速完全,起效快,故常口服给药。$t_{1/2}$ 约 20h,在体内不代谢,以原形经肾排泄。

【药理作用和临床应用】

1. 抗帕金森病　金刚烷胺透过血-脑屏障后,通过以下几方面发挥作用:①主要通过促使黑质-纹状体通路内残存的完整多巴胺神经元释放多巴胺;②抑制多巴胺的再摄取;③直接激动多巴胺受体;④较弱的中枢抗胆碱作用。其特点是:①见效快,持续时间短;②缓解僵直、震颤效果较好;③疗效不如左旋多巴,但优于中枢性抗胆碱药,与左旋多巴合用有协同作用。

2. 抗病毒作用　金刚烷胺能阻止病毒进入宿主细胞并抑制其复制,常用于甲型流感病毒感染的预防,对已发病者可改善症状,对乙型流感病毒、麻疹病毒和腮腺炎病毒感染无效。

【不良反应和注意事项】

常见头痛、眩晕、激动、言语不清、共济失调、口干、畏食等。长期用药后常见下肢皮肤出现网状青斑。妊娠妇女、脑动脉硬化、癫痫、精神病病人禁用。

司来吉兰

司来吉兰(selegiline)低剂量(<10mg/d)可选择性抑制中枢神经系统 MAO-B,能迅速通过血-脑屏障,降低脑内 DA 降解代谢,使多巴胺浓度增加,有效时间延长。本药与左旋多巴合用后能增加疗效,降低左旋多巴用量,减少外周不良反应,并能消除长期单独使用左旋多巴出现的“开-关反应”。本药低剂量对外周 MAO-A 无作用,肠道和血液中的 DA 与酪胺代谢不受影响,不会产生 MAO 非选择性抑制剂所引起的高血压危象,但大剂量(>10mg/d)亦可抑制 MAO-A,应避免使用。本药代谢产物为苯丙胺和甲基苯丙胺,可引起焦虑、失眠、幻觉等精神症状。慎与哌替啶、三环类抗抑郁药或其他 MAO 抑制药合用。

溴隐亭

溴隐亭(bromocriptine)为半合成的麦角生物碱,常口服给药。口服吸收迅速,主要肝代谢,$t_{1/2}$ 为 3~8h,大部分随胆汁排泄。本药为选择性多巴胺受体激动剂。小剂量口服后,主要激动结节-漏斗通路的多巴胺受体,减少催乳素和生长激素的释放。大剂量主要激动黑质-纹状体通路的多巴胺受体,呈现抗帕金森病作用。临床用于左旋多巴疗效差或不能耐受的帕金森病病人。疗效优于金刚烷胺和苯海索,对重症病人疗效好。还可用于各种原因所致的催乳素过高引起的闭经或溢乳。

(二)中枢性抗胆碱药

苯海索

苯海索(benzhexol)又名安坦,口服易吸收,通过拮抗中枢胆碱受体而减弱黑质-纹状体通路中乙酰胆碱的作用,抗震颤疗效好,但改善运动障碍和肌肉强直较差。其外周抗胆碱作用为阿托品的 1/10~1/3,但可改善病人流涎和多汗症状。不良反应与阿托品相似,但较轻。闭角型青光眼、前列腺肥大者慎用。本药对帕金森病疗效不明显,现已少用。

苯扎托品

苯扎托品(benzatropine)作用近似阿托品,具有抗胆碱作用,同时还有抗组胺和大脑皮质抑制作用,并有轻度的局部麻醉作用。用于治疗帕金森病和药物引起的帕金森综合征。

二、治疗阿尔茨海默病药

老年性痴呆症可分为原发性痴呆症和血管性痴呆症,前者又称阿尔茨海默病。由于阿尔茨海默病的发病机制尚未完全明了,故无法研制出特效的治疗药物。目前采用的比较有特异性的治疗措施是增加中枢胆碱能神经功能,其中胆碱酯酶(AChE)抑制药效果相对肯定。

他克林

他克林(tacrine)为可逆性的中枢抗胆碱酯酶药,通过抑制乙酰胆碱的水解,提高脑内胆碱能神经元功能,改善脑代谢,提高病人的认知能力和生活自理能力。常与磷脂酰胆碱合用于治疗 AD,是目前治疗 AD 最有效的药物。本药个体差异较大,口服时食物明显影响其吸收。主要不良反应可见恶心、呕吐、腹泻、消化不良、尿频、流涎、多汗、眩晕和皮疹等,具有肝毒性,可引起氨基转移酶升高,多数病

笔记

人于停药3周内可恢复。某些病例随剂量减少，氨基转移酶也可恢复正常。在用药最初18周，需每周检测1次血清氨基转移酶，以后可以每3个月检测1次。若剂量增加时，应每周检测氨基转移酶1次，至少6周。

多奈哌齐

多奈哌齐（donepezil）口服吸收良好，不受食物影响，生物利用度为100%，$t_{1/2}$约为70h，病人耐受性较好。与他克林相比，对中枢胆碱酯酶有更高的选择性，能改善轻至中度阿尔茨海默病病人的认知能力和临床综合功能。具有剂量小、毒性低等优点。不良反应较常见的有流感样胸痛、牙痛等。

石杉碱甲

石杉碱甲（huperzine A）是我国学者从中药千层塔（*Huperzia serrata*）中分离得到的一种新生物碱，是一种强效、高选择性胆碱酯酶抑制药，常口服给药。石杉碱甲具有显著改善记忆和认知功能的作用，可用于各型阿尔茨海默病的治疗。常见不良反应为恶心、头晕、多汗、腹痛、视物模糊等，一般可自行消失，严重者可用阿托品对抗。

美曲膦酯

美曲膦酯（metrifonate）又名敌百虫，是第一个胆碱酯酶抑制剂，是目前用于AD治疗的唯一以无活性前药形式存在的胆碱酯酶抑制剂，服用数小时后转化为活性代谢产物而发挥长久的疗效。本药能改善早老性痴呆病人的行为障碍，还又可提高病人的认知功能。对幻觉、抑郁、焦虑、情感淡漠症状有明显改善。不良反应较少且轻微短暂，偶尔会出现腹泻、腿痉挛、鼻炎等症状，继续治疗会自行消失。

加兰他敏

加兰他敏（galantamine）对神经元的胆碱酯酶有高度选择性，是胆碱酯酶的竞争性抑制药。不受食物和同时服药的影响，常口服给药。主要用于治疗轻至中度阿尔茨海默病，临床有效率为50%~60%。其疗效与他克林相似，但没有肝脏毒性。因此，本药目前在许多国家被推荐为治疗阿尔茨海默病的首选药。主要不良反应表现为治疗早期（2~3周）出现恶心、呕吐和腹泻等，稍后即消失。

占诺美林

占诺美林（xanomeline）是M_1受体选择性激动药，对M_2、M_3受体作用很弱。口服易吸收，容易透过血-脑脊液屏障，且皮质和纹状体摄取率较高，是目前发现的选择性最高的M_1受体激动药之一。可明显改善阿尔茨海默病病人的认知功能和动作行为，但因胃肠反应和心血管反应，现拟改为皮肤给药。本药为第一个有效治疗阿尔茨海默病的M受体激动药。

第四节　抗抑郁药

一、概述

抑郁症是常见的精神障碍之一，以情绪低落、言语减少、自责自罪为主要特征。目前认为该病是由于脑内5-羟色胺缺乏，并伴有去甲肾上腺素不足所致。抗抑郁药主要通过增加脑内5-羟色胺的含量并纠正去甲肾上腺素不足而发挥作用，用于抑郁症或抑郁状态的治疗。

目前临床使用的抗抑郁药包括三环类抗抑郁药（抑制去甲肾上腺素、5-羟色胺再摄取的药物）、去甲肾上腺素再摄取抑制药、5-羟色胺再摄取抑制药和其他抗抑郁药。

二、常用抗抑郁药

丙米嗪

丙米嗪（imipramine），口服吸收良好，但个体差异大。广泛分布于全身各组织，以脑、肝、肾和心肌分布较多。主要经肝代谢，其代谢产物地昔帕明仍有显著的抗抑郁作用。丙米嗪和地昔帕明最终被氧化为无效的羟化物或与葡萄糖醛酸结合后经肾排泄。

【药理作用】

1. 对中枢神经系统的作用　正常人服用丙米嗪后出现安静、嗜睡、头晕、注意力不集中等以镇静为主的症状。抑郁症病人服用后提高情绪、振奋精神、思维敏捷、言语增多，但显效缓慢，需连续应用

笔记

2～3周后疗效才显著。

2. 对自主神经系统的作用 治疗量丙米嗪能明显阻断M受体，引起阿托品样作用。

3. 对心血管系统的作用 治疗量丙米嗪可降低血压，导致心律失常，其中以心动过速较常见。

【临床应用】

适用于各种抑郁症的治疗。对内源性抑郁症和更年期抑郁症效果较好，对反应性抑郁症次之，但对精神分裂症伴抑郁状态者效果较差。

【不良反应和注意事项】

1. 阿托品样作用 常见口干、瞳孔扩大、视物模糊、便秘、心动过速、尿潴留、眼压升高等症状。前列腺肥大和青光眼病人禁用。

2. 心血管系统反应 治疗量即可出现血压下降，过量可致心动过速、心律失常、直立性低血压（以老年人多见）、T波低平或倒置、心肌梗死等，可突然死亡。心血管疾病病人应特别注意。

3. 中枢神经系统反应 可出现乏力、肌肉震颤，大剂量可引起精神兴奋、躁狂、癫痫样发作。有癫痫病史者慎用。

4. 其他 极少数病人出现皮疹、粒细胞缺乏和黄疸等。

阿米替林

阿米替林（amitriptyline）是临床上常用的三环类抗抑郁药，常口服用药。其特点是：①对5-羟色胺再摄取的抑制作用明显强于对去甲肾上腺素再摄取的抑制；②镇静和抗胆碱作用也较明显；③不良反应比丙米嗪严重。

马普替林

马普替林（maprotiline）选择性抑制NA的摄取，对5-HT无影响。具有抗抑郁、镇静、降血压的作用。临床应用与丙米嗪相似。治疗剂量可出现口干、便秘、头痛、头晕、心悸等，偶有过敏反应现象。

氟西汀

氟西汀（fluoxetine）是一种强效选择性5-羟色胺再摄取抑制药，比抑制去甲肾上腺素摄取作用强200倍。口服吸收良好，血浆蛋白结合率高，半衰期较长（48～72h），主要经肝代谢。临床主要治疗抑郁症，也用于神经性贪食症的治疗。不良反应轻，偶有胃肠道反应。

第五节 镇 痛 药

一、概述

疼痛是一种复杂的感觉。当机体受到伤害性刺激时可引起组织释放一些致痛物质，这些物质作用于神经末梢，产生致痛的传入冲动而产生痛觉，并伴有不愉快的情绪活动和防卫反应。

镇痛药是一类主要作用于中枢神经系统，在意识清醒的情况下能选择性消除或缓解疼痛而不影响其他感觉（触、视、听觉）的药物。疼痛是许多疾病的常见症状，是机体受到伤害性刺激产生的一种防御性反应，是伤害性刺激通过传入神经将冲动传至中枢，经大脑皮质综合分析产生的一种感觉。剧烈疼痛不仅给病人带来痛苦和紧张不安，而且还会导致生理功能的紊乱，引起失眠，甚至诱发休克而危及生命。镇痛药不仅能够解除病痛，防止休克的发生，同时还可缓解疼痛引起的紧张、不安情绪。但疼痛的部位及性质是诊断疾病的重要依据，未确诊前不宜轻率使用镇痛药，以免掩盖病情，延误疾病的诊断及治疗。常用的镇痛药包括阿片生物碱类、人工合成镇痛药和其他镇痛药。

二、常用镇痛药

（一）阿片生物碱类

吗 啡

阿片（opium）系罂粟科植物罂粟（*Papaver somniferum*）未成熟蒴果浆汁的干燥物，含20余种生物碱。吗啡（morphine）是阿片中最主要的生物碱，含量约10%。口服易吸收，但首关消除明显，生物利用度仅为25%，故常注射给药。皮下注射30min后可吸收60%。脂溶性低，仅有少量通过血-脑屏障进入中枢发挥作用。也可通过胎盘屏障进入胎儿体内。大部分在肝内代谢、经肾排泄，少量经乳腺排出，$t_{1/2}$2.5~3h。

【药理作用】

1. 中枢神经系统作用

（1）镇痛、镇静作用：吗啡具有强大的镇痛作用，对各种疼痛均有效。皮下注射5~10mg能明显消除或减轻疼痛。本药选择性高，在镇痛时意识清醒，其他感觉（如触、视、听觉等）不受影响。镇痛作用可持续4~5h。同时吗啡具有明显的镇静作用，能消除疼痛引起的紧张、焦虑和恐惧等情绪反应，提高机体对疼痛的耐受性。病人在安静的环境中易入睡，但睡眠浅、易唤醒，部分病人可产生欣快感，陶醉在自我欢愉中，这是病人反复追求用药而导致成瘾的原因之一。

（2）镇咳作用：吗啡可抑制咳嗽中枢，产生强大的镇咳作用，对各种剧烈咳嗽均有良好的疗效，但易产生依赖性，不作镇咳药使用。

（3）抑制呼吸作用：吗啡对呼吸中枢有很强的选择性抑制作用，治疗量即可抑制呼吸中枢，使呼吸频率减慢，肺潮气量降低、每分通气量减少。随着剂量增加，呼吸抑制作用加深，中毒剂量时呼吸极度抑制，呼吸频率可减少至3~4次/min，这与吗啡降低呼吸中枢对CO_2的敏感性及抑制脑桥呼吸调整中枢有关。呼吸抑制是吗啡中毒致死的主要原因。

（4）其他：①催吐作用，这与吗啡刺激延髓催吐化学感受区（CTZ）多巴胺受体有关，可用氯丙嗪和纳洛酮对抗；②缩瞳作用，吗啡可与中脑盖前核阿片受体结合，兴奋动眼神经缩瞳核，引起瞳孔缩小，瞳孔极度缩小呈针尖样，为吗啡中毒的明显特征。

2. 心血管系统作用　治疗量吗啡对心率、心律及心肌收缩力无影响，但能扩张血管，引起直立性低血压。另外，吗啡抑制呼吸使CO_2蓄积，引起脑血管扩张，颅内压升高。

3. 兴奋平滑肌作用

（1）胃肠道平滑肌：止泻，致便秘。吗啡能提高胃肠道平滑肌及其括约肌张力，使胃排空延缓，肠推进性蠕动减弱；抑制胃液、肠液、胰液及胆汁的分泌，延迟食物消化；中枢抑制作用使便意迟钝，因此有止泻作用并可引起便秘。

（2）胆道平滑肌：治疗量吗啡可使胆道平滑肌和奥迪括约肌痉挛性收缩，胆汁排空受阻，胆道压力上升，引起腹部不适，甚至诱发胆绞痛。

（3）其他：①吗啡可提高输尿管平滑肌和膀胱括约肌张力，引起排尿困难，导致尿潴留；②大剂量吗啡收缩支气管平滑肌，诱发或加重哮喘；③可对抗缩宫素对子宫的兴奋作用，使产程延长。

【临床应用】

1. 治疗急性锐痛　吗啡对锐痛、钝痛和内脏绞痛均有效，但连续应用易成瘾，故主要用于其他镇痛药无效时的急性锐痛，如严重创伤、战伤、烧伤和癌症晚期锐痛等。也可用于血压正常的心肌梗死止痛，除能缓解疼痛及减轻焦虑外，其扩张血管作用可减轻病人心脏负荷。对内脏平滑肌痉挛所致的胆绞痛、肾绞痛宜合用解痉药如阿托品治疗。

2. 治疗心源性哮喘　急性左心衰竭突然肺循环压力升高出现急性肺水肿，引起通气功能降低、呼吸急促和窒息，称心源性哮喘。除采用速效强心苷、氨茶碱和吸氧外，静脉注射吗啡可产生良好疗效。吗啡可迅速缓解病人的气促和窒息感，促进肺水肿液的吸收。但伴有昏迷、休克、严重的肺部疾病或痰液过多者禁用。

【不良反应和注意事项】

1. 一般反应　治疗量的吗啡可引起嗜睡、眩晕、呼吸抑制、恶心、呕吐、便秘、排尿困难（老年人多见）和直立性低血压（低血容量者容易发生）等。

2. 耐受性和依赖性　反复多次应用（连用2~3周）吗啡后，其效力逐渐减弱，产生耐受性，需增加剂量才能获得原来的镇痛、镇静和精神欣快等作用。连续应用极易产生依赖性，此时一旦停药会出现严重的戒断症状，表现为烦躁不安、失眠、打哈欠、流泪、流涕、出汗、肌肉震颤、呕吐、腹泻甚至虚脱、意识丧失等，停药36~48h最严重，经过5~10d逐渐消退，随后出现可持续6个月的迟发性戒断症状，如血压下降、体温升高、心率减慢、自主神经功能失调及感觉异常。同时伴有衰弱、无力、孤独、失落感及

笔记

工作效率下降等自觉感受。成瘾者为了减轻痛苦并获得应用吗啡的欣快感，常不择手段获取此类药物（强迫性觅药行为），造成极大的社会危害，故须严格按照国家《麻醉药品和精神药品管理条例》规定使用本类药品。

3. 急性中毒　用量过大可致急性中毒，表现为昏迷、瞳孔极度缩小呈针尖样、呼吸深度抑制三大特征，还常伴有发绀、尿少、体温及血压下降、甚至休克等，最终可因呼吸麻痹而死亡。需立即人工呼吸、适量吸氧、静脉注射阿片受体阻断药及呼吸中枢兴奋药尼可刹米等抢救。

4. 禁忌证　诊断未明的急性腹痛、分娩止痛和哺乳期妇女止痛、支气管哮喘和肺源性心脏病、颅脑损伤致颅内压增高、肝功能严重减退等病人及新生儿和婴儿禁用。

（二）人工合成镇痛药

哌 替 啶

哌替啶（pethidine），为化学合成品，临床一般采用注射给药。主要经肾排泄，少量自乳汁排泄，$t_{1/2}$约 3h。

【药理作用】

1. 镇痛、镇静作用　哌替啶可激动中枢阿片受体产生镇痛、镇静作用，镇痛作用约为吗啡的 1/10，注射后 10min 奏效，持续时间为 2~4h，病人可出现欣快感。

2. 抑制呼吸作用　与吗啡在等效镇痛剂量（哌替啶 100mg 相当于吗啡 10mg）时，呼吸抑制相等，但持续时间较短。

3. 心血管系统作用　治疗量可引起直立性低血压，具有扩张脑血管作用。

4. 兴奋平滑肌作用　①哌替啶对胃肠道平滑肌的作用与吗啡相似，但较吗啡弱，持续时间短，不引起便秘，亦无止泻作用；②兴奋胆道括约肌，升高胆道内压力，但比吗啡作用弱；③治疗量对支气管平滑肌无影响；④不对抗缩宫素对子宫的兴奋作用，不延长产程。

【临床应用】

1. 治疗各种锐痛　由于哌替啶的成瘾性产生较吗啡轻而且慢，临床上几乎取代吗啡用于各种锐痛，如创伤性疼痛、手术后疼痛、内脏绞痛和晚期癌痛等。胆绞痛、肾绞痛需合用解痉药如阿托品。可用于分娩止痛，但临产前 2~4h 应禁用。

2. 治疗心源性哮喘　可代替吗啡用于心源性哮喘，但疗效不如吗啡。

3. 用于麻醉前给药　改善病人术前紧张、焦虑、恐惧等情绪，减少麻醉药物的用量和缩短诱导期。

4. 人工冬眠　本药可与氯丙嗪、异丙嗪组成冬眠合剂，用于人工冬眠疗法。但对年老体弱者、婴幼儿及呼吸功能不全者不宜加入本药，以免抑制呼吸。

【不良反应和注意事项】

1. 副作用　治疗量可引起眩晕、出汗、恶心、呕吐、心悸和直立性低血压等。

2. 耐受性和依赖性　连用 1 周可产生耐受性，连用 2 周可产生依赖性，虽较吗啡小，但属于麻醉药品，需控制使用。

3. 急性中毒　可出现昏迷、呼吸抑制、肌肉痉挛、反射亢进和类似阿托品的中毒症状，如瞳孔散大、心率加快、震颤甚至惊厥等。除应用阿片受体阻断剂外，还可合用抗惊厥药抢救。

4. 禁忌证　与吗啡相似。

美 沙 酮

美沙酮（methadone）为强效镇痛药，口服和注射同样有效，口服生物利用度高，镇痛作用强度和持续时间与吗啡相当，镇静、欣快、抑制呼吸和引起便秘均较吗啡轻；耐受性和依赖性发生较慢，戒断症状轻。用于创伤、手术和晚期癌症等所致的剧痛，也用于缓解吗啡或毒品海洛因的戒断症状。呼吸功能不全者、婴幼儿及临产妇女禁用。

芬 太 尼

芬太尼（fentanyl）为短效、强效镇痛药，镇痛作用强（为吗啡的 100 倍）、快（肌内注射后 15min 起效）、短（持续 1~2h），对血压影响甚微。用于各种剧痛、静脉复合麻醉、神经安定镇痛麻醉和麻醉前给药。不良反应有眩晕、恶心、呕吐及胆绞痛，耐受性和依赖性发生较慢。支气管哮喘、脑部肿瘤、颅脑

笔记

损伤致昏迷者及 2 岁以下小儿禁用。

（三）其他镇痛药

曲　马　多

曲马多（tramadol）为中枢性镇痛药，镇痛作用强度为吗啡的 1/3；镇咳效力为可待因的 1/2；治疗剂量不抑制呼吸，不产生便秘，也不影响心血管功能。用于中、重度急慢性疼痛，如手术、创伤、分娩和晚期肿瘤疼痛等。长期应用也可产生耐受性和依赖性，可见眩晕、恶心、口干等不良反应。心、肝、肾功能不全，孕妇和哺乳期妇女应慎用。

布　桂　嗪

布桂嗪（bucinnazine），可口服或皮下注射。镇痛作用强度为吗啡的 1/3，持续 3～6h，对皮肤黏膜和运动器官的疼痛效果明显，对内脏疼痛效果差。用于偏头痛、三叉神经痛、炎症性和外伤性疼痛、痛经及癌痛。偶有恶心、头晕、困倦等神经系统反应，停药后可消失。个别病人出现依赖性，宜慎用。

第六节　解热镇痛抗炎药

一、概述

解热镇痛抗炎药是一类具有解热、镇痛，且大多数还有抗炎、抗风湿作用的药物。其结构和作用机制与同具抗炎作用的糖皮质激素不同，因此也称非甾体抗炎药（nonsteroidal anti-inflammatory drugs，NSAIDs）。按化学结构可分为水杨酸类、苯胺类、吡唑酮类及其他有机酸类等，其中抗炎作用方面各具特点，如水杨酸类阿司匹林和有机酸类吲哚美辛的抗炎作用较强，某些有机酸的抗炎作用中等，而苯胺类几乎无抗炎作用，根据其对环氧酶（COX）作用的选择性，可分为非选择性 COX 抑制药和选择性的 COX-2 抑制药。

解热镇痛抗炎药共同的作用机制为抑制花生四烯酸代谢过程中的环氧酶，使体内前列腺素（PG）的生物合成减少。体内 COX 有两种同工酶：COX-1 和 COX-2，两者为结构异构体。COX-1 位于血管、胃和肾，与保护胃肠黏膜、调节血小板聚集、调节外周血管阻力和调节肾血流量分布有关。COX-2 是在炎症环境中由细胞因子和炎症介质诱导产生，抑制 COX-2 可产生解热、镇痛、抗炎作用。

解热镇痛抗炎药的共同作用主要有：

1. 解热作用　解热镇痛抗炎药能降低发热病人的体温，而对正常体温几乎没有影响。

下丘脑体温调节中枢通过对产热和散热两个过程的精细调节，使机体体温维持在 37℃左右。当细菌、病毒或抗原-抗体复合物等外热原进入机体时，刺激中性粒细胞产生并释放内热原，内热原透过血-脑脊液屏障进入中枢，使前列腺素合成和释放增加，并作用于体温调节中枢，使体温调定点上移至 37℃以上，机体产热增加，散热减少，引起发热。解热镇痛抗炎药通过抑制环氧酶（PG 合成酶），使前列腺素合成减少，阻断其对体温调节中枢的作用，使升高的体温调定点下移，从而使体温降低。

发热是机体的一种防御反应，而热型又是诊断疾病的重要依据。故对一般发热可不必急于应用解热镇痛药，但热度过高或持久发热可消耗体力，引起头痛、失眠、谵妄、昏迷等，尤其小儿高热易致惊厥，故此时应及时使用解热药，并同时进行病因治疗。

2. 镇痛作用　解热镇痛抗炎药具有中等程度的镇痛作用，对头痛、牙痛、神经痛、肌肉痛、关节痛、月经痛等慢性钝痛有良效，其镇痛作用虽比吗啡、哌替啶类弱，但其没有依赖性，也不抑制呼吸，故是治疗各种慢性钝痛的最主要药物。解热镇痛抗炎药对严重创伤性剧痛和内脏平滑肌绞痛基本无效。

当组织发炎或损伤时，局部产生并释放某些致痛、致炎物质，如缓激肽、前列腺素和组胺等，作用于痛觉感受器，产生疼痛。前列腺素除有致痛作用外，还能提高痛觉感受器对缓激肽等致痛物质的敏感性，产生持续性疼痛。解热镇痛抗炎药通过抑制外周或抑制外周和中枢前列腺素的合成，既可降低前列腺素对痛觉感受器的刺激，又可降低痛觉感受器对其他致痛物质的敏感性，产生镇痛作用。

3. 抗炎、抗风湿作用　除对乙酰氨基酚外，大多数解热镇痛抗炎药都具有抗炎、抗风湿作用。主要用于风湿热、风湿性关节炎和类风湿关节炎的治疗。但无病因治疗作用，也不能完全阻止炎症的发

笔记

展和并发症的发生。

前列腺素是参与炎症反应的重要活性物质，可使局部血管扩张，毛细血管通透性增加，引起局部充血、水肿和疼痛，同时还可协同和增强缓激肽等物质的致炎作用。解热镇痛抗炎药能抑制炎症反应时前列腺素合成，有效缓解炎症的红、肿、热、痛等症状。

二、常用解热镇痛抗炎药

阿司匹林

阿司匹林（aspirin）又名乙酰水杨酸，口服后小部分在胃、大部分在小肠吸收，1~2h 血药浓度达峰值。主要经肝脏代谢，经肾脏排泄，$t_{1/2}$ 为 2~3h。

【药理作用和临床应用】

1. 解热　阿司匹林具有较强的解热作用，常用于感冒及各种原因所致的发热。

2. 镇痛　阿司匹林具有中等程度的镇痛作用，是治疗头痛、牙痛、神经痛、肌肉痛、关节痛、月经痛等慢性钝痛的常用药物，也是治疗癌症轻度疼痛的代表性药物。

3. 抗炎、抗风湿　阿司匹林抗炎、抗风湿作用较强，能显著抑制风湿、类风湿性炎症的渗出，减轻炎症引起的红、肿、热、痛等症状。治疗急性风湿热疗效迅速可靠，可使病人于用药后 24~48h 内退热，关节红肿和疼痛明显缓解，血沉减慢，故可作为急性风湿热的鉴别诊断依据。对类风湿关节炎可迅速镇痛，消退关节炎症，减轻关节损伤，目前仍为治疗风湿性关节炎和类风湿关节炎的首选药。

4. 抑制血小板聚集　小剂量（40~80mg/d）的阿司匹林，即能抑制血小板中 PG 合成酶，减少血小板中血栓素 A_2（TXA_2）合成，抑制血小板聚集，防止血栓形成。临床用于缺血性心脏病（如包括稳定型、不稳定型心绞痛及进展性心肌梗死）病人的治疗，也可用于血栓性疾病（脑血栓、心肌梗死、血管成形术及旁路移植术时）的预防。但较大剂量（>300mg/d）的阿司匹林，却抑制血管壁中敏感性较低的 PG 合成酶，减少了前列环素（PGI_2，为 TXA_2 的生理性拮抗剂）的合成，可能会促进血栓形成。

【不良反应和注意事项】

短期应用时不良反应较轻，大剂量长期应用时不良反应多且较重。

1. 胃肠道反应　为最常见的不良反应。表现为上腹不适、恶心、呕吐，大剂量长期应用（抗风湿治疗）时可诱发或加重胃溃疡甚至引起无痛性胃出血。采用饭后服药、服用肠溶片、同服抗酸药可减轻上述反应；合用米索前列醇（misoprostol）可减少溃疡的发生率，胃溃疡病人慎用或禁用。

2. 凝血功能障碍　治疗量抑制血小板聚集，使出血时间延长。大剂量（5g/d 以上）或长期服用，可抑制凝血酶原的形成，引起低凝血酶原血症。可用维生素 K 预防。严重肝功能损害、低凝血酶原血症、血友病、维生素 K 缺乏、产妇和孕妇等禁用，术前 1 周也应停用阿司匹林。

3. 水杨酸反应　当阿司匹林用量过大（5g/d）时，可出现头痛、眩晕、恶心、呕吐、耳鸣、视力及听力减退等，总称为水杨酸反应。严重者可出现高热、过度呼吸、酸碱平衡失调，甚至精神错乱、谵妄而危及生命。一旦发生应立即停药，并静脉滴注碳酸氢钠溶液以碱化尿液，加速水杨酸盐的排泄。

4. 过敏反应　少数病人可出现荨麻疹、血管神经性水肿及过敏性休克。某些哮喘病人服用阿司匹林或其他解热镇痛抗炎药后可诱发哮喘，称为“阿司匹林哮喘”，严重者可引起死亡。肾上腺素对“阿司匹林哮喘”无效。糖皮质激素雾化吸入有效。哮喘、慢性荨麻疹和鼻息肉病人禁用。

5. 瑞夷（Reye）综合征　青少年病毒性感染如流感、流行性腮腺炎、水痘等服用阿司匹林，偶可引起瑞夷综合征，以肝衰竭合并脑病为突出表现，虽少见，但预后恶劣。故青少年病毒性感染应慎用或禁用。

对乙酰氨基酚

对乙酰氨基酚（acetaminophen），口服易吸收，0.5~1h 血药浓度达峰值，$t_{1/2}$ 为 2~3h。

【药理作用和临床应用】

对乙酰氨基酚抑制中枢 PG 合成酶与阿司匹林相似，抑制外周 PG 合成酶作用弱，解热作用与阿司匹林相似，镇痛作用略弱，几乎无抗炎、抗风湿作用。常用于感冒及其他原因所致的发热，也可用于头痛、牙痛、神经痛、肌肉痛等慢性钝痛。尤其适用于对阿司匹林不能耐受或过敏的病人。

【不良反应和注意事项】

治疗量不良反应较少，常见恶心、呕吐、腹痛等胃肠道反应，偶见药物热、皮疹等过敏反应，长期使用极少数人可致肾毒性，如肾乳头坏死和慢性间质性肾炎等，过量（成人 10～15g）中毒可引起重型肝炎。

吲哚美辛

吲哚美辛（indomethacin）又名消炎痛，口服吸收完全而迅速，对 PG 合成酶有很强的抑制作用，有显著的抗炎、抗风湿和解热镇痛作用。由于毒性比阿司匹林大，一般不作为解热镇痛药用。对炎症疼痛，作用更明显。主要用于阿司匹林疗效不佳或不能耐受的风湿性关节炎、强直性脊椎炎、骨关节炎等。对急性痛风性关节炎亦有疗效。此外，对恶性肿瘤引起的发热及其他不易控制的发热常能见效。不良反应较多，常见的有胃肠道反应，还可引起急性胰腺炎。对造血系统有抑制作用，可引起粒细胞、血小板减少。过敏反应有皮疹、哮喘等，并与阿司匹林有交叉过敏现象。活动性溃疡及对其他非甾体抗炎药有过敏史的病人禁用，小儿对吲哚美辛较敏感，亦不宜使用。

布洛芬

布洛芬（ibuprofen）口服吸收迅速，蛋白结合率约 99%，缓慢进入滑膜腔，保持较高浓度。具有明显抗炎和解热镇痛作用，主要用于治疗发热、风湿性关节炎、类风湿关节炎、骨关节炎、滑囊炎等。胃肠道反应较轻，病人易于耐受，偶见视物模糊和中毒性弱视。

吡罗昔康

吡罗昔康（piroxicam）是新型的长效非甾体抗炎药，具有很强的抗炎、镇痛和抗痛风作用。口服吸收完全，$t_{1/2}$ 长达 36～45h，日服 1 次即可维持疗效。对风湿性及类风湿关节炎的疗效优于吲哚美辛、布洛芬。不良反应较轻，可长期服用。另外，本药镇痛作用较强，对各种疼痛甚至创伤也有镇痛效果。不良反应主要是胃肠道反应，大剂量长期服用可致消化道出血和溃疡。偶有过敏性皮疹，少数病人可出现踝关节水肿。

本章小结

镇静催眠药是一类能选择性抑制中枢神经系统的药物。可缓和激动、消除紧张、烦躁、恢复安静情绪的药物称镇静药；能促进和维持近似生理睡眠的药物称为催眠药。但二者之间无明显界限，只是剂量不同。多数药物小剂量时产生镇静作用，大剂量可产生催眠作用，因此统称为镇静催眠药。常用药物为地西泮，该药具有抗焦虑、镇静催眠、抗惊厥、抗癫痫和中枢性肌肉松弛作用。

抗癫痫药物可通过阻止病灶异常放电及电波的扩散而控制癫痫发作。临床根据癫痫的类型选择药物。癫痫大发作主要用苯妥英钠、卡马西平；小发作主要用乙琥胺，对各型癫痫都有效的有丙戊酸钠，癫痫持续状态首选地西泮。

帕金森病是神经系统常见的慢性退行性病变，是纹状体内多巴胺缺失所致。抗帕金森病药分为拟多巴胺类药和中枢抗胆碱药。阿尔茨海默病目前采用的比较有特异性的治疗措施是增加中枢胆碱能神经功能，其中胆碱酯酶抑制药效果相对肯定。

抗抑郁药主要通过增加脑内 5-羟色胺的含量并纠正去甲肾上腺素不足而发挥作用。抗抑郁药包括三环类抗抑郁药、去甲肾上腺素再摄取抑制药、5-羟色胺再摄取抑制药和其他抗抑郁药。

镇痛药作用于中枢神经系统，在不影响人意识的情况下有选择性地起到镇痛作用，因镇痛同时易产生依赖性，多数属于麻醉药品。镇痛药通常可分为阿片生物碱类镇痛药、人工合成的阿片类镇痛药、其他镇痛药三类。

解热镇痛抗炎药又称为非甾体抗炎药，本类药物具有解热、镇痛作用，其中大多数还有抗炎、抗风湿作用。这类药物有着相似的药理作用，阿司匹林是这类药物的代表药，具有解热、镇痛、抗炎及抗风湿作用，还可以抑制血小板聚集，起到抗血栓的作用；不良反应主要是胃肠道反应、凝血障碍、过敏反应、瑞夷综合征及肾功能损害等。

笔记

（王志亮）

扫一扫，测一测

思考题

1. 简述地西泮的药理作用、临床应用及不良反应。
2. 抗癫痫药有哪些？各型癫痫病病人应首选哪些药物？
3. 抗帕金森病药分几类？各列举一代表药。
4. 常用抗抑郁药有哪些？
5. 哌替啶的临床应用和常见不良反应有哪些？
6. 阿司匹林的临床应用和不良反应有哪些？

思路解析

笔记

第四十六章　利尿药和脱水药

46章 PPT

学习目标

1. 掌握:呋塞米、氢氯噻嗪、甘露醇的药理作用、临床应用、不良反应和注意事项。
2. 熟悉:螺内酯、氨苯蝶啶的药理作用、临床应用、不良反应和注意事项。
3. 了解:其他利尿药和脱水药的特点。

第一节　利　尿　药

利尿药(diuretics)是一类作用于肾脏,促进水和电解质的排出,使尿量增加的药物。主要用于治疗各种原因引起的水肿,亦可用于治疗非水肿性疾病,如高血压、尿崩症、高钙血症等。利尿药根据利尿效能分为高效能利尿药、中效能利尿药和低效能利尿药。

一、高效能利尿药

呋　塞　米

呋塞米(furosemide)是目前最常用的高效能利尿药。口服30min起效,1~2h达峰浓度,维持6~8h;静脉注射约5min起效,1h达峰浓度,维持4~6h。血浆蛋白结合率为91%~99%,大部分以原型经近曲小管分泌而排泄。

【药理作用】

1. 利尿作用　作用于髓袢升支粗段髓质部和皮质部,又称袢利尿药。抑制Na^+-K^+-$2Cl^-$共同转运,从而减少NaCl的重吸收,降低肾脏对尿液的稀释和浓缩功能,利尿作用强大而迅速。尿中Na^+、K^+、Cl^-、Ca^{2+}、Mg^{2+}排出增加。

2. 扩血管作用　静脉注射呋塞米可扩张肾血管,增加肾血流,改善肾皮质的供血,还可扩张肺部容量血管,减少回心血量,减轻左心室压力。

【临床应用】

1. 严重水肿　用于肺水肿、脑水肿以及心、肝、肾等各类严重水肿。静脉注射呋塞米可作为肺水肿的首选药,其能迅速扩张容量血管,降低血容量和外周阻力,减少回心血量,减轻左心负担,迅速缓解急性肺水肿症状。

2. 急性肾衰竭　急性肾衰竭早期,静脉注射呋塞米可舒张肾血管,增加肾血流,改善肾缺血;同时其强大的利尿作用可使阻塞的肾小管得到冲洗,减少肾小管的萎缩和坏死。

3. 促进毒物排泄　配合输液,可使尿量显著增加,加速毒物排泄。常用于经肾排泄药物中毒的抢救,如巴比妥类、水杨酸类、氟化物等。

笔记

【不良反应和注意事项】

1. 水、电解质紊乱　常因过度利尿引起，表现为低血容量、低血钾、低血钠、低氯性碱血症。其中以低钾血症最多见，应注意及时补充钾盐或加服保钾利尿药。

2. 耳毒性　长期大剂量静脉给药，可引起耳鸣、听力减退或暂时性耳聋。肾功能不全者尤易发生，应避免同时使用其他耳毒性药物(如氨基糖苷类抗生素)。

3. 高尿酸血症　抑制尿酸排泄，可能造成高尿酸血症，诱发痛风。

4. 其他　①胃肠道反应：常见恶心、呕吐、上腹部不适等症状，甚至胃肠出血，宜饭后服用；②过敏反应：皮疹、皮炎，偶见血小板减少、粒细胞缺乏等，因有磺胺结构，与磺胺药有交叉过敏反应。

二、中效能利尿药

常用药物主要是噻嗪类利尿药，其他利尿药如吲达帕胺(indapamide)、氯噻酮(chlortalidone)等，药理作用与噻嗪类相似。

氢 氯 噻 嗪

氢氯噻嗪(hydrochlorothiazide)是噻嗪类利尿药中最常用的利尿药和降压药。其脂溶性高，口服吸收迅速而完全，部分与血浆蛋白结合，以有机酸的形式从肾小管分泌而排泄。

【药理作用】

1. 利尿作用　抑制远曲小管近端 Na^+-Cl^- 共转运子，减少 NaCl 的重吸收，产生温和、持久的利尿作用。由于远曲小管 Na^+ 排出增加，促进 Na^+-K^+ 交换，致 K^+ 的排出也增加，长期服用可引起低钾血症。

2. 抗利尿作用　明显减少尿崩症病人的尿量及口渴症状，作用机制尚不明确，可能与排 Na^+ 使血浆渗透压降低而减轻口渴感有关。

3. 降压作用　用药早期通过利尿致血容量减少而降压，长期用药则通过扩张外周血管而产生降压作用。

【临床应用】

1. 水肿　用于各种原因引起的水肿。对轻、中度心源性水肿疗效较好，是治疗慢性心功能不全的常用药物之一；对肾性水肿的疗效与肾功能损害程度有关，受损轻者效果较好；肝性水肿在应用时要注意防止低血钾诱发的肝性昏迷。

2. 高血压　是治疗高血压的基础药物之一，多与其他降压药合用。

3. 其他　用于肾性尿崩症及抗利尿激素无效的垂体性尿崩症。

【不良反应和注意事项】

1. 水、电解质紊乱　如低血钾、低血钠、低氯性碱血症等，其中以低血钾最常见，用药期间应注意补钾或与留钾利尿药合用。

2. 高尿酸血症　痛风者慎用。

3. 代谢变化　可致高血糖、高脂血症。糖尿病、高脂血症病人慎用。

4. 过敏反应　与磺胺类药物有交叉过敏反应，可见皮疹、皮炎等。

知识拓展

尿 崩 症

尿崩症(diabetes insipidus，DI)是指精氨酸加压素(AVP)又称抗利尿激素(ADH)严重缺乏或部分缺乏(垂体性尿崩症)，或肾脏对 AVP 不敏感(肾性尿崩症)，致肾小管重吸收水的功能障碍，从而引起多尿、烦渴、多饮与低比重尿和低渗尿为特征的一组综合征。起病常较急，一般起病日期明确，24h 尿量可多达 5~10L，但一般最多不超过 18L。

4601

视频：尿崩症发病机制

三、低效能利尿药

螺 内 酯

螺内酯(spironolactone)是人工合成的甾体化合物，其化学结构与醛固酮相似。口服吸收不完全，起效缓慢，服药后 1d 起效，2~3d 达高峰，停药后作用仍可维持 2~3d。

笔记

【药理作用】

为醛固酮的竞争性拮抗药。通过与醛固酮受体结合，对抗醛固酮而产生保钾排钠的作用，促进尿中钠的排出而产生利尿作用。

【临床应用】

用于治疗伴有醛固酮水平升高的顽固性水肿，如肝硬化及肾病综合征引起的水肿；对充血性心力衰竭病人，不仅可以消除水肿，而且可以改善心力衰竭症状。常与排钾利尿药合用，以增强利尿效果，预防低血钾。

【不良反应和注意事项】

长期应用可导致电解质紊乱，以高钾血症最常见，故可与排钾利尿药合用，用药期间监测血钾浓度和心电图，严重肾功能不全者慎用；还可引起性激素样反应，表现为女性面部多毛、月经紊乱、性功能减退、更年期阴道出血，男性乳房女性化等，停药后可消失；少数病人出现头痛、困倦、精神紊乱等。

氨苯蝶啶

氨苯蝶啶（triamterene）能抑制远曲小管和集合管的 Na^{+}-K^{+}交换，产生保钾排钠作用。单用利尿作用较弱，且可引起血钾升高，常与中、高效能利尿药合用于治疗肝硬化腹水及其他顽固性水肿。不良反应少，长期应用易致高钾血症，老年病人、糖尿病、肾功能不全病人慎用；偶见头晕、嗜睡及胃肠道反应。

第二节　脱　水　药

脱水药（dehydrant agents）是一类静脉给药后能迅速提高血浆胶体渗透压，使组织水分向血浆转移而使组织脱水，同时可提高肾小管腔液渗透压，产生渗透性利尿作用的药物，又称渗透性利尿药。本类药物有甘露醇、山梨醇、50%葡萄糖等。

甘　露　醇

甘露醇（mannitol）是一种六元醇，口服不吸收，临床常用20%的高渗溶液静脉注射或静脉滴注。

【药理作用】

1. 脱水作用　静脉给药后，能迅速提高血浆渗透压，使细胞内液、组织间液水分向血浆转移，产生组织脱水作用。

2. 利尿作用　静脉给药后，血浆渗透压升高，血容量增加，使肾小球滤过率增加，药物不被肾小管重吸收，肾小管腔内渗透压升高，使肾小管和集合管对水的重吸收减少；同时药物能扩张肾血管，增加肾脏血流，产生渗透性利尿作用。

【临床应用】

1. 脑水肿　甘露醇通过脱水作用使颅内压降低，是临床治疗脑水肿及各种原因引起的颅内压增高的首选药。

2. 预防急性肾衰竭　急性肾衰竭早期，应用甘露醇可防止肾小管萎缩和坏死。

3. 青光眼　用于青光眼的治疗和术前准备。

【不良反应和注意事项】

静脉注射过快可见一过性眩晕、头痛、视物模糊等。充血性心力衰竭，活动性颅内出血病人禁用。

本章小结

利尿药根据利尿效能分为高效能利尿药、中效能利尿药和低效能利尿药三类。高效能利尿药代表药物呋塞米，用于严重水肿、急性肺水肿和脑水肿、急慢性肾衰竭和促进毒物的排泄等；中效能利尿药代表药物氢氯噻嗪，用于水肿、高血压、尿崩症等的治疗；低效能利尿药代表药物螺内酯，为保钾利尿药，利尿作用弱，常与排钾利尿药合用以增强疗效，预防低血钾。脱水药又称渗透性利尿药，代表药物甘露醇，用于脑水肿、预防急性肾衰竭和青光眼的治疗。

笔记

（何　颖）

扫一扫，测一测

思考题

1. 试述呋塞米的临床应用及不良反应。
2. 试述甘露醇的药理作用及临床应用。

思路解析

笔记

第四十七章　心血管系统药物

学习目标

1. 掌握：氢氯噻嗪、普萘洛尔、硝苯地平、卡托普利、氯沙坦的抗高血压作用、临床应用、不良反应和注意事项；硝酸甘油、普萘洛尔、硝苯地平的抗心绞痛作用、临床应用、不良反应和注意事项。

2. 熟悉：吲达帕胺、氨氯地平、依那普利的抗高血压作用、临床应用、不良反应和注意事项。

3. 了解：其他抗高血压药、抗心绞痛药的特点。

第一节　抗高血压药

一、概述

高血压病是心血管系统常见病、多发病，按照 WHO 的标准，成人在静息状态时，收缩压≥140mmHg 和（或）舒张压≥90mmHg 即可诊断为高血压。根据病因不同分为原发性高血压（约 90%）和继发性高血压（约 10%）；按血压水平分为 1 级、2 级和 3 级高血压，亦称轻、中、重度高血压。高血压在进展过程中常累及心、脑、肾、血管等器官，严重时引发脑卒中、肾衰竭、心力衰竭等。高血压的治疗包括药物治疗和非药物治疗（生活方式干预）。药物治疗可降低血压，有效预防或延迟脑卒中、肾衰竭、心力衰竭等并发症的产生，提高病人生活质量，延长寿命。常用抗高血压药包括利尿药、β 受体阻断药、钙通道阻滞药、血管紧张素转化酶抑制药和血管紧张素Ⅱ受体阻断药等。

二、常用抗高血压药

（一）利尿药

氢 氯 噻 嗪

氢氯噻嗪降压作用缓慢、温和、持久，长期应用无明显耐受性。本药在用药初期，通过减少细胞外液容量及心排出量降压；长期用药（超过 3~4 周），使血管平滑肌细胞内 Na^+浓度降低，Na^+-Ca^{2+}交换减少，细胞内 Ca^{2+}浓度随之降低，从而导致血管平滑肌对缩血管物质反应性减弱，血管扩张，血压下降。单用治疗轻度高血压，与其他降压药合用治疗中、重度高血压。特别适合老年高血压、单纯收缩期高血压或伴有心力衰竭的高血压病人，也是难治性高血压的基础药物之一。可引起低血钾、高血糖、高血脂和高尿酸血症等不良反应。

吲 达 帕 胺

吲达帕胺（indapamide）为一新型强效、长效降压药，兼有利尿和钙通道阻滞双重作用。一次口服，降压作用维持 24h。对血脂代谢无影响。主要用于轻、中度高血压，特别是伴有肾功能不全、糖尿病及

笔记

高脂血症的高血压病人。不良反应有头痛、嗜睡、食欲减退等，长期应用注意防止低血钾的发生。

（二）β 受体阻断药

普萘洛尔

普萘洛尔口服吸收完全，但首关消除明显，$t_{1/2}$ 为 3～5h，降压作用温和。临床用于轻、中度高血压的治疗。可单独使用，也可与其他常用降压药合用。特别适用于肾素活性偏高、心排出量偏高或伴有心绞痛、窦性心动过速的高血压病人。本药血药浓度个体差异大，用药应从小剂量开始；长期使用突然停药，可引起血压骤然升高，甚至诱发心血管事件的发生。糖代谢、脂代谢异常的病人，本药不作为首选药。窦性心动过缓、病态窦房结综合征、房室传导阻滞、支气管哮喘、肺源性心脏病等病人禁用。

卡维地洛

卡维地洛（carvedilol）为 α、β 受体阻断药。阻断 β 受体的同时具有扩张外周血管的作用，对血脂影响较小。口服首关消除明显，一般用于轻、中度高血压或伴有肾功能不全、糖尿病的高血压病人。

（三）钙通道阻滞药

钙通道阻滞药可阻滞钙离子通道，降低细胞内钙离子浓度，使血管平滑肌松弛，血压下降。小动脉对本类药物的敏感性远高于小静脉，主要表现为小动脉的扩张。长期应用钙通道阻滞药，还具有抗动脉粥样硬化、保护缺血心肌、逆转或改善心室及血管重构、降低高血压病人脑卒中的风险等作用。

硝苯地平

硝苯地平（nifedipine）短效制剂口服 30min 起效，作用持续 4～6h。应用长效制剂（缓释片）一次给药，降压作用可持续 24h，安全可靠。本药降压作用明显，但降压时引起反射性加快心率，增高血浆肾素活性，可合用 β 受体阻断药对抗。用于轻、中度高血压，与利尿药、β 受体阻断药、血管紧张素转化酶抑制药等合用可增强疗效。主要不良反应有头痛、头晕、心悸、踝部水肿等，偶可致低血压。肥厚型心肌病、主动脉瓣狭窄、不稳定型心绞痛及急性心肌梗死等病人禁用。

氨氯地平

氨氯地平（amlodipine）为长效钙通道阻滞药。对血管平滑肌有较高选择性，负性肌力作用轻微，对心率、房室结传导无明显影响。降压作用缓慢温和，一般口服 1～2 周起效，6～8 周作用达高峰，服药一次可维持降压作用 24h。用于治疗高血压和心绞痛，与利尿药、β 受体阻断药或血管紧张素转化酶抑制药合用可提高疗效。不良反应少，可出现头痛、头晕、水肿、面部潮红、恶心、腹痛等。

（四）血管紧张素转化酶抑制药

血管紧张素转化酶抑制药通过抑制血管紧张素转化酶的活性，减少血管紧张素Ⅱ的生成和抑制缓激肽降解，不仅产生良好的降压效果，还可抑制心室和血管的重构，可用于高血压、心力衰竭、动脉粥样硬化等疾病的治疗。

卡托普利

卡托普利（captopril）口服 15min 即可生效，1～2h 达高峰，持续 4～5h。

【药理作用】

卡托普利降压作用强，其特点是：①降压时不伴有反射性心率加快；②长期应用无耐受性；③不引起直立性低血压及水钠潴留；④防止和逆转高血压病人的心室及血管重构，改善心功能不全，降低死亡率；⑤扩张肾血管，特别是通过扩张肾出球小动脉，降低肾小球囊内压，对高血压、糖尿病等引起的肾病变有改善作用；⑥提高糖尿病及高血压病人对胰岛素的敏感性。本药的降压作用与血浆肾素活性密切相关，肾素活性高的病人使用后效果较好。

【临床应用】

用于轻、中、重度高血压的治疗，特别适用于合并糖尿病、心力衰竭、心室重构、急性心肌梗死的高血压病人。对中、重度高血压可与利尿药、钙通道阻滞药、β 受体阻断药等合用。

【不良反应和注意事项】

1. 首剂低血压　常见于初始用量过大时，宜从小剂量开始试用。

2. 咳嗽　无痰性干咳是本药较常见的不良反应，常在用药后 1 周至 6 个月内出现，停药后症状自行消失。

笔记

3. 高钾血症　肾功能不全及合用保钾利尿药更易发生。

4. 其他　可引起低血糖、血管神经性水肿、中性粒细胞减少、胎儿畸形等；久用可致血锌降低，导致皮疹、脱发及味觉和嗅觉的缺失；双侧肾动脉狭窄病人使用后可加重肾损害；高钾血症、妊娠期、双侧肾动脉狭窄等病人禁用；食物影响本药的吸收，宜空腹给药。

依那普利

依那普利(enalapril)药理作用与卡托普利相似，具有以下特点：①降压作用强，抑制血管紧张素转化酶作用比卡托普利强5~10倍，因此用药量较小；②维持时间长，一次给药降压作用可持续24h以上，每日服用1次即可；③起效缓慢；④不良反应少，因分子结构中不含巯基，所以不良反应较卡托普利少。

（五）血管紧张素Ⅱ受体阻断药

血管紧张素Ⅱ受体有两种亚型，即AT_1和AT_2。AT_1受体主要位于血管平滑肌、心肌、肾、肝、肺、脑及肾上腺皮质；AT_2受体主要位于肾上腺髓质和中枢。血管紧张素Ⅱ的心血管作用主要由AT_1受体介导。血管紧张素Ⅱ受体阻断药主要是阻断AT_1受体，产生扩张血管、抑制醛固酮分泌、逆转心血管重构等作用。

氯沙坦

氯沙坦(losartan)为强效选择性AT_1受体阻断药。降压作用平稳、持久，但起效缓慢，用药3~6周达最佳疗效，基础血压越高降压幅度越大，停药后不易产生反跳现象。临床主要用于轻、中、重度高血压的治疗，长期应用可逆转心血管重构。本药的不良反应较血管紧张素转化酶抑制药少，不引起咳嗽。

三、其他抗高血压药

（一）中枢性降压药

可乐定

可乐定(clonidine)具有中等偏强的降压作用，主要通过激动延髓嘴端腹外侧区的I1-咪唑啉受体，还能激动延髓背侧孤束核突触后膜的α_2肾上腺素受体，从而使交感神经张力降低，血压下降。临床用于中度高血压的治疗。本药尚有镇静、镇痛、抑制胃肠蠕动和减少胃酸分泌等作用。不良反应主要有口干、便秘、嗜睡等，也可出现腮腺肿痛、阳痿、心动过缓。久用可致水钠潴留，长期应用突然停药或减量过快，引起血压反跳。高空作业、机动车驾驶人员不宜使用。

甲基多巴

甲基多巴(methyldopa)降压作用温和而持久，对肾血流量及肾小球滤过率无影响。临床用于中度高血压的治疗，对肾性高血压及高血压伴有肾功能不全者尤为适宜。主要不良反应有嗜睡、眩晕、口干、腹胀、便秘等。长期大量应用可引起粒细胞减少及肝损害，用药期间注意检查血常规和肝功能。冠心病、心绞痛、帕金森病、嗜铬细胞瘤等病人禁用。

莫索尼定

莫索尼定(moxonidine)为第二代中枢性降压药。作用与可乐定相似，但对I1-咪唑啉受体的选择性比可乐定高，对α_2肾上腺素受体作用较弱。用于轻、中度高血压的治疗。长期用药能逆转心室重构。本药不良反应少，可见口干、头晕等，无显著镇静作用，停药无反跳现象。

（二）α_1受体阻断药

哌唑嗪

哌唑嗪(prazosin)口服吸收好，显效快。能选择性阻断突触后膜的α_1受体，扩张动脉和静脉，产生中等偏强的降压作用。降压时对心率、心排出量、肾血流量影响不明显，长期应用可降低总胆固醇、甘油三酯、低密度脂蛋白，升高高密度脂蛋白，增加组织对胰岛素的敏感性。本药适用于伴有血脂异常、糖耐量异常的高血压及难治性高血压，特别是伴良性前列腺增生症的高血压的治疗。与利尿药、β受体阻断药合用可增强降压作用。主要不良反应为“首剂现象”，即首次用药后60min内出现严重的心悸、眩晕、直立性低血压等，首次服用小剂量并在睡前服用可避免或减轻这种不良反应。还可引起头痛、嗜睡、口干、鼻塞、皮疹、乏力等。

同类药物有多沙唑嗪(doxazosin)、特拉唑嗪(terazosin)等。

笔记

（三）血管扩张药

肼屈嗪和双肼屈嗪

肼屈嗪（hydralazine）和双肼屈嗪（dihydralazine）能直接扩张血管，主要扩张小动脉。其降压作用快而强。由于可致反射性心率加快、心肌收缩力增强及肾素分泌增加，能部分对抗其降压效应并促使或加重心室及血管重构，长期应用还可引起系统性红斑狼疮，现已很少应用。

硝 普 钠

硝普钠（nitroprusside sodium）可直接扩张小动脉和小静脉，降压作用快而强，但维持时间短。口服不吸收，静脉滴注给药 1~2min 血压明显下降，停药 5min 内血压回升至给药前水平。临床主要用于治疗高血压危象、恶性高血压、难治性心力衰竭等。本药可引起恶心、呕吐、头痛等不良反应，剂量过大可引起硫氰化物中毒、甲状腺功能低下。用药期间应严密监测血压，并通过控制滴速将血压调节至所需水平。本药应避光使用。

（四）去甲肾上腺素能神经末梢阻滞药

利 血 平

利血平（reserpine）通过耗竭神经递质而引起交感神经功能减弱，使血压下降。降压作用缓慢、温和、持久且伴心率减慢。但因降压作用弱，且易引起抑郁、副交感神经亢进、诱发溃疡病等，现已少用，仅在复方降压药中还含有本药。消化性溃疡、抑郁症病人禁用。

知识拓展

防治高血压的健康生活方式

1. 达到并维持理想体重。
2. 适度锻炼，多做有氧运动如散步、打太极拳，不做剧烈运动。
3. 合理膳食，控制总能量的摄入，低盐（食盐摄入宜少于 6g/d）、低脂、少糖、高蛋白饮食。
4. 戒烟限酒。
5. 平衡心态，减轻精神压力。

4701 影响心肌耗氧量和供氧量的因素

4702 心脏冠脉循环

4703 心绞痛发作

第二节 抗心绞痛药

一、概述

心绞痛是冠状动脉粥样硬化性心脏病（冠心病）的常见症状，是心肌急剧、短暂的供血供氧不足所引起的临床综合征，主要表现为胸骨后部及心前区阵发性绞痛或闷痛，常放射至左上肢的尺侧。临床上通常将心绞痛分为三型：①稳定型：常在劳累或情绪激动时发作，此型最常见，与冠状动脉内斑块形成有关；②不稳定型：不定时的频繁发作，常由冠状动脉内斑块破溃、血小板聚集、血栓形成引起；③变异型：常在夜间或休息时发作，主要由冠状动脉痉挛所引起。导致心绞痛发作的重要病理生理机制是心肌血氧供需失衡。影响心肌供氧的因素包括冠状动脉阻力、灌注压、侧支循环和心室舒张时间，以冠状动脉阻力影响最为重要。影响心肌耗氧量的因素包括心室壁张力、射血时间、心率和心肌收缩力。当心肌供氧不足或心肌耗氧量增多时，即可导致心绞痛发作。

抗心绞痛药（antianginal drugs）是一类能恢复心肌氧供需平衡的药物，主要通过以下几个环节发挥作用：①扩张动、静脉，减轻心脏负荷，降低心室壁张力；②抑制心肌收缩力，减慢心率，降低心肌耗氧量；③扩张冠状动脉，促进侧支循环形成，增加缺血区氧的供应；④抑制血小板聚集，抗血栓形成以及改善心肌代谢。常用的抗心绞痛药物有硝酸酯类、β 受体阻断药、钙通道阻滞药和改善心肌代谢药等。

二、常用抗心绞痛药

（一）硝酸酯类

硝 酸 甘 油

笔记

硝酸甘油（nitroglycerin）为硝酸酯类的代表药物，因口服首关消除较大、生物利用度低，故不宜口服给药；其脂溶性高，易于透过口腔黏膜，临床多采用舌下含化；也可以透皮剂形式经皮肤吸收，虽较缓慢，但持续时间可达 24h。近年通过制剂技术的改进，开发出了口服控释片，提高了本药的生物利用度。

知识拓展

一氧化氮与 1998 年诺贝尔生理学或医学奖

1864 年，瑞典科学家诺贝尔以硝酸甘油为原料，研制出了炸药。这种炸药的工业化生产给诺贝尔带来了荣誉和金钱，使他创立了科学界的最高奖项——诺贝尔奖。但诺贝尔拒绝医生给他服用硝酸甘油以缓解心绞痛的发作，因为在研制炸药时，他发现吸入硝酸甘油会引起剧烈的头痛。1896 年，诺贝尔因心脏病发作逝世。

硝酸甘油能有效缓解心绞痛，但它的作用机制一直困扰着医学家及药理学家。直到 20 世纪 80 年代，美国药理学家弗奇戈特、伊格纳罗及穆拉德经研究发现，硝酸甘油可以释放一氧化氮，后者激活鸟苷酸环化酶，提高细胞内 cGMP 水平，继而使依赖 cGMP 的蛋白激酶激活，减少了细胞内 Ca^{2+} 的释放和外源性 Ca^{2+} 的内流，从而使血管平滑肌松弛。这一成果使他们三人获得了 1998 年诺贝尔生理学或医学奖，同时也吸引了全世界众多的药理学家、生物化学家对一氧化氮的进一步研究，并根据一氧化氮对机体的调控机制发现了一些有效的药物。

【药理作用】

硝酸甘油的基本作用是松弛血管平滑肌，其作用机制可能与其在血管内皮细胞中释放一氧化氮（NO）有关。此外，尚有抑制血小板聚集的作用。

1. 扩张外周血管，降低心肌耗氧量　小剂量的硝酸甘油即可扩张静脉血管，减少回心血量，使心室容积缩小、前负荷降低；稍大剂量时还可扩张动脉血管，减轻心脏射血阻力和后负荷，二者均使心肌耗氧量降低。

2. 扩张血管，促使心肌血流重新分布　一方面因全身血管扩张，左心室舒张末期压力和室壁张力减小，有利于血流从心外膜流向缺血的心内膜下层。另一方面，缺血时交感神经活性增加使非缺血区血管阻力大于缺血区，当输送性血管和侧支血管扩张时，血流容易从非缺血区流向缺血区。血流的重新分布，有利于缺血区供血得到改善。

3. 降低心室壁张力，增加心内膜供血　由于冠状动脉由外向内呈垂直分布的特点，故心内膜更易缺血。硝酸甘油通过扩张静脉血管，使回心血量减少，心室内压降低；同时扩张动脉血管，使心室壁张力降低，提高了心外膜向心内膜的有效灌注压，增加心内膜的供血，从而改善心内膜缺血状况。

【临床应用】

用于各种类型心绞痛的防治。急性心绞痛发作时可舌下含化或喷雾吸入；预防发作或稳定型心绞痛的长期治疗可用贴剂、软膏或控释片。对急性心肌梗死，通过静脉给药，可以减少心肌耗氧和增加心肌供血，从而减轻缺血引起的损伤。本药还可用于高血压病人的控制性降压及心力衰竭的治疗。

【不良反应和注意事项】

常见不良反应有头痛、面颊及颈部皮肤潮红、心悸等，均与扩张血管有关，一般连服数日即可消失。过度的血管扩张导致血压过度降低，有可能引起直立性低血压；同时也可反射性引起心率加快、心肌收缩力加强、心肌耗氧量增加而不利于心绞痛的缓解。低血压、青光眼、梗阻性心肌病等病人禁用。

本类药物还有硝酸异山梨酯（isosorbide dinitrate）、硝酸戊四醇酯（isosorbide mononitrate）等。与硝酸甘油比较，作用相似但较弱，显效较慢，维持时间较长，可口服，主要用于预防心绞痛发作及长期治疗。

（二）β 受体阻断药

普 萘 洛 尔

普萘洛尔是临床常用的抗心绞痛药物。

【药理作用和临床应用】

普萘洛尔通过阻断 β 肾上腺素受体，一方面降低心肌收缩力和减慢心率，使心肌耗氧量减少，同时因心率减慢，舒张期相对延长，使心肌灌流增加，心肌供氧改善。主要用于劳力性心绞痛，对不稳定

笔记

型心绞痛亦可防止发作，减轻疼痛程度。对伴有高血压、心律失常的病人尤为适用。本药对心肌梗死者有效，可缩小梗死范围，还能降低近期有心肌梗死者的发病率和病死率；但对变异型心绞痛无效，甚至可增加发作频率或加重症状。

【不良反应和注意事项】

可引起轻度胃肠道反应、疲劳无力和抑郁，减量或停药后可逐渐消失。停用β受体阻断药时宜逐渐减量，突然停药可导致心绞痛加重，甚至诱发心肌梗死。本药因阻断β肾上腺素受体，致使冠脉收缩和心肌收缩力减弱，心室残血增多，心室容积扩大，这些均不利于心绞痛的缓解。通过配伍硝酸异山梨酯纠正上述不利影响。同时，普萘洛尔则可纠正硝酸异山梨酯引起的反射性心率过快和心肌收缩力增强。二者均可使血压降低，配伍时一般应采取口服给药，并适当减少二者剂量。

（三）钙通道阻滞药

细胞内 Ca^{2+} 是细胞的第二信使，它参与神经递质的释放、肌肉收缩、腺体分泌以及血小板激活等，对细胞尤其是心血管系统的功能有着非常重要的影响。钙通道阻滞药是一类能选择性阻滞钙通道，减少 Ca^{2+} 内流，进而对心血管系统功能产生多种影响的药物。常用药物有硝苯地平、维拉帕米（verapamil）、地尔硫䓬（diltiazem）等。

【药理作用】

1. 降低心肌耗氧量　通过降低心肌收缩力、减慢心率、扩张外周阻力血管，降低心脏后负荷，从而降低心肌耗氧量。

2. 扩张冠脉血管，改善组织血流　对冠脉大、中输送血管和小的阻力血管均有扩张作用，尤其对处于痉挛状态的血管有明显解痉作用，使冠脉阻力降低，增加缺血远端的灌注；还可增加侧支循环，改善心肌供血供氧。

3. 保护缺血心肌　心肌缺血时细胞内钙超负荷，引起线粒体肿胀而失去氧化磷酸化的功能。抑制 Ca^{2+} 内流，可保护心肌细胞线粒体的结构与功能。对急性心肌梗死病人，能缩小梗死范围。

4. 抑制血小板聚集　降低血液黏滞度，改善组织血流，阻止冠脉损伤的发展；减少缩血管物质的释放，从而改善心肌缺血状态。

【临床应用】

硝苯地平主要用于变异型心绞痛，也可用于稳定型及不稳定型心绞痛以及伴有高血压的心绞痛病人。对急性心肌梗死能促进侧支循环，缩小梗死面积。维拉帕米与β受体阻断药合用，可治疗稳定型心绞痛，但应注意两药对心肌收缩力的抑制及对传导的不利影响。地尔硫䓬对心脏及血管的作用介于硝苯地平及维拉帕米，常用于变异型、稳定型和不稳定型心绞痛的治疗。

本章小结

抗高血压药分为常用抗高血压药和其他抗高血压药。常用抗高血压药疗效好，不良反应少，包括利尿药（氢氯噻嗪）、β受体阻断药（普萘洛尔）、钙通道阻滞药（硝苯地平）、血管紧张素转化酶抑制药（卡托普利）、血管紧张素Ⅱ受体阻断药（氯沙坦），常用药物可以单独应用，也可与其他药物合用；其他抗高血压药不良反应多，很少单独使用。

抗心绞痛药物主要有硝酸酯类（硝酸甘油）、β受体阻断药（普萘洛尔）、钙通道阻滞药（硝苯地平），该类药物通过降低心肌耗氧量、改善心肌缺血等发挥抗心绞痛作用。

（何颖　秦红兵）

扫一扫，测一测

笔记

思考题

1. 常用抗高血压药物有哪几类？各列举一代表。
2. 硝酸酯类和 β 受体阻断药合用治疗心绞痛有何意义？

4705

思路解析

笔记

第四十八章　抗过敏药

48章 PPT

学习目标

1. 掌握：常用的 H_1 受体阻断药的作用特点、临床应用、不良反应和注意事项。
2. 熟悉：白三烯受体拮抗剂和肥大细胞膜稳定剂的作用特点及不良反应。
3. 了解：钙剂和免疫抑制剂的作用特点及不良反应。

过敏反应也称变态反应，是机体接触抗原性物质（细菌、病毒、寄生虫、花粉等）后，再次受相同抗原刺激时引起的组织损伤或生理功能紊乱，属于异常的或病理性的免疫反应。用于防治变态反应性疾病的药物称为抗过敏药，常用药物包括：H_1 受体阻断药、白三烯受体拮抗药、肥大细胞膜稳定剂、钙剂、免疫抑制剂。

第一节　H_1 受体阻断药

组胺又称组织胺，是一种具有强大而广泛生理活性的重要自体活性物质之一。天然组胺以无活性形式（结合型）存在于肥大细胞和嗜碱性粒细胞中，在外来致敏原（海鲜、花粉、灰尘等）、组织损伤、炎症、神经刺激、某些药物或一些抗原-抗体反应条件下，肥大细胞和嗜碱性粒细胞脱颗粒，组胺以活性形式（游离型）释放进入血液循环，迅速与靶细胞上的组胺受体（H_1、H_2、H_3）结合而产生强大的生物效应。

组胺受体阻断药是一类能竞争性阻断组胺与其受体结合，从而产生抗组胺作用的药物，故又称抗组胺药。包括 H_1 受体阻断药和 H_2 受体阻断药，其中 H_1 受体阻断药具有抗过敏作用。

目前临床使用的 H_1 受体阻断药根据其作用特点分为两代。第一代药物有苯海拉明（diphenhydramine）、异丙嗪（promethazine）、氯苯那敏（chlorpheniramine）、赛庚啶（cyproheptadine）等，作用一般可持续 4~6h。第二代药物有阿司咪唑（astemizole）、阿伐斯汀（acrivastine）、氯雷他定（loratadine）等，作用可持续 12~24h。

【药理作用】

1. H_1 受体阻断作用　H_1 受体阻断药通过竞争性地与 H_1 受体结合，但无内在活性，从而发挥对抗组胺作用。能完全对抗组胺引起的支气管、胃肠及子宫平滑肌的收缩作用，部分对抗组胺引起的血管扩张和毛细血管通透性增加。可缓解或消除内源性组胺释放引起的过敏症状。

2. 中枢抑制作用　第一代 H_1 受体阻断药大多数易通过血-脑屏障，抑制中枢神经系统，产生镇静作用和嗜睡感，以苯海拉明和异丙嗪最强。作用强度因个体敏感性和药物品种而异。第二代 H_1 受体阻断药因不易通过血-脑屏障，几乎无中枢抑制作用。苯茚胺略有中枢兴奋作用。

笔记

3. 抗胆碱作用　第一代 H_1 受体阻断药大多有抗胆碱作用。中枢抗胆碱作用表现为抗晕、镇吐，外周抗胆碱作用表现为口干、视物模糊、眼压升高、尿潴留、便秘等，其中以苯海拉明、异丙嗪最为明显。第二代 H_1 受体阻断药几乎无抗胆碱作用。

4. 其他作用　较大剂量的苯海拉明、异丙嗪有局麻作用，对心脏表现为奎尼丁样作用；赛庚啶有较强的抗 5-HT 作用。

【临床应用】

1. 变态反应性疾病　H_1 受体阻断药对荨麻疹、花粉症和过敏性鼻炎等皮肤黏膜变态反应效果良好；对昆虫咬伤引起的皮肤瘙痒和水肿也有良效；对药疹和接触性皮炎有止痒效果；对支气管哮喘病人几乎无效；对过敏性休克无效，但用于输血、输液反应有一定的防治效果。

2. 晕动病及呕吐　第一代 H_1 受体阻断药可用于晕动病及放射病引起的呕吐。苯海拉明可与氨茶碱制成复盐茶苯海明，其抗晕动作用较好。预防晕动病应在乘车、船前 15~30min 服用。

知识拓展

晕　动　病

晕动病是晕车、晕船、晕机等的总称。它是指乘坐交通工具时，人体内耳前庭平衡感受器受到过度运动刺激，前庭器官产生过量生物电，影响神经中枢而出现的出冷汗、恶心、呕吐、头晕等综合征。确切地讲晕动病不是真正的疾病，绝大多数人是可以矫治的。最好的矫治办法是经常进行旅行锻炼，以提高平衡器官和神经系统对不规则运动的适应能力。此外，经常参加有助于调节人体位置平衡的体育锻炼，也可提高平衡器官对不规则体位改变的适应能力。

3. 失眠症　第一代 H_1 受体阻断药如异丙嗪、苯海拉明对中枢抑制作用较强，可治疗失眠症，对于变态反应性疾病引起的焦虑性失眠更为合适。

4. 其他　异丙嗪与氯丙嗪、哌替啶组成冬眠合剂，用于人工冬眠。异丙嗪由于对支气管平滑肌有轻度的松弛作用，又有抗组胺和中枢抑制作用，也常作为复方镇咳祛痰药的成分。

【不良反应和注意事项】

1. 中枢抑制　第一代 H_1 受体阻断药可引起镇静、嗜睡、乏力等。服药期间不宜驾驶车船、操纵机器或从事高空作业，以免发生意外。

2. 胃肠道反应　第一代 H_1 受体阻断药具有抗胆碱作用，用药后可出现口干、便秘等，也可产生恶心、呕吐、腹泻等，宜餐后服用以减轻症状。青光眼、尿潴留、幽门梗阻者禁用。阿司咪唑宜餐前 1h 服用，以防食物影响药效发挥。

3. 其他　美克洛嗪可致动物畸胎，妊娠早期禁用。特非那定、阿司咪唑大剂量或长期应用，可能发生 Q-T 间期延长，产生尖端扭转型室性心动过速。

常用 H_1 受体阻断药的作用特点，见表 48-1。

表 48-1　常用 H_1 受体阻断药的作用特点

药名	抗组胺	镇静作用	抗晕止吐	抗胆碱	作用维持时间/h
异丙嗪	中等	强	中等	强	6~12
苯海拉明	中等	强	中等	强	4~6
氯苯那敏	强	弱	无	中等	4~6
赛庚啶	强	弱	无	弱	4~8
苯茚胺	强	略兴奋	无	中等	6~8
阿司咪唑	强	无	无	无	>12
特非那定	强	无	无	无	12~24
美克洛嗪	强	弱	强	弱	12~24

第二节　白三烯受体拮抗药

白三烯是从花生四烯酸代谢产生的一种重要的炎症介质，在过敏性哮喘的发生中起重要作用。

笔记

白三烯受体拮抗剂通过对气道平滑肌和其他细胞表面白三烯受体的阻断，拮抗内源性白三烯的作用，抑制肥大细胞和嗜酸性粒细胞释放炎症介质。目前在国内应用的主要是半胱氨酸白三烯受体拮抗剂。

常用药物有孟鲁司特（montelukast）、普鲁司特（pranlukast）、扎鲁司特（zafirlukast）等。临床用于预防过敏性哮喘的发作。主要不良反应包括头痛、胃肠道反应，罕见周身疼痛、头晕。注意避免用于肝损害或肝硬化病人。

第三节 肥大细胞膜稳定剂

本类药物通过抑制过敏介质释放和拮抗炎症介质的作用而预防过敏性哮喘的发作或治疗过敏性疾病。

色 甘 酸 钠

【药理作用和临床应用】

色甘酸钠（sodium cromoglicate）能抑制肥大细胞的磷酸二酯酶，使肥大细胞中 cAMP 水平提高，稳定肥大细胞膜，阻止其脱颗粒，防止过敏介质的释放，从而预防支气管痉挛的发生，同时能降低支气管哮喘病人对非特异性刺激的敏感性，但对已释放的介质无效。

主要用于预防各型哮喘的发作。对外源性哮喘效果好，对内源性哮喘效果差，对已发作的哮喘无效。也可用于过敏性鼻炎、胃肠道过敏性疾病或溃疡性结肠炎和直肠炎等。

【不良反应和注意事项】

毒性低，少数病人吸入粉末时因刺激而引起呛咳、气急，甚至诱发哮喘，应同时吸入异丙肾上腺素以防止支气管痉挛。

酮 替 芬

酮替芬（ketotifen）除能抑制肥大细胞释放过敏介质外，还有较强的抗组胺作用。可用于预防多种原因引起的哮喘，也可用于过敏性鼻炎、皮炎等。不良反应较轻，可有嗜睡、乏力、头晕、口干等。

第四节 其 他 类

一、钙剂

钙剂有消炎、抗变态反应的作用，能增加毛细血管的致密性，降低其渗透作用，因而能减轻过敏反应引起的皮肤和黏膜的炎症和水肿。常用的钙剂有葡萄糖酸钙、氯化钙、溴化钙、乳酸钙，每日 0.5～1g 加入输液中静脉滴注或稀释后静脉缓注，也可口服。

钙剂不可皮下或肌内注射，静脉注射时可引起全身发热感，并兴奋心脏引起心律失常，甚至心脏停搏，故应用 10%葡萄糖注射液稀释后缓慢注射，每分钟不超过 5ml，并避免漏出血管外引起剧痛及组织坏死。如药液外漏时，应立即用 0.5%普鲁卡因注射液做局部封闭。

二、免疫抑制剂

糖皮质激素

糖皮质激素（glucocorticoid）作用于免疫反应的各期。对免疫反应的多个环节均有抑制作用，可抑制巨噬细胞对抗原的吞噬和处理，阻止淋巴细胞 DNA 合成和有丝分裂、破坏淋巴细胞、抑制淋巴因子产生、减少抗体生成，抑制过敏介质的产生，减轻过敏性充血、水肿、渗出、皮疹、平滑肌痉挛及细胞损害。临床用于过敏性疾病，如荨麻疹、花粉症、过敏性鼻炎、过敏性支气管哮喘、血管神经性水肿及过敏性休克等。肾上腺素或其他抗过敏药无效时，糖皮质激素可辅助治疗。倍氯米松气雾剂的平喘疗效较好，但剂量应控制在 0.4mg 以下，否则容易出现不良反应。

糖皮质激素还常用于器官移植的排斥反应、自身免疫性疾病及肿瘤的治疗。常用药物有泼尼松、泼尼松龙和地塞米松。

糖皮质激素不良反应多且严重，故应严格掌握适应证用药。

本章小结

抗过敏药包括 H_1 受体阻断药、白三烯受体拮抗药、肥大细胞膜稳定剂、钙剂和免疫抑制剂，常用于治疗荨麻疹、花粉症、过敏性鼻炎、过敏性支气管哮喘、血管神经性水肿及过敏性休克等过敏性疾病。

（马玉梅）

4801

扫一扫，测一测

思考题

1. 试述常用抗过敏药的分类及代表药物。
2. 试述 H_1 受体阻断药的药理作用、临床应用及不良反应。

4802

思路解析

第四十九章 血液和造血系统药物

49章 PPT

学习目标

1. 掌握：维生素 K、氨甲苯酸、肝素、香豆素类药的药理作用、临床应用、不良反应和注意事项。
2. 熟悉：抗贫血药的药理作用、临床应用、不良反应和注意事项。
3. 了解：凝血酶、枸橼酸钠的药理作用、临床应用、不良反应和注意事项。

第一节 抗 贫 血 药

一、概述

人体外周血血细胞比容减少，低于正常范围下限称为贫血，是临床上多种原因或疾病的一种常见症状。根据病因及发病机制的不同，分为缺铁性贫血、巨幼细胞贫血和再生障碍性贫血。贫血的治疗应采取对因治疗及补充疗法。缺铁性贫血可补充铁剂，巨幼细胞贫血需补充叶酸和维生素 B_{12}，再生障碍性贫血的药物治疗复杂，不在此叙述。

知识拓展

贫血的诊断标准及严重度划分

由于血细胞比容测定较复杂，临床上常以血红蛋白（Hb）浓度作为贫血诊断标准。成年男性 Hb<120g/L，成年女性（非妊娠）Hb<110g/L，孕妇 Hb<100g/L 可以诊断为贫血。

根据血红蛋白浓度不同，成人贫血的程度分为四度：

轻度：Hb 低于正常参考值下限且>90g/L。

中度：Hb 90～60g/L。

重度：Hb 59～30g/L。

极重度：Hb<30g/L。

二、常用抗贫血药

铁 制 剂

常用的口服铁制剂有硫酸亚铁（ferrous sulfate）、富马酸亚铁（ferrous fumarate）等；注射铁制剂有右旋糖酐铁（iron dextran）。

铁的吸收部位主要是在十二指肠和空肠上段，食物中的 Fe^{3+} 必须还原为 Fe^{2+} 才能被吸收，胃酸、果糖、维生素 C、半胱氨酸等可促进铁的吸收。胃酸缺乏、服用抗酸药、高磷、高钙、鞣酸制剂和四环素类药物等可影响铁的吸收。Fe^{2+}吸收入血后即被氧化成 Fe^{3+}，与血浆中的转铁蛋白结合成血浆铁，转运到肝、脾、骨髓等组织，以铁蛋白形式贮存。铁排泄通过肠黏膜细胞脱落以及胆汁、尿液、汗液等排出体外。正常人每日失铁量约 1mg，可从食物中补充。

【药理作用】

铁是红细胞成熟阶段合成血红素不可缺少的物质。吸收到骨髓的铁吸附在有核红细胞膜上，并进入红细胞内的线粒体与原卟啉结合，形成血红素，血红素再与珠蛋白结合形成血红蛋白。

4901

视频：缺铁性贫血的神经系统和消化系统症状

【临床应用】

用于各种原因导致的缺铁性贫血。

1. 慢性失血　月经过多、钩虫病、消化性溃疡、痔疮、子宫肌瘤等。
2. 铁需要量增加或供给不足　妊娠期、哺乳期、儿童生长发育期等。
3. 铁吸收障碍　萎缩性胃炎或慢性腹泻病人。

【不良反应和注意事项】

口服铁制剂刺激胃肠道，引起恶心、呕吐、腹泻、上腹部不适等，宜餐后服用。因 Fe^{2+}与肠腔中的硫化氢结合生成硫化亚铁，减弱肠蠕动，连续应用会引起便秘。小儿误服 1g 以上铁剂可引起急性中毒，可采用磷酸盐或碳酸盐溶液洗胃等急救措施，并用特殊解毒剂去铁胺注入胃内以结合残存的铁。

叶　酸

叶酸（folic acid）是一种 B 族维生素，广泛存在于动、植物性食物中，酵母、绿叶蔬菜和动物肝、肾中含量较多。动物细胞自身不能合成叶酸，人体所需的叶酸必须从食物摄取。

【药理作用】

叶酸是机体细胞生长和分裂所必需的物质。叶酸进入体内，被还原为具有活性的四氢叶酸，四氢叶酸传递一碳单位，参与 DNA 的合成。

【临床应用】

1. 营养性巨幼细胞贫血　妊娠期、婴幼儿期对叶酸需要量增多及营养不良时，导致叶酸缺乏引起巨幼细胞贫血，同时补充维生素 B_{12} 效果更好。

4902

图片：巨幼细胞贫血血涂片

2. 药物性巨幼细胞贫血　如甲氨蝶呤、乙胺嘧啶、甲氧苄啶等药物引起的巨幼细胞贫血。因此类药物抑制二氢叶酸还原酶，影响叶酸被还原为四氢叶酸的过程，所以用叶酸治疗无效，需用亚叶酸钙治疗。

3. 恶性贫血　主要用维生素 B_{12} 治疗，叶酸辅助治疗。

维生素 B_{12}

维生素 B_{12}（vitamin B_{12}）为含钴的水溶性维生素，广泛存在于动物内脏、蛋黄、牛奶中。食物中的维生素 B_{12} 必须与胃黏膜壁细胞分泌的糖蛋白，即内因子结合，才能免受胃液消化进入空肠吸收。内因子缺乏可影响维生素 B_{12} 吸收，引起恶性贫血。维生素 B_{12} 参与机体多种代谢过程，为细胞发育成熟和维持神经组织髓鞘完整所必需的物质。临床用于恶性贫血和巨幼细胞贫血的治疗，还可辅助治疗神经炎、神经萎缩等疾病。

4903

图片：叶酸和维生素 B_{12} 的作用机制

第二节　促凝血药

4904

图片：血液凝固过程示意图

一、概述

促凝血药是指能加速血液凝固或降低毛细血管通透性，使出血停止的药物，又称止血药，用于治疗出血性疾病。

二、常用促凝血药

维生素 K

维生素 K（vitamin K）为甲萘醌类物质，维生素 K_1 主要来自绿色蔬菜，K_2 主要来自肠道菌，二者脂溶性高，需胆汁协助吸收；维生素 K_3、K_4 为人工合成的水溶性维生素。

笔记

【药理作用】

维生素 K 参与肝脏合成有活性的凝血因子Ⅱ、Ⅶ、Ⅸ、Ⅹ。当维生素 K 缺乏时，肝脏只能合成Ⅱ、Ⅶ、Ⅸ、Ⅹ凝血因子的前体蛋白，不能活化，从而导致凝血障碍。

【临床应用】

1. 维生素 K 缺乏所致的出血　①维生素 K 吸收障碍：如梗阻性黄疸、胆瘘、慢性腹泻等；②维生素 K 合成障碍：早产儿、新生儿、长期应用广谱抗生素等引起的出血。

2. 低凝血酶原所致的出血　长期应用香豆素类、水杨酸类等药物。

3. 其他　大剂量维生素 K_1 可用于抗凝血类灭鼠药中毒的解救；维生素 K_1、K_3 肌内注射有解痉、止痛作用，可用于缓解胆绞痛。

【不良反应和注意事项】

维生素 K_3、K_4 口服刺激性强，易引起恶心、呕吐等胃肠道反应，较大剂量可引起新生儿、早产儿溶血性贫血、高胆红素血症及黄疸，葡萄糖-6-磷酸脱氢酶（G-6-PD）缺乏者可诱发急性溶血性贫血；静脉注射维生素 K_1 速度过快，可产生面部潮红、出汗、血压下降，甚至虚脱。

氨 甲 苯 酸

氨甲苯酸（aminomethylbenzoic acid，PAMBA）能竞争性抑制纤溶酶原激活因子，使纤溶酶原不能转变为纤溶酶，从而抑制纤维蛋白降解，产生止血作用。用于纤维蛋白溶解亢进所致的出血，如前列腺、肝、脾、肺、甲状腺、肾上腺等脏器的手术出血、产后出血等，也可用于链激酶、尿激酶过量所致的出血。氨甲苯酸不良反应少，过量可致血栓形成、诱发心肌梗死，肾功能不良者慎用。

凝 血 酶

凝血酶（thrombin）是从猪、牛血中提取精制而成的无菌制剂。能直接作用于血液中纤维蛋白原，使其转变为纤维蛋白，发挥止血作用。用于小血管、毛细血管以及实质性脏器出血的止血，也用于创面、口腔、泌尿道以及消化道出血。

第三节　抗 凝 血 药

4905

图片：抗凝系统示意图

一、概述

抗凝血药是一类通过干扰凝血过程的某些环节，阻止血液凝固的药物。临床主要用于血栓栓塞性疾病。

二、常用抗凝血药

肝　　素

肝素（heparin）为硫酸黏多糖，呈强酸性，带有大量负电荷，药用肝素是从猪小肠、牛肺中提取而得。口服不吸收，常静脉注射给药，大部分经肝分解代谢，代谢物从尿中排出。肺栓塞及肝功能不全者半衰期明显延长，对肝素的敏感性也提高。

【药理作用】

1. 抗凝血　抗凝作用迅速、强大，体、体外均有效。口服无效，需注射给药。

2. 降血脂　肝素促使血管内皮细胞释放脂蛋白酯酶、甘油三酯酶，加速血中乳糜微粒和低密度脂蛋白的分解，降低血脂。

【临床应用】

1. 血栓栓塞性疾病　主要用于防治血栓形成和栓塞，如脑栓塞、深静脉血栓、肺栓塞和急性心肌梗死等，对已经形成的血栓无溶解作用。

2. 弥散性血管内凝血（DIC）早期　早期应用避免纤维蛋白原及凝血因子消耗而引起的继发性出血。

3. 体外抗凝血　血液透析、心血管手术、心导管检查、体外循环等。

【不良反应和注意事项】

笔记

1. 自发性出血　主要是用药过量引起，表现为黏膜出血、关节腔积血和伤口出血等。出血严重者应注射鱼精蛋白对抗。

2. 血小板减少症　多数发生在用药后 7~10d。

3. 其他　偶见皮疹、哮喘、结膜炎和发热等过敏反应；长期应用可引起骨质疏松和自发性骨折；妊娠期妇女应用可引起早产及死胎；肝肾功能不全、出血倾向、溃疡病、外伤及手术后、严重高血压、妊娠期妇女及产妇分娩后禁用。

香豆素类

香豆素类(coumarins)为口服抗凝药，常用药物有双香豆素(dicoumarol)、华法林(warfarin)和醋硝香豆素(acenocoumarol，新抗凝)等。

【药理作用】

香豆素类是维生素 K 的竞争性拮抗药，抑制有活性的凝血因子Ⅱ、Ⅶ、Ⅸ、Ⅹ的生成，从而影响凝血过程。对已合成的凝血因子无效，需待体内已合成凝血因子耗竭后才可发挥抗凝血作用，口服后 12~24h 起效，停药后作用还可维持 3~4d。

【临床应用】

用于防治血栓栓塞性疾病，如心房纤颤和心脏瓣膜病所致的血栓栓塞，也用于术后血栓的预防。因作用缓慢不易控制，常与肝素类药物合用，经 1~3d 香豆素类药物发挥作用后停用肝素。香豆素类药物中以华法林最为常用。

【不良反应和注意事项】

过量可引起自发性出血，常见鼻出血、牙龈出血、皮肤瘀斑及内脏出血等，严重者可引起颅内出血，应立即停药并注射维生素 K 对抗。禁忌证同肝素。阿司匹林、保泰松等可使血浆中游离香豆素浓度升高，抗凝作用增强；苯巴比妥、苯妥英钠、利福平等能加速香豆素的代谢，降低其抗凝作用。

枸橼酸钠

枸橼酸钠(sodium citrate)中的枸橼酸根离子，与血浆中的 Ca^{2+}形成不易解离的可溶性络合物，降低血 Ca^{2+}浓度，产生抗凝作用。仅用于体外血液保存，防止血液凝固。大量输血或输血速度过快时会引起低血钙，严重者可见手足抽搐、心功能不全、血压降低，必要时用钙盐对抗。

本章小结

贫血采取对因治疗及补充疗法，缺铁性贫血应补充铁剂；营养性巨幼细胞贫血应补充叶酸辅以维生素 B_{12} 治疗，甲氨蝶呤、乙胺嘧啶等药物引起的巨幼细胞贫血需用亚叶酸钙治疗，恶性贫血的治疗以维生素 B_{12} 为主、叶酸为辅。

促凝血药又称止血药，用于治疗出血性疾病。维生素 K 促进凝血因子生成，用于维生素 K 缺乏所致的出血；抗纤维蛋白溶解药氨甲苯酸适用于纤维蛋白溶解系统亢进所致的出血；凝血酶使纤维蛋白原转变为纤维蛋白，用于小血管、毛细血管以及实质性脏器出血的止血。

抗凝血药临床主要用于血栓栓塞性疾病。肝素在体内、外均具有抗凝作用，可用于血栓栓塞性疾病预防和治疗、DIC 早期和体外抗凝血；香豆素类为口服抗凝药，用于防治血栓栓塞性疾病；枸橼酸钠用于体外血液保存，防止血液凝固。

（何　颖）

4906

扫一扫，测一测

笔记

思考题

1. 缺铁性贫血应该采用何种药物治疗？巨幼细胞贫血应采用何种药物治疗？
2. 维生素 K 有哪些药理作用及临床应用？
3. 比较肝素、华法林的作用特点及临床应用有何不同。

思路解析

笔记

第五十章 内分泌系统药物

学习目标

1. 掌握：糖皮质激素类药、硫脲类药、胰岛素、磺酰脲类和双胍类药的药理作用、临床应用、不良反应和注意事项。

2. 熟悉：碘及碘化物、放射性碘、α-葡萄糖苷酶抑制剂及胰岛素增敏剂的药理作用、临床应用、不良反应和注意事项。

3. 了解：其他内分泌系统药的特点。

第一节 肾上腺皮质激素类药

肾上腺皮质激素（adrenocortical hormones）是肾上腺皮质合成与分泌的激素的总称，属甾体类化合物。可分为三类：由球状带分泌的盐皮质激素、由束状带分泌的糖皮质激素和由网状带分泌的性激素。临床常用的肾上腺皮质激素类药是糖皮质激素类药。

视频：肾上腺皮质激素的化学结构

视频：肾上腺皮质激素的来源与分类

视频：糖皮质激素的分泌与调节

一、糖皮质激素类药

糖皮质激素（glucocorticoid）类药按作用时间长短，可分为短效、中效、长效三类，还有一类仅作外用。短效类药：氢化可的松（hydrocortisone）、可的松（cortisone）；中效类药：泼尼松（prednisone）、泼尼松龙（prednisolone）；长效类药：倍他米松（betamethasone）、地塞米松（dexamethasone）；外用药：氟轻松（fluocinolone acetonide）。

糖皮质激素类药脂溶性大，口服、注射均易吸收。可的松和泼尼松在肝内分别转化为氢化可的松和泼尼松龙而生效，故严重肝功能不全病人宜选用氢化可的松或泼尼松龙。本类药物主要在肝中代谢，大部分经肾排泄。

【药理作用】

糖皮质激素在生理剂量下主要影响正常物质代谢；药理剂量可产生抗炎、免疫抑制及抗休克等作用。

1. 抗炎作用　本类药物有强大的抗炎作用，能对抗各种原因（如物理、化学、生理、免疫等）所引起的炎症。炎症早期可增加血管紧张性，减轻渗出、水肿、白细胞浸润及吞噬反应，从而改善红、肿、热、痛等症状；炎症后期可抑制毛细血管和成纤维细胞的增生，延缓肉芽组织生成，防止粘连及瘢痕形成，减轻后遗症。炎症反应是机体的一种防御功能，糖皮质激素在抑制炎症、减轻症状的同时，也降低机体的防御功能，可致感染扩散、阻碍创口愈合。

2. 免疫抑制作用　对免疫过程的许多环节均有抑制作用。小剂量主要抑制细胞免疫；大剂量干抗体液免疫。

3. 抗休克作用 超大剂量的糖皮质激素类药具有抗休克作用，一般认为与下列因素有关：①兴奋心脏、增加心肌收缩力、增加心排出量；②抑制某些炎症因子的产生，减轻全身炎症反应；③稳定溶酶体膜，减少心肌抑制因子的形成和释放；④降低血管对某些缩血管活性物质的敏感性，扩张血管，改善微循环。

4. 其他作用

（1）血液与造血系统：糖皮质激素能刺激骨髓造血功能，使红细胞、血小板和血红蛋白含量增加；中性粒细胞增多，但游走、吞噬等功能抑制；淋巴细胞和嗜酸性粒细胞数量减少。

（2）中枢神经系统：提高中枢神经系统的兴奋性，出现欣快、激动、失眠等，偶可诱发精神失常，大剂量对儿童能致惊厥。

（3）消化系统：使胃酸和胃蛋白酶分泌增多，提高食欲，促进消化，但大剂量应用可诱发或加重溃疡病。

【临床应用】

1. 替代疗法 用于急、慢性肾上腺皮质功能不全者，腺垂体功能减退及肾上腺次全切除术后。

2. 严重感染或预防炎症后遗症

（1）严重感染：中毒性菌痢、暴发型流行性脑膜炎、中毒性肺炎、急性粟粒性肺结核、猩红热及败血症等，在应用有效、足量抗菌药物治疗感染的同时，可用糖皮质激素类药作辅助治疗。其可消除炎症，迅速缓解中毒症状，有利于争取时间，帮助病人渡过危险期。病毒性感染一般不用激素，因使用后可减低机体的防御能力，反而使感染扩散而加剧。

（2）防止某些炎症后遗症：结核性脑膜炎、心包炎、风湿性心瓣膜炎、损伤性关节炎、睾丸炎以及烧伤后瘢痕挛缩等，早期应用糖皮质激素可防止后遗症发生。对虹膜炎、角膜炎、视网膜炎和视神经炎等非特异性炎症，应用后也可迅速消炎止痛，防止角膜浑浊和瘢痕粘连的发生。

3. 自身免疫性疾病、过敏性疾病和器官移植排斥反应

（1）自身免疫性疾病：风湿热、风湿性心肌炎、风湿性及类风湿关节炎、系统性红斑狼疮、皮肌炎、结节性动脉周围炎和肾病综合征等，应用糖皮质激素可缓解症状，但停药后易复发。应采用综合疗法，不宜单用。

（2）过敏性疾病：荨麻疹、血清热、血管神经性水肿、过敏性鼻炎等，治疗时以抗组胺药或肾上腺受体激动药为主，病情严重或其他药物无效时，可应用糖皮质激素类药辅助治疗，目的是抑制抗原-抗体反应所引起的组织损害和炎症过程。

（3）器官移植排斥反应：糖皮质激素类药可用于预防异体器官移植术后的排斥反应。

4. 抗休克 主要用于感染中毒性休克。在应用有效、足量的抗菌药物治疗的前提下，可及早、短时间突击使用大剂量糖皮质激素类药；对过敏性休克，糖皮质激素类药为次选药，可与首选药肾上腺素合用；糖皮质激素也可用于其他类型休克的辅助治疗。

5. 血液病 可用于儿童急性淋巴细胞白血病、再生障碍性贫血、粒细胞减少症、血小板减少症和过敏性紫癜等的治疗，但停药后易复发。

6. 局部应用 对接触性皮炎、湿疹、肛门瘙痒、银屑病等都有疗效，宜用氢化可的松、泼尼松龙或氟轻松等软膏、霜剂或洗剂局部用药。

7. 恶性肿瘤 糖皮质激素类药还是控制晚期和转移性乳腺癌的重要药物；前列腺癌术后应用雌激素疗效不佳，不能控制癌症的发展时，用泼尼松可明显改善症状。

【不良反应和注意事项】

1. 长期大剂量应用引起的不良反应

（1）医源性肾上腺皮质功能亢进综合征：因物质代谢和水盐代谢紊乱所致，表现为满月脸、水牛背、向心性肥胖、皮肤变薄、痤疮、多毛、水肿、低血钾、高血压、糖尿等，停药后可自行消退。

（2）诱发或加重感染：因糖皮质激素类药抑制机体防御功能所致。长期应用常可诱发感染或使体内潜在病灶扩散，特别是原有疾病已使机体抵抗力降低时。

笔记

（3）诱发或加重溃疡：糖皮质激素使胃酸、胃蛋白酶分泌增加，抑制胃黏液分泌，降低胃肠黏膜的

抵抗力，故可诱发或加剧胃、十二指肠溃疡，甚至造成消化道出血或穿孔。

（4）其他：因糖皮质激素类药能促进蛋白质分解、抑制其合成及增加钙、磷排泄，可引起骨质疏松、肌肉萎缩、伤口愈合迟缓等，还可影响儿童生长发育。对妊娠期妇女可致畸胎。糖皮质激素可引起欣快、激动、失眠，严重者诱发癫痫或精神失常。

2. 停药反应

（1）医源性肾上腺皮质功能不全：长期应用的病人，减量过快或突然停药时，可引起肾上腺皮质萎缩和功能不全，这是由于长期大剂量使用糖皮质激素类药，反馈性抑制垂体肾上腺皮质轴所致。

（2）反跳现象：长期用药减量过快或突然停药，而致原病复发或恶化，称为反跳现象。

【禁忌证】

严重精神病和癫痫、活动性消化性溃疡病、新近胃肠吻合术、骨折、创伤修复期、角膜溃疡、肾上腺皮质功能亢进症、严重高血压、糖尿病、妊娠期妇女、抗菌药不能控制的感染如水痘、真菌感染等。

【用法及疗程】

1. 小剂量替代疗法　用于腺垂体功能减退、肾上腺皮质功能不全综合征及肾上腺皮质次全切除术后。

2. 大剂量突击疗法　用于急、危、重症病例，如严重中毒性感染及各种休克。采用大剂量静脉给药，疗程一般不超过3d。

3. 一般剂量长期疗法　用于结缔组织病、肾病综合征、顽固性支气管哮喘、中心性浆液性脉络膜视网膜病变、各种恶性淋巴瘤、淋巴细胞白血病等。

4. 隔日疗法　糖皮质激素的分泌具有昼夜节律性，每日上午8~10时为分泌高峰，随后逐渐下降，午夜12时为低潮，这是由促肾上腺皮质激素（ACTH）分泌的昼夜节律所引起的。遵循这种节律进行用药，可以减少对肾上腺皮质功能的影响。目前维持量用法有两种：①晨起给药法，即每日清晨7~8时1次给药；②隔晨给药法，即每隔一日，早晨7~8时给药1次。

5. 局部用药　用于皮肤病及眼部炎症等，宜选用氢化可的松、氟轻松、泼尼松龙及地塞米松等。

二、盐皮质激素类药

盐皮质激素（mineralocorticoids）主要有醛固酮（aldosterone）和去氧皮质酮（desoxycortone）两种，维持机体正常的水、电解质代谢。可促进肾远曲小管对Na^+和Cl^-的主动重吸收，同时增加K^+和H^+排出，具有保钠排钾作用。用于慢性肾上腺皮质功能减退症，纠正病人失Na^+、失水和K^+潴留等，恢复水和电解质平衡。

第二节　抗甲状腺药

5004

视频：甲状腺功能的调节

甲状腺激素是由甲状腺合成、贮存和释放的一类肽类含碘氨基酸，是维持机体正常代谢和生长发育的必需激素。甲状腺激素包括：甲状腺素（T_4）和三碘甲状腺原氨酸（T_3）。甲状腺激素合成及分泌减少，可引起甲状腺功能减退症（简称甲减），需用甲状腺激素类药治疗；甲状腺激素合成及分泌增多，可引起甲状腺功能亢进症（简称甲亢），可用抗甲状腺药治疗。

抗甲状腺药是能干扰甲状腺激素的合成与释放，缓解甲状腺功能亢进症状的药物。常用的有硫脲类、碘及碘化物、放射性碘和β受体阻断药四类。

一、硫脲类

硫脲类是最常用的抗甲状腺药，可分为两类：①硫氧嘧啶类，包括甲硫氧嘧啶（methylthiouracil，MTU）和丙硫氧嘧啶（propylthiouracil，PTU）；②咪唑类，包括甲巯咪唑（thiamazole）和卡比马唑（carbimazole）。

【药理作用】

1. 抑制甲状腺激素的合成　通过抑制过氧化物酶，进而抑制甲状腺激素的生物合成。对已合成的T_3、T_4无影响，故须待体内甲状腺激素消耗后才能显效，一般症状改善常需2~3周，基础代谢率恢复正常需1~2个月。

2. 抑制T_4转化为T_3　丙硫氧嘧啶能抑制外周组织的T_4转化为T_3，迅速降低血清中生物活性较强的T_3水平。重症甲亢、甲亢危象时可作为首选。

3. 免疫抑制作用　甲亢的发病与自身免疫机制异常有关，硫脲类药物能轻度抑制免疫球蛋白的生成，具有一定的病因治疗作用。

【临床应用】

1. 甲亢的内科治疗　适用于轻症和不宜手术或放射性^{131}I治疗的甲亢病人。开始治疗时给予大剂量药物，1~2个月后症状明显减轻，基础代谢率接近正常时药量可递减，直至维持量，疗程1~2年。

2. 甲亢的手术前准备　术前给予硫脲类药物，使甲状腺功能恢复或接近正常可减少麻醉和手术后的并发症，防止甲状腺危象的发生。术前2周加服大剂量碘剂，使腺体缩小变硬，减少术中出血及并发症的发生率。

3. 甲状腺危象的治疗　抢救时，除消除诱因、对症治疗外，主要应用大剂量碘剂抑制甲状腺激素释放，大剂量硫脲类（常选用丙硫氧嘧啶）阻断甲状腺激素的合成，以及β受体阻断药抑制交感神经兴奋症状。

知识拓展

甲状腺危象

甲状腺危象也称甲亢危象，是精神刺激、感染、手术、创伤等诱因作用下，甲状腺激素突然大量释放入血所致，多发生于较严重甲亢未予治疗或治疗不充分的病人。病人可出现高热或过高热、大汗、心动过速（140次/min以上）烦躁、焦虑不安、谵妄、恶心、呕吐、腹泻，严重者可有心力衰竭、休克、昏迷等，死亡率在20%以上。

【不良反应和注意事项】

甲硫氧嘧啶发生较多，大多发生在用药的前2个月。

1. 过敏反应　最常见，应根据情况减量或停药，必要时应用抗过敏药。

2. 粒细胞缺乏症　为最严重不良反应。多于用药后2~3个月内出现，老年人较易发生，若用药后出现咽痛或发热，应立即查血常规，停药后可恢复。

3. 消化道反应　有厌食、呕吐、腹泻、腹痛等，甲硫氧嘧啶偶致味觉、嗅觉改变。

4. 甲状腺肿及甲状腺功能减退　长期应用可使血清甲状腺激素水平显著下降，反馈性增加促甲状腺激素（TSH）分泌而引起腺体代偿性增生、增大、充血，严重者可产生压迫症状，还可诱发甲状腺功能减退，及时发现并停药常可恢复。

哺乳期妇女、结节性甲状腺肿合并甲亢及甲状腺癌病人禁用。

二、碘及碘化物

临床常用有复方碘溶液（compound iodine solution）又称卢戈液（Lugol solution）、碘化钾（potassium iodide）、碘化钠（sodium iodide）。

【药理作用】

不同剂量的碘产生不同的作用。

1. 小剂量碘　作为合成甲状腺激素的原料，参与甲状腺激素的合成。

2. 大剂量碘　每日剂量超过6mg，产生抗甲状腺作用。主要是抑制甲状腺激素的释放，也可抑制其合成。用药后1~2d起效，10~15d达最大效应。大剂量碘剂还能抑制TSH的分泌，使腺体缩小变硬，血管减少，有利于手术进行。若继续用药则失去抗甲状腺作用，甲亢症状复发，因此不能单独用于甲亢的治疗。

【临床应用】

1. 单纯性甲状腺肿　应用小剂量碘，可预防缺碘引起的单纯性甲状腺肿。

2. 甲亢手术前准备　一般在术前2周给予复方碘溶液，使甲状腺组织退化、血管减少、腺体缩小变硬，利于手术进行及减少术中出血。

3. 甲状腺危象　可将碘化物加到10%葡萄糖溶液中静脉滴注，也可服用复方碘溶液，需同时服用硫脲类药和其他综合措施。

【不良反应和注意事项】

1. 过敏反应　用药后立即或数小时发生，严重者有喉头水肿，可窒息。一般停药可消除，加服食盐和增加饮水可促进碘排泄，必要时采取抗过敏措施。

2. 诱发甲状腺功能紊乱　长期或过量服用碘剂可诱发甲亢，也可能诱发甲状腺功能减退和甲状腺肿。碘可通过胎盘屏障，也可进入乳汁，引起新生儿和婴儿甲状腺功能异常或甲状腺肿，故妊娠期及哺乳期妇女应慎用。

3. 慢性碘中毒　长期服用可出现咽喉及口腔烧灼感、金属味、唾液分泌增多、呼吸道刺激、鼻炎、眼结膜刺激症状等，停药后可消退。

三、放射性碘

临床应用的放射性碘为^{131}I，$t_{1/2}$为5d，用药后56d消除99%。^{131}I被甲状腺摄取后，在腺泡中释放β射线和γ射线，其中β射线占99%，射程0.5~2mm，只限于甲状腺内。增生甲状腺组织对射线敏感，对周围组织损伤很少，起到类似手术切除部分甲状腺的作用。γ射线占1%，穿透力强，射程远，可在体外测得，用于测定甲状腺摄碘功能。

^{131}I适用于不宜手术、术后复发及抗甲状腺药治疗无效或过敏的甲亢病人。用药1个月后见效，3~4个月后甲状腺功能可恢复正常。小剂量^{131}I可用于甲状腺功能检查；还可用于控制甲状腺癌。20岁以下病人、妊娠期妇女、哺乳期妇女不宜应用。

四、β 受体阻断药

β受体阻断药普萘洛尔等通过阻断β受体，使心率减慢、心肌收缩力减弱，减轻焦虑症状。抑制外周T_4脱碘转变为T_3，减少T_3生成。用于控制甲状腺功能亢进的症状、甲亢术前准备及甲状腺危象的综合治疗。

第三节　胰岛素和口服降糖药

糖尿病是由于胰岛素绝对或相对不足所致的代谢紊乱性疾病。临床以高血糖为主要特征，并伴有糖尿、多饮、多食、多尿等症状。糖尿病的治疗原则为综合治疗，即在饮食治疗、体育锻炼的基础上应用降血糖药物控制高血糖、纠正代谢紊乱及防止并发症的发生。

知识拓展

糖尿病的分型

1型糖尿病（insulin-dependent diabetes mellitus，IDDM，胰岛素依赖型）：由胰岛B细胞破坏，引起胰岛素绝对缺乏，需要胰岛素治疗。

2型糖尿病（non-insulin-dependent diabetes mellitus，NIDDM，非胰岛素依赖型）。由胰岛素抵抗和胰岛素分泌缺陷，导致胰岛素相对缺乏，大多数口服降糖药物治疗即可，部分病人需要胰岛素治疗。

一、胰岛素

胰岛素（insulin）是由胰岛B细胞分泌的激素。药用胰岛素多由猪、牛胰腺提取。胰岛素易被肠道消化酶破坏，因此口服无效，必须注射给药。胰岛素皮下注射吸收快，作用时间短。普通胰岛素与碱性蛋白质结合，再加入微量锌使之稳定，制成吸收缓慢、作用时间长的制剂。常用药物包括短效类如

笔记

普通胰岛素(regular insulin)、中效类如珠蛋白锌胰岛素(globin zinc insulin)和低精蛋白锌胰岛素(isophane insulin)、长效类如精蛋白锌胰岛素(protamine zinc insulin)。

【药理作用】

1. 糖代谢 胰岛素可增加葡萄糖的转运,加速葡萄糖的氧化和酵解,促进糖原的合成和贮存,抑制糖原分解和糖异生,使糖的利用增加而来源减少,从而降低血糖。

2. 脂肪代谢 促进脂肪合成并抑制分解,使游离脂肪酸和酮体生成减少。

3. 蛋白质代谢 促进蛋白质的合成并抑制其分解。

4. 钾离子转运 激活细胞膜的 Na^+-K^+-ATP 酶,促进钾离子向细胞内转运,增加细胞内钾离子的浓度。

【临床应用】

1. 糖尿病 ①1 型糖尿病;②2 型糖尿病经饮食疗法或口服降血糖药未能控制者;③糖尿病发生急性或严重并发症者,如酮症酸中毒、高渗性昏迷等;④糖尿病合并感染、高热、妊娠、创伤以及手术等应激状态。

2. 纠正细胞内缺钾 胰岛素可促使钾内流,与葡萄糖、氯化钾组成极化液(GIK),纠正细胞内缺钾,用于防治心肌梗死时的心律失常。

【不良反应和注意事项】

1. 低血糖 是最常见的不良反应,多由胰岛素过量引起。早期表现为饥饿感、出汗、心悸、烦躁等症状,严重者可引起昏迷。轻者可饮糖水,重者应立即静脉注射 50%葡萄糖。

2. 过敏反应 多为制剂中的杂质所致,轻者出现注射部位瘙痒、肿胀、红斑,少数出现荨麻疹、血管神经性水肿,偶见过敏性休克。

3. 耐受性 少数用过胰岛素的病人,对胰岛素的敏感性下降,需用较大剂量才有效,称为耐受性或胰岛素抵抗性。此时可换用其他动物胰岛素或改用高纯度胰岛素。

4. 局部反应 皮下注射时,可出现皮肤发红,久用皮下脂肪萎缩、硬结。注射部位应经常更换。

二、口服降糖药

(一)磺酰脲类

磺酰脲类第一代药物有甲苯磺丁脲(tolbutamide)、氯磺丙脲(chlorpropamide);第二代药物有格列本脲(glibenclamide)、格列吡嗪(glipizide)、格列喹酮(gliquidone)、格列齐特(gliclazide)等。磺酰脲类药物口服吸收迅速而完全,血浆蛋白结合率高。

【药理作用】

1. 降血糖作用 本类药物对正常人及胰岛素功能尚存的糖尿病病人均有降血糖作用,对 1 型糖尿病或严重糖尿病病人、胰岛功能丧失者无效。其作用机制是刺激胰岛 B 细胞释放胰岛素,产生降糖作用。此外,此类药物还可降低胰岛素代谢,增强靶细胞对胰岛素的敏感性,减少胰高血糖素分泌。

2. 抗利尿作用 氯磺丙脲有抗利尿作用,可以促进抗利尿激素分泌。

3. 其他 格列齐特可使血小板计数减少,黏附力减弱,改善微循环,对预防或减轻糖尿病病人微血管并发症有一定作用。

【临床应用】

1. 糖尿病 用于单用饮食控制无效的胰岛功能尚存的 2 型糖尿病者。对产生胰岛素耐受性的病人,可刺激内源性胰岛素分泌而减少胰岛素用量。

2. 尿崩症 氯磺丙脲可明显减少尿崩症病人的尿量。

【不良反应和注意事项】

常见胃肠道反应、皮肤过敏、嗜睡、眩晕、共济失调,也可致胆汁淤积性黄疸,少数病人可出现粒细胞减少、血小板减少及溶血性贫血。低血糖反应很少见,但易突发严重低血糖,引起不可逆性的脑损伤,特别是肾功能不良的病人。新型磺酰脲类较少引起低血糖。

磺酰脲类的血浆蛋白结合率高,与其他蛋白结合率高的药物如磺胺类、吲哚美辛、双香豆素等发生竞争,使游离药物浓度上升而引起低血糖反应。药酶抑制剂如氯霉素、西咪替丁等能增强磺酰脲类的低血糖反应。氯丙嗪、糖皮质激素、噻嗪类利尿药、口服避孕药等可降低磺酰脲类药物的降血糖作用。

（二）双胍类

常用药物二甲双胍（metformin，甲福明）。

【药理作用和临床应用】

双胍类可明显降低糖尿病病人的血糖，但对正常人血糖无影响。其机制可能是：①增加肌肉组织对葡萄糖的摄取和利用；②减少肝细胞糖异生；③抑制肠道对葡萄糖的吸收；④降低血中胰高血糖素水平。用于单用饮食控制无效的2型糖尿病病人，尤其是肥胖病例。

【不良反应和注意事项】

胃肠道反应发生率较磺酰脲类高，常见食欲缺乏、口苦等。大剂量可引起吸收不良，易导致叶酸和维生素 B_{12} 缺乏，可发生酮血症、乳酸血症等严重不良反应，肝、肾功能不全者更易发生。用药期间应定期检查血糖、尿酸及尿酮体。慢性心、肝、肾功能不良者，尿酮体阳性者及妊娠期妇女禁用。

（三）α-葡萄糖苷酶抑制剂

α-葡萄糖苷酶抑制药是一类新型口服降血糖药，主要有阿卡波糖（acarbose）及伏格列波糖（voglibose）等。其竞争性抑制小肠葡萄糖苷酶活性，减慢淀粉等碳水化合物水解及产生葡萄糖的速度，并延缓葡萄糖的吸收，降低餐后血糖。临床主要用于糖尿病餐后高血糖病人。主要不良反应是胃肠道反应，可见腹胀、嗳气、肛门排气增多等，溃疡病病人慎用。妊娠期、哺乳期妇女以及有明显消化、吸收障碍者禁用。

（四）胰岛素增敏剂

胰岛素增敏剂能增加肌肉和脂肪组织对胰岛素的敏感性而发挥降血糖作用，主要药物有罗格列酮（rosiglitazone）、吡格列酮（pioglitazone）、恩格列酮（englitazone）等。本类药物主要通过增加肌肉及脂肪组织对胰岛素的敏感性而发挥降血糖作用。用于其他口服降糖药疗效不佳的2型糖尿病病人，尤其伴有胰岛素抵抗者。本类药物具有良好的安全性，低血糖发生率低。副作用主要有嗜睡、水肿、肌肉和骨骼痛、头痛等。

（五）餐时血糖调节剂

常用药物有瑞格列奈（repaglinide）和那格列奈（nateglinide）。瑞格列奈为第一个餐时血糖调节剂。其通过与胰岛B细胞膜上的特异性受体结合，促进胰岛素分泌，可以模仿胰岛素的生理性分泌，有效控制餐后高血糖。主要用于2型糖尿病，老年糖尿病病人、糖尿病肾病病人也可服用。常见不良反应有低血糖、腹泻、头痛等。

本章小结

糖皮质激素的主要药理作用有抗炎作用、免疫抑制作用、抗休克作用等；临床可用于替代疗法、严重感染或预防某些炎症后遗症、自身免疫性疾病及过敏性疾病、抗休克治疗、血液病、局部应用和恶性肿瘤；不良反应包括医源性肾上腺皮质功能亢进综合征、诱发或加重感染、诱发或加重溃疡、骨质疏松、精神异常、医源性肾上腺皮质功能不全、反跳现象及停药反应等。长期应用糖皮质激素不可突然停药。

抗甲状腺药是能干扰甲状腺激素的合成与释放，缓解甲状腺功能亢进症状的药物。甲亢的内科治疗首选硫脲类药物，甲亢的手术前准备可用硫脲类药物控制症状术，前2周加服大剂量碘剂，甲状腺危象的治疗需用大剂量碘+大剂量硫脲类+β受体阻断药。^{131}I 适用于不宜手术、术后复发及抗甲状腺药治疗无效或过敏的甲亢病人。

治疗糖尿病药物包括胰岛素和口服降血糖药。胰岛素是治疗1型糖尿病的唯一药物，对2型糖尿病目前也主张早期应用，以减少并发症的产生，主要不良反应是低血糖。口服降血糖药主要有磺酰脲类、双胍类、α-葡萄糖苷酶抑制剂、胰岛素增敏剂和餐时血糖调节剂，用于2型糖尿病的治疗。

笔记

（何　颖）

扫一扫，测一测

思考题

1. 试述糖皮质激素的药理作用及临床应用。
2. 糖皮质激素的不良反应及禁忌证有哪些？
3. 举例说明甲状腺功能亢进治疗药物有哪几类。
4. 试述胰岛素的临床应用及主要不良反应。

思路解析

笔记

第五十一章 抗微生物药物

51章 PPT

学习目标

1. 掌握:青霉素 G、头孢菌素类、氨基糖苷类、喹诺酮类、甲硝唑、一线抗结核药的抗菌作用、临床应用、不良反应和注意事项。

2. 熟悉:大环内酯类、多黏菌素类的抗菌作用、临床应用、不良反应和注意事项。

3. 了解:其他抗菌药物作用的特点。

第一节 概 述

抗微生物药物是指能抑制或杀灭病原微生物,用于防治病原微生物引起的感染性疾病的药物,包括抗菌药物、抗真菌药和抗病毒药,其中抗菌药物又包括抗生素和人工合成抗菌药物。应用化学药物对细菌和其他微生物、寄生虫及恶性肿瘤细胞所致疾病的治疗统称为化学治疗(简称化疗)。

一、抗菌药物概念与术语

1. 抗生素 指某些微生物代谢产生的,具有抑制或杀灭其他病原微生物作用的化学物质。

2. 抗菌谱 指抗菌药物的抗菌范围。仅对一种细菌或少数几种菌属具有抗菌作用的,称为窄谱抗菌药;对多种细菌或菌属具有抗菌作用的,称为广谱抗菌药。

3. 抗菌活性 指抗菌药物抑制或杀灭微生物的能力。

4. 化疗指数(chemotherapeutic index,CI) 化疗药物的安全性一般以半数致死量(LD_{50})和半数有效量(ED_{50})之比或5%致死量(LD_5)与95%有效量(ED_{95})之比来衡量。这一比值称为化疗指数。理想的化疗药物一般必须具有对宿主体内病原微生物有高度选择性的毒性,而对宿主无毒性或毒性很低。化疗指数愈大,表明药物的毒性愈小,疗效愈大,临床应用的价值也可能愈高。但化疗指数高者并不意味着绝对安全,几乎无毒性的青霉素仍有发生过敏性休克的可能。

5. 抗菌后效应(postantibiotic effect,PAE) 指抗菌药物与病原微生物短暂接触后,药物浓度即逐渐下降,低于最小抑菌浓度后,仍然对病原微生物的生长繁殖有抑制作用的现象。一般而言,PAE 时间越长,药物抗菌活性越强,故 PAE 是评价抗菌药物活性的重要指标。

6. 抑菌药 指仅有抑制病原微生物生长繁殖而无杀灭作用的药物,如红霉素、林可霉素等。

7. 杀菌药 指不仅能抑制病原微生物生长繁殖,而且能杀灭病原微生物的药物。如青霉素类、氨基糖苷类等。

二、抗菌药物作用机制

1. 抑制细菌细胞壁合成 细胞壁位于细菌细胞膜外层,有保护和维持细菌正常形态与结构的

笔记

功能，其主要成分为黏肽。青霉素作用于靶位胞浆膜上的青霉素结合蛋白（penicillin binding proteins，PBPs），表现为抑制转肽酶的转肽作用，从而阻碍了交叉联结，导致细菌细胞壁缺损。由于菌体内的渗透压高，在等渗环境中使水分不断渗入，导致细菌菌体膨胀、变形破裂，在自溶酶影响下细菌溶解。

2. 抑制蛋白质合成　核糖体是蛋白质合成的主要场所，细菌的核糖体为70S，由30S和50S亚基组成，哺乳动物其核糖体为80S，由40S与60S亚基构成，因而它们的生理、生化与功能不同。抗菌药物对细菌的核糖体有高度的选择性毒性，而不影响哺乳动物的核糖体和蛋白质合成。氨基糖苷类、红霉素等多种抗生素通过选择性影响细菌的两种亚基，抑制细菌蛋白质的合成，从而发挥抑菌或杀菌作用。

3. 影响胞浆膜的通透性　细菌胞浆膜主要是由类脂质和蛋白质分子构成的一种半透膜，具有渗透屏障和运输物质的功能。多黏菌素类抗生素具有表面活性物质，能选择性地与细菌胞浆膜中的磷脂结合；而制霉菌素和两性霉素B等多烯类抗生素则仅能与真菌胞浆膜中固醇类物质结合。以上药物均能使胞浆膜通透性增加，导致菌体内的蛋白质、核苷酸、氨基酸、糖和盐类等外漏，从而使细菌死亡。

4. 抗叶酸代谢　人和哺乳动物细胞能直接利用周围环境中的叶酸进行代谢，而细菌必须自身合成叶酸。磺胺类药物与二氢叶酸合成酶结合，妨碍二氢叶酸的合成；甲氧苄啶（TMP）抑制二氢叶酸还原酶的活性，干扰四氢叶酸的代谢，最终影响核酸合成，从而抑制细菌的生长和繁殖。

5. 抑制核酸代谢　喹诺酮类药物能抑制DNA回旋酶，阻碍敏感菌的DNA的合成，利福平能与细菌RNA聚合酶结合，从而影响细菌的核酸代谢。

三、细菌耐药性

1. 细菌耐药性分类　耐药性（bacterial resistance）又称抗药性，是指病原微生物与抗菌药多次接触后，对抗菌药的敏感性下降或消失，导致药效降低或无效的现象。细菌耐药性产生原因是细菌在自身生存过程中的一种特殊表现形式。耐药性根据产生原因分为两类：

（1）固有耐药性：又称天然耐药性，来源于该细菌染色体上的耐药基因、代代相传，不会改变。如肠道革兰氏阴性杆菌对青霉素天然耐药，链球菌对氨基糖苷类抗生素天然耐药，铜绿假单胞菌对多数抗生素均不敏感等。

（2）获得耐药性：细菌与抗菌药接触后，通过改变自身的代谢途径避免被抗菌药抑制或杀灭。如金黄色葡萄球菌产生β-内酰胺酶而耐药。

对药物产生耐药的病原菌称为耐药菌。细菌对某种抗菌药物耐药后，对结构近似或作用性质相同的药物也可显示耐药性，称为交叉耐药。

2. 细菌耐药性产生机制　细菌产生耐药性机制主要有以下几种：

（1）产生灭活酶和钝化酶：细菌可产生灭活酶使抗菌药物失活，主要有水解酶和钝化酶两种。①水解酶，如β-内酰胺酶，可水解青霉素类和头孢菌素类的β-内酰胺环；②钝化酶（又称合成酶），如乙酰化酶，可使氨基糖苷类等药物分子结构改变而失去抗菌活性。

（2）改变药物作用靶位：细菌通过改变细胞内膜上与药物结合部位的靶蛋白，降低与抗菌药的亲和力，使抗生素不能与其结合，如肺炎球菌对青霉素的耐药。

（3）改变细菌外膜通透性：细菌通过改变外膜通透性，阻止抗菌药物透过胞浆膜进入菌体内而呈现耐药，如铜绿假单胞菌可降低外膜通透性而耐药。

（4）改变代谢途径：细菌通过改变自身代谢途径而改变对代谢物的需要，如金黄色葡萄球菌通过合成过量的对氨基苯甲酸，从而对磺胺类药物产生耐药性。

（5）影响主动外排系统：某些细菌能将进入菌体的药物泵出体外，这种泵因需能量，故称主动外排系统（active efflux system）。主动外排系统使抗菌药物外排，降低细菌内的药物浓度而耐药，是导致多重耐药的重要机制。

（6）其他：对利福霉素类药物产生耐药的肠球菌、链球菌、肠杆菌、假单胞菌等的耐药是由于降低了RNA聚合酶的亲和力。

第二节　β-内酰胺类

β-内酰胺类系指化学结构中具有β-内酰胺环的一大类抗生素，包括青霉素类、头孢菌素类和其他非典型β-内酰胺类抗生素。此类抗生素具有以下共同特点：①结构中均有β-内酰胺环；②β-内酰胺酶可破坏β-内酰胺环，使抗菌活性消失；③具有相同的抗菌机制：抑制细菌细胞壁的合成；④具有杀菌活性强、毒性低、适应证广及临床疗效好的优点。

一、青霉素类

青霉素类按来源不同，分为天然青霉素和半合成青霉素。

（一）天然青霉素

青霉素G

青霉素G（penicillin G）是最早应用于临床的抗生素，是从青霉菌培养液中提取而获得，具有杀菌力强、毒性低、价格低廉、使用方便等优点，迄今仍是敏感菌所致各种感染的首选药物。常用其钠盐或钾盐。其晶粉在室温中稳定，易溶于水，水溶液在室温中不稳定，20℃放置24h，抗菌活性迅速下降，且产生具有抗原性的降解产物，故青霉素应在临用前配成水溶液。口服易被胃酸及消化酶破坏，吸收差。肌内注射吸收快而完全，注射后0.5～1.0h血药浓度达高峰。青霉素G几乎全部以原形经肾排泄，约90%经肾小管分泌，10%经肾小球滤过排出。丙磺舒可与青霉素G竞争肾小管分泌，两药合用时能提高青霉素G血药浓度，延长其半衰期。

【抗菌作用和临床应用】

首选用于敏感革兰氏阳性球菌、革兰氏阳性杆菌、革兰氏阴性球菌、螺旋体等所致的感染。

1. 革兰氏阳性球菌感染　如溶血性链球菌感染引起的咽炎、扁桃体炎、中耳炎、猩红热、化脓性关节炎、蜂窝织炎、败血症等；草绿色链球菌感染引起的心内膜炎，宜与链霉素合用；肺炎球菌感染引起的大叶性肺炎；金黄色葡萄球菌感染引起疖和痈等。
2. 革兰氏阳性杆菌感染　如梭状芽胞杆菌引起气性坏疽和破伤风等，但青霉素G对细菌外毒素无效，使用时应与相应抗毒素合用。
3. 少数革兰氏阴性球菌感染　如脑膜炎奈瑟菌引起的脑膜炎；淋病奈瑟菌引起的淋病。
4. 螺旋体感染　如钩端螺旋体病、梅毒、回归热等。
5. 放线菌引起的放线菌病。

【不良反应和注意事项】

1. 过敏反应　发生率高，表现有皮肤过敏和血清样反应，如皮疹、血管神经性水肿、药物热、腹痛、关节肿痛、淋巴结肿大等，严重者引起过敏性休克，表现为烦躁、胸闷、气急、面色苍白、出冷汗、发绀、脉搏细弱、血压下降、昏迷等，可导致呼吸和循环衰竭而危及生命。

青霉素过敏反应的防治措施：①严格掌握适应证，在有抢救过敏性休克的条件下才能注射青霉素；②详细询问病人有无药物过敏史，对有青霉素过敏史者禁用，对其他药物过敏者慎用；③使用前需先做皮试（包括初次注射、中途更换批号及停药时间超过3d者），皮试20min后观察结果，皮试阳性者禁用；④避免在饥饿时用药及局部用药，注射后要观察20min；⑤一旦发生过敏反应，立即抢救，皮下或肌内注射0.1%盐酸肾上腺素0.5～1ml，必要时每隔15～30min重复一次，或在输液内加肾上腺素；酌情加用糖皮质激素、抗组胺药、升压药，必要时采取人工呼吸、给氧、气管切开等措施，维持呼吸和循环功能。

2. 毒性反应　青霉素鞘内注射或大剂量快速静脉滴注，可引起头痛、抽搐、昏迷等神经系统反应，称为青霉素脑病。用药时应注意控制用量和滴速。
3. 赫氏反应　治疗梅毒、钩端螺旋体病时，少数病人会出现症状加重现象，表现为全身不适、寒战、发热、肌痛、心率加快等症状，甚至危及生命。一般发生于治疗后的6～8h，于12～24h消失，可能是由大量病原体被杀灭后释放的物质引起的。
4. 其他　肌内注射可出现局部红肿、疼痛、硬结甚至周围神经炎，钾盐尤甚。静脉给予大剂量钾盐时,可出现高钾血症,甚至心律失常,故钾盐不可快速静脉注射。

(二)半合成青霉素

青霉素有高效、低毒等特点,但有不耐酸、不耐酶、抗菌谱窄和容易引起过敏反应等缺点。人们利用青霉素的母核6-氨基青霉烷酸(6-APA)进行化学改造,接上不同侧链,合成了数百种半合成青霉素。

常用半合成青霉素药物见表51-1。

表51-1 常用半合成青霉素药物

分类与常用药物	抗菌特点
1. 耐酸青霉素 青霉素V(penicillin V)	1. 耐酸,可口服 2. 不耐酶 3. 抗菌谱同青霉素G,作用稍弱,用于敏感菌轻度感染
2. 耐酸耐酶青霉素 苯唑西林(oxacillin) 氯唑西林(cloxacillin)	1. 抗菌谱类似青霉素G 2. 耐酶。主要用于耐药金黄色葡萄球菌感染 3. 耐酸,可口服,有胃肠道反应
3. 广谱青霉素 氨苄西林(ampicillin) 阿莫西林(amoxicillin)	1. 抗菌谱广,对革兰氏阳性菌和阴性菌有效 2. 不耐酶,对耐药金黄色葡萄球菌无效 3. 耐酸,可口服 4. 用于敏感菌引起的全身感染
4. 抗铜绿假单胞菌青霉素 羧苄西林(carbenicillin) 哌拉西林(piperacillin)	1. 抗菌谱广,对铜绿假单胞菌作用强 2. 不耐酶,对耐药金黄色葡萄球菌无效 3. 不耐酸
5. 抗革兰氏阴性杆菌青霉素 美西林(mecillinam) 替莫西林(temocillin)	1. 革兰氏阴性菌作用强 2. 用于革兰氏阴性菌所致的尿路感染

二、头孢菌素类

头孢菌素类是从头孢菌素的母核7-氨基头孢烷酸(7-ACA)接上不同侧链而制成的半合成抗生素。与青霉素类比较,头孢菌素类具有抗菌谱广、杀菌力强、过敏反应少(与青霉素有部分交叉过敏反应)、对青霉素酶稳定的特点。本类药物部分可口服,部分需注射给药。按照其开发顺序、抗菌谱、对β-内酰胺酶的稳定性及肾毒性大小的不同,可分为四代。①第一代头孢菌素类:主要代表药物有头孢唑林(cefazolin)、头孢羟氨苄(cefadroxil)、头孢氨苄(cephalexin)、头孢噻吩(cephalothin)、头孢匹林(cephapirin)、头孢拉啶(cephradine)等;②第二代头孢菌素类:主要代表药物有头孢呋辛(cefuroxime)、头孢克洛(cefaclor)、头孢孟多(cefamandole)、头孢尼西(cefonicid)、头孢雷特(ceforamide);③第三代头孢菌素类:主要代表药物有头孢噻肟(cefotaxime)、头孢他啶(ceftazidime)、头孢哌酮(cefoperazone)、头孢唑肟(ceftizoxime)、头孢曲松(ceftriaxone)、头孢克肟(cefixime)、头孢地嗪(cefodizime)等;④第四代头孢菌素类:主要代表药物有头孢匹罗(cefpirome)、头孢吡肟(cefepime)。

【抗菌作用和临床应用】

1. 第一代头孢菌素类 对革兰氏阳性球菌敏感,优于第二代和第三代头孢菌素类;对革兰氏阴性杆菌的作用弱于第二、三代头孢菌素类;对β-内酰胺酶不稳定;对铜绿假单胞菌、厌氧菌无效。主要用于敏感的革兰氏阳性球菌引起的感染,如敏感菌引起的呼吸系统、泌尿生殖系统、胆道、皮肤软组织、创伤、耳鼻咽喉和眼科感染等,还可用于预防术后感染。

2. 第二代头孢菌素类 对革兰氏阴性菌较第一代头孢菌素类强,而对革兰氏阳性菌较第一代弱;对β-内酰胺酶较第一代头孢菌素类稳定;对铜绿假单胞菌作用仍较差。可作为一般革兰氏阴性菌感

笔记

染的首选药物，适用于敏感菌引起的呼吸道、泌尿道、皮肤及软组织、骨组织、骨关节、妇科等感染的治疗；肾脏毒性比第一代头孢菌素类低。

3. 第三代头孢菌素类　对革兰氏阴性杆菌的作用强于第一、第二代头孢菌素类，对革兰氏阳性菌作用弱于第一、第二代头孢菌素类；对β-内酰胺酶高度稳定；抗菌谱广，对铜绿假单胞菌和厌氧菌有不同程度的抗菌作用。主要用于治疗耐药菌引起的感染或以革兰氏阴性杆菌为主要致病菌，兼有厌氧菌和革兰氏阳性菌的混合感染。可用于呼吸道、泌尿道、胃肠道、胆道、胸腔、腹腔、盆腔、骨关节、皮肤软组织等部位的感染。对肾基本无毒性。

4. 第四代头孢菌素类　对β-内酰胺酶高度稳定；对大肠埃希氏菌、金黄色葡萄球菌、铜绿假单胞菌抗菌效果好，对革兰氏阴性杆菌的作用超过第三代头孢菌素类。主要用于对第三代头孢菌素类耐药的革兰氏阴性杆菌引起的重度感染。对大多数厌氧菌有抗菌活性。对肾无毒性。

【不良反应和注意事项】

1. 过敏反应　头孢菌素类药物可致皮疹、荨麻疹、哮喘、药物热、血清病样反应、血管神经性水肿、过敏性休克等不良反应。头孢菌素类的过敏性休克罕见，与青霉素有交叉过敏现象，发生率为5%~10%。因此，对青霉素过敏及过敏体质者应慎用。

2. 肾毒性　大剂量使用第一代头孢菌素类药物可发生肾毒性，引起近曲小管上皮细胞坏死，故不宜与呋塞米、氨基糖苷类药物合用。

3. 其他　①胃肠道反应：口服可发生恶心、呕吐、食欲减退、腹泻等；②二重感染：第三代、第四代头孢菌素类药物偶见；③低凝血酶原血症：头孢孟多、头孢哌酮长期大量应用可引起低凝血酶原血症或血小板减少，导致严重出血；④双硫仑样反应：头孢菌素类药物用药期间饮酒可产生恶心、呕吐、头痛、面红、呼吸困难、低血压等“醉酒样”反应，故服药期间及停药3d内应忌酒。

三、其他β-内酰胺类

（一）碳青霉烯类

代表药物主要有亚胺培南（imipenem）、美罗培南（meropenem）、甲砜霉素（thienamycin）、帕尼培南（panipenem）。本类药物的特点是抗菌谱广，对革兰氏阳性菌、革兰氏阴性菌和厌氧菌均有作用，抗菌作用强、对β-内酰胺酶高度稳定。

（二）头霉素类

代表药物主要有头孢西丁（cefoxitin）、头孢美唑（cefmetazole）等。本类药物的特点为抗菌谱和抗菌活性与第二代头孢菌素相同，最突出的特点是抗厌氧菌作用强，比所有第三代头孢菌素强。主要用于腹腔、盆腔、妇科的需氧和厌氧菌混合感染。

（三）单环β-内酰胺类

代表药物主要有氨曲南（aztreonam）、卡芦莫南（carumonam）。本类药物的特点是对革兰氏阴性杆菌有较强的抗菌活性，对铜绿假单胞菌有较强的抗菌作用，对β-内酰胺酶稳定，对革兰氏阳性菌及厌氧菌无作用，不良反应少。主要用于革兰氏阴性杆菌引起的呼吸道、腹腔、盆腔感染及败血症的治疗。

（四）氧头孢烯类

代表药物主要有拉氧头孢（latamoxef）和氟氧头孢（flomoxef）。本类药物的特点是抗菌谱广，对革兰氏阴性菌作用强，对β-内酰胺酶稳定，与第三代头孢菌素类有相同的作用特点。在脑脊液、痰液中含量高，主要用于脑膜炎，呼吸道感染及败血症等的治疗。

（五）β-内酰胺酶抑制药

克拉维酸

克拉维酸（clavulanic acid）抗菌谱广，但抗菌活性低，与多种β-内酰胺类抗生素合用时，抗菌作用明显增强。临床使用奥格门汀（augmentin）与泰门汀（timentin），为克拉维酸分别和阿莫西林与替卡西林配伍的制剂。

舒巴坦

舒巴坦（sulbactam）对金黄色葡萄球菌与革兰氏阴性杆菌产生的β-内酰胺酶有很强且不可逆抑制作用，抗菌作用略强于克拉维酸，但需要与其他β-内酰胺类抗生素合用，有明显抗菌协同作用。氨苄

笔记

西林钠舒巴坦钠为舒巴坦和氨苄西林(1∶2)的混合物,可供肌内或静脉注射。头孢哌酮钠舒巴坦钠为舒巴坦和头孢哌酮(1∶1)混合物,可供静脉滴注。

第三节 大环内酯类、林可霉素类和万古霉素类

一、大环内酯类

大环内酯类抗菌机制为不可逆地与细菌核糖体50S亚基结合,从而抑制细菌蛋白质的合成。其抗菌谱窄,较青霉素略广,主要作用于革兰氏阳性菌和阴性球菌、厌氧菌、军团菌、衣原体和支原体等;药物在碱性环境中抗菌活性较强,治疗尿路感染时常需碱化尿液;口服后不耐酸,血药浓度低,组织中浓度相对较高,痰、皮下组织及胆汁中明显超过血药浓度;不易透过血-脑屏障;主要经胆汁排泄,可形成肝肠循环;毒性低。

红 霉 素

【抗菌作用和临床应用】

红霉素(erythromycin)抗菌谱与青霉素相似但较广,抗菌作用弱于青霉素。对革兰氏阳性菌如金黄色葡萄球菌、肺炎链球菌、白喉棒状杆菌、梭状芽胞杆菌,革兰氏阴性菌如脑膜炎奈瑟菌、淋病奈瑟菌、流感嗜血杆菌、百日咳鲍特菌,嗜肺军团菌、弯曲杆菌、支原体、衣原体、立克次体等有较强抑制作用。

主要用于耐青霉素的革兰氏阳性菌(尤其是金黄色葡萄球菌)感染和青霉素过敏者;是军团菌肺炎、支原体肺炎、白喉带菌者的首选药。细菌对红霉素易产生耐药性,停药数月后可恢复敏感性。与其他大环内酯类有交叉耐药性。

【不良反应和注意事项】

1. 局部刺激 口服有胃肠道反应,宜饭后服,服药前及服药时不宜饮酸性饮料,以免降低疗效。刺激性强,不宜肌内注射。

2. 肝损害 大剂量或长期应用尤其是酯化红霉素时,可致胆汁淤积、肝大和氨基转移酶升高等。妊娠期妇女及肝脏疾病病人不宜应用,婴幼儿慎用。

3. 耳毒性 大剂量给药偶可致耳鸣及暂时性耳聋。

罗 红 霉 素

罗红霉素(roxithromycin)口服生物利用度高,组织分布广,$t_{1/2}$ 长达8~16h。对革兰氏阳性菌和厌氧菌的作用与红霉素相近,对肺炎支原体和衣原体的作用较强,但对流感嗜血杆菌的作用弱,用于呼吸道感染及皮肤软组织感染,也可用于非淋菌性尿道炎。不良反应发生率低,偶见皮疹、皮肤瘙痒、头痛、头晕等。

阿 奇 霉 素

阿奇霉素(azithromycin)口服吸收快,组织分布广,$t_{1/2}$ 长达35~48h,每日仅需给药1次。抗菌谱较红霉素广,对革兰氏阴性菌如流感嗜血杆菌、淋病奈瑟菌、大肠埃希氏菌、厌氧菌等作用强于红霉素,对支原体、衣原体、螺旋体等也有较强抗菌作用。主要用于治疗呼吸道、泌尿生殖系统和皮肤软组织感染。不良反应较红霉素轻,绝大多数病人均能耐受,轻至中度肝、肾功能不良者可以应用。含铝、钙、镁的制剂可影响其吸收。

克 拉 霉 素

克拉霉素(clarithromycin)口服吸收快而完全,抗菌谱与红霉素相似,抗菌活性强于红霉素,对需氧革兰氏阳性菌、嗜肺军团菌、肺炎嗜衣原体作用强大,对流感嗜血杆菌、衣原体、支原体和厌氧菌作用强于红霉素。主要用于治疗呼吸道、泌尿道、皮肤软组织等感染。不良反应发生率较红霉素低,胃肠道反应常见。

二、林可霉素类

林可霉素和克林霉素

林可霉素(lincomycin)和克林霉素(clindamycin)口服可吸收,体内分布广,骨组织、乳汁、胆汁中浓

度较高，能透过胎盘屏障，脑膜有炎症时药物在脑组织中可达有效治疗浓度。克林霉素较林可霉素口服吸收完全、抗菌活性强、疗效好、毒性小，临床常用。克林霉素和林可霉素能与红霉素竞争同一结合部位，具有拮抗作用，故不宜合用。

大多数细菌对两药有完全交叉耐药性，也与大环内酯类有交叉耐药性。

【抗菌作用和临床应用】

抗菌谱与红霉素相似，克林霉素抗菌活性比林可霉素强 4～8 倍，对厌氧菌、革兰氏阳性菌有较强抗菌作用，对革兰氏阴性杆菌、肺炎支原体等不敏感。主要用于治疗对 β-内酰胺类抗生素无效或过敏的金黄色葡萄球菌感染。如金黄色葡萄球菌引起的骨髓炎、关节感染及厌氧菌、需氧革兰氏阳性球菌等引起的口腔、呼吸道、胆道、腹腔、盆腔感染等。

【不良反应和注意事项】

1. 胃肠道反应　可出现恶心、呕吐、腹泻，口服给药多见。长期用药可引起二重感染、假膜性肠炎，表现为腹痛、腹泻、便血、发热。若出现严重腹泻，水样或血样大便应及时停药，并服用甲硝唑治疗。

2. 过敏反应　轻度皮疹、多形红斑或药物热，偶见一过性中性粒细胞减少和血小板减少。

3. 其他　偶见肝功能异常、血栓性静脉炎。林可霉素静脉滴注时，应溶于 100ml 以上注射用液体中，静脉滴注时间不少于 1h。克林霉素应采用深部肌内注射，并经常更换注射部位；用药量超过 0.6g 时应静脉滴注，溶于 100ml 以上注射用液体中，静脉滴注时间不少于 20min。

三、万古霉素类

万古霉素和去甲万古霉素

万古霉素（vancomycin）和去甲万古霉素（norvancomycin）口服难以吸收，肌内注射可致剧烈疼痛和组织坏死，宜静脉给药。药物广泛分布于体内各种组织，可透过胎盘屏障，脑膜有炎症时脑脊液中可达有效浓度。主要经肾排泄。

【抗菌作用和临床应用】

对革兰氏阳性菌具有强大杀菌作用，对革兰氏阴性菌作用弱，主要用于严重革兰氏阳性菌感染，如败血症、骨髓炎、心内膜炎、呼吸道感染等，亦可用于 β-内酰胺类抗生素过敏者，口服给药用于假膜性肠炎和消化道感染的治疗。

【不良反应和注意事项】

1. 耳毒性　为最严重的毒性反应，可出现耳鸣、听力减退，甚至耳聋，尤其是大剂量、长疗程、老年病人或肾功能不全者应用较易发生，故用药期间应注意监测听力，及早停药，一般可恢复正常，少数病人停药后仍有致聋的危险。应避免同时应用氨基糖苷类等具有耳毒性的药物。

2. 肾毒性　主要损害肾小管，引起蛋白尿、管型尿、少尿、血尿、氮质血症，甚至肾衰竭，与氨基糖苷类合用时更易发生。用药期间应定期检查尿常规及肾功能。

3. 其他　偶致过敏反应，出现皮疹或过敏性休克。口服可引起恶心、呕吐和口腔金属异味感，停药后可消失。静脉给药偶致静脉炎，应观察静脉滴注部位疼痛或刺激情况。快速静脉给予万古霉素时，可出现“红人综合征”，表现为皮肤潮红、红斑、荨麻疹、心动过速、血压下降等。万古霉素静脉滴注时，每克药物至少用 200ml 注射用液体稀释，静脉滴注时间应超过 1h。

第四节　氨基糖苷类和多黏菌素类

一、氨基糖苷类

（一）氨基糖苷类的共同特点

1. 抗菌谱广，对革兰氏阴性菌作用强于革兰氏阳性菌，抗菌机制是抑制细菌蛋白质合成，为静止期杀菌剂。碱性环境中作用增强。本类药物间有交叉耐药性。

笔记

2. 口服难以吸收，仅用于肠道感染；全身感染须注射给药。可通过胎盘屏障，妊娠期妇女慎用。

3. 不良反应 ①耳毒性，表现有眩晕、恶心、呕吐、耳鸣、听力减退、耳聋。故用药期间应注意检查听力，有持续性耳鸣、眩晕及时停药，忌与其他有耳毒性的药物合用，如强效利尿药、万古霉素、甘露醇等，也应避免与抗晕动病药、镇静催眠药等能掩盖耳毒性的药物合用。6岁以下儿童、妊娠期妇女禁用或慎用。②肾毒性，可引蛋白尿、管型尿、肾功能减退。故疗程一般不超过7~10d，老年人及肾功能减退者禁用，避免与磺胺类、第一代头孢菌素类、强效利尿药等有肾毒性的药物合用。③大剂量可阻断神经肌肉接头，导致肌肉麻痹，可注射钙剂和新斯的明解救。④偶见过敏性休克，以链霉素最严重，治疗除注射肾上腺素外，应静脉注射钙剂，其余抢救措施同青霉素。

知识拓展

药源性耳毒性

药源性耳毒性是由于用药不当引起的耳蜗毒性和前庭毒性反应，其中耳蜗毒性可引起听力损害，已成为发展中国家致耳聋的主要原因之一。我国每年约有2万儿童因药物致聋。氨基糖苷类抗生素是引起耳毒性最多的一类药物，其发生率为0.7%~2.2%。其他有耳毒性的药物包括万古霉素类、红霉素、高效能利尿药等。

（二）常用氨基糖苷类

庆 大 霉 素

庆大霉素（gentamicin）为目前临床常用的氨基糖苷类抗生素，常用其硫酸盐。水溶液性质稳定，口服吸收很少，肌内注射吸收迅速而完全。不易透过血-脑屏障，主要以原形经肾排泄，在肾皮质中积聚的药物可比血浆浓度高数倍，停药20d后仍能在尿中检测到本药。

【抗菌作用和临床应用】

抗菌谱广，对革兰氏阴性菌及部分革兰氏阳性菌有良好抗菌作用，是治疗各种革兰氏阴性杆菌感染的主要抗菌药，对铜绿假单胞菌、金黄色葡萄球菌作用强。耐药性产生较慢。

1. 革兰氏阴性杆菌感染 如败血症、骨髓炎、肺炎、腹腔感染等。

2. 铜绿假单胞菌感染 与羧苄西林等广谱半合成青霉素或头孢菌素类合用，但不宜混合静脉滴注，以免降低抗菌活性。

3. 球菌感染 与青霉素或其他抗生素合用，协同治疗严重的肺炎链球菌、肠球菌、葡萄球菌或草绿色链球菌感染。

4. 消化道感染 口服作为术前肠道准备和预防术后感染，亦可用于治疗菌痢、伤寒等肠道感染。

5. 局部感染 可局部用于皮肤、黏膜表面感染和眼、耳、鼻部感染。

【不良反应和注意事项】

肾毒性是庆大霉素较多见且最严重的不良反应，耳毒性以前庭神经功能损伤多见，偶见过敏反应，甚至发生过敏性休克。

阿 米 卡 星

阿米卡星（amikacin）又名丁胺卡那霉素，是抗菌谱最广的氨基糖苷类抗生素，不易透过血-脑屏障。对革兰氏阴性杆菌及金黄色葡萄球菌均有较强的抗菌作用，但较庆大霉素弱。其突出特点是耐酶性好，可用于对庆大霉素、妥布霉素耐药的细菌感染；另一特点是与β-内酰胺类联合用药可获协同作用。主要不良反应是耳毒性，肾毒性较轻。

链 霉 素

链霉素（streptomycin）肌内注射吸收快，易渗透进入胸腔、腹腔、结核性脓腔和干酪化脓腔，并达有效浓度。抗菌谱较青霉素广，对结核分枝杆菌作用强。因毒性较大，耐药菌株增多，一般细菌感染已少用。可作为土拉菌病和鼠疫的首选药，特别是与四环素联合用药已成为目前治疗鼠疫的最有效手段；也可作为结核病联合化疗的药物，治疗多重耐药的结核病。主要不良反应是耳毒性，前庭功能损伤较听神经功能损伤出现早，发生率高；其次为神经肌肉麻痹，肾毒性少见。易引起皮疹、发热、血管神经性水肿等过敏反应，通常于注射10min内出现。

笔记

妥布霉素

妥布霉素(tobramycin)口服难吸收,肌内注射吸收迅速。能通过胎盘屏障,可渗入胸腔、腹腔、滑膜腔等并达到有效治疗浓度,以原形经肾排泄,可在肾脏中大量积聚。抗菌谱与庆大霉素相似,对肺炎克雷伯菌、肠杆菌属、变形杆菌属、铜绿假单胞菌的抑菌或杀菌作用较庆大霉素强,且对耐庆大霉素菌株仍有效。常与青霉素类或头孢菌素类药物合用,治疗铜绿假单胞菌所致的各种感染。不良反应较庆大霉素轻。

大观霉素

大观霉素(spectinomycin)为氨基环醇类抗生素,因作用机制与氨基糖苷类相似而列入本类抗生素。对淋病奈瑟菌有强大杀灭作用,主要用于治疗急性淋菌性尿道炎,为首选药之一,也可用于非淋菌性尿道炎的治疗,对衣原体、梅毒螺旋体无效。

二、多黏菌素类

多黏菌素 B 和多黏菌素 E

多黏菌素包括多黏菌素 B(polymyxin B)及多黏菌素 E(polymyxin E),二者具有相似的药理作用。

【抗菌作用和临床应用】

对多数革兰氏阴性杆菌有杀灭作用,尤其对铜绿假单胞菌有强大的抗菌作用。主要局部用于敏感菌引起的眼、耳、皮肤、黏膜感染及烧伤铜绿假单胞菌感染。

【不良反应和注意事项】

毒性较大。主要表现在肾脏及神经系统两方面,其中多黏菌素 B 较多黏菌素 E 尤为多见,症状为蛋白尿、血尿等。大剂量、快速静脉滴注时,由于神经肌肉的阻滞可导致呼吸抑制。

第五节　化学合成抗菌药

一、喹诺酮类

喹诺酮类(quinolones)为含有 4-喹诺酮基本母核的合成抗菌药。根据开发应用时间及抗菌性能分为 4 代。第三代以后喹诺酮类药的化学结构主环 6 位引入氟原子,故亦被称为氟喹诺酮类(fluoroquinolones)。

(一)氟喹诺酮类共同特点

口服吸收良好,体内分布广,组织体液浓度高,可达有效抑菌或杀菌水平;$t_{1/2}$ 相对较长,为 3~7h 或以上。多数经肾排泄,尿中浓度高。

【抗菌作用和临床应用】

抗菌谱广,对革兰氏阴性杆菌包括铜绿假单胞菌在内有强大的杀菌作用,对金黄色葡萄球菌及产酶金黄色葡萄球菌也有良好抗菌作用;某些品种对结核分枝杆菌、支原体、衣原体及厌氧菌也有作用。细菌对本类药与其他抗菌药物间无交叉耐药性。可用于治疗各种敏感菌引起的呼吸道、肠道、泌尿道感染,淋病,皮肤软组织感染,骨髓炎,化脓性关节炎,伤寒等。

【不良反应和注意事项】

1. 消化道反应　表现为恶心、呕吐、食欲减退等,胃溃疡史者慎用。

2. 中枢神经系统反应　表现为焦虑、头痛、失眠、眩晕等,不宜用于有精神病或癫痫病史者。

3. 骨、关节损伤　可引起关节痛、关节肿胀等症状,也可影响软骨发育。用药 4 周以上者,应注意观察是否出现关节病变症状,如一旦出现关节肿胀等症状,应及时报告医生。

4. 其他　可出现皮疹、瘙痒、血管神经性水肿、红斑及光敏反应等。用药期间应嘱咐病人避免日照。大剂量或长期应用易致肝损害,静脉注射可刺激血管,引起脉管炎等。避免与抗酸药、抑制胃酸分泌药及含金属离子的药物同服。必须合用时,应间隔 2~3h。妊娠期、哺乳期妇女及对本类药物过敏者禁用,不宜用于小儿、有精神病及癫痫病史者,肾功能不全者应慎用。

笔记

知识拓展

光 敏 反 应

有些药物吸收后，暴露在阳光下的皮肤会出现日晒斑或日光性皮炎等皮肤损害，如皮肤红斑、瘙痒、刺痛、水肿甚至水疱，继而出现脱屑、色素沉着等。这种现象称为药物的光敏反应或光毒反应。可引起光敏反应的药物有：喹诺酮类（如环丙沙星、氧氟沙星、吡哌酸等）、磺胺类、四环素类。

病人在使用具有光敏反应的药物期间及停药后5d内，皮肤应避免暴露在阳光下，用药中如出现光敏反应或见皮肤损伤，应立即停药并到皮肤科就诊，有光敏反应或对日晒敏感者应慎用此类药物。

（二）常用药物

吡 哌 酸

吡哌酸（pipemidic acid，PPA）对革兰氏阴性菌的抗菌作用较强，对革兰氏阳性菌和部分铜绿假单胞菌有一定作用。主要用于治疗尿路感染和肠道感染。

诺 氟 沙 星

诺氟沙星（norfloxacin）抗菌谱广，抗菌作用强，对革兰氏阳性菌和阴性菌包括铜绿假单胞菌均有良好抗菌活性。口服吸收易受食物影响，空腹比饭后服药的血药浓度高2~3倍，体内分布广，组织浓度高，药物 $t_{1/2}$ 为3~4h。主要用于尿路感染及肠道感染。

氧 氟 沙 星

氧氟沙星（ofloxacin）抗菌活性强，对革兰氏阳性菌、革兰氏阴性菌包括铜绿假单胞菌均有较强作用；对肺炎支原体、奈瑟菌、厌氧菌及结核分枝杆菌也有一定活性。口服吸收快而完全，血药浓度高，$t_{1/2}$ 为5~7h，药物体内分布广，尤以痰中浓度较高，大多数经肾排泄，胆汁中药物浓度约为血药浓度的7倍。

依 诺 沙 星

依诺沙星（enoxacin）抗菌谱和抗菌活性与诺氟沙星相似，对厌氧菌作用较差。口服吸收好，不受食物影响，血药浓度介于诺氟沙星与氧氟沙星，口服后50%~65%经肾排泄，$t_{1/2}$ 为3.3~5.8h。不良反应以胃肠道反应为主，偶有中枢神经系统毒性反应。

培 氟 沙 星

培氟沙星（pefloxacin）又名甲氟哌酸，口服吸收好，生物利用度为90%~100%。血药浓度高而持久，$t_{1/2}$ 可达10h以上，分布广泛。抗菌谱广，与诺氟沙星相似，抗菌活性略逊于诺氟沙星，对军团菌有效，对铜绿假单胞菌的作用不及环丙沙星。

环 丙 沙 星

环丙沙星（ciprofloxacin）又名环丙氟哌酸，口服生物利用度为38%~60%，血药浓度较低，静脉滴注可弥补此缺点。$t_{1/2}$ 为3.3~5.8h，药物吸收后体内分布广泛。抗菌谱广，体外抗菌活性为目前在临床应用的喹诺酮类中最强，对耐药铜绿假单胞菌，耐产青霉素酶淋病奈瑟菌、产酶流感嗜血杆菌等均有良效，对肺炎军团菌有效；一些对氨基糖苷类、第三代头孢菌素等耐药的革兰氏阴性菌和阳性菌对本药仍然敏感。

洛 美 沙 星

洛美沙星（lomefloxacin）抗菌谱广，口服吸收好，生物利用度为85%，血药浓度高而持久，$t_{1/2}$ 约7h，体内分布广。抗菌谱广，高效，安全，代谢稳定，耐受性好。因和茶碱无交叉作用，对气喘病人兼用无禁忌，故特别适合老年人使用。可用于呼吸道感染、败血症、肠炎、尿路感染、妇科疾病感染、眼及口腔感染，还可于手术后预防感染。药物经肾排泄。

氟 罗 沙 星

氟罗沙星（fleroxacin）又名多氟沙星，口服吸收好，生物利用度达99%。口服同剂量药物的血药浓度比环丙沙星高2~3倍，$t_{1/2}$ 为9h。体内分布广，药物经肾排泄。抗菌谱广，抗菌活性强于现有其他喹

笔记

诺酮类药。

左氧氟沙星

左氧氟沙星(levofloxacin)为氧氟沙星的左旋体,其体外抗菌活性约为氧氟沙星的2倍。口服后吸收完全,相对生物利用度接近100%。$t_{1/2}$ 为5.1~7.1h。吸收后广泛分布至各组织、体液,在扁桃体、前列腺组织、痰液、泪液、妇女生殖道组织、皮肤和唾液等组织与体液中的浓度与血药浓度之比为1.1~2.1。主要以原形经肾排泄。口服48h内尿中排出量为给药量的80%~90%。

莫西沙星

莫西沙星(moxifloxacin)属于第四代喹诺酮类药,口服生物利用度约为90%,在肝和肾代谢,经肾排泄。对大多数革兰氏阳性菌、厌氧菌、结核分枝杆菌、衣原体和支原体的抗菌活性强于司帕沙星,对大多数革兰氏阴性菌的作用与诺氟沙星相近。用于敏感菌所致的慢性支气管炎急性发作、社区获得性肺炎、急性鼻窦炎,也可用于泌尿生殖系统和皮肤软组织感染等。不良反应发生率低,常见一过性轻度呕吐和腹泻等。

二、磺胺类

【抗菌作用和临床应用】

磺胺类药物的基本结构是对氨基苯磺酰胺,和对氨基苯甲酸(PABA)相似,可与PABA竞争二氢叶酸合成酶,阻碍二氢叶酸的合成,影响核酸的生成,抑制细菌的生长繁殖。抗菌谱广,对多数革兰氏阳性菌和阴性菌、沙眼衣原体、放线菌等均有抑制作用,对病毒、立克次体、支原体、螺旋体无效。

常用磺胺类药物见表51-2。

表51-2　磺胺类药物的分类和临床应用

分类	临床应用
1. 全身感染用磺胺	
磺胺嘧啶(sulfadiazine,SD)	口服易吸收,易通过血-脑屏障,脑脊液中浓度高,是治疗流行性脑脊髓膜炎的首选药
磺胺甲噁唑(sulfamethoxazole,SMZ)	口服易吸收,用于尿道、呼吸道、肠道感染
2. 肠道感染用磺胺	
柳氮磺吡啶(sulfasalazine,SASP)	口服吸收少,肠内浓度高,用于溃疡性结肠炎
3. 外用磺胺	
磺胺嘧啶银(sulfadiazine silver,SD-Ag)	抗铜绿假单胞菌,有收敛作用,用于烧伤、烫伤
磺胺醋酰(sulfacetamide,SA)	刺激性小,用于眼科沙眼、结膜炎、角膜炎

【不良反应和注意事项】

1. 肾损害　用于全身感染的磺胺类药及其代谢产物在尿中溶解度低,析出结晶而损伤肾脏,出现结晶尿、管型尿、血尿、少尿及腰痛等。防治措施有:①同服等量碳酸氢钠以碱化尿液,增加磺胺类药及其乙酰化物在尿液中的溶解度;②服药期间多饮水以稀释尿液,降低尿液中磺胺类药物浓度,加速其排泄;③用药期间每周查尿常规2~3次;④老年病人及肾功能不良者慎用,新生儿及少尿病人禁用。

2. 过敏反应　较常见,可出现皮疹、药物热、剥脱性皮炎、多形性红斑等,一旦发生应立即停药。用药前应询问有无药物过敏史。

3. 血液系统反应　抑制造血功能,引起白细胞减少、血小板减少、再生障碍性贫血等,故用药期间应定期检查血象。葡萄糖-6-磷酸脱氢酶缺乏的病人可致溶血性贫血。

4. 其他　可引起恶心、呕吐、头晕、头痛、乏力等。妊娠期妇女、新生儿禁用,驾驶员及高空作业者慎用。

笔记

三、其他人工合成抗菌药

（一）甲氧苄啶

甲 氧 苄 啶

甲氧苄啶（trimethoprim，TMP）抗菌谱与磺胺类相似，抗菌机制是抑制细菌二氢叶酸还原酶，使二氢叶酸不能还原成四氢叶酸，阻碍细菌核酸的合成。与磺胺药合用时，可使细菌叶酸代谢受到双重阻断，增加抗菌作用数倍乃至数十倍。常与磺胺甲噁唑组成复方制剂（如复方磺胺甲噁唑片），用于呼吸道、泌尿道、肠道感染及伤寒的治疗。有致畸作用，妊娠期妇女、新生儿禁用。

（二）硝基呋喃类

呋 喃 妥 因

呋喃妥因（nitrofurantoin）又名呋喃坦啶，口服吸收迅速，血药浓度低，尿液中浓度较高，适用于泌尿道感染，尤其在酸性尿中抗菌活性增强。主要不良反应有恶心、呕吐、皮疹、药物热等，也可出现周围神经炎，长期服药者可发生间质性肺炎和肺纤维化，先天性葡萄糖-6-磷酸脱氢酶缺乏者可发生溶血性贫血。

（三）硝基咪唑类

甲 硝 唑

甲硝唑（metronidazole）为人工合成的硝基咪唑类衍生物。口服吸收良好，1～2h 血药物浓度达峰，$t_{1/2}$ 约 8h。分布广泛，可进入唾液、乳汁、肝脓肿的脓液中，也可进入脑脊液。主要经肝代谢，大部分经肾排泄。

【药理作用和临床应用】

1. 抗阿米巴原虫　甲硝唑对肠内外阿米巴滋养体均有强大的杀灭作用，具有高效、低毒的特点，是治疗肠内外阿米巴病的首选药。但由于肠腔内药物浓度低，治疗肠内阿米巴病时需与抗肠内阿米巴病药合用。

2. 抗阴道滴虫　对阴道滴虫有直接杀灭作用，为治疗阴道滴虫感染的首选药。口服剂量即可杀死阴道分泌物、精液和尿液中的滴虫，故对女性和男性泌尿生殖道滴虫感染都有良好疗效。

3. 抗厌氧菌　甲硝唑对厌氧菌均有显著的抗菌作用，是控制各种厌氧菌感染的常用药物。

4. 抗贾第鞭毛虫　是治疗贾第鞭毛虫病的有效药物，治愈率可达 90%。

【不良反应和注意事项】

不良反应较少，最常见的是恶心、腹泻、腹痛等胃肠道反应和口腔金属味，偶见头痛、眩晕、口腔炎、肢体麻木和感觉异常、轻度白细胞减少等，极少数病人可出现共济失调和惊厥。一般停药后可迅速消失。神经系统、血液系统疾病的病人及妊娠期妇女禁用。服药期间禁酒，因本药可干扰乙醇代谢，有致酒精中毒的危险。其代谢物由肾排泄时可使尿液呈红棕色，应事先向病人说明。

第六节　抗 真 菌 药

抗真菌药（antifungal agents）是一类能抑制或杀灭真菌生长繁殖的药物，主要用于真菌感染性疾病。真菌感染分为浅部真菌感染和深部真菌感染两类。浅部真菌感染较多见，由各种癣菌引起，主要侵犯皮肤、毛发、指（趾）甲，引起各种癣症，治疗药物常用唑类药物。深部真菌感染常由白念珠菌和新型隐球菌等引起，主要侵犯内脏器官和深部组织，发病率低，但危害性大，治疗药物主要有两性霉素 B 及唑类抗真菌药等。

一、抗生素类

两性霉素 B

两性霉素 B（amphotericin B）口服和肌内注射均难以吸收，一般采用缓慢静脉滴注。不易透过血-脑屏障，脑膜炎时需鞘内注射。

【抗菌作用和临床应用】

两性霉素 B 对多种深部真菌如新型隐球菌、荚膜组织胞浆菌、粗球孢子菌及白念珠菌等均有强大抗菌作用，对浅部真菌无效。为治疗深部真菌感染的首选药，可用于各种真菌性肺炎、心内膜炎、败血症及尿道感染等。局部应用治疗眼科、皮肤科及妇科真菌病。

【不良反应和注意事项】

毒性较大。静脉滴注时可出现寒战、高热、头痛、恶心和呕吐，有时可出现血压下降、眩晕等，静脉滴注过快可出现心室颤动和心搏骤停。此外，尚有肾损害、低血钾和贫血，偶见过敏反应。静脉滴注前加用解热镇痛抗炎药和抗组胺药，滴注液中加一定量的氢化可的松或地塞米松并加强监护，以减轻用药初期寒战、高热等不良反应的发生。用药期间应定期作血钾、血常规、尿常规、肾功能和心电图检查。本药禁用 0.9%氯化钠注射液稀释，须用 5%葡萄糖注射液稀释。

制霉菌素

制霉菌素（nystatin）抗真菌作用与两性霉素 B 相似，但毒性更大，不能注射给药。口服难吸收，可用于防治消化道念珠菌病，局部用药可治疗口腔、皮肤及阴道念珠菌感染。大剂量口服可有恶心、呕吐、腹泻等胃肠道反应，阴道用药可致白带增多。

二、唑类

克霉唑

克霉唑（clotrimazole）对皮肤真菌作用较强，但对头癣无效；对深部真菌作用不及两性霉素 B。因毒性较大，仅局部用药。主要用于体癣、手足癣和耳道、阴道真菌感染。

咪康唑

咪康唑（miconazole）具有广谱抗菌作用，对隐球菌属、念珠菌属、球孢子菌属均敏感。口服难吸收，静脉注射给药不良反应多。主要局部用于阴道、皮肤或指甲的真菌感染。

酮康唑

酮康唑（ketoconazole）为第一个口服广谱抗真菌药，对多种深部真菌和浅部真菌均有强大的抗菌作用，疗效相当于或优于两性霉素 B。主要用于白念珠菌病，也可治疗皮肤癣菌感染。不良反应较多，常见有恶心、呕吐、皮疹、头晕、嗜睡、畏光等；偶见肝毒性。酮康唑不宜与抗酸药、抑制胃酸分泌药同服，必要时至少间隔 2h。胃酸缺乏者，应将药物溶于 4ml 的稀盐酸中同服。

氟康唑

氟康唑（fluconazole）口服易吸收，体内分布较广，可透过血-脑屏障，主要以原形经肾排泄。本药具有广谱抗真菌作用，对浅部、深部真菌均有抗菌作用，尤其对白念珠菌、新型隐球菌具有较高的抗菌活性。主要用于白念珠菌感染、球孢子菌感染和新型隐球菌性脑膜炎及各种皮肤癣及甲癣，预防器官移植、白血病、白细胞减少而发生真菌感染。不良反应发生率在本类药物中最低，可见轻度胃肠道反应、皮疹及无症状的氨基转移酶升高。过敏者及妊娠期妇女禁用。肾功能不全者减量。氟康唑与甲苯磺丁脲、格列吡嗪合用时，能使降糖药血药浓度升高，可发生低血糖反应。

伊曲康唑

伊曲康唑（itraconazole）抗菌谱及作用与氟康唑相似，主要用于隐球菌病、全身性念珠菌病、急性或复发性阴道念珠菌病及免疫功能低下者预防真菌感染。不良反应较轻，可出现消化道反应，少见头痛、头晕、红斑、瘙痒、血管神经性水肿等，偶有一过性氨基转移酶升高。

三、其他类

氟胞嘧啶

氟胞嘧啶（flucytosine）进入人体后，能选择性地进入真菌细胞内，在真菌细胞的胞嘧啶脱氨酶作用下转化为氟尿嘧啶，取代 RNA 中的尿嘧啶，从而干扰了真菌正常蛋白质的合成，起到抗真菌的作用。对隐球菌属和念珠菌属等具有较高抗菌活性，对着色真菌、少数曲霉属有一定抗菌活性。适用于念珠菌属心内膜炎、隐球菌属脑膜炎、念珠菌属或隐球菌属所致败血症、肺部感染和尿路感染等。与两性

笔记

霉素 B 联用有协同作用,应注意毒性反应。

第七节　抗结核病药

一、概述

我国是全球结核病流行严重的国家之一。我国结核病病人居世界第 2 位,仅次于印度。结核病是我国重点控制的重大疾病之一。结核病是一种严重危害人民健康的慢性传染病,目前全球约有 20 亿人被感染,每年新出现结核病病人 800 万~1 000 万,每年因结核病死亡人数为 200 万~300 万。目前我国结核病年发病人数约为 130 万,因结核病死亡人数每年达 13 万,超过其他传染病死亡人数的总和。结核病是由结核分枝杆菌引起的慢性传染病,需较长时间治疗。抗结核化学药物治疗对控制结核病起决定性的作用,合理的化疗可以使病灶消灭,最终达到痊愈。WHO 推荐的 6 种抗结核基本药物是异烟肼、利福平、吡嗪酰胺、链霉素、乙胺丁醇、氨硫脲或乙硫异烟胺。抗结核药按其疗效分为一线抗结核药和二线抗结核药物。一线抗结核药疗效高、不良反应少、病人较易接受,药物包括异烟肼、利福平、乙胺丁醇、链霉素、吡嗪酰胺等。二线抗结核药抗菌作用弱,毒性较大,药物包括利福喷丁、对氨基水杨酸、丙硫异烟胺、卡那霉素等。

二、一线抗结核病药

异 烟 肼

异烟肼(isoniazid,INH)口服吸收快而完全,分布广,穿透力强,可进入细胞内和全身体液包括脑脊液、胸腹水及纤维化、干酪样病灶内。大部分在肝内代谢,形成药效很低的乙酰化异烟肼,其代谢速度有明显个体差异,快代谢型的 $t_{1/2}$ 为 70min 左右,慢代谢型的 $t_{1/2}$ 为 3h,应根据病人情况调整用药剂量。

【抗菌作用和临床应用】

异烟肼对结核分枝杆菌具有高度的选择性,低浓度抑菌,高浓度有杀菌作用。具有疗效高、毒性小、口服方便、价格低廉等优点。单用易产生耐药性,但细菌致病力也下降,停药后可恢复敏感性。与其他抗结核病药联用,可延缓耐药性产生,彼此间无交叉耐药性。

本药为治疗结核病的首选药,用于各部位、各种类型的结核病,但需与其他抗结核病药联合应用。对急性粟粒性结核和结核性脑膜炎需增大剂量,必要时采用静脉滴注。

【不良反应和注意事项】

1. 神经系统症状

(1) 中枢神经系统症状:治疗量时可出现头晕、头痛、兴奋、失眠等,严重者可出现精神失常或惊厥。

(2) 周围神经炎:大剂量、长期用药者易发生,表现为四肢麻木,反应迟钝,严重者可出现肌肉萎缩。

适当补充维生素 B_6 可对抗神经系统症状。

2. 肝毒性　可出现氨基转移酶升高、黄疸等。与利福平、吡嗪酰胺合用时更易发生。用药期间定期检查肝功能。

3. 其他　可引起发热、皮疹、胃肠道反应、粒细胞减少等。

利 福 平

利福平(rifampicin,RFP)口服吸收快而完全,穿透力强,可进入细胞、纤维空洞及痰液中。主要在肝代谢,经胆汁及肾排泄。

【抗菌作用和临床应用】

利福平为广谱抗生素,抗菌活性与异烟肼相当,对结核分枝杆菌及麻风分枝杆菌的杀菌作用强,对革兰氏阳性、阴性细菌特别是耐药的金黄色葡萄球菌有较强的杀菌作用,对沙眼衣原体也有抑制作用。本药能抑制 RNA 多聚酶,阻碍细菌 mRNA 合成。单独应用易产生耐药性,故常与其他抗结核病药合用治疗各型结核病，也可用于其他敏感菌引起的沙眼、胆道感染等。

【不良反应和注意事项】

1. 胃肠道反应　表现为畏食、恶心，一般较轻，不影响继续用药。

2. 肝毒性　可出现肝大、黄疸、氨基转移酶升高等。

3. 过敏反应　可致药物热、皮疹、粒细胞减少、血小板减少和溶血性贫血等。

4. 其他　偶见类流感综合征、精神错乱，有致畸作用。

乙胺丁醇

乙胺丁醇（ethambutol，EMB）对结核分枝杆菌有较强的抑制作用，对其他细菌无效。单用可产生耐药性，与其他抗结核病药之间无交叉耐药性，与异烟肼、利福平联用，可增强疗效，延缓耐药性的产生。临床主要与其他一线抗结核病药合用，用于治疗各型结核病，特别适用于经异烟肼和链霉素治疗无效的病人。不良反应较少见，大剂量长期应用时可引起球后视神经炎，表现为视力下降、视野缩小、辨色力减弱、红绿色盲等，发现后及时停药可恢复，故用药期间应定期作眼科检查；也可出现胃肠道反应，饭后服用可减轻；偶见过敏反应和肝功能损害等。

链霉素

链霉素对早期浸润型肺结核病疗效较好。其穿透力弱，疗效不及异烟肼、利福平。因其毒性大、易耐药，治疗结核病需与其他抗结核病药合用。

吡嗪酰胺

吡嗪酰胺（pyrazinamide，PZA）口服易吸收，穿透力强，广泛分布于全身各组织与体液，细胞内和脑脊液中的浓度与血药浓度相近。对结核分枝杆菌有杀灭作用，在酸性环境中抗菌作用增强，与利福平和异烟肼合用，有明显协同作用。单用易产生耐药性，与其他抗结核病药之间无交叉耐药性。常与其他抗结核病药合用。长期、大剂量使用可引起肝损害，可致肝大、黄疸、氨基转移酶升高等，还可引起日光性皮炎、胃肠道反应、高尿酸血症等。用药期间应定期检查肝功能、血尿酸，观察痛风症状，一旦发生立即调整剂量，必要时停药。

三、二线抗结核病药

利福喷丁和利福定

利福喷丁（rifapentine）和利福定（rifandin）均为利福霉素衍生物，抗菌谱与利福平相似，抗菌效力比利福平强 3~8 倍，与其他抗结核病药，如异烟肼、乙胺丁醇等有协同抗菌作用。

对氨基水杨酸钠

对氨基水杨酸钠（sodium aminosalicylate，PAS-Na）为抑菌药，与链霉素和异烟肼合用时能延缓结核分枝杆菌对后二者耐药性的产生。主要不良反应为胃肠道反应，也可引起过敏反应，尚有肝、肾毒性。

卷曲霉素

卷曲霉素（capreomycin，CPR）对结核分枝杆菌有较强的抗菌作用，对耐药菌仍然有效，是难治性肺结核联合化疗方案中一种有价值的药物。长期应用可产生耳毒性和肾毒性。

丙硫异烟胺

丙硫异烟胺（protionamide）抗菌作用较弱，但对耐药菌株仍敏感。主要不良反应有肝损害和神经系统反应，如精神抑郁、精神错乱、步态不稳等。

喹诺酮类药物

某些第三代喹诺酮类药具有较强的抗结核分枝杆菌作用，其中氧氟沙星和左氧氟沙星、司帕沙星等已用于临床。与其他抗结核病药联合用于多重耐药结核病病人，也可用于密切接触者，特别是免疫功能低下者的预防用药。病人长期治疗能很好耐受，尤其是肝的耐受。

四、临床用药原则

1. 早期用药　早期结核多为浸润性，病灶血流量较大，药物易进入病灶，而晚期常有纤维化、干酪化及厚壁空洞形成，病灶周围血流量较小，药物不易接触结核分枝杆菌；早期结核分枝杆菌处于增殖期，对药物较敏感。

2. 联合用药 通过联合用药可提高疗效、降低药物毒性、缩短疗程、防止或延缓耐药性产生，在结核病治疗应必须采用二联、三联甚至四联用药。联合用药中，必须保证至少有 2 种药对结核分枝杆菌敏感。一般以异烟肼为基础，可加其他 1~2 种抗结核病药。对重度结核病如结核性脑膜炎、结核空洞、肾结核等开始就应采用四联或更多抗结核病药合用。

3. 适量用药 是指在制订个体化抗结核的化疗方案中，对每一种抗结核药物剂量的选择要适当。药量不足，组织内药物难以达到有效浓度，且易诱发细菌耐药性产生，剂量过大则易引起严重不良反应而使治疗中断。

4. 规律用药 为保证疗效，避免病变的迁延和复发，目前已广泛采用短期疗法：短期疗法（6~9 个月）是一种强化疗法，最初前 2 个月每日给予异烟肼、利福平与吡嗪酰胺，以后 4 个月每日给予异烟肼和利福平。大多用于单纯性结核的初治，疗效好。如病情严重则应采用三联甚至四联。

5. 全程用药 结核分枝杆菌可处于对药物不敏感的静止状态，也可处于药物不易接近的环境，故治疗结核病需要全程、规律用药。治疗结核病在开始阶段多采用强化治疗，待病情得到控制后可采用维持治疗以巩固疗效，防止复发。

本章小结

抗菌药物包括抗生素和人工合成抗菌药物。抗菌谱指抗菌药物的抗菌范围，抗菌活性指抗菌药物抑制或杀灭微生物的能力。不同抗菌药物作用机制不同，如作用于细菌细胞壁、细胞膜、细胞内蛋白质、DNA 或 RNA 等。细菌对药物的敏感性下降甚至消失的现象称为耐药性。

β-内酰胺类抗生素包括青霉素类、头孢菌素类和新型 β-内酰胺类。它们具有抗菌活性强、毒性低、疗效高的特点，临床广泛应用。青霉素是治疗敏感菌引起感染的首选药，主要不良反应是过敏反应，严重者可发生过敏性休克，故应掌握过敏反应的防治措施。

大环内酯类抗生素临床主要用于对青霉素过敏病人及耐药金黄色葡萄球菌、军团菌、支原体、衣原体引起的感染，主要不良反应为局部刺激反应、肝损害等。林可霉素和克林霉素是治疗金黄色葡萄球菌引起的急、慢性骨髓炎首选药。

氨基糖苷类抗生素对革兰氏阴性菌作用强，部分氨基糖苷类抗生素还具有抗铜绿假单胞菌和结核分枝杆菌的作用。本类药物口服难吸收，须注射给药。主要不良反应有耳毒性、肾毒性、神经肌肉麻痹及过敏反应。多黏菌素类主要用于铜绿假单胞菌感染。

氟喹诺酮类具有广谱、高效的特点，临床广泛用于肠道、尿道、呼吸道、皮肤软组织等感染。磺胺类与 TMP 合用作用显著增强。呋喃妥因用于泌尿道感染。甲硝唑可用于阿米巴病、阴道滴虫病和厌氧菌感染等。

深部真菌感染首选两性霉素 B。浅部真菌感染较多见，治疗药物常用咪唑类药物。克霉唑和制霉菌素可用于外阴阴道真菌感染。

抗结核药按其疗效分为一线和二线抗结核药。一线抗结核药包括异烟肼、利福平、乙胺丁醇、吡嗪酰胺、链霉素等，二线抗结核药包括利福喷丁、对氨基水杨酸、丙硫异烟胺、卡那霉素等。

（冯 玘）

扫一扫，测一测

笔记

思考题

1. β-内酰胺类抗生素有哪几类？列举各类代表药物名称。

2. 氨基糖苷类药物不良反应主要有哪些？

3. 红霉素、甲硝唑在临床上可治疗哪些感染？

4. 病人在康复治疗过程中发生呼吸道感染、肠道感染、泌尿道感染、皮肤软组织感染、皮肤癣及甲癣、淋病、化脓性关节炎时，可分别选择哪些有效抗菌药物治疗（最少列举 3 种药物）？

5102

思路解析

笔记

实验部分

实验一　反射弧分析

【实验目的】

观察反射弧的完整性与反射活动的关系。

【实验材料】

蟾蜍或蛙，蛙类手术器械，铁支柱，铁夹，电刺激器，刺激电极，棉球，纱布，培养皿，烧杯，1%硫酸溶液，任氏液。

【实验内容】

（一）实验原理

在中枢神经系统参与下，机体对内、外环境变化所作出的规律性应答称为反射（reflex）。反射活动的结构基础是反射弧（reflex arc），它一般包括感受器（receptor）、传入神经、反射中枢（reflex center）、传出神经和效应器（effector）五部分。反射弧中任何一部分的解剖结构和生理完整性受到破坏，反射活动就无法完成。

（二）实验方法

1. 制备脊蛙　取蟾蜍或蛙一只，用粗剪刀横向伸入口腔，由两侧口裂剪去上方头颅，保留下颌部分。以棉球压迫创口止血，然后用铁夹夹住下颌，悬挂在铁支架上。此外，也可用探针由枕骨大孔刺入颅腔捣毁脑组织，以一小棉球塞入创口止血制备脊蛙。

2. 观察反射弧的完整性与反射活动的关系

（1）观察屈肌反射（flexor reflex）：用培养皿盛1%硫酸溶液，将蟾蜍左侧后肢的脚趾尖浸于硫酸溶液中（深入的范围一致），观察屈肌反射（在脊动物的皮肤接受伤害性刺激时，受刺激一侧的肢体出现屈曲的反应，关节的屈肌收缩而伸肌弛缓，称为屈肌反射）有无发生，然后用烧杯盛自来水洗去皮肤上的硫酸溶液，再用纱布轻轻擦干。

（2）剥掉足趾皮肤再观察屈肌反射：在左侧后肢趾关节上方皮肤作一环状切口，将足部皮肤剥掉（趾尖皮肤应去除干净），重复步骤（1），结果如何？

（3）刺激右侧脚趾尖：按步骤（1）的方法以硫酸溶液刺激右侧脚尖，观察反射活动。

（4）剪断神经：在右侧大腿背侧剪开皮肤，在股二头肌和半膜肌之间分离找出坐骨神经，在神经上作两个结扎，在两结扎线间剪断神经。重复步骤（3）。结果如何？

（5）连续电刺激右侧坐骨神经中枢端，观察腿部反应。

（6）以探针捣毁蟾蜍的脊髓后，重复步骤（5）。

（7）刺激坐骨神经外周端，观察同侧腿的反应。

（8）直接刺激右侧排肠肌，其反应如何？

【注意事项】

1. 剪颅脑部位应适当。太高则因部分脑组织保留，可能会出现自主活动；太低则因伤及上部脊髓，可能使上肢的反射消失。

2. 浸入硫酸的部位应限于趾尖，勿浸入太多，且深入的时间、范围要一致。

3. 每次用硫酸刺激后，均应迅速用烧杯盛自来水洗去皮肤上的硫酸溶液，以免皮肤损伤。洗后再用纱布轻轻擦干，防止再刺激时冲淡硫酸溶液。

4. 趾尖皮肤应去除干净，以免影响实验结果。

【实验思考】

1. 本实验屈肌反射的反射弧包括哪些具体组成部分?
2. 结合实验原理,分析各项实验结果。
3. 请举例说明反射与反应有何区别?

(倪月秋)

实验二　坐骨神经-腓肠肌标本制备

【实验目的】

熟练掌握蟾蜍或蛙的捉拿及坐骨神经腓肠肌标本制备方法。

【实验材料】

蟾蜍或蛙,蛙类手术器械一套,蛙板,培养皿,棉球,棉线,滴管,任氏液。

【实验内容】

(一)实验原理

蛙类的一些基本生理活动规律与温血动物相似,而维持其离体组织正常活动所需的条件比较简单,易于建立和控制。因此,在实验中常用蟾蜍或蛙的坐骨神经腓肠肌标本来观察兴奋与兴奋性、刺激与肌肉收缩等基本生理现象和过程。制备坐骨神经腓肠肌标本是机能实验中常用的一项基本技能。

坐骨神经属于发自骶部脊髓的骶丛神经,支配大腿和小腿及足部的肌肉。其中小腿腓肠肌即是坐骨神经支配的较大的一块肌肉。腓肠肌是小腿上最表浅的一块肌肉,有较长而粗的肌腱。通过器械操作,可分离出带有活性的坐骨神经的腓肠肌。

(二)实验方法

1. 破坏脑和脊髓　取蟾蜍一只,用自来水冲洗干净皮肤。左手握住蟾蜍,用示指按压其头部前端,拇指按压背部,右手持探针,从相当于枕骨大孔处垂直于体表刺入探针,然后通过枕骨大孔向前刺入颅腔,左右搅动,充分捣毁脑组织。接着将探针抽回至进针处,再向后刺入脊椎管,反复提插探针捣毁脊髓(实验图 2-1)。此时如蟾蜍四肢松软,呼吸消失,表明脑和脊髓已完全破坏,否则应按上法反复进行。

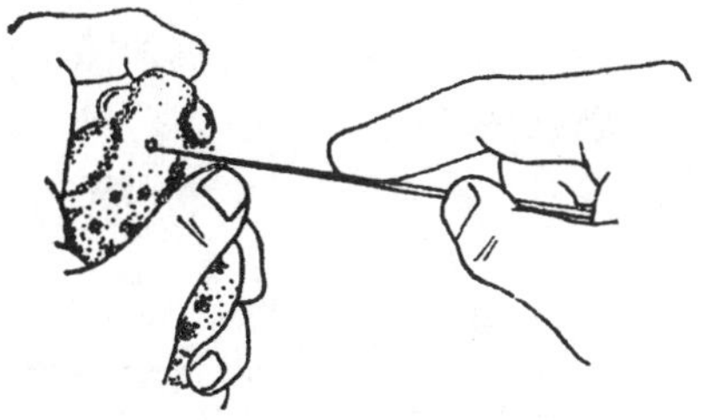

实验图 2-1　破坏蟾蜍脑脊髓

2. 剪除躯干上部及内脏　在骶髂关节水平以上 0.5~1cm 处剪断脊柱,左手握住蟾蜍后肢,用拇指压住骶骨,使蟾蜍头与内脏自然下垂,右手持粗剪刀,沿脊柱两侧剪除一切内脏及头胸部,留下后肢、骶骨、脊柱以及脊柱两侧的坐骨神经(实验图 2-2)。剪除过程中注意勿损伤坐骨神经。

3. 剥皮　握紧脊柱断端(注意不要握住或压迫神经),右手握住其上的皮肤边缘,用力向下剥掉全部后肢

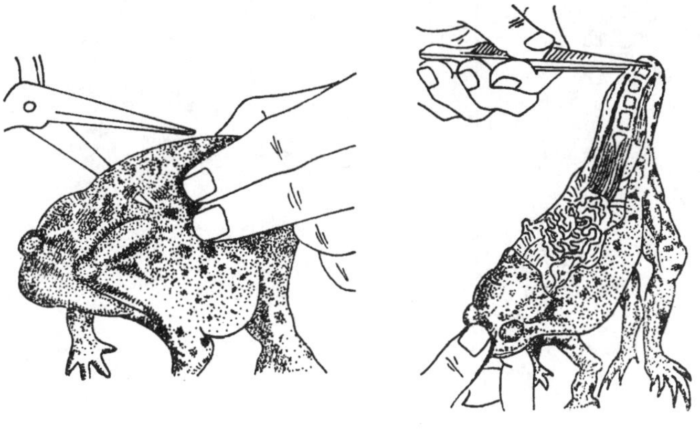

实验图 2-2　剪除躯干上部及内脏

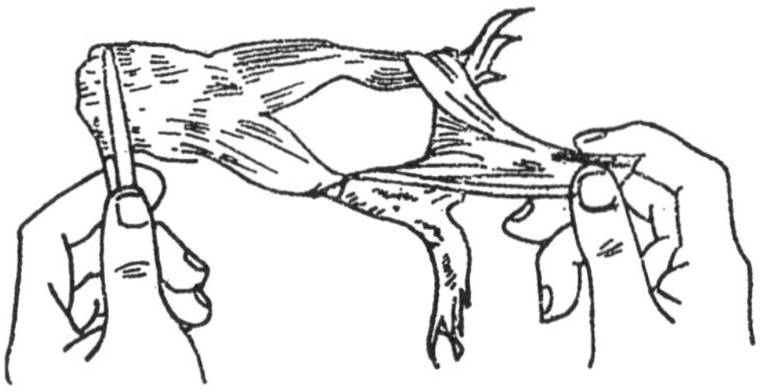

实验图 2-3　剥掉后肢皮肤

的皮肤(实验图 2-3)。将标本放进盛有任氏液的培养皿中。洗净手及用过的剪刀、镊子等手术器械,再进行下面步骤。

4. 分离两腿　用镊子夹住脊柱将标本提起,背面朝上,剪去向上突起的尾骨(注意勿损伤坐骨神经)。然后沿中线用剪刀将脊柱和耻骨联合中央劈开两侧大腿,并完全分离。将两条腿浸入盛有任氏液的培养皿中。

5. 制作坐骨神经腓肠肌标本　取一蟾蜍腿置于蛙板上。

(1) 游离坐骨神经:将腿标本腹面朝上放置,用玻璃分针沿脊柱旁游离坐骨神经,并于近脊柱处剪断(可连有 2~3 节脊椎骨)。再将标本背面朝上放置,把梨状肌及其附近的结缔组织剪去。循坐骨神经沟(股二头肌与半膜肌之间的裂缝处),找出坐骨神经的大腿段(实验图 2-4)。用玻璃分针仔细剥离,并将坐骨神经一直游离至腘窝,其间将影响剥离的坐骨神经分支剪断。

(2) 完成坐骨神经小腿标本:将游离干净的坐骨神经搭于腓肠肌上,在膝关节周围剪掉全部大腿肌肉,并用粗剪刀将股骨刮干净,然后在股骨中部剪去上段股骨,保留的部分就是坐骨神经小腿标本。

(3) 完成坐骨神经腓肠肌标本(实验图 2-5):将上述坐骨神经小腿标本在跟腱处穿线结扎后,于结扎处远端剪断跟腱,游离腓肠肌至膝关节囊,将小腿其余部分剪掉,这样就制得一个具有附着在股骨上的腓肠肌并带有支配腓肠肌的坐骨神经标本。

6. 检查标本兴奋性　用经任氏液润湿的锌铜弓轻轻接触一下坐骨神经,如腓肠肌发生迅速而明显的收缩,则表明标本的兴奋性良好,即可将标本放在盛有任氏液的培养皿中,以备实验用。若无锌铜弓,亦可用中等强度单个电刺激作上述测试。

【注意事项】

1. 操作过程中,勿污染、压榨、损伤、过度牵拉神经和肌肉。
2. 经常给神经和肌肉上滴加任氏液,防止表面干燥,以保持其正常兴奋性。

【实验思考】

1. 为什么不能过度牵拉或钳夹神经和肌肉?这对临床手术有何启示?

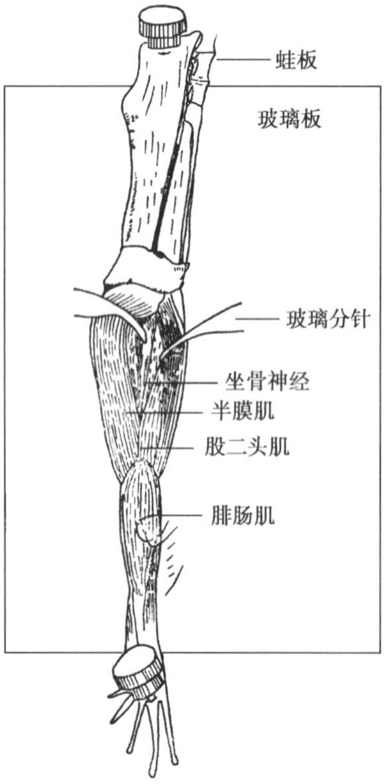

实验图 2-4　分离坐骨神经

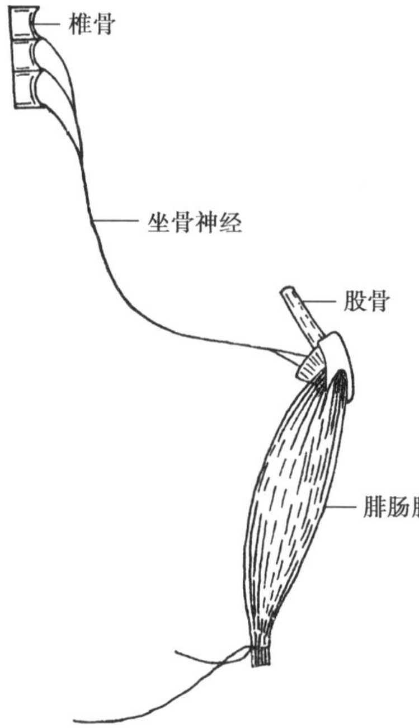

实验图 2-5　坐骨神经腓肠肌标本

2. 通过坐骨神经-腓肠肌标本的制备，你学会了哪些器械操作？

（刘晓艳）

实验三　刺激强度和刺激频率对肌肉收缩的影响

【实验目的】

1. 观察给予不同强度刺激时骨骼肌的收缩情况，以验证刺激与肌肉收缩反应的关系，找出阈强度。

2. 观察给予不同频率刺激时骨骼肌的收缩情况，以验证刺激频率与肌肉反应的关系。

【实验材料】

蟾蜍或蛙，BL-420F 生物信号采集处理系统，张力换能器，刺激电极，蛙类手术器械一套，铁支架，双凹夹，培养皿，棉球，棉线，滴管，任氏液等。

【实验内容】

（一）实验原理

坐骨神经是由多条神经纤维组成的神经干，神经干中各组成纤维的兴奋性有所不同。若以该神经所支配的肌肉收缩作为神经兴奋的检测指标，则将刚刚引起肌肉收缩所需的刺激强度称为阈强度，其对应的刺激称为阈刺激。随着刺激强度的增大，坐骨神经干中发生兴奋的纤维数目随之增多，肌肉收缩的幅度也随之增大。当神经干中的全部纤维都发生兴奋时，所需的最低刺激强度称为最适强度。此时，它所支配肌肉的收缩幅度达到最大。阈强度以上的刺激称为阈上刺激。超过最适强度的刺激，神经所支配肌肉的收缩幅度不再增强。过强的刺激容易引起神经和肌肉的疲劳与损伤。

当给肌肉一个阈上刺激时，肌肉即发生一次收缩反应，称为单收缩。单收缩的全过程可分为潜伏期、缩短期和舒张期。蟾蜍腓肠肌的单收缩共历时 0.12s，若给肌肉两个以上有效刺激，且使每两个刺激的间隔时间大于该肌肉单收缩的总时程，则肌肉将出现一连串各自分离的单收缩。若增大刺激频率，使每两个刺激的间隔时间小于该肌肉单收缩的总时程，则肌肉的收缩可以总和起来，出现连续的收缩，称为复合收缩。包括不完全强直收缩和完全强直收缩。强直收缩产生的肌张力要比单收缩强 3~4 倍。

（二）实验方法

1. 制备坐骨神经腓肠肌标本，将其在任氏液中浸泡 10min 左右，使其兴奋性较稳定。

2. 仪器标本连接

（1）将张力换能器固定在铁支架上，肌肉标本的股骨固定于支架下端，腓肠肌跟腱的结扎线连于张力换能器的受力片上，连线应松紧适宜，并与桌面垂直，张力换能器的输入端接 BL-420F 系统的 1 通道插座。

（2）把穿好线的坐骨神经轻轻提起，放在刺激电极上或将刺激电极与肌肉直接接触。

3. 观察刺激强度与收缩的关系

（1）选定“实验项目”“肌肉神经实验”“刺激强度与反应的关系”。在弹出的“设置刺激强度与反应关系实验参数”对话框中输入相关参数，默认状态：起始刺激强度 10mV，刺激强度增量 10mV，刺激时间间隔 5s，实验方式选择“程控”。以上参数可根据标本状态重新设定。

（2）测定阈强度和最适强度：点击刺激器调节区的“启动刺激”按钮，开始记录。从初始刺激强度开始，逐渐增大刺激强度，直至出现肌肉收缩，记录此时的强度（即阈强度，相应的刺激即为阈刺激）。随后增大刺激强度，收缩曲线亦增大，当收缩曲线增大到最大时（不再随刺激强度而增大），该刺激强度即为最适强度，该强度的刺激称最大刺激，相应的收缩为最大收缩。

（3）实验完毕，结束实验，进行资料重显（即反演）、剪辑并打印结果。需在记录纸上注明每次刺激的强度，标出阈刺激与最大刺激。

4. 观察刺激频率与肌肉收缩的关系　选定“实验项目”“肌肉神经实验”“刺激频率与反应的关系”。在弹出的“设置刺激频率与反应关系实验参数”对话框中输入三种收缩形式的刺激参数，包括刺激强度、刺激频率和个数等（实验表 3-1）。默认状态为：刺激强度 2.0V；频率阶梯 2Hz。

若选定“经典实验”，系统将按照设置输出三组不同的刺激；若选定“现代实验”，系统以初始频率为基础，按频率阶梯数值递增刺激频率。观察收缩形式的变化。

实验表 3-1　刺激频率与肌肉收缩的关系实验参数

收缩形式	刺激频率/Hz	串长	时延/s
单收缩	1	3	3
不完全强直收缩	5	15	3
完全强直收缩	20	60	10

【注意事项】

1. 每两次刺激之间必须让标本休息 15s。

2. 经常给标本滴加任氏液以维持兴奋性于良好状态。

【实验思考】

1. 刺激强度达到最适强度时，收缩达到最大；刺激超过最适强度后，为什么收缩不再增大？

2. 增大刺激频率，收缩发生复合，可产生不完全强直收缩和完全强直收缩。根据此收缩现象，请结合“兴奋性的不应期”这一知识点来思考，心肌是否也可以产生类似的强直收缩？骨骼肌的不应期比心肌的不应期是长还是短？

（刘晓艳）

实验四　神经干 AP 的引导、神经干 AP 传导速度的测定、神经干 AP 不应期的测定

【实验目的】

熟练掌握用电生理方法引导、记录蟾蜍坐骨神经（混合神经干）的复合动作电位（AP），以观察其基本波形；学会测定动作电位在神经干上的传导速度和神经纤维不应期的方法。

【实验材料】

蟾蜍或蛙，BL-420F 生物信号采集处理系统，蛙类手术器械一套，神经屏蔽盒，培养皿，棉球，棉线，滴管，任氏液等。

【实验内容】

（一）实验原理

可兴奋组织兴奋时，膜电位发生迅速的变化，由安静状态下的膜外正膜内负（静息电位）变为兴奋状态下的膜外负膜内正（反极化）。这种迅速的可传播的膜电位变化称为动作电位，它是细胞兴奋的客观标志。如果神经干的兴奋先后通过两个引导电极处，可记录到两个方向相反的电位偏转波形，称为双向动作电位；如果两个引导电极之间的神经有损伤，则兴奋不能由第一个电极传至第二个电极，只能记录到一个方向的电位偏转波形，称为单向动作电位。神经干由很多兴奋性不同的神经纤维组成，故其动作电位的幅度在一定范围内可随刺激强度的变化而变化，这与单根神经纤维的动作电位不同。

根据两组记录电极引导的两个锋电位尖之间的时间差，可算出兴奋在神经上的传导速度，其主要取决于神经纤维的粗细及有无髓鞘。

可兴奋组织在一次兴奋过程中，其兴奋性会发生一个规律性的时相变化。依次经历绝对不应期、相对不应期、超常期和低常期，然后再恢复到正常的兴奋性水平。本实验通过观察动作电位是否出现及幅值的改变情况来测定神经兴奋不应期。

（二）实验方法

1. 蟾蜍坐骨神经腓神经标本制备　与坐骨神经腓肠肌标本制备方法大体相同，但分离皮肤时要用剪刀剪断皮下结缔组织，不要撕皮；分离神经时，用剪刀剪开周围的结缔组织膜和神经分支，以免损伤神经主干。分离出膝关节以上的坐骨神经后，再向下分离腓神经和胫神经至踝关节。在脊柱根部和踝关节处分别用棉线结扎神经两端，在结扎线以外剪断神经。轻轻提拉结扎线，把坐骨神经腓神经标本浸入盛有任氏液的培养皿中备用。

2. 按图连接仪器，并将神经干标本置入屏蔽盒（实验图 4-1）。

3. 软件操作　点击启动 BL-420F 系统，依次选定“实验项目”“神经肌肉实验”“神经干动作电位”。如动作电位理想，开始记录。

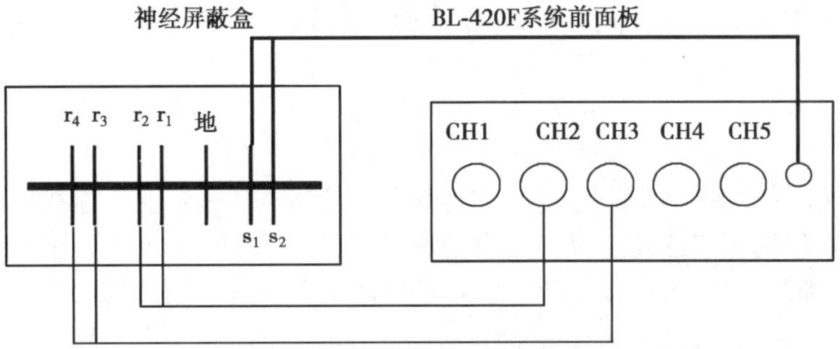

r_1、r_2和r_3、r_4为两对引导电极；s_1、s_2为刺激电极；地:接地；CH1:1通道；CH2:2通道；CH3:3通道；CH4:4通道；CH5:5通道；BL-420F系统:r_1、r_2接1通道插座,r_3、r_4接2通道插座,s_1、s_2接刺激输出插座。

实验图 4-1 引导神经干动作电位的装置

4. 观察并测量动作电位

（1）双向动作电位:调整刺激强度、增益等参数,使出现理想的双向动作电位。开始记录。测量动作电位的波幅和波宽。

（2）测定阈强度和最适强度:选定“刺激强度 1”,强度值从最小开始逐渐增大,至动作电位刚出现时为阈值,随后增大刺激强度,动作电位亦增大,当动作电位增大到最大时(不再随刺激强度而增大),该刺激强度即为最适强度,相应的刺激为最大刺激。

（3）完成实验后剪辑并打印结果。

5. 神经干动作电位传导速度测定

（1）依次选定“实验项目”“神经肌肉实验”“神经干兴奋传导速度测定”。如动作电位理想,开始记录。

（2）在弹出的“传导电极距离”对话框中,输入 r_1、r_3 引导电极的实际距离,按“确认”键。

（3）点击工具条“区间测量”按钮,测量两动作电位向上的波峰之间的时间,在信息显示区显示时间、传导速度等数值。

6. 神经干不应期的测定

（1）依次选定“实验项目”“肌肉神经实验”“神经干兴奋不应期测定”。

（2）在弹出的“神经干兴奋不应期实验参数”对话框中,输入相关参数。默认状态为起始波间隔 5.00ms,波间隔减量 0.50ms,刺激时间间隔 2s,也可自行设定。实验方式选择“程控”。波间隔自动按设置逐渐减小,两动作电位靠近,当第二个动作电位刚好变小,记下该时间(T_2);至第二个动作电位消失,记下该时间(T_1)。动作电位开始至 T_1 为绝对不应期,T_1 至 T_2 大致为相对不应期。

【注意事项】

1. 经常给标本滴加任氏液以维持兴奋性于良好状态。
2. 神经干应与每个电极密切接触,且不可打折。
3. 实验完毕应仔细清洗并擦干标本盒,以免残留的盐溶液导致电极腐蚀生锈。

【实验思考】

动作电位具有“全或无”特点,而且是脉冲式产生、不可以叠加。本实验的现象之一是随着刺激强度的增大,动作电位的幅度也增大,为什么会出现这样的反常呢?

（刘晓艳）

实验五　ABO 血型鉴定

【实验目的】

熟练掌握 ABO 血型鉴定方法,加深对 ABO 血型分型的理解。

【实验材料】

人,采血针,消毒牙签,碘附,无菌干棉签,显微镜,人类标准 A、B 血清,玻片,滴管,记号笔等。

【实验内容】

（一）实验原理

血型通常是指红细胞膜上特异性抗原(即凝集原)的类型。ABO 血型是根据红细胞膜上所含特异性抗原的种类和有无而将血液分为四型：红细胞膜上只含A抗原的为A型；只含B抗原的为B型；同时含有A与B两种抗原的为AB型；不含A与B抗原的为O型。不同血型的人，其血清中含有不同的抗体。A型人的血清中只含有抗B抗体；B型人的血清中只含有抗A抗体；AB型人的血清中无抗A和抗B抗体；O型人的血清中同时含有抗A和抗B抗体。

将血型不合的血液滴加在玻片上使之混合，红细胞可凝集成簇，这个现象称红细胞凝集。ABO血型鉴定就是利用抗原与相应的抗体相遇发生凝集反应的原理，用已知的标准A、B血清（分别含抗B和抗A抗体）分别与受检者的红细胞混合，根据是否发生红细胞凝集反应，判定红细胞所含的抗原（即凝集原），从而确定受检者的血型。

（二）实验方法

1. 玻片法

（1）将已知的A型和B型标准血清各1滴，分别滴在玻片的两端，并用记号笔分别标明A、B。

（2）取无菌干棉签蘸碘附，消毒指端或耳垂皮肤，用采血针刺破皮肤，用消毒牙签一端蘸血，与玻片一端的标准血清混匀，用牙签的另一端蘸血与玻片另一端的标准血清混匀。用无菌干棉签拭去指端余血并压迫止血。

（3）数分钟后用肉眼观察红细胞有无凝集现象。如无凝集，可静置15min后再观察，必要时可用显微镜观察。

2. 试管法　取小试管2支，用记号笔标明A、B，分别加入相应的标准血清各2滴。再在试管中加入红细胞悬液1~2滴（刺破指端或耳垂皮肤后，滴1~2滴血于盛有1ml生理盐水的小试管中，混匀即制成红细胞悬液，浓度约5%），混匀。以1 000r/min的速度离心1~2min后取出试管，用手指轻弹管底，使沉淀物被弹起，在光源下观察结果。若沉淀物呈团状浮起，表示发生凝集现象，若沉淀物边缘呈烟雾状逐渐上升，最终使试管内溶液恢复红细胞悬液状态，则表示无凝集现象。

【注意事项】

1. 试管法较玻片法准确。
2. 玻片法用牙签蘸血与血清混合时，谨防两种血清接触。
3. 血清必须新鲜，污染后可产生假凝集。
4. 区分红细胞凝集与叠连，轻轻晃动玻片，若红细胞散开表明是叠连，否则为凝集。

【实验思考】

ABO血型的分类依据是什么？

（范晓梅）

实验六　血液凝固和影响血液凝固的因素

【实验目的】

以血液凝固时间为指标，观察某些促凝和抗凝因素对血液凝固的影响。

【实验材料】

家兔，哺乳动物手术器械一套，兔手术台，动脉插管，动脉夹，注射器，小试管8支，小烧杯2个，计时器，竹签，恒温水浴槽，冰块，棉花，液状石蜡，肝素，草酸钾，肺组织浸液等。

【实验内容】

（一）实验原理

血液凝固是指血液由流动的液体状态变成不能流动的凝胶状态的过程。血液凝固是一系列复杂的酶促反应，需要多种凝血因子参与。血液凝固途径包括内源性凝血途径和外源性凝血途径。内源性凝血途径由因子Ⅻ被激活而启动，外源性凝血途径由组织因子（因子Ⅲ）暴露于血液而启动。血液凝固的本质是血浆中的纤维蛋白原转变成了纤维蛋白并互相交织成网，网罗了血液中的有形成分，使血液由液体状态变为凝胶状态。本实验采用兔颈总动脉取血，由于血液几乎没有和组织因子接触，其凝血过程主要是由内源性凝血途径所触发。肺组织含有丰富的组织因子，本实验利用肺组织浸液观察外源性凝血途径的作用。血液凝固受许多因素影响，如温度、接触面的光滑程度等，温度升高，增加了酶的活性，加速酶促反应，粗糙面加速因子Ⅻ激活以及血小板的黏附聚集，均使血液凝固加速。

（二）实验方法

1. 麻醉与固定　用20%氨基甲酸乙酯溶液，按5ml/kg经兔耳缘静脉缓慢注射，麻醉后将兔仰卧位固定于兔台上。

2. 手术　将颈前部兔毛剪去，于颈前部正中从甲状软骨下至胸骨上，切开皮肤约7cm，用止血钳分离皮下组织、肌肉等，在气管的一侧用拇指和示指将皮肤和肌肉提起并外翻，另外三指在皮肤外向上顶，便可看到与气管平行的颈动脉鞘。

3. 颈动脉插管　在颈动脉鞘内找到颈总动脉，尽可能长地分离一侧颈总动脉，在其下方穿两根丝线，一根在远心端结扎血管，用动脉夹夹住血管的近心端，结扎线与动脉夹之间的血管长度越长越好，至少有3cm左右。另一根丝线置于此段血管下方。用眼科剪在尽量靠近远心端结扎处剪一斜形切口，约切开管径的1/2，然后将准备好的动脉插管向心脏方向插入血管，用穿好的丝线结扎牢固，防止插管从血管切口处滑出。

4. 肺组织浸液的制备　取新鲜兔肺剪成小块，洗净血液，磨成糊状。加同体积生理盐水，摇匀。静置6h后离心，取上清液保存于冰箱内备用。

5. 观察项目

（1）观察促凝和抗凝因素对血液凝固的影响：将8支试管编号，并按实验表6-1中的要求准备好，打开动脉夹，每管加入血液2ml，即刻开始计时，6、7、8号管加入血液后轻轻摇匀，使血液与试剂充分混合，每隔15s将试管倾斜1次，至血液不再流动为止。依次将结果填入实验表6-1中。

实验表6-1　血液凝固及其影响因素

编号	实验条件	凝血时间	解释
1	对照管		
2	放少许棉花		
3	液状石蜡润滑内表面		
4	置于37℃水浴槽中		
5	置于冰水浴槽中		
6	加肝素8U		
7	加草酸钾1~2mg		
8	加肺组织浸液1ml		

（2）观察纤维蛋白原与血液凝固的关系：取小烧杯2个，各放入血液10ml，其中一杯用竹签不断搅动，另一杯静置，比较两杯的血液凝固情况。用水清洗竹签上的血液，观察纤维蛋白。

【注意事项】

1. 每支试管口径大小及采血量要一致。
2. 计时必须准确。
3. 判断血液凝固的标准要一致。

【实验思考】

1. 用竹签搅动血液后血液是否凝固？为什么？
2. 内源性凝血和外源性凝血有何区别？

（范晓梅）

实验七　蛙心搏动观察及心搏起源分析

【实验目的】

熟练掌握观察蛙心起搏点和蛙心脏不同部位的自律性高低的方法。

【实验材料】

蟾蜍或蛙，蛙类手术器械一套，蛙心夹，滴管，小离心管，任氏液。

【实验内容】

（一）实验原理

哺乳动物心脏的特殊传导系统具有自动节律性，但各部分的自律性高低不同，以窦房结的自律性为最高。

正常的心脏搏动每次都由窦心结发出，传到心房、心室引起收缩，所以窦房结被称为哺乳动物的心搏起点。两栖动物的心搏起点是静脉窦。

（二）实验方法

1. 蟾蜍一只，用探针破坏脑和脊髓后，将蟾蜍仰卧固定在蛙板上。用粗剪刀剪开胸骨表面皮肤并沿中线剪开胸骨，可见心脏被包在心包中。用眼科镊提起心包膜，并用眼科剪仔细剪开心包，暴露出心脏。

2. 观察项目

（1）识别静脉窦、心房和心室，观察它们的跳动程序并计数在单位时间内的跳动次数。

（2）将盛有35~40℃热水的小离心管（或用加热的探针柄或用小冰块）先后分别接触心室、心房和静脉窦以改变它们的温度，并分别观察和记录心脏跳动次数有何变化。

（3）用镊子在主动脉干下穿一线备用，再用玻璃勾通过心脏后面将心尖翻向头端，暴露心脏背面，找到静脉窦和心房交界的半月形白线（窦房沟），然后将预先穿入的线沿着半月形白线作一结扎，以阻断静脉窦和心房之间的传导，此为斯氏第一结扎。观察心房的跳动是否停止，静脉窦是否仍照常在跳动。

（4）心室如已恢复跳动，则分别计数单位时间内静脉窦和心房、心室跳动频率，并观察它们的跳动是否一致。

（5）在此基础上在房室沟作另一结扎，阻断心房和心室之间的兴奋传导，此为斯氏第二结扎。观察心房和心室及静脉窦跳动情况，计数三者频率。

【注意事项】

1. 实验时要向蛙心滴加任氏液，以保证蛙心功能正常。

2. 如果斯氏第一结扎后房室迟迟不能恢复跳动，可做斯氏第二结扎加速其恢复。而每次结扎不宜扎得过紧过死，以能刚阻断兴奋传导为合适。

【实验思考】

1. 静脉窦和心房交界的窦房沟处结扎后会出现什么现象，为什么？

2. 两次斯氏结扎的结果有何不同，原理何在？

3. 心脏不同部位（静脉窦、心室、心房）搏动频率大小次序如何？

（王晓艳）

实验八 期前收缩和代偿间期

【实验目的】

熟练掌握在体蟾蜍（或蛙）心跳曲线的记录方法，并通过对期前收缩和代偿性间歇的描记，观察心肌兴奋性的变化规律及特点。

【实验材料】

蟾蜍，BL-420F生物机能实验系统、张力换能器；蛙类手术器械一套、蛙心插管、蛙心夹、试管夹、双凹夹、万能支台、滴管、小烧杯、任氏液。

【实验内容】

（一）实验原理

在一次心动周期中，当心肌经历一次兴奋收缩后，其兴奋性将会出现一系列周期性的变化。心肌兴奋后其兴奋性的变化特点是有效不应期特别长，约相当于整个收缩期，甚至可延续到舒张早期。在此期中，任何刺激均不能使之产生动作电位并引起心肌的再次兴奋收缩。随后为相对不应期，在此期给予心肌以强刺激可使其产生动作电位，最后为超常期。后两期均发生在舒张期内，因此，如果在心室肌舒张期内给予心室肌一次适当的阈上刺激，便可在正常节律性兴奋到达心室之前，引起一次扩布性兴奋和收缩，这次提前发生的兴奋收缩，称为期前收缩（premature systole）或过早搏动。而随后到达的正常的节律性兴奋，正好落在期前收缩的有效不应期内，因而不能引发心室的兴奋和收缩。此时，心室较长时间地停留在舒张状态，直至下一次正常的节律性兴奋到达时，才恢复原来的正常节律性收缩。这个在期前收缩后出现的持续时间较长的舒张间歇期，称为代偿性间歇。在显示器上可观察到期前收缩和代偿性间歇。

（二）实验方法

1. 损毁蟾蜍脑和脊髓，将其仰卧位固定在蛙板上，用镊子提起胸骨后端腹部的皮肤，用粗剪刀剪一小口，然后由切口将剪刀伸入皮下,向左、右两侧锁骨外侧方向剪开皮肤,并向头端掀开皮肤。用镊子提起胸骨后端腹肌,在腹肌上剪一小口,将手术剪伸入胸腔内,紧贴胸壁(以免损伤下面的心脏和血管),沿皮肤切口方向剪开肌肉,再用粗剪刀剪断左、右锁骨,使创口呈一个倒三角形。用眼科镊提起心包膜,并用眼科剪将心包膜剪开,暴露心脏。用蛙心夹于心室舒张期夹住心尖,将系于蛙心夹的棉线与张力换能器连接,调节张力换能器高度,使连线与换能器平面保持垂直,松紧适中。将刺激电极固定,刺激电极与心室接触良好。

2. 打开计算机,启动 BL-420F 生物机能实验系统,选择"实验项目"菜单中的"循环实验",在"循环实验"的子菜单中选择"期前收缩与代偿性间歇"实验模块。调节实验刺激参数。

3. 实验观察

(1) 调整走纸速度,以能分清曲线的收缩相和舒张相为宜。记录蛙心活动的对照曲线。

(2) 按"刺激"键,用中等强度的单个阈上刺激,在心室收缩期,观察能否引起期前收缩。

(3) 用中等强度的单个刺激,在心室舒张早期给予刺激,观察有无期前收缩产生。

(4) 用中等强度的单个刺激,在心室舒张中后期给予刺激,观察有无期前收缩产生;若刺激产生了期前收缩,是否出现代偿性间歇。

【注意事项】

1. 实验过程中,应经常用任氏液湿润心脏。

2. 安放在心室上的刺激电极应避免短路。

3. 心跳曲线的上升支应代表心室收缩,下降支代表心室舒张。如相反则应将换能器倒向。

4. 选择适当刺激强度时,可先用刺激电极刺激蟾蜍腹壁肌肉,以检查强度是否有效。

【实验思考】

1. 对记录的曲线加注注释,分析或考虑产生期前收缩和代偿性间歇的原因。

2. 心肌每发生一次兴奋后,其兴奋性的改变有何特点,其生理意义是什么?

3. 心率过速或过缓时,期前收缩是否会出现代偿性间歇?

(王晓艳)

实验九　体液因素对蛙心搏动的影响

【实验目的】

学会离体蛙心灌流的方法,并观察钠、钾、钙三种离子及肾上腺素、乙酰胆碱等化学物质对心脏活动的影响。

【实验材料】

蟾蜍或蛙,BL-420F 生物机能实验系统、张力换能器;蛙类手术器械一套、蛙心插管、蛙心夹、试管夹、双凹夹、万能支台、滴管、小烧杯、任氏液、0.65% NaCl、2% $CaCl_2$、1% KCl、1∶10 000 肾上腺素、1∶10 000 乙酰胆碱。

【实验内容】

(一) 实验原理

作为蛙心起搏点的静脉窦能按照一定节律自动产生兴奋。因此,只要将离体的动物心脏保持在适宜环境中,在一定时间内能产生节律性的收缩活动。另一方面,心脏的正常节律性活动需要一个稳定的理化环境,改变灌流液的理化性质,则可以引起心脏活动的改变。

(二) 实验方法

1. 离体蛙心标本的制备

(1) 取一蟾蜍破坏其脑和脊髓后,取仰卧位固定于蛙板上,从剑突下将胸部皮肤向上剪开,剪掉胸骨,暴露心脏,在两个主动脉干下穿两根细线,并将其中一根打一活结备用。以连有细线的蛙心夹在心舒期夹住心尖部。

(2) 提起连有蛙心夹的细线将心脏翻转,用主动脉干下未做活结的细线,在静脉窦的远端作一结扎。注意:切勿扎在静脉窦上。

(3) 将心脏翻回原位置,用眼科剪在主动脉球上端剪一斜向的切口,将盛有少量任氏液的蛙心插管由切口插入动脉球，再将蛙心插管尖端转向蟾蜍的背侧及左下方，于心缩期插入心室内。插管如已进入心室，则见管中液面随着心搏而升降，此时即可将预置线的活结扎紧，并固定于插管壁的小钩上或横管上。

（4）将心脏连同静脉窦一起剪下，吸去管内的血液，并用任氏液反复冲洗心室内的余血，以防血液凝固而影响实验的进行。

2. 实验装置的准备　将蛙心插管用试管夹固定于支架上，蛙心夹的连线连接在张力换能器的弹簧片上。换能器的输出线与计算机的“输入”端相连。打开计算机，启动 BL-420F 生物机能实验系统，选择“实验项目”菜单中的“循环实验”，在“循环实验”的子菜单中选择“蛙心灌流”，开始实验。调节控制参数调节区的增益及扫描速度，以获得最佳效果。

3. 观察项目

（1）记录心脏收缩曲线，观察心率及收缩幅度，作为正常对照。

（2）吸去蛙心插管内的任氏液，换以等量 0.65% NaCl，观察并记录心跳的变化。

（3）以等量任氏液换洗，待心跳恢复正常后，加入 2% $CaCl_2$ 1～2 滴，记录并观察心跳的变化。

（4）以等量任氏液换洗，待心跳恢复正常后，加入 1% KCl 1～2 滴，记录并观察心跳的变化。

（5）以等量任氏液换洗，待心跳恢复正常后，加入 1∶10 000 肾上腺素 1～2 滴，记录并观察心跳的变化。

（6）以等量任氏液换洗，待心跳恢复正常后，加入 1∶10 000 乙酰胆碱 1～2 滴，记录并观察心跳的变化。

【注意事项】

1. 蛙心夹应一次就夹住心尖，不宜夹多次，以致损伤心脏。蛙心夹与换能器弹簧片的线应略呈一定的倾斜度，以防溶液滴入换能器。

2. 当各项实验效果明显后，应及时将插管内的溶液吸出，用任氏液反复冲洗数次。待心跳恢复正常后，再进行下一项实验。

3. 各种溶液的吸管应分开，不要混用。

4. 蛙心插管内灌流液的液面高度应合适，一般以 1～2cm 为宜。在各项实验中，液面高度应始终保持一致。

5. 每进行一项实验时，先记录一段正常对照曲线，然后再加入待试液，观察并记录。

【实验思考】

1. 比较 0.65%NaCl 溶液灌流、滴加 1%KCl 和 1∶10 000 乙酰胆碱后心脏的静止张力、发展张力和心率变化异同点及各自变化的机制。

2. 比较滴加 2%$CaCl_2$ 和 1∶10 000 肾上腺素后心脏的静止张力、发展张力和心率变化异同点及各自变化的机制。

（王晓艳）

实验十　心音听诊血压测量

一、人体心音听诊

【实验目的】

熟练掌握心音听诊方法及听诊器的主要结构和使用方法；熟悉心瓣膜听诊区部位；初步学会分辨第一心音及第二心音。

【实验材料】

受检者，听诊器。

【实验内容】

（一）实验原理

心音是瓣膜关闭及心肌收缩引起的振动所产生的声音。将听诊器置于受检者心前区的胸壁上，直接听取心音。在每一个心动周期中一般都可听到两个心音，即第一心音和第二心音。

（二）实验方法

1. 确定听诊部位　受检者坐在检查者对面，解开上衣。仔细观察（或用手触诊）受检者心尖冲动的位置与范围。找准心音听诊部位（实验图 10-1）。

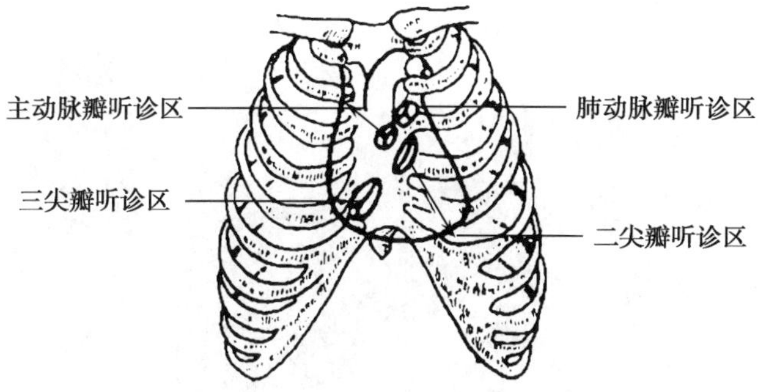

实验图 10-1 心音听诊部位示意图

二尖瓣听诊区：左锁骨中线第 5 肋间稍内侧（心尖部）。

三尖瓣听诊区：胸骨右缘第 4 肋间或剑突下。

主动脉瓣听诊区：胸骨右缘第 2 肋间；主动脉瓣第二听诊区在胸骨左缘第 3 肋间。

肺动脉瓣听诊区：胸骨左缘第 2 肋间。

2. 听诊内容

（1）检查者戴好听诊器，以右手的拇指和中指轻持听诊器头（胸件），按实验图 10-1 所示顺序听诊。通常是二尖瓣区→主动脉瓣区→肺动脉瓣区→三尖瓣区。注意根据第一、二心音特征，仔细加以区分第一心音和第二心音以及不同听诊区两心音的声音强弱。

（2）如果第一、二心音难以分辨，可用左手触诊心尖搏动或颈动脉脉搏，当触及手指时所听见的心音即为第一心音。

【注意事项】

1. 听诊时室内保持安静；听诊器的橡皮管不得相互接触、打结或与其他物体接触，以免发生摩擦音，影响听诊。

2. 如果呼吸音影响心音听诊，可令受检者暂时屏气。

【实验思考】

1. 讨论如何区分第一心音和第二心音，听心音有何临床意义？

2. 第一心音和第二心音是如何产生的？

二、人体动脉血压的测量

【实验目的】

1. 熟练掌握间接测量人体动脉血压的方法。

2. 能正确使用血压计测量出人体肱动脉的收缩压与舒张压。

【实验材料】

受检者，血压计、听诊器。

【实验内容】

（一）实验原理

人体动脉血压最常用的方法是间接测量上臂肱动脉的血压，即用血压计的袖带在肱动脉外加压，根据血管音的变化来测量血压。通常血液在血管内连续流动时没有声音。当将空气打入缠绕于上臂的袖带内，使其压力超过收缩压时，便可完全阻断肱动脉内的血流，此时用听诊器在其远端听不见声音。如缓慢放气以逐渐降低袖带内压力，当外加压力稍低于肱动脉收缩压而高于舒张压时，血液可断续流过被压血管，形成涡流而发出声音，所听见的第一声作为收缩压值。继续放气，当袖带内压力刚低于舒张压时，血管内的血流由断续变为连续，声音突然由强变弱或消失，此时的外加压力作为舒张压值。

（二）实验方法

1. 熟悉血压计的结构　血压计由检压计、袖带和气球三部分组成。检压计是一根标有刻度的玻璃管，上端与大气相通，下端与水银槽相通。袖带是长方形橡皮袋，外包一布袋，借助两根橡皮管分别与检压计的水银槽及气球相连。气球是一个带有螺丝帽的球状橡皮囊，供充气和放气用。

2. 测量动脉血压前的准备

（1）受检者脱去一臂衣袖，静坐 5min。

（2）松开血压计橡皮球的螺丝帽，驱净袖带内的气体后再旋紧螺丝帽。

（3）受检者前臂平放在桌上，掌心向上，使前臂与心处于同一水平。用袖带缠绕上臂，其下缘应在肘关节上 2~3cm 为宜。

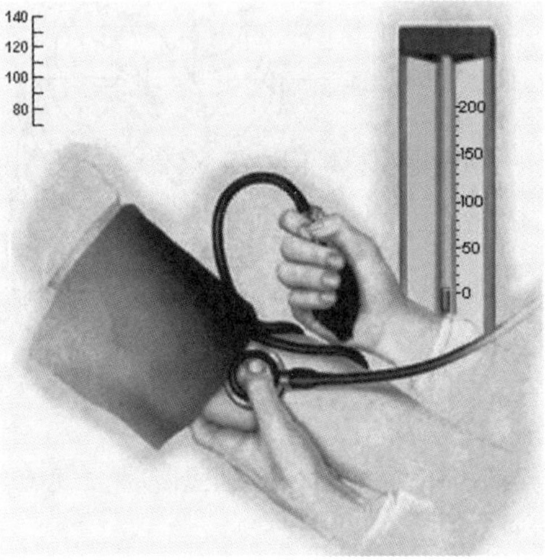

实验图 10-2　人体动脉血压的测量

（4）在肘窝内侧扪到肱动脉脉搏后，用左手持听诊器的胸器放置在上面。将检压计与水银槽之间的旋钮旋至开的位置。

3. 实验项目

（1）安静时测量收缩压和舒张压（实验图 10-2）。

测量收缩压：用气球将空气打入袖带内，使检压计上的水银柱一般上升到 21.3kPa（160mmHg）左右，或使水银柱上升到听诊器听不见血管音后再继续打气，使水银柱再上升 2.7kPa（20mmHg）为止，随即松开螺丝帽（不可松开过多），徐徐放气，逐渐降低袖带内压力，使水银柱缓慢下降，同时仔细听诊，当听见"崩崩"样第一声动脉音时，检压计上所示水银柱刻度，即为收缩压。

测量舒张压：继续缓慢放气，这时"崩"样声音先由低而高，然后由高突然变低，随后则完全消失。在声音由强突然变弱或消失这一瞬间，血压计上水银柱的刻度即代表舒张压。

将实验结果作如下记录：

被测者姓名：________，性别：________，年龄：______（岁），动脉血压值：收缩压/舒张压 kPa（mmHg）______。

（2）运动后测量收缩压和舒张压：适量运动后，立即按上述方法测量收缩压和舒张压。

将实验结果作如下记录：

被测者姓名：________，性别：________，年龄：________（岁），动脉血压值：收缩压/舒张压 kPa（mmHg）________。

【注意事项】

1. 必须保持安静，以利听诊。
2. 受试者上臂必须与心脏处于同一水平。
3. 袖带应平整地缠绕在上臂中部，松紧合适；听诊器胸件放在肱动脉搏动处也要松紧适宜。
4. 血压通常连测 2~3 次，以平均数值为准。重复测量时压力必须降到零后再打气。
5. 血压超出正常范围时，应让被试者休息 10min 后复测。

【实验思考】

根据全组或全班同学安静时的血压值，按性别和年龄段进行统计分析。

（王晓艳）

实验十一　人体心电图描记

【实验目的】

学会心电图的描记方法，辨认正常心电图各波形及其代表意义。

【实验材料】

受检者，心电图机、量规、酒精棉球。

【实验内容】

（一）实验原理

在每个心动周期中，由窦房结产生的兴奋依次传向心房和心室，这种兴奋所伴随的生物电变化可通过周围组织传到全身，全身各部位在每一心动周期中都发生有规律的电变化。如果在体表用引导电极把身体一定部位的电位变化记录下来，所得到的图形即称为心电图。通过心电图描记，临床可对心脏功能作出分析和判断。

（二）实验方法

1. 准备

（1）让受试者安静，舒适地平卧在检查床上，肌肉放松。

（2）接好心电图机的电源线、地线和导联线，灵敏度调节开关置于"1"，走纸变速开关置于"25"，"记录、观察、准备”开关置于“准备”，导联选择开关置于“0”。开启电源开关，预热 5min，调节基线移位调节器，使描笔位于中间。

(3) 将“记录、观察、准备”开关置于“观察”位，重复按定标按钮，1mV 标准电压，应使描笔振幅为 10mm。再将开关按至“记录”重复按定标按钮，在心电图纸上描记标准信号，调节热笔温度调节器(顺时针转向温度升高)，使热笔描出线条浓淡适中。若标准信号幅值有差异，可微调增益细调电位器。然后将“记录、观察、准备”开关拨置“准备”位。

(4) 在前臂屈侧腕关节上方及内踝上方安放引导电极(胸前用吸附电极)。安放电极前，先用酒精棉球将电极部位的皮肤擦净。

(5) 按颜色接好导联线：红色—右手(RA)，黄色—左手(LA)，绿色或蓝色—左足(LL)，黑色—右足(RL)，白色—胸前(CH)。

2. 描记　将“导联选择”开关拨至某一导联。稍等片刻，将“记录、观察、准备”开关拨向“观察”位。待描笔稳定后，即可拨至“记录”位，记下该导联的心电波形(实验图 11-1)。以后每次变换导联或更换胸电极的位置，均按照上述步骤重复一次。

3. 观察项目

(1) 辨认 P 波、QRS 波群、T 波、P-R 间期、S-T 段及 Q-T 间期。

(2) 测量Ⅱ导联上述各波段时程，心电图的纸速采用 25mm/s，即心电图纸上横坐标每一小格(1mm)代表 0.04s。

(3) 测量Ⅱ导联各波的振幅。心电图纸上纵坐标每一小格代表 0.1mV。凡向上的波形，其波幅应从基线的上缘测量至波峰的顶点。

(4) 检测心率：心率＝60÷(P-P 或 R-R 间期)次/min。

(5) 心律分析：根据 P 波决定基本心律，判定心律是否规则，有无期前收缩或异位节律，是否有窦性心律不齐。

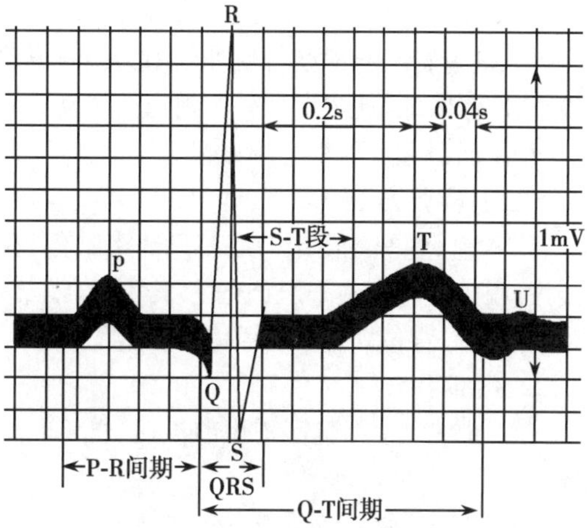

实验图 11-1　人心电模式图

【注意事项】

1. 描记心电前，必须“定标”，一般 1mV 标准电位时描笔上下移动 10mm 距离，1mm 表示 0.1mV 电压；若心电波形幅值太大，可调“定标”，使 1mm 表示 0.2mV。

2. 正常心电图者，每个导联一般只描记 3~4 次心动的心电图即可。

3. 每次换导联时必须停笔，使记录处于停止状态。

4. 地线接地良好，导联线与电极板之间、电极板与皮肤之间接触良好，导联线不能断线或接触不良，确保描记的心电图波形无杂波干扰。

5. 安慰受试者，精神应安宁，肌肉要松弛。冬季要保温，严禁在寒冷状态下描记。

【实验思考】

1. P 波、QRS 波群、T 波分别代表什么过程？

2. 什么是窦性心律？

(王晓艳)

实验十二　动脉血压的调节

【实验目的】

学会哺乳类动物动脉血压的直接描记方法，观察整体情况下一些神经体液因素对动脉血压的影响，从而加深对动脉血压调节的理解。

【实验材料】

家兔，BL-420F 生物机能实验系统、计算机、打印机、兔手术台、婴儿秤、哺乳动物手术器械 1 套、动脉插管、压力换能器、动脉夹、双凹夹、铁支架、刺激电极、注射器、丝线、20%氨基甲酸乙酯、肝素、1∶10 000 肾上腺素、

1:10 000 去甲肾上腺素。

【实验内容】

（一）实验原理

心脏和血管受神经、体液和自身调节机制的影响。神经调节是指中枢神经系统通过反射调节心血管的活动。各种内、外感受器的传入信息进入心血管中枢后，经过中枢的整合处理，改变了交感与副交感传出神经的紧张性活动，进而改变心输出量和外周阻力，使动脉血压得以调节。支配心脏的交感神经兴奋时，末梢释放去甲肾上腺素，激活心肌膜上的β受体，使心率加快，心肌收缩力加强，心内兴奋传导加速，从而使心输出量增加；支配心脏的迷走神经兴奋时末梢释放乙酰胆碱，激活心肌膜上的 M 受体，引起心率减慢，心房肌收缩力减弱，房室间传导速度减慢，从而使心输出量减少。支配血管的自主神经主要是交感缩血管神经，它兴奋时末梢释放去甲肾上腺素，主要与血管平滑肌细胞膜上的α受体结合，使平滑肌收缩，血管口径变小，外周阻力增大，血压升高。

心血管活动还受到许多体液因素的影响。肾上腺素和去甲肾上腺素是其中两种主要的调节因素，肾上腺素对α受体与β受体都有激动作用，可使心跳加快加强，心输出量增加；它对血管的影响要看所作用的血管壁上哪一类受体占优势，一般来说，在整体情况下，小剂量肾上腺素主要引起体内血液重分配，对总外周阻力影响不大，但大剂量肾上腺素亦可使外周阻力明显升高。去甲肾上腺素主要激活α受体，所以其作用主要是引起外周血管的广泛收缩，通过增加外周阻力而使动脉血压升高，对心脏的直接作用较小，而且外源给予时，常因明显的升压作用而引起反射性心率减慢。

（二）实验方法

1. 称重、麻醉与固定　取一只健康家兔，称量体重，用 20% 氨基甲酸乙酯（5.0ml/kg）耳缘静脉缓慢注射。注射过程中需注意检查肌肉的紧张性、角膜反射和皮肤夹捏反应。这些活动明显减弱时，即可停止注射麻醉药。麻醉后，背位固定于兔手术台，颈部备皮。

2. 颈部手术

（1）切皮：颈部腹面正中剪毛后，自甲状软骨起正中线纵行切开皮肤 5~6cm 长，并切开浅筋膜，露出颈部肌肉。

（2）找出颈动脉鞘：于右侧胸锁乳突肌，胸骨舌骨肌之间，用止血钳向深部分开两侧肌肉，即可看到颈动脉鞘。

（3）剥离颈动脉，迷走神经，交感神经及减压神经：用玻璃勾或无勾小镊子，轻轻划开右侧颈动脉鞘 2~2.5cm 长，此时注意不要划断血管分支。其神经、血管的排列情况：内侧为颈总动脉，外侧最粗的为迷走神经，交感神经粗细居中，减压神经最细且常与交感神经紧贴在一起。一般先分离减压神经，然后再分离迷走神经、颈总动脉，分离 2cm 左右，各穿过两条湿润的细线，以便切断或刺激时用。用同样的方法找出左侧颈总动脉，分离 2~3cm 长，并在动脉下方穿过两条湿润的线，以备插套管时结扎用。

3. 插动脉套管　用注射器向与压力换能器相连的细塑料管中注满 0.5% 肝素。结扎左侧颈总动脉的远心端，用动脉夹夹住其近心端（结扎处与动脉夹夹住部位之间的动脉长度尽可能长一些），用眼科剪刀在靠远心端结扎处的动脉上剪一斜切口，经此切口把动脉插管插向近心端，然后用备用线固定此动脉插管；慢慢放开动脉夹，如有出血，将线再扎得紧些。此时注意：①保持插管与动脉方向一致，以免插管穿破血管造成大出血；②换能器应与心脏同一水平。

4. 将电脑开机进入 WinXP 操作系统，启动 BL-420F 生物机能实验系统，选择“实验项目”菜单中的“循环实验”，在“循环实验”的子菜单中选择“兔动脉血压调节”实验模块，打开动脉夹，观察记录血压波动曲线。调节增益、速度，使血压曲线幅值适当，此为正常血压曲线。

5. 观察项目

（1）记录正常血压曲线：待血压平稳后，点击“开始记录”进入记录状态。

（2）夹闭颈总动脉：将备好的另一侧颈总动脉提起并用动脉夹夹闭，在夹闭的同时记录血压曲曲线。约 15s 后，放开动脉夹。

（3）刺激减压神经：①刺激完整的减压神经，将神经干置刺激电极上，记录；②刺激剪断后的减压神经中枢端；③刺激剪断后的减压神经外周端。注意标上相应标记。

（4）刺激迷走神经外周端：结扎迷走神经近头处，并至结扎点的上方剪断迷走神经，将连线提起，把迷走神经外周端(向心端),置于刺激电极上,记录。

(5) 注射去甲肾上腺素:抽取 1∶10 000 的去甲肾上腺素 0.3ml,选取耳缘静脉的适当部位准备注射,同时观察血压变化。

(6) 注射肾上腺素:同理,由耳缘静脉注射 1∶10 000 的肾上腺素 0.3ml,观察血压变化。

【注意事项】

1. 麻醉注射要缓慢。
2. 每项实验后,应待血压基本恢复并稳定后再进行下一项。
3. 实验结束后,必须先结扎颈总动脉近心端,再拆除动脉套管。

【实验思考】

1. 阻断一侧颈总动脉,血压有何变化,为什么?
2. 刺激完整的减压神经及其中枢端均可引起血压下降,而刺激该神经外周端血压基本不变,为什么?
3. 刺激迷走神经外周端引起血压变化的机制如何?
4. 静脉注射肾上腺素或去甲肾上腺素引起血压变化的机制如何?

(王晓艳)

实验十三　呼吸运动的调节

【实验目的】

1. 观察 CO_2 过多、缺 O_2 和无效腔增大等因素对呼吸运动的影响。
2. 观察并分析肺牵张反射对呼吸运动的影响。

【实验材料】

家兔,哺乳类手术器械一套,兔手术台,婴儿秤,钠石灰,橡胶管,20%氨基甲酸乙酯,3%乳酸,含 CO_2 的气囊,生理盐水,BL-420F 生物信号采集处理系统,呼吸换能器,气管插管等。

【实验内容】

(一) 实验原理

呼吸运动能有节律地不断进行,并能适应机体代谢的需要,主要是通过神经与体液调节的结果。体内外各种刺激可以直接作用于中枢或通过不同的感受器反射性影响呼吸运动。

(二) 实验方法

1. 麻醉和固定动物　取一只家兔,称重,由耳缘静脉注射 20%氨基甲酸乙酯溶液(5ml/kg)。动物麻醉后,仰卧固定于兔手术台上。

2. 手术　用弯剪刀剪去颈部兔毛,沿正中线切开颈部皮肤,用止血钳分离颈部筋膜层和肌肉层,分离出气管,再在颈部两侧分离出迷走神经,在其下穿线备用,最后在气管下方穿一根手术线备用,在甲状软骨下方将气管剪一倒 T 形切口,插入气管插管后用备用线结扎。

3. 仪器连接　将传感器与气管插管相连,传感器一端的橡皮管同气管插管的直开口连接。气管插管的侧开口连接短橡皮管,可用止血钳夹闭其一小部分,用于调节通气量的大小来观察呼吸波形。

4. 观察

(1) 正常呼吸运动:打开 BL-420F 生物信号采集处理系统,选择"实验项目"菜单中的"呼吸实验",在"呼吸实验"的子菜单中选择"呼吸运动调节"实验模块,描记一段正常呼吸运动曲线。注意所描曲线与呼气和吸气动作的关系。

(2) 增加吸入气中的 CO_2 浓度:将装有 CO_2 的气囊与气管插管的侧口相连,使家兔吸入的是气囊中的 CO_2,同时作标记,观察呼吸运动的变化。

(3) 增大无效腔(长管呼吸):将气管插管侧口端对接一根长约 50cm 的橡皮管,使无效腔增大。观察呼吸运动的变化。

(4) 缺 O_2:将气管插管的侧开口连接一个装有钠石灰并含有一定容量空气的缺氧瓶,使动物呼吸缺氧瓶中的空气。此时动物呼出的 CO_2 被钠石灰吸收,故随着呼吸的进行,缺氧瓶中的 O_2 便越来越少,观察呼吸运动的变化。

（5）改变血液中的 pH：由耳缘静脉注入 3%乳酸溶液 2ml，观察呼吸运动的变化。

（6）切断迷走神经：剪断一侧迷走神经，观察呼吸运动的变化；然后再剪断另一侧迷走神经，观察呼吸运动频率和深度的变化。

【注意事项】

1. 手术线要用生理盐水浸泡。切口要外覆湿纱布，避免组织干燥。
2. 气管插管前如气道有较多分泌物及血液应及时清理干净，保持气道通畅。
3. 夹在气管插管侧开口短橡皮管上的止血钳夹好后，在实验过程中不能打开及反复夹闭，要保证参照呼吸波形的一致。
4. 每做完一项实验后，都应等动物呼吸恢复之后再做下一项实验。

【实验思考】

呼吸运动的体液调节因素有哪些？如何调节？

（范双莉）

实验十四　胸膜腔内负压的观察

【实验目的】

直接观察动物胸膜腔内的负压，明确胸膜腔内负压的成因和维持条件。

【实验材料】

家兔，哺乳类动物手术器械一套，兔手术台，婴儿秤，20%氨基甲酸乙酯，穿刺针头，水检压计。

【实验内容】

（一）实验原理

在平静呼吸时，胸膜腔内的压力虽随呼气和吸气而升降，但始终低于大气压力，故称为胸膜腔内负压。在紧闭口鼻用力呼气时，胸膜腔内压可高于大气压。当胸膜腔与外界大气相通后，因外界空气进入胸膜腔而形成气胸，胸膜腔内压便与大气压相等而不再显现负压。本实验即利用水检压计验证胸膜腔内负压的存在与影响其变动的因素。

（二）实验方法

1. 自兔耳缘静脉注射 20%氨基甲酸乙酯（5ml/kg），待动物麻醉后，仰卧固定于兔手术台上。
2. 将兔右胸部 4~6 肋间区的毛剪去，于第 5、6 肋间、胸骨旁 4~6cm 处沿肋缘切开皮肤 2~3cm，分离皮下组织及表层肌肉，暴露肋间肌。
3. 将穿刺针头通过橡皮管与水检压计相连，检压计内水中略加红色墨水，以利观察液面波动。检压计内液面应与刻度 0 一致，并调整检压计的高度，使刻度 0 与动物胸膜腔在同一水平。
4. 将穿刺针头沿肋骨上缘刺入胸膜腔内，刺入后可用胶布固定于胸壁。一旦刺入胸膜腔内，即可见水检压计内水柱向胸膜腔一侧升高。
5. 观察

（1）注意观察胸膜腔内负压的数值及在吸气和呼气时的变化，并记录。

正常胸膜腔内压（mmH_2O）：吸气时________，呼气时________。

（2）自右侧腋后线到软骨处剪断一段肋骨，造成气胸，观察胸膜腔负压的变化并记录。

气胸时胸膜腔内压（mmH_2O）：吸气时________，呼气时________。

【注意事项】

1. 穿刺针头与橡皮管和水检压计的连接必须严密，切不可漏气。
2. 穿刺针在肋骨上缘刺入不要过猛、过深，以免刺破肺组织和血管，造成气胸和出血过多。
3. 如针头被阻塞可轻轻挤压橡皮管或轻动针头，避免刺破脏层胸膜。

【实验思考】

胸膜腔负压是如何形成的？有什么重要的生理意义？

（范双莉）

实验十五 影响尿生成的因素

【实验目的】

1. 学会膀胱插管或输尿管插管引流尿液的方法。

2. 观察神经、体液因素对尿生成的影响，通过分析其作用机制，加深对尿生成过程及其调节机制的理解。

【实验材料】

家兔，哺乳动物手术器械一套，兔手术台，棉线若干，气管插管，膀胱插管或细输尿管插管，计滴器，压力换能器，注射器及针头，BL-420F 生物信号采集处理系统，婴儿秤，酒精灯，试管，试管夹，20%氨基甲酸乙酯，生理盐水，1∶10 000 的去甲肾上腺素，20%葡萄糖，呋塞米，垂体后叶素，班氏糖定性试剂。

【实验内容】

（一）实验原理

血液流经肾时，经过三个基本步骤：肾小球的滤过、肾小管和集合管的重吸收以及肾小管和集合管的分泌形成尿液。任何影响上述过程的因素都可影响尿的生成，进而引起尿量和尿液成分的改变。

（二）实验方法

1. 麻醉与固定 20%氨基甲酸乙酯按 5ml/kg 自兔耳缘静脉缓慢注射。待家兔麻醉后，将其仰卧位固定于兔手术台上，剪去颈部和下腹部的毛。

2. 手术

（1）颈部手术：沿家兔颈部正中切开皮肤 5~7cm，切开皮下组织，钝性分离肌肉，暴露气管并行气管插管。用玻璃分针分离出右侧迷走神经和左侧颈总动脉，并穿线备用。将充满肝素盐水溶液的动脉插管插入左侧颈总动脉内，插管另一端连接压力换能器，描记血压。

（2）腹部手术：自耻骨联合起向上切开下腹部正中皮肤 4~5cm，沿腹白线打开腹腔，找到膀胱并将其向下翻出至腹外，暴露膀胱三角，仔细辨认输尿管解剖部位，结扎膀胱颈部。

1）输尿管插管：钝性分离双侧输尿管，并将近膀胱端用线结扎。把分离好的双侧输尿管依次置左手示指上，右手用眼科剪于结扎线上方不远处仔细剪开输尿管壁，将充满生理盐水的细输尿管插管向肾脏方向小心顺势插入，用线结扎固定，插管另一端连接计滴器。

2）膀胱插管：在膀胱顶部选择血管较少处，行荷包缝合，荷包中央剪口，插入膀胱插管，收紧并结扎荷包缝合线，插管另一端连接计滴器。

（3）手术完毕，封闭腹腔，覆盖温热纱布，手术灯照烤，保持家兔体温。

3. 观察

（1）启动生物信号采集处理系统，选择“实验项目”菜单中的“泌尿实验”，在“泌尿实验”的子菜单中选择“影响尿生成的因素”实验模块，描记正常血压曲线和记录尿液滴数（滴/min）。

（2）耳缘静脉快速注射 37℃生理盐水 20ml，观察血压和尿量的变化。

（3）耳缘静脉注射 1∶10 000 的去甲肾上腺素 0.5ml，观察血压和尿量的变化。

（4）取尿液 2 滴，用班氏糖定性试剂进行尿糖定性试验。然后耳缘静脉注射 20%葡萄糖溶液 5ml，观察血压和尿量的变化。待尿量明显增多时，再取尿液 2 滴做尿糖定性试验。

（5）结扎并剪断颈部右侧迷走神经，用保护电极以中等强度电刺激反复刺激其外周端 20~30s，使血压降至 50mmHg 左右，观察尿量的变化。

（6）耳缘静脉注射呋塞米 5mg/kg，观察血压和尿量的变化。

（7）耳缘静脉注射垂体后叶素 2U，观察血压和尿量的变化。

4. 将实验用完的家兔耳缘静脉注射空气针处死后弃之。

【注意事项】

1. 实验前给家兔多喂水和蔬菜，以增加基础尿量。

2. 麻醉速度不能太快，否则容易引起动物因呼吸抑制而死亡。

3. 实验中需多次进行静脉给药，应注意保护耳缘静脉，注射部位应从耳尖开始，逐步移向耳根。

4. 手术操作仔细轻柔，腹部手术刀口不能太大，否则易引起血压下降而导致无尿。

5. 输尿管插管动作要轻柔，避免出血而堵塞插管口。

6. 各项实验必须等血压和尿量恢复稳定后，才能继续进行。

7. 尿糖定性试验方法　在试管内盛1ml班氏试剂，加入尿液2滴，在酒精灯上加热至煮沸。冷却后观察试剂和沉淀的颜色，如试剂由蓝绿变黄或砖红色则表示尿糖试验阳性。

【实验思考】

1. 根据实验结果，逐项分析各因素对尿量影响的作用机制。

2. 试比较两种导尿法的优、缺点。

（范双莉）

实验十六　视力及视野测定和色盲检查

【实验目的】

1. 熟练掌握视力测定方法，理解视力测定的原理。

2. 熟练掌握色盲检查方法，理解色觉缺失产生的原理。

3. 学会视野计的使用方法，测定正常人白、红、绿、黄各色视野。

【实验材料】

视力表（远视力表），遮眼板，指示杆，米尺；色觉检查图谱；视野计，各色视标（白、红、黄、绿），铅笔，视野图纸等。

【实验内容】

（一）实验原理

视力又称视敏度，是指分辨两个光点间最小距离的能力。要感觉到注视目标的两点是否分开存在，视网膜上被刺激的两点之间的距离至少要大于1个视锥细胞的长度。人们能辨别出两点间最小距离时的视角（即两点发出的光线在眼球内节点处相交叉所构成的夹角）称为1分角。当视角为1分角时的视力为正常视力。

视力表就是根据视角的原理制成的。国内常用的国际标准视力表由12行“E”字构成。当受试者距视力表5m处观看第10行时，“E”字的第一缺口发出的光线恰在眼球内形成1分角。因此，凡在距5m处能辨认第10行“E”字缺口方向者，即为正常视力1.0。根据公式：

$$\frac{\text{受试者视力}}{\text{正常视力}}=\frac{\text{受试者辨认某字的最近距离}}{\text{正常视力辨认某字的最近距离}}$$

视力表每行“E”字左侧数字即按上述公式推算求得。如在5m处只能辨认第1行最大“E”字，则视力为0.1。

人眼视网膜含有分别对红、绿、蓝三种原色敏感的视锥细胞，可产生色觉。若有哪种视锥细胞缺失或感光色素不足，则可出现相应色觉的色盲或色弱。

视野是指当眼球固定注视前方一点时所能看到的空间范围。视野的测定有助于了解视网膜、视觉传导路和视觉中枢的功能。

（二）实验方法

1. 视力检查

（1）将视力表悬挂于光线均匀、充足的墙壁上，受试者距视力表5m，视力表第10行应与眼同高。

（2）用遮眼板遮住一眼，测另一眼的视力。按自上而下的顺序辨认视力表上的“E”字缺口，直到不能辨认的一行为止。其前一行即代表受试者视力。如第一行也不能辨认者，则叮嘱受试者向视力表方向逐渐移近，直至能辨认为止，记录此时受试者距视力表的距离，按上述公式推算出视力。

（3）用同样的方法检查另一眼的视力。

2. 色盲检查

（1）将色盲检查图谱放在光线充足处，令受试者遮闭一眼，先检查另一眼的色觉。

（2）检查者依次打开色盲检查图谱，让受试者读出图上的数字、形状或线条，注意受试者回答是否正确。如发生错误，则按说明查阅色盲检查图谱中的说明，查出受试者属于哪一类色盲。

（3）按照上述方法检查另一眼色觉，并记录结果。

3. 视野测定

(1) 观察视野计的结构(实验图 16-1),并熟悉其使用方法。

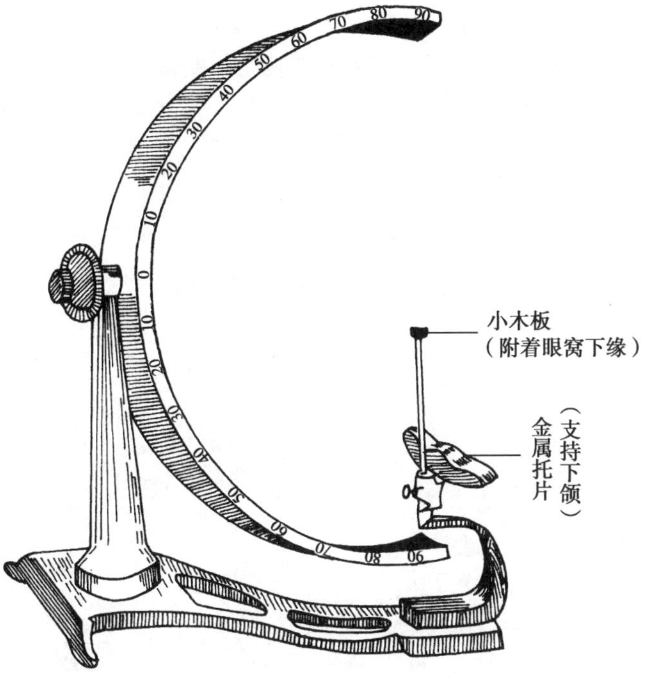

实验图 16-1 视野计的构造

(2) 将视野计对着充足的光线放好,使受试者把下颌放在颌托架上,眼眶下缘靠在眼眶托上,调整颌托架的高度,使受试眼恰与弧架的中心点位于同一水平位置,遮住一眼,用另一眼注视弧架的中心。实验者从周边向中央慢慢移动弧架上插有白色纸片的视标架。随时询问受试者是否看到白色视标。当受试者回答看到时,就将视标移回一些,然后再向前移,重复试一次。待得到一致结果后,就将受试者刚能看到视标时视标所在的点划在视野图纸的相应经纬度上。用同样方法测出对侧能看到的视标点,将测到的各点绘制在视野图纸的相应经纬度上。

(3) 将弧架转动 45°角,重复上述操作。如此继续下去,操作 4 次,得出 8 个点,将视野图纸上的 8 个点依次连接起来就得出视野范围。

(4) 按照相同的操作方法,测定红、黄、绿各色视觉的视野。

(5) 同样方法,测定另一眼的视野。

【注意事项】

1. 视力检查时,遮眼板勿压迫眼球,否则会影响检查结果。

2. 测试视野时,应以被测试者确实看到视标为准,确保实验结果客观准确。

【实验思考】

1. 如果两个光点发出的光照射在同一个视锥细胞上,这时眼还能分辨出是两个光点吗?

2. 视野检查有何临床诊断意义?

(崔 鹤)

实验十七 声波传导途径

【实验目的】

学会通过感受音叉的声响来比较声波空气传导和骨传导两种途径的特征,理解临床上常用的鉴别传音性耳聋与感音性耳聋的实验方法与原理。

【实验材料】

音叉(频率为 256 次/s)、橡皮锤、棉球、胶管等。

【实验内容】

(一)实验原理

正常人内耳接受的声波刺激主要经由外耳、鼓膜和听小骨传入(即空气传导),这是声音的主要传导途径。另外,声音也可经由颅骨、耳蜗骨壁传入内耳,称为骨传导。正常情况下,空气传导的效应远远大于骨传导。

(二)实验方法

1. 比较同侧耳的空气传导和骨传导(林纳试验)

(1) 室内保持安静。检查者用橡皮锤敲响音叉后,立即将音叉柄置于受试者一侧颞骨乳突处。此时,受试者可听到音叉响声,以后声音逐渐减弱。当受试者刚刚听不到声音时,立即将音叉移至同侧外耳道口处,则受试者又可重新听到响声。反之,先将音叉放置于受试者外耳道口处,当听不到响声时再将音叉移至乳突处,受试者仍听不到声音。这说明空气传导时间比骨传导时间长,临床上叫做林纳试验阳性(+)。

（2）用棉球塞住同侧耳孔，重复上述实验步骤，则空气传导时间缩短，等于或小于骨传导时间，临床上称为林纳试验阴性（-）。

2. 比较两侧耳的骨传导（韦伯试验）

（1）将发音的音叉柄置于受试者前额正中发际处，令其比较两耳的声音强度。正常人两耳声音强度相同。

（2）用棉球塞住受试者一侧耳孔，重复上项操作，询问受试者两耳听到的声音强度有何变化。

（3）取出棉球，将胶管一端塞入受试者耳孔，另一端塞入另一人耳孔。然后将发音的音叉置于受试者的同侧乳突处，观察另一人能否听到响声。这现象说明什么问题？

（4）根据上述实验现象，考虑如何鉴别传音性耳聋与感音性耳聋（实验表 17-1）。

实验表 17-1　传音性耳聋与感音性耳聋的鉴别

检查方法	结果	临床判断
林纳试验	阳性（空气传导>骨传导）	正常耳
	阴性（空气传导<骨传导）	传音性耳聋
韦伯试验	两耳相同（两侧骨导相同）	正常耳
	偏向患侧	传音性耳聋
	偏向健侧	感音性耳聋

【注意事项】

1. 敲响音叉，用力不要过猛，切忌在坚硬物体上敲打，以免损坏音叉。

2. 音叉在外耳道口时，应使振动方向正对向外耳道口，并注意叉枝勿触及耳郭或头发。

【实验思考】

1. 空气传导和骨传导有何不同？

2. 用林纳试验和韦伯试验怎样鉴别传音性耳聋和神经性耳聋？

（崔　鹤）

实验十八　人体腱反射检查

【实验目的】

熟练掌握人体腱反射的检查方法，加深对牵张反射的理解。

【实验材料】

叩诊槌。

【实验内容】

（一）实验原理

牵张反射（stretch reflex）是指骨骼肌受到外力牵拉而伸长时，反射性地引起受牵拉的同一肌肉收缩，包括腱反射和肌紧张两种类型，是人体最简单的躯体运动方式。腱反射（tendon reflex）是指快速牵拉肌腱时发生的牵张反射，表现为被牵拉肌肉迅速而明显地缩短，其感受器是肌梭，中枢在脊髓前角，效应器主要是肌肉收缩较快的快肌纤维成分，是体内唯一的单突触反射。正常情况下腱反射受高位中枢的下行控制。临床上常通过检查腱反射来了解神经系统的功能状态，如腱反射减弱或消失，常提示该反射弧的某个部分有损伤；而腱反射亢进，则提示高位中枢有病变或损伤。

（二）实验方法

1. 肱二头肌反射（屈肘反射）　受试者端坐位，检查者用左手托住受试者右肘部，左前臂托住受试者的前臂，并以左手拇指按于受试者的右肘部肱二头肌肌腱上，然后用叩诊槌叩击检查者自己的左拇指。正常反应为肱二头肌收缩，表现为前臂呈快速的屈曲动作（实验图 18-1）。

2. 肱三头肌反射（伸肘反射）　受试者上臂稍外展，前臂及上臂半屈呈 90°角。检查者以左手托住其左肘部内侧，然后用叩诊槌轻叩尺骨鹰嘴的上方 1~2cm 处的肱三头肌肌腱。正常反应为肱三头肌收缩，表现为前臂呈伸展运动（实验图 18-2）。

3. 膝反射　受试者取坐位，双小腿自然下垂悬空。检查者以右手持叩诊槌，轻叩髌骨下方股四头肌肌腱。

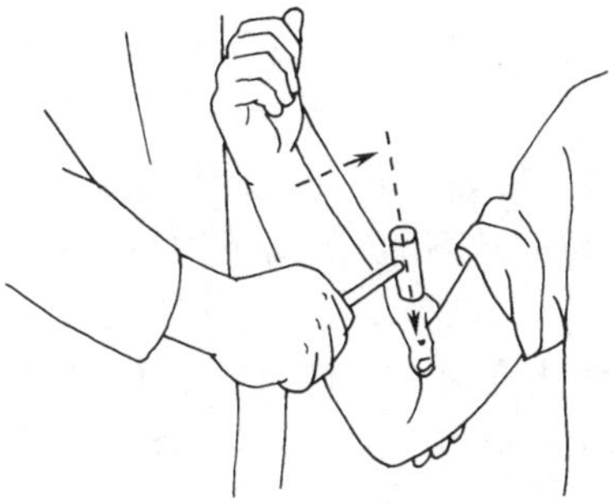

实验图 18-1　肱二头肌反射的检查方法示意图

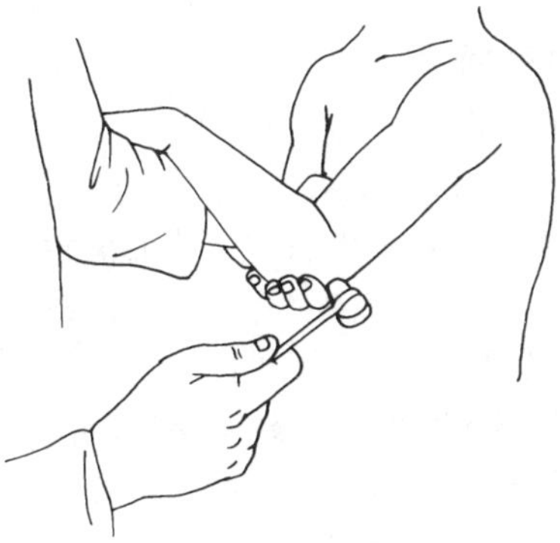

实验图 18-2　肱三头肌反射的检查方法示意图

正常反应为小腿伸直动作(实验图 18-3)。

4. 跟腱反射　受试者跪于椅子上,下肢于膝关节部位呈直角屈曲,踝关节以下悬空。检查者以叩诊槌轻叩跟腱。正常反应为腓肠肌收缩,足向跖面屈曲(实验图 18-4)。

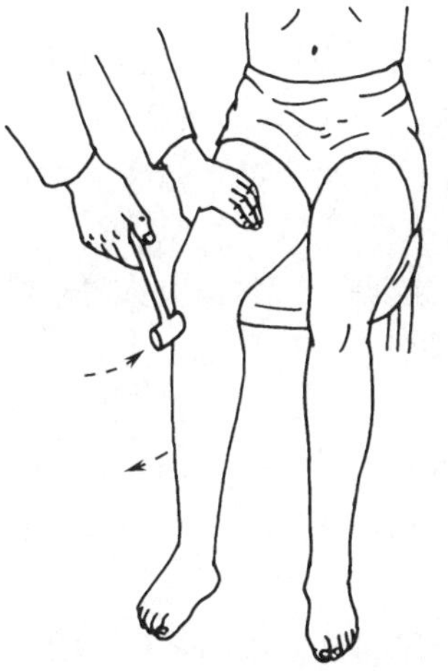

实验图 18-3　膝反射的检查方法示意图

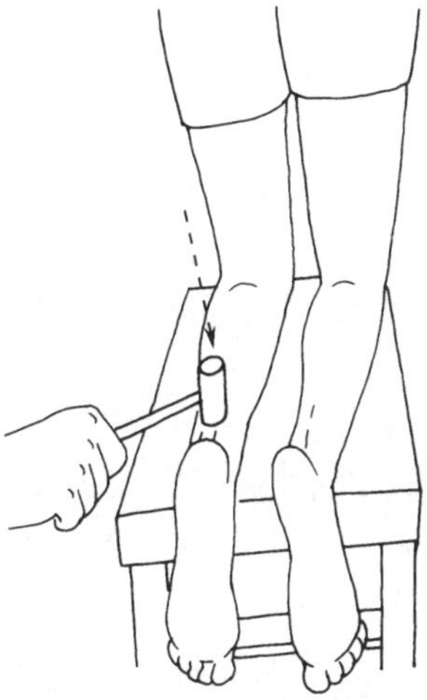

实验图 18-4　跟腱反射的检查方法示意图

【注意事项】

1. 检查者动作轻缓,消除受检者紧张情绪。

2. 受检者不要紧张,四肢肌肉放松。如果受试者精神或注意力集中于检查部位,可使反射受到抑制。此时,可用加强法予以消除。最简单的加强法是叫受试者主动收缩所要检查反射以外的其他肌肉。

3. 每次叩击的部位要准确,叩击的力度要适中。

【实验思考】

1. 以膝反射为例,说明从叩击股四头肌肌腱到引起小腿伸直动作的全过程。

2. 脊休克时,腱反射将出现怎样的变化?为什么?

(倪月秋)

实验十九　常用生化仪器及其使用

【实验目的】

1. 熟练掌握微量加样器的使用方法。

2. 学会分光光度计的使用。

【实验材料】

活塞正移动加样器,烧杯,蒸馏水,722 型分光光度计,标准液。

【实验内容】

（一）微量加样器

1. 选择一支量程合适的加样器　加样器只能在特定量程范围内准确移取液体，不可超过量程使用，会损坏加样器并导致计量不准。

2. 设置移液量　转动加样器的黑色调节环或按钮的白色调节旋钮可设定容量。刻度调节系统由3个数字组成，数字精确到个位，在移液器的可视窗上可看到调节后的数字，从上而下读表示的是容积的前三位数。

3. 选择合适的吸头　吸头装在加样器杆上，注意安装正确，使吸头套紧，否则移取的液体将少于设定的体积，或者液体会往下滴。安装吸头时，不要用手触摸吸头，否则会造成污染，应用加样器直接套紧吸头。选择密封良好的环扣、薄壁、嘴口尖细的吸头，使用前应在121℃条件下高压处理20min。

4. 预洗吸头　当安装上一个新的吸头时（或改变吸取的容量值时）应预洗吸头，先轻轻吸打几次液体，可消除产生吸液误差。

5. 吸液　手握移液器，大拇指按下按钮，直到遇到一个阻力即第一止点位置，将加样器垂直浸入液面2～3mm，然后缓慢、平稳地松开手指，慢慢吸入液体，注意不要有气泡。尽量避免使用加样器吸取腐蚀性液体，防止由于过快吸入造成腐蚀性液体溅到加样器杆上，造成加样器被腐蚀。当吸头吸满液体后，将吸头撤出液面。目测吸入吸头的液体体积是否合理。

6. 释放液体　将枪头头部靠在容器壁上，并保持10°～40°倾斜，平稳地把按钮压到第一停点，即第一阻力点，停1～2s，继续按压到第二停点，排出残余液体。提起加样器，同时松开按钮，使之回到起始位置。按压卸枪头按钮去除吸头，将吸头弃在废液缸内。使用完毕，将加样器调到最大量程，这样有利于加样器的保养。

改用不同样本时必须更换吸头。移液器必须卸下枪头后才能放到桌面上，防止吸头内未释放尽的液体回流至移液器内。

（二）分光光度计

1. 预热仪器　为使测定稳定，将电源开关打开，使仪器预热30min。

2. 选定波长　根据实验要求转动波长调节器，使指针指示所需要的单色光波长。由旋钮左侧的显示窗显示，读出波长时目光垂直观察。

3. 调节"0"点　打开试样室盖（光门自动关闭），然后按 [0%] 键，即能自动调整零位。数字显示透光度为"0.000"。此时比色皿暗箱盖是打开的，光路被切断，光电管不受光照。

4. 调节T100　将盛蒸馏水或空白溶液或纯溶剂的比色皿放入比色皿座架中的第一格内，有色溶液放在其他格内。把比色皿暗箱盖子轻轻盖上（同时打开光门），按下 [100%] 键即能自动调整100%T（一次有误差时可加按一次）（调整100%T时整机自动增益系统重调可能影响0%T，调整后请检查0%T，如有变化可重调 [0%] 键一次）。

5. 测定　轻轻拉动比色皿座架拉杆，使有色溶液进入光路，此时表头指针所示为该有色溶液的吸光度 *A*。读数后打开比色皿暗箱盖。

6. 关机　实验完毕，切断电源，将比色皿取出洗净并将比色皿座架及暗箱用软纸擦净。

【注意事项】

1. 为了防止光电管疲劳，不测定时必须将比色皿暗箱盖打开，使光路切断，以延长光电管使用寿命。

2. 比色皿的使用方法　①拿比色皿时只能捏住比色皿的毛玻璃面，不要碰比色皿的透光面以免污染。②清洗比色皿时一般先用水清洗，再用蒸馏水洗净。如比色皿被有机物沾污，可用盐酸-乙醇混合洗涤液1∶2浸泡片刻再用水冲洗。不能用碱溶液或氧化性强的洗涤液洗比色皿，以免损坏。也不能用毛刷清洗比色皿，以免损伤它的透光面。每次做完实验时应立即洗净比色皿。③比色皿外壁的水用擦镜纸或细软的吸水纸吸干，以保护透光面。④测定有色溶液吸光度时一定要用有色溶液洗比色皿内壁几次，以免改变有色溶液的浓度。另外在测定一系列溶液的吸光度时，通常都按由稀到浓的顺序测定以减小测量误差。⑤在实际分析工作中通常根据溶液浓度的不同，选用液槽厚度不同的比色皿，使溶液的吸光度控制在0.20。

（郭桂平）

实验二十　血糖测定（葡萄糖氧化酶法）

【实验目的】

1. 学会葡萄糖氧化酶法测定血糖的操作过程。

2. 熟悉血糖测定的临床意义。

【实验材料】

1. 器材　721 或 722 型分光光度计、37℃恒温水浴箱、微量移液器、刻度吸量管、洗耳球、1cm 比色杯、试管等。

2. 试剂　5mmol/L 葡萄糖标准液、血清、蒸馏水、葡萄糖氧化酶试剂[有商品试剂盒供应,例如,某试剂盒的成分与参考浓度:葡萄糖氧化酶(GOD)≥1 200U/L;过氧化物酶(POD)≥1 200U/L;4-氨基安替比林(4-AAP)0. 8mmol/L;DHBS(3,5-二氯-2-羟基苯磺酸钠)3. 5mmol/L;磷酸缓冲液(pH7. 0)100mmol/L;稳定剂适量]。

【实验内容】

（一）实验原理

葡萄糖氧化酶(GOD)催化葡萄糖氧化成葡萄糖酸内酯和 H_2O_2,后者在过氧化物酶(POD)催化下,将无色的 4-氨基安替比林(4-AAP)和酚氧化成红色的醌类化合物,颜色深浅与葡萄糖含量成正比。与同样处理的标准管比较,即可求得标本中葡萄糖浓度。其反应式如下:

$$葡萄糖+O_2+H_2O \xrightarrow{GOD} 葡萄糖酸内酯+H_2O_2$$

$$2H_2O_2+4\text{-}AAP+酚 \xrightarrow{POD} 醌类化合物(红色)+4H_2O$$

（二）实验方法

1. 操作过程　取 3 支试管,分别编号,按实验表 20-1 进行操作。

实验表 20-1　血糖的测定

加入物(ml)	测定管	标准管	空白管
标准液	—	0. 02	—
血清	0. 02	—	—
蒸馏水	—	—	0. 02
酶酚试剂	3. 0	3. 0	3. 0

充分混匀,置 37℃恒温水浴保温 15min,以空白管调零,波长 505nm 比色,读取各管吸光度数值。

2. 计算　将数值代入下式进行计算,得出测定的血糖值。

$$血清葡萄糖(mmol/L)=\frac{测定管吸光度}{标准管吸光度}\times 标准液浓度(mmol/L)$$

3. 参考范围　空腹血清葡萄糖浓度为 3. 89~6. 11mmol/L。

4. 临床意义

(1) 高血糖:生理性高血糖见于饭后 1~2h,注射葡萄糖或摄入高糖食物后,情绪紧张肾上腺素分泌增加时,但一般不应超过 10mmol/L。病理性高血糖见于:①内分泌系统疾病所致,这是最常见的原因,如糖尿病、甲状腺功能亢进、肾上腺功能亢进、嗜铬细胞瘤等;②颅内压增高,如颅外伤、颅内出血、脑膜炎等;③由于脱水引起的高血糖,如呕吐、腹泻和高热等可使血糖轻度增高。

(2) 低血糖:饥饿、剧烈运动、注射胰岛素后、妊娠和服用降糖药后可引起低血糖。病理性低血糖见于胰岛 B 细胞瘤、腺垂体功能减退、严重肝病病人等。

【注意事项】

1. 空腹血糖是指隔夜空腹 8h 以上,早餐前采血测定的血糖。

2. 酶酚混合试剂一般现配现用。

3. 正确使用分光光度计,分光光度计的性能要稳定。

【实验思考】

1. 机体血糖浓度恒定是怎样维持的？

2. 运动对血糖浓度有何影响？

（郭桂平）

实验二十一　血清胆固醇测定

【实验目的】

1. 学会血清胆固醇测定的方法。

2. 熟悉血清胆固醇测定的临床意义。

【实验材料】

1. 器材　721 或 722 型分光光度计、37℃恒温水浴箱、微量移液器、刻度吸量管、洗耳球、1cm 比色杯、试管等。

2. 试剂　5.17mmol/L 胆固醇标准液、酶应用液、待测血清。

【实验内容】

（一）实验原理

血清中的胆固醇酯（CE）被胆固醇酯酶（CHE）水解成游离胆固醇（Chol），后者被胆固醇氧化酶（CHOD）氧化成$\triangle^4$-胆甾烯酮并产生 H_2O_2，再经过氧化物酶（POD）催化 4-氨基安替比林（4-AAP）与酚（三者合称 PAP），生成红色醌亚胺色素（Trinder 反应）。醌亚胺的最大吸收在 500nm 左右，吸光度与标本中 TC 含量成正比，反应式如下：

$$\text{胆固醇酯}+H_2O \xrightarrow{CHE} \text{胆固醇}+\text{游离脂肪酸}$$

$$\text{胆固醇}+O_2 \xrightarrow{CHOD} \triangle^4\text{-胆甾烯酮}+H_2O_2$$

$$2H_2O_2+4\text{-AAP}+\text{酚} \xrightarrow{POD} \text{醌亚胺}+4H_2O$$

（二）实验方法

1. 操作过程　取 3 支试管，分别编号，按实验表 21-1 进行操作。

实验表 21-1　血清胆固醇的测定

加入物(ml)	测定管	标准管	空白管
标准液	—	0.02	—
血清	0.02	—	—
蒸馏水	—	—	0.02
酶应用液	2.0	2.0	2.0

充分混匀，置 37℃恒温水浴保温 5min，以空白管调零，波长 500nm 比色，读取各管吸光度数值。

2. 计算　将数值代入下式进行计算，得出测定的胆固醇值。

$$\text{血清胆固醇(mmol/L)}=\frac{\text{测定管吸光度}}{\text{标准管吸光度}}\times\text{标准液浓度(mmol/L)}$$

3. 参考范围　空腹血清胆固醇浓度为 2.33~5.70mmol/L。

4. 临床意义

（1）胆固醇升高：见于脂肪肝、肝脏肿瘤、甲状腺功能低下、严重糖尿病、黏液性水肿、动脉粥样硬化、妊娠、肾病综合征等；家族性高胆固醇血症时显著增高。

（2）胆固醇降低：常见于急性重型肝炎、肝硬化；甲亢、恶性贫血、溶血性贫血、营养不良等也可见降低。

【注意事项】

1. 采血前 24h 应禁食高脂食物，空腹采血并尽快分离血清防止溶血，可使用 EDTA、肝素抗凝。2~8℃保存 7d，-20℃保存 2 个月。

2. 胆红素、谷胱甘肽、尿酸和维生素 C 等一些还原性物质将使结果受到干扰。

3. 实验中所用药品可直接使用胆固醇试剂盒中的试剂。

【实验思考】

1. 氧化酶法测定胆固醇的原理是什么？

2. 讨论胆固醇测定的意义及运动降低胆固醇的机制？

（郭桂平）

实验二十二　血清尿素氮测定

【实验目的】

1. 学会血清尿素氮测定的方法。

2. 熟悉血清尿素氮测定的临床意义。

【实验材料】

1. 器材　试管、722 型分光光度计、刻度吸量管（1ml）、微量移液器（25μl）、试管架。

2. 试剂　脲酶试剂 R_1（脲酶 6 000U/L，稳定剂适量），磷酸盐缓冲液 R_2（pH8.0，0.1mol/L 磷酸盐），显色剂Ⅰ（亚硝基铁氰化钠 10g/L），显色剂Ⅱ（次氯酸钠 5g/L），尿素标准液（7.14mmol/L 磷酸盐），待测血清。

【实验内容】

1. 酶工作液配制　将试剂 R_1 1 份与试剂 R_2 9 份的比例混合，即为酶工作液。

2. 取 3 支干净的试管按实验表 22-1 操作。

实验表 22-1　血清尿素氮的测定

加入物	测定管	标准管	空白管
待测血清/μl	10		
标准液/μl		10	
酶工作液/ml	1	1	1
显色剂Ⅰ/ml	1	1	1
显色剂Ⅱ/ml	1	1	1

混匀后，置于 37℃ 水浴箱保温 15min，取出，用分光光度计于 550nm，以空白管调零测定各管吸光度值。记录各管吸光度数值。

3. 计算

$$\text{血清尿素氮}=\frac{\text{测定管吸光度}}{\text{标准管吸光度}}\times\text{标准液浓度}(7.14\text{mmol/L})$$

4. 正常参考值　1.79～6.79mmol/L。

5. 临床意义　尿素是人体内蛋白质代谢的主要终产物，它构成了血液中绝大部分的非蛋白氮。尿素在肝脏内产生并通过肾脏排泄至尿中，因此尿素的含量主要取决于摄入的蛋白量、蛋白的分解代谢和肾功能等。

（1）尿素含量升高

1）肾脏方面：肾脏和泌尿系统疾病，如急性肾小球肾炎，慢性肾炎，肾衰竭，尿毒症，尿闭，肾盂积水（积脓）；泌尿道结石（梗死）。

2）非肾脏方面：大量呕吐，腹泻，高热，脱水，严重大面积烧伤，大出血。

（2）尿素含量降低：偶见于急性重型肝炎，肝硬化等。

【注意事项】

1. 实验中所用药物可直接使用尿素氮测定试剂盒中的试剂。

2. 加样时一定要按序进行，否则影响测定结果。

【实验思考】

尿素氮测定的机理及其临床意义是什么？

（郭桂平）

实验二十三　细菌的形态结构检查

【实验目的】

1. 学会显微镜油镜的使用和维护方法。
2. 学会细菌涂片标本的制作及革兰氏染色步骤，识别细菌的革兰氏染色性。
3. 认识细菌的基本形态和特殊结构。

【实验材料】

葡萄球菌及大肠埃希氏菌幼龄菌液，球菌、杆菌、弧菌、荚膜、芽孢、鞭毛染色玻片标本。香柏油、二甲苯、革兰氏染色液（结晶紫染液、卢戈碘液、95%乙醇、稀释复红）。普通光学显微镜，接种环，载玻片，吸水纸，玻片夹，擦镜纸，酒精灯。

【实验内容】

（一）普通显微镜的构造

1. 机械部分　镜筒、镜臂、镜座、旋转盘、倾斜关节、调节螺旋（分粗细调节）、载物台、光圈。
2. 光学部分　接目镜、接物镜（有低倍、高倍、油镜3个镜头）、聚光镜、反光镜。

（二）油镜的使用和维护

1. 油镜的原理　由于细菌很微小，需用放大倍数高的油镜才能观察清楚。而油镜玻璃镜头很小，从反光镜射入的光线就相对较少，加之空气和玻璃的折射率不同，致使一部分光波发生折射，从而降低了物镜的分辨率，导致图像不清。若在油镜与载物玻片之间充以与玻璃折光率相近的香柏油，则通过的光线不至于因折射而有所散失，可使视野的亮度增强，物像得以清晰（实验图23-1）。

2. 油镜的使用步骤

（1）对光：将低倍物镜调到距载物台约1cm的高度，将聚光器上调至最高处，光圈完全打开，用反光镜采光直至视野里获得最大亮度。若以日光灯作为光源，可用凹面镜；若用自然光作为光源则用平面镜。

（2）滴加香柏油：在玻片标本处滴加1滴香柏油，将标本片置于载物台上，用推进器或压片夹固定好，旋转物镜回旋器，使油镜镜头垂直对于标本位置。以双眼从侧面观察，并旋动粗螺旋，慢慢使镜头浸于香柏油中，但不要与玻片接触。

（3）调焦距：以左眼注视目镜，旋动粗螺旋，将镜头缓慢升高（或使载物台缓缓下降）至有模糊物像时，再转动微调螺旋，使物像清晰。如镜头已离开油面，则需重新操作。

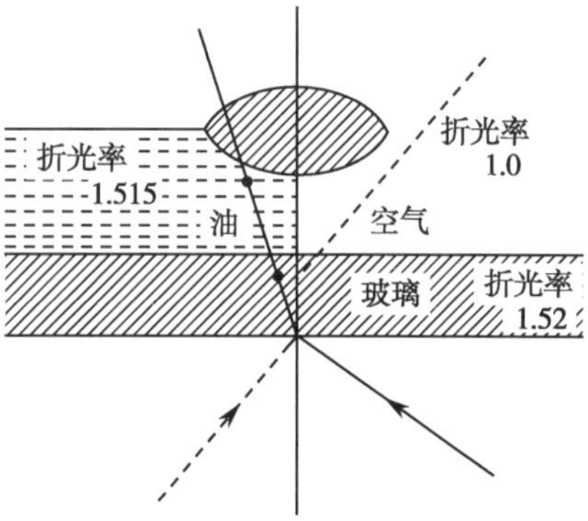

实验图23-1　显微镜油镜光学原理

3. 油镜的维护　显微镜的物镜，尤其是油镜是光学显微镜中最重要的部件，应特别注意保护。实验完毕，必须做好以下几点：

（1）转动物镜回旋器，移去标本片，用擦镜纸将油镜上的香柏油轻轻拭去。如镜头上的油已干，可用蘸少许二甲苯的擦镜纸擦拭，然后再用干净的擦镜纸将残留的二甲苯擦拭干净。

（2）将物镜转成“八”字形，使物镜不与载物台垂直，以免与聚光器碰撞。

（3）竖起反光镜、下降镜筒和聚光器，罩上镜罩防尘，或放入镜箱内。

（4）放置显微镜应注意通风透气，防晒、防霉。

（5）拿取显微镜时应一手握镜臂，一手托镜座，轻拿轻放保护。

（三）革兰氏染色法

革兰氏染色法是最常用的染色方法，通过此法染色，可将所有的细菌分为两大类，革兰氏阳性菌（G^+菌，细菌染成紫色）和革兰氏阴性菌（G^-菌，细菌染成红色）。对于鉴别细菌和临床上选择抗菌药物进行治疗均有重要意义。其操作步骤如下：

1. 细菌涂片标本制作

（1）涂片：取接种环1支，右手执笔姿势握持，将金属环至柄下1/3置火焰上烧灼灭菌（实验图23-2）。以无菌操作，用接种环挑取葡萄球菌和大肠埃希氏菌混合菌液一环，涂于载玻片上，约1.5cm。

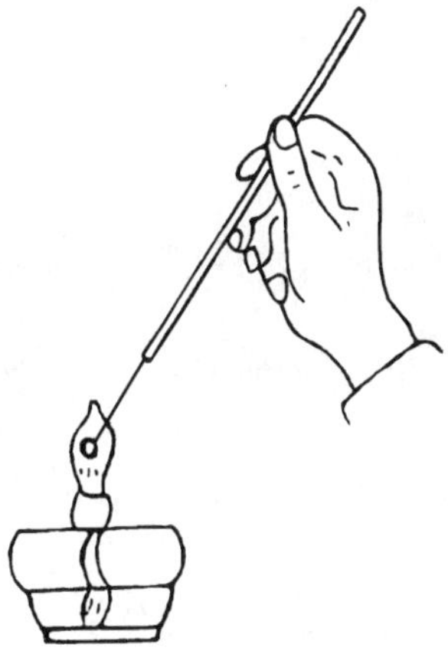
实验图 23-2 接种环灭菌

（2）干燥：涂片标本置室温中自然干燥，如需快干，可将涂片置火焰上方不烤手的高处烘干，切忌紧靠火焰，以免损害菌体结构，影响观察效果。

（3）固定：常用加热固定法，其主要目的是使菌体较牢固地黏附于载玻片，在染色时不致被染液和水冲掉，并杀死细菌。方法是手执载玻片一端，标本面向上，在火焰外焰上水平地迅速来回通过 3 次，注意温度不宜太高，以玻片反面触及手背部皮肤热而不烫为宜。

2. 革兰氏染色的基本步骤

（1）初染：在制好的涂片上加结晶紫染液 1~2 滴，染色 1min 后，倾斜载玻片水洗，再将玻片上积水甩干。

（2）媒染：加卢戈碘液 1~2 滴，染色 1min 后水洗，甩干。

（3）脱色：加 95%乙醇 2~3 滴，将涂片轻轻晃动，使其脱色，通常需 30~50s 即可。

（4）复染：加苯酚复红稀释液 1~2 滴复染 1min，水洗，用吸水纸吸去玻片上积水，至完全干燥。

3. 结果　染好的标本片用油镜观察结果，染成紫色者为革兰氏阳性菌（G^+菌）；染成红色者为革兰氏阴性菌（G^-菌）。

（四）细菌的基本形态和特殊结构的观察

1. 细菌基本结构观察

（1）球菌：葡萄球菌，革兰氏阳性（紫色），呈葡萄串状排列。

（2）杆菌：大肠埃希氏菌，革兰氏阴性（红色），两端钝圆，排列无规律。

（3）弧菌：霍乱弧菌，革兰氏阴性（红色），菌体弯曲呈弧形，排列无规律。

2. 细菌特殊结构观察

（1）鞭毛：伤寒沙门氏菌，用鞭毛染色法，可见菌体呈深红色，周身鞭毛呈红色。

（2）荚膜：肺炎双球菌，用革兰氏染色，可见菌体染成紫色（革兰氏阳性），常成双排列，菌体周围有一未着色之空圈即荚膜所在处。

（3）芽孢：用革兰氏染色破伤风芽孢梭菌，可见菌体染成紫色（革兰氏阳性），菌体顶端有一个圆形未着色的芽孢，使整个菌体呈鼓槌状。

【结果记录】

1. 绘出镜下所见细菌基本形态和特殊结构图。
2. 记录革兰氏染色过程、镜下所见。

（杨朝晔　徐丽丹）

实验二十四　细菌的人工培养

【实验目的】

1. 了解培养基的制备过程及常用培养基的种类。
2. 学会细菌的接种方法，熟练掌握无菌操作法。
3. 了解细菌在培养基中的生长现象。
4. 了解代谢产物观察的实际意义。

【实验材料】

培养基有肉汤培养基、琼脂斜面培养基、蛋白胨水培养基、普通琼脂平板、半固体培养基和血琼脂平板等，主要配方成分有牛肉膏、蛋白胨、氯化钠、琼脂和生理盐水等。对二甲氨基苯甲醛、葡萄球菌、大肠埃希氏菌、枯草芽孢杆菌、链球菌、伤寒沙门氏菌等 18~24h 培养物。接种环、接种针、平皿、酒精灯、电炉、烧杯、无菌试管、无菌吸管、无菌棉拭子、温箱、高压蒸汽灭菌器等。

【实验内容】

（一）培养基的制备过程和常用培养基的种类（示教）

1. 培养基的制备过程　通常按以下步骤进行：准确称量培养基各成分→混合溶解→测定及矫正 pH→分

装、包装→灭菌→检定→保存。

2. 常用培养基的种类　根据不同细菌的营养要求及实验目的制成的培养基种类很多。

（1）按物理性状分类：液体培养基、半固体培养基、固体培养基。

（2）按用途分类

1）基础培养基：含有细菌生长需要的最基本营养成分，如普通肉汤培养基、半固体培养基、普通琼脂培养基（固体）。

2）营养培养基：供培养营养要求较高的细菌用，如血琼脂培养基（在普通琼脂培养基中加入5%～10%脱纤维动物血）、血清肉汤培养基（在普通肉汤培养基中加入血清）等。

3）选择培养基：在培养基中加入抑制非目的菌生长的化学物质或药物，有利于目的菌的分离和检出。如中国蓝琼脂培养基、SS琼脂培养基等。

4）鉴别培养基：供检测细菌的生化反应用。在培养基中加入一定试剂，细菌新陈代谢的产物使试剂颜色发生改变，可根据试验结果鉴别细菌。如糖发酵管、含铁双糖培养基等。

5）厌氧培养基：培养厌氧菌用。如庖肉培养基等。

（二）细菌接种法

1. 平板培养基接种法　平板培养基主要用于细菌的分离培养。最常用的平板培养基接种法是分区划线法。

（1）右手以持毛笔式握接种环，经火焰上烧灼灭菌（实验图24-1）。

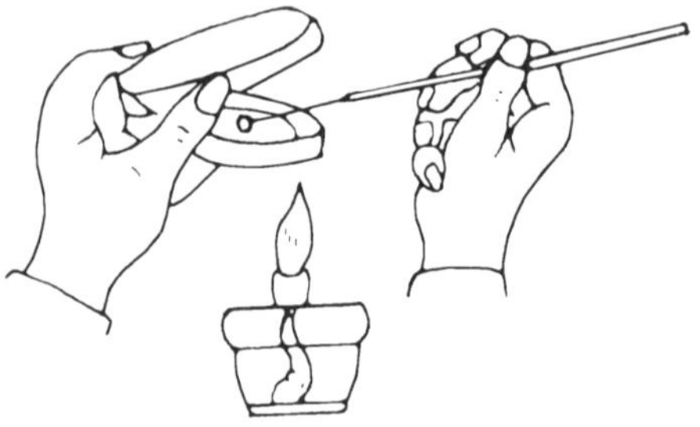

实验图24-1　平板培养基握持法

（2）接种环冷却后，以无菌操作方法取葡萄球菌、大肠埃希氏菌混合液1环。

（3）左手持平板培养基，以左手拇指和示指将平板盖启开，如实验图24-1所示，右手将取了菌液的接种环伸入平板，在平板表面的边缘部分涂抹。烧灼接种环，冷却，自涂抹部分开始，连续在平板表面左右划线，第一区划线约占平板表面的1/4。

（4）再次烧灼接种环，待冷，将培养基转动约80°进行第二区划线，第二区划线与第一区划线开始相交2～3条，以后可不相交。

（5）接种环再次烧灼灭菌，用同样方法对第三区、第四区进行划线，如实验图24-2所示。

（6）接种完毕后，接种环经火焰灭菌，平板底部做好标记，放37℃温箱培养18～24h观察结果。

（7）注意事项：划线接种时力量要适中，接种环与培养基面的夹角约45°为宜，切勿划破平板表面；划线要密而不重复，充分利用平板表面；严格无菌操作。

2. 斜面培养基接种法　斜面培养基主要用于细菌纯种移种、保存菌种及细菌的生化反应试验等。

（1）右手持接种环或接种针，火焰灭菌后，在琼脂平板上挑取单个菌落。

（2）左手持琼脂斜面培养基试管，右手拔取试管塞，夹于小指和小鱼际之间（勿乱放），将挑有细菌的接种环（或针）伸入试管内，先在培养基斜面上，由底部到顶部拖一条接种线，再自下而上地连续划曲线；若做细菌的

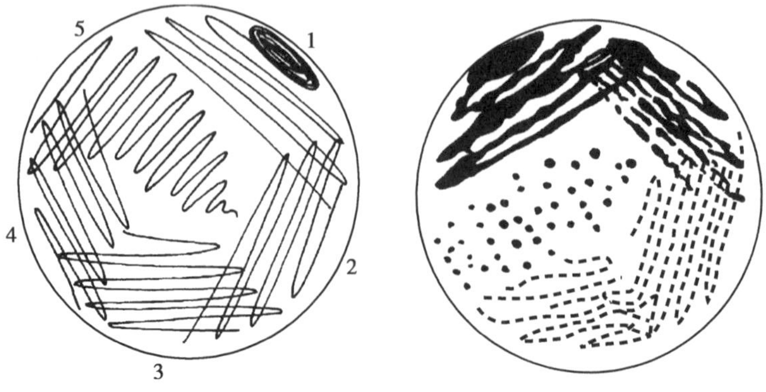

实验图24-2　平板培养基分区划线法（左）及培养后菌落分布（右）示意图

生化反应试验还需从斜面培养基的斜面中央向下刺入底层的 3/4，再循原穿刺线退出。接种环灭菌，放回原处，如实验图 24-3 所示。

（3）注明标志，置 37℃温箱培养 18～24h 观察结果。

3. 液体培养基接种法　液体培养基主要用于增菌培养及检查细菌的生化反应。

（1）右手持接种环，火焰灭菌后，在琼脂平板上挑取单个菌落。

（2）左手持液体培养基试管，右手拔取试管塞，夹于小指和小鱼际之间，将挑有细菌的接种环伸入试管内，在接近液面上方的管壁上轻轻研磨，并蘸取少许液体调和，使细菌混合于液体培养基中，如实验图 24-4 所示。

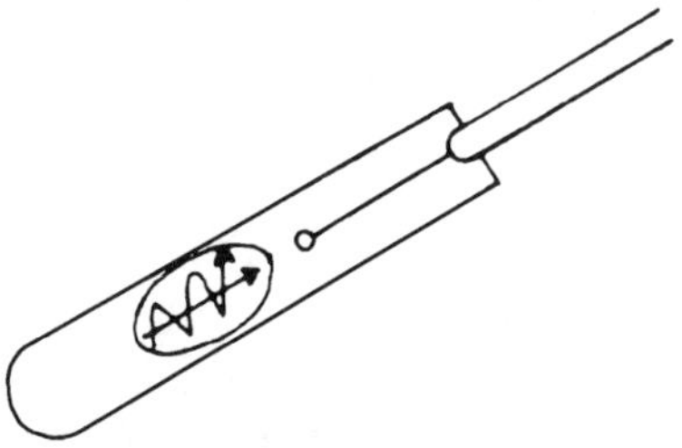

实验图 24-3　斜面培养基接种法

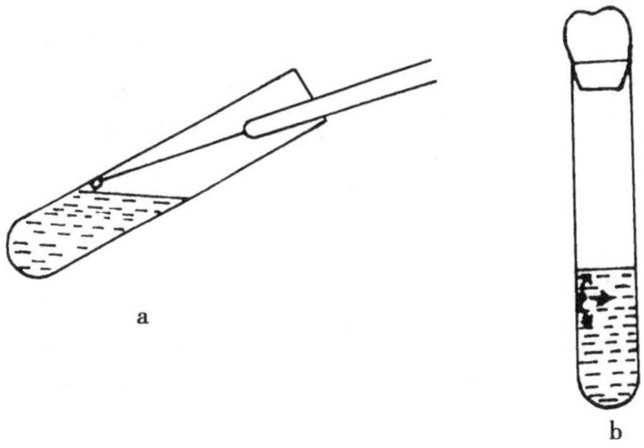

实验图 24-4　液体培养基接种法

（3）接种环灭菌，放回原处。注明标志，置 37℃温箱培养 18～24h 观察结果。

4. 半固体培养基接种法　半固体培养基主要用于检查细菌的动力和保存菌种。

（1）右手持接种针，火焰灭菌待冷却后，在琼脂平板上挑取单个菌落。

（2）左手持半固体培养基试管，右手拔取试管塞，夹于小指和小鱼际之间，将挑有细菌的接种针伸入试管内，垂直刺入半固体培养基的中央，深入到培养基的 3/4 处，再从原穿刺线退出，如实验图 24-5 所示。

（3）接种环灭菌，放回原处。注明标志，置 37℃温箱培养 18～24h 观察结果。

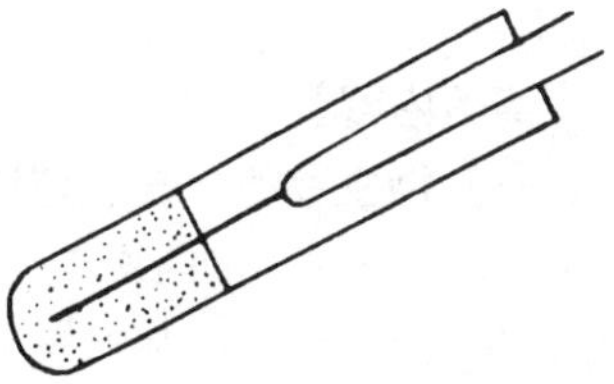

实验图 24-5　半固体培养基穿刺接种法

（三）细菌的生长现象及代谢产物的观察

1. 细菌在培养基中的生长现象

（1）固体培养基：形成菌落和菌苔。将细菌划线接种于固体培养基表面，由于划线的分散作用，使许多混杂的细菌在培养基表面上散开，经过一定时间培养后繁殖成一堆肉眼可见的单个细菌集团，称为菌落。通常一个菌落是由一个细菌经不断分裂繁殖堆积而成的，是性状相同的同种细菌。因此，挑出一个菌落移种到另一培养基中，则所生长出来的细菌均为纯种，称为纯培养。观察细菌菌落大小、隆起度、透明度、颜色、表面光滑与粗糙，湿润或干燥，边缘是否整齐等方面的性状，有助于识别和鉴定细菌。并根据固体培养基上菌落的数目，计算标本中的活菌数。在血琼脂培养基上，还可观察细菌的溶血现象。如果固体培养基上的菌落因密集而融合成一片，则称为菌苔。

（2）液体培养基：细菌在液体培养基中的生长现象，主要有三种类型，即均匀浑浊生长、沉淀生长和表面菌膜生长。

1）均匀浑浊生长：培养液为浑浊状态，大多数细菌为此类生长现象，如葡萄球菌、肠道杆菌等。

2）沉淀生长：培养液底部可见沉淀物，上面培养液清亮，这是因为链状排列的细菌由于重力关系下沉而呈此类生长现象，如链球菌。

3）表面菌膜生长：在培养液表面形成一层菌膜，下面培养液清亮。专性需氧菌如枯草杆菌等多生长在液体表面，形成菌膜。

（3）半固体培养基：可用于检查细菌有无动力（即有无鞭毛）。

有鞭毛的细菌能运动，动力试验阳性（以“+”表示）：细菌沿穿刺线向周围扩散生长，穿刺线模糊，整个培养基变成浑浊。

无鞭毛的细菌不能运动，动力试验阴性（以“-”表示）：细菌只沿穿刺线生长，穿刺线清晰，周围培养基透明。

2. 细菌的代谢产物观察

（1）细菌对氨基酸分解产物观察

1）靛基质试验：分别接种大肠埃希氏菌和伤寒沙门氏菌于蛋白胨水培养基（含色氨酸）内，置37℃ 24h培养后，再沿管壁徐徐加入靛基质试剂（对二甲氨基苯甲醛）数滴，静置片刻，在两液界面相交处出现红色环者为靛基质试验阳性（大肠埃希氏菌），无红色环者为阴性（伤寒沙门氏菌）。

2）硫化氢试验：将细菌接种于含有硫酸亚铁或醋酸铅的培养基（如双糖培养基）中，若细菌能分解培养基中含硫的氨基酸产生硫化氢，硫化氢可与硫酸亚铁或醋酸铅反应，生成黑色的硫化亚铁或硫化铅沉淀，为硫化氢试验阳性（乙型副伤寒沙门氏菌），无黑色沉淀为阴性（大肠埃希氏菌）。

（2）细菌对糖分解产物观察：将大肠埃希氏菌和伤寒沙门氏菌分别接种于葡萄糖、乳糖发酵培养基中，置37℃温箱培养24h后观察结果。大肠埃希氏菌分解葡萄糖、乳糖，产酸产气；伤寒沙门氏菌分解葡萄糖产酸不产气，不分解乳糖。

【结果记录】

1. 记录培养基的种类及基础培养基的制备程序。

2. 记录细菌在固体、液体和半固体培养基中的生长现象。

（杨朝晔　徐丽丹）

实验二十五　微生物的分布与消毒灭菌

【实验目的】

1. 了解微生物在外环境及人体的分布情况，从而建立起无菌观念。

2. 熟悉常用的物理和化学消毒灭菌方法。

【实验材料】

普通琼脂平板，肉汤培养基，抗生素药敏纸片，生理盐水，2.5%碘酒，75%乙醇等。葡萄球菌和大肠埃希氏菌培养物等。高压蒸汽灭菌器，干烤箱，滤菌器，紫外线灯，无菌镊子，无菌棉签，酒精灯，接种环等。

【实验内容】

（一）微生物的分布检查试验

1. 空气中微生物的检查　取普通琼脂平板一个，将盖打开，暴露于空气中10min，然后盖上，做好标记，置37℃温箱培养18~24h后观察结果。

2. 咽喉部微生物的检查　以下两种方法任选一种：

（1）咽喉拭子法：取血平板一只，在平板底部正中划一直线分为两部分，分别做好标记，由两位同学用无菌棉拭子互相于咽喉部涂抹采取标本，用无菌操作将棉拭子标本涂于血平板表面的相应位置，然后再用接种环划线，置37℃温箱培养18~24h后观察结果。

（2）咳碟法：取普通琼脂平板一只，将盖打开，置于距口腔10cm处，用力咳嗽数次，然后盖好，置37℃温箱培养18~24h后观察结果。

（二）消毒灭菌试验

1. 皮肤消毒试验　每两位同学取一个普通琼脂平板，用蜡笔在平板底部划分为5格，注上1、2、3、4、5，两人用手指在培养基上各涂一格，然后用2%碘酊消毒手指再各涂一格，留一格作对照，盖好平板，置37℃温箱中培养18~24h观察结果。

2. 紫外线杀菌试验　取一个普通琼脂平板，用接种环密集划线接种葡萄球菌，用无菌镊子夹一张长方形纸片贴于平板中央，将平板置于紫外线灯下20~30cm处照射30min，除去纸片（丢于消毒液中或烧掉），置37℃温箱中培养18~24h，观察结果。

3. 常用消毒灭菌器及滤菌器介绍

（1）高压蒸汽灭菌器：凡能耐高温的普通培养基、敷料、手术器械、药品、注射用液体、玻璃器皿等均可用此法灭菌，其灭菌效果可靠、省时。高压蒸汽灭菌器是一个密闭的能耐高压的双层金属圆筒，因水蒸气不能外溢，因而器内蒸汽压力可升高，随之温度也相应增加，灭菌所需的时间也相应缩短。灭菌器上附有排气阀、安全阀、压力表等装置。

高压蒸汽灭菌器的使用方法与注意事项：先向筒内加水，把需灭菌的物品放入筒内，盖好盖并将螺旋拧紧，打开排气阀开始加热。水沸腾后，排气阀开始排出气体，待筒内冷空气全部排出，持续排水蒸气时，关上排气阀。此时筒内压力逐渐上升。至压力表显示压力达到 1.03×10^5Pa 时，此时温度为 121.3℃，调节热源，维持 15~30min 可达到灭菌目的。灭菌完毕，关闭热源，待压力下降到 0 时，方可开盖取物。

（2）干烤箱：干烤箱是用两层金属板制成的箱子，中间充以石棉，箱底有热源（电炉）并附有温度计和自动调节器。灭菌时，将需灭菌的物品经清洗和晾干包装之后整齐摆放在箱内，不宜过挤，关闭两层箱门，通电，待温度升至 160~170℃，维持 2h 即可达到灭菌目的。但注意温度不可过高，如超过 180℃，棉塞和包装纸会被烤焦甚至燃烧。灭菌完毕，关闭电源。待温度下降到 50℃以下再开门取物，以防玻璃器皿发生破裂。主要用于玻璃器皿、试管、吸管、三角烧瓶、油剂、粉剂等的灭菌。

（3）滤器：滤器常用于不耐热的培养基、血清、溶液及药品的除菌或分离细菌外毒素及病毒。

【结果记录】

1. 记录空气、咽喉和皮肤细菌检查情况。

2. 记录皮肤消毒试验的结果。

（杨朝晔）

实验二十六　免疫细胞、抗原-抗体反应及常用生物制品

【实验目的】

1. 认识吞噬细胞的镜下形态，了解其吞噬作用。

2. 了解免疫活性细胞的特征与功能。

3. 了解体外免疫反应的现象与应用原则。

4. 了解常用的生物制品及其应用。

【实验材料】

标本片（大吞噬细胞、小吞噬细胞、E 花环试验和淋巴细胞转化试验），玻片，酒精灯，接种环，生理盐水，诊断血清，光学显微镜，香柏油，常用生物制品。

【实验内容】

（一）免疫细胞镜下形态观察（示教）

1. 小吞噬细胞　观察中性粒细胞吞噬葡萄球菌的现象。

2. 大吞噬细胞　观察单核细胞吞噬鸡红细胞的现象。

3. E 花环试验　T 淋巴细胞表面具有绵羊红细胞（SRBC）的受体。在体外一定条件下，若将外周血淋巴细胞与 SRBC 混合，则 T 细胞周围结合 SRBC，形成花环状，称为 E 花环形成试验。油镜下观察 E 花环试验标本片，凡黏附≥3 个 SRBC 的淋巴细胞即为花环形成细胞，临床上可用于测定外周血 T 细胞的总数，以判定细胞免疫功能。正常大约占淋巴细胞的 70%。

4. 淋巴细胞转化试验　T 淋巴细胞具有有丝分裂原受体，在有丝分裂原植物血凝素（PHA）诱导下，可发生增殖，形成淋巴母细胞。油镜下观察可见淋巴母细胞体积明显增大，是成熟淋巴细胞的 3~4 倍；染色质疏松成网状，核膜清晰，核内可见明显核仁 1~4 个；胞质丰富，嗜碱性，有伪足样突起。此试验是检测细胞免疫功能的一种方法。正常形成的淋巴母细胞约占淋巴细胞的 70%。

（二）抗原-抗体反应

1. 凝集反应　玻片凝集反应：取洁净的载玻片，用蜡笔分成两格，在左侧取诊断血清 1 滴，取生理盐水 1 滴放于另一侧。

接种环在酒精灯火焰上烧灼灭菌，冷却后挑取待检细菌少许，分别与生理盐水及诊断血清混匀，摇动玻片，2~3min 后观察结果。①阳性，生理盐水侧的细菌不凝集，为均匀、浑浊的乳状液；诊断血清侧的细菌凝集成肉眼可见的小凝集块；②阴性，生理盐水与诊断血清中的细菌均不凝集；③假阳性，生理盐水与诊断血清中的细菌都凝集。

2. 沉淀反应

（1）单向琼脂扩散试验：例如检测人的IgG，可在含有抗人IgG抗体的琼脂板小孔中加入待测者的血清（加满小孔为度，约为10μl），将琼脂板置于铺有数层湿纱布的有盖容器内，放入37℃温箱24h后，测定琼脂孔周围形成的沉淀环的大小，换算出待测者血清中IgG的含量。

（2）双向琼脂扩散试验

1）将溶化的1%琼脂倾注于洁净的玻片上，待冷却凝成薄层后，用打孔器打孔。

2）用已知抗体滴于中央孔中，周围各孔滴入各种待测的标本。

3）将玻片放入有湿滤纸的平皿中，置37℃温箱中，次日观察结果。如标本中有相应的抗原，则与已知抗体结合，在两孔之间形成白色的沉淀线。

（三）常用生物制品介绍

1. 人工主动免疫用生物制品

（1）活疫苗：脊髓灰质炎疫苗、麻疹疫苗、卡介苗、腮腺炎疫苗、风疹疫苗、水痘疫苗。

（2）死疫苗：乙脑疫苗、狂犬病疫苗、伤寒疫苗、副伤寒疫苗、钩端螺旋体疫苗、百日咳疫苗、霍乱疫苗。

（3）亚单位疫苗：脑膜炎奈瑟菌多糖菌苗、乙型肝炎血源疫苗、流感疫苗。

（4）类毒素：白喉类毒素、破伤风类毒素。

（5）联合疫苗：百白破三联制剂（百日咳死疫苗-白喉类毒素-破伤风类毒素）。

2. 人工被动免疫用生物制品　白喉抗毒素、破伤风抗毒素、狂犬病毒免疫血清、抗肉毒毒素多价血清、丙种球蛋白、胎盘球蛋白、抗Rh球蛋白。

3. 免疫治疗常用生物制品　干扰素、转移因子、胸腺肽、IL-2、短小棒状杆菌、免疫核糖核酸。

4. 免疫诊断常用生物制品　志贺氏菌诊断血清、伤寒O菌液，甲型、乙型、丙型副伤寒H菌液，伤寒O诊断血清、伤寒H诊断血清、沙门氏菌诊断血清。

【结果记录】

1. 绘示教片镜下图。

2. 记录玻片凝集试验结果。

3. 记录单向琼脂扩散试验、双向琼脂扩散试验结果。

4. 记录常用生物制品的种类。

（杨朝晔）

实验二十七　细胞和组织的适应、损伤与修复

【实验目的】

1. 学会观察大体标本的形态特征、病变特点。

2. 学会用显微镜观察切片的病理变化并能绘出其镜下简图。

【实验材料】

1. 大体标本　肾压迫性萎缩，肝脂肪变性，肾细胞肿胀水肿，脾凝固性坏死，肺结核干酪样坏死，子宫湿性坏疽，足干性坏疽。

2. 组织学标本　肾小管上皮细胞水肿，肝脂肪变性，肉芽组织。

【实验内容】

（一）大体标本观察

1. 肾压迫性萎缩　输尿管结石引起肾盂积水并压迫肾实质，使肾皮质和髓质萎缩变薄。

2. 肝脂肪变性　肝体积稍大，表面光滑，颜色呈淡黄色，边缘变钝，质稍软，切面略隆起，触摸有油腻。

3. 肾细胞肿胀水肿　肾脏体积增大，被膜紧张，切面凸起，边缘外翻，颜色浑浊。

4. 脾凝固性坏死　脾脏切面被膜下坏死区灰白色，呈扇形，较干燥、无光泽，与周围正常组织间有充血出血带。

5. 肺结核干酪样坏死　肺切面上有灶状坏死，微黄，细腻。因其状似奶酪，故称为干酪样坏死。

6. 子宫湿性坏疽　子宫肿胀变黑，浆膜面失去光泽，有少许渗出物附着。

7. 足干性坏疽　足末端脚趾干燥，呈黑色，皱缩，与周围正常组织有明显分界线。

（二）组织学标本观察

1. 肾小管上皮细胞水肿

（1）低倍镜：首先辨认肾小球及近曲小管、远曲小管，然后重点观察近曲小管的变化。

（2）高倍镜：肾近曲小管上皮细胞体积增大，胞质内有许多红染的小颗粒，有的胞核被胞质内颗粒遮盖而模糊不清。上皮细胞界限不清楚。管腔狭窄，少数管腔内可见红染物质。

2. 肝脂肪变性

（1）低倍镜：全面观察肝组织，可发现一些肝细胞内含有境界清晰、大小不等的空泡（制片过程中脂滴被二甲苯等有机溶剂溶解而留下空泡）。肝窦明显受压变窄。

（2）高倍镜：病变处肝细胞体积增大，胞质内有大小不等的空泡，空泡大时可充满整个细胞，并将胞核挤压到一边，与脂肪细胞相似。

3. 肉芽组织

（1）低倍镜：可见大量新生的毛细血管与创缘垂直，近表面处形成弓状吻合，血管间有大量炎症细胞。深层为致密纤维结缔组织。

（2）高倍镜：新生的毛细血管由单层内皮细胞构成，血管间有大量成纤维细胞、中性粒细胞及巨噬细胞等炎症细胞。成纤维细胞特点：体积较大，呈椭圆形，核大淡染，胞质略嗜碱性。深层可见长梭形、红染的纤维细胞。

【结果记录】

学生观察标本并绘制病理学图片。

（张　颖）

实验二十八　局部血液循环障碍

【实验目的】

1. 学会观察大体标本的形态特征、病变特点。

2. 学会用显微镜观察切片的病理变化并能绘出其镜下简图。

【实验材料】

1. 大体标本　肺淤血，槟榔肝，左股静脉血栓，脾贫血性梗死，肠出血性梗死。

2. 切片标本　慢性肺淤血，慢性肝淤血，混合血栓，脾贫血性梗死。

【实验内容】

（一）大体标本观察

1. 肺淤血　肺体积增大，重量增加，边缘变钝，暗红色，质地较实，新鲜标本切面流出泡沫状红色血性液体，长期慢性淤血的标本可呈棕褐色，质地变硬。

2. 槟榔肝　肝体积增大，包膜紧张，重量增加，表面细颗粒状，有皱纹。肝切面呈现红（淤血区）、黄（脂肪变性区）相间的条纹，似中药槟榔的切面，故称槟榔肝。

3. 左股静脉血栓　左股静脉及髂内外静脉已剪开，左股静脉腔内有一长条圆柱形固体物附着于内膜面，暗红色；其两端已部分脱落，与血管壁无明显粘连。

4. 脾贫血性梗死　脾切面可见包膜下多个略呈三角形（立体观为锥形）病灶，呈淡黄色，质实、干燥、底部接近包膜，尖端指向中心。切片组织淡染的坏死部分与蓝染的正常部分之间有红染的充血出血带。

5. 肠出血性梗死　肠表面及肠系膜血管高度扩张充血，整段肠壁呈暗红褐色，肠壁切面正常结构消失。见肠壁组织坏死，各层组织结构仍可辨认黏膜面有绒毛结构，浆膜面较光滑。黏膜层、黏膜下层血管明显扩张，并有广泛出血。

（二）组织学标本观察

1. 慢性肺淤血

（1）低倍镜：肺泡壁增厚，肺泡壁毛细血管扩张充血。

（2）高倍镜：肺泡腔中可见粉色水肿液、少量的红细胞和散在或成堆的心力衰竭细胞，细胞体积较大，圆形或椭圆形，胞质内充满棕黄色有折光的色素颗粒——含铁血黄素。部分细胞核为色素颗粒所掩盖。

2. 慢性肝淤血

（1）低倍镜：可见肝小叶，小叶中心淤血较重，小叶周边淤血较轻。

（2）高倍镜：肝小叶中央静脉与中央静脉相连的肝窦明显扩张、充血；肝小叶中央部分肝细胞萎缩、消失。小叶周边部分的肝窦较正常，肝细胞胞质内含圆形空泡（脂肪变性）。

3. 混合血栓

（1）低倍镜：染色浅红和深红的结构相间排列。

（2）高倍镜：浅红区域血小板梁呈颗粒或均质、粉红色、无结构的不规则片块状，小梁周围有白细胞浸润；深红区域血小板梁之间有少量红染细丝状纤维素，其中网罗大量红细胞。

4. 脾贫血性梗死

（1）低倍镜：在坏死趋于正常区之间组织中可见血管明显扩张充血，部分可见出血。坏死区中央部分可见蓝染成团的菌落。

（2）高倍镜：脾坏死区组织具有凝固性坏死的组织学特征（核固缩、碎裂、溶解）。

【结果记录】

学生观察标本并绘制病理学图片。

（李　娜）

实验二十九　炎　　症

【实验目的】

1. 学会观察不同类型炎症的肉眼形态及镜下结构。
2. 能认识炎症时的渗出现象和各种炎症细胞的形态结构。
3. 结合理论掌握各种性质炎症的病变特点。

【实验材料】

1. 大体标本　纤维素性心包炎、白喉、化脓性阑尾炎、肝脓肿、结肠息肉。
2. 切片标本　鼻炎性息肉、化脓性阑尾炎、肺脓肿。

【实验内容】

（一）大体标本

1. 纤维素性心包炎（绒毛心）　心包脏层及壁层不光滑，失去正常光泽，有一层灰黄色、绒毛状或絮状纤维素性渗出物附着。

2. 白喉　咽喉和气管黏膜表面可见一层灰白色膜状渗出物覆盖，此即假膜。

3. 化脓性阑尾炎　阑尾明显肿胀变粗，浆膜面失去正常光泽，附有灰黄色脓性渗出物。切面见阑尾壁增厚，阑尾腔内有脓液。

4. 肝脓肿　肝大，切面上有一脓腔，腔内部分脓液已流失，但脓肿壁上仍附有较多黄色脓性物质。

5. 结肠息肉　结肠黏膜表面可见大小不一、向表面突起、带蒂的肿块。

（二）切片标本

1. 鼻炎性息肉　属于慢性炎症，由增生的黏膜上皮、腺体、肉芽组织等构成。用高倍镜观察炎症细胞的形态特征。

（1）中性粒细胞：HE 染色中，胞质呈淡粉红色，颗粒不明显，细胞核分叶状，以 2~3 叶居多。

（2）单核细胞：体积较大，胞质丰富，核呈椭圆形或肾形，常偏于细胞一侧。

（3）嗜酸性粒细胞：体积与中性粒细胞相同，胞质内可见粗大的嗜酸性颗粒，细胞核常为 2 叶。

（4）淋巴细胞：体积小，核圆形，深蓝染色，胞质极少。

（5）浆细胞：细胞呈椭圆形或圆形。核较小，常偏于一侧，染色质排列成车轮状，胞质丰富。

2. 化脓性阑尾炎　低倍镜观察，阑尾各层均明显充血水肿，并有大量中性粒细胞弥漫浸润；黏膜层部分上皮细胞坏死脱落；阑尾腔内有脓性渗出物，内有大量脓细胞。高倍镜观察，炎症细胞形态特征。

3. 示教　肺脓肿。

【结果记录】

观察肺脓肿切片标本,并绘制病理学图片。

（冯　蕾）

实验三十　肿　　瘤

【实验目的】

1. 学会观察常见肿瘤大体标本的病理变化。

2. 学会使用显微镜观察常见肿瘤病理切片的组织变化。

3. 能根据镜下病理改变,绘制病理实验报告。

【实验材料】

1. 大体标本　皮肤乳头状瘤,结肠多发性息肉病,脂肪瘤,子宫平滑肌瘤,皮肤鳞状细胞癌,溃疡型胃癌,大肠癌,肝癌,肺癌,纤维肉瘤,肺血道转移癌,淋巴结转移癌。

2. 组织学标本　皮肤乳头状瘤,皮肤鳞状细胞癌(高分化),淋巴结转移腺癌,纤维肉瘤,平滑肌瘤。

【实验内容】

（一）大体标本观察

1. 皮肤乳头状瘤　由上皮组织发生的良性肿瘤。花生米大小,呈乳头状突出于皮肤表面;肿瘤基底部有蒂。

2. 结肠多发性息肉病　结肠一段,肠黏膜上可见许多息肉状突起,大小不等(米粒大小、绿豆粒大小),基底部有蒂。

3. 脂肪瘤　由脂肪细胞来源的良性肿瘤。结节状或分叶状,有包膜,淡黄色,质地较软。

4. 子宫平滑肌瘤　子宫标本。子宫平滑肌瘤可位于肌层、黏膜下和浆膜下。肿瘤呈结节状,分界清楚,切面灰红色,编织状。

5. 皮肤鳞状细胞癌　肿瘤呈溃疡状,周围隆起,中央坏死,凹凸不平;切面灰白色,边界不清。

6. 溃疡型胃癌　胃小弯黏膜见一溃疡,直径3cm,形状不规则,边缘隆起,基底凹凸不平,坏死出血。

7. 大肠癌　结肠一段,肠黏膜有一肿块,菜花样,表面坏死。

8. 肝癌　肝右叶有一卵圆形肿块,直径4cm,切面灰白,边界不清。

9. 肺癌　肺门处见一肿瘤,结节状,形状不规则,切面灰白色,无包膜,边界不清。

10. 纤维肉瘤　肿瘤呈结节状或不规则状,切面灰红,湿润、细腻、鱼肉状,边界不清。

11. 肺血道转移癌　肺切面有多个肿瘤,结节状,大小不一,边界较清楚。

12. 淋巴结转移癌　融合肿大的淋巴结数枚,绿豆粒大小或黄豆粒大小;有包膜,圆形或椭圆形,切面灰白色,质地较硬。

（二）组织学标本观察

1. 皮肤乳头状瘤　肉眼观察肿瘤呈乳头状;低倍镜观察肿瘤的基本组织结构(实质、间质)、上皮的类型;高倍镜观察上皮细胞的形态和排列。皮肤乳头状瘤由鳞状上皮和结缔组织轴心构成。

2. 皮肤鳞状细胞癌(高分化)　低倍镜观察癌细胞呈巢状的形态,实质与间质分界清楚,观察癌珠的形态;高倍镜观察实质细胞的形态特点和间质的组织结构。

3. 淋巴结转移腺癌　肉眼观察组织标本呈卵圆形;低倍镜观察淋巴结的基本结构(淋巴小结、淋巴窦),在淋巴组织中观察转移的腺癌成分,观察淋巴结组织结构的破坏程度;高倍镜观察转移腺癌的结构、癌细胞的形态特点、癌细胞的位置(淋巴窦),高分化转移癌呈腺样排列。

4. 纤维肉瘤　肿瘤细胞呈梭形,束状排列,编织状;细胞核较大,染色较深。

5. 平滑肌瘤　肿瘤呈结节状;肿瘤细胞呈梭形,异型性小,编织状排列。

【结果记录】

根据鳞状细胞癌的镜下特点,绘制病理学图片。

（李宪孟）

实验三十一　常见慢性疾病

【实验目的】

1. 学会观察大体标本的形态特征、病变特点。

2. 学会用显微镜观察切片的病理变化并能绘出其镜下简图。

【实验材料】

1. 大体标本　高血压性心脏，原发性颗粒固缩肾，大脑内囊出血，脑底动脉粥样硬化。

2. 切片标本　冠状动脉粥样硬化，慢性硬化性肾小球肾炎，慢性支气管炎。

【实验内容】

（一）大体标本观察

1. 高血压性心脏　心脏增大，左心室显著增厚，达 15mm，乳头肌及肉柱增粗；瓣膜略增厚。

2. 原发性颗粒固缩肾　肾脏体积较正常稍缩小，表面粗糙，呈颗粒状凹凸不平，颜色变浅；切面皮质变薄，纹理不清，皮质髓质交界处的弓形动脉管壁增厚；肾脏切面可见数个大小不等的囊腔，壁较薄，内壁光滑（可能是先天性囊肿）。

3. 大脑内囊出血　大脑水平切面，右侧大脑较左侧肿大，于右侧内囊膝部及后肢及部分丘脑有一个 3.5cm ×2.5cm 范围的出血区（呈黑色），并穿破侧脑室，左、右侧脑室均有扩大，其中充满血凝块（部分已脱落）。

4. 脑底动脉粥样硬化　脑底基底动脉和脑底动脉环可见动脉内有灰黄色或灰白色斑块状粥样硬化病灶（脑动脉较薄，透过动脉壁可见内膜的病变）。斑块处血管壁增厚。

（二）组织学标本观察

1. 冠状动脉粥样硬化

（1）低倍镜：冠状动脉内可见隆起于管腔的粥样物质，表面为红染的均质状玻璃样变性的纤维帽，其下方可见淡染无结构的粥样物质。

（2）高倍镜：在粥样物边缘内膜纤维组织间可见多量胞质丰富、淡染、吞噬脂质的泡沫细胞，泡沫细胞散在或成堆分布；外膜小血管扩张充血，见少量炎症细胞浸润。

2. 慢性硬化性肾小球肾炎

（1）低倍镜：肾组织中纤维化、玻璃样变的肾小球和萎缩的肾小管部分（萎缩肾单位）与扩张的肾小球、肾小管（代偿肾单位）混杂在一起；萎缩肾单位入球动脉及较小的小叶间动脉管壁中有红染物质沉着，均质状，使管壁增厚，管腔狭窄或闭塞。

（2）高倍镜：大部分肾小球发生玻璃样变及纤维化，与其相连的肾小管萎缩，甚至消失；间质内纤维组织稍增多，并有少量淋巴细胞浸润。少部分肾小球肥大，肾小球球囊增大，肾小管明显扩张，上皮变扁平，有的管腔内可见红染均质的蛋白管型。小动脉内膜增厚，纤维组织增生，管腔变窄（小动脉纤维化）。

3. 慢性支气管炎

（1）低倍镜：支气管黏膜上皮部分脱落，固有层内黏液腺体增生、肥大、黏液分泌亢进；支气管管壁增厚，管腔狭窄，管腔内有炎性渗出物阻塞。

（2）高倍镜：大部分区域可见黏膜上皮杯状细胞增多，部分区域可见鳞状上皮化生；支气管壁炎性充血、水肿，支气管壁炎症细胞浸润。

【结果记录】

学生观察标本并绘制病理学图片。

（李　娜）

实验三十二　药物剂量对药物作用的影响

【实验目的】

观察药物剂量对药物作用的影响。

【实验材料】

小白鼠2只,0.2%安钠咖(苯甲酸钠咖啡因)注射液,2%安钠咖注射液,大烧杯2个,托盘天平1台,1ml注射器2支。

【实验内容】

1. 取小白鼠2只,称重编号,分别放入大烧杯中,观察两鼠的正常活动。

2. 分别进行腹腔注射　甲鼠给0.2%安钠咖注射液0.2ml/10g、乙鼠给2%安钠咖注射液0.2ml/10g。

3. 观察有无兴奋、竖尾、惊厥,甚至死亡等现象,记录发生的时间,并比较两鼠有何不同。

【结果记录】

见实验表32-1。

实验表32-1　药物剂量对药物作用的影响

鼠号	体重	药物及剂量	用药后反应及发生时间
甲			
乙			

注:本实验也可用2%水合氯醛溶液0.05ml/10g、0.15ml/10g分别腹腔注射。

(秦红兵)

实验三十三　药物给药途径对药物作用的影响

【实验目的】

观察不同给药途径对药物作用的影响。

一、家兔实验法

【实验材料】

家兔2只,5%异戊巴比妥钠注射液,磅秤1台,5ml注射器2支,兔固定器2个,酒精棉球。

【实验内容】

1. 取家兔2只,称重编号,观察两兔正常活动、翻正反射及呼吸情况。

2. 用5%异戊巴比妥钠注射液1ml/kg,分别由甲兔耳缘静脉注射和乙兔肌内注射,记录给药时间,观察两兔翻正反射消失时间及呼吸抑制程度有无不同。

【结果记录】

见实验表33-1。

实验表33-1　药物给药途径对药物作用的影响

兔号	体重	药物及剂量	给药途径	翻正反射消失时间	呼吸抑制程度
甲			静脉注射		
乙			肌内注射		

注:本实验也可用0.5%地西泮1ml/kg分别静脉注射和肌内注射。

二、小白鼠实验法

【实验材料】

小白鼠2只。10%硫酸镁注射液。大烧杯2个,托盘天平1台,1ml注射器2支,小白鼠灌胃器1个。

【实验内容】

1. 取小白鼠2只,称重编号,分别置于大烧杯内,观察正常活动。

2. 以10%硫酸镁注射液0.2ml/10g分别给药:甲鼠灌胃、乙鼠肌内注射。

3. 观察两鼠的反应有何不同。

【结果记录】

见实验表33-2。

实验表 33-2 药物给药途径对药物作用的影响

鼠号	体重	给药前情况	药物及剂量	给药途径	用药后反应
甲				灌胃	
乙				肌内注射	

（秦红兵）

实验三十四 静脉给药速度对药物作用的影响

【实验目的】

观察相同剂量的氯化钙注射液静脉注射速度不同所产生的不同结果。

【实验材料】

家兔 2 只，5%氯化钙注射液，兔固定器 2 个，10ml 注射器 2 支，酒精棉球，磅秤 1 台。

【实验内容】

1. 取家兔 1 只，称重，观察正常呼吸、心跳和活动情况。

2. 由耳缘静脉快速注射(5~10s 注完)5%氯化钙注射液 5ml/kg。观察家兔呼吸、心跳有何变化(注意是否停搏)。

3. 另取家兔 1 只，称重，用上述相同剂量的氯化钙注射液，缓慢从耳缘静脉注射(于 4~5min 注完)。观察呼吸、心跳与前 1 只家兔有何不同。

【结果记录】

见实验表 34-1。

实验表 34-1 静脉给药速度对药物作用的影响

兔号	体重	给药前情况	药物及剂量	给药速度	用药后反应
甲					
乙					

（秦红兵）

实验三十五 药物的相互作用

【实验目的】

观察药物的协同作用和拮抗作用，以了解联合用药时药物作用的相互影响。

一、药物的协同作用

【实验材料】

小白鼠 2 只，0.5%苯巴比妥溶液，麻醉乙醚，0.9%氯化钠注射液，大烧杯，托盘天平，1ml 注射器，干棉球。

【实验内容】

1. 取小白鼠 2 只，称重编号，分别放置于大烧杯中，观察正常活动。

2. 甲鼠腹腔注射 0.5%苯巴比妥溶液 0.1ml/10g；乙鼠腹腔注射 0.9%氯化钠溶液 0.1ml/10g。

3. 30min 后，将各浸有 1ml 麻醉乙醚的棉球分别放入烧杯内，并记录时间，观察并比较两鼠出现麻醉状态的时间，待麻醉后立即将鼠取出，观察两鼠的恢复情况。

【结果记录】

见实验表 35-1。

实验表 35-1 药物的协同作用

鼠号	体重	药物及药量	给乙醚后的反应	恢复情况
甲				
乙				

注：此实验也可用 0.3%氯丙嗪溶液代替 0.5%苯巴比妥溶液。

二、药物的拮抗作用

【实验材料】

小白鼠 1 只,0. 2%安钠咖溶液,2. 5%异戊巴比妥钠溶液,托盘天平,1ml 注射器,干棉球,麻醉乙醚,大烧杯。

【实验内容】

1. 取小白鼠 1 只,称重,观察正常活动后,腹腔注射 0. 2%安钠咖溶液 0. 2ml/10g。

2. 当小鼠出现惊厥时,立即放入置有麻醉乙醚棉球的倒置大烧杯内,使之吸入乙醚,观察小白鼠的变化。

3. 小白鼠惊厥停止后,再腹腔注射 2. 5%异戊巴比妥钠溶液 0. 1ml/20g,观察结果如何(因麻醉乙醚抗惊厥作用快而时间短,异戊巴比妥钠抗惊厥作用出现慢而维持时间长,合用以免小白鼠因麻醉乙醚作用消失后再发生惊厥)。

【结果记录】

记录小白鼠依次给药后的表现。

（秦红兵）

参考文献

[1] 杨朝晔,张忠. 基础医学概要[M]. 北京:人民卫生出版社,2014.
[2] 倪月秋,陈尚. 人体形态与机能[M]. 北京:人民卫生出版社,2014.
[3] 王瑞元. 生理学[M]. 2 版. 北京:人民卫生出版社,2013.
[4] 张长杰. 肌肉骨骼康复学[M]. 2 版. 北京:人民卫生出版社,2016.
[5] 燕铁斌. 内脏病康复学[M]. 北京:人民卫生出版社,2012.
[6] 白波,王福青. 生理学[M]. 7 版. 北京:人民卫生出版社,2014.
[7] 朱镛连,张皓,何静杰. 神经康复学[M]. 2 版. 北京:人民军医出版社,2010.
[8] 何成奇. 内外科疾病康复学[M]. 2 版. 北京:人民卫生出版社,2013.
[9] 倪朝民. 神经康复学[M]. 2 版. 北京:人民卫生出版社,2013.
[10] 朱大年,王庭槐. 生理学[M]. 8 版. 北京:人民卫生出版社,2013.
[11] 张绍岚,何小花. 疾病康复[M]. 2 版. 北京:人民卫生出版社,2014.
[12] 潘文干. 生物化学[M]. 6 版. 北京:人民卫生出版社,2009.
[13] 查锡良,药立波. 生物化学与分子生物学[M]. 8 版. 北京:人民卫生出版社,2013.
[14] 何旭辉,吕士杰. 生物化学[M]. 7 版. 北京:人民卫生出版社,2014.
[15] 王易振,何旭辉. 生物化学[M]. 2 版. 北京:人民卫生出版社,2013.
[16] 张又良,郭桂平. 生物化学[M]. 北京:人民卫生出版社,2016.
[17] 曹雪涛. 医学免疫学[M]. 6 版. 北京:人民卫生出版社,2013.
[18] 王迎伟. 医学免疫学[M]. 北京:科学出版社,2013.
[19] 李凡,徐志凯. 医学微生物学[M]. 8 版. 北京:人民卫生出版社,2013.
[20] 刘荣臻,曹元应. 病原生物与免疫学[M]. 3 版. 北京:人民卫生出版社,2014.
[21] 戚中田. 医学微生物学[M]. 3 版. 北京:科学出版社,2014.
[22] 曹元应,徐春兰. 病原生物与免疫学[M]. 北京:中国医药科技出版社,2015.
[23] 杨朝晔,高义. 病原生物与免疫学[M]. 2 版. 南京:江苏凤凰科学技术出版社,2018.
[24] 王斌,陈命家. 病理学与病理生理学[M]. 7 版. 北京:人民卫生出版社,2014.
[25] 李玉林. 病理学[M]. 8 版. 北京:人民卫生出版社,2013.
[26] 张军荣,李夏. 病理学与病理生理学[M]. 北京:人民卫生出版社,2016.
[27] 王斌,陈命家. 病理学与病理生理学[M]. 6 版. 北京:人民卫生出版社,2009.
[28] 王建枝,殷莲华. 病理生理学[M]. 8 版. 北京:人民卫生出版社,2013.
[29] 步宏. 病理学与病理生理学[M]. 4 版. 北京:人民卫生出版社,2017.
[30] 陈新谦,金有豫,汤光. 新编药物学[M]. 17 版. 北京:人民卫生出版社,2011.
[31] 杨宝峰. 药理学[M]. 8 版. 北京:人民卫生出版社,2013.
[32] 王开贞,于天贵. 药理学[M]. 7 版. 北京:人民卫生出版社,2014.
[33] 陈树君,秦红兵. 护用药理学[M]. 3 版. 北京:人民卫生出版社,2014.
[34] 国家药典委员会. 中华人民共和国药典(二部)[M]. 北京:中国医药科技出版社,2015.
[35] 秦红兵,苏湲淇. 药理学[M]. 3 版. 北京:高等教育出版社,2018.

中英文名词对照索引

C

D

E

F

G

H

J

M

N

O

P

Q

R

S

T

W

X

Z